U0387717

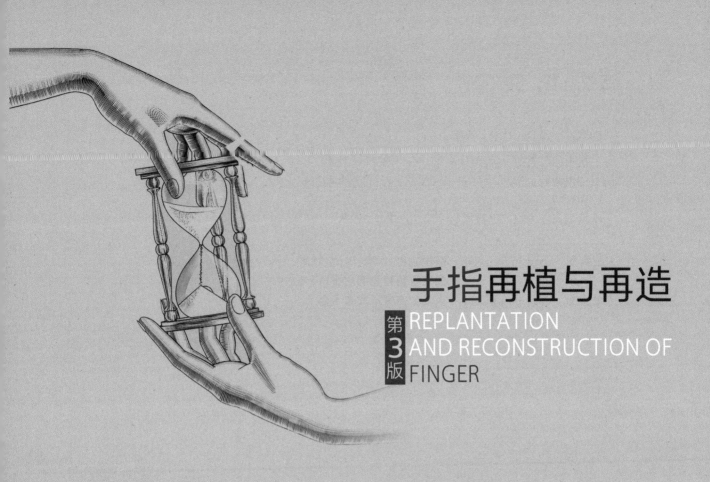

手指再植与再造

第3版

REPLANTATION AND RECONSTRUCTION OF FINGER

主编 | 程国良

编委 | 程国良 潘达德 侯书健 曲彦亮

人民卫生出版社
·北京·

图书在版编目（CIP）数据

手指再植与再造 / 程国良主编. -- 3 版. -- 北京 ：
人民卫生出版社，2024. 11. -- ISBN 978-7-117-36438-6

Ⅰ. R658.1

中国国家版本馆 CIP 数据核字第 2024P423W3 号

人卫智网	www.ipmph.com	医学教育、学术、考试、健康，
		购书智慧智能综合服务平台
人卫官网	www.pmph.com	人卫官方资讯发布平台

手指再植与再造

Shouzhi Zaizhi yu Zaizao

第 3 版

主　　编：程国良
出版发行：人民卫生出版社（中继线 010-59780011）
地　　址：北京市朝阳区潘家园南里 19 号
邮　　编：100021
E - mail：pmph @ pmph.com
购书热线：010-59787592　010-59787584　010-65264830
印　　刷：三河市宏达印刷有限公司
经　　销：新华书店
开　　本：889×1194　1/16　印张：38
字　　数：990 千字
版　　次：1997 年 1 月第 1 版　　2024 年 11 月第 3 版
印　　次：2024 年 12 月第 1 次印刷
标准书号：ISBN 978-7-117-36438-6
定　　价：299.00 元

打击盗版举报电话：010-59787491　E-mail：WQ @ pmph.com
质量问题联系电话：010-59787234　E-mail：zhiliang @ pmph.com
数字融合服务电话：4001118166　E-mail：zengzhi @ pmph.com

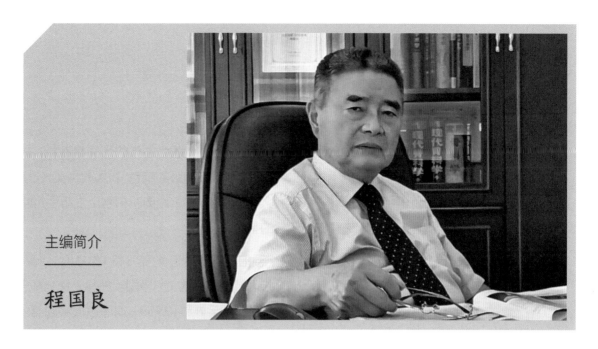

主编简介

程国良

  1937 年 2 月出生,浙江省宁波市人,汉族。主任医师,博士研究生导师。1962 年毕业于青岛医学院医疗系。曾任中国人民解放军第四〇一医院副院长兼全军手外科中心主任。曾任中华医学会手外科学分会第一至第三届副主任委员、中华医学会显微外科学分会第二至第四届常务委员、中华医学会创伤外科学分会第一至第三届委员、第四至第七届中国人民解放军医学科学技术委员会委员。被香港中文大学矫形外科和创伤学系及其他三家国内大学、医学院聘为客座教授。从事外科临床工作 57 年,1979 年曾连续手术 42 小时,先后为 3 名患者完成显微外科手术,创造了上海大世界吉尼斯纪录——外科手术时间最长的纪录。在手指再植与再造方面造诣较深,尤其在末节断指再植、小儿断指再植、拇指旋转撕脱性断指再植及双侧多指离断再植方面作出了突出贡献。在足趾组织移植拇、手指再造方面进行了多项改进与创新,对不同程度拇、手指缺损采用不同形式足趾组织移植再造与修复提出了不同的手术设计原则与方法,并成功应用于临床,获得了较理想的外形与功能。他的手术设计缜密灵活,手术操作精湛,先后再造 2 150 余指,成功率达 98.6%。对拇、手指部分缺损提出采用相应部分足趾组织移植的修饰性修复与重建的理念,达到手指缺什么补什么的目的,获得精细专科修复的临床效果,使手指再造与修复获得了自由。他首创的急症手再造技术(即把本应遗弃的废指异位再植于前臂残端以重建部分手功能)获得国内外同行的高度评价。在吻合血管的带蒂或游离空肠移植食管重建术方面做了大胆探索,获得了较高的成功率。以第一及第二作者分别获得国家科学技术进步奖二等奖各一项;以第一作者获全军科学技术进步奖一等奖两项、二等奖三项;1998 年获何梁何利基金科学与技术进步奖。先后在国内外发表论文 90 余篇(至 2010 年发表 SCI 文章 5 篇,被引用 75 次),主编专著 11 部,参编专著 29 部。他主编的《手指再植与再造》(第 2 版)被国家新闻出版署列入首批英译出版计划,2008 年由人民卫生出版社在国际范围出版发行,并参加德国法兰克福书展。1984 年被海军授予"勇攀医学科学技术高峰模范军医"光荣称号。1987 年被选为中国人民解放军英雄模范代表。1989 年及 2000 年先后两次作为解放军特邀代表出席全国劳动模范和先进工作者表彰大会。1990 年被海军通令表彰为"科技干部标兵"。享受国务院政府特殊津贴,被人事部评为"中青年有突出贡献专家"。

　　苍龙日暮还行雨，老树春深更着花。退休回聘、耄耋之年的程国良教授，主编出版了《手指再植与再造》（第 3 版）。新版本不仅传承了前两版的特色、新颖和真实，还增加了上肢离断再植、异位再植、寄养再植等新内容，补充了手指 17 段离断和刚出生新生儿断指再植成活个案等，展现出一幅老树开花无丑枝的景象。

　　天下知交老更亲。主编邀请我为《手指再植与再造》（第 3 版）作序时，我复习了 1997 年与我同期当选为中国工程院院士的、被国际友人称誉为"中国手外科之父"的王澍寰院士在前两版中书写的序文。这位创建中国第一个手外科（1958）、编写出版中国第一部《手外科学》（1978）的学术创始人，对《手指再植与再造》的前两版出版作出了高度评价："《手指再植与再造》一书，积累了大量病例，取得了宝贵的第一手经验。勇于探索，精心研究，使经验升华为理论，又用以指导实践。他们的断指再植以及手指再造的成功率，达到国际一流水平。"专著的出版，对断指再植及手指再造技术的普及与提高起到了不可估量的作用。

　　前事不忘，后事之师，前车之覆，后车之鉴。编者们在书中介绍了大量成功的、巧夺天工的案例，给读者们提供了丰富的正面经验。他们也毫不掩饰地对早期的一些手术失误加以剖析。有比较才有鉴别，使更多的医师以古为鉴，经一失，长一智，避免重蹈覆辙。

　　人间重晚情，我作为临床应用解剖学这一学术园地里长期耕耘的一名老园丁，一直深情地关注和感谢着为苗圃输送嫁接杂交优良品种的园丁们。在这一批园丁中，程国良、潘达德、顾玉东、芮永军、谢昌平、王增涛、唐举玉、张文龙等专家们，在我培育过的已经较为成熟的品种——显微外科解剖学之后，陆续送来亲缘优秀的一群手外科的参天乔木的种子。特别是程国良教授，他是全军手外科中心主任，是海军部队"勇攀医学科学技术高峰模范军医"。在我国、我军手外科学术领域，程国良教授芬芳桃李。夕阳无限好，黄昏色愈浓，庆贺由程国良教授主编的《手指再植与再造》（第 3 版）出版之际，欣为之序。

中国工程院院士
南方医科大学教授

钟世镇

2019 年冬于广州

第3版 序二

1997 年程国良主任主编《手指再植与再造》一书出版,王澍寰院士作序总结了该书的五大特点:实、新、富、长、全。

2005 年该书再版,王澍寰院士作序指示"本书的再版又使我国的手指再造水平更前进了一步"。

2019 年程国良教授等作者总结与收集近 15 年在上肢离断再植、异位再植、寄养再植、多段再植、新生儿断指再植等方面的新经验、新技术、新进展,在《手指再植与再造》第 3 版中予以介绍。最难能可贵的是断肢(指)再植 38~41 年后的病例长期功能随访。

我深信,《手指再植与再造》第 3 版的问世必将推动我国创伤修复领域的发展与创新。

顾玉东

2019 年 10 月于上海

第三版序言

1993年程国良主任 主编[1]
手指再植与再造一书出版
王澍寰院士作序总结该书有五大特点
美·新·高·多·全
2005年美善再版 王澍寰作序指出
本书的再版又使我国的手指再植水平更前进了一步
2019年程国良教授携著作者老中青收集
近15年来上肢、指新再造、新再植、新指再植 等新的
新经验·新技术·新发展充实第三版中，给
最难能可贵的又是新型（指）再植33~41岁后
的病例及其成功经验分享。
我深信第三版的问世 必将推动我国
创伤外科手外科的发展与创新
的

蒨玉幸
2019.10月
于上海

---

[1] 出版时间实则为 1997 年。

第3版 前言

　　《手指再植与再造》第1版(ISBN: 7-117-02376-7)及第2版(ISBN: 7-117-06993-7)由人民卫生出版社出版,先后于1997年1月及2005年12月发行,深受国内广大读者欢迎;该书英文版 *REPLANTATION AND RECONSTRUCTION OF FINGERS*(ISBN: 978-7-117-09252-4)也于2008年10月由人民卫生出版社出版,并向全世界发行。

　　每当我参加国内及国际相关学术会议时,不少我不认识的医师纷纷要求与我合影并崇敬地告诉他们是读了《手指再植与再造》后才学会了断指再植及拇、手指再造,并立志成为手外科医师的,充分说明了这本专著的作用与意义。《手指再植与再造》第2版先后印刷3次仍不能满足国内广大读者的需求,不少医师纷纷来电求购。我已退休,原本不打算再写书了,但是基于以上情况,我建议出版社再次印刷,经专业编辑指导,建议再补充修订出版第3版。我动心了。为了充实内容,取长补短,经与国内相关专家联系增加了一些新的手术方法及典型病例。第3版中删除并修改第2版中的部分章节,增加上肢离断再植,补充上肢异位再植、寄养再植、双侧腕上并十指离断再植、手指17段离断再植及刚出生新生儿断指再植等个案;在拇、手指再造方面增加全手缺失再造手,瓦合再造,第二趾移植手指再造一期外形修饰,带穹加植骨治疗钩甲畸形等手术方法,并对相关病例进行了长达38~41年的长期随访资料补充,从而阐明再植与再造的临床效果,保持了本书新颖性与真实性的特色。

　　在此,对于为本版新增加内容提供资料的杨克非教授、唐举玉教授、李玉成教授、谢昌平院长、雷彦文院长、芮永军院长、蔡若斌院长、巨积辉主任、张子清院长和王克列主任等表示衷心感谢!对于青岛大学基础医学院王博文、臧子琪、张雪琪同学为第3版增画部分上肢解剖图表示谢意!

　　2012年退休,虽被回聘但基本离开临床,以临床为基础的我心有余而力不足,限于水平、临床经验及目前状况,本书内容不可避免地存在着局限性,恳请广大读者批评指正。

程国良

2019年10月于青岛

第1版 序

在中国大地上开展断指再植已将近 30 年。无论是从断指类型、再植难度还是其成功率来说，在国际上都处于领先地位，这是确实无误的。但我们应该冷静地看问题，因为中国太大了，到现在为止还有很多市、县不能做断指再植手术；有很多地方虽然能勉强接活断指，但是没有功能，不能算是成功，这也是实际情况。所以说，我们所谓的断指再植技术的国际先进水平，只不过是局限于某些城市、某些医院的某些专家。从我国伤员数多，而掌握这一技术的医生还相对少这一角度看，可以说断指再植技术在我国还不够普及。在已经能做断指再植的医生手里，恐怕还有相当一部分病例虽然再植成活了，但不能说是成功的。

综上所述，断指再植技术在我国仍需要大力普及，而且在普及的基础上再植质量也还有待进一步提高。

本书的作者早在 20 世纪 70 年代就以断指再植方面成就突出而闻名于国内外，由于在这方面出了名，所以省内各地以及不少外省市的断指、缺指患者均前往就医，在 15 年内积累了大量病例，取得了无数宝贵的第一手经验，加上作者勇于探索、精心研究，使经验不断升华为理论，反过来又用以指导自己的实践，结果使他们的断指再植以及手指再造的成功率达到国际一流水平。作者把他们的宝贵经验通过此书公布于众，我想对断指再植及手指再造技术在我国的普及与提高，定会起到不可估量的作用。

我有幸通读了一遍这部书稿,我觉得本书的内容具有以下特点。

1. **原则与实际结合** 对一种治疗方法或一项技术,既讲到原则要求与注意事项,又举出各种各样的病例来说明如何贯彻那些原则与要求,如何实施那些技术要点。

2. **能温故而知新** 作者对断指再植,拇、手指再造的发展历史,每项技术在国内外的沿革变化,介绍详尽,读者读后可受到启发,了解一项事物、一种技术的来龙去脉,从而可为开展新科研、创造新技术开拓思路。

3. **案例示范丰富** 书中以大量个案介绍各种类型损伤的治疗原则与处理方法,描述细致入微,读后有如亲身经历一般。读者如临床上再遇到五花八门的手指离断或毁损伤时,可胸有成竹地制订出治疗方案并实施治疗计划。

4. **随诊时间长** 本书中的病例在断指再植及拇、手指再造后观察达 15 年之久,能从长远看再植、再造指的运动及感觉功能恢复情况,供足功能有无障碍等。小儿断指再植术后随访 9~15 年,观察了指骨愈合、塑型及代偿过程;幼儿先天性拇指缺如,行趾-拇移植后随诊多年,可见到随着儿童的发育,再造拇指随着年龄增长变得比原趾粗大。这些资料都是十分可贵的。

5. **既有成功经验也有失败教训** 本书中作者介绍了大量成熟经验及尖端技术(如拇指末节部分缺损行趾-指再造),真是巧夺天工,还对指背静脉构筑的研究以及寻找方法进行了细致入微的描述,这些将给读者提供丰富的正面经验。而作者对于早期开展这些手术时的失误,也毫不掩饰地奉献给读者,可使更多医生避免重蹈覆辙。

总之,这是一部内容丰富、易懂且实用价值非常高的书。

王澍寰

1994 年 1 月 1 日

第 1 版　前言

随着我国显微外科技术的深入发展,不仅城市医院能做复杂的显微外科修复与再造手手术,不少基层医院,甚至乡镇医院也开展了断指再植等显微外科手术,并获得了较高的成功率,呈现出可喜的兴旺景象。我国人口多,随着市场经济及工业、农业、国防与科学技术现代化建设的蓬勃发展,手指外伤性离断已成为外科常见急症,患者要求再植心切,对再植成活的手指功能要求越来越高,而断指再植术并未普及,再植成活率与成功率差别较大。所以,外科医师及专业医师有责任去掌握并提高断指再植术的技术水平,使再植(造)指获得满意的外形和理想的功能,以满足患者、家属及单位的殷切希望。目前,市面上对断肢再植已有系统的论著,而对断指再植仍缺乏较完整的系统性著作;而且,随着显微外科技术的深入发展,某些观点、方法也在不断更新。为此,作者根据自己多年的临床实践经验,撰写了这一专著,供外科同道参考。本书在断指再植部分着重总结分析了我院近十几年来的千余例断指再植病例,复习了手的功能解剖,介绍了显微外科基本技术操作要领与作者的技巧,对于断指再植适应证、断指再植步骤、术后血管危象的观察和防治做了详尽的陈述。本书还对我国断指再植的特色——各种特殊类型的断指再植做了详细介绍,不仅有作者的成功经验,而且还分析了手术失败的原因,为断指再植工作提供了直接的经验。

在我国,虽然已有不少医院开展了断指再植术,但遗留拇、手指缺损者仍屡见不鲜。拇、手指缺损后明显影响手的功能。随着人们物质文化生活水平的提高,患者对拇、手指缺损要求再造的欲望越来越强烈。所以,我们不仅要掌握常规的拇、手指再造手术,而且还需要掌握多种多样不同类型拇、手指缺损的再造手术,以满足患者的要求。本书除介绍足部应用解剖外,还对足部血管解剖变异、拇指缺损的分度、吻合血管的各种足趾组织移植再造与修复拇、手指的手术设计原则、手术步骤及要领做了详细介绍,并为读者提供了各种不同类型拇、手指缺损再造的最新手术方法和传统的再造方法,达到了拇、手指缺什么就造什么、补什么的境地。

在临床实践中,当遇到前臂远端及腕掌部组织挫灭或缺失,仅残存几个完好手指的病例时,按传统习惯多予以截肢处理。作者于 1980 年首先把本应遗弃的废指,经过周密的手术设计,把一指植于桡骨,另一指或二指植于尺骨,修复了指伸、屈肌腱,应用显微外科技术修复了神经,重建手指血液循环,完成了急症手再造——前臂残端断指异位再植重建部分手功能的手术。这一手术设计新颖,再造手功能满意,已被国内外推广应用。作者根据其 10 余年的临床经验,对这类手术适应证进行了探索性讨论,并详细介绍了这类手术的设计原则及手术方法等,凡具有手外科及显微外科技术基础的单位均可参照施行。实践证明,这一手术是值得推广应用和有效的。

本书是手外科、显微外科及成形再造外科专业的专著,着重介绍了手指再植与再造,专业性较强,是外科、骨科、成形再造外科及手外科医师的参考书之一。书中插图由我国著名整形外科专家郝铸仁主任医师绘制,特此致谢!

限于作者水平,本书难免存在疏漏,恳请广大读者批评指正,不胜感谢!

程国良

1993 年 10 月于青岛

第 2 版 序

1997 年《手指再植与再造》第 1 版问世,该书内容丰富,技术性极强,在当时国内外同类专著中,尚无可与之伦比者。该书一经出版,就引起有关同道的关注和兴趣,随着时间的延伸,该书很快售罄,几年来新成长起来的年轻医生,欲求此书而不可得。鉴于客观需要,使作者及出版社不得不考虑再版。

任何事物,无时无刻不在变化,科学技术也不例外,不是往前发展,就是停止不动,不前进就意味着后退。谁都知道,《手指再植与再造》的作者,不但是执掌这一领域之先鞭,且在国内外闻名遐迩,但他们并没有满足于已有的成就,而是在原有的基础上继续不断地进行更深邃的探索,几年来在手术种类、术式设计、修复与再造范围等方面,又有不少独到的经验与创新。是故,作者愿将这些进步与收获增补于再版中,奉献给读者,以供切磋。

再版中除原有章节基本未变外,还增加了不少新的内容。对指尖离断再植、组织块离断再植及利用废弃断指进行功能重建,积累了丰富的操作经验与技术创新,手术成功率非常高;对拇、手指不同程度的缺损提出新的分类方法和再造技术,使之更趋合理;对组织移植再造拇、手指常遇到的几个难题,如跖趾关节过伸畸形、驼颈畸形、踇趾再造拇指过于粗大、再造指指间关节前移等,都分别找出了解决办法,使再造指既有良好功能又有美观外形;作者对利用足趾移植再造拇、手指的供区及受区的切口设计经验独到、丰富、实用,为手术提供了不少方便。

总之,这部书的再版,又使我国的手指再植与再造的水平更前进了一步。

王澍寰

2005 年于北京

第 2 版　前言

为适应我国改革开放的新形势和我国手外科的发展，《手指再植与再造》于 1997 年由人民卫生出版社出版发行，该书面世后深受全国手外科医师的欢迎和厚爱，已成为手外科医师必读的参考书，同时我也收到了不少读者的宝贵意见。该书出版 4 年后已脱销，不少读者纷纷来信来电询问要求购买该书，我却无奈解决，从而产生了再版的想法，经中国工程院院士王澍寰教授的鼓励与推荐，增强了我再版的信心与决心。

作者单位——全军手外科中心现已设置床位 150 张，年手术量达 7 000 余例，以手指再植与再造为技术特色，在临床工作中积累了较丰富的经验。第 1 版的内容汇集了 1995 年以前的临床经验，随着时间的推移和临床病例的增加，我们在手指再植与再造方面又积累了一些新的经验。临床应用证明，这些经验是有价值的，并得到了广大患者的认同与欢迎。我们先后举办了 12 期全国学习班，接收了 700 余名进修生，使这些临床经验获得推广应用。近几年来，本中心对不同程度拇、手指缺损选用不同形式的足趾组织移植，在拇、手指再造与修复方面获得了新的发展与提高，特别是对拇、手指复合组织缺损采用复合组织移植再造与修复，手指不同程度缺损的再造及拇、手指部分缺损的修饰性修复与重建进行了新的探索，并使手指再植与再造融会贯通，深受广大患者欢迎，要求再造与修复的患者从外地纷纷来到青岛，从而不断地促进拇、手指再造技术的发展与提高，使拇、手指再造获得了自由。为此，作者把上述内容充实到再版中，把手指再植与再造的原则与技术毫无保留地介绍给读者，并以大量临床病例来充实内容，形成本书再版的特色。

限于我们的临床经验及已形成的再植与再造习惯方法，书中不可避免地存在着局限性和缺点，恳请广大读者批评指正。

程国良

2005 年 3 月

目 录

8

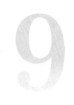

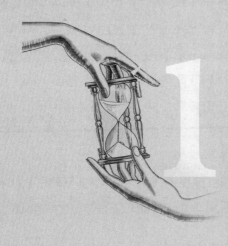

第一章

断肢(指)再植
与拇、手指再造概况与进展

断肢(指)再植概况与进展

因外伤而离断的肢体,设法予以再植以恢复原来的外形与功能,这是自古以来患者和医师共同的理想,然而,单纯依靠软组织缝合和接骨不可能获得成功,直到 20 世纪 60 年代,吻合血管重建血液循环的技术问世以后,断肢再植的理想才变为现实。

早在 20 世纪初,Höfner(1903)就曾尝试肢体再植动物实验并取得短期的成活。其后不少学者也开展研究,在方法上不断加以改进和探索,陆续有再植成功的报道,对断肢再植规律的认识也得到充实和提高,较突出的先驱者有 Lapchinski(1960)、王志先(1960)、屠开元(1962)等。在临床上,陈中伟、钱允庆、鲍约瑟等于 1963 年 1 月为一位前臂远端完全离断的患者,采用血管套接法重建血液循环的技术获再植成功并且恢复良好的功能,1963 年著文发表在医学期刊上,这是世界医学史上再植成功的最早报道。Malt 和 Mc Kahn 在 1962 年 5 月为一名上臂离断的 12 岁男孩再植成活,并于 1964 报道,但该患儿上臂功能恢复不全。断肢再植成功的文章陆续发表,有洪若诗、王澍寰(1964)、Shorey、崔之义、钱允庆、杨铁、天津市人民医院、范国声、徐印坎(1965)及 Williams(1966)等,吸引了医学界的极大关注。断肢再植实验研究也广为铺开,临床病例不断报道,再植外科从此进入全面发展阶段。

早期,肢体血管修复多数采用 Carrell 三定点缝合法或套管套接法。以上方法适用于口径较粗的肢体血管修复,对于口径在 1.5mm 以下的小血管则困难甚多,吻合后血管通畅率低,再植成活率亦低,因而也促进了对小血管吻合技术的研究。

手术显微镜的应用、精细显微外科手术器械和微细缝针缝线的研制、新的小血管吻合后防凝抗栓等问题的研究逐步深入,为小肢体再植奠定了基础。新近采用血管吻合器对外径≥2mm 的血管进行吻合有较高的通畅率。

在断指再植实验研究方面,Buncke、Schulz(1965)将猴的拇、示指带大鱼际肌一起进行再植,吻合桡动脉与头静脉重建血液循环,共进行 9 次,仅 1 次获得成功;O'Brien、Baxter(1974)在猴的掌骨远端平面做示指的实验性断指再植,吻合外径为 0.5~0.6mm 的尺侧指动脉与 2 条指背侧静脉。11 次实验中 2 次获得长期成活;Baxter 等(1974)还将猴的示指离断冷藏 24 小时后进行再植,起初 3 次失败,后 7 次全部成功。

1964 年北京积水潭医院王澍寰在放大镜下施行兔耳再植实验,同年为 1 例儿童示指完全离断再植成活两节,为我国应用显微外科技术实施断指再植开创先例。上海市第六人民医院陈中伟与上海第九人民医院张涤生等合作于 1966 年在 6 倍放大镜下为离断手指进行再植也获得成功。北京积水潭医院、中山大学附属第一医院等单位先后发表断指再植的成功报道。日本 Komatsu、Tamai 于 1968 年著文,报道 1965 年 7 月对 1 例拇指完全离断病例进行再植获得成功,使再植外科由大肢体发展到小肢体。从此以后,国内先后举办多种多样的断肢(指)再植学习班和经验交流会,使断肢(指)再植技术获得推广应用。进入 20 世纪 80 年代,我国不但大型医院能够开展断指再植,一些基层医院、厂矿医院、农村医院及部队医院也开展了断指再植。当时我国断指再植开展比较活跃的医院有中国人民解放军第 89 医院、中国人民解放军第 401 医院、中国人民解放军第 153 医院、无锡市手外科医院、宁波市曙光医院等,这些医院的病例数量多,再植成活率也提高到 90% 以上。随着我国的改革开放及经济转型,民营手外科医院应时而生,成为一支新生力量,他们采用灵活的管理制度使断指再植成活率高达95%左右。由此我国断指再植技术得到普及并获得发展,说明断指再植技术在我国日臻成熟。如果说20世纪70—80年代断指再植的进步主要表现在成活率的提高方面,那么进入90年代的进步则主要表现在对于伤情复杂、再植难度大的特殊类型断指再植有了突破性进展。

1. **小儿断指**　中国人民解放军第89医院1988年报道小儿断指再植44例77指,再植成活率为89.4%;中国人民解放军第401医院1996年报道平均年龄为4.3岁的小儿断指再植28例47指,再植成活率为97.8%,获9~15年长期随访,按国际手外科学会联合会及中华医学会手外科学分会评定标准,优良率达100%;2013年广州顺德和平外科医院雷彦文等为一例因剖宫产致新生儿小指末节完全离断再植成活的报道,成为国际断指再植年龄最幼的病例。

2. **末节再植**　自程国良、潘达德(1982)及孙雪良(1983)著文介绍末节手指的血管神经解剖与再植方法之后,1996年统计国内11个单位共再植344个末节手指离断,成活320指,成活率为75.0%~96.3%,平均为93%。随后不少单位也进行相关研究,中国人民解放军第107医院田万成根据解剖与临床应用,将末节断指分6型,称指尖再植,1987—2001年再植452例568指,成活率达95.4%;宁波市第六医院章伟文亦提出了分型,2003年报道指尖再植1 125指,成活1 085指,成活率达96.4%。

3. **手指撕脱性离再植**　拇、手指旋转撕脱性离断的神经、血管、肌腱从近端抽出,再植难度极大,曾被列为断指再植的禁忌证。中国人民解放军第401医院(以下简称"401医院")程国良创用动脉、静脉、神经、肌腱移位的方法进行再植,至1996年共再植26例,成功23例,成活率为88.5%,优良率为100%,将该类断指改禁忌证为适应证。

4. **多指离断再植**　过去对多指再植强调首先再植主要功能手指,并不竭力争取全部再植。401医院于1983和1985年,分别对双手十指和八指被切纸机离断的病例(其中均有一指不能再植)分别做九指与七指的再植,获得全部成活,开创了双手多指离断再植的先河。1986年1月第四军医大学西京医院骨科对一名因切纸机切割致十指完全离断的患者做再植,十指全部再植成活,创世界再植外科史的新纪录。此后,中国人民解放军第89医院、沈阳医学院附属中心医院、大连医科大学附属第一医院、中国人民解放军第153医院、北京积水潭医院等均有十指离断再植全植全活的报道,其中中国人民解放军第153医院及北京积水潭医院先后各再植3例全部成活。据不完全统计,至2018年我国有36家医院完成40例十指离断再植全部成活,是国际上实施十指离断全植全活最多的国家。

5. **手指多节段离断的再植**　刘毅(1989)为3例4个手指断成8段的病例进行再植,成活3指6段;裴国献等于1991—1992年先后为两例一手共断成14段的病例进行再植,全部成活;谢昌平等于2006年12月为一手断成17段的断指进行再植,先后吻合动脉26个吻合口,静脉33个吻合口,术后第2天有3指末节发生血管危象,经及时探查处理获全植全活,成为国际上罕见的断指再植个案,反映了我国高超的断指再植水平。

6. **手指节段性缺损的再植**　手指离断伴有节段性指体或软组织缺损,如果缩短指体再植将明显影响手指的外形与功能,401医院采用部分足趾组织桥接移植再植,既保留了手指长度又恢复了功能,为再植外科提供了新方法。

7. **急症手再造术**　程国良、潘达德(1980)在断指再植及足趾游离移植的基础上,对于前臂下1/3及腕掌部毁损但手指保留完好的病例,经过周密的手术设计,将废弃的手指异位再植到前臂残端并重建血液循环、修复功能,开创急症手再造术——前臂残端断指移位再植重建部分手功能术。这一手术根据残存手指数量的多寡而定,可再植两指也可再植三指,是废指利用一期再造,再植的手指能伸、能屈、能对指、能旋转,具有捏握功能。至 2006 年共再植 61 例 126 指,成活率达 99.2%,达到重建手功能的目的,为再植外科开拓了新术式。

断指再植成活并不是最终目的,获得良好的功能才是医师和患者的共同目标。米满弘之(1977)制定了一个断指再植功能评定标准,从运动、感觉和患者主观看法三个方面进行评分。国际手外科学会联合会 1983 年在荷兰鹿特丹开会时,断指再植小组把 Nakamura Tamai 制定的断指再植术后功能评定标准确定为国际通用标准,该标准从运动、感觉、主观症状、美观、患者满意度和恢复工作情况方面加以评分,评为优、良、可、差四级。中华医学会手外科学分会于 2000 年 3 月在无锡召开全国上肢功能评定标准专题研讨会,也制定了断指再植功能评定试用标准,从运动、日常生活活动、感觉、血液循环状态、外观及恢复工作情况等 6 个方面评为优、良、差、劣 4 个等级。以上标准的制定为再植手术水平的衡量提供了依据,促进了再植外科技术水平的提高。

第二节

拇、手指再造概况与进展

拇指与手指对捏是完成手捏握功能的基本条件。拇、手指缺失则使手功能受到严重影响。手也是感觉器官,是人的第二"视觉"器官,并且可传达感情、表达思想、从事社交活动。因此,重建缺失的拇、手指有特殊重要的意义。拇指功能再造在医学文献中的最早记载为法国 Huguier(1852),他将第一、二掌骨间隙加深,进行第一掌骨拇指化(phalangization of first metacarpal bone)恢复一定的挟持功能。Veroudart(1884)将第二掌骨残存部分切除,加深虎口,求得原始的挟持功能重建。法国 Guermonprez 为一名 45 岁妇女右手拇、示、中三指因梳棉机损伤造成拇指缺损进行了治疗,他把残存的中指移位到拇指上,经 4 次手术完成再造,后来又实施了两个病例,他的学生 Hanotte 将此写成论文,于 1888 年在里昂发表,因而 Guermonprez 被认为是手指拇指化的开创者。奥地利医师 Nicoladoni(1898)将右足第二趾以带蒂的方法移植到残存的拇指上,为一名拇指缺损的 5 岁男孩再造拇指,Nicoladoni 在一个世纪前就能有这样的创举,无疑是手外科、整形外科的一位伟大的先驱者。1917 年匈牙利 Esser 治疗了一名因手榴弹爆炸伤致右手示、中、环、小指缺损的患者,他将右足第二~五趾做带蒂移植再造示、中、环、小指,恢复一定的外形与功能。这种再造方法需要将手固定在足上,待侧支循环建立后断蒂,从而使移植足趾成活,但存在术后感觉功能与血运不佳合并趾骨萎缩与吸收等缺点。Nicoladoni 于 1891 年 3 月为一名 31 岁拇指脱套伤男性患者,用胸部皮管行骨皮管成形术。Noesske(1908)为一个拇指缺失的 13 岁男孩实施一期胸部皮管形成术、二期胫骨骨条植入的骨皮管成形术获得成功。骨皮管成形再造术简单且安全,技术要求不高,能重建基本对捏功能,但是存在再造指体臃肿发凉、皮肤滑动致持物不稳、缺乏感觉,易出现骨条吸收和营养性溃疡等缺点。为了改进功能,消除以上缺点,Moberg(1955)、Littler 及 Tuhiana(1960)、Verdan(1964)进行了邻指神经血管皮岛转移,覆盖在拇指掌尺侧,以增进再造拇指的血运,并提供有良好感觉的接触面。McGregor、Simonetta(1964)进行骨皮瓣复合移植,Chase

（1969）在腹壁皮管中植入带骨膜的胫骨条，神经血管皮岛固定在骨膜上，以增加血液供应、避免皮肤软组织滑动并提供良好的感觉。Luksch（1903）为1例拇、示指同时外伤的工人实施再植，将残存的示指近段移位到拇指残端上。其后，许多学者均以损伤残缺的示、中、环指进行移位再造，通常称为拇指化。Noesske（1919）将健全的示指缩短并旋转外展再造拇指，加深虎口以利握持；HiJlsmann（1919）将环指移位到拇指上。显微外科的岛状皮瓣问世后，很快应用到拇指皮管成形术中，Biemer、Stack（1903）、Patricke、Buck Gramcko（1983）、戴绍业（1986）、郑玉明等（1986）及关桂春（1988）用带桡骨骨片的桡动脉蒂前臂逆行岛状皮瓣重建拇指，具有手术安全、操作简单、血运优良等优点，然而，存在感觉不能同时重建、缺乏正常拇指外形及指间关节活动等缺点。

拇指部分缺损的治疗方法较多。Gillie、Millard（1967）的三角帽手术（cocked-hat procedure），即在拇指残端根部做半环形皮肤切开，残端皮肤做帽状提升，在指骨或掌骨残端上植骨使之增长，同时加深虎口，以便能握持更大的物体。Matev（1967）用骨骼延长器增长掌骨，然后加深虎口，有类似的效果。近10年来，利用局部皮瓣、岛状皮瓣再造拇指部分缺损的报道日益增多，而且形式多种多样，如示指背侧岛状皮瓣与虎口皮瓣瓦合法、双手指神经血管岛状皮瓣组合法、示指背侧带蒂皮瓣与大鱼际背侧皮瓣瓦合再造等。总的优点为：皮瓣取自局部同一手术野、一次手术完成再造、操作简单而且安全、再造拇指恢复一些握持功能与感觉等。但是从美容及功能角度来衡量，远达不到完美的程度。

20世纪60年代显微外科技术的崛起，使拇指再造进入一个新纪元。1964年Buncke、Schuhz以猴为实验动物，以吻合足背动脉与桡动脉、大隐静脉外侧终末支与头静脉的显微外科技术，实施跗趾移植的拇指再造，4次中成功3次，为临床应用奠定基础。Cobbett（1968）、Buncke（1973）及Tamai（1974）也分别报道足趾移植再造拇指成功的临床个案，拇、手指再造进入一个崭新的时代。一个多世纪以来，随着外科技术发展到显微外科时代，再造一个外形美观、有良好感觉与运动功能的拇、手指已成为现实。1966年上海第一医学院附属华山医院和中山医院，在杨东岳的带领下，通过解剖学研究，应用显微外科技术采用第二足趾移植再造拇指获得成功，再造的拇指抓握力强，捏挟良好并有精细感觉的恢复，供足并不因第二趾列缺失而影响负重、行走功能，为我国应用显微外科技术施行第二足趾移植再造拇指开创了先例，该手术被迅速推广。华山医院1992年报道再造325例，成功率为95.7%；笔者单位401医院1979—2007年再造1 765例2 153指，成活2 123指，成功率为98.6%，获得满意的外形与功能。

足趾或带足背皮瓣的足趾移植，初期均采用吻合足背动脉-第一跖背动脉-趾背动脉、趾背静脉-足背静脉网-大隐静脉汇流到头静脉的方式重建血液循环。按Gilbert（1986）对第一跖背动脉的分型，有3.5%~14.5%属于Gilbert Ⅲ型，即纤细或阙如型，足背动脉也有1.9%的阙如变异。遇上述变异情况，常被迫放弃移植。顾玉东、孙博（1984）提出采用第二套供血系统的方法；程国良、潘达德（1982）则采用以第一跖底动脉-足背动脉为供血系统的方法，克服了血管解剖变异的问题，获得再造成功。除此之外，还有采用血管移植桥接等方法，解决了动脉变异情况下移植再造的难题。随着显微外科吻合小血管技术的提高和末节断指再植技术的成熟，程国良等（1994）提出采用吻合趾-指动静脉的方式重建血液循环，对30例40指拇、手指再造获得全部成功，这一方法简化了手术步骤，减少了手术创伤并减轻了患者痛苦，使再造指获得良好的外形与功能，使足趾移植拇、手指再造又向前跃进了一步。

1980年Morrison对一例拇指脱套伤患者，从跗趾切取趾甲皮瓣包绕在拇指指骨上，吻合血管、缝合神经完成一期再造，称为"包绕法"（wrap around technique）。其后，对拇指在指间关节以远离断或缺失的病例，在残存指骨或掌骨上移植植骨条，切取跗甲皮瓣包绕再造拇指，其外形与健侧相当，并有完好的感觉,但是缺乏关节活动,有些病例会发生植骨条吸收或折断。因此 Morrison 将跛甲皮瓣带上跛趾末节趾骨的远侧一半,既可改善血供,又能加速骨愈合,称为节段性再造(segmental thumb reconstruction)。取跛甲皮瓣再造拇指,足趾数目不减少,再造拇指美容效果优于其他方法,在国外颇受青睐。Foucher(1980)为使再造拇指外形更接近正常,按照受区拇指长短粗细,以拼裁方式进行设计,纵向切取跛趾腓侧一半皮肤软组织与第二趾胫侧一半皮肤软组织,相对地卷起来,缝成指筒再造拇指,其外形美观,大小合适,称为双趾扭卷拇指再造法(twisted two toe technique)。有的术者从跛趾上取跛甲皮瓣,从第二趾上取骨、关节肌腱复合体以共同的血管蒂一并移植再造拇指,使外形好看,避免第二趾移植再造的拇指呈现末节屈曲或鹅颈畸形的外观。我国台湾的魏福全对比跛趾趾骨与拇指指骨大小,取跛趾时将趾骨边缘纵向锯去一条,缩小尺寸,再进行移植,称为"修剪法趾移植"(trimmed toe tranasfer)。北京积水潭医院潘勇卫、李玉成为了获得再造拇指的良好外形,切取跛甲皮瓣时进行了改良,采用保留跛趾腹侧皮瓣获得理想的外形与功能,简化了供区处理。

对于拇指V度或VI度缺损伴皮肤缺损,张涤生、王炜(1978)创用带跖骨及足背皮瓣的第二趾移植,一期修复软组织重建虎口并再造拇指,使复杂伤情能一次手术修复完成,从而扩大了适应证。1989年程国良等采用带驼样、菱形、瓶样及不规则足背皮瓣的第二趾或跛甲皮瓣移植再造,拓宽了多种再造与修复方法。

对全手缺失的病例,Vilkki(1985)在桡骨中段凿去部分骨干将第二趾趾列移植于其上,利用第二趾与残存尺骨对捏,达到挟持功能重建(grip reconstruction)的目的。他一共完成了6例,均重获有益的功能。于仲嘉(1979)在趾-手移植的基础上,分别将两足第二趾移植于处于对指位插在桡骨远端的人造掌骨上;陈中伟(1981)则切取较长的跖骨的两足第二趾,把两跖骨处于对指位移植在桡骨远端,以上方法均称再造手,再造手手指有完善的感觉,患者能以龙虾钳状手取物,其效果远比 Kruckenberg 前臂分叉术或佩戴假肢为优。后来,于仲嘉又利用跛甲皮瓣加髂骨条植骨再造拇指并带第二趾或第二、三趾一起移植,再造似有拇、示两指或拇、示、中指3指的再造手。以一只足为供足再造一只手,双手缺失的病例可以取双足的跛甲皮瓣与第二趾再造双手。以上再造手的手指随桡骨旋转而同步旋转,这是再造外科的一种新方法。

2005年程国良等对77例80指拇、手指末节半侧、背侧、指腹及手指部分复合组织缺损,选用相应足趾组织的半侧甲瓣、背侧甲瓣、趾腹皮瓣及足趾复合组织,采用吻合趾-指血管重建血液循环的方法进行移植桥接,成活75例78指,成活率达97.5%,时称拇、手指部分缺损的修饰性修复与重建,保持了拇、手指原来的长度与外形,达到了"缺什么修复什么"的临床效果,获得了精细的专科修复,使拇、手指再造与修复方式更加自由。

(潘达德 程国良)

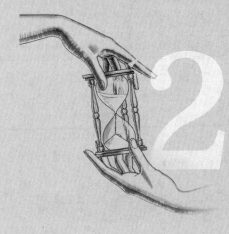

2 第二章

上肢及手的应用解剖

上肢及手部骨与关节

一、肱骨

肱骨为上肢骨中最粗、最长的管状骨。男性肱骨平均长度为 26.7cm,女性平均长度为 25.1cm。肱骨上端由肱骨头,肱骨解剖颈,肱骨大、小结节组成,与肩胛骨、锁骨构成肩关节;肱骨干(体)中段有一浅沟称为桡神经沟;肱骨下端前后扁平,由肱骨内上髁、外上髁、桡窝、冠突窝及鹰嘴窝,与尺、桡骨构成肘关节(图 2-1)。

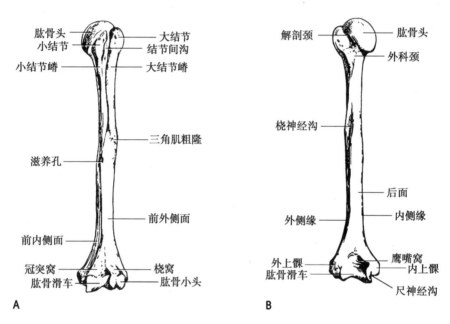

图 2-1　肱骨
A. 肱骨前面;B. 肱骨后面。

肱骨上端的动脉有旋肱前、旋肱后及肩胛下动脉发出分支,经大、小结节进入骨内,因此肱骨外科颈部血供比较丰富。肱骨干的动脉主要来自肱动脉及肱深动脉分支,这些分支经肱骨滋养孔进入髓腔,分为升支与降支,所以肱骨上 1/3 血供较丰富。肱骨下端的动脉主要来自肱深动脉,尺侧上、下副动脉,尺侧返动脉及骨间返动脉。

二、肘关节

肘关节为复关节,由肱骨、桡骨和尺骨构成(图 2-2),可分为肱尺关节、肱桡关节和桡尺近侧关节三部分,共同包被在关节囊内。

1. **肱尺关节**　由肱骨滑车与尺骨滑车切迹构成。
2. **肱桡关节**　由桡骨小头与桡骨头的关节凹构成。
3. **桡尺近侧关节**　由桡骨环状关节面和尺骨的桡切迹与桡骨环状韧带共同组成的纤维-骨环

结构。

肘关节为蜗状关节,可做伸屈活动,由肱桡关节和肱尺关节共同完成。肘关节伸屈活动范围约为 140°。

三、桡骨

桡骨在前臂外侧,男性平均长度为 23.6cm,女性平均长度为 21.1cm。桡骨上端有桡骨头、桡骨颈及桡骨粗隆,桡骨体呈三棱柱形,下端较宽大构成桡骨茎突,桡骨茎突的关节面向掌侧倾斜 10°~15°,向尺侧倾斜 20°~25° 与腕骨构成关节面(图 2-3)。

四、尺骨

尺骨在前臂内侧,男性平均长度为 25.3cm,女性平均长度为 22.6cm。尺骨上端粗大,由尺骨鹰嘴、冠突、滑车切迹及尺骨粗隆构成;尺骨体上部呈三棱柱形,下部呈圆柱形;尺骨下端较窄,由尺骨头及尺骨茎突构成(图 2-4)。

五、腕骨

腕骨由排列成两排的 8 块形状各异的小骨组成。近排腕骨为手舟骨、月骨、三角骨及豌豆骨,与桡骨构成关节;远排腕骨为大多角骨、小多角骨、头状骨及钩骨,与

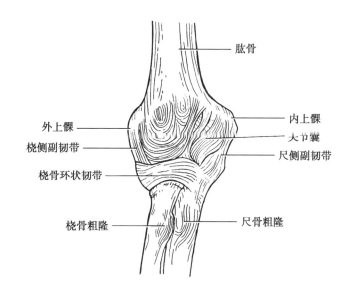

图 2-2 肘关节

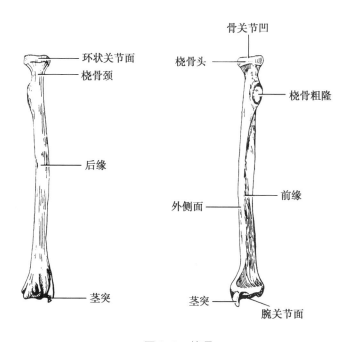

图 2-3 桡骨

掌骨构成关节(图 2-5);豌豆骨附着在三角骨掌侧面,不参与腕关节的组成。近排腕骨的手舟骨、月骨、三角骨的近侧面,共同组成一个半月形的凸面,与桡骨及三角软骨盘相对,形成桡腕关节。桡腕关节系髁状关节,可做背伸、掌屈、桡、尺偏及回旋等大范围的动作。一般情况下,手舟骨、月骨近侧关节面与桡骨远端关节相接触,只有在尺偏时,三角骨才与桡骨关节面相接触。因此,主要承重是通过手舟骨、月骨传至前臂。从截面上看,腕骨掌侧凹而背侧凸,呈拱形,由坚强的韧带连接,形成腕横弓,是整个手支架稳定的基础。腕掌横韧带内侧附在豌豆骨、钩骨上,外侧附在大多角骨、手舟骨结节上,既增强腕横弓的稳定性,又保护其下腕管中通过的正中神经与指屈肌腱。两排腕骨间的腕中关节呈 S 形,可分为内、外侧两部分。手舟骨、月骨与头状骨、钩骨间关节为内侧部分,属杵臼关节;而手舟骨、月骨与大、小多角骨间关节为外侧部分,属滑动关节。腕中关节可做伸屈运动。由于内、外侧两部分不在同一平面,手舟骨的远段与远排腕骨一起活动,近段又与近排腕骨一起活动,在暴力下,当动作不协调时易导致手舟骨腰

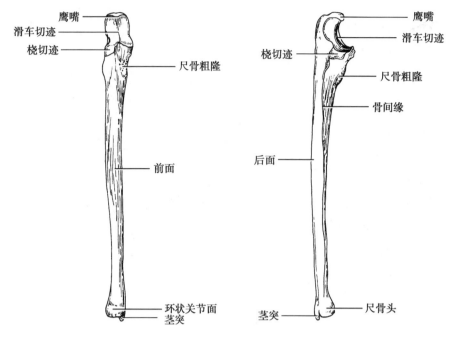

图 2-4　尺骨

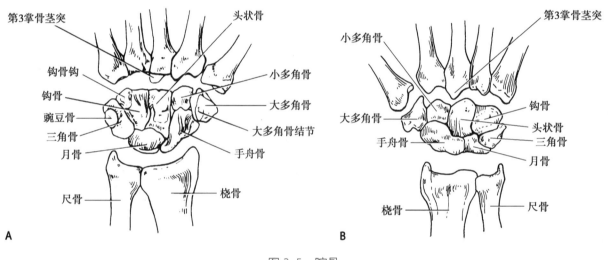

图 2-5　腕骨

A. 腕骨掌侧面;B. 腕骨背侧面。

部骨折。腕骨间有坚强韧带连接,腕骨间关节仅有少量滑动活动,故属微动关节。豌豆骨与三角骨之间的关节有独立的关节囊与腔,尺侧腕屈肌腱止于豌豆骨上,豆钩韧带与豆掌韧带加强关节之间的联系,豌豆骨实质上是一粒籽骨。腕骨中除豌豆骨外,均无肌腱抵止,而腕骨的运动实质上是作为整体在活动,相互之间的活动甚微。腕关节的活动是桡腕关节、腕中关节活动的总和;一般认为活动范围为背屈 70°,掌屈 75°,内收(尺偏)40°,外展(桡偏)20°。

六、掌骨

掌骨为小管状骨,近端与远排腕骨形成腕掌关节。拇指的第一掌骨与大多角骨间的关节属鞍状关节,两端呈对应的马鞍状,关节囊厚而松弛,因而伸屈、展收、回旋能做大幅度的活动。拇指为手上活动范围最大的单元。第二掌骨的基底与大、小多角骨及头状骨相接触形成关节。小多角骨较邻骨为短而第二掌骨长,嵌在大多角骨与头状骨之间,小多角骨又有一前后向的嵴,像楔子嵌入第二掌骨底上的沟内,使第二腕掌关节活动甚少。第三掌骨基底宽阔,与头状骨扩展的平面衔接,加上坚强韧带包绕,使该腕掌关节几乎不能活动。第二、三掌骨与腕骨间组成一个固定单元。第四掌骨主要与钩骨成关节,与头状骨仅有一小块关节面相邻接。第五掌骨只与钩骨成关节。第四、五腕掌关节活动较多,因此,第四、五掌骨与环、小指共同组成内侧的活动单元,对于强力握持起重要作用。在握拳时,第二、三掌骨及其近端的腕骨像手背的脊柱,其他活动单位都从属于其上。握拳出击时,力量由第二、三掌骨头传导到大、小多角骨,头状骨、手舟骨、月骨而传到桡骨。第四、五掌骨头受击时,力量经掌骨干传到钩骨,钩骨与月骨只有很小的关节面相接,暴力主要通过掌骨间韧带及腕骨间韧带间接地消散在头状骨上。头状骨是腕骨中最大的骨,韧带的走行方向有利于把活动单元的力量消散在中央固定单元上。

掌骨头与近节指骨底组成掌指关节。掌指关节属球窝关节,具有双轴运动,可以伸屈、展收和联合回转。掌骨头近似球形,关节面大部分居于掌侧,小部分在背侧,前后向的凸度大于横向。掌指关节屈曲时,掌骨头露于外方。掌指关节囊松弛,侧方有侧副韧带加强。侧副韧带起自掌骨头的两侧,斜向掌面止于近节指骨底的侧方。由于掌骨头关节面的半径掌侧比背侧略大,侧副韧带的起点在关节轴偏背侧,当掌指关节伸直时,侧副韧带较松弛,允许关节有侧方的展收活动;当掌指关节屈曲时,侧副韧带紧张,不允许做任何侧方运动。当侧副韧带挛缩时,掌指关节屈曲将受碍。掌指关节囊的掌面为掌侧韧带即掌板所加强。掌板系一块纤维软骨,远端厚实与指骨底紧密相连,近端较薄,与掌骨颈疏松相连,因而掌指关节能过伸。掌板是屈肌腱鞘背侧的一部分。掌板与掌板之间有掌骨深横韧带相连,把四个掌骨彼此连接在一起组成掌横弓,加强稳定。掌骨深横韧带之前有指神经、血管及蚓状肌经过,其后有骨间肌经过。掌腱膜有纤维束附着于掌骨横深韧带之浅面,指背腱膜有矢状纤维附于其深面,使伸屈肌腱均间接地紧密依附于骨架。掌骨头左、右两髁大小形状不完全对称,因而,屈曲时示、中指略向尺侧偏,环指中立,小指有桡侧偏(图 2-6)。

七、指骨

指骨共 14 块,拇指无中节指骨,其他指均有三节指骨。中、近节指骨可分为头、干、底三部分,底部宽阔,有卵圆形凹陷的关节面;干部较细,掌面平坦而中央微凹,是指屈肌腱骨纤维管的后壁,背面隆凸为指背腱膜所覆盖;头部较窄,呈滑车状,关节面有两髁,中央有凹沟。近节指骨无肌肉附着,仅有屈肌腱鞘附于两侧嵴上。中节指骨两嵴有指浅屈肌腱附着,背面底部关节囊附着处稍远,有一条横嵴为指伸肌腱中央腱附着处。远节指骨远端掌面有马蹄形粗隆称为远节指骨粗隆,是指腹软组织的支撑(图 2-6)。

近指间关节(proximal interphalangeal joint,PIP)和远指间关节(distal interphalangeal joint,DIP)的构造与掌指关节基本一致,每个关节都有两个侧副韧带、掌板和由伸肌腱扩张部保护的背侧关节囊。指骨头前后扁平并有双髁。指间关节系铰链关节,所以,仅有伸屈活动。

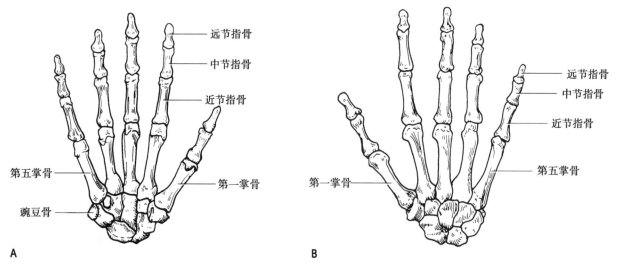

图 2-6　手掌指骨
A. 手骨掌侧面；B. 手骨背侧面。

⌛ 第二节
_____

上肢及手部肌肉

　　上肢带肌位于肩部皮下，按其位置分为深、浅两层。浅层为三角肌，深层前组为肩胛下肌和大圆肌，后组为冈上肌、冈下肌及小圆肌。三角肌由腋神经支配，肩胛下肌和大圆肌由肩胛下神经支配，冈上肌、冈下肌由肩胛上神经支配，小圆肌由腋神经支配。上肢带肌虽不参与上肢功能，但它为稳定肩关节及上肢功能奠定了基础。

一、上臂伸肌

　　上臂伸肌包括肱三头肌和肘肌，两肌作用均为伸肘，受桡神经支配。

二、上臂屈肌

　　上臂屈肌包括肱二头肌、喙肱肌及肱肌。肱二头肌及肱肌使臂和前臂前屈，喙肱肌使肱骨前屈和内收，均受肌皮神经支配（图 2-7）。

三、前臂伸肌群

　　在前臂，伸肌可分为浅、深两组（图 2-8），浅组解剖位置浅在，包括肱桡肌、桡侧腕长伸肌、桡侧腕短伸肌、指总伸肌、小指固有伸肌、尺侧腕伸肌与肘后肌等 7 块；深组解剖位置在浅层之下，包括旋后肌、拇长展肌、拇短伸肌、拇长伸肌及示指固有伸肌等 5 块。肘后肌及肱桡肌不抵止于手部，其余腕与手指的 12 根外来长肌腱通过腕背侧韧带下 6 个间隔进入手部。腕背侧韧带即伸肌支持带，是前臂深筋膜的增厚部分，外侧附在桡骨的外侧缘，内侧附在三角骨与豌豆骨上，从深面构成许多间隔附在桡、尺骨嵴上，将腕背分成 6 个间隔或骨纤维管（图 2-9），从桡侧到尺侧依次有下列肌腱通过：①拇长展肌与拇短伸肌

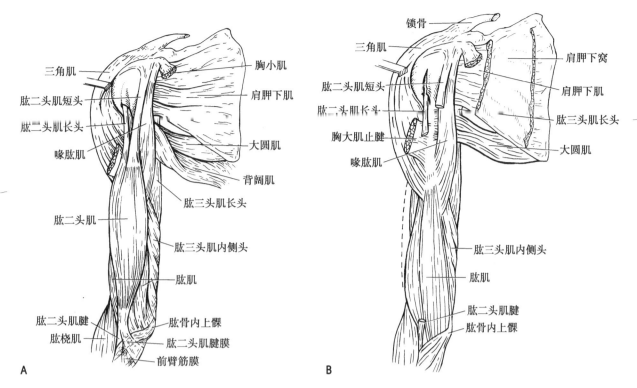

图 2-7　上肢带肌和臂肌
A. 上肢带肌和臂肌前面浅层；B. 上肢带肌和臂肌前面深层。

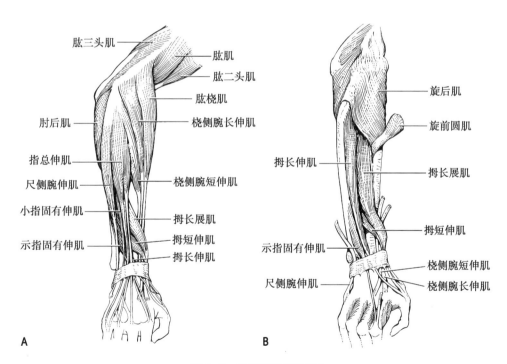

图 2-8　前臂背侧伸肌群
A. 浅层伸肌群；B. 深层伸肌群。

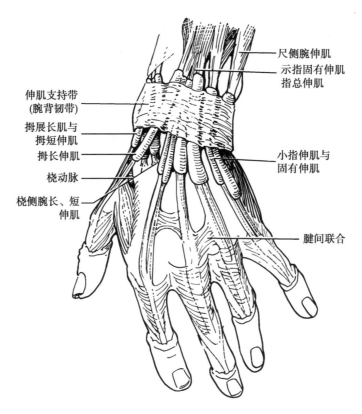

图 2-9　手部伸肌与腕背部间隔

图中标注：
- 尺侧腕伸肌
- 示指固有伸肌
- 指总伸肌
- 伸肌支持带（腕背韧带）
- 拇展长肌与拇短伸肌
- 拇长伸肌
- 桡动脉
- 桡侧腕长、短伸肌
- 小指伸肌与固有伸肌
- 腱间联合

的肌腱,在桡骨茎突处通过第一间隔;②桡侧腕长、短伸肌腱,在桡骨茎突的背侧通过第 2 间隔;③拇长伸肌腱,在桡骨背侧中央,桡骨 Lister 结节的尺侧经过第 3 间隔;④4 根指总伸肌腱和示指固有伸肌腱,在拇长伸肌腱尺侧相邻的第 4 间隔经过;⑤小指固有伸肌腱,在对着下桡尺关节的第 5 间隔经过;⑥尺侧腕伸肌腱,在尺骨头与茎突处的第 6 间隔经过。在每一个间隔内,伸肌腱周围均有滑液鞘包绕。滑液鞘比腕背侧韧带长,远近侧均伸出一段。滑液鞘内滑液起润滑与营养肌腱的作用。

1. 拇长展肌　起于旋后肌下的桡尺骨及骨间膜,止于第一掌骨基底外侧。由桡神经背侧骨间支（$C_{6~7}$）支配。其作用为使拇指腕掌关节伸展并略桡偏,稳定拇指腕掌关节,使拇指桡外展与腕关节桡偏。

2. 拇短伸肌　起于桡骨背面及邻近骨间膜,位于拇长展肌的外侧,共同下行,止于拇指近节指骨底部背面,由桡神经背侧骨间支（$C_{6~7}$）支配,起伸展拇指掌指关节的作用。

3. 桡侧腕长、短伸肌　起于上臂外侧肌间隔、肱骨外上髁和嵴,在拇长展肌与拇短伸肌腱深面经过,分别止于第二、三掌骨基底的背侧,由桡神经（$C_{6~7}$）支配,桡侧腕长伸肌由桡神经浅支支配,桡侧腕短伸肌由桡神经深支支配,均起伸腕作用,与桡侧腕屈肌协同时可起腕桡偏作用。

4. 拇长伸肌　起于尺骨背面中 1/3 及邻近骨间膜,止于拇指远节指骨的基底部背面,由桡神经的背侧骨间支（$C_{6~7}$）支配。由于肌腱经过腕背侧韧带时在桡骨结节处拐向手的桡侧,该结节形成一个滑车,因此,该肌除起伸展拇指指间关节的作用外,还有内收拇指的作用。

5. 指总伸肌　起于肱骨外上髁伸肌总腱及前臂筋膜。由桡神经的背侧骨间神经（$C_{6~8}$）支配。肌腱从腕背侧韧带下通过后,4 条指伸肌腱在手背部呈扇形分散,到达各自手指掌指关节后参与组成指背腱膜。指总伸肌的作用为伸掌指关节,但在控制掌指关节背伸时,指总伸肌有伸直指间关节的作用。在手背示、中、环、小指的指总伸肌腱间有腱间联合,从而限制各指的单独活动。

6. 示指固有伸肌 起于尺骨背面拇长伸肌以下区域及骨间膜,由桡神经的背侧骨间支(C_{7~8})支配。肌腱在指总伸肌腱下通过腕背骨纤维管,止于示指掌指关节处指总伸肌腱,起伸展掌指关节作用。

7. 小指固有伸肌 起于肱骨外上髁伸肌总腱及肌间隙,止于小指背侧伸肌腱扩张部,由桡神经的背侧骨间支(C_{6~8})支配,作用为伸小指掌指关节。

8. 尺侧腕伸肌 起于肱骨外上髁伸肌总腱,前臂筋膜与尺骨后缘,止于第五掌骨基底背侧,中桡神经的背侧骨间支(C_{6~8})支配,起腕关节的背伸与尺偏作用。

四、前臂屈肌群

在前臂的屈肌亦分为浅、深两组(图 2-10)。5 块浅层屈肌起于肱骨内上髁,呈扇形分布,从桡侧到尺侧依次为旋前圆肌、桡侧腕屈肌、掌长肌、指浅屈肌与尺侧腕屈肌。3 块深层肌肉为拇长屈肌、指深屈肌及旋前方肌。

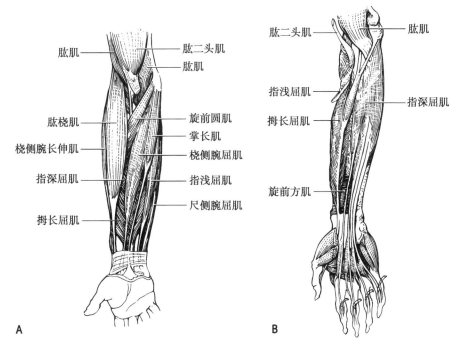

图 2-10 前臂掌侧屈肌群
A. 浅层屈肌群;B. 深层屈肌群。

(一)腕部屈肌(共 3 块)

1. 掌长肌 起于肱骨内上髁,止于掌腱膜的尖端。由正中神经(C_{7~8})支配。作用为屈肘关节、腕关节及牵动掌腱膜加深掌弓。

2. 桡侧腕屈肌 起于肱骨内上髁屈肌总腱,止于第二掌骨基底部,由正中神经(C_{7~8})支配。作用为屈肘关节与腕关节,与桡侧腕伸肌协同时使腕关节桡偏。

3. 尺侧腕屈肌 起于肱骨内上髁屈肌总腱及尺骨后缘上 2/3 部,止于豌豆骨及第五掌骨基底部。由尺神经(C₈~T₁)支配。作用为使腕关节屈曲与尺偏。

(二)手指屈肌(共 3 块)

1. 拇长屈肌 起于桡骨掌面上 2/3 及骨间膜,止于拇指远节指骨基底部掌面。由正中神经(C₈~T₁)支配。作用为屈拇指指间关节。

2. 指浅屈肌 起于肱骨内上髁屈肌总腱,桡骨缘上 1/3、尺骨喙突与肘关节尺侧韧带,四根肌腱分别止于示、中、环、小指 4 指的中节指骨的掌面嵴。正中神经(C_8~T_1)支配。作用为屈手指近指间关节。

3. 指深屈肌 起于尺骨前与内侧面的上 3/4 处,4 根肌腱分别止于示、中、环、小指 4 指的远节指骨基底掌面上,正中神经(C_8~T_1)支配桡侧半肌腹而尺神经(C_8~T_1)支配尺侧半肌腹。作用为屈远指间关节。

（三）腕管

腕屈肌与指屈肌均跨越腕部,指屈肌腱通过腕管进入手掌,3 个腕屈肌全部在腕管外走行。

腕管为一骨纤维性隧道(图 2-11),顶为腕横韧带,底由呈凹槽形的腕骨及其上盖的桡腕掌侧韧带和腕辐状韧带等组成。腕管的断面呈椭圆形,其中有正中神经、拇长屈肌、指浅及指深屈肌 9 条肌腱通过。其排列比较恒定。正中神经在腕横韧带深面偏桡侧,拇长屈肌腱处于椭圆形的桡侧极,腕管的尺侧半内指浅屈肌腱偏掌侧排列。指深屈肌腱排列在其深侧,各指深屈肌腱依次排列在一平面上。两指浅屈肌的 4 条肌腱又分深、浅两排,中、环指浅肌腱居中而浅,示、小指的浅肌腱在其深侧。

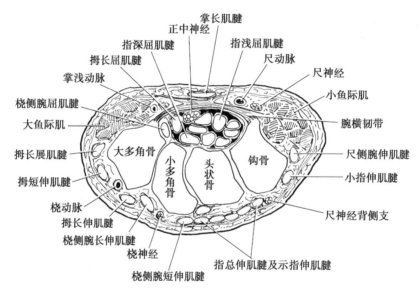

图 2-11　腕管平面横断面及腕管内容

腕横韧带的尺侧附着于钩骨钩及豌豆骨上,尺神经、尺动脉在其浅面和腕掌侧韧带的深面间通过。桡侧腕横韧带分为两层,浅层附着于手舟骨结节与大多角结节上,深层附着于大多角骨沟的内唇上。深浅两层与大多角骨沟形成一骨纤维管称为腕桡侧管。桡侧腕屈肌腱及其滑液鞘从中通过。掌长肌腱在腕横韧带浅面,深筋膜之下走行。因此,腕屈肌腱均位于腕管之外。

腕与指的屈肌腱与伸肌腱一样,在通过骨纤维管或韧带下方时,有腱滑液鞘包裹,其解剖类型较多,主要分成三部分。①桡侧囊:包绕拇长屈肌腱,近端起自腕横韧带近侧两横指处,远端达肌腱的止点。②尺侧囊:包绕所有的指浅、深屈肌腱。近端起于腕横韧带以近两横指,远端达掌中部,在双侧有一延伸部分围绕小指的指屈肌腱,远达远节指骨肌腱附着处。③指肌腱滑液鞘:示、中、环三指的屈肌腱手指部分有单独的滑液鞘,起自掌指关节,抵达远节指骨腱附着处。指肌腱滑液鞘有时与双侧囊相通。桡双滑液囊间有时亦交通。腱滑液囊起滑润与营养肌腱作用。

五、手内在肌

手内在肌可分为掌外侧组(大鱼际肌群),掌内侧组(小鱼际肌群)及掌中部组三部分(图 2-12)。

（一）掌外侧组（大鱼际肌群）

1. **拇短展肌**　起于手舟骨结节、大多角骨结节及腕横韧带，止于拇指近节指骨基底的桡侧。该肌位于大鱼际桡侧最浅层，由正中神经返支（$C_{6~7}$）支配，作用为使拇指掌外展。

2. **拇短屈肌**　浅头起于大多角骨及腕横韧带，深头起于第一掌骨尺侧面，肌腹在拇短展肌的尺侧，浅头止于拇指近节指骨基底的桡侧，深头与拇收肌一起止于其尺侧，拇长屈肌腱于两头间的沟中通过。正中神经返支（$C_{6~7}$）支配其浅头，尺神经掌深支（C_8）支配其深头，作用为屈曲拇指的掌指关节及内收拇指。

3. **拇对掌肌**　起于大多角骨结节及腕横韧带，在拇短屈肌的深面，止于第一掌骨的桡侧缘，由正中神经返支（$C_{6~7}$）支配，作用为屈曲第一掌骨并使之旋前。

4. **拇收肌**　拇收肌可分为两部分（图 2-13）：①斜头起于头状骨，第二、三掌骨基底部，腕横韧带及腕桡侧屈肌腱鞘，止于拇指近节指骨基底的尺侧，其内部常有一粒籽骨；②横头起于第三掌骨掌面全长，止点与斜头及拇短屈肌深头在一起。尺神经掌深支（C_8~T_1）支配。作用为使拇指内收。

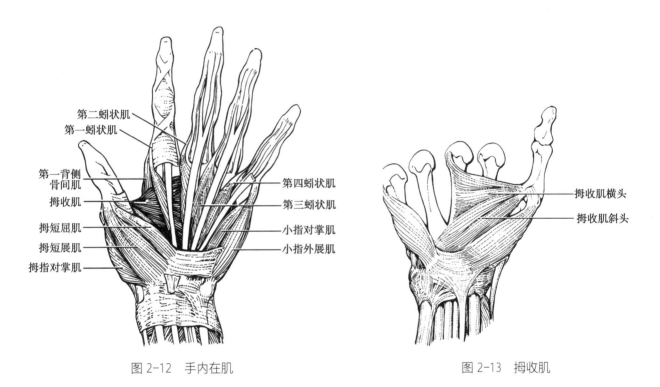

图 2-12　手内在肌　　　　　　　　　　　　　　　　图 2-13　拇收肌

第二蚓状肌
第一蚓状肌
第一背侧骨间肌
拇收肌
拇短屈肌
拇短展肌
拇指对掌肌
第四蚓状肌
第三蚓状肌
小指对掌肌
小指外展肌
拇收肌横头
拇收肌斜头

（二）掌内侧组（小鱼际肌群）

1. **掌短肌**　起于掌腱膜，止于手掌内缘的皮肤。该肌属皮肤肌，由尺神经掌浅支（C_8~T_1）支配，作用为使小鱼际皮肤起皱，加深掌心凹陷。

2. **小指展肌**　起于豌豆骨、豆钩韧带及尺侧腕屈肌腱，止于小指近节指骨的基底与小指固有伸肌腱的尺侧，由尺神经掌深支（C_8~T_1）支配，作用为外展小指。

3. **小指短屈肌**　起于钩骨钩及腕横韧带，止于小指近节指骨的尺侧，由尺神经掌深支（C_8~T_1）支配，作用为屈曲小指掌指关节及外展小指。

4. **小指对掌肌**　与小指短屈肌同源，止于第五掌骨尺侧缘全长。该肌在小指短屈肌的深面，由尺神经掌深支（C_8~T_1）支配，作用为将第五掌骨拉向前并使掌心凹陷加深。

（三）掌中间组

1. 蚓状肌（见图 2-12） 第一、二蚓状肌起于示、中指指深屈肌腱的桡侧，由正中神经（$C_{6\sim7}$）支配。第三、四蚓状肌起于中、环指及环、小指指深屈肌腱的毗邻侧，由尺神经（C_8）支配。肌腹在相应深屈肌腱的桡侧走行，止于伸肌扩张部及近节指骨基底部。作用为屈曲掌指关节，伸展指间关节。

2. 背侧骨间肌（图 2-14A） 背侧骨间肌共 4 块，属双羽肌，各自起于相邻两掌骨的毗邻面。第一背侧骨间肌止于示指近节指骨基底的桡侧与伸肌扩张部。第二、三背侧骨间肌止于中指近节指骨基底的两侧与伸肌扩张部，第四背侧骨间肌止于环指近节指骨基底的尺侧及伸肌扩张部。由尺神经掌深支（$C_8\sim T_1$）支配。作用为将示、中、环指外展离开中指中线，并屈曲各指的掌指关节与伸展指间关节。对于中指本身，既可使其桡偏又能使其尺偏。小指的外展动作由小指展肌完成。

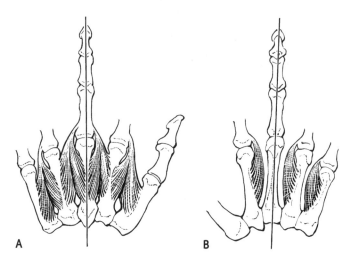

图 2-14　骨间肌
A. 背侧骨间肌；B. 掌侧骨间肌。

3. 掌侧骨间肌（图 2-14B） 第一掌侧骨间肌起于第二掌骨的尺侧，止于示指近节指骨基底部的尺侧与伸肌扩张部；第二、三掌侧骨间肌各自起于第四、五掌骨的桡侧，分别止于环、小指近节指骨基底的桡侧及其伸肌扩张部。由尺神经深支（$C_8\sim T_1$）支配。作用为将示、环、小指 3 指向中指中线内收，并屈曲掌指关节与伸展指间关节。

六、指背侧结构

手指背侧皮肤下面为疏松结缔组织，没有皮下深纤维将皮肤与深组织相连，因而滑动性大。指背皮下有丰富的浅静脉与皮神经。桡神经浅支及尺神经手背支的末梢分支，分别支配桡侧三根半手指及尺侧一根半手指，或各支配两根半手指。指背神经从指背两侧走行到近节的背面。指掌侧固有神经发出背支从指侧方绕到指背，分布到中节与远节的皮肤。

指背腱膜或指伸肌腱装置位于手指背面，浅筋膜的深面，是一层扁薄而滑动的，由肌腱及腱纤维组成的腱-膜装置，其主要结构为指总伸腱，包括示指及小指固有伸肌、骨间肌及蚓状肌肌腱等组成的肌腱丛，由纵、横、斜腱纤维连接成为一个整体（图 2-15）。指总伸肌腱在指背中线，在掌骨头水平从其深面发出扁薄的腱性扩张部，超过掌指关节背侧，附着于关节囊远侧部而抵止于近节指骨的基底部背侧。指总伸肌腱两侧缘与骨间肌腱的腱间纤维相连。腱间纤维分两层：深层纤维（主要是背侧骨间肌）除连接指总伸肌腱、固有伸肌腱、骨间肌与蚓状肌肌腱外，抵止于近节指骨基底的两侧。浅层纤维形成腱膜，越过指总伸肌腱背侧，将两侧骨间肌、蚓状肌相连，形成扩张部，亦称腱帽。腱和腱帽与骨膜之间有疏松结缔组织间隔，可以自由滑动。腱帽的近侧部为 7～8mm 宽的矢状束。矢状束起自掌骨深横韧带，经过掌指关节的侧方，止于指总伸肌腱的外侧缘，有些纤维包在伸肌腱上与对侧纤维融合。其近缘是游离的，远侧部分与骨间肌扩张部交融。有时矢状束成双层，形成骨间肌管。矢状束作用是防止伸肌腱向侧方滑脱。

指总伸肌腱在近节指骨背侧分成三束,即中央束及两外侧束。骨间肌在相应部位亦分为内侧束与外侧束。指总伸肌腱的中央束接受来自两侧骨间肌的内侧束组成中央腱,抵止于中节指骨基底的背侧与背外侧。在近指间关节背侧中央腱与关节囊紧密相连,在关节囊下有一层纤维软骨相衬。指总伸肌腱的外侧束与骨间肌的外侧束和蚓状肌融合而成外侧腱。外侧腱在近指间关节的背外侧经过,在中节指骨远端中央集合而成终腱。终腱与中节指骨背侧骨膜疏松相连,与远指间关节囊紧密愈着,并随关节囊抵止于远节指骨基底的背侧与背外侧(图 2-15)。

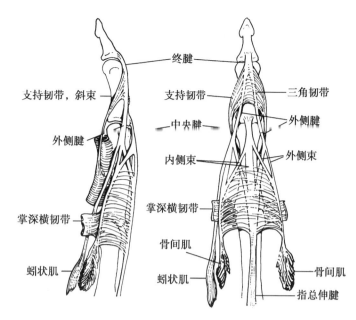

图 2-15　指背腱膜

在中节指骨的侧面有支持韧带。支持韧带起自近侧指节指屈肌腱鞘与指骨侧面的骨沟,经过近指间关节前侧方转向背侧,止于外侧腱,此为斜束。同时有横行纤维抵止于外侧腱。在中节指骨背面部分有横行纤维将两个外侧腱相连,称为三角韧带。支持韧带走行于近指间关节的掌侧和远指间关节背侧,在两个关节联动上起特殊作用。

七、指掌侧结构

手指掌侧皮肤厚,皮下脂肪层厚,且有大量纤维将皮肤与深层组织相连。皮下静脉纤细而稀疏,由远端走向近端,并沿手指两侧走向背侧。掌面深部指屈肌腱在中央,指固有神经血管束在其两旁偏掌面处走行。指掌侧固有神经在前内侧,从指根走向指尖,沿途发出很多关节支与皮支,在近侧指节处发出背支向远侧指背斜行,分布到中、远节背侧皮肤,但拇指与小指没有此背支,仅在远侧部发出若干小支分布到远节背面的皮肤。

手指的皮系韧带(Cleland 韧带)(图 2-16),是一复杂而重要的纤维筋膜系统,将掌侧皮肤与深部结构相联系。皮系韧带起于关节囊及指骨骨膜边缘,于神经血管束背侧走行,继之向掌侧横行,向远侧斜行,附于掌面的皮肤。近指间关节两侧支持韧带从皮系韧带的孔中穿行。皮下脂肪与纤维系统完全交织一起,充填在纤维束中间。神经血管束的浅面另有一层菲薄的皮系韧带包裹,称 Grayson 韧带。该韧带起于骨膜与关节囊,抵止不恒定,或消散在脂肪层内纤维,或与掌腱膜腱前纤维交织一起而附于皮肤上。皮系韧带的近端与指蹼韧带交织在一起。皮系韧带对神经血管束起固定作用,在握持物件时,防止掌侧皮肤滑动;在屈曲手指时,固定指背皮肤。

指屈肌腱的纤维鞘起自指骨掌面侧缘和掌板的两侧边缘,包绕着深、浅屈肌腱及其滑液鞘,形成骨纤维隧道。其近端起自掌骨深横韧带近侧 1cm 处,远端止于远指间关节。屈肌腱鞘厚薄不匀,指间关节处较薄,由斜行纤维从两侧交叉覆盖在前,称交叉韧带,使关节能自由伸屈。交叉韧带有 3 个,其分布见图 2-17。在指骨干部的腱鞘由环形纤维组成,厚而坚韧,是指屈肌腱的滑车,在屈指时加强指屈肌腱的机械效应,使肌腱不至于离开指骨与关节,形成弓弦。

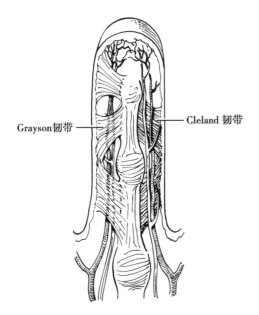

Grayson韧带　　　　　　　Cleland 韧带

图 2-16　手指皮系韧带

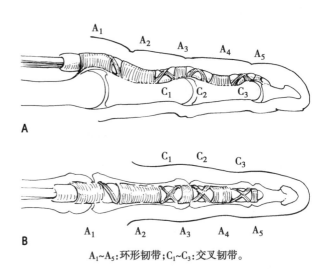

$A_1 \sim A_5$：环形韧带；$C_1 \sim C_3$：交叉韧带。

图 2-17　指屈肌腱鞘滑车系统

　　骨纤维性隧道与指屈肌腱间有滑液膜相衬。滑液膜分为两层,脏层包裹在肌腱表面,壁层衬在纤维鞘内面。肌腱背面中线有滑液膜反折部分,称腱系膜,将屈腱与指掌骨骨膜联系,亦是营养血管进入肌腱的途径。在手指,部分腱系膜进化成腱纽。指浅屈肌腱与指深屈肌腱的指骨抵止处各有短腱纽。在深屈肌腱穿过浅屈肌腱的分叉部位有两个长腱纽连于浅屈肌腱的两个脚;浅肌腱分叉的远侧有一长腱纽自骨膜连到深屈肌腱。滑液膜间滑液使肌腱易于滑动,同时起营养肌腱作用。指浅屈肌腱扁平,在深肌腱的浅面走行,到近节指骨中 1/3 处纵分为两半——桡侧与尺侧分裂带,分别从深肌腱两侧螺旋形地转到其背侧。于近指间关节处,每分裂带又各自分为两纤维束——中间束与侧束。两个中间束在中节指骨掌面交叉,与对侧的侧束结合形成终腱,分别抵止于中节指骨中部掌面侧缘(图 2-18)。屈肌腱骨纤维鞘的后壁为指骨与各关节的掌板组成。掌板是关节前纤维软骨化的囊壁,远端与关节囊副韧带相连,近侧缘薄而疏松地延续到骨膜,两角则附在指骨骨嵴上。指骨掌面有一些小血管滋养指骨及关节,借腱纽营养指屈肌腱。皮系韧带主要起于各关节囊及掌板侧缘,将手指的掌侧与背侧分开。

　　拇指的结构与其余手指基本相同。拇指无中间指节,故无支持韧带。伸肌腱装置由鱼际肌代替骨间肌与蚓状肌。拇短屈肌与指浅屈肌不同,属内在肌,两头直接或通过籽骨间接地抵止于第一指骨基底两侧,所以不在骨纤维隧道内走行。

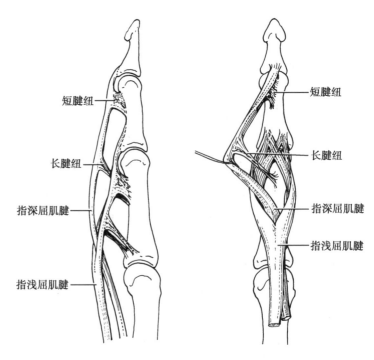

短腱纽

长腱纽

指深屈肌腱

指浅屈肌腱

短腱纽

长腱纽

指深屈肌腱

指浅屈肌腱

图 2-18　指深、浅屈肌腱及腱纽

上肢及手血管

一、动脉

（一）腋动脉

腋动脉是锁骨下动脉的直接延续。腋动脉平均全长为（11.4±0.9）cm，以胸小肌为界将其分为 3 段。自第 1 肋骨的外缘至胸小肌上缘为第 1 段，被胸小肌遮蔽的部分为第 2 段，自胸小肌下缘至大圆肌腱及背阔肌腱下缘为第 3 段。腋动脉的分支有胸上动脉、胸肩峰动脉、胸外侧动脉、共干的肩胛下动脉和旋肱后动脉及旋肱前动脉等（图 2-19）。

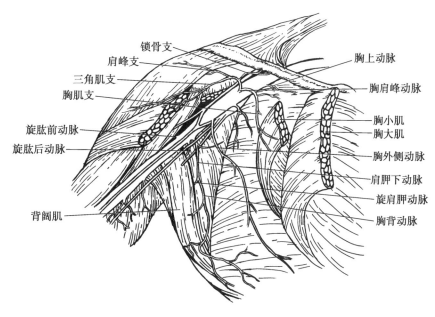

图 2-19　腋动脉及分支

（二）肱动脉

肱动脉是腋动脉的直接延续，肱动脉平均全长为 23.6cm，平均直径为 3.9mm。肱动脉自大圆肌腱下缘下行，经肱二头肌内侧沟至桡骨颈水平处分为桡、尺两动脉。肱动脉在臂的近侧部位于肱骨的内侧，下行逐渐斜向前外，至肘关节附近，居于肱骨和肱肌的前面。肱动脉的分支有肱深动脉、滋养动脉、尺侧上副动脉、尺侧下副动脉及肌支等（图 2-20）。

（三）桡动脉

桡动脉是肱动脉的终支之一，比尺动脉稍细，桡动脉平均全长为 24.48cm，近端粗远端细，平均直径为 2.7mm。自肱动脉分出后经肱桡肌与旋前圆肌之间，继而位于肱桡肌与桡侧腕屈肌之间，至桡骨下端斜过拇长展肌和拇短伸肌腱深侧至手背，穿过第一背侧骨间肌的两头间至手掌，分出拇主要动脉后与尺动脉掌深支吻合成掌深弓（图 2-21）。

（四）尺动脉

尺动脉是肱动脉的终支之一，比桡动脉粗大，尺动脉平均全长为 23.3cm，平均直径为 3.1mm。尺动

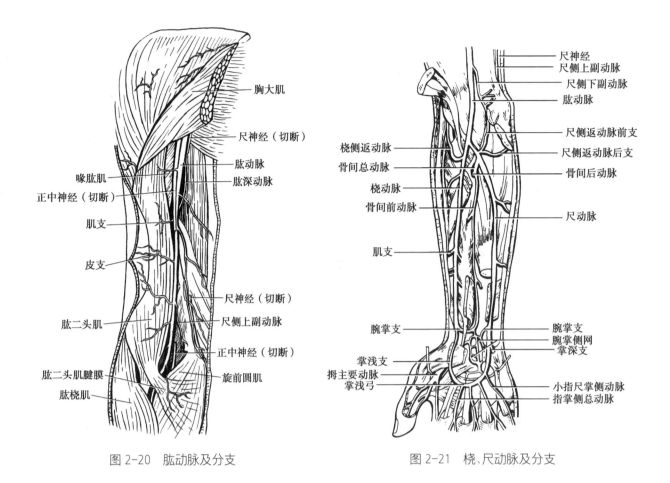

图 2-20　肱动脉及分支

图 2-21　桡、尺动脉及分支

脉在桡骨颈的下方发出，向内下行经前臂浅屈肌与深屈肌之间至尺侧腕屈肌桡侧下降达豌豆骨的桡侧，经腕掌侧韧带与屈肌支持带之间到手掌，终末支与桡动脉掌浅支吻合成掌浅弓（图 2-21）。

手的血液供给主要来自桡、尺动脉，其次为前臂骨间前动脉及其背侧支，这些动脉在腕部及掌部组成 4 个弓或网。

（五）手部动脉

1. **腕掌侧动脉网（图 2-22）**　在旋前方肌远侧缘处，桡动脉发出腕掌侧支，于腕骨前走向尺侧。尺动脉亦发出腕掌侧支向桡侧走行，两者相互吻合，并与掌侧骨间动脉分支及掌深弓回返支组成腕掌侧动脉网，主要供应腕骨血液循环。

2. **腕背侧动脉网（图 2-23）**　桡动脉于解剖鼻烟窝段发出腕背支，尺动脉在豌豆骨上发出腕背支，从尺侧腕屈肌腱下向尺背侧绕过，在腕骨背侧、指伸肌腱的深面与桡动脉腕背支相互吻合成腕背动脉弓。再加上掌侧骨间动脉的背侧支与发自掌深弓的穿支组成腕背侧动脉网，供应腕骨血运。从腕背动脉弓上发出第二、三、四掌背动脉，它们又在指蹼处延续成指背动脉，供应骨间肌及近侧指节。腕背动脉弓上尚发出一支小分支，供应第五掌骨及小指指背的尺侧。第一掌背动脉系桡动脉的分支，不起自腕背动脉弓。

3. **掌浅弓（图 2-22）**　由尺动脉的掌浅支与桡动脉的掌浅支组成，有时还接受正中神经动脉。尺动脉在腕部有两条伴行静脉，于尺侧屈腕肌、尺神经的桡侧下行，未到腕横韧带时发出腕掌侧支，然后从腕浅韧带的浅面跨过，于豌豆骨近侧发出腕背侧支，下行到豌豆骨远侧，小鱼际肌起点之上发出尺动脉的掌深支。浅支在小鱼际肌的浅面、掌短肌的深面弯向掌心，穿过掌中间隙与小鱼际的间隔，居于掌腱膜

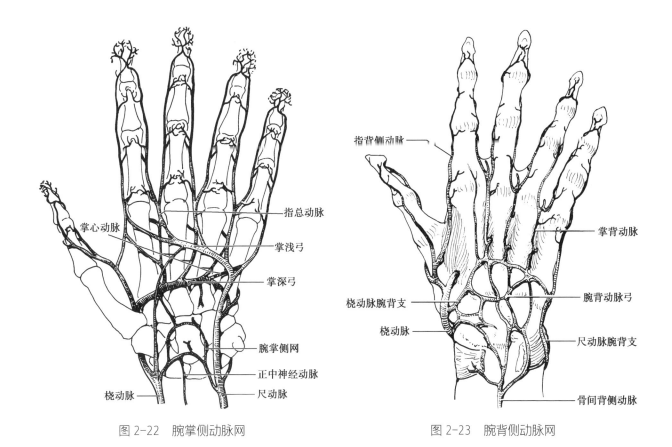

图 2-22　腕掌侧动脉网　　　　　　　图 2-23　腕背侧动脉网

与正中神经、屈肌腱之间,与桡动脉的掌浅支吻合形成掌浅弓。浅弓凸向远侧,在其凸面发出 3 根指总动脉及小指尺侧动脉。指总动脉走行于相应指总神经的浅面,抵达掌指关节以远就分为两根指掌侧固有动脉,分布在相邻两手指的相邻侧。在分支后指固有动脉于指神经的深面走行。小指尺侧指动脉供应小指尺侧半。掌浅弓的主要血液供应来自尺动脉。

4. 掌深弓　掌深弓系桡动脉与尺动脉的深支吻合而成。桡动脉通过解剖鼻烟窝后,在第一掌骨间隙的近端向深部走行,骨间背侧动脉在穿过第一背侧骨间肌前,发出第一掌背动脉,供应拇、示指的相邻侧(图 2-22)。桡动脉进入手掌转向尺侧时,在第一背侧骨间肌与拇收肌间发出拇主要动脉。它沿第一掌骨的尺侧下行,到掌指关节处在拇长屈肌腱下分为两支拇掌侧指动脉。示指桡侧指动脉与前者在差不多部位发出,经常有一共干自桡动脉发出,该共干称为第一掌心动脉。桡动脉在拇收肌横头与斜头间穿过,与尺动脉深支在指屈肌腱深面,掌骨与骨间肌的浅面吻合而成掌深弓。深弓位于第二、三、四掌骨基底平面,除发出分支供应骨间肌外,尚发出 3 根掌心动脉,沿掌骨间隙下行,分别连接到 3 根指总动脉。深弓与 3 根掌背动脉之间,有穿通支相吻合,穿通支各在第二、三、四背侧骨间肌的两个头间通过。深弓尚有几根返支参与腕掌侧动脉网的组成。掌深弓的主要血液供应来自桡动脉。

手部动脉的解剖变异很多,有时桡动脉或尺动脉阙如,有时两动脉均存在,但并不形成弓,而是呈树枝状分布,直接供应掌或手指,有些病例形成不完全的弓。所以,在再植或再造时均需警惕解剖变异的可能性,遇到变异,必须随机应变。

二、静脉

上肢静脉分为浅静脉和深静脉。浅静脉位于皮下浅筋膜中、深筋膜的表面,不与动脉伴行;而深静脉与同名动脉伴行。浅、深静脉间有广泛的交通,并且两者都有瓣膜,深静脉的瓣膜比浅静脉多。

(一)手部静脉

手部静脉系统可分为深层与浅层两部分,手背浅层静脉系统是血液回流的主要途径。

1. 手部深静脉 手掌深动脉有两根伴行静脉,然其口径较动脉为细,因此,深静脉也有掌浅、掌深静脉弓,指总静脉,掌心静脉,掌背深静脉等,彼此之间相互吻合与交通形成弓或网。手掌深静脉大多汇流到桡、尺静脉,一部分通过交通支汇到手背静脉系统。

关于手指有无深静脉存在,各家看法尚不一致。据 Caffiniere 的统计,15% 手指有深静脉存在。张良则观察到固有指动脉均有静脉伴行,唯其起始部远近不一,起源形式多样,最后汇入指总静脉。因为口径很细,临床上无关紧要。

2. 手部浅静脉 手背浅静脉数量多而口径粗,是手部血液的主要回流静脉。手指背面浅静脉起于甲床两侧,距甲沟 1~2mm,沿甲襞向指背中线汇集,其口径为 0.3~0.4mm,于末节手指基底部中央汇合,同时也有来自甲床甲襞的细小静脉汇入,口径可达 0.5~0.6mm。该静脉上行越过远指间关节,汇合来自侧方的小静脉,分成数条平行的静脉,相互间有吻合支交通,在中间指节背侧形成网;到近指间关节背侧又分散为几条平行静脉越过关节,数目一般为 4~6条,口径为 0.8~1.0mm;在近侧指节背侧,浅静脉又趋向集中,相互吻合成网,最后形成1~3 层静脉弓,口径约 1.5mm。在指根部,相互毗邻手指的静脉弓脚汇合成掌背静脉又称头间静脉。手指背面浅静脉有偏离中线分布现象,即以中指为中心线,拇、示指指背浅静脉较偏向桡侧,而环、小指的指背浅静脉则偏向尺侧,口径亦较粗。拇指背侧无静脉弓,静脉数量多而口径粗,约 1.8mm(图2-24)。指背静脉吻合是断指再植与手指再造术重建血液循环的重要步骤。静脉分布变异较动脉为多,熟悉指背、手背静脉的解剖规律有很重要的意义。

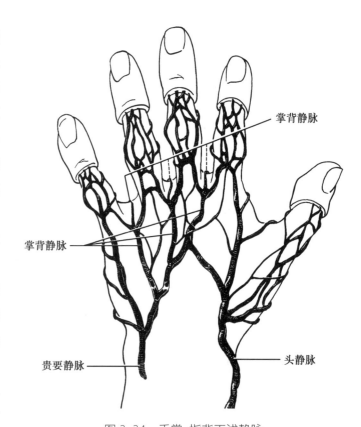

图 2-24 手掌、指背面浅静脉

手指掌面浅静脉纤细(图 2-25),一般从末节指腹中央开始形成,口径 0.3~0.4mm,到中节掌面形成数条平行的纵行浅静脉,相互吻合成网状。到手指近节指骨基底,最后汇合成两条小静脉,稍向两侧倾斜而连于吻合链,口径约 1.0mm。在末节断指再植时,背侧找不到合适静脉,常将末节掌侧中央静脉吻合。

手指侧面的浅静脉起于甲沟旁,纤小,粗约 0.3mm,到远指间关节处分为两条,分别汇到背侧与掌侧浅静脉。中节、近节指骨侧面的静脉自前下向后上方向斜行,把掌面与背面静脉相连接。掌面与侧面静脉均有偏离中线现象,偏离中指一侧的静脉较粗大。

手背浅静脉分为两层,浅层较细,主要连接在较深一层静脉之间和手背指背之间。较深一层的静脉粗大,相邻手指根部静脉弓脚在指蹼处汇合成掌背静脉,沿掌骨两侧上行,相互间有分支吻合,组成手背静脉网,最后来自桡侧三指的静脉汇入头静脉,尺侧手指的掌背静脉汇入副头静脉与贵要静脉。

手掌侧浅静脉来源于手指掌面静脉,指根部两侧静脉在掌远端有横行的横吻合链相连。横吻合链与掌背静脉相连,使手掌血流汇入手背静脉网。在远侧掌横纹尺侧端与鱼际纹之桡侧间有掌横纹静脉相连,两端通向手背静脉网。掌横纹静脉以近有 3 个系统:掌中间静

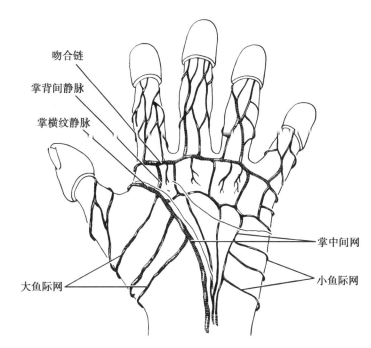

图 2-25　手掌、指掌面浅静脉

脉网位于掌心凹陷内,基本纵行,在腕部延续为前臂正中静脉;大鱼际及小鱼际静脉网,与手背静脉网在手掌外侧或内侧缘相连接,使血流分别向手背汇流(图 2-25)。因此,从整个手静脉构筑来看,血流基本是由深面到浅面,由手掌到手背。静脉的分布及血流的方向基本符合握持功能的需要,再植与再造术中重建血液循环时需注意此规律。静脉分布的变异甚多,术前、术中要细加检查。

(二)前臂和臂浅静脉

前臂和臂部浅静脉包括头静脉、贵要静脉和前臂正中静脉及其属支等(图 2-26、图 2-27)。

1. 头静脉　自手背静脉网的桡侧部起始,向上绕过前臂桡侧缘至前臂掌侧面,沿途可接受前、后两面的属支。在肘窝的稍下方,自头静脉分出一支,斜向内上方与贵要静脉相连,称为肘正中静脉。此静脉于肘窝中部接受来自深静脉的交通支,故此静脉虽位于皮下,但较固定,临床上常在此处进行输血、输液或一般静脉注射。头静脉在肘窝处,沿肱桡肌与肱二头肌之间向外上方上升,至臂的上 1/3 处,在三角肌与胸大肌的沟内与胸肩峰动脉的三角肌肌支伴行,然后进入锁骨下窝,经胸大肌锁骨头的后面,穿胸锁筋膜经腋动脉的前面,至锁骨的稍下方注入腋静脉。

2. 贵要静脉　自手背静脉网的尺侧部起始,在前臂后面的尺侧上升,在肘窝以下转向掌侧,于此接受肘正中静脉,向上走行于肱二头肌与旋前圆肌之间的沟内,沿肱二头肌内侧缘上升至臂中点稍下方,穿深筋膜至臂深部,在肱动脉内侧上行至大圆肌下缘处与腋静脉相延续。

3. 前臂正中静脉　起始于手掌静脉丛沿前臂掌面经头静脉与贵要静脉之间上升,注入肘正中静脉和贵要静脉。前臂正中静脉在肘窝以下向上呈叉状分为二支,分别与头静脉和贵要静脉相连,与头静脉相连者称头正中静脉;与贵要静脉相连者称贵要正中静脉,此时肘窝浅静脉呈 M 状。

(三)前臂和臂深静脉

手的深静脉向近端汇入掌浅静脉弓和掌深静脉弓,向近端汇入前臂和臂的深静脉,前臂和臂深静脉有桡静脉、尺静脉、肱静脉及腋静脉,也是前臂和臂动脉的伴行静脉。

1. 桡静脉　与桡动脉伴行,向上至肘窝与尺静脉汇合组成肱静脉。桡静脉近端外径为(2.5±0.5)mm,

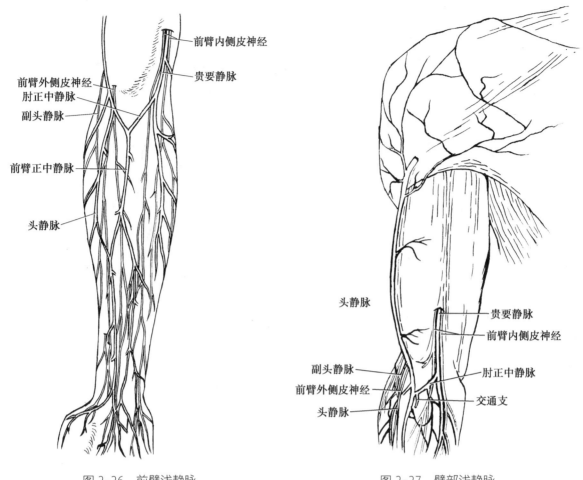

图 2-26　前臂浅静脉　　　　　　　　图 2-27　臂部浅静脉

远端外径为（2.1±0.4）mm。

2. **尺静脉**　与尺动脉伴行，比桡静脉稍粗大，接受来自掌深静脉弓的属支，在腕部与浅静脉相交通。至肘部附近与肘正中静脉相连。尺静脉近端外径为（3.6±1.0）mm，远端外径为（2.4±0.5）mm。

3. **肱静脉**　与肱动脉伴行，两静脉间有横支互相吻合，接受同名动脉分支的伴行静脉，至肩胛下肌或大圆肌下缘处，肱静脉的内侧支接受贵要静脉后与外侧支汇合向上延续为腋静脉。

4. **腋静脉**　较粗大，接受上肢浅、深静脉，在大圆肌腱下缘由肱静脉内侧支延续而成。经腋窝至第1肋骨外缘处移行于锁骨下静脉。腋静脉位于腋动脉的内侧，两者之间有胸内侧神经、臂丛内侧束、尺神经及前臂内侧皮神经通过。腋静脉全程均可出现瓣膜，其中以第3段和腋静脉的起始端、终末端出现率较高，腋静脉向上延续至锁骨下静脉。

⧗ 第四节
上肢及手部神经

锁骨下部神经是由臂丛在锁骨以下发出的分支，可分为前股和后股。起于前股内侧束者有胸前神经内侧支、正中神经内侧根、尺神经、臂内侧皮神经及前臂内侧皮神经;起于前股外侧束者为胸前神经外侧支、正中神经外侧根及肌皮神经;起于后束者有腋神经、桡神经、两条肩胛下神经及胸背神经。

一、腋神经

腋神经来自颈 5~颈 6 纤维,发自臂丛后束,是后束较小的一个终支,通过四边孔(上界为肩胛下肌,下界为大圆肌,内界为肱三头肌长头,外界为肱骨外髁颈),经小圆肌下方、大圆肌上方和三角肌深面发出小圆肌肌支及三角肌肌支和关节支(图 2-28)。

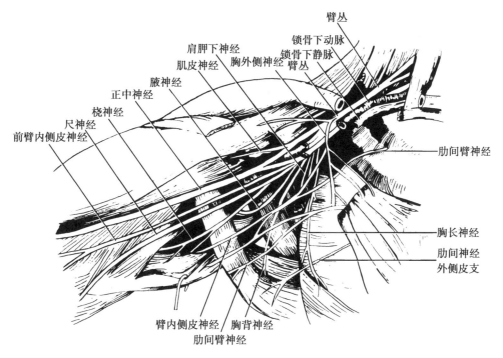

图 2-28　臂丛束支部的分支

二、肌皮神经

肌皮神经自臂丛外侧束发出,初行于腋动脉外侧,穿过喙肱肌向下外侧行,于肱二头肌与肱肌之间达臂外侧缘。肌皮神经支配喙肱肌、肱二头肌及肱肌,主要作用为屈肘关节并使臂前屈(图 2-29)。

三、正中神经

正中神经于臂丛外侧束发出,初行于肱动脉外侧,在喙肱肌止点处斜过肱动脉浅面达其内侧下降至肘窝。在肘关节上方发出旋前圆肌肌支,穿旋前圆肌两头间发出前臂骨间前神经,支配示、中指深屈肌及拇长屈肌,下行达旋前方肌。正中神经在旋前圆肌肌支下方近肘关节处又发出桡侧腕屈肌、掌长肌及指浅屈肌肌支,行至前臂进入腕管前发出掌浅支,穿出深筋膜后于腕横韧带的表面进入手掌,分成内、外两侧支,外侧支分布到大鱼际的皮肤,内侧支与尺神经的掌皮支缝合,分布到手掌的部分皮肤(图 2-30)。正中神经主干通过腕横韧带后,立即分成较粗的外侧部分与较细的内侧部分,在其表面仅有皮肤与掌腱膜覆盖。正中神经外侧部分分出:①大鱼际支(或称回返支)。支配拇短展肌、拇对掌肌及拇短屈肌浅头,向掌侧发出指掌侧总神经支配第一、二蚓状肌。拇短展肌肌支从肌腹深面进入肌肉,其他诸肌支则

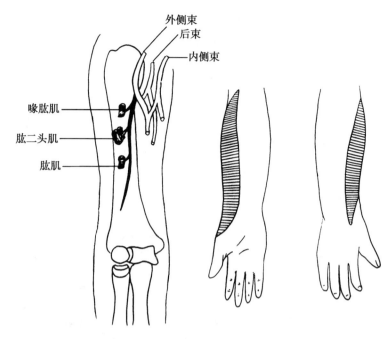

图 2-29 肌皮神经的分布

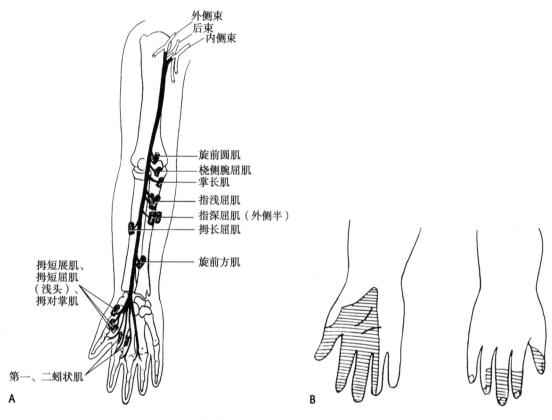

图 2-30 正中神经的分布
A. 正中神经的肌支；B. 正中神经感觉的分布。

从各自中部浅面进入肌肉。②拇指桡侧指神经。先处于拇收肌浅面，跨过拇长屈肌腱鞘到其桡侧，与拇短屈肌平行，从掌指关节起与拇桡侧指动脉伴行直达末端。③第一指掌侧指总神经。位于拇收肌浅面，桡动脉掌浅支深面，分成拇尺侧指神经与示指桡侧指神经，与相应指动脉相伴下行，径路中发出诸关节支等。示指桡侧指神经与第一蚓状肌平行。正中神经内侧部分分成第二、三掌侧指总神经。第二掌侧指总神经在第二掌骨间隙内走行,发出1~2支肌支支配第二蚓状肌,在掌骨深横韧带平面分为示指尺侧与中指桡侧指神经,分别与同名指动脉伴行到指端,在行进中发出各关节支、甲下支及指腹支。第三掌侧指总神经向尺侧走行,越过中指屈肌腱的表面,沿第三掌骨间隙远行,在掌骨深横韧带平面处分成两根指神经,分别沿中指尺侧与环指桡侧指神经,行进中分出分支与第二指总神经相似。

四、尺神经

尺神经于臂丛内侧束发出,自胸小肌下缘发出经腋窝于腋动脉与腋静脉之间向下行,至臂上部位肱动脉内侧,沿肱三头肌内侧头的前面下降到臂下1/5处发出尺侧腕屈肌近侧肌支,下行于肱骨内上髁下的尺神经沟,穿尺侧腕屈肌两头间再发出尺侧腕屈肌远侧肌支及环、小指指深屈肌肌支,沿前臂内侧下达腕关节以近约5cm发出尺神经手背支,分布于小指、环指及中指尺侧共两个半手指背侧皮肤。继续下行越过腕横韧带浅面经豌豆骨桡侧入手掌,尺神经在尺动脉的尺侧,通过尺神经管进入手掌后分成浅支与深支。尺神经管的切面呈三角形,底为腕横韧带,内侧壁为豌豆骨与尺侧腕屈肌腱,顶为掌侧深筋膜与尺侧腕屈肌腱扩张部。浅支分为3支,一支支配掌短肌,另一支分布在小指尺侧半,第3支分布于环指尺侧半与小指桡侧半,与正中神经的诸指神经一样也分布到诸指节及手指末节的背侧。尺神经深支是运动支,经过豌豆骨及钩骨之间进入手掌。小鱼际肌的腱弓与相对的豆钩韧带共同组成的豆钩孔,是进入掌中间隙的通道。深支在进入孔前发出小指展肌与小指短屈肌的肌支,进入掌中间隙后处于指屈肌腱的深面,掌侧骨间肌的浅面与掌深弓平行,在弓的凸面发出腕掌关节支,第三、四蚓状肌肌支,掌背侧骨间肌肌支,最后发出分支支配拇收肌与拇短屈肌深头(图2-31)。

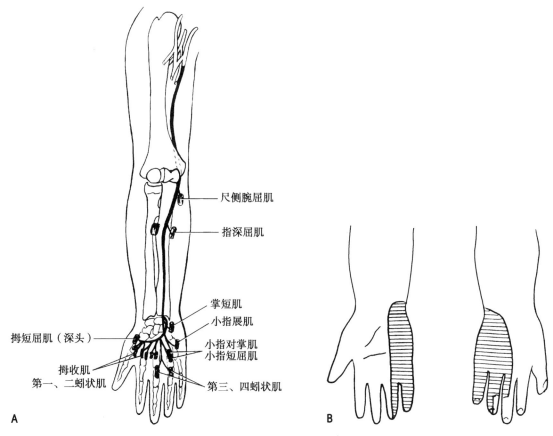

尺侧腕屈肌

指深屈肌

掌短肌
小指展肌

拇短屈肌(深头)

小指对掌肌
小指短屈肌

拇收肌
第一、二蚓状肌

第三、四蚓状肌

A

B

图 2-31 尺神经的分布
A. 尺神经的肌支;B. 尺神经感觉的分布。

五、桡神经

桡神经是臂丛神经中较大的分支,起于臂丛后束,在腋窝内位于腋动脉的背侧经肩胛下肌、背阔肌及大圆肌的前面,桡神经发出肱三头肌长头、外侧头肌和内侧头肌支。桡神经于背阔肌下缘和肱三头肌长头腱前方到臂部与肱深动脉伴行达臂后方入桡神经沟发出肘肌肌支,经肱骨肌管转至外侧,穿过臂外侧肌间隔至臂的前方下降发出肱桡肌肌支,经桡侧腕长伸肌间的窄沟中,平肱骨外上髁,分为浅、深两支:浅支发出桡侧腕长伸肌肌支后继续下行最终支配手背桡侧两个半指的皮肤;深支经桡侧腕短伸肌并发出该肌肌支,经旋后肌并发出该肌肌支下行,先后发出指总伸肌、尺侧腕伸肌、小指固有伸肌、拇长展肌、拇短伸肌、示指固有伸肌及拇长伸肌肌支等(图2-32)。

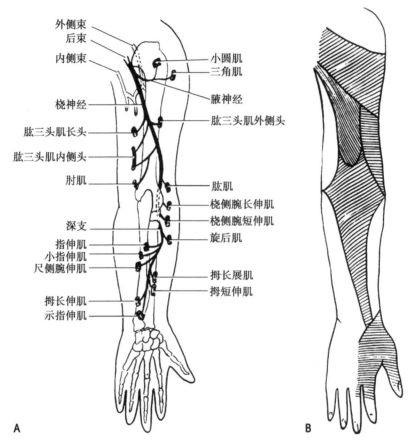

图 2-32 桡神经的分布
A. 桡神经的肌支;B. 桡神经感觉的分布。

第五节

手部皮肤、手的姿势和功能

一、手部皮肤

手掌侧及背侧的皮肤与其他部位的有所不同,适用于手的功能需要,除了足底、足背与之相似,其他部位皮肤不能替代。

　　手掌皮肤坚韧、粗糙，角化层厚而耐磨，上有乳头状嵴，嵴间有沟。嵴的排列组成清晰的纹路，手指末节指腹纹路构成罗、斗、弓等图形，称为指纹。每人的指纹不同，从出生后终身不变，是每个人特有的印记（图2-33）。

　　手掌皮肤无汗毛与皮脂腺，嵴的顶端有很多汗腺开口，可分泌或蒸发汗液，增加握持的黏附性而无油滑性。手掌握持面的皮肤厚，附于保护性脂肪层上，与深筋膜间有纵形纤维相连，将皮肤固定在深部组织上，使握持时皮肤不会滑动而增强握持牢固度。纵形纤维以末节指腹、手掌两侧及掌腱膜处最为致密。

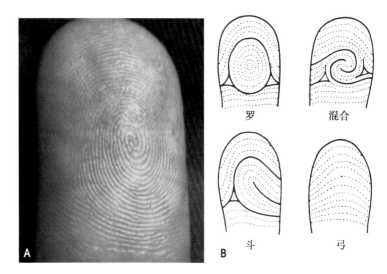

图 2-33　手指指纹
A. 人体手指指纹；B. 不同手指指纹示意。

　　手掌皮肤有丰富的感觉神经分布，尤其手指末节指腹乳头层内存在十分丰富的神经末梢与多种神经感受器，因此，触觉十分灵敏并有良好的实体感，对于完成精细动作是不可缺少的。因而，在再植与再造手术中，恢复与重建良好的感觉功能也是一项十分重要的任务。

　　手背的皮肤薄软而富有弹性，皮下有一层疏松的蜂窝组织，使其具有很大的滑动度。握拳时手背皮肤略呈紧张，掌指及指间关节背侧皮肤因紧张而呈苍白。伸指时，手背皮肤松弛而形成皱褶。伸握之间，手背皮肤面积相差25%，故修复手背皮肤时应考虑到此特点，避免皮肤过紧而影响握拳功能。

（一）皮纹

　　手掌的皮肤有比较恒定的皮纹存在。皮纹处皮肤菲薄，其下缺乏脂肪，直接与深筋膜相连。皮纹的产生与关节活动、屈曲及对掌活动相联系，因而被称为皮肤关节。由于皮纹的存在，关节屈曲时，皮肤和皮下组织不会堆积在关节前影响活动。

　　1. 腕部皮纹　恒定地有两条，近侧腕横纹处于桡腕关节之上；远侧腕横纹在掌根部，相当于腕中关节上。

　　2. 手掌皮纹　鱼际横纹即近侧掌横纹，起于手掌桡侧第二掌指关节平面与掌中横纹同源，终止于腕横韧带中点。鱼际横纹适用于拇指对掌活动。远侧掌横纹起始于示、中指指蹼，沿第三~五掌指关节斜向掌尺侧缘行走，止于手掌尺侧，适用于尺侧三指屈曲活动。掌中横纹与鱼际横纹同源，与远侧掌横纹平行，斜向掌尺侧行走，适用于桡侧手指的活动。在第三、四掌骨间尚有短的纵行纹，连接远侧掌横纹与掌中横纹，使掌心横纹形成"M"形。部分人远侧掌横纹与掌中横纹连成一条直线，俗称通贯手（图2-34），适用于四个手指同

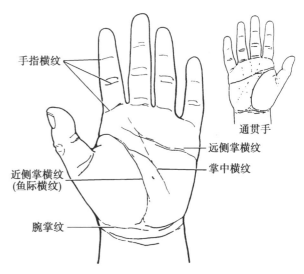

图 2-34　手掌部横纹

时屈曲。正常人握拳四指屈曲到底时，指尖可触及远侧掌横纹。测量指尖到远侧掌横纹的距离是检查手指屈曲程度的一种方法。

3. 手指皮纹 手指有三道掌侧横纹。指横纹从一侧侧中线连到另一侧的侧中线，远侧指横纹有1条横纹，在远指间关节的稍近侧。中间指横纹有两条纹，正对着近指间关节。近侧指横纹在近节指骨中段，一般中、环指有两条横纹而示、小指只有1条，其近侧纹与指蹼等距离。指横纹皮下无脂肪，直接与指屈肌腱鞘相连，横纹处割伤或刺伤极易直接进入腱鞘。指横纹间指腹有较多的脂肪衬垫在皮下，抓握时指腹可紧密贴在被握体的外表，增加力量。

（二）指甲

指甲是半透明的角质组成的表皮衍化物，呈瓦状，远端为游离缘，三面为皮肤包围。两侧的皱襞称为甲襞，甲根部覆盖的皮肤称上甲皮；指甲外露部为甲体，皮肤覆盖部为甲根。甲床是衍化了的表皮，其下真皮具有丰富的血管，故泛出红色，受压时转为苍白，去压时又泛红色。指甲近端有半月状白色区域称为弧影，该处的表皮较厚而其下真皮较疏松、血管少，是指甲形成和生长的部位（图 2-35）。指甲与甲床密切相贴，指甲与远节指骨及从远节指骨基底伸到远节指骨粗隆的韧带是手指指腹的依托，有助于握持、捏、抓、屈等动作，特别在捡针指甲相捏（nail pinch）时，没有指甲是不能做到的。甲床真皮层的乳突上有丰富的神经末梢，因此也是手指触觉装置的一部分。由于指甲具有自己独特的功能，加上美容方面的需要，指甲也常需移植重建。

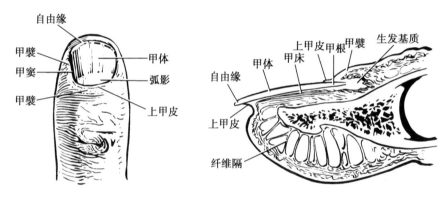

图 2-35 指甲

二、手的姿势和功能

手的基本姿势有休息姿势和运动姿势两种。休息姿势又可分为休息位和功能位；运动姿势多种多样。

（一）手的姿势

1. 手的休息位 即手休息位时的自然位置，此时神经、肌肉、肌腱、骨和关节等结构处于相对平衡的松弛状态（图 2-36），表现为：腕部自然背伸10°~15°，全部手指处于屈曲状态，屈曲程度由桡侧向尺侧依次递增，即拇指最小，小指最大；拇指微屈于示指远指间关节近旁，示指指尖向尺侧倾斜，小指向桡侧倾斜，均朝向手舟骨结节。手的休息位可因桡腕关节伸屈程度的改变而有所影响，腕关节掌屈或背伸时，每个手指屈曲度将有变化，如腕关节由背伸15°再进一步背伸时，则手指的屈曲程度随之增加（图 2-37）；反之桡腕关节向掌侧屈曲时，手指的屈曲程度会随之减小（图 2-38），当桡腕关节完全掌屈时，手指的屈曲程度几乎完全消失，但不管腕的位置如何改变，手休息位的基本姿势及各指彼此关系并无显著

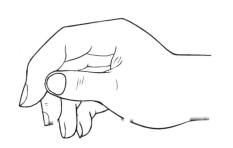

图 2-36　手休息位时的姿势

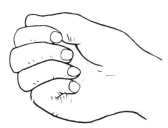

图 2-37　腕背伸 15°时的姿势

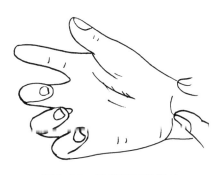

图 2-38　手掌屈时的姿势

改变。手的休息位是手最稳定的姿势,长期维持这个姿势是使骨折愈合而不发生关节强直的重要因素。

　　手的休息位是手部各群肌肉相互拮抗与肌张力平衡的结果。当手的肌肉、肌腱或神经系统受损时,就会破坏手肌张力的平衡,导致手的休息位姿势的变化。①如一个手指长肌腱损伤断裂时,肌张力的平衡遭到破坏,受伤手指不再按正常的位置排列;②如损伤的是屈肌腱,则该手指将较正常时更为伸直;③如损伤的是伸肌腱,则该手指将较正常时更为屈曲;④如某指的指浅、深肌腱同时损伤断裂,则该指的掌指关节及指间关节呈伸直状态。所以受伤手指出现的不正常姿势,是判断手指肌腱断裂的一个最可靠的客观体征。手的休息位也是手指肌腱修复后张力调节是否正常的重要依据。

　　2. 手的功能位　与手的休息位不同,手的功能位即握茶杯的姿势(图 2-39),也是手充分发挥最大功能的体位。手功能位时桡腕关节背伸 20°~25° 并有约 10°尺侧屈,拇指的腕掌关节充分外展,掌指关节、指间关节各有不同的屈曲:掌指关节屈曲 30°~45°,近指间关节屈曲 60°~80°,远指间关节屈曲 10°~15°。手功能位时拇指处于对掌位,其他手指处于半张开状态。这也是处理手部骨与关节损伤各种材料制动的姿势要求。

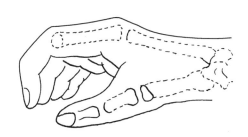

图 2-39　手的功能位

　　(二)手的功能

　　感觉和运动是手的主要功能。

　　1. 感觉功能　手是人类重要的感觉器官,接受痛、温、触、压觉等外部刺激。在日常社交活动中握手是表达感情的最好方式之一。手的质地感觉是一种重要的功能,能判断物体的形状、厚度、纹理及所占的空间等,通过大脑皮质的感觉中枢了解物体的质地、重量及温度。王澍寰院士说:"一只运动自如而无感觉的手是一只盲手。" Bunnell 说:"没有感觉,一个人很难拾起小物体,而且常将捏持的东西脱落,所谓手的眼睛失明。"由此可见手感觉功能的重要性。

　　2. 运动功能　手的运动功能是以腕、掌、指骨及其间的关节为枢纽,以手的内、外在肌为动力,在神经系统支配下完成。手的运动功能复杂多样,每一个功能可以由手的一部分完成,也可以全手完成。在完成每一个功能过程中,手的各部所起的作用不同,手掌的尺侧及环、小指主要起支持和静止作用,而拇、示、中指则为动力支点。手的运动功能按形式和目的可分为持握、敲击及手姿等。

　　(1)持握:持握功能是人类特有的重要功能。持握通常有两种,即强力持握和精细持握。强力持握时腕背伸,掌指关节和指间关节屈曲 90°,从而使手指将物体牢固握于手掌;而精细持握时腕背伸或掌曲,手指半曲,拇指与其他各指相对。按手持握物体的形状可分为静态持握、动态持握和有地心引力持握 3 种(图 2-40)。

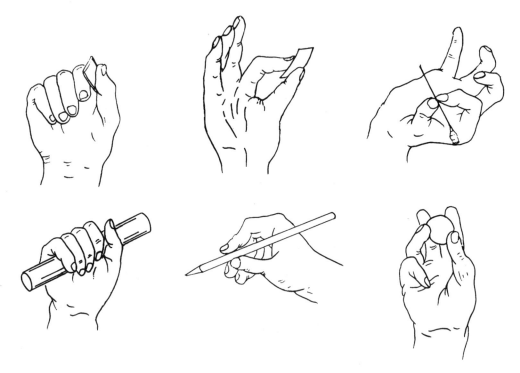

图 2-40　手的持握形式

1）静态持握：是依靠手指或手掌在无地心引力的情况下对不同物体的持握。主要有下述几种方式：①两指指端的持握；②指腹持握；③两指侧缘持握；④三指持握；⑤四指持握；⑥五指持握；⑦指手掌持握；⑧整手持握。

2）动态持握：是依靠拇指与其他诸指联合对不同物体在动态中完成持握。

3）地心引力持握：这种持握主要是在前臂旋后状态时手形成一支持平面，只有在手掌朝上时才能完成（如托盘子）。

（2）敲击：人类的手可作为敲击的工具使用，如使用计算机或打字时每个手指如同一个小锤子敲击键盘，是手指骨间肌和指屈肌共同协调的结果。

（3）手势：手势是面部和手的功能密切配合而产生的一种动作，是人类第二语言，为人类所通用，如举起拳头表示威胁或愤怒，挥手表示再见，鼓掌表示欢迎等。

（潘达德　程国良）

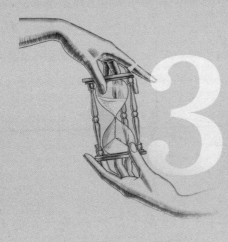

3 第三章

手指再植与再造基本技术

小血管吻合训练

对于一个从未在手术显微镜下进行操作的初学者来讲,要学会显微外科基本技术操作,必须经过严格的训练,循序渐进,才能达到预期的目的。根据笔者的体会及对大量进修医师进行训练的实践证明,采用下述步骤的训练,可以收到切实的效果。

一、硅胶管吻合训练

为了节省实验动物,训练开始可选用一条长为30cm,直径为1.0~1.5mm的硅胶管,将其两端固定于木板或硬纸板上,从一端开始做逐段切断,在手术显微镜下用9-0无创尼龙单线采用二定点法做间断吻合(图3-1),以后每间隔5mm再做切断吻合。每人要求缝接50个节段,计400针左右,训练时间约1周(图3-2)。通过硅胶管缝合训练可以达到镜下眼手协调操作,初步掌握镜下操作技术及吻合血管的基本操作要领,为进入动物小血管吻合训练打好基础。

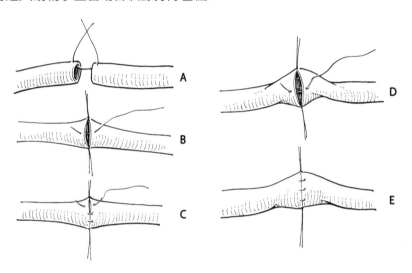

图 3-1　硅胶管吻合示意
A. 缝第1针;B. 缝前壁第3针;C. 缝前壁第5针;D. 翻转后缝后壁第6针;
E. 后壁缝合毕。

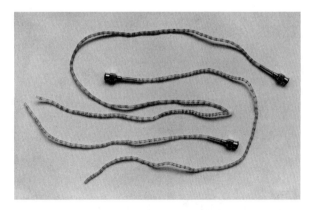

图 3-2　硅胶管吻合训练
要求每人缝50节段计400针

二、家兔股动静脉吻合训练

每人备用5只家兔,双股内侧脱毛后,沿股动脉走向自下向上切开皮肤,显露远端股动脉及静脉,然后进行如下操作。

1. **血管外膜外组织剥离训练**　用两把显微镊或一把弹簧剪及一把显微镊,对需进行缝合的血管段做外膜外组织剥离。可采用对抗撕拉、推压分离或分离切除的方法进行外膜外组织剥离操作（图 3-3）。外膜外组织是一层疏松纤维脂肪组织，为防缝针穿透管壁自外向内将其带入管腔造成栓塞，需要把这层外膜外组织剥离干净。剥离后可以看到呈网状交叉的血管外膜。血管外膜不准剥离，否则会造成肌层外露而导致管壁坏死，即使当时血管吻通，不久后会因管壁坏死而导致栓塞。通过血管外膜外组织剥离操作训练，为缝接血管打下了良好基础。

　　2. 股动静脉吻合　家兔股动、静脉血管外膜外组织经剥离后，选一血管合拢器，阻断远近两端血管，开将血管合拢器合拢缩短后在两阻血夹之间用显微剪切断血管（图 3-4），用 1‰肝素生理盐水冲洗两血管断口，选 9-0 无创伤尼龙单线行间断缝合。家兔股动、静脉外径一般为 1.2~1.6mm，每一吻合口缝合 8 针。每条血管一般可缝合 2~3 个吻合口，如此每侧血管可缝合 4~6 个吻合口，每只兔可缝 8~12 个吻合口，计 64~96 针，5 只兔可缝 320~480 针，时间 2 周。通过此阶段家兔股动、静脉血管吻合训练，基本掌握动物血管吻合要领及技术，使血管吻合操作由生疏到初步熟练，逐渐提高血管吻合质量操作。

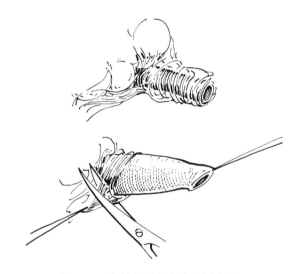

图 3-3　血管外膜外组织剥离操作

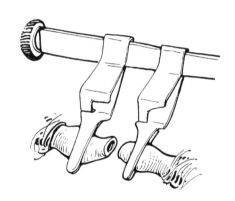

图 3-4　用血管合拢器将血管拉拢，切断血管并在低张力下缝合

三、大白鼠尾中动脉吻合训练

　　为了巩固上述训练效果，进一步提高小血管吻合技巧与质量，对外径为 0.3~0.6mm 的大白鼠尾中动脉做切断吻合训练（图 3-5），是血管吻合训练的关键时机。每人备用 10 只大白鼠，每只大白鼠可供吻合的尾中动脉长约 10cm，由远向近每间隔 5mm 切断做吻合，每一吻合口缝合 6 针，每条尾巴可缝合近 20 个吻合口，计 120~160 针，10 只大白鼠缝合 1 200~1 600 针，时间 3 周。通过对大白鼠尾中动脉的吻合训练，基本达到能熟练吻合微小血管的技术水平。

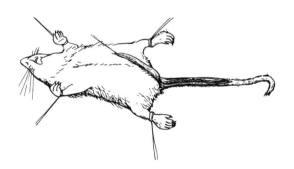

图 3-5　大白鼠尾中动脉吻合训练

四、训练考核：兔耳再植

　　使用以上 5 只家兔，耳根经脱毛，常规消毒与铺单后，沿耳上切迹做环形皮肤切口，先显露中央动

脉、静脉、神经及两侧边缘静脉并标记后予以切断（图 3-6A），将兔耳离断。将离体兔耳环形切除耳软骨 5mm 后（图 3-6B），原位缝合兔耳软骨（图 3-6C），先缝合相应皮肤后再吻合两侧耳缘静脉，最后吻合中央静脉、动脉及神经，开放血管夹，可见兔耳重建血液循环，缝合皮肤，兔耳再植术结束（图 3-6D）。初学者一般需经 2~3 小时才能完成。认真记录手术操作情况，尤其要详细记录在操作过程中的失误及教训，以达自我检查、自我改进的目的。每天再植一兔两耳。最后保留 1 只家兔做兔耳再植训练考核。绝大部分训练者都能顺利通过考核，使兔耳再植获得成活。经 5 只兔耳再植训练，时间 1 周，又可获得 220~310 针的血管吻合训练。

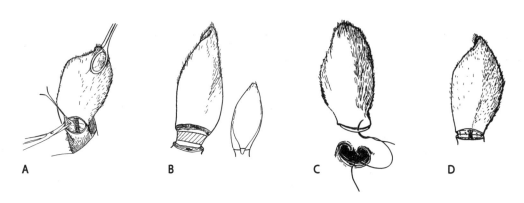

图 3-6　兔耳再植训练

A. 沿耳上切迹做环形皮肤切口，显露中央动脉、静脉、神经及两侧耳缘静脉；B. 切断血管神经，剥离软骨膜，环形切除 5mm 耳软骨；C. 间断缝合耳软骨；D. 缝合两侧耳缘静脉，最后缝合中央动静脉、神经及皮肤。

　　初学者经上述训练每人可吻合血管达 2 000 针，经考核合格者可过渡到临床。最初 1~2 个月为断指再植术之助手参与手术，经上级医师指导带教 2 个月后，可逐渐过渡为手术者。经上述方法训练及临床过渡，一般于半年左右即可单独实施断指再植，并可获得较高成活率。

第二节

小血管吻合技术

　　显微外科的缝合技术主要是对小血管、神经、淋巴管及其他小导管的缝合，而其中主要是小血管的吻合。大量实践证明，凡在手术显微镜下按正规操作吻合血管，可获得较高的血管通畅率。

一、血管显露与准备

　　无论是采用动物小血管吻合训练，还是临床施行血管吻合术，对需缝合的血管必须有良好的显露。术者必须花一定时间把选用缝合的一段血管与周围组织做适当的解剖游离。为了便于镜下操作，对视野内的血管须做充分显露，术中一般可用牵引缝线对皮缘或皮下组织做牵引缝合（图 3-7），并固定于邻近正常皮肤、克氏针或敷料，及时调整光照的亮度，为镜下操作创造良好的条件。创面渗血可用干纱布压迫止血,对不易控制的渗血,可用双极电凝止血,对活动性出血应予以结扎;血管的小分支可用 9-0 无创单线予以结扎。凡使用上臂止血带时,应严格按照止血带使用要求掌握压力与时间,决不能轻易地增加压力及延长使用时间。若采用指根皮筋止血,与皮肤接触处宜垫以纱布或海绵,以免伤及皮肤及神经血管束,并记录止血带时间。

有些术者在吻合血管时主张在血管下面垫以黄色或绿色硅胶瞳以衬托利于吻合操作。笔者在以期实践中感到,在止血带下显露的创面内进行缝合操作,血管、神经及其他管道均十分清晰,不用带色衬垫照常能进行吻合操作。所以,可根据不同条件、术者的不同习惯随机选择。

吻合血管时术者必须精心挑选显微手术器械,使每件器械的使用都得心应手。尤其是显微镊要尖,捏面要平,不宜锋利,不能有交错;弹簧剪要锐利,绝不能用较钝的血管剪剪血管及神经;持针器的夹持面要平,以能夹住 11-0 或 12-0 的缝线为妥。一旦进入镜下操作,应把术者惯用的显微手术器械等放置在适当固定位置,在双目视镜的情况下伸手即可拿到(助手的器械亦同)(图 3-8)。其他非显微手术器械均应移除,以免影响操作。术中血管冲注射器、血管扩张药宜放在助手侧,位置固定;血管夹、线夹、缝合针线及其他备用显微手术器械宜置于有纱布垫的弯盘内,结束手术前应清点器械数量,避免遗留于伤口内。由于显微手术器械较精致,为防损坏及便于对显微手术器械的保管使用,有条件的单位,宜为每名需要的术者配发一套自行保管与保养,及时进行维修,使显微手术器械保持良好的使用状态。

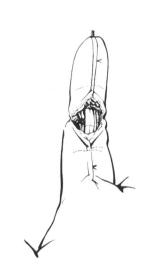

图 3-7　用缝线牵引皮缘,显露
术野血管、神经,以利操作

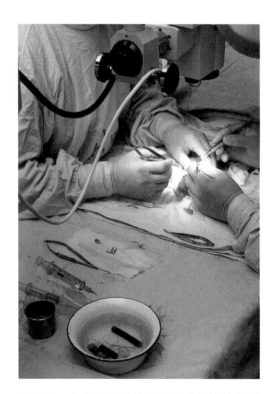

图 3-8　术中把常用的显微手术器械放在手
术野适当的固定位置,使术者伸手就能拿到

缝线的选择:实践证明,缝线缝针型号的增加可减少对管壁的损伤,从而减少血栓形成的机会。一般缝合外径 0.5mm 以内的血管,以选 12-0 缝针线为宜;缝合 0.5~1.0mm 血管,选 11-0 缝合针线为宜;缝合 1.0~1.2mm 血管以 10-0 缝合针为宜;缝合 1.3~3.0mm 以选 9-0 缝合针线为宜;缝合 3~5mm 以选 8-0 或 7-0 缝合针线为宜。

二、血管吻合原则

（一）正常血管

缝接血管时两断端的组织结构必须是正常的。要求两血管断端无捻挫伤、污染或感染，也无可能导致形成栓塞的其他病变。怎样判断正常血管呢？凡人体或实验动物血管未受到外伤，从正常组织中解剖切断；或虽经外伤，但经严格的清创，已把污染、挫灭、失活的血管组织切除，使两血管断端具有正常的弹性和外形，断面的各层组织结构完整，经肝素生理盐水冲洗管腔内膜光滑，无任何血迹、纤维素及絮状物沉积，开放血管夹后，动脉呈现有力的喷血，静脉有少量血液反流均属正常血管。

新鲜创伤的血管损伤情况要根据不同的致伤原因、受伤机制来判断血管受损程度。凡肢（指）体撕脱性离断，皮肤一般呈套状撕脱，肌腱往往从肌腹处撕裂抽出，与远端相连，血管从近端抽出撕裂呈缎带样改变，神经亦从近端抽出呈鼠尾状改变，这类血管两端损伤范围广，经清创后会造成大段血管缺损；因压砸伤离断，血管损伤范围广，不仅伤及创面段血管，而且还可造成多段及远隔血管损伤，所以清创时还要检查远隔血管情况；冲压伤及裁板机伤，肢（指）体的血管两断端均可造成一段 5~20mm 软组织损伤区，该范围内血管也遭挫伤；电锯或切割伤血管损伤大致在断面处（图 3-9）。当镜下发现血管缺乏正常弹性及外观，各层组织结构不清，外膜损伤或外膜下积血，肌层断裂，内膜不光滑、粗糙或内膜剥脱，管腔内有血迹及纤维素或絮状物沉积段时，必须做彻底切除，直至血管各层结构呈现正常。

陈旧性损伤区血管术前可用多普勒血流量仪检测，以比较正常侧与病变侧，了解血管损伤的大致程度与部位。陈旧性损伤范围内的血管常因不同程度的损伤导致瘢痕形成，血管周围组织增生，使该段血管难以解剖游离，一经游离可见该段血管变硬、增粗或变细，正常弹性消失，外膜及肌层挛缩、狭窄，内膜出现收缩或与肌层剥脱（图 3-10）。动脉血管切断后，近断端喷血无力或不喷血；浅静脉也有同样改变；深静脉则变细，管壁薄，静脉支增多，且不易游离。所以陈旧性损伤区的血管均为不正常血管，不能被选作受区吻合的血管，只有在损伤区以外正常组织中解剖游离出的正常血管，管壁结构弹性正常，动脉出现有力的喷血，静脉出现血液反流，才能作为受区血管以供吻合。

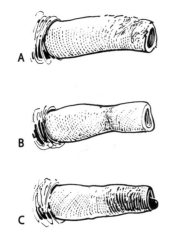

图 3-9　血管损伤的不同表现
A. 血管外膜损伤；B. 血管肌层损伤；
C. 血管内膜损伤伴有血栓。

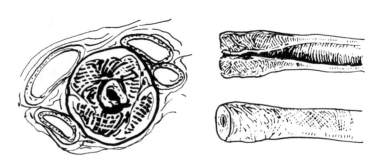

图 3-10　陈旧性血管损伤

(二) 血管口径

凡选作循环重建的血管两断端口径最好相同或相似,然而临床遇到的并非都如愿。常因有效循环的降低或寒冷、疼痛等因素导致血管痉挛;因组织部位的改变,创伤后血管位置的改变造成的血管口径改变屡见不鲜。重建血液循环时术中遇不同口径血管的处理如下。

1. 血管痉挛 术中造成血管痉挛的原因大致有创伤、疼痛、寒冷刺激及血容量不足。创伤所致血管痉挛常发生于近断端,一旦麻醉作用完全或肢体获得制动,创伤局部做彻底清创,沿血管近端浸滴血管扩张药,痉挛可渐渐解除,直至出现正常的血管搏动;因手术操作所致的血管痉挛是暂时的,尤其当游离血管时,手术操作的刺激是不可避免的,一旦操作停止,局部浸以血管扩张药,静息一段时间,痉挛即可解除。

常用局部血管扩张药有罂粟碱原液、2% 普鲁卡因、2% 利多卡因等。把药液浸滴于痉挛血管外壁,局部以热生理盐水纱布湿敷,一般经 5 分钟左右,痉挛即可解除。

因寒冷所致的痉挛,除局部采用上述药物浸滴热敷外,还应及时对手术室采取升温措施,给患者保暖,使室温达到 25℃左右;因疼痛致血管痉挛,应追加麻醉并及时给予适量镇静药。

2. 因组织部位的改变 可根据不同部位血管口径的差异采取不同方法缝合。

(1) 两血管口径相差小于 1/5~1/4 时,可对口径小的一侧做轻微的机械扩张(图 3-11A)即可顺利进行吻合。

(2) 两血管口径相差小于 1/4~1/3 时,除采用轻微机械扩张外,也可将口径较小的血管断面剪成45°~60°的斜形切面,以增大口径利于吻合(图 3-11B)。

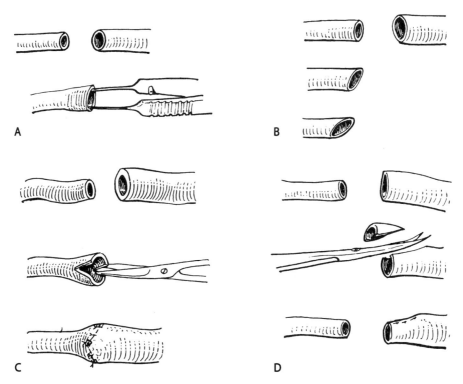

图 3-11　不同口径血管的吻合方法

A. 血管口径相差小于 1/5~1/4 时,对口径较细的血管做轻度机械扩张;B. 血管口径相差小于 1/4~1/3 时,将口径较细的血管断面剪成 45°~60° 斜面;C. 血管口径相差为 1/2 时,可将口径较细一端做纵向剖开成鱼嘴状,做四定点褥式加间断缝合;D. 血管口径相差小于等于 1/2 时,将口径较粗一端切除三角形管壁缩小缝合,与口径较细的血管吻合。

（3）两血管口径相差接近1/2时，可将口径较细一端做轻微机械扩张后，于180°位两处做纵向剖开，剖开的长度略长于血管半径使其形成两个瓣，与口径较粗一侧血管做四定点褥式缝合，以后再做间断缝合（图3-11C），称鱼嘴吻合法；另一种方法，将口径较小的一端做轻度机械扩张后，与口径较粗一侧做比较，然后将口径较粗一侧的血管壁做一三角形切除后缝合以缩小口径，然后再与口径较小的血管做间断端对端缝合（图3-11D）。

实验证明，口径较粗的近端动脉与口径较细的远端动脉吻合的通畅率，比口径较细的近端动脉与口径较粗的远端动脉吻合为高；而静脉则相反，宜选远端粗对近端细做缝合。采用鱼嘴缝合比剪成斜面或切除三角形缩小缝合通畅率更高。

（三）镜下无创技术

镜下的无创技术与手外科、整形外科原则相同，唯其操作体现在显微镜下，其范围幅度比肉眼操作范围小，所以，手术者的每一个动作必须十分轻柔、准确，体现在以下几个方面。

1. 镜下的分离切割大部分用显微手术器械操作。

2. 肌腱及知名神经的断端均采用锐刀切割，以减少断面的创伤，指固有神经可用较刃的弹簧剪修整。

3. 对血管断面直径 <2mm 时均用弹簧剪修剪，>3mm 时宜采用带锯齿的血管剪修剪。

4. 显微镊只能夹血管外膜外组织，不准夹管壁的各层。若用显微镊的尖头夹血管壁可造成肌层及内膜损伤导致血栓形成。吻合血管过程中，显微镊仅用于挑起血管壁、拨动及拮抗之用。

吻合血管时显微镊操作要领：当缝针由外向内进针时，左手持显微镊插入对侧管腔，并挑起少许管壁，利于缝针与管壁呈垂直进针（图3-12），拔出缝针再持缝针伸入同侧管腔，看准出针点后，用显微镊轻压管壁与缝针成拮抗状态，趁此时机缝针由内向外垂直出针（图3-13），当打结时助手用两把显微镊起协调拮抗作用，以达到血管内膜外翻或平整对合的目的。如果缝针斜向穿透管壁将导致管壁内翻致吻合口栓塞（图3-14）。

5. 无论是术者还是助手，必须在视野一致且清晰的条件下进行吻合操作，缝线打结时必须十分清晰，当看准血管在内膜外翻或平整对合时才能系紧打结，每一个动作必须准确无误，做到稳、准、精、细，完成血管吻合操作。

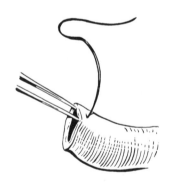 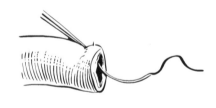

图 3-12　显微镊插入管腔，托起少许管壁缝针与管壁呈垂直进针缝　　图 3-13　看准出针点，显微镊轻压管壁与缝针呈拮抗状态垂直出针

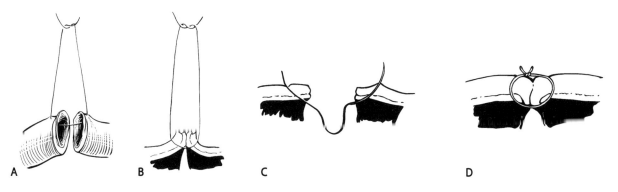

图 3-14　在血管内膜外翻或平整对合时打结

A、B. 打结时缝线提起管壁使血管内膜外翻或平整对合打结；C、D. 如果缝针斜向穿透管壁，打结时会导致管壁内翻而致吻合口栓塞。

血管吻合要领

吻合血管的目的是保证血管畅通，重建组织血液循环，尤其是手指再植与再造术的关键操作是血管吻合术，所以每位专科医师必须熟练地掌握这一技术，使血管通畅率达到100%，保证再植或移植的组织成活。为保证血管吻合口通畅，吻合血管时要遵循以下原则。

1. 边距、针距对称　吻合血管时准确掌握边距及针距对称，是小血管吻合技术的基本功。断肢及断指再植或组织移植的血液循环重建，一般均为知名血管。

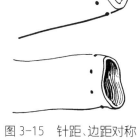

（1）边距：为管壁厚度的2~3倍（图3-15），使进针边距与出针边距对称，以利内膜外翻及平整对合。遇断肢再植吻合伴行静脉或吻合肠系膜静脉时，静脉管腔较大、管壁较薄，吻合时不宜死板地按照上述倍数把握边距，可加大管壁厚度的倍数吻合；而肢体的知名动脉管壁较厚，边距可掌握在1~2倍管壁厚度吻合。

图 3-15　针距、边距对称
边距=管壁厚度的 2~3 倍，
针距=边距的 2~3 倍。

（2）针距：针距的掌握应根据管腔直径及缝线的选择而定。断指再植血管的口径一般为0.3~1.2mm。0.3~0.4mm用12-0线缝合6针，0.5~0.6可缝合6~8针；0.7~1.0mm用11-0线缝合8针；1~1.2mm用11-0线或10-0线缝合8针；1.2~1.5mm可用9-0~10-0线缝合8针；血管直径在1.5~3.0mm可用9-0线缝合8~10针。针距要均匀分布且对称，否则血管吻合后会造成管腔部分扭曲，导致血栓形成。掌握边距、针距对称者，缝合后的血管粗细一致、平顺、无扭曲，不影响血流动力。

2. 垂直进出针

（1）垂直进针：右利手的术者，一般用右手拿持针器，左手拿显微镊。持针器头部夹住缝针中部，使针尖与血管断端管壁垂直进出针。术中若要调整持针方位，可以把针按放在视野内任何组织，稍微松动弹簧持针器来调整持针的方位，待选定理想位置后重新夹住持针器进行操作。进针的方向应与管壁的纵轴平行,而针尖刺入管壁时应垂直。垂直进针不是机械地把缝针与管壁呈垂直状态,而是利用显微镊与持针器进行灵活的拮抗调节来完成。方法如下:当两血管断端按术者坐位左右放置于同一轴线上时,一般先从右侧进针,用显微镊轻轻插入右侧管腔并轻轻挑起管壁,在相当于时钟12点位置目测好边距看准进针点,显微镊挑起管壁成30°时缝针与管壁成60°进针;如果显微镊挑起管壁成45°时缝针与管壁成45°进针。总之,使挑起管壁的角度及缝针与管壁刺入的角度之和为90°,达到垂直进针的要求(图3-16A)

（2）垂直出针:继上述垂直进针拔出缝针,于左侧管壁的时钟12点位置目测好边距,看准出针点后,缝针轻轻地将左侧管腔由内向外挑起并用显微镊轻压管壁做拮抗,当显微镊轻压管壁成30°时缝针与管壁成60°挑起出针,当显微镊轻压管壁成45°时缝针与管壁成45°挑起出针,使显微镊按压管壁的角度与缝针挑起的角度之和为90°时达到垂直出针的要求(图3-16B)。垂直进出针是小血管吻合技术的基本要领,只要正确掌握垂直进针及出针的要领,又达到边距、针距对称,均可达到血管平整对合或内膜外翻的效果,防止因斜向进出针造成缝线切割管壁内膜及肌层(图3-17)以及管壁内翻卷曲(图3-18),而导致血栓形成的严重后果。

3. 打结时维持缝线的牵引张力　当缝线已穿过两侧管壁,先绕一个结,此时术者应提起已打结的两端缝线,使其形成120°来维持血管的张力并渐渐缩紧线结,清晰地看到两等边距的管壁渐渐靠拢呈外翻或平整对合时系紧打结(图3-19)。缝第2针(相当于时钟6点位)时,助手牵引第一结缝线尾(或用线锤牵引)来维持12点位牵引张力,然后于6点位用上述同样手法缝合第2针,以后按相同手法完成其他

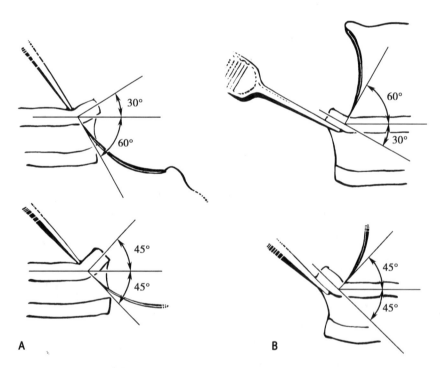

图 3-16　吻合血管时垂直进针及垂直出针
A. 用显微镊轻轻挑起右侧血管内壁与血管纵轴成 30°,缝针从血管外壁以 60°
进针,吻合对侧时用显微镊轻压对侧血管外壁与血管纵轴成 30°,缝针从血管
内壁以 60° 出针;B. 当显微镊轻轻挑起右侧血管内壁与血管纵轴成 45° 时,缝
针从血管外壁以 45° 进针,吻合对侧时用显微镊轻压对侧外壁与血管纵轴成
45°,缝针从血管内壁以 45° 出针,要求显微镊按压或挑起管壁的角度与缝针进
或出针角度之和为 90°,以便达到垂直进出针的目的。

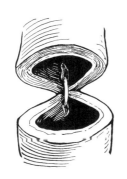
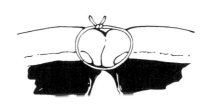

图 3-17　斜向进出针造成
缝线切割管壁内膜及肌层

图 3-18　斜向进针造成外膜内翻
卷曲

针点的缝合。

　　这里需要特别强调,打结时维持缝线的牵引力的目的在于使两等边距
的管壁在牵引张力下达到内膜外翻或平整地对合,防止一般的打结使两等
边距的管壁向内卷曲而增加吻合口栓塞的发生概率。吻合血管时只要掌握
以上要领,一般均能达到内膜外翻或平整对合的要求。然而,在实际操作中,
由于某种原因在牵引张力下打结时,尚不能达到内膜外翻或平整对合而出现
一侧外翻,另一侧内翻或卷曲时,若重新再缝合会增加血管断端的创伤或撕
豁,此时助手应及时用两显微镊轻轻挤压两端管壁或用显微镊轻提卷曲管
壁,使卷曲的管壁外翻再系紧打结(图 3-20、图 3-21)。术中如果助手不能协
助配合上述操作,术者应充分利用自己的操作技巧来调节弥补达到内膜外
翻或平整对合的要求。方法:缝线绕一个结后,术者可将两牵引线同时向内
翻或向卷曲侧方向牵拉,随着移动牵拉力的增大使内翻或卷曲的管壁翻出
(图 3-22),当清晰看到两内膜完全外翻或平整地对合时即可系紧缝线打结。

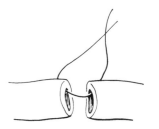
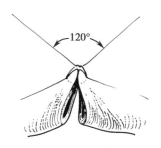

图 3-19　打结时维持缝
线牵引张力,形成 120° 夹
角内膜外翻时系紧打结

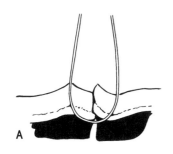
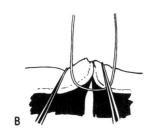

图 3-20　当一侧管壁内翻时
(A)助手用两把显微镊轻轻挤
压两侧管壁,使内膜外翻(B)

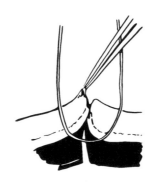

图 3-21　助手用镊子把卷
曲的管壁轻轻提起,帮助术
者在拉紧缝线时达到内膜
外翻的效果

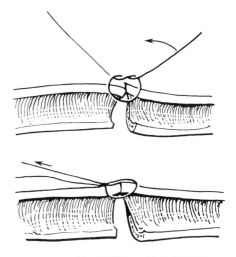

图 3-22　利用缝线牵引使卷曲的管壁
外翻

4. 张力适中　正常的血管具有生理弹性,当血管切断后自然向两侧回缩,其回缩的距离与血管部位、血管种类、血管口径、血管游离程度及年龄等有关。笔者对 42 只家兔股动脉进行血管张力缝合的动物实验研究,测得家兔股动脉平均直径为(1.49±0.14)mm,术中向两侧做适当游离后于中间剪断,让其自然回缩的距离为血管直径的 6.1 倍,然后再进行吻合,吻合处张力为 6.43mN/m。切除一段长度为该股动脉直径 1 倍的血管,即相当于造成血管直径 7 倍的缺损,然后进行吻合,远期血管通畅率为 100%;造成相当于该血管直径 8 倍缺损时还可以进行直接吻合,其晚期通畅率为 100%;当造成该动脉直径的 9 倍缺损时行直接吻合,血管远期通畅率为 90%~92%;当造成血管回缩距离为动脉直径 10 倍时,难以在张力下缝合。由此提示:当小血管经清创后两端回缩距离小于该血管直径 8 倍时,可根据伤情、部位、血管粗细及患者年龄将两断端拉拢做直接缝合;若造成血管缺损的长度大于该血管直径 9 倍,不宜勉强在张力下缝合,应采用血管移植方法修复。

组织移植术中术者可以切取较长的血管蒂,在再植术中因缩短骨骼会出现血管长度的多余,术者不能图省事而做直接缝合,应将多余长度的血管切除,以造成该血管直径 3~5 倍缺损时缝合为宜,否则会造成血管迂回曲折,不利血流动力,导致血管吻合口栓塞。

5. 补针及血管冲洗　在吻合血管过程中由于针距把握不准,缝合点分布不均,当开放血管夹后虽经压迫止血,有时仍可见缝线间出现喷血,此时应暂时阻断血流,在漏血处予以缝补针止血。

(1)血管吻合口冲洗:常用 1‰肝素生理盐水冲洗,将血管吻合口内血块、纤维素及其他杂质冲洗干净,无任何杂质,以防血管吻合后形成栓塞。在吻合血管过程中,应合理地进行肝素生理盐水冲洗,不能无时无刻冲洗,否则将影响吻合进程与操作。根据笔者习惯,在吻合血管过程中,冲洗 3 次就足够了。第 1 次冲洗应在缝第 1 针前,对两血管断端进行冲洗(图 3-23A);第 2 次冲洗应于缝完前壁翻转后,对血管腔进行冲洗(图 3-23B);第 3 次冲洗于已缝完最后 1 针未打结前,再一次对管腔内进行冲洗(图 3-23C)。

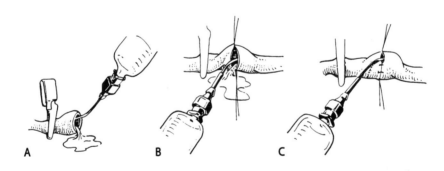

图 3-23　血管冲洗
A. 第 1 次冲洗;B. 缝完前壁翻转后进行第 2 次冲洗;C. 缝合最后一针时进行第 3 次冲洗。

(2)1‰肝素生理盐水的配制:肝素钠一安瓿为 12 500U,等于 100mg。为配制成 1‰浓度,把一安瓿肝素溶于 100ml 生理盐水中即可。

6. 平整良好的血管床及皮肤覆盖　吻合血管前,术者应仔细检查血管行径处是否平整,是否有健康的软组织床。如果血管基床上为骨折端或内固定材料等,则易导致血管痉挛或刺激管壁而形成栓塞。所以,在吻合血管前应仔细检查,凡有内固定材料及骨质外露、骨质隆起者应予以锉平,缝合骨膜或利用附近软组织予以覆盖。如果基底是瘢痕组织,应予以切除,用邻近正常健康筋膜或肌肉转移衬垫;凡血管通过处要有正常良好的皮肤覆盖,以防因血管外露而导致血管栓塞。如果造成局部皮肤缺损,可采用局部皮瓣或筋膜瓣转移覆盖之,不宜用游离皮片移植覆盖。

小血管吻合法

随着显微外科技术的不断发展,小血管吻合的方法获得不断进步,使吻合口通畅率也不断提高。目前常用的小血管吻合方法大致有端端吻合、端侧吻合、套叠吻合及鱼嘴吻合法。

一、端端吻合

血管端端吻合是最常用的方法,也是血管吻合的最基本技术,符合血流动力学要求,能保持血液正常流向、流速和流量。血管端端吻合的顺序,可根据术者的操作习惯而定。

1. **二定点缝合法** 吻合血管常用二定点法,即在 180° 等距离选两个定点先做缝合牵引,根据管壁厚薄和口径决定缝合针数。现将血管外径为 1mm 的小血管进行二定点缝合的顺序、要领简述如下:剥离两血管断端外膜外组织,清创修剪并经肝素生理盐水冲洗,选 11-0 无创伤尼龙单线缝合。先在术者的时钟 12 点位按血管吻合要领缝第 1 针,保留一段缝线作为牵引,然后于 6 点位缝第 2 针,缝毕亦留相同的缝线牵引。笔者认为,微小血管的吻合关键在于第 1 针,重要的在于第 2 针,如果这两针都能按要领达到边距、针距对称,垂直进出针,并在牵引张力下使内膜外翻或平整对合下打结,就为这一血管的吻合打下了基础。如果这两针定点不准,没有达到内膜外翻或平整对合,必将影响后续的缝合。第 3 针选于两牵引线之间的中点即相当于 3 点位,第 4 针选于 1~3 点位中点,第 5 针选 3~6 点位中点。此时前壁缝毕,将两牵引线翻转,继续向相反方向牵引,使血管后壁变成前壁,第 2 次肝素生理盐水管腔内冲洗,然后按上述方法选 9 点位缝第 6 针,选 6~9 点位及 9~12 点位中点缝合第 7、第 8 针(图 3-24)。

注意,缝最后 1 针时,在未打结前,须对管腔内行第 3 次冲洗,然后进行打结。如果外径为 0.5mm 的小血管吻合 6 针时,第 1、第 2 针缝合选点同上,选前壁相当于 2 点及 4 点位缝合第 3、第 4 针,血管翻转缝后壁,选相当于 8 点位及 10 点位缝合第 5、第 6 针(图 3-25);血管外径为 0.2~0.3mm 时,可采用二定点 4 针缝合法,即第 1、第 2 针与上述缝法相同,于 3 点位缝第 3 针,血管翻转后于 9 点位缝第 4 针;遇血管外径 >1.5mm 须缝 12 针时,第 1、第 2 针缝法相同,第 3 针相当于 3 点位,第 4、第 5、第 6、第 7 针相当于 1、2、4、5 点位,前壁缝毕,翻转后第 8 针相当于 9 点位,第 9、第 10、第 11、第 12 针相当于 7、8、10、11 点位,即完全按时钟正点位缝合(图 3-26)。这里须注意,当第 1、第 2 针缝毕两缝线做相对牵引,前后血管壁之裂口呈一直线状,缝合第 3 针以后为了避免缝穿对侧管壁,在进针时仍需将显微镊插入管腔做拮抗进针,当出针时,用显微镊轻提前壁外膜外组织,缝针移向出针管腔,并左右移动,看准出针点后即出针(图 3-27)。但左右移动时不能损伤内膜,采用这一方法很少会缝穿对侧管壁。

2. **三定点缝合法** 三定点缝合是 Carrel 创用的。缝合顺序为,先于时钟 2 点位缝第 1 针,于 6 点位缝第 2 针,于 4 点位缝第 3 针,10 点位缝第 4 针,再于 12 点及 8 点位缝第 5、第 6 针(图 3-28)。按 Carrel 缝合原则,也可将顺序做适当改变,即 12 点位缝第 1 针,4 点位缝第 2 针,2 点位缝第 3 针,8 点位缝第 4 针,再在 6 点及 10 点位缝第 5 及第 6 针。采用本法可避免缝到对侧管壁,使血管旋转度数也减少。如果缝合口径大一些的血管,在针距间再加针,可缝 9 针或 12 针。但采用三定点缝合不容易掌握等距之三定点,使针距难以达到均匀一致。

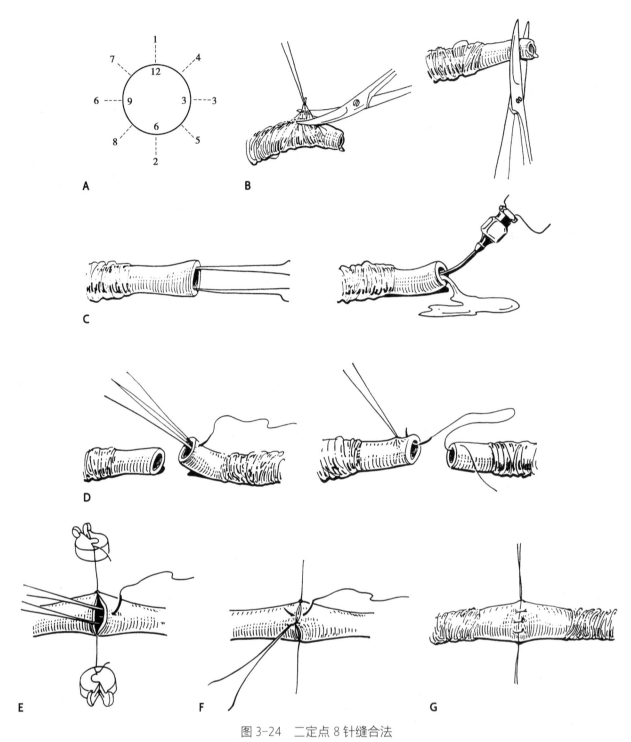

图 3-24　二定点 8 针缝合法

A. 二定点 8 针缝合法；B. 剥离血管断端外膜外组织，清创修剪；C. 血管断端做轻微机械扩张并用肝素生理盐水冲洗；
D. 相当于术者的 12 点位缝第 1 针；E. 前壁缝合 5 针，血管翻转，后壁缝第 6 针；F. 缝后壁第 7 针；G. 8 针血管吻合完毕。

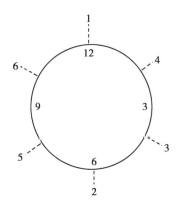

图 3-25　二定点 6 针缝合法针点分布

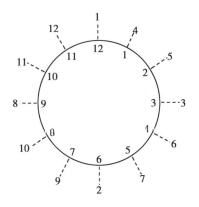

图 3-26　二定点 12 针缝合法针点分布

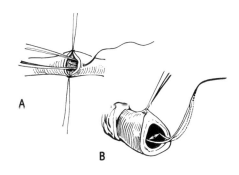

图 3-27　防止缝合对侧管壁的方法
A. 缝合后壁第 6 针时镊子挑起管壁进针；B. 镊子轻提外膜，缝针在管腔内左右滑动后出针。

3. 等距四定点缝合法　本法是在二定点基础上演变而来，仅将缝合顺序稍做改动。缝合顺序是：9点位缝第 1 针，3 点位缝第 2 针，12 点位缝第 3 针，然后，在 12 点与 3 点、12 点与 9 点之间各加缝 1 针，前壁缝毕翻转后，相当于 6 点位缝第 6 针，再在 3 点与 6 点位、6 点与 9 点位之间各加缝 1 针结束。采用这一缝合法显露较清楚，操作方便，针距易掌握为其优点，但仍须翻转血管为其不足（图 3-29）。

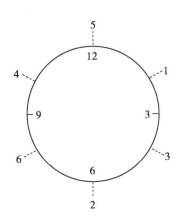

图 3-28　三定点 6 针（Carrel）缝合法针点分布

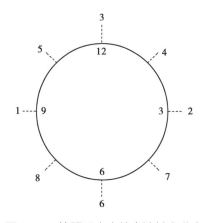

图 3-29　等距四定点缝合法针点分布

4. 随意定点逐一转圈缝合法　随意定点逐一转圈缝合法是由原中国人民解放军第 153 医院谢昌平医师等，为缩短断指的缺血时间创用的一种小血管吻合法，即以操作者最为方便的一点进针定点，并以此点为基点，沿血管周径逐一转圈依次缝合，断指的每条血管一般吻合 4~6 针就不会漏血，具有视野清晰、操作方便、缝合速度快、通畅率高的优点。他们先后为 3 例双手十指离断进行再植全部成活，3 例再植手术时间分别为 9.25 小时、6.75 小时及 7.25 小时，创造了同类手术时间最短的纪录。吻合口径更大的血管，缝合针数相应增加。

二、端侧吻合

为了保持知名血管的连续性与远端血液循环，遇到两血管口径相差较大又不能采用端端吻合时，可采用端侧吻合法，类似在血管的主干上又添加一分支。端侧吻合的操作方法与端端吻合有明显区别，为了保证吻合口通畅,应注意以下操作要领。

1. 血管壁的开口 将行端侧吻合的移植血管端或口径较细的血管端剪成 45°~60° 的斜形断面(图 3-30A),使断端的锐角朝受区动脉血管的近端,钝角朝远端(静脉则相反)。预测这一斜断面的口径,剥离受区血管外膜外组织,用两阻血夹阻断远、近两端,用 9-0 缝合针线缝穿预定要开口的血管壁并提起缝线,用弯显微剪剪除提起的管壁形成一椭圆形血管侧口,此口大小应等于或稍大于移植血管端或口径较细的血管端的斜形断面(图 3-30B)。

2. 缝合方法 将已剪成斜形断面成钝角的一端与受区血管的前壁开口处远端做一针水平褥式缝合(图 3-30C),使内膜外翻,再在其相对 180° 位,将血管断面锐角的一端与受区血管的前壁开口处近端再做一针水平褥式缝合,然后在相当于 3 点及 9 点位或 12 点及 6 点位再做一针水平褥式缝合,完成四点水平褥式缝合后在这四针之间再做间断缝合以完成端侧吻合,并保证内膜外翻的要求(图 3-30D),静脉则做相反方向缝合(图 3-30E、F)。

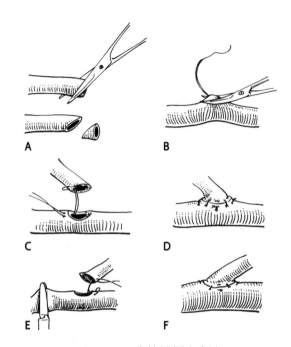

图 3-30　血管端侧吻合法
A. 将血管端剪成 45°~60° 斜形断面;B. 将血管一侧用缝针挑起管壁剪一椭圆形侧口;C. 第 1 针在钝角端做水平褥式缝合;D. 四定点水平褥式加间断缝合毕;E、F. 静脉做相反方向缝合。

三、套叠缝合法

套叠缝合法始于 1987 年(Lauritzen 和 Meyer)。陈中伟(1980 年)采用套叠缝合法进行实验研究获得 98% 远期通畅率。套叠缝合法的优点是:血管腔内无缝线或很少显露缝线,不损伤血管内膜,缝合针数少,操作简便省时。套叠缝合法也有缺点,当血管长度不够、口径相差较大时不宜采用。

套叠缝合法是按血流方向将血管的一端套入另一端的管腔内,即动脉的近心端套入动脉的远心端,而静脉则相反。套入血管一般为血管的直径长度,然后将套在外边的血管边缘缝 2~3 针以防滑脱。

操作方法:以动脉血管为例。在吻合之前先将套入段血管外膜外组织仔细剥离干净,尽量减小套入血管的周径,在距断面以近相当于该血管直径 1 倍处近侧,间隔 120° 位的浆肌层各缝 1 针,把上述 3 条缝针线在动脉的远侧断缘相应部位由内向外全层各缝 1 针,暂不打结,用显微镊将近侧血管轻柔地送入远侧动脉中,并理顺展平,然后将 3 针缝线拉紧打结,开放血管夹,套叠缝合毕(图 3-31A~C)。以后又出现改良套叠缝合法,即在远端血管任选一侧管壁做纵向切开,切开的长度相当于该血管的直径,其中一针是切开锐角处由内向外缝(图 3-31D、E)。用上述方法将血管套入打结缝合,再在远端血管切开缘浆膜层缝 2 针。改良套叠缝合法的优点是套入操作方便。

四、鱼嘴吻合法

血管鱼嘴吻合是适用于一端血管较粗而另一端血管较细或两端口径相差≤1/2 时的一种血管吻合方法。

方法:粗细两血管经清创两断端各层结构正常且能在无张力下缝合为前提,将血管较细一端在相应

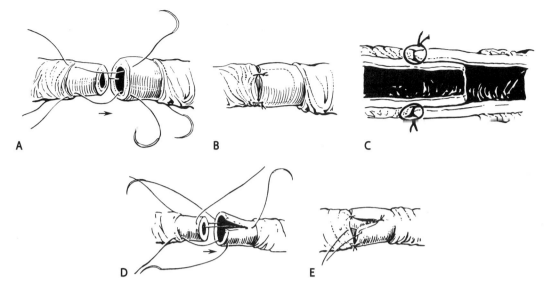

图 3-31 血管套叠缝合法
A~C. 血管传统套叠缝合法；D、E. 改良套叠缝合法。

的 180° 位处做纵向切开，切开的长度略大于该血管的半径，形成鱼嘴状的两个瓣（图 3-32A）。选合适的无创伤尼龙缝合单线，在血管两个瓣基底部锐角处与口径较粗血管在相应的 180° 位两处做水平褥式缝合，在两瓣边缘的中部与口径较粗血管在相应的 180° 位两处再各做水平褥式缝合，从而形成四定点褥式缝合，然后在 4 针间做间断缝合（图 3-32B）。实验研究证明，血管鱼嘴吻合动脉时宜近端粗、远端细，修复静脉时则相反。血管鱼嘴吻合具有形成的吻合口血液流速快，并能防止血栓形成等优点。

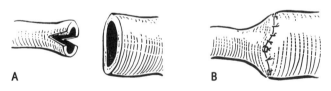

图 3-32 血管鱼嘴吻合法
A. 血管细的一端 180° 位纵向剪成两瓣；B. 采用四定点水平褥式加间断缝合。

五、小血管吻合后愈合过程

研究发现，血管内皮细胞能合成各种血管活性物质，通过旁分泌或自分泌形成作用于血管平滑肌细胞并具有调节血管张力的作用。研究也表明，血管内皮细胞具有抗凝和促凝功能；血管内皮下层为一薄层疏松的结缔组织，主要成分是胶原纤维及成纤维细胞，血管内皮细胞损伤后，该处的成纤维细胞能分化成新的内皮细胞，为血管修复提供了内在条件；血管的肌层为平滑肌细胞，它的收缩和松弛受到神经及体液的调节，并能维持血管的张力，使周围循环维持平衡；外膜层为结缔组织，弹性纤维和胶原纤维呈纵向排列，外膜层的血管壁具有营养血管和调节血管张力的作用。

从光镜观察，血管损伤吻合术后 24 小时，内皮细胞肿胀，部分脱落，内皮下层呈细胞浸润及创伤性增生反应，内弹性膜层消失；平滑肌细胞发生变性坏死；外膜层呈细胞浸润及创伤性增生反应。术后 3 天内皮细胞脱落区出现新生内皮细胞，并出现生长移行，使吻合口的 47% 被内皮细胞覆盖，并释放硫酸乙酰肝素蛋白多糖（heparan sulfate proteoglycan，HGPG）、前列环素（prostaglandin I2，PGI2）、内皮舒血管因子（endothelium-derived relaxing factor, EDRF）及血栓素 A2（thromboxane A2, TXA2）、血小板活化因子（platelet activating factor, PAF）、血管性血友病因子（von Willebrand factor, vWF）等，具有抗凝及解痉的功能；内皮下层出现结缔组织增生反应，内弹性膜层消失，而肌层继续发生变性坏死反应；外膜层细胞浸润减少，结缔组织呈增生反应。术后 5~7 天新生内皮细胞爬过吻合口裂隙并覆盖缝线；内皮下层细胞浸润已消退，内弹性膜重新出现；肌层平滑肌细胞出现增殖；外膜创伤反应开始消退。术后 2 周，内皮细胞及内弹性膜完全恢复正常，平滑肌细胞进一步增生，外膜恢复正常。从扫描电镜观察，血管吻合通血后 2 小时，吻合口处针孔及裂隙被大量血小板吸附填充，起到堵塞漏隙、保证血流通畅的作用，为内皮细胞愈合提供营养与修复物质。而血小板过度集聚易导致吻合口血栓形成；通血后 2~48 小时吻合口血小板充填逐渐被纤维素覆盖，形成血小板血栓的概率降低；通血后 48 小时~2 周，内皮细胞已爬行生长，72 小时后吻合口四周已有 47% 被内皮细胞覆盖，每一针孔也有 1/2 裂隙被内皮细胞覆盖，血栓形成概率明显降低；10~14 天吻合口被新生内皮细胞完全覆盖。实验同时证实，血管吻合真正达到内膜外翻平整对合可减少内皮细胞的损伤范围及程度。上述实验研究提示，血管吻合术后 1~3 天是血管危象高发期，此期需要应用抗凝、解痉治疗，预防血管吻合口血小板凝集，防止平滑肌痉挛，提高血管吻合口通畅率，而吻合术后 7 天，内皮细胞已爬行覆盖针孔及裂隙，由血小板形成血栓概率明显降低，所以抗凝、解痉治疗可逐渐停止。

⌛ 第五节

血管缺损的修复

在任何显微外科手术中，尤其是再植外科，肢（指）体离断经清创不允许再缩短骨骼或血管严重挫伤闭塞造成的血管缺损，是经常见到的。术者必须掌握多种血管缺损的修复方法，以重建血管通道。在再植与再造手术中，造成血管缺损大致有以下几种原因。

1. 肢（指）体严重挫伤或撕脱，虽经骨缩短及清创，仍留有相当长度的血管缺损。

2. 在再植术中由于技术原因造成血管缝接失败，术后发生血管栓塞或顽固性痉挛，血管经多次切除后造成的缺损。

3. 再造修复术中，由于供区血管蒂长度的限制及受区血管条件差，造成的血管缺损。

血管缺损的修复方法有以下几种。

一、血管移位吻合

在断指再植术中经常能遇到远近两断端血管损伤较重，经清创造成近端较长的血管缺损难以与远断端血管做直接缝接。虽可采用血管移植法重建血液循环，但由于出现两个吻合口会增加血管栓塞的机会。可采用邻指血管移位法弥补这一缺损。采用邻指血管移位修复时，以不影响邻指的血液循环为原则。

（一）动脉移位

在邻指根部掌侧做锯齿状或斜形切口，找到指固有动脉，根据断指远断端动脉的离断平面，来决定邻指动脉切断结扎平面，并将该动脉向近端游离至指总动脉处，向相邻的断指顺向移位，与断指远断端指固有动脉做对端吻合（图 3-33①）。

操作注意事项如下。

1. 无论是断指还是被选作血管移位的邻指，以选指固有动脉较粗的一侧为宜，力求血管外径相同，以保证血管的吻合质量。

2. 邻指的指固有动脉尽量做远位结扎切断移位，以保证移位后有足够长度与断指远断端指固有动脉做对端吻合。

3. 邻指移位动脉之近端需做适当游离，使其移位后动脉走向顺，避免旋转或成角影响血流动力。

（二）静脉移位

在邻指指背或手背做一弧形或 S 形切口，显露皮下浅静脉，找到合适的静脉及分支，根据需要长度在适当平面切断移位。由于静脉呈网状交叉分布，在移位静脉之近端，宜选较粗的单支为妥，而远端宜选有分叉的双支，即形成 Y 形静脉蒂（图 3-34），利于断指远端两条静脉的端端吻合，保证静脉回流。如果指背或手背无 Y 形静脉移位时，也可选两条静脉同时移位。

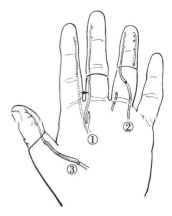

①邻指动脉移位吻合；②同指动脉交叉吻合；③小静脉移植修复动脉。

图 3-33 血管缺损修复

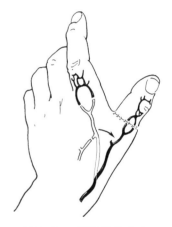

图 3-34 静脉移位吻合

二、血管交叉吻合

血管交叉吻合适用于某一断指，其近端桡侧（或尺侧）因指固有动脉损伤造成的缺损不能与同侧远端的指固有动脉做直接吻合，而近端尺侧（或桡侧）的指固有动脉也不能与远端同侧缺损较多的指固有动脉相吻合时，则可将近端尺侧（或桡侧）较长的指固有动脉与桡侧（或尺侧）远端较长的指固有动脉做交叉对端吻合重建断指血供（见图 3-33②）。动脉交叉吻合是在同一指体内利用两侧远、近两端血管造成不同程度缺损进行吻合的一种方法，避免采用血管移植所造成的两个吻合口易发生栓塞的风险，又避免采用邻指血管移位所造成健指创伤的缺点。

三、血管移植吻合

在再植与再造手术中，因血管缺损不适宜采用邻血管移位或同指交叉吻合时，可采用血管移植吻合的方法来修复血管缺损。尤其当再植或再造术后发生血管栓塞，切除血管栓塞段造成的血管缺损，只有采用血管移植的方法来弥补，否则就难以完成血液循环重建。所以，小血管移植术是再植与再造术中手术医师必须掌握的方法。小血管移植应遵循以下 5 项原则。

1. 凡切取做移植的血管，以不影响肢（指）体血液循环为原则。

2. 移植血管的口径应与远近两端血管口径大致相同。

3. 尽量利用废弃指（肢）体中未受损伤的血管，或切取同侧肢体及邻近指体浅表的血管。

4. 血管切取后宜浸泡在 1% 普鲁卡因溶液内或包裹在浸有普鲁卡因的湿纱布中。

5. 凡接受移植血管的部位必须有健康的软组织床及良好的皮肤覆盖。

（一）移植血管的来源

1. 取同侧或对侧相应部位肢体的浅表静脉（见图 3-33③）；若有自体废弃肢（指）体时，可切取相应部位未受损伤的血管移植。

2. 断指再植遇血管缺损，可切取腕掌侧近端的皮下小静脉（见图 3-33③）。

（二）血管移植的临床应用

1. 静脉移植修复动脉

（1）以选静脉干为宜，尽量避免切取带分支或有瓣膜的静脉段。

（2）切取时先切断远端后切断近端，并标记出血管之远端或近端。

（3）移植静脉的近端与动脉的远端吻合，移植静脉的远端与动脉的近端吻合，以重建动脉通道。

（4）移植静脉的长度应短于血管缺损的实际长度。可采用以下方法切取：量得两血管断端回缩后实际缺损的长度，减去该血管直径的 4 倍即是切取移植静脉的所需长度。

（5）移植静脉两端缝毕，先开放远端血管夹，后开放近端血管夹。

临床中应用静脉移植修复动脉占绝大多数，也是血管缺损进行血管修复的主要手段（图 3-33③）。在切取静脉时，应注意供区的隐蔽性，以免影响美观。

2. 静脉移植修复静脉　除遵循上述（1）、（2）、（4）点外，还应注意以下几点。

（1）移植长度不宜过长，否则易导致扭曲或痉挛。如果确实需要移植一段较长的静脉，移植后又出现静脉痉挛，可做血管外膜外对抗牵拉逐段松解，局部外敷罂粟碱液并湿热敷。

（2）为减少移植血管的吻合口，可选远端有两个静脉支而近端仅有一静脉干的 Y 形静脉段移植为妥。

（3）静脉吻合毕，先开放近端血管夹，后开放远端血管夹。

3. 动脉移植修复动脉　这种情况可见于断肢（指）再植术中。遇一侧肢（指）体丧失再植条件而废弃，而另一侧肢（指）体在再植术中又遇动脉缺损时，可在废弃的肢（指）体上切取未损伤的相应动脉做移植。

四、动、静脉转流吻合

动、静脉转流吻合适用于末节断指再植术中，当断指远端找不到静脉或静脉过于细小，难以施行小血管吻合时，为了维持断指循环平衡，当吻合一条动脉后，可将断指远端的另一侧或一支动脉与近断端静脉吻合。

动、静脉转流吻合的注意事项如下。

1. 骨做适当缩短后，对远端一侧或一支动脉与近端一支口径相近似的静脉做端端吻合。

2. 动、静脉转流吻合是人为造成小血管动静脉瘘。当断指再植成活并建立侧支循环后，为防止动静脉瘘的继续发展，于再植术后 3 个月将已建立动静脉瘘的血管予以结扎。

神经缝合术

手指再植与再造需修复的神经均为感觉神经,断肢再植时才涉混合神经。为恢复术后理想的神经功能,术者必须要熟悉神经的解剖位置及结构,才能顺利完成修复。

指神经的应用解剖:指神经由正中神经和尺神经发出形成,桡侧三个半手指由正中神经分布,尺侧一个半手指由尺神经分布。指固有神经与指固有动脉在手指的关系是恒定的,即神经在动脉的内掌侧,动脉在神经的外背侧。每条神经由为数不多的神经束组成,外有较疏松的神经外膜包绕,神经外膜有部分延伸到神经束之间,其中有神经营养血管及少量脂肪组织。

一、神经显露

断指再植中,除手指呈旋转撕脱性离断及钝性外伤性离断外,一般断指远近两端指神经均可在断面内找到。再造术中(除急症再造外)由于大部分患者在损伤半年后施行手术,所以在残端掌侧均能找到外伤性神经纤维瘤。部分病例由于指固有神经从近端抽出,难以估计撕脱部位,如果按常规解剖关系难以找到近端神经瘤时,暂不要扩大或延长切口向近端寻找,可以取邻近残指或邻指非主要感觉侧指固有神经移位修复之。若拇指近端指神经已被抽出,可将示指尺侧指固有神经于相应部位切断移位修复。神经显露与解剖应在止血带下进行。

二、神经修复原则

1. 远、近两端均应是正常神经 急症创伤所致的神经断端,一般经清创切除挫伤段神经后,断端大部分是正常的;而有神经相连的断肢(指),经清创后发现神经虽有部分挫伤,但连续性完好时,应予以保留;因陈旧性损伤已形成外伤性神经瘤,应将神经瘤切除,使两侧露出正常神经束的断面即可(图3-35);若有损伤的神经瘤相连,而远端已恢复运动及感觉部分功能,相连的神经段应予以保留。

2. 神经应在无张力下缝接 所有神经修复均应在无张力下缝合,不允许在有张力的情况下缝合。否则神经外膜虽已缝接,由于断端间存在张力,两端神经束均处于回缩状态而形成间隙及血肿导致瘢痕,影响神经再

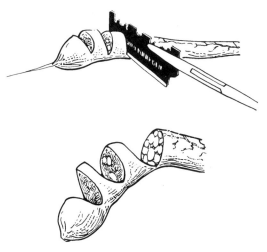

图3-35 将神经瘤做逐段切割直至出现正常神经束

生,这是其一;其二,由于神经缝合口处于张力状态,使神经两端的内循环发生障碍,近端神经轴突难以再生。

通常情况下,无论是断肢再植还是断指再植,一般经骨缩短,神经均可在无张力下缝合。如何判断神经是否处于无张力下缝合? 笔者通过动物实验证明:一条正常神经做适当游离后切断,两断端均会自然回缩,其回缩的距离相当于该神经直径的3.6倍,然后将两回缩的神经做对端间断缝合的张力称为临

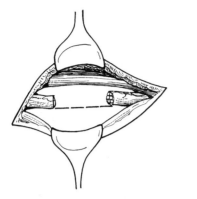

图 3-36 神经两断端间缺损相当于该神经直径的 4 倍时可做直接缝合

界张力,神经缝合后远端能恢复大部分功能。实验还证明,若切除相当于该神经直径 1 倍及 2 倍的神经段后,两神经断端做直接缝合,近端神经通过缝合口的神经纤维数、神经束直径、有髓神经纤维数、有髓神经纤维直径与神经临界张力缝合无明显差异;但当切除相当于神经直径 3 倍的神经段后,上述改变均有明显差异。所以两断端间回缩距离大于该神经直径 5 倍时,缝合后张力明显增加,神经纤维通过数随着张力的增加而明显减少。为此笔者主张:在通常情况下,回缩的两断端实际缺损距离为该神经直径的 4 倍时(图 3-36),可以做直接缝合,若缺损为神经直径的 4~6 倍,应采取相应措施,如改变体位及减张缝合,以降低缝合处张力;若缺损大于神经直径的 6 倍,应做神经移植或移位修复。

3. 防止扭转 周围神经多系混合神经,当接近末梢器官时,感觉与运动纤维才形成分束;即使是单纯的感觉神经纤维,每一束神经纤维也有其固有分布区。如果神经缝接时发生扭转或错位,可造成近端感觉(或运动)纤维束与远端运动(或感觉)纤维束交错连接,导致不能恢复应有的功能。所以神经缝合时,必须在手术显微镜下按照神经营养血管的位置及神经束的形状与排列做准确判断后,才能与相应端进行缝合;如果疏忽大意,交错缝合的后果是令人沮丧的。

三、神经缝合方法与要求

1. 神经外膜缝合法 神经外膜缝合法是修复周围神经常用的方法,它的优点是:①操作简单,缝合时间短;②不侵犯神经内容物;③缝合材料的异物在神经外膜上。神经外膜缝合法也存在不可忽视的缺点:不能做到神经束的精确对位,新生的神经轴突容易长入神经束间组织,无法准确进入终末器官,局部形成神经瘤等影响功能恢复。对于神经干近端或混合神经离断,采用神经外膜缝合有较大的优越性,仍是修复神经的常用方法。无论是急症还是陈旧性神经损伤,经清创或神经瘤切除,显露正常神经束时,其两断端都可以按照上述神经缝合原则予以修复。为此,在缝合前要认真测量神经缺损的实际长度并试以调节其张力。一般用 9-0 无创尼龙单线做间断外膜缝合。缝合时首先要根据神经束的形状与排列、神经干的营养血管位置进行准确的外膜缝合,缝合顺序与定点吻合血管一样(图3-37)。缝合第 1、第 2 针非常重要,一定要精确对合。个别神经束过长并外露时应予以切断对齐。采用外膜缝合法,其近端再生的神经轴突具有趋向性,可自行长入相应的远端神经内膜管,使轴突重新长入远端神经直到靶器官。指固有神经一般缝合 4~6 针,较粗神经干缝 6~12 针为妥。

2. 神经束膜缝合法 周围神经干大部分是混合神经,每一神经干都由多个神经束组组成,每一神经束组均有束膜包绕。由于神经束膜壁薄,所以缝合时更不能有张力。行神经束膜缝合有一

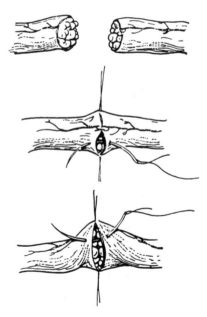

图 3-37 神经外膜缝合法

个先决条件,即在缝合前根据近端神经营养血管的走向及神经束的排列位置和形状,与对侧相应神经营养血管及神经束的排列位置和形状配对缝合。如果配对准确,神经束膜缝合的效果优于神经外膜缝合;如果错位缝合,则适得其反;若行神经束膜缝合,应将两断端神经外膜多切除一些,使神经束外露,然后用9-0尼龙缝线做神经外膜减张缝合,以降低神经束缝合时的张力。行神经束缝合时,先缝里面或深层的神经束,后缝外面或浅层的神经束,宜选11-0或10-0无创尼龙单线缝合。缝线的打结留在神经束外侧(图3-38)。

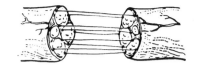
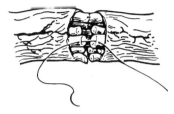

图3-38　神经束膜缝合法

四、神经缺损的修复方法

(一)造成神经缺损原因

1. 外伤因素　肢(指)体呈旋转撕脱性离断、钝性冲压、剪板机伤、压砸伤及节段性挫灭伤等。因旋转撕脱性离断的肢(指)体神经常常从近端(或远端)撕脱抽出较长,呈鼠尾状,经清创造成长段的神经缺损;因钝性冲压及裁板机伤等犹如揪面团一样,造成肢(指)体软组织断面较大范围的组织及神经钝性揪断、撕裂,断面经清创后,造成较长段的神经缺损;因砸压、挤压、碾压及节段性毁损伤时神经同样遭挫灭离断而缺损;在临床中也能见到因神经灼伤变性致长段缺损。

2. 手术因素或估计不足　在临床中也常出现下列难以估计的因素。

(1)为了保留再植或再造指的长度,未做适宜的骨骼缩短。

(2)对伤情估计不足,骨骼缩短不够而过早做内固定并已行肌腱及血管的修复。

(3)再造术中,术者之间缺乏联系及沟通,在供区过早将神经做了切断。

(4)供、受区客观条件所限,供区不能提供足够长的神经,而受区神经缺损较多。

(二)神经缺损修复方法

在再植与再造手术中,常采用神经游离移植及神经移位的方法来修复。

1. 神经移植术

(1)移植神经来源

1)无再植条件决定截肢(指)而遗弃的肢(指)体,切取无挫伤相应的神经或其他可利用的神经。

2)从身体某部位切取非主要感觉区皮神经。如臂丛神经损伤导致神经缺损时,可在切口附近切取臂内侧皮神经或前臂内侧皮神经移植;若肢体的神经造成较长缺损,可切取腓肠神经移植或切取带小隐静脉的腓肠神经移植;指神经缺损可取腓浅或腓深神经移植等。神经游离移植时,长度一般不宜超过10cm,若超过10cm,应采用吻合血管的神经移植为宜。

(2)神经移植注意事项

1)移植区基床有良好的血供:移植神经的营养早期依靠周围及基底部组织渗透,后期由建立的新生血管提供,所以受区应有健康的软组织床。有陈旧性瘢痕的受区应将瘢痕切除,创造良好健康的软组织床;对新鲜创伤,凡有骨外露或内固定材料处应采用局部筋膜瓣、肌瓣转移覆盖;因皮肤瘢痕切除或创伤造成伤口不能直接闭合时,应采用局部、带蒂皮瓣转移或游离皮瓣移植覆盖之。

2)移植神经不宜过粗:遇肢体较粗的神经缺损可用数股皮神经做电缆式移植(图3-39),不宜从废弃肢体切取较粗的神经移植,否则会造成移植神经中心坏死而失去神经移植的作用。

3）切取移植神经的长度:量得两神经断端回缩后所造成的缺损长度,移植神经的切取长度为该缺损长度减去该神经直径的三倍,使移植神经能在无张力下缝合即可。神经游离移植长度若超过10cm,应采用吻合血管的神经移植为宜。

2. 神经移位术　神经移位术是手指再植与再造术中修复神经缺损常用的一种方法。

（1）再植:断指再植术中,一般经骨缩短,神经可以在无张力下缝合。因致伤原因使神经从近端抽出较长,虽经骨缩短仍不能弥补其缺损时,可选邻指非主要感觉侧指固有神经移位来修复。如拇指呈旋转撕脱性离断,指神经从近端抽出较长,可选示指尺侧指固有神经,在适当平面切断(详见拇指旋转撕脱性离断第七章第一节)移位与拇指尺侧指神经缝接(图3-40),将手背桡神经皮支移位,与拇指桡侧指固有神经缝合修复。除拇指外,其他单指呈撕脱性离断,应视再植指功能而定,有再植价值者也可选邻指非主要感觉侧指神经移位修复。凡指神经从远端抽出较长者,一般不考虑做神经移位而放弃再植。

（2）再造:在足趾组织移植拇、手指再造术中,神经缺损较少,术中在供区切取时有计划地切取一段较长的趾神经进行修复;因撕脱性损伤致近端神经缺损较长,难以用供趾神经弥补时也可选用邻指非主要感觉侧指神经移位或其他残指神经移位修复。

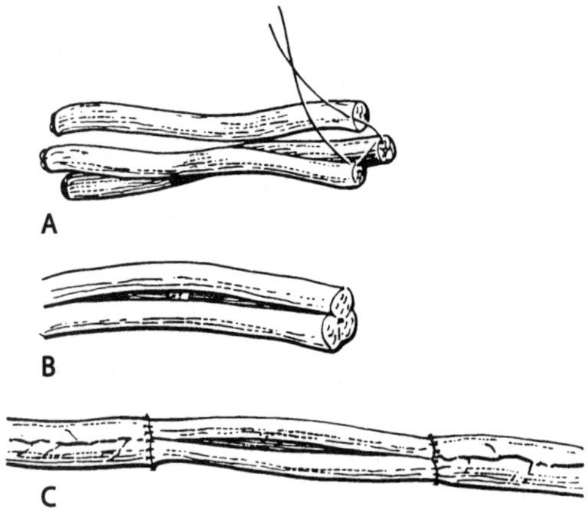

五、神经再生机制

（一）神经损伤变性

周围神经切断缝合后,在近端及远端将发生变性,称轴突变性即沃勒变性。其远端轴突和髓鞘出现髓鞘变性、崩解,髓鞘组织分解为脂肪滴,碎屑被吞噬细胞清除,剩下的原先包绕神经纤维的基底膜以待神经再生。这一变性过程既是损伤性反应,又是轴突再生的准备过程。近端变性与远端变性过程相似,轻者一般仅累及神经纤维的1~2个郎飞结间节段,重者波及节段全长,甚至引起胞体死亡。近端神经变性结束后再生过程开始,很快形成新的轴突侧支及芽孢伺机进入远端轴突的基膜管。

神经膜细胞即施万细胞是周围神经系统中特有的一种胶质细胞,具有增生、迁移、分泌多肽活性物质等特性,对诱导、刺激和调控轴突再生起着重要作用。神经损伤轴突发生沃勒变性时神经膜细胞出现肿胀,胞核增大,核仁明显增深,胞质增多,断面内质网和游离核小体增加,并形成复杂的基膜,出现分裂与增殖的变化过程,其远端段神经膜细胞分裂增生活跃,一方面吞噬轴突和髓鞘溃变,另一方

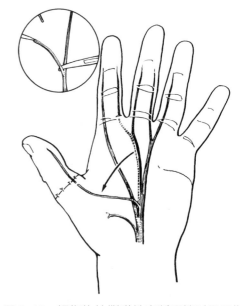

图 3-39　神经电缆式移植缝合示意
A. 将游离神经段组合后行外膜连接缝合;B. 游离神经连接缝合呈电缆状;C. 移植于神经缺损区行外膜缝合。

图 3-40　拇指旋转撕脱性离断再植时用示指尺侧指神经移位与断拇尺侧指神经缝合

面增殖的神经膜细胞沿近端基膜管整齐排列形成细胞索带(宾格尔带,Büngner zone),对再生轴突起引导作用,诱导轴突生长锥沿一定趋向生长,直至到达终末器官,并分泌神经生长因子(nerve growth factor,NGF)、神经营养因子(neurotrophic factor,NTF)、促轴突生长因子(neurite promoting factor,NPF)、层黏连蛋白(laminin)和纤维连接蛋白等 20 余种多肽类活性物质,诱导刺激和调控轴突的再生和髓鞘形成。

神经切断后,神经终末器官也发生一系列的功能及结构变化。神经切断 8~12 小时,几乎所有运动终极的结构都近似正常,当运动终板功能逐渐丧失时,终板结构才发生变化:终板内的线粒体由香肠状变成圆形,线粒体嵴排列紊乱,破裂成许多碎片,最终被吞噬细胞吞噬。终板区神经膜细胞很活跃,它的突起伸入轴突裂隙并占据终板边沟,包围了神经终末碎片,神经膜细胞取代了神经终末,1 个月后神经膜细胞从终板区消失。

(二)神经损伤再生

神经切断后的变性过程是为神经再生做准备,而再生又是在变性过程中交叉重叠进行的。神经被切断后在两断端间发生变化:第 1 天管内有液体充填,此液体中含有多种对神经有营养的因子。切断 1 周,由纤维蛋白聚合体形成的基质连于两神经断端;切断 2 周,非神经细胞开始从神经两端向基质中迁移并聚集成簇状,可见轴突从终末断端发出许多新生的支芽;切断 3 周,非神经细胞全部替代纤维蛋白的基质,基质的形成为非神经细胞迁移提供良好的环境,使新生的轴突支芽长入远端的神经基膜管。神经轴突再生形式有两种,一种是轴突断端发生新支;另一种是在切断处近侧发出侧支芽。新生轴突进入远端的归宿有以下几种:①胆碱能神经纤维错长入肾上腺素能纤维基膜管,则轴突自行萎缩而不能发挥生理功能;②运动神经的新生轴突进入远段性质相同的基膜管后,轴突逐渐增粗,髓鞘逐渐增厚,成熟;③未能正确进入性质相同的基膜管内的轴突,可发出许多支芽与周围增生的成纤维细胞掺杂,最终被结缔组织所包绕,形成神经瘤。周围神经的再生是一个复杂的过程,既受再生微环境的影响,又受神经元的调控,它与神经元胞体的功能、轴承转运功能、近段轴突再生能力、远段轴突对神经再生的调控、神经终末再生能力及运动终板再生形式有相关影响。新近研究发现各种神经营养因子如神经生长因子(NGF)、成纤维细胞生长因子(fibroblast growth factor,FGF)、脑源性神经营养因子(brain derived neurotrophic factor,BDNF)、睫状神经营养因子(ciliary neurotrophic factor,CNTF)及骨骼肌来源的神经营养因子等对神经再生起重要的调控作用。

第七节

肌腱修复术

一、肌腱的营养与愈合

肌腱营养直接影响肌腱生存质量与肌腱损伤后的修复能力。而肌腱的愈合又与肌腱的营养有直接而密切的关系。

（一）肌腱营养

肌腱的营养来源主要有血液供应、滑液扩散和淋巴循环 3 种方式。

1. 肌腱的血液供应

（1）前臂区肌腱：肌腱近端的血液供应来自肌肉的动脉分支，前臂远端肌腱的血液供应来自腱周组织的血液供应。

（2）腕管区肌腱：腕管区的指屈肌腱及指伸肌腱包绕有滑膜，由滑膜囊系膜提供血液循环。

（3）手掌及手背肌腱：均覆有丰富的腱周组织提供血液循环，指深屈肌腱还通过蚓状肌附着提供血液循环。

（4）指屈纤维鞘管内肌腱：纤维鞘管内肌腱的血液由短腱纽及长腱纽提供，而长、短腱纽的血供主要来自指动脉掌板背侧的弓形动脉。

2. 滑液的扩散作用 滑液对肌腱的营养是通过滑液扩散来完成的。鞘管内肌腱掌侧面有不少纵沟深达腱束内，当手指伸屈活动时，使滑液进出腱沟达到营养的目的。

3. 淋巴循环 肌腱内有浅淋巴网及深淋巴网两种。前者经系膜等组织使淋巴管进入肌腱，收集来自肌腱表面及鞘管的淋巴液；后者攀附于肌腱内毛细血管收集肌腱内部淋巴液。

（二）肌腱愈合

1. 肌腱愈合过程 肌腱两断端缝接后，肌腱滑膜鞘、腱周组织、腱外膜或腱内膜纤维细胞增生，大量毛细血管增生，成纤维细胞增殖使断端连接，随着腱细胞渐渐成熟，排列整齐而恢复肌腱的正常结构。

肌腱愈合过程大致可分以下几期。

（1）纤维支架形成期：缝合后 4~5 天，毛细血管增生，成纤维细胞增殖，缝合间隙内胶原样物充填形成半透明纤维支架连接，并随着时间的延长渐渐被结缔组织替代。

（2）纤维组织增生期：随着大量的成纤维细胞增殖，断端间隙胶原样组织被结缔组织替代，大量成纤维细胞增殖，腱端的腱细胞开始分化，增殖过程由无规律紊乱排列渐渐向腱板集中，形成腱纤维连接，此期为术后第 2 周。

（3）肌腱塑形期：术后第 3~4 周，腱细胞分裂增殖，肌腱断端被肌腱胶原纤维代替，连接较牢固，肿胀消退，肌腱开始塑形，当进入第 4~12 周，肌腱断端间完全被结缔组织及肌腱细胞代替，且排列规律，结合部连接紧密使肌腱连接达到抗阻力程度。

2. 肌腱愈合机制 肌腱愈合的基本方式有肌腱的外愈合及肌腱内愈合两种。

（1）肌腱的外愈合：肌腱缝合术后，创面附近的组织如滑膜、鞘管、腱周组织等的毛细血管增生，断端间被胶原样物充填成纤维细胞增殖，形成腱纤维连接，随着毛细血管增多及侧支循环的建立，肌腱外营养的提供，不断促进肌腱胶原纤维形成，并使腱细胞排列规律提供足够的张力强度。

（2）肌腱内愈合：由于各种形式提供肌腱血液循环，因创伤或手术缝合可以激发肌腱两端的腱外膜、腱内膜细胞的活性，促进其分裂活动和增生能力，肌腱修复后这些细胞向两断端移动参与愈合。

（三）影响肌腱愈合的因素

1. 组织创伤 肌腱缝合处因组织创伤无良好的正常软组织床及肌腱结构的完整性遭到破坏，均可造成局部组织缺血，使肌腱自身修复能力下降。

2. 不适当的手术操作 过多地切除鞘管，损伤滑膜；切除指浅屈肌腱造成腱纽损伤；血管钳夹捏腱断端，编结线对腱微循环的破坏等，均可影响肌腱营养及愈合过程。

3. 主、被动活动　肌腱修复术后应提倡早期做主、被动活动,有利于毛细血管和成纤维细胞增生及新胶原的形成,利于腱塑形,防止肌腱粘连。如果长期处于制动状态,粘连覆盖创面,细胞增殖活动迟缓而发生肌腱粘连。

二、肌腱修复原则

(一) 彻底清创与扩创

各种暴力所致的新鲜肌腱断裂,其两端均有不同程度的挫伤及污染;撕脱性离断伤肌腱常从肌腹交界处撕脱,污染严重,肌腱缺损长,难以做对端缝合;压砸性损伤,肌腱常有一段范围较广的挫伤,清创切除后,造成肌腱缺损;电锯伤离断,有肌腱断端处的挫伤,经清创及适当骨缩短一般均可做对端缝合;切割性离断的肌腱条件最好,一般经清创均可直接缝合;因陈旧性损伤做二期修复时,肌腱近端均有不同程度的回缩、粘连,断端一般为瘢痕所包绕且难以辨认,必要时可以在前臂近端做辅助切口,判明有关肌腱后予以牵拉以便确认腱名,再在创面内寻找残端,并予以松解。

断指再植与拇、手指再造术中应注意以下几点。

1. 断指两端肌腱清创时,切除污染挫灭的组织并尽量保留肌腱长度及腱周组织。

2. 因新鲜切割性肌腱断裂,周围组织损伤较轻,尽量保留肌腱各种有关结构,保留指浅屈肌腱腱纽及鞘膜,提倡显微修复并缝合鞘膜,以利肌腱愈合。

3. 二期做拇、手指再造修复时,应选有正常神经支配的动力肌,近断端应做充分锐性松解,恢复正常肌肉弹性。

(二) 注意无创操作

无创操作是肌腱修复的重要技术操作,也是再植与再造外科医师的基本功,要求做到以下几点。

1. 各类肌腱的断端清创修剪时均采用锐刀切割,绝对避免剪刀修剪(图 3-41)。

2. 肌腱游离松解时应采用锐性分离操作,避免用止血钳做钝性分离或钳夹牵拉。

3. 根据肌腱断面不同部位,选用不同型号抗张力的无创单线缝合材料,采用对肌腱内循环影响小的缝合方法,并提倡肌腱显微修复。

4. 一切操作要轻柔、仔细,避免损伤断面腱纤维,保持腱段湿润,注意保护腱周组织及肌腱循环;缝合后使肌腱断面密切接触,做到无分离、无绞勒,使两断面平整对合。

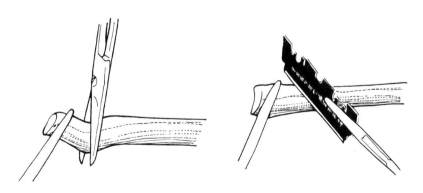

图 3-41　绝对避免用剪刀修剪,应采用锐刀切割

(三) 注意调节肌腱张力

肌腱修复的张力调节十分重要,张力过低,当肌肉收缩时难以达到正常的收缩范围而影响功能;

张力过高,不仅影响肌腱的愈合,而且影响功能恢复。为此,在再植与再造术中修复肌腱时应注意以下几点。

1. 先修复指伸肌腱,后修复指屈肌腱,以利调节张力。

2. 修复指伸肌腱时,使再植或再造指处于伸直位;修复指屈肌腱时,使再植或再造指处于休息位。肌腱修复术后绪指张力应调节于休息位为标准,术中若发现某一指肌腱张力过大或过松,应及时调整,决不能敷衍了事。

3. 遇肌腱缺损,可用肌腱延长、肌腱移植或肌腱移位的方法进行修复,切忌在张力下缝合。

(四) 手指再植与再造术中肌腱修复要点

1. 手指从近节离断(拇指除外)时,除修复中央腱外,应同时修复两侧腱束;从中节离断时,应修复两侧腱束;从掌指关节附近离断时,应修复中央腱及伸腱的扩张部及两侧侧腱束。掌侧仅修复指深屈肌腱,一般不提倡修复指浅屈肌腱。

2. 拇指从掌指关节以近离断,除修复拇长伸、屈肌腱外,应同时修复拇短伸肌腱及拇短展肌腱。

3. 带跖趾关节移植再造拇、手指时,除修复拇长伸、屈肌腱外,同时修复拇(趾)短伸肌腱及拇短展肌腱或拇对掌功能重建;再造手指除修复指长伸、屈肌腱外,应同时重建蚓状肌功能。

三、肌腱缝合方法

(一) 8 字缝合法

肌腱两端清(扩)创修齐后,距近侧断端 3~5mm 处,用 3-0 无创尼龙缝合针线缝针由一侧穿入,于对侧断端 3~5mm 穿出,间隔 3mm 处再重复缝合 1 次,调整缝线张力,使两肌腱断端靠拢对齐,然后打结(图 3-42)。每条肌腱缝合 1~2 个 8 字,缝合处宜用腱周组织覆盖保护。肌腱 8 字缝合法常用于断指再植及拇、手指再造的指伸肌腱修复。

(二) 双十字缝合法

适用于缝合张力不需太大的肌腱。肌腱经修齐后,距断端 5mm 处用 3-0 无创尼龙缝合针线从肌腱的一侧垂直穿入,从对侧垂直穿出,再于肌腱的近侧断端与第 1 针成 90° 在近端侧方垂直穿出,用此针在远侧断端以同样距离与第 1 道缝线成 90° 垂直穿出,然后将两线尾拉紧,使两断端对齐、靠拢,打结(图 3-43),缝合处宜用腱周组织覆盖保护。本法操作简单,常用于圆柱状肌腱的缝合,但是抗张力差,目前很少采用。

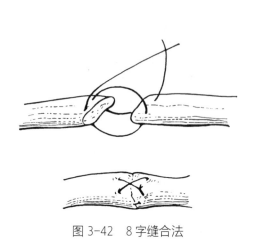

图 3-42　8 字缝合法

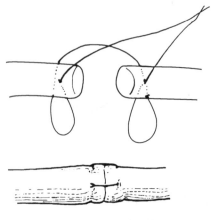

图 3-43　双十字缝合法

（三）编织缝合法

适用于两肌腱两断端较长的肌腱缝合。方法：选任何一侧距断端约 2cm 处用 11 号尖刀片在肌腱中央戳一孔，把对侧肌腱通过该孔引出，调节张力后在孔的两侧各缝 1 针，再在距该孔 7~8mm 处戳一孔，把余肌腱从孔引出，先在腹侧缝合 1 针，然后将多余肌腱切除，再在背侧缝合 1~2 针，将腱断端包埋于内。用相同的方法缝合另一侧肌腱断端（图 3-44）。编织缝合法常应用于两端肌腱较长者，抗张力好，利于术后做早期功能练习。

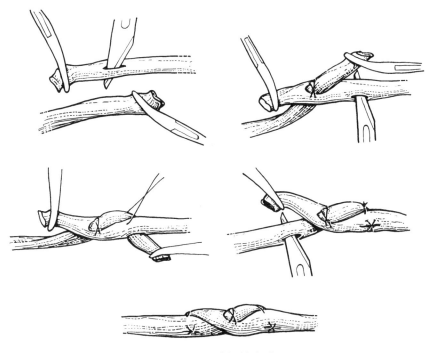

图 3-44 编织缝合法

（四）凯斯勒缝合术

凯斯勒缝合术（Kessler tendon suture）选用 3-0 无创伤尼龙单线，缝针自肌腱断面一边纵向进针，距断面 5mm 处于同一侧斜向出针，距出针点 2mm 处缝针与肌腱垂直横贯出针，再在距该出针点 2mm 处纵向进针，于同侧断面出针，持针再向对侧肌腱按以上相同方法反折缝合，最后拉紧缝线使肌腱两断面紧密靠拢对合打结，使线结埋于肌腱断面间。为防止肌腱缝合处肌腱外露及不平整，再用 6-0 无创伤尼龙单线做环周连续缝合，使缝合处肌腱断面边缘光滑（图 3-45）。

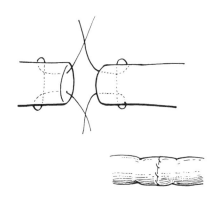

图 3-45 凯斯勒缝合术

（五）单线连线改良凯斯勒缝合术

笔者在采用单针行 Kessler 缝合打结后，仍利用该 3-0 缝针线由腱断端内向一侧边缘穿出，然后利用该缝合针线在腱对合的断面做环形连续缝合，最后一针再从对侧断缘由外向断面进针，该线与原尾线打结，线结仍埋于断面内（图 3-46）。

（六）克莱纳特缝合术

克莱纳特缝合术（Kleinert tendon suture）是 Kleinert 对邦内尔（Bunnell）缝合术的改进。缝合方

法与 Kessler 缝合大致相同,仅将缝线呈 8 字交叉缝合,最后用 6-0 无创尼龙单线做环周连续缝合,使断端边缘光滑(图 3-47)。

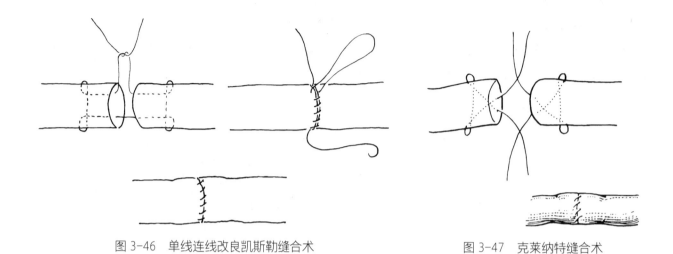

图 3-46　单线连线改良凯斯勒缝合术　　　　　　　　图 3-47　克莱纳特缝合术

(七)津下套圈缝合术(Tsuge loop suture)

1. 单套圈缝合法　用带圈形尼龙线的缝合针线,距腱断面 5mm 处横向穿针,于邻近 2~3mm 处出针(图 3-48A),将缝针套入线圈套内,做成套结(图 3-48B),再将缝针纵向刺入肌腱并于肌腱断面中央引出(图 3-48C),然后从对侧肌腱断面中央进针,距断面约 5mm 处出针(图 3-48D),并牵引缝合线使两断面对合(图 3-48E),将缝线的一条剪断(图 3-48F),用带针的缝线再在其旁侧横缝一针,出针后与剪断的缝线打结(图 3-48G)。

2. 双套圈缝合法　缝合方法同单套圈缝合法,并在肌腱两断端相应的 180° 位各重复缝合一次两针,加强缝合之(图 3-49)。

3. 埋入式套圈缝合法　缝合材料及缝合方法基本与单套圈缝合法相同。当缝合第 1 针后不套圈拉紧,保留较长尾线,缝针在同一横断面斜向 45° 进针,于肌腱横断面 180° 位一侧出针,缝针通过轴心横向进针于对侧出针,缝针再在该处成 45° 斜向在第 1 针旁出针,缝针通过套圈拉紧,然后按 Tsuge 缝合于对侧出针后按上述方法再在另一侧通过轴心缝成等腰三角形后打结(图 3-50)。该缝合方法较牢固,不易撕豁。

(八)Wilms 缝合法

在距两肌腱断缘一侧约 5mm 处进针,在同一平面约 3mm 处出针,再在同一平面附近由外向内与纵轴平行在肌腱断面出针,该针在对侧断面纵贯进针,在相距 5mm 处出针,再在同一平面约 3mm 返缝一针,与对侧尾线打结。然后再在对侧 180° 位相应处按上述方法再重复缝合一针打结(图 3-51)。

(九)Robertson 缝合法

适用于两断端粗细不同的肌腱缝合。在较粗肌腱断面用尖刀戳一短孔,在较粗肌腱距断面 7~8mm 处纵向缝一针,从戳孔的断面引出缝针,纵向穿入较细肌腱断面在距断面 7~8mm 处出针,在同一平面相距约 3mm 处反折纵向进针,于较细肌腱断面出针,再纵向在较粗肌腱戳孔断面进入,于第 1 针进针处相距约 3mm 处出针,把较细的肌腱引入戳孔处,拉紧缝线打结,并于粗细肌腱埋入结合部在 180° 位各缝合 1 针(图 3-52)。

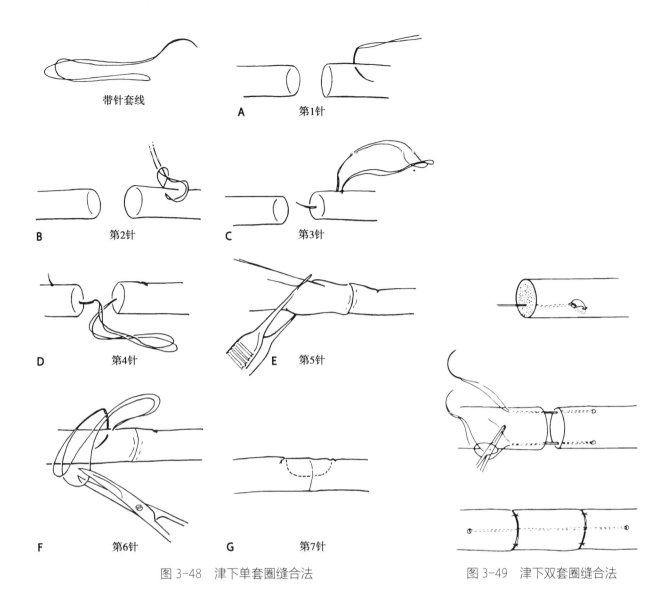

带针套线

A　第1针

B　第2针

C　第3针

D　第4针

E　第5针

F　第6针

G　第7针

图 3-48　津下单套圈缝合法

图 3-49　津下双套圈缝合法

（十）鱼嘴缝合法

适用于两断端粗细不同的肌腱缝合。把较粗肌腱断面修切成鱼嘴状，并在距断面约 10mm 处戳一孔把较细的肌腱通过鱼嘴断面从戳孔处引出，调整张力后，在鱼嘴部与细肌腱包埋缝合两针，然后再在较粗肌腱距断面约 15mm 处再横贯戳孔，把细肌腱横贯戳孔，从对侧戳孔处引出包埋缝合之（图 3-53）。

（十一）Tang 多组腱内缝合法

适用于指屈肌腱的修复。方法：缝合方法类似津下双套圈缝合法，津下双套圈缝合法纵向仅缝两处，而 Tang 多组腱内缝合法纵向需缝三针。第 1 针先缝掌中心，第 2 针缝背外侧，第 3 针缝背内侧（图 3-54）。Tang 多组腱内缝合法的优点：①不破坏及绞窄肌腱内血液循环；②增加缝合强度；③具有最大抗负荷能力。这一缝合法优于 Kessler、双 Kessler 及 Tsuge 缝合法，应予以提倡。

在手指再植与再造术中常采用 8 字缝合法修复指伸肌腱，采用 Kessler、Tsuge 及单线连线改良 Kessler 缝合法修复指屈肌腱较方便快捷。Tang 多组腱内缝合法有其不可否认的优点，但操作要细心，以不损害腱内血液循环为原则，利于早期功能练习。以上几种缝合方法均具有对肌腱的微循环破坏较小，而对肌腱抗张作用较强的特点，是缝合圆柱状肌腱较理想的方法，其他缝合方法可按术者的操作习惯掌握应用。

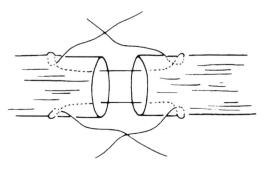

图 3-51　Wilms 缝合法

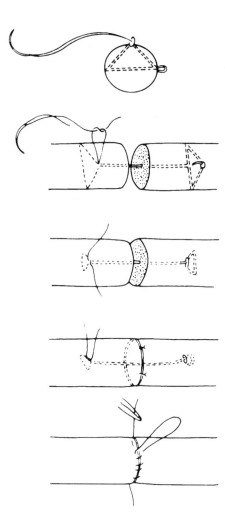

图 3-50　津下埋入式套圈缝合法

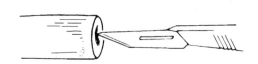

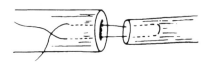

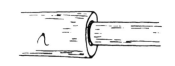

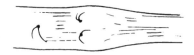

图 3-52　Robertson 缝合法

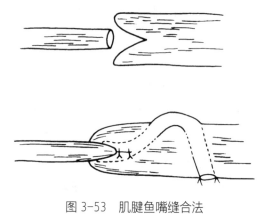

图 3-53　肌腱鱼嘴缝合法

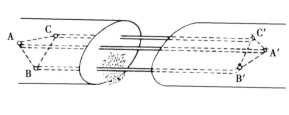

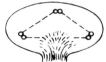

图 3-54　Tang 多组腱内缝合法

根据对肌腱愈合的认识,肌腱的愈合除来自腱膜及腱周组织的血管长入外,滑液为肌腱提供营养是一个不可忽视的重要条件。基于以上,凡指屈肌腱Ⅱ区锐性切割断裂,创面无污染,受伤距手术的时间较短者,经严格清创,在精确修复指深、浅屈肌腱的同时提倡缝合鞘管,创造滑液营养肌腱的条件,更利于肌腱愈合,减少肌腱粘连。

(程国良)

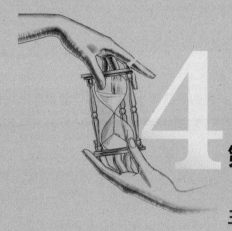

4 第四章

手指再植与再造术的麻醉

手指再植与再造手术操作精细,所需时间长,麻醉方法的选择与管理不同于其他手术。断指再植术多采用长效臂丛神经阻滞;手指再造术多采用长效臂丛神经阻滞加腰–硬联合阻滞或全身麻醉。手术全程既要确保术中手术区镇痛完善,肌肉松弛满意,安全长效,安静舒适,又要保证术后维持长时间的局部镇痛和全身镇静作用,使术中和术后血管始终处于均衡舒张状态,以利于再植与再造的手指有良好的血流灌注,这一原则改变了以往麻醉医师只注重术中麻醉效果,而忽视术后治疗的传统做法,使手指再植与再造的麻醉管理深入围手术期和加速康复外科(enhanced recovery after surgery,ERAS)相关的技术领域。在手指再植与再造术后使用适当的镇痛、镇静与在术中给予完善的镇痛、镇静同样重要。

⧗ 第一节

麻醉要求与术后镇痛

一、麻醉要求

1. **肌肉松弛满意**　手指再植与再造术是一种精细的显微外科手术,术中不但要求手术区域镇痛完善,患肢肌肉松弛满意,同时保持患者安静,适时介入镇静,必要时给予全身麻醉,为手术医师镜下进行小血管、神经修复创造良好条件。

手术区域镇痛效果完善,肌肉松弛满意,体位舒适,镇静良好,松止血带时使生命体征平稳,无寒战和低血压等不良反应。

手术时间达 4 小时以上的单一臂丛神经阻滞患者应留置导尿,以免因输液使膀胱膨胀导致患者烦躁不安、尿潴留而影响手术操作和手术效果。

2. **维持良好的循环动力**　术中应维持良好的循环动力,确保为血液循环重建创造良好条件。①维持动脉收缩压不低于 100mmHg;②及时补充血容量,以静脉滴注乳酸林格液为主,失血过多者应及时给血浆代用品或输血;③降低血液黏稠度,疏通微循环,适时静脉滴注右旋糖酐 40,以降低血细胞比容,增加局部血流灌注量,防止红细胞间相互凝集,预防血管吻合口血栓形成。

3. **预防血管痉挛**　疼痛是诱发血管痉挛的重要因素,也与寒冷、手术刺激及局部和全身辅助用药有关。为预防术中血管痉挛应做到以下几点:①区域神经阻滞麻醉及全身麻醉药物的使用都具有局部血管扩张作用,必要时可选择使用静脉注射丙泊酚、氯丙嗪,肌内注射罂粟碱等辅助药物解除血管痉挛。②手术室温度保持在 22~25℃。③局部麻醉药中不宜加入任何血管收缩剂;术中发生血压下降时,尽量通过围手术期体液管理来纠正低血压,必须使用时可选用多巴胺。

二、术后镇痛

术后疼痛及患者焦虑、紧张、抑郁均可诱发血管痉挛,导致术后发生血管危象。

(一)镇痛原则

1. 根据手术部位及再植与再造指数的多寡,在麻醉镇痛药物作用未完全消失前应主动预防给药。

对于镇痛部位较为集中的单侧上肢或下肢手术,在麻醉的同时预先留置连续臂丛神经阻滞导管或硬膜外导管,以便术后酌情注入小剂量长效局部麻醉药或小剂量麻醉性镇痛药以获精准的局部镇痛;对于多部位术后以全身静脉镇痛为主,同时给予良好的镇静。

2. 术后需全身静脉镇痛者,首选非麻醉性镇痛药和麻醉性镇痛药联合应用,能增加镇痛效果,降低用药量及全身副作用,同时避免单一药物的成瘾。

3. 术后镇痛药从有效小剂量开始,以肌内途径给药而不经静脉给药。尽量选择倾向体表镇痛的药物,以提高患者的舒适体验,避免术后疼痛刺激引起血管痉挛,防止过度镇痛引起的呼吸循环抑制。

4. 术后应用镇痛药物前,应明确疼痛发生的原因,以免延误病情。

5. 镇痛药应用间隔时间应尽量延长,减少用药次数。

(二)镇痛方法

1. 自控镇痛 自控镇痛(patient controlled analgesia,PCA)是 20 世纪 70 年代后期发展起来的新型技术,目前已广泛用于术后镇痛的治疗。静脉自控镇痛(patient controlled intravenous analgesia,PCIA)或臂丛自控镇痛(patient controlled brachial plexus analgesia,PCBPA)使镇痛药快速注入患者静脉或通过预留导管进入作用部位并根据需要追加药量,可提高患者的术后生活质量并减少术后血管危象发生率,术后 3 天镇痛优良率达 90% 以上,无过度镇静及呼吸抑制等并发症,对呼吸循环影响轻微。

2. 留置导管连续镇痛 对于单一手术部位并留置导管的患者通过 PCA 精确间断镇痛治疗;对于多手术部位患者首选全身静脉镇痛,禁用多部位留置导管连续镇痛。

(1)连续臂丛神经阻滞留置导管:臂丛穿刺点一般选择肌间沟或腋窝内径路置留导管。术后镇痛采用臂丛鞘内局部神经阻滞,镇痛效果确切且完全。最常用局部麻醉药为 0.25% 布比卡因和 0.375% 罗哌卡因 8~10ml,每 6 小时 1 次,导管保留时间为 72 小时。

导管法非神经阻滞性镇痛采用臂丛鞘内给阿片类镇痛药,成人每 8 小时注入吗啡 1~2mg,最大剂量不超过 4mg;或哌替啶 5~10mg,最大剂量不超过 20mg,间隔时间可短于吗啡,既能直接作用于神经又能产生少量的全身镇痛的效果。导管法和导管法非神经阻滞性镇痛在临床中也可结合使用,药物配伍方式灵活多样,个体化用药选择较多,能够降低单一药物总量,局部镇痛和全身镇痛、镇静相结合。

(2)硬膜外神经阻滞留置导管:手指再造手术麻醉除上肢外并涉及下肢,下肢麻醉除满足足部镇痛外还应确保股部止血带长时间耐受,因此多在腰椎 $L_{3\sim4}$ 间隙进行腰-硬联合阻滞并留置硬膜外导管。常采用阿片类镇痛药、中长效局部麻醉药配伍使用并提前预防阿片类药物的恶心、呕吐及局部麻醉药的低血压等不良反应。常用硬膜外留置导管连续镇痛配伍药见表 4-1。

表 4-1 常见硬膜外留置导管连续镇痛配伍药

阿片类镇痛药	中长效局部麻醉药
芬太尼	罗哌卡因
舒芬太尼	布比卡因
吗啡	
氢吗啡酮	
地佐辛	

配伍方法:阿片类镇痛药物(任一)+中长效局部麻醉药(任一)。

3. 静脉镇痛 再植与再造术后常用芬太尼、舒芬太尼、氢吗啡酮,可以选择性联合使用强化镇静的右美托咪定,也可复合用一些非甾体药物如地佐辛、喷他佐辛和丙帕他莫等。在静脉镇痛中可加氟哌利多、帕洛诺司琼和托烷司琼等预防术后恶心呕吐。

⏳ 第二节

麻醉方法

手指再植与再造术均在四肢进行,因此能达到上述麻醉要求的有关麻醉方法,应因地制宜灵活掌握使用。

一、臂丛神经阻滞

臂丛神经阻滞是施行上肢手术的主要麻醉方法。它具有操作简单、麻醉效果可靠、无不良影响等优点。

(一)应用解剖

臂丛神经由 $C_{5～8}$ 及 T_1 脊神经组成,是支配整个手、臂运动和感觉的混合神经。有时亦接受 C_4 或 T_2 脊神经分出的小分支。组成臂丛神经的脊神经从椎间孔发出后,在锁骨上部前、中斜角肌间隙,向外、向下走行,形成上、中、下干。上干由 $C_{5～6}$ 脊神经组成, C_7 神经单独构成中干, C_8 和 T_1 脊神经构成下干。三支神经干从斜角肌间隙下缘穿出,每个神经干分成前、后两股,在锁骨中点的后方,经腋窝顶进入腋窝,在腋窝各股神经又重新组合成束,三个后股在腋动脉的后侧形成后束,分出上、下肩胛神经,胸背神经,腋神经,其末端延长为桡神经。下干的前股延伸形成内侧束,位于腋动脉的内侧,分出臂内侧神经和前臂内侧神经及正中神经内侧头。上、中干的前股形成外侧束,分出胸前神经、肌皮神经及正中神经外侧头。三束和腋动脉共同包在腋血管神经鞘内。从腋鞘注入局部麻醉药,只要有足够的容量,便可向上扩散到神经根部。

臂丛神经各干至皮肤垂直距离:皮肤至上干距离平均为 1.2cm;至中干距离为 1.5cm;至下干距离为 2.6cm。臂丛神经干的横径:上干均值为 0.7cm;中干均值为 0.5cm;下干均值为 0.8cm。各神经干之间的距离:上干中点至中干中点的距离平均为 0.2cm,中干中点至下干中点的距离平均为 0.2cm。

臂丛神经鞘的组成和形态:在臂丛、锁骨下动脉和静脉外包有一个连续的筋膜鞘。可分为斜角肌间隙、腋颈管和腋鞘三部分,彼此连通。故从腋鞘注入局部麻醉药,只要有足够的容量,便可扩散到神经根部。斜角肌间隙为前、中斜角肌与筋膜间形成的一个尖向上、底向外下近锥形间隙。由于筋膜移动性大,与中斜角肌常有重叠,所以是臂丛神经鞘中形态容量变化最大的部分。腋颈管部是由前方的锁骨下肌和锁胸筋膜上部、后方的第 1 肋及肋间结构、外侧的后斜角肌前缘、喙突等围成的近似棱柱形潜在腔隙,是臂丛神经鞘最狭窄、扩张性最差的一段。腋鞘部是三部中最长、容量最大且形态恒定的一段,为包绕腋动、静脉和神经的一个圆筒形筋膜鞘,此段极易受上肢位置的影响。

（二）阻滞方法

臂丛神经阻滞常用有肌间沟臂丛神经阻滞法、锁骨上臂丛神经阻滞法、锁骨下臂丛神经阻滞法和腋路臂丛神经阻滞法。这里仅介绍手指再植与再造术常用的肌间沟臂丛神经阻滞法和腋路臂丛神经阻滞法。

1. 肌间沟臂丛神经阻滞法

【体位】 患者去枕仰卧位，头偏向对侧，上肢紧贴体旁，手尽量下垂，显露患侧颈部，令患者抬头，显露胸锁乳突肌的锁骨头。在锁骨头的后缘可摸到前斜角肌，前斜角肌后缘还可摸到大小相同的中斜角肌，前、中斜角肌间的间隙即为肌间沟。臂丛神经即由此沟向下半部经过，前斜角肌位于臂丛的前内方，中斜角肌位于臂丛的后外方。斜角肌间隙上窄下宽，沿该间隙向下锁骨上约1cm可触及肩胛舌骨肌，该肌与前、中斜角肌共同构成一个三角形，该三角形靠近底部处即为穿刺点。在此点用力向脊柱方向重压，患者有手臂麻木、酸胀等异感。肥胖患者肩胛舌骨肌摸不清，即以锁骨上2cm处的肌间沟为穿刺点。

【操作方法】

（1）传统易感法：颈部皮肤常规消毒，右手持3~4cm的穿刺针于穿刺点垂直进入皮肤略向尾侧推进，直到出现异感或触及横突止。出现异感是较为可靠的标志，可反复试探2~3次，若无异感只要穿刺部位、方向、深度正确，也可取得良好的阻滞效果。穿刺成功后，回抽无血及脑脊液，成人一次注入局部麻醉药20~25ml。

（2）神经刺激器定位法：体位与穿刺定位同前述。用神经刺激仪（图4-1、图4-2）的刺激针电极与注射针头合为一体，将刺激电流调为1.0~1.5mA，频率为1Hz时，出现上肢或手部肌肉收缩时，然后逐渐减小刺激电流至0.2~0.3mA时，仍有肌肉颤搐，则说明定位准确，注入试验量局部麻醉药3~4ml，肌肉运动消失，若无异常反应，回抽无血即注完余下局部麻醉药。

（3）B超引导下定位法：使用便携式超声系统进行肌间沟臂丛神经扫描（图4-3），寻找类圆形或圆形低回声目标神经，对超声探头进行移动，保障臂丛影像位于超声图像的中间，再利用B超显影针在超声探头的外侧端入针，用平面技术超声图像，对进针的深度角度进行全面调整，于臂丛后外侧靠近臂丛神经，回抽无血后开始注入局部麻醉药，用药量为20~25ml，同时在B超下观察神经的包绕情况，对进针角度进行调整，使针尖贴近臂丛神经，保障目标神经周围的局部麻醉药扩散。

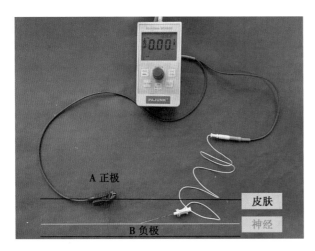

图中A为正极通过电极片连接皮肤；B为负极通过针尖连接皮肤形成闭合回路。

图4-1 神经刺激仪

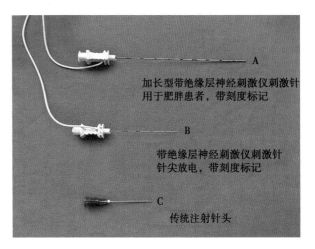

图中A、B为神经刺激仪专用针，针尖钝，不易刺入血管；C为传统注射针头，针尖易刺入血管。

图4-2 神经刺激针

（4）留置连续臂丛神经阻滞导管法：体位与穿刺点定位同前述。皮肤用局部麻醉药注射一皮丘，以22G连续臂丛阻滞穿刺针经皮丘向内向下方刺入进针2~2.5cm，经神经刺激仪或B超定位后到达指定位置停止进针，针体压低与皮肤成30°，回抽无血液及脑脊液或气体后定位，置入连续臂丛神经阻滞导管并用透明敷贴固定，首次注入局部麻醉药20~25ml，观察各神经阻滞效果后，再依据个体差异及术中变化进行适当追加。如需术后镇痛，将连续臂丛神经阻滞留置导管连接自控镇痛泵。

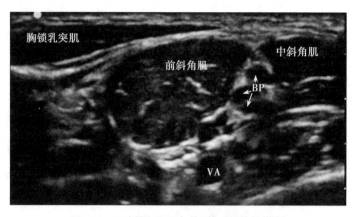

图4-3　B超引导下定位肌间沟臂丛神经
BP为前、中斜角肌之间肌间沟臂丛；VA为椎动脉。

【药物选择】　肌间沟臂丛神经阻滞可适用于所有患者，首选药物为0.375%~0.5%罗哌卡因，其毒性反应、起效时间及作用时间综合比较最佳。其他药物可选2%氯普鲁卡因、1.5%利多卡因、0.25%~0.375%布比卡因。局部麻醉药可配伍其他辅助药物同时使用，配伍芬太尼或舒芬太尼可强化神经阻滞效果并产生全身镇痛作用；配伍右美托咪定可强化镇痛和全身镇静作用；配伍肾上腺素时阻滞时间可延长0.5~1倍；罗哌卡因配伍地塞米松的阻滞时间可相应缩短，布比卡因却相应延长，但术后镇痛时间均明显延长。罗哌卡因配伍肾上腺素或地塞米松不改变罗哌卡因的神经阻滞强度和持续时间。

不同手术麻醉时间及术后镇痛治疗的药物选择如下。

（1）日间手术时间2小时以内者，可单一选用氯普鲁卡因、利多卡因或甲哌卡因。单一氯普鲁卡因可完成1小时的手术麻醉；单一利多卡因可完成1.5~2小时的手术麻醉，单一甲哌卡因可完成2~2.5小时的手术麻醉。

（2）复杂的手术可选用长效布比卡因或罗哌卡因。单一布比卡因可满足4~6小时的手术麻醉；单一罗哌卡因可满足3~5小时的手术麻醉。

（3）氯普鲁卡因、利多卡因或甲哌卡因与布比卡因或罗哌卡因混合使用，可相应缩短麻醉作用起效时间和延长麻醉维持时间。

（4）留置连续神经阻滞导管用于术后疼痛治疗，阿片类药物和0.375%罗哌卡因最常用，甚至可以在试验量后使用更低浓度的罗哌卡因。

（5）留置连续神经阻滞导管技术用于术后患者自控镇痛。局部麻醉药用0.2%罗哌卡因具有动静分离作用。

（6）术后镇痛治疗亦可选用局部麻醉药与阿片类镇痛药、局部麻醉药与非麻醉性镇痛药、阿片类镇痛药与非麻醉性镇痛药联合应用。

【优点】　易于掌握，对肥胖及不易合作的小儿也可使用；上臂、肩部及桡侧阻滞好；不会引起气胸。

【缺点】　尺神经阻滞迟缓，需增大药量才被阻滞；若尺侧神经阻滞不全，可通过尺神经沟神经阻滞完善尺侧麻醉效果；局部麻醉药有误入蛛网膜下隙或颈部硬膜外腔间隙的可能；针刺有损伤椎动脉的可能。

【禁忌】　严禁进行双侧肌间沟臂丛神经阻滞，以免双侧膈神经、喉返神经同时被阻滞，引发严重呼吸抑制。

2. 腋路臂丛神经阻滞法

【体位】 患者仰卧,头转向对侧,患肢外展 90°,屈肘 90° 并外旋呈举手敬礼状。施麻醉者在腋部用手指触摸腋动脉搏动最明显的近心端作为穿刺点。

【操作方法】

(1) 传统易感法

1) 一针法(初次阻滞患者选用):右手持 6 号或 7 号短针头在腋动脉上缘进针,针与腋动脉成 20°,缓慢向腋窝方向进针,操作者有落空感或患者有异感时停止进针。如无异感也不必反复寻找,若见到针头随腋动脉搏动而摆动,表明针尖已进入腋鞘,此时左手固定针头,注射器回抽无血液时注入局部麻醉药 30~40ml,取下注射器可见针尾有局部麻醉药外溢,腋部可摸到一棱条状隆起,证明局部麻醉药已注入腋鞘,用右手拇指由腋鞘远端向近心端挤压使药液向近心端扩散。

2) 二针法(多次阻滞患者选用):在腋动脉上缘与下缘分次进针,操作方法同一针法,分别注入局部麻醉药 15~20ml,可避免因以往阻滞穿刺损伤所致腋鞘粘连而影响药液扩散。

(2) 神经刺激仪定位法:体位与穿刺定位同前述。于腋窝最高处和最低处以及腋动脉搏动位置上端分别定位正中、桡或尺神经进针,当电流降低至 0.3mA 仍能诱发肌肉收缩,回抽无血时将局部麻醉药注入。

(3) B 超引导下定位法:皮肤常规消毒后,在多普勒超声引导下(图 4-4),探头尽可能靠近腋窝近端,B 超下显影穿刺针位于探头一侧,当针头与探头平行处于同一声像图平面内时,在腋窝动脉搏动处顺腋鞘 45° 进针,沿腋动脉向头端推进 0.5~1.0cm,回抽无血后确定位置。

(4) 留置连续神经阻滞导管:体位与穿刺点定位同前述。穿刺点用局部麻醉药注一皮丘,以 22G 连续臂丛神经阻滞穿刺针经皮丘刺入,进入腋鞘后注入局部麻醉药 15~25ml,使腋鞘扩张隆起。调整针与皮肤成 15°~30°,当刺破腋鞘时有明显的落空感,有时可见局部麻醉药液自针尾溢出,经针芯

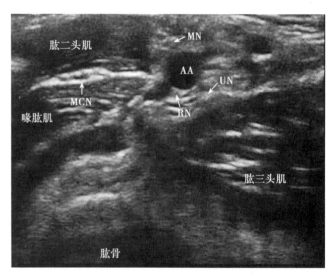

MN:正中神经;UN:尺神经;RN:桡神经,以上三根神经位置分散在腋动脉(AA)周围;MCN:肌皮神经,图示位置在肱二头肌与喙肱肌之间。

图 4-4 B 超引导下定位腋路臂丛神经

放置留置导管进入腋鞘内 3~4cm,拔针后妥善固定导管。因腋鞘内先注入局部麻醉药,腋鞘壁与神经、血管间距离增大,所以针刺入腋鞘时落空感更为明显,损伤血管机会较小。麻醉作用消失时,经外套管追加注入局部麻醉药以延长麻醉作用时间。术后连接自控镇痛泵。

【药物选择】 腋路臂丛神经阻滞因有鞘管而用药物容量大,所需麻醉药浓度较肌间沟低。首选 0.375%~0.5% 罗哌卡因,其他常用药物为 1.5%~2% 普鲁卡因、1.5%~2% 氯普鲁卡因、1%~1.5% 利多卡因、1%~2% 甲哌卡因、0.25%~0.375% 布比卡因。除罗哌卡因外,加入肾上腺素(1∶20 万)阻滞时间可延长 0.5~1.0 倍;加入 0.125mg/ml 地塞米松(0.075mg/kg)阻滞时间可延长 1.0~1.5 倍;加入罂粟碱可

使运动与感觉阻滞分离,阻滞时间可随罂粟碱的浓度(标准浓度 0.0625mg/ml)增加而相应缩短。

不同手术麻醉时间及术后镇痛治疗的药物选择如下。

（1）日间手术在 2 小时以内可选用短效局部麻醉药普鲁卡因、氯普鲁卡因或中效局部麻醉药利多卡因和甲哌卡因:①单一普鲁卡因或氯普鲁卡因可完成 1 小时的手术麻醉;②单一利多卡因可完成 2~2.5 小时的手术麻醉;③单一甲哌卡因可完成 2.5~3 小时的手术麻醉。

（2）手术在 5 小时以内者选用罗哌卡因:①单一低浓度罗哌卡因可完成 4~6 小时的手术麻醉;②单一高浓度罗哌卡因可完成 6~8 小时的手术麻醉。

（3）手术时间在 6 小时以上者可选用布比卡因:单一 0.25% 布比卡因可完成 8~10 小时的手术麻醉,加入地塞米松阻滞麻醉维持时间可达 15 小时以上。

（4）两种短中效局部麻醉药混合使用,在显著提高麻醉起效时间的同时可相应延长麻醉维持时间;短效局部麻醉药和长效局部麻醉药混合使用,可显著提高麻醉作用起效时间,但延长麻醉维持时间不明显。

（5）采用留置连续导管技术用于术后疼痛治疗和自控镇痛,局部麻醉药选择同肌间沟法。

【优点】 腋路臂丛神经均包在血管神经鞘内,因其位置表浅,动脉搏动明显,易于定位穿刺,不会发生气胸及阻滞膈神经、迷走神经或喉返神经,因此安全性较高。

【缺点】 上肢外展困难的患者及腋部有感染或肿瘤的患者不能使用;上臂阻滞效果较差。若局部麻醉药用量大或误入血管引起毒性反应发生率高。

（三）臂丛神经阻滞常见并发症及处理

1. **气胸或张力性气胸** 损伤胸膜或肺组织出现胸痛、咳嗽、呼吸困难,若气管偏向健侧应立即行胸腔穿刺并行胸腔闭式引流。

2. **急性局部麻醉药中毒反应** 应控制用药量,避免误入血管。若发生局部麻醉药中毒,首选用苯二氮䓬类药物解毒,注意注射剂量及速度,以免引起呼吸、循环抑制;罗哌卡因对心脏毒性较低,轻微中毒出现癫痫和呼吸抑制,循环系统亢进,血压升高,心率增快,勿盲目用升压药物;中重度以上中毒除维持呼吸循环稳定外,应尽快给予静脉输注脂肪乳剂,快速降低局部麻醉药的血药浓度。

3. **出血或血肿** 各种径路穿刺时应避免损伤颈内外静脉、锁骨下动脉、腋动静脉,若伤及血管应立即拔针,局部压迫 5 分钟后再改变方向进针或延期阻滞。

4. **全脊髓麻醉** 肌间沟法阻滞时若向内进针过深,致针尖误入椎间孔而至椎管内所致。

5. **膈神经阻滞** 发生于肌间沟法或锁骨上法,单侧膈神经阻滞:X 线胸片可见患侧膈肌明显上移。当出现胸闷、气短、通气量减少时,应给氧并辅助呼吸,必要时排除气胸。

6. **声音嘶哑** 可能阻滞喉返神经,无须特殊处理,待药物代谢后自愈。

二、椎管内麻醉

椎管内麻醉在临床上应用较为广泛,麻醉操作容易,成功率高,麻醉致死率和致残率较低。椎管内麻醉主要适用于切取足趾组织的手术麻醉,也适用于脐平面以下游离组织的切取手术麻醉。

（一）应用解剖

1. **椎管** 是脊柱的内腔,贯穿于脊柱全长。从侧面观有 4 个生理弯曲,即颈曲、胸曲、腰曲和骶曲。其中颈曲和腰曲凸向前方,胸曲和骶曲凸向后方。椎管内容纳脊髓、脊神经根及其被膜和血管。

2. 蛛网膜下隙　位于蛛网膜和软脊膜之间,充满脑脊液,下端终止于 S_2 水平。脊髓下端位于 L_2(成人),小儿则终止于 $L_{3~4}$。脊椎麻醉穿刺点成人不超过 L_2,小儿不高于 L_3。脑脊液比重为 1.003~1.009。

3. 硬膜外腔　包绕脊髓的硬脊膜与椎管的骨壁之间的间隙即为硬脊膜外腔。上至枕骨大孔,下至骶管裂孔。硬膜外腔含有丰富的脂肪组织、动脉、静脉和淋巴管,有脊神经根行经。在硬膜外腔背侧中线处,结缔组织常较致密,颈段及上胸段更明显,临床上可出现麻醉药扩散偏向一侧的现象。在椎管的后方,从椎板间隙可以刺入硬膜外腔。穿刺针经皮肤、棘上韧带、棘间韧带、黄韧带至硬膜外腔的距离为3~7cm,平均 4~5cm。小儿从皮肤到硬膜外腔的距离为 1~3cm。

(二)阻滞方法

椎管内麻醉有蛛网膜下腔阻滞(又称"脊椎麻醉",简称"腰麻")、硬膜外麻醉(又称"硬膜外阻滞")和联合蛛网膜下腔与硬膜外麻醉(简称"腰-硬联合阻滞")。

1. 蛛网膜下腔阻滞

(1)体位:有侧卧位、坐位和俯卧位。为扩大棘突间的距离可令患者俯首屈膝,使腰部屈曲。两髂嵴连线与脊柱的交叉处即 $L_{3~4}$ 间隙。

(2)操作方法:分为直入法和侧入法两种。

1)直入法:穿刺针由棘突连线(即棘中线)刺入,穿透棘上韧带、黄韧带,最后穿破硬脊膜而进入蛛网膜下腔间隙。

2)侧入法:取距棘中线 1.5~2.0cm 处为穿刺点,穿刺针斜面朝头侧(约 30°)的方向刺入,如此穿刺针可避开棘上韧带及部分棘间韧带而刺入蛛网膜下腔间隙。

(3)麻醉管理:等比重局部麻醉药液与脑脊液比重极近似。注入蛛网膜下腔后,一般稳定在穿刺部位周围,很少上下流动扩散,靠局部麻醉药的浓度梯度差异上下可扩散 7~8 个椎间隙,改变体位时对阻滞平面的扩散影响不大,等比重蛛网膜下腔阻滞平面低,对运动神经阻滞差,麻醉作用时间长。切取足趾游离移植时,阻滞平面在 T_{10},可满足手术要求。通过低位穿刺和局部麻醉药的剂量、容积、注药速度和穿刺针斜面等的调节,以达到控制阻滞平面的目的。

(4)药物选择:常用布比卡因和罗哌卡因。①0.5% 和 0.75% 布比卡因,在 37℃时比重分别为 1.006 和 1.008,与脑脊液等比重。成人用 0.75% 布比卡因 2~2.5ml(含 15~18.5mg)加用 1~1.25ml 注射用水或脑脊液稀释成 0.5% 的浓度后注入蛛网膜下腔,麻醉作用可持续 5~7 小时。②0.75% 罗哌卡因,比重为 1.0075,与脑脊液等比重,2~2.5ml(15~22.5mg)用注射用水或脑脊液稀成 0.5% 的浓度后注入蛛网膜下腔,麻醉作用可持续 3~5 小时。

(5)优点:采用等比重长效局部麻醉药具有麻醉效果可靠,成功率高,用药量小,对呼吸、循环干扰轻,持续时间长等优点。

(6)注意事项:①严格无菌操作;②密切观察血压、脉搏和呼吸;③维持静脉通道,蛛网膜下腔阻滞后最初 20 分钟循环功能最易发生改变。因血管扩张,有效循环量相对不足,易致血压下降,应加速输液以弥补血容量,保持血压平稳;④蛛网膜下腔阻滞平面升高时,可出现胸闷、气促或发声障碍,应予面罩吸氧或辅助呼吸,阻滞平面降至 T_6 以下后症状可自行恢复。

2. 硬膜外阻滞

(1)体位:常用体位与蛛网膜下腔阻滞体位基本相同。

(2)操作方法:穿透黄韧带时穿刺针有突破感;穿刺针将硬膜顶向腹侧,产生负压,穿刺针尾部负压管内液体被部分吸收,负压管内的液体可随患者的呼吸运动而波动;经穿刺针注入空气(或生理盐水)时毫无阻力,置入导管顺畅。

（3）麻醉管理

1）注入试验剂量 5ml 后无任何可疑的体征时,才能将所需的局部麻醉药继续注入。

2）补充(和试验剂量)的局部麻醉药注毕 5~7 分钟即可测出阻滞范围和平面。

3）严密观察血压、呼吸及恶心、呕吐等反应的发生。

（4）药物选择:常用 2%~3% 氯普鲁卡因、1%~2% 利多卡因、1.5%~2% 甲哌卡因、0.25%~0.75% 布比卡因或 0.375%~0.750% 罗哌卡因。①单一氯普鲁卡因:高、中位阻滞常用浓度为 2%~3%,低位阻滞常用浓度为 3%,2~3 分钟起效,6~12 分钟麻醉完全,维持 0.5~1.0 小时,停药后运动和感觉同步恢复快,局部麻醉效能高,一次最大用量 800mg,持续给药无快速耐药性。②单一利多卡因:高、中位阻滞常用浓度为 1.0%~1.5%,低位阻滞常用浓度为 2%,2~3 分钟起效,5~12 分钟麻醉完全,维持 0.5~1.0 小时,一次最大用量 400mg,久用后易出现快速耐药性。③单一甲哌卡因:高、中位阻滞常用浓度为 1.5%~2%,低位阻滞常用浓度为 2%,首次注药量最少 5ml,最多 24ml,一般 10~15ml。④单一布比卡因:高、中位阻滞常用浓度为 0.25%~0.5%,低位阻滞常用浓度为 0.75%,4~10 分钟起效,15~30 分钟麻醉完全,维持 4~7 小时,一次最大用量 200mg,肌肉松弛效果只有在使用 0.75% 浓度的溶液时才满意。⑤单一罗哌卡因:高、中位阻滞常用浓度为 0.375%~0.500%,低位阻滞常用浓度为 0.75%,4~10 分钟起效,15~20 分钟麻醉完全,维持时间 3~5 小时,一次最大用量 300mg,神经和心脏毒性比布比卡因低。

以上药物可单纯使用,也可混合使用,亦可用于术后疼痛治疗和患者自控镇痛。

（5）优点:①因硬膜外阻滞麻醉作用潜伏期较长,机体有一定的代偿时间,因此,生理功能的改变较为轻微;②硬膜外阻滞可放留置管进行连续阻滞,不仅可延长麻醉作用时间,也提高了硬膜外阻滞的可控性和安全性;③穿刺方法可分为直入法和侧入法两种,可根据病情选用,较为灵活。

（6）注意事项:①熟练掌握穿刺技术,严防穿透硬脊膜;②穿刺或置管时若损伤血管,血液可从针尾或导管滴出,可注入生理盐水 10ml,经 2~3 分钟后出血停止或缓解,可继续操作,否则应更换穿刺部位;③凡穿刺或置管有出血的患者,给局部麻醉药时宜小量分次注药,边注药,边观察,以防局部麻醉药进入血液循环而引起中毒;④置管时,若导管前端已越过穿刺针斜口,退管时,应将管与针一并同时拔出,否则,导管易被穿刺针斜口割断;⑤置管后常规注入试验剂量的局部麻醉药,注药 5 分钟后无蛛网膜下腔阻滞体征出现,则将所需的局部麻醉药继续注入;⑥硬膜外阻滞用药量大,一旦误入蛛网膜下腔可致全脊髓麻醉,操作时应将抢救器具及药物准备在侧,以备急需。

三、全身麻醉

全身麻醉可用于全身各部位各种外科手术,也是手指再植与再造常选用的麻醉方法。全身麻醉的方法有多种,但均应先行气管导管插入或喉罩置入,以保持呼吸道通畅。常用丙泊酚、维库溴铵、罗库溴铵、舒芬太尼和咪达唑仑等药物静脉注射快速诱导麻醉。术前评估插管有困难的患者,可采用清醒气管插管。常用的麻醉维持方法有静脉全身麻醉、吸入全身麻醉及静-吸复合麻醉 3 种。全身麻醉适用于双侧多指离断的再植、双足趾移植双手指再造及小儿断指再植与再造的手术麻醉。

优点:①保持呼吸道通畅,供氧充分,对复合创伤显微手外科手术较为有利;②所用的吸入麻醉药与静脉麻醉药具有血管扩张作用,有利于再植或再造手术的组织血液灌注;③患者完全平静,尤其适合不耐受长时间清醒手术,情绪控制不佳波动较大的患者,有利于微小血管、神经和肌腱缝合操作顺利进行。

缺点:①长时间全身麻醉失热量较多,术后易并发寒战及肌肉僵直,导致血管痉挛;术后清醒较慢,易躁动妨碍肢体制动。②气管插管超过 8 小时,若气囊压力过大压迫气管黏膜,可致气管黏膜缺血、水肿,甚至坏死、溃疡;导管压迫声带可造成声带麻痹,晚期可有声门狭窄,声带肉芽肿或永久性声带麻痹。③全身麻醉期间,机体失去保护能力,身体的突出部位长时间受压,局部血液循环不良可导致压疮发生。④超长时间(24 小时以上)的全身麻醉患者,可出现骨髓功能抑制,术后可有白细胞、血小板减少,免疫功能下降或肝功能损害。⑤发生氧中毒并发症:长时间吸入高于一定浓度的氧气后,使肺泡毛细血管收缩,血流减少,致肺泡内皮细胞水肿变性;Ⅱ型肺泡细胞产生的表面活性物质减少;肺泡巨噬细胞水肿,防御功能减退,继续发展导致肺泡纤维化,肺顺应性下降,直至发展为低氧血症,呼吸衰竭。

第三节

麻醉选择

一、断指再植术的麻醉

手指外伤性离断者多数为青壮年,一般无器质性疾病,循环、呼吸功能好,代偿能力强,可适应各种麻醉方法。断指再植的麻醉应以腋路臂丛神经阻滞为首选,肌间沟臂丛神经阻滞可作为腋路臂丛神经阻滞不全和因手术时间过长所致的止血带疼痛的一种补救方法。

(一)单侧单指断指再植术的麻醉

预计手术时间在 5 小时以内,可采用单次腋路臂丛神经阻滞。

局部麻醉药的选择如下。

1. 罗哌卡因　毒性低,起效快,作用时间长,为臂丛神经阻滞的首选用药。用 0.75% 罗哌卡因加生理盐水稀释,最佳浓度为 0.375%~0.500%,可作为阻滞麻醉药物,2.0mg/kg,容量(40±5)ml,臂丛鞘内注射,浓度越高起效越快,运动阻滞越完善,维持时间 6~8 小时。罗哌卡因浓度到达 0.5% 后,不增加起效时间和阻滞效果,且毒性反应概率增高。除特殊个体差异情况外,单指再植术一次性阻滞用药即可确保手术区无痛和止血带耐受维持到术终。若需加快初始麻醉起效时间,注射用水可改用 2% 利多卡因或 2% 甲哌卡因配伍。

2. 布比卡因　作用时间虽长,但对心脏毒性大,麻醉风险高,已不作为推荐用药。

(二)单侧多指再植术的麻醉

预计手术时间超过 5 小时,当手术部位出现疼痛时,可重复腋路阻滞或肌间沟阻滞追加麻醉;或通过腋路留置导管技术追加麻醉药物以满足长时间的手术要求。

1. 高浓度长效腋路臂丛神经阻滞局部麻醉药选用　0.75% 罗哌卡因加注射用水配成 0.5% 罗哌卡因作为阻滞麻醉药物,2.5mg/kg(一次性注射最高限量 200mg),容量(40±5)ml,臂丛鞘内注射,维持时间 8~10 小时,最长达 12 小时。

2. 连续腋路臂丛神经阻滞局部麻醉药选用　初始量同单次腋路臂丛神经阻滞,麻醉中可根据手术需要追加用量,并可任意延长麻醉时间。注意:由于术中反复使用止血带,使置入臂丛鞘内的导管移位或脱出而影响麻醉效果,且置入导管处增加感染概率。

(三)双侧手指再植术的麻醉

双侧断指再植手术时间在 5 小时以内,在神经刺激仪或超声精确定位下采取双侧腋路臂丛神经阻滞、单侧腋路及对侧肌间沟臂丛神经阻滞或全身麻醉。双侧断指再植手术时间超过 5 小时以上者,推荐臂丛神经阻滞复合全身麻醉。

1. 双侧腋路臂丛阻滞　由于局部麻醉药量的增加,易发生迟缓性毒性反应。在 B 超引导下行神经精确阻滞可显著减少局部麻醉药的应用总量。也可对双侧行错峰阻滞:当一侧阻滞后间隔 30 分钟再行另一侧阻滞,并根据双侧预计的手术时间长短,选择两种局部麻醉药单一分别注射,以降低局部麻醉药的浓度和剂量。术前适当增加巴比妥类药物用量,阻滞后酌情给予镇静药以提高机体对局部麻醉药的耐受力。

2. 单侧腋路对侧肌间沟法　在神经刺激仪或超声引导下选择手术时间较长的一侧行腋路臂丛神经阻滞,对侧再行肌间沟臂丛神经阻滞。禁忌双侧肌间沟臂丛神经阻滞。

3. 全身麻醉　根据患者全身情况、年龄及伤情,酌情选用喉罩全身麻醉或气管插管全身麻醉。

4. 高位硬膜外阻滞　采用硬膜外直入式穿刺,使导管置入位于硬膜外腔背侧正中,麻醉平面控制在 T_4 以上,采用低浓度、小剂量局部麻醉药分次给药,对呼吸、循环功能影响较小。由于高位硬膜外的操作难度大,有全脊椎麻醉风险,目前基本被淘汰。

二、足趾移植拇、手指再造术的麻醉

足趾移植拇、手指再造手术分为上肢和下肢两部分,为此应分别施行阻滞麻醉。

(一)单侧单指再造术的麻醉

采用腋路臂丛神经阻滞加蛛网膜下腔阻滞。

1. 上肢采用腋路臂丛神经阻滞方法,局部麻醉药种类、剂量和浓度同单侧多指再植术的麻醉。

2. 下肢采用等比重蛛网膜下腔阻滞。根据患者身高、体重取 $L_{3~4}$ 或 $L_{4~5}$ 间隙蛛网膜下腔穿刺,成功后穿刺针斜面向头端。局部麻醉药选用:0.50%~0.75% 布比卡因(2.0~2.5ml)用作阻滞麻醉药物,注速 1ml/5s,注药后翻身改平卧位,无须调节阻滞平面。注药后 2~5 分钟起效,8~13 分钟平面固定,平面可达 T_{10},维持时间 5~7 小时。

(二)单侧多指再造术的麻醉

采用臂丛神经阻滞加硬膜外阻滞或腰-硬联合阻滞。

1. 上肢采用单侧多指再植术的麻醉。

2. 下肢采用硬膜外阻滞　取 $L_{3~4}$ 或 $L_{4~5}$ 椎间隙硬膜外穿刺,置管备用,待臂丛阻滞 30 分钟后注药。局部麻醉药选用 2% 利多卡因、0.5%~0.75% 布比卡因或 0.375%~0.5% 罗哌卡因作为维持用药;也可用短、中效局部麻醉药与长效局部麻醉药混合使用,首次注药量 12~15ml,阻滞平面 $T_{12}~L_1$,10~15 分钟阻滞完善。

3. 下肢也可采用腰-硬联合阻滞。取 $L_{3~4}$ 或 $L_{4~5}$ 椎间隙硬膜外穿刺成功后,首先于硬膜穿刺针内行蛛网膜下腔穿刺注药,用 0.50%~0.75% 布比卡因或 0.5% 罗哌卡因(剂量、浓度和容量同蛛网膜下腔阻滞)用作阻滞麻醉药物,注药后再行硬膜外腔置管备用。硬膜外注药时间及局部麻醉药使用种类、剂量和浓度可参照硬膜外阻滞,根据手术所需合理选用。

(三)双侧手指再造术的麻醉

1. 双侧臂丛加腰段硬膜外阻滞 选择上肢预测手术时间较长的一侧施行腋路臂丛神经阻滞,观察 15 分钟后,取 $L_{3~4}$ 椎间隙硬膜外穿刺,置管备用;再施行对侧上肢受区臂丛阻滞(酌情选用腋路法或肌间沟法)。局部麻醉药选用:双上肢手术阻滞用药同双侧手指再植术的麻醉,下肢手术阻滞用药同腰段硬膜外阻滞。

2. 双侧臂丛加腰-硬联合阻滞 与双侧臂丛加硬膜外阻滞基本相同。局部麻醉药选用:双上肢受区阻滞用药同双侧手指再植术的麻醉,下肢阻滞用药同腰-硬联合阻滞。

3. 全身麻醉 同双侧断指再植术的麻醉。

三、小儿手指再植与再造术的麻醉

小儿断指再植及拇、手指再造手术屡见不鲜,应根据小儿的解剖生理特点选择适应小儿长时间手术且安全的麻醉方法。根据笔者单位 30 余年来小儿断指再植与再造的临床麻醉经验,认为在合理应用基础麻醉下,联合区域阻滞是一种可取的麻醉方法。小儿常用的区域阻滞有臂丛神经阻滞、蛛网膜下腔阻滞、硬膜外阻滞及腰-硬联合阻滞。部分学龄期儿童可在清醒状态下进行区域阻滞,不能配合进行麻醉的小儿应根据年龄、病情及配合度选择合适的全身麻醉诱导及维持方法。

(一)麻醉前准备及用药

1. 麻醉前巡视及准备

(1)术前麻醉医师应巡视患儿,根据患儿年龄、全身情况及手术种类预计手术时间、制订麻醉方案,并对家长及患儿做必要的解释以缓解恐惧心理。

(2)强调术前禁食、水,术前应予静脉输液。

(3)多发性手指离断者常并发休克,术前应建立静脉通道,及时纠正休克,补充血容量。

(4)术前有发热者应查明原因,若体温 38℃以下且无其他症状,可施行神经阻滞麻醉或全身麻醉;鼻炎、咽炎、中耳炎及上呼吸道感染的择期手术者应暂停手术;伴有发热的急症手术者应予对症处理,体温基本达到正常时方可实施麻醉与手术。

(5)根据病情术前备血及留置导尿。

2. 麻醉前用药 麻醉前按年龄、体重常规予以抗胆碱药,以减少术中唾液分泌,便于术中气道管理。经典的抗胆碱药物为阿托品,其抑制腺体分泌效果明显,但对心率影响较大,作用时间 4~6 小时;也可用盐酸戊乙奎醚注射液,其抑制腺体分泌起效快,对心率无影响,作用时间长达 8~12 小时。根据患儿的伤情必要时可予以镇静、镇痛药并密切观察生命体征,避免药物过量。

(二)基础麻醉

学龄前儿童对手术恐慌,不配合,麻醉前常需基础麻醉诱导。常用麻醉诱导有静脉诱导、滴鼻诱导、肌内注射诱导及吸入诱导。建立有效静脉通道的患儿采用静脉诱导,未建立静脉通道采用滴鼻诱导、肌内注射诱导或吸入诱导。小儿手指再植与再造麻醉诱导后多采用复合区域阻滞麻醉,不建立人工气道,保留患儿自主呼吸,完成全程手术。当患儿呼吸、循环不稳定时应建立人工气道。术中基础麻醉采用单一药物或两种药物静脉麻醉维持。

1. **氯胺酮** 是唯一一种强效镇痛、镇静结合的药物,尤其对体表和四肢疼痛效果佳,起效快,持续时间短。常用剂量对呼吸无明显抑制作用,对循环影响轻微。氯胺酮易产生大量腺体分泌,儿童气道狭窄,因此使用前应予以抗胆碱药物。氯胺酮易产生快速耐药性,因此在麻醉维持过程中应采用静脉泵入或靶控输注及复合丙泊酚等药物共同使用。

氯胺酮采用肌内注射或静脉注射:肌内注射剂量一般为 4~6mg/kg,注射后 1~5 分钟出现麻醉作用(入睡),持续 15~30 分钟;静脉注射剂量一般为 2mg/kg 缓慢注射,1~2 分钟入睡,维持 5~15 分钟,若需延长时间,追加量为首次量的 1/2,可重复 2~3 次,总量不超过 6mg/kg。

2. **丙泊酚(propofol)** 是目前普遍用于麻醉诱导及麻醉维持一种新型快速、短效静脉麻醉药。对小儿麻醉具有起效快、苏醒迅速等优点。丙泊酚用于儿童麻醉诱导后会导致心率减慢,下降率为 10%~20%,丙泊酚对窦房结及房室结功能无明显影响,因此 3 岁以内儿童使用时要密切观察心率。用药时建议:①缓慢给药直至出现体征,表明麻醉起效;②年龄 >8 岁者麻醉诱导按 2.5mg/kg 体重用量,年龄 <8 岁药量可增大;③麻醉维持,通过泵注给药能够维持麻醉所要求的深度,按体重每小时 9~15mg/kg 的给药速率能获得满意的麻醉效果。

3. **右美托咪定** 为有效的 α_2 肾上腺素受体激动剂,能够直接作用于患儿脑干内的 α_2 肾上腺素受体,起到明显的抗焦虑、镇痛和镇静作用。用法:右美托咪定 1μg/kg 滴鼻,起效时间较长且有个体差异,应严密观察。

4. **七氟醚** 被诸多麻醉学专家誉为吸入麻醉的里程碑式药物,并认为在儿童全身麻醉诱导及维持中具有显著优点。与传统氯胺酮基础麻醉相比,诱导期患儿较平静,血流动力学平稳,腺体分泌少,适合年龄较小的患儿;年龄较大者用药后有躁动现象。用法:5%~7% 七氟醚吸入,患儿入睡后降低浓度 2%~3% 完成其他操作。七氟醚具有较强的肌肉松弛作用,因此诱导时浓度不宜过高,避免麻醉过深。

小儿全身麻醉诱导方式比较见表 4-2。

表 4-2 小儿全身麻醉诱导方式比较

常用药物	静脉诱导		滴鼻诱导	肌内注射诱导	吸入诱导
	丙泊酚	氯胺酮	右美托咪定	氯胺酮	七氟醚
对呼吸道刺激	无	无	无	无	有
腺体分泌	不变	增多	不变	增多	不变
起效时间	快	快	慢	中	中
维持时间	短	短	长	中	短
呼吸影响	大	小	小	小	小
镇痛效果	弱	强	弱	强	弱
喉痉挛发生率	低	高	低	高	低
肌肉松弛作用	弱	弱	弱	弱	强

(三)臂丛神经阻滞

小儿断指再植与再造术上肢区域阻滞可采用腋路臂丛神经阻滞法。

1. 阻滞特点

(1)小儿腋窝皮下组织少,臂丛鞘表浅、容量小。

(2)基础麻醉后臂丛神经阻滞采用神经刺激仪或超声引导精确定位。超声定位优于神经刺激仪定位。

（3）小儿臂丛神经集中，局部麻醉药扩散好，注入局部麻醉药后鞘管的索条状隆起比成人更明显。

（4）良好的神经区域阻滞效果才能确保基础麻醉的顺利进行，区域阻滞不完善会导致基础麻醉深度增加，增加麻醉风险和术后苏醒时间。

小儿断指再植与再造术的臂丛神经阻滞可采用单次腋路臂丛神经阻滞，也可采用连续腋路臂丛神经阻滞。

2. 局部麻醉药　采用毒性较低的 0.250%~0.375% 罗哌卡因，2~3mg/kg 臂丛鞘内注射，维持时间 3~5 小时，基础麻醉下维持时间更长。

若采用连续腋路臂丛神经阻滞，局部麻醉药选用初始量同单次法，追加时药物浓度不变，剂量视手术情况而定，不超过首次用药量；基础麻醉下施行臂丛神经阻滞，发生轻度毒性反应时不易察觉，应严密监测体征。

（四）蛛网膜下腔阻滞

适用于 5 岁以上的小儿足趾移植拇、手指再造麻醉。

1. 阻滞特点

（1）5 岁以上的小儿脊柱的生理弯曲度已接近成人。

（2）小儿脊髓终止部位较成人低一个椎体，故穿刺时要注意避免损伤脊髓。

（3）小儿蛛网膜下腔血管特别丰富，脑脊液循环较快，麻醉药物易于排泄，阻滞时间相对比成人短，蛛网膜下腔阻滞后头痛、尿潴留少见。

（4）小儿循环代偿能力较强，术中血压应维持平稳。

2. 阻滞方法　5 岁以上 8 岁以下小儿行基础麻醉后再行穿刺，穿刺点选在 $L_{3~4}$ 或 $L_{4~5}$ 间隙，原则是"宁低勿高"。

3. 局部麻醉药选用

（1）布比卡因：0.5% 布比卡因按脊柱 C_7 至骶管裂孔长度 0.12~0.15mg/cm 给药或按 0.25~0.3mg/kg 体重给药，最大剂量控制在 11.25mg。布比卡因所用剂量有多种计算方法：①0.2~0.5mg/kg；②0.8~1.0mg/岁；③0.12~0.15mg/cm 椎长。等比重阻滞麻醉药物蛛网膜下腔注射，麻醉平面可达 T_8 左右，维持时间 4~6 小时，基础麻醉下可维持 5~7 小时。

（2）罗哌卡因：0.5% 罗哌卡因剂量用法参照 0.5% 布比卡因，维持时间 2~3 小时。

（五）硬膜外阻滞

低位硬膜外阻滞适用小儿足趾移植拇、手指再造常用麻醉。

1. 阻滞特点

（1）硬膜外腔距皮肤的距离较成人浅（新生儿为 0.5~1.0cm，1~3 岁为 1.2~2.3cm，4~6 岁为 1.4~2.6cm，7~10 岁为 1.8~3.0cm），穿刺时不可过深，以避免损伤脊髓。

（2）小儿黄韧带较薄，弹性较大，黄韧带突破感明显，穿刺时缓慢进针。

（3）小儿硬膜外腔中脂肪、淋巴管及血管丛较丰富，在注气、注水试验时有明显注射器回抽现象；又因腔内间隙较小，麻醉平面容易升高。

（4）小儿硬膜外腔脊神经细，鞘膜薄，麻醉平面出现早，应相应降低局部麻醉药液浓度。

（5）小儿硬膜外腔负压阳性率低，判断针尖刺入硬膜外腔的主要依据是黄韧带突破感。

2. 阻滞方法 除能合作者外,均应在基础麻醉下穿刺,穿刺点宜在 $L_{3~4}$ 间隙。

3. 局部麻醉药选用

（1）1.0%~1.5% 利多卡因 8~10mg/kg。

（2）0.250%~0.375% 罗哌卡因 1~1.5mg/kg。

（3）0.25%~0.50% 布比卡因 1.5~2.0mg/kg。

临床麻醉使用时可选单一局部麻醉药也可配成利多卡因与罗哌卡因、布比卡因混合液,缩短起效时间,产生协同作用,增加麻醉效果。用混合液时剂量应相应减少;用药浓度可按年龄选择,用药容量（mg）可根据小儿身长、体重计算:2+ [体重（kg）-3];5+ [$C_7~S_5$ 脊柱长度（cm）-20]。

（六）腰-硬联合阻滞

5 岁以上小儿(不合作患儿给予基础麻醉)均可使用腰-硬联合阻滞。体位与穿刺点定位、操作方法同成人。用药种类剂量和浓度同小儿蛛网膜下腔阻滞与硬膜外阻滞。

区域阻滞麻醉注意事项如下。

1. 辅助用药 小儿术中因镇痛不全、体位不适、肢体麻木及止血带疼痛等因素导致哭闹、躁动,影响手术进行,应及时给予镇痛、镇静药,使患儿处于睡眠状态。常用药物:氯胺酮 1~2mg/kg,地西泮 0.2~0.4mg/kg,丙泊酚 2~3mg/kg 或氟哌利多 0.1~0.2mg/kg。持续或间断静脉注射,需要时可重复使用。学龄期小儿可用哌替啶 1~1.5mg/kg,氟哌利多 0.1~0.2mg/kg 静脉注射,一般可维持 1~2 小时睡眠。

2. 输液、输血 小儿水代谢比成人高,不能耐受脱水,术前禁食、水及术中的液体丢失,必须及时补充。小儿麻醉期间丢失的是细胞外液,补液应以平衡液为主,并适当补充葡萄糖液,以防止低血糖。补液量一般为 4~6ml/（kg·h）,并根据尿量及时调整输液速度;小儿输血应根据失血量而定,当失血量在最大允许量以内时,可用平衡盐液（3∶1）或胶体液（1∶1）补充。当出血量超过最大允许量时则必须输血。

3. 生命体征监测 小儿麻醉期间病情变化快,须密切注意病情的变化。

（1）心前区置听诊器,监听心率、心音和呼吸情况。

（2）使用多功能监测仪,监测心律、脉搏和血压。

（3）体温监测:途径为皮温、口温或肛温。

（4）观察口唇、指端及切口出血的颜色。

（七）全身麻醉

全身麻醉是小儿断指再植与再造手术常用的麻醉方法,也适用于其他部位复合创伤和区域阻滞失败的麻醉,2 岁以下小儿均应予气管插管,麻醉维持可采用吸入麻醉和静脉麻醉及静-吸复合麻醉。

1. 适应证

（1）2 岁以下小儿断指再植及拇、手指再造的手术。

（2）体弱及危重的急症手术。

（3）2 岁以上区域阻滞麻醉失败的手术。

2. 禁忌证

（1）急性喉炎、喉头水肿、鼻咽部纤维血管瘤、鼻息肉及鼻出血的患儿。

（2）有严重的呼吸道感染,咽后壁、扁桃体周围脓肿及喉头黏膜下血肿等。

3. 注意事项

（1）全身麻醉患儿皆行控制呼吸。可用呼气末正压通气，正压为 5cmH$_2$O。

（2）小儿麻醉的呼吸机参数提前设置并设置精确，在术中进行呼吸监测。

（3）新生儿控制呼吸量以 7ml/kg 为合适，若需过度换气，则用 10ml/kg。控制呼吸是否适当，以血气、呼气末 CO$_2$ 监测决定。

（4）保持呼吸道通畅。小儿麻醉器械要小，但气管导管内径要大，不带套囊（2 岁以下），以减少呼吸阻力。防止气管导管插入过深，导管堵塞、扭曲、压扁等故障而引起的换气不足。

（5）当出现气管牵拽现象，下颌抽动和点头呼吸时提示通气不足，为深麻醉、CO$_2$ 蓄积或呼吸道阻塞现象，应引起注意。应与浅麻醉、诱导时挣扎、哭闹的呼吸变化相区别。

（6）小儿术中的输液和输血及监测同小儿区域阻滞麻醉。

（7）插管后和拔管前应用地塞米松 5~10mg，分 2 次静脉注射。

4. 全身麻醉药选用

（1）吸入全身麻醉药用七氟烷。

（2）静脉全身麻醉药用氯胺酮、芬太尼（2 岁以下禁用）、丙泊酚（影响心率，3 岁以下慎用）、琥珀胆碱、维库溴铵、罗库溴铵等。

5. 气道管理

（1）2 岁以上可采用气管插管或置入喉罩。喉罩的舒适性、耐受性较好，气道刺激小，术后并发症少。喉罩置入前要充分润滑，减少漏气和重置概率。漏气应及时放弃喉罩改用气管插管；气管插管通气稳定，牢固可靠，气密性好，但术后长时间留置易造成黏膜水肿，气管黏膜粘连导致拔管困难。由于小儿气道狭窄，建立人工气道必须提前给予足量的抗胆碱药物以减少分泌物。

（2）2 岁以下患儿气道较直，易于暴露，采用不带气囊的软管，术中需由有经验的专业麻醉医师管理。

（曲彦亮）

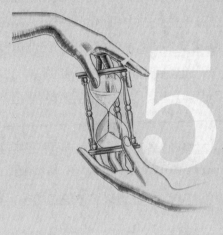

第五章

上肢离断再植术

致伤原因及断肢类型

一、损伤类型

造成肢体离断的暴力多种多样,因而也造成不同类型不同程度的肢(指)体离断。临床上大致可分为以下几种。

1. 切割伤 因锐利的刀刃造成肢体的离断,常见有家用菜刀、斧头及切纸机伤等。这类断肢的特点是:断面整齐,组织挫灭及污染较轻。切割伤离断的肢体再植条件最好,再植术中骨骼短缩较少,再植手术时间较短,术后功能恢复较好。

2. 电锯伤 电锯伤致肢体离断较为多见,常见有带锯、轮锯等。轮锯中有大型轮锯及小型薄钢片轮锯。这类断肢的特点是:断面尚整齐,断面组织有一定挫灭但挫灭污染较轻。电锯伤致肢体离断再植条件较好。因肢体损伤时体位不同可造成横断、斜形及纵形等多种。以横断伤条件较好,斜形及纵形条件较差。带锯及大轮锯的锯片厚度一般为 2.5~3.0mm,锯齿又各向两侧倾斜 1mm,因此电锯伤锯缝为4.5~5.0mm,所以这类断肢已造成 4.5~5.0mm 的组织缺损。肢体横断伤,术中经清创肢体一般需再短缩近 2~3mm,对肢体长度影响不大;若造成斜形或纵形伤则两断面组织挫伤比横断为重,再植条件相对比横断者差。电锯离断再植后功能恢复比切割伤差。

3. 冲压伤 致伤机器常有冲压机、冲床及裁板机等,这类断肢是两个成直角的钢面因钝性剪力造成的离断。冲压伤断肢的特点:断面比较整,污染较轻,但两断面软组织挫伤范围广,断面组织挫伤较重;因冲压伤致肢体离断有再植条件者,清创时两侧软组织切除较多,因此造成肢体短缩较多,再植术后功能恢复同电锯伤。

4. 压砸伤 致伤原因多种多样,为机械性外伤、乱石砸伤、交通事故伤等。因压砸伤造成肢体离断常伴多处骨折,血管、神经、肌肉肌腱及皮肤挫伤重,全身情况差,多伴休克。所以急诊来医院时以救治全身情况为主,当患者情况稳定后方可考虑是否施行再植。这类伤肢常有部分软组织相连,有的挫伤重,有的挫伤轻,应视伤情决定是否具有再植条件。这类断肢再植后功能恢复一般较差。

5. 撕脱伤 患者因违章操作,肢体被卷入传送带或被快速旋转的机器撕脱离断。这类断肢伤情复杂,断肢的特征:①肢体各种组织断端不在同一平面;②血管、神经、肌肉或肌腱从远近端撕脱抽出;③皮肤均有不同程度的撕脱,大部分丧失再植条件。这类断肢再植条件差,再植术后功能恢复较差。

6. 其他 除上述损伤外还有三角皮带轮、压面机、钢筋绞伤及炸伤离断等。应视各种伤情、患者全身情况、肢体条件全面衡量。

二、离断性质

可分完全离断和不完全离断两大类。

1. 完全离断 肢体远端部分完全与近端肢体分离,无任何组织相连,或只有少量挫灭组织或骨干相连,肢体远端已失活,再植术中需将相连的挫灭组织切除或骨短缩。若肢体远端较完整,预计再植后能恢复一定功能,应予以再植。

2. **不完全离断** 肢体外伤后大部分组织均已离断,仅有少量皮肤或其他组织与近端肢体相连,预计再植后能恢复一定功能,不吻合血管不能成活称不完全离断。由于这类断肢尚有部分组织相连,再植时或再植后对肢体的成活与功能恢复均有一定影响,因此不完全离断应视相连的组织挫伤程度决定去留。

三、年龄

肢体外伤性离断,绝大部分发生于青壮年,这与青壮年频繁参加生产劳动有关。从大量肢体离断伤病例中观察到,不同年龄的患者对再植及功能恢复的需求是有差别的。

1. **中、青年** 中、青年参加社会活动及生产劳动较多,造成外伤的可能性较高,肢体离断后在心理上会造成较大创伤,所以凡有再植条件者应设法予以再植。

2. **小儿** 小儿肢体离断大部分是由于生活中的意外造成,由于小儿处在生长发育阶段,对创伤有较强的再生及修复能力,所以对于小儿断肢应抱积极的态度予以再植,避免终身残痛。从再植术后随访中发现,小儿断肢再植成活后能自如地应用伤肢,且适应能力较强,所以功能恢复多较成人为优。

3. **老年人** 老年人肢体离断的概率较低。老年人多有不同程度的器质性疾病,不宜接受长时间的手术,术后长期制动对关节功能恢复不利。所以,对 60 岁以上老年人的断肢是否再植应慎重选择。凡有再植条件,再植术后预计能恢复一定功能者应予以再植。

四、离断平面

大量临床病例证实,正规实施断肢再植成活后的肢体功能恢复与离断平面有关,离断平面越高再植后功能恢复越差,离断平面越低再植后功能恢复越好。这与神经修复后功能恢复有密切关系。

五、再植时限

肢体离断后软组织能够耐受缺血的时限是多少,到目前尚无一个确切的答案,在临床上也没有一种可靠的方法来测定肢体再植后能否成活及功能恢复程度。根据病理形态学的观察,在通常情况下,肌肉离体 6 小时以内呈轻度变性,8 小时以内呈中度变性,10 小时以后呈重度变性。因此,随着缺血时间的延长,肢体再植成活率逐渐减低,功能恢复越来越差。断肢再植手术应分秒必争,应争取在肌肉尚未变性或轻度变性前重建血液循环,对热缺血时间超过 10 小时的高位肢体离断是否再植应慎重,若患者全身情况差,再植技术有限,应放弃再植。

季节的变化对断肢热缺血时间是有影响的。在寒冷季节或地区,离体组织变性较慢,可延长肢体耐受缺血时限。相反,在盛夏季节或炎热地区,离体组织变性较快,必然影响热缺血的时限。所以在炎热季节或地区,肢体离断后应尽早冷藏,快速运送,到达医院后缩短流程尽快施行再植手术,否则随着热缺血时间延长、组织变性程度的加重,即使再植也会造成严重后果,甚至危及生命,成活后功能恢复也极差。

上肢离断再植适应证及禁忌证

一、适应证

1. 全身情况 致伤原因不同,肢体离断后全身情况也各不相同。上肢肩部撕脱性离断,伤情往往较重,常伴其他组织及器官损伤并可能有失血性创伤性休克;上臂、肘部、前臂近端离断者也常伴休克;前臂中远端离断者,一般全身情况尚可。肢体离断伤患者入院时或手术前均需积极抗休克治疗并积极做术前准备,待全身情况稳定后方可实施手术。若患者全身情况不允许,决不能贸然实施手术。

2. 肢体条件 肢体远近两端无明显挫伤及多发骨折,血管、神经、肌腱无撕脱,预计再植后能恢复一定功能者,在热缺血时间内应予以再植。若肢体严重挫灭撕脱伴多发骨折,血管、神经、肌腱(肉)长段撕脱挫灭,热缺血时间较长,预计再植后无功能者,应放弃再植。

3. 热缺血时限 高位肢体离断后由于远端肢体有较丰富的肌肉,肌肉因长时间缺血将发生变性。当肌肉尚未发生变性或发生轻度变性前重建血供,组织将"起死回生";若已发生重度变性即使重建血供也难以成活,肌肉发生玻璃样变性并继发严重的其他并发症将危及生命。所以高位肢体离断,凡有再植条件者在通常情况下力争在热缺血7小时以内重建血液循环;若断肢经低温保存,可延长热缺血时间,但不宜超过9小时。若高位肢体离断预计重建血液循环已明显超过热缺血时限者,应放弃再植。肢体离断部位低,热缺血时间可相应延长。

二、禁忌证

1. 除肢体离断外伴其他组织或器官严重损伤并危及生命时。
2. 患有全身性疾病,不允许长时间进行手术,或有出血倾向者。
3. 肢体远近端有多发骨折及软组织严重挫伤,血管床严重破坏,血管、神经、肌肉或肌腱从远近端撕脱较长并挫伤严重,预计再植后无功能者。
4. 断肢发生于夏季或高温地区,送达医院时间较长,未经冷藏或超热缺血时限高位肢体离断者。
5. 多段性肢体离断,中、远端肢体挫伤较重者。
6. 精神异常,家属及本人无再植要求者。

上肢离断再植术

一、肩胛带离断再植术

肩胛带离断是上肢离断伤情最重、部位最高的离断。大部分伤者由于上肢被卷入传送带或被旋转机器卷入导致离断。机器停转时间决定了伤情,除传送或旋转速度慢而停机快致不完全离断外,大部分为完全离断。患者伤情重常伴有失血性创伤性休克,离断肢体血管、神经撕脱较长,部分患者伴有胸壁挫伤及多发肋骨骨折。入院后经纠正休克后有再植条件者大部分已接近热缺血时限,即使实施再植成活,也因神经撕脱较长而影响肢体功能恢复。当然也有个别患者血管、神经撕脱较短,实施再植预计能恢复一定功能,应设法予以再植。

【**典型病例**】患者女性,24 岁。1997 年因传送带伤致右肩胛带完全离断 5 小时入院,伴有轻度休克。经检查:肢体连同肩胛骨完全离断,断面尚整齐,前臂中下 1/3 皮肤有瘀斑,除离断平面有软组织轻度挫伤,神经于束支部离断,腋血管及头静脉断端尚整齐,患者单位及家属强烈要求再植。在抗休克的同时即在全身麻醉下实施肩胛带断再植术。远、近端经严格清创后,把肩胛骨塞入肩胛窝内,缝合肩后侧皮肤,用 7-0 尼龙单线缝合正中神经、肌皮神经、尺神经及有挫伤的桡神经;用 9-0 线缝合腋动脉的两伴行静脉及头静脉,最后缝合锁骨下动脉,断肢缺血 9 小时重建血液循环,缝合肩部前侧皮肤,置引流条术毕。因当时为春季,青岛地区平均温度约为 14℃,虽热缺血时间达 9 小时,但手术结束肢体肿胀不明显故未做切开减压。术中输血 2 400ml,术后按断肢再植常规治疗。术后 3 周腋部有血肿形成,予以切开引流,住院 50 天出院。术后及时随访并指导功能练习,术后 1 年 6 个月因手内肌麻痹,先后施行掌板前移及对掌功能重建。术后 3 年随访时患者肩后伸达 40°,但肱三头肌肌力达 M0(M0:肌肉麻痹,无任何收缩;M1:有 10% 的肌肉收缩,但不能产生关节活动;M2:有 25% 的肌肉收缩,可产生关节活动,但不能抵抗重力;M3:有 50% 的肌肉收缩,可抵抗重力,但不能抵抗阻力;M4:有 75% 的肌肉收缩,能抵抗轻至中度额外阻力;M5:有 100% 的肌肉收缩能抵抗最大阻力,肌力正常),肱二头肌肌力达 M4,指深屈肌、拇长屈肌肌力达 M4,无伸腕、伸指及伸拇功能,屈肘时能持物端盆,能拧毛巾,洗简单小物件,前臂垂直时能提 3kg 重物,右上肢有轻度淋巴水肿改变(图 5-1)。

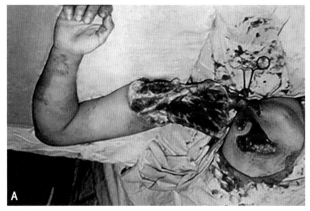 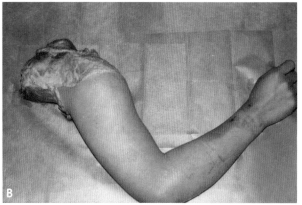

图 5-1　右肩胛带离断再植成功,术后 3~12 年随访

A、B. 当时伤情。

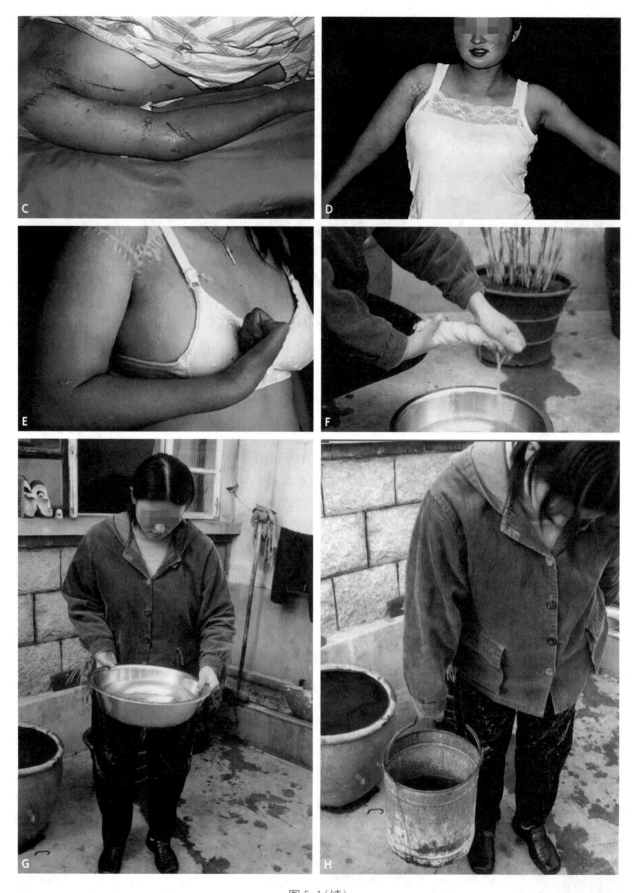

图 5-1（续）

C. 术后 7 天；D. 术后 3 年肩伸展；E. 术后 3 年屈肘、屈腕、屈指；F~H. 术后 12 年家访时可拧毛巾、端脸盆、提 3kg 水桶。

肩胛带离断发生率不高,应用显微外科技术实施肩胛带离断再植重建血液循环的技术操作并不难,视力较好的术者在肉眼下也能吻合血管,但要恢复良好功能的关键是对神经离断的识别与处理,取决于术者对适应证掌握的原则与认识,尤其是对神经修复处理的概念与原则。笔者曾遇到在他院实施肩胛带离断再植成活的病例,但再植后上肢毫无功能,甚至成为累赘,截肢又舍不得。再植成活一个毫无功能的肢体是不值得的,也毫无意义,反而给患者带来痛苦和不便。

二、上臂离断再植术

上臂被卷入机器、钢丝绞窄或电锯伤造成离断,伤情各异。上臂离断是否具有再植条件,应视伤情而定,尤其要根据神经损伤情况而定。当正中、尺、桡神经断面尚整齐,远端软组织无明显挫伤及多发骨折,预计在热缺血时限内或略超热缺血时限,再植后预计能恢复一定功能应予以再植;如果以上三条神经有不同程度挫伤或缺损,清创时经骨缩短,若神经可直接缝合或有两条神经可直接缝合或交叉缝合者,甚至仅有一条神经可直接缝合或交叉缝合,其他神经可经短段移植或端侧缝合,预计能恢复一定功能者应予以再植。上臂离断的再植重建血液循环操作并不困难,关键在于对神经损伤及缺损程度的判断,以及对神经修复原则的掌握和处理,否则会再植成活无功能的废肢。

上臂离断凡有再植条件者入院后应分秒必争地实施术前准备,术前减少患者在病区不必要的停留时间,先立即对远端肢体实施清创术,以减少断肢热缺血时间,待术前准备完善和患者情况允许时即在全身麻醉下实施再植术。

再植步骤:近端肢体经严格清创,迅速寻找血管及神经并予以标记,此时术者应及时了解远、近两端血管、神经及肌肉损伤情况,决定肱骨短缩长度并迅速重建骨支架。为减少肢体热缺血时间,术中应采用简单、快速、牢固为原则的内固定材料与方法。除常规选用 6 孔钢板内固定(图 5-2A)、肱骨干切成台阶状内固定(图 5-2B)及肱骨髁部骨圆针交叉内固定外(图 5-2C),还可采用髓内针(钉)并钢丝十字内固定(图 5-3)。方法:根据伤情决定缩短近端还是远端肱骨。骨短缩后,用髓内针逆行打入肱骨近断端于肩部穿出,然后再顺行打入肱骨远端快速形成骨支架,在距骨断面远、近端各 1.0~1.5cm 处呈冠状面及矢状面各钻骨孔,用不锈钢丝十字拧紧固定使两骨端密切接触(图5-3)。采用这一内固定方法简单、快速且牢固,15 分钟可操作完成。把肱骨干切成台阶状螺

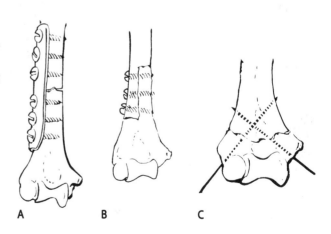

图 5-2　肱骨不同部位离断内固定方式
A. 6 孔钢板内固定;B. 肱骨干切成台阶状内固定;C. 肱骨髁部骨圆针交叉固定。

丝钉内固定,这一方法实用简单,骨愈合快,术者若操作熟练 15 分钟也能操作完成。然后缝合肱三头肌及肱二头肌,在无张力下相继缝合正中神经、尺神经及桡神经,吻合头静脉及肱动脉的两伴行静脉,最后吻合肱动脉重建断肢血液循环。术毕根据季节及肢体热缺血时间决定是否需做前臂切开减压。术后按断肢再植常规治疗。

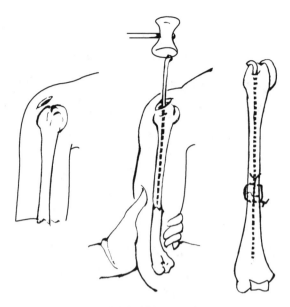

图 5-3　髓内针并钢丝十字内固定

【典型病例】患者男性,25 岁。1995 年因吊车杆砸伤致左上臂中段完全离断 3 小时入院,轻度休克,离断肢体远、近两断端有轻度挫伤,远端肢体完整,即在全身麻醉下行断肢再植术,手术人员分两组先后清创并标记两断端血管及神经,因骨断端不齐故两断端各短缩 2cm,用梅花髓内钉内固定,相继缝合肱三头肌及肱二头肌与后侧皮肤,镜下无张力下分别缝合正中神经、尺神经及桡神经,吻合头静脉及肱动脉的两伴行静脉,最后吻合肱动脉重建断肢血液循环,缝合皮肤术毕,断肢热缺血时间达 8 小时,于前臂做切开减压,术中输血 2 500ml。术后按断肢再植常规治疗,住院 24 天行石膏托制动出院,定期门诊随访并指导功能训练,术后一年行拇对掌及蚓状肌功能重建,术后经 24 年随访,恢复肘关节伸屈功能及手外在肌功能:腕关节伸屈范围达 50°,续指掌指关节伸屈范围达 70°,近指间关节伸屈范围达 65°,远指间关节伸屈范围达 35°,续指两点分辨觉为 15mm,患者可生活自理,并恢复工作,对左上肢再植后功能恢复非常满意(图 5-4)。

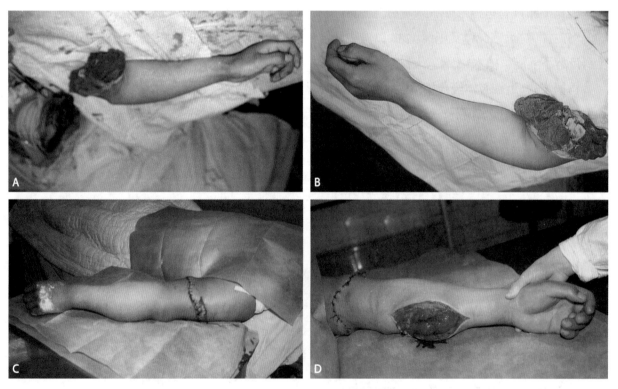

图 5-4　左上臂中段完全离断后再植成活,术后 24 年随访

A、B. 当时伤情;C、D. 术毕当时并做前臂切开减压。

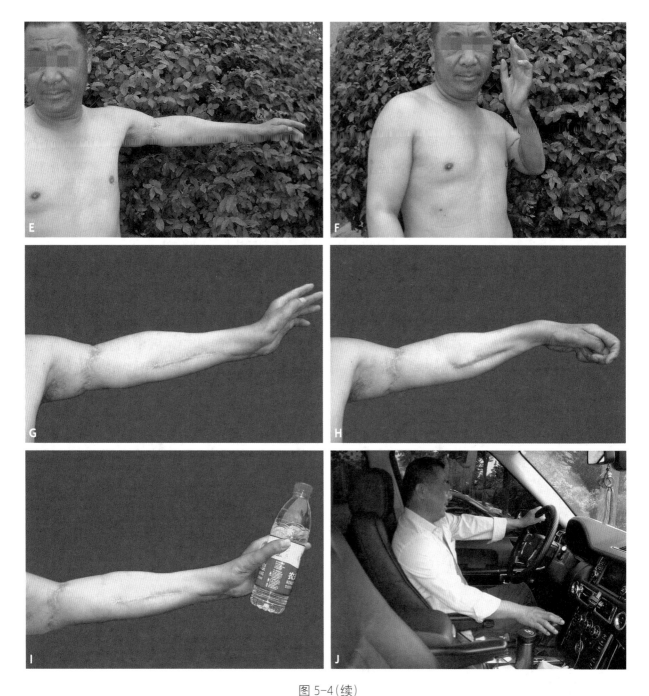

图 5-4（续）

E、F. 术后 24 年随访示伸、屈肘功能；G、H. 术后 24 年随访示伸、屈腕及伸、屈指功能；I、J. 术后 24 年随访示可持物并可驾驶汽车谋生。

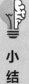

小结　　本例于上臂中段离断，属上肢高位离断，热缺血 8 小时重建血液循环，术毕前臂做切开减压，再植存活，恢复了较好肘伸、屈功能及手外在肌功能，并可驾驶汽车谋生，做到生活自理。本例再植手术成功的关键在于肱骨短缩近 5cm，三条神经均能在无张力下缝合，恢复了伸、屈肘及手外在肌大部分功能；由于神经缝合口距手内在肌运动终板及神经终末距离 >50cm，神经再生到达时终板已退化，故内在肌及感觉恢复较差，但本例续指指腹无明显萎缩且两点分辨觉为 15mm，是一例上肢高位离断再植成功的案例。

三、肘部离断再植术

肘部离断的致伤原因大致同上臂离断,应严格掌握再植适应证。肘关节附近离断,凡有再植条件者应根据神经、血管损伤程度决定骨短缩或关节功能位融合方式,血液循环重建及神经处理原则同上臂离断。

【典型病例】患者女性,17 岁。1999 年因操作切砖机不慎致左上臂下端不完全离断 6 小时入院,轻度休克,患者单位及家属强烈再求再植。术前经抗休克治疗及积极准备后,在左臂丛神经阻滞下行清创再植术。术中见臂后侧有宽 6cm 挫灭皮肤相连,近断端挫伤较重,切除挫灭皮肤实际系完全离断,远断端位于肱骨内上髁上 3cm,两骨断端参差不齐,经清创了解两端血管、神经损伤情况,决定肱骨近断端缩短 4cm,远断端缩短 1cm,用 2mm 骨圆针做交叉内固定并缝合骨膜,骨支架重建后肢体缺血已近 9 小时,故先吻合肱动脉后松止血带恢复断肢血供,有意让创面出血约 300ml,再次上止血带,于前臂取 4cm 正中浅静脉移植修复肱动脉的一条伴行静脉,再次松止血带,见修复的伴行静脉通畅,创面出血约 200ml,第三次上止血带,依次吻合头静脉、贵要静脉、桡神经、正中神经及尺神经,松止带创面又出血约 200ml;最后修复肱三头肌及肱二头肌,缝合皮肤于前臂做切开减压。术中输血 800ml。术后按断肢再植常规治疗,住院 27 天行石膏托制动出院,定期门诊随访并指导功能训练,术后 8 个月行手蚓状肌功能重建及拇指指间关节融合术。术后 22 年随访示能伸肘,自主屈肘 45°,腕关节伸、屈范围达 75°,续掌指关节伸、屈范围达 60°,近指间关节伸、屈范围达 75°,远指间关节伸、屈范围达 40°,续指两点分辨觉为 12~15mm,患者生活自理,结婚并生育子女,对再植后功能恢复满意(图 5-5)。

小结 本例虽属上臂远端离断,经骨短缩已接近肘部,但幸运的是保留了肘关节行交叉骨圆针内固定,此时热缺血时间近 9 小时,术者没有按常规再植顺序进行,而是先修复肱动脉恢复上肢血供有意让创面出血排出肢体内毒性物质,以后再修复静脉及神经,尽量减少肢体热缺血时间,为后续功能恢复创造了有利条件。本例手外在肌恢复较好,而手内在肌及感觉恢复较差,这是高位肢体离断术后功能恢复的特点。

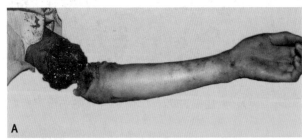

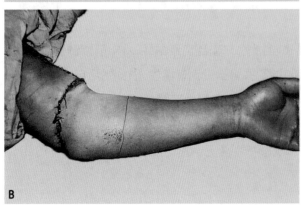

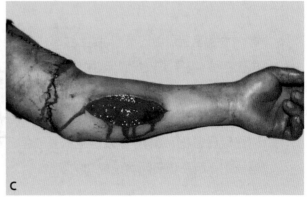

图 5-5　左上臂远端完全离断再植成活,术后 22 年随访
A. 当时伤情;B. 再植术后即刻;C. 术后切开减压。

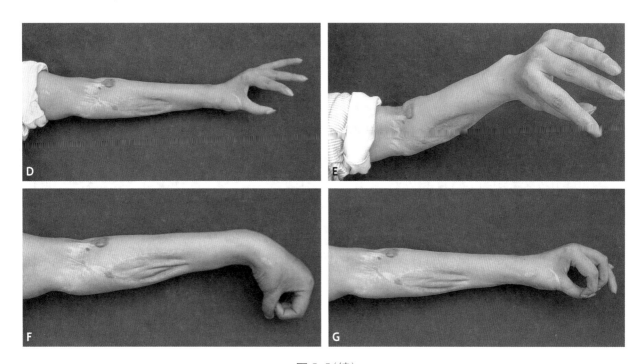

图 5-5（续）

D. 术后 22 年随访示伸肘、伸指、伸拇功能；E. 屈肘功能；F. 屈腕、屈指功能；G. 对掌功能。

四、前臂离断再植术

（一）概述

前臂离断常因电锯、冲压伤致完全离断及压砸伤致不完全离断。前臂低位离断再植术后功能恢复优于高位离断，压砸性离断再植术后功能恢复较差。前者与神经损伤有关，后者与组织损伤范围广有关。术者应根据伤情预计再植后功能恢复程度选择适应证。

再植方法：凡具有再植条件，远、近两端常规清创后，根据桡、尺动脉及正中、尺、桡神经损伤程度决尺、桡骨短缩长度，迅速行尺、桡骨内固定。因前臂离断再植时需修复的组织较多，为缩短热缺血时限，根据术者操作习惯在较短时间采用不同内固定方式实施骨架重建（图 5-6）。内固定术毕先修复拇长伸肌、指伸总肌、桡侧及尺侧腕伸肌、肱桡肌等，调节续指张力于伸直位，然后缝合头静脉、贵要静脉及前臂背侧较粗的浅静脉，缝合背侧皮肤；前臂改旋后位，先修复拇长屈肌、指深屈肌、桡侧及尺侧腕屈肌或掌长肌，放弃修复指浅屈肌，使续指张力调节于手休息位，然后在无张力下

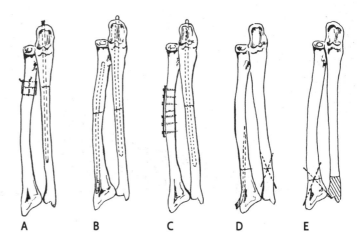

图 5-6　前臂不同部位离断尺、桡骨内固定示意

A. 尺桡骨近端离断，桡骨采用钢丝十字交叉内固定，尺骨用髓内针内固定；B. 尺桡骨中段离断，尺桡骨均用髓内针内固定；C. 尺桡骨中段离断，桡骨采用钢板螺丝钉内固定，尺骨用髓内针内固定；D. 尺桡骨下端离断，桡骨采用髓内针、尺骨采用交叉克氏针内固定；E. 尺桡骨远端离断，桡骨采用交叉克氏针内固定，尺骨茎突切除。

缝合正中神经、尺神经及桡神经,最后缝合桡动脉及尺动脉,开放血管夹或止血带重建断肢血液循环,清洗创面,缝合皮肤,置引流条术毕,术后按断肢再植常规治疗。

(二)典型病例

【典型病例 1】患者女性,24 岁。工人。1984 年因电锯伤致左前臂下 1/3 完全离断 2 小时入院。患者轻度休克,远、近端肢体完整具有再植条件,术前做充分准备后在臂丛神经阻滞下行断肢再植术。远、近端肢体经过严格清创,血管、神经予以标记,桡、尺骨经清创,将桡骨两端做成长 2.5cm 台阶状(缩短 2.5cm)用两枚螺钉固定。尺骨做相应短缩后用髓内针固定。先后修复背侧拇长伸肌、指总伸肌、肱桡肌、桡侧腕长伸肌及尺侧腕伸肌,续指伸指张力处于伸直位;用 9-0 尼龙单线缝合桡神经皮支、头静脉、贵要静脉及一条较粗的浅静脉,缝合背侧皮肤;前臂改旋后位,相继修复掌侧拇长屈肌、指深屈肌、桡侧腕屈肌、掌长肌及尺侧腕屈肌,放弃修复指浅屈肌,使续肌张力调节于休息位;用 9-0 尼龙单线缝合尺神经及正中神经,吻合尺动脉及桡动脉,断肢缺血 8 小时重建血液循环,清洗创面缝合皮肤,置引流条,术毕。术中输血 800ml,术后按断肢再植常规治疗,住院 21 天出院。术后行门诊随访并指导功能练习,术后两个月拔除尺骨髓内针。术后两年随访恢复左手伸腕、伸拇、伸指及屈腕、屈拇、指屈功能,恢复拇对掌功能及大部分手内在肌功能,续指感觉恢复 S_4+(图 5-7)。

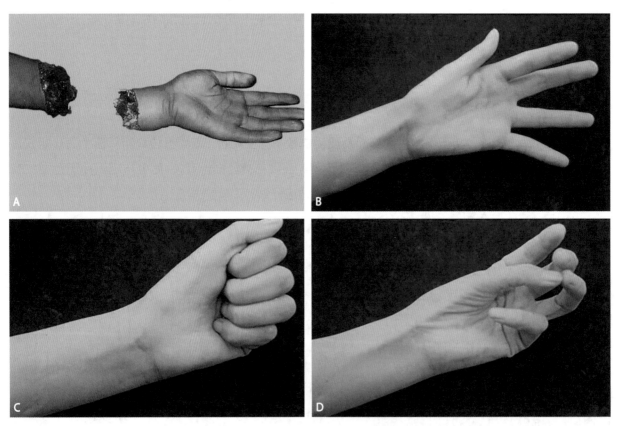

图 5-7　左前臂中下 1/3 完全离断的再植
A. 术前伤情;B. 术后 2 年伸指与小指外展功能;C. 屈指与握拳功能;D. 恢复拇对掌功能。

小结　　本例系电锯伤,离断于前臂下 1/3,断面较整齐,桡骨采用台阶状螺丝钉内固定,将骨短缩 2.5cm,使血管、神经及肌腱均能在无张力下缝合,术后及时门诊随访指导功能练习,由于神经缝合准确,恢复了手内在肌大部分功能。本例再植术后未行任何择期手术,是一例前臂中下 1/3 完全离断成功的再植。

【典型病例2】患者男性,26岁。工人。1983年因搅面机伤致右前臂远端完全撕脱离断伤后30分钟入院。患者轻度休克,右手于前臂远端完全撕脱离断,伸、屈肌肌腱于肌腹处撕裂与远断端相连,桡骨茎突仅残留3cm,尺骨残留6cm;正中神经从近端撕脱长15cm,尺神经从近端撕脱长12cm,桡神经从近端撕脱长8cm;桡、尺动脉于断面撕裂;远端皮肤呈脱套状,掌侧皮肤有挫伤。近端皮肤回缩,骨外露,创面轻度污染,断端能见桡、尺动脉搏动,找不到近端神经断端。这样撕脱性离断的再植难度大,预计术后功能恢复较差。但患者单位及家属强烈要求再植,经慎重讨论决定试以再植。术前做充分准备后即在全身麻醉下行断肢再植术。远、近端肢体经严格清创,缩短近端桡、尺骨各4cm,用骨圆针做髓内固定。远端拇长伸肌腱、指总伸肌腱与近端同名肌编织缝合,外展拇长伸肌腱及拇短伸肌腱做腱固定,近端桡侧腕短伸肌与远端拇长屈肌腱编织缝合,近端桡侧腕长伸肌与远端示指指深屈肌腱编织缝合,近端尺侧腕伸肌与远端中、环、小指指深屈肌腱编织缝合,使续指张力调节于休息位。远端正中及尺神经通过皮下隧道至前臂近端皮下用缝线缝合固定标记行择期修复。用9-0尼龙单线缝合头静脉、贵要静脉及副头静脉,缝合背侧皮肤;小心切除桡、尺动脉两端撕脱管腔,恢复管壁正常弹性后在低张力下吻合尺动脉及桡动脉,断肢缺血8小时重建血液循环,清洗创面缝合皮肤,置引流条石膏托制动术毕。术中输血1 000ml。术后按断肢再植常规治疗。住院21天出院。术后50天再入院行正中神经及尺神经探查修复术。术后5个月再次入院行拇收肌切断及拇对掌功能重建术。术后3年随访恢复伸拇、伸指及屈拇、指屈功能,恢复拇对掌功能及部分手内在肌功能,续指感觉恢复S4(图5-8)。

> **小结** 本例属前臂撕脱性离断,肌腱均从近端肌腹处撕裂,无原位修复条件,经充分骨缩短,术者根据伤情行一期功能重建:拇长伸肌、指总伸肌原位编织缝合修复,近端桡侧腕短伸肌与远端拇长屈肌腱编织缝合,近端桡侧腕长伸肌与远端示指指深屈肌腱编织缝合,近端尺侧腕伸肌与远端中、环、小指指深屈肌腱编织缝合行一期功能重建。近端正中神经及尺神经断面高、部位深,为减少再植手术创伤,缩短热缺血时间,留待期修复。术后5个月行拇对掌功能重建术。术后3年随访恢复伸拇、伸指,屈拇、屈指、拇对掌功能及部分手内在肌功能,续指感觉恢复S4。本例术后功能恢复超过了术前预计,获得非常满意的临床效果,这是术者熟练应用手外科基础理论与临床实践灵活结合的结果,是值得庆贺的。

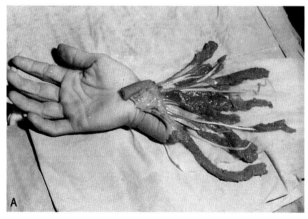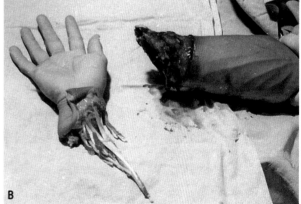

图5-8 右前臂远端撕脱性离断经肌腱移位神经二期修复术后3年随访
A.当时伤情;B.远、近端清创后。

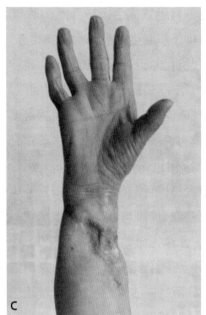
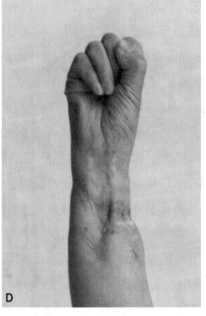
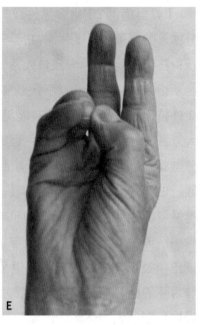

图 5-8（续）

C. 术后 3 年伸指功能；D. 握拳功能；E. 对掌功能。

【典型病例 3】患儿男性，1 岁 6 个月。1995 年因铡刀伤致左前臂下 1/3 完全离断，肢体经冷藏保存 2 小时入院，由于是幼儿，又系铡刀伤，肢体经冷藏保存，具有强烈再植适应证。随在全身麻醉下行断肢再植术。创面污染轻，经严格消毒清洗，未对任何组织缩短，桡骨用交叉克氏针内固定，尺骨钢丝十字内固定，全部原位修复伸侧及屈侧肌腱，用 9-0 线缝合正中神经、尺神经及桡神经皮支，缝合头静脉、贵要静脉及两条前臂浅静脉，缝合桡动脉及尺动脉，缺血 7 小时重建断肢血液循环，术中输血 200ml。术后按断肢再植常规治疗，住院 3 周戴石膏托出院，6 周拔除克氏针，令其使用伤手。术后 1 年随访左手外在肌及内在肌功能完全恢复，术后 16 年笔者家访时患者已高中毕业，左手功能与正常人无异（图 5-9）。

小结 本例系幼儿铡刀伤致左前臂下 1/3 完全离断，肢体经冷藏 2 小时入院，再植条件好，经严格消毒清洗，断肢两端任何组织未行缩短，按正规予以再植，全部修复各种组织；术后及时拔除克氏针，幼儿术后神经及各种组织再生修复能力强，能自如地使用伤手，功能恢复优于成人。本例完全恢复了正常手功能，是极为罕见的个案。

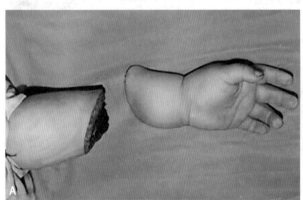
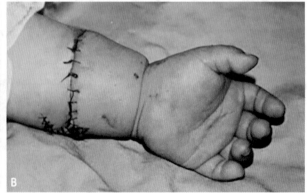

图 5-9　幼儿左前臂中下 1/3 完全离断再植成功，术后 16 年随访功能完全恢复

A. 当时伤情；B. 手术结束时。

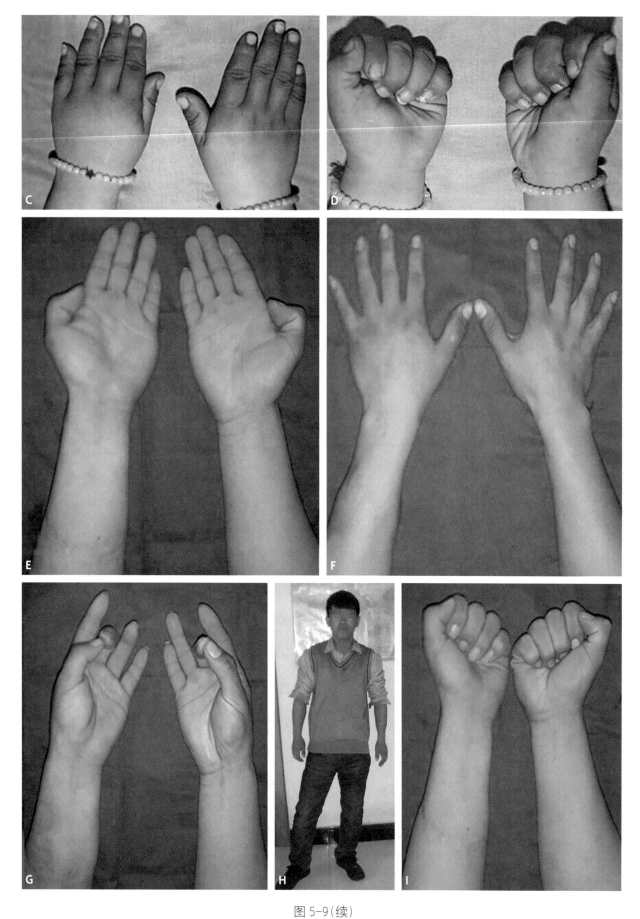

图 5-9(续)

C、D. 术后 1 年随访左手完全恢复手外在肌及手内在肌功能；E~I. 术后 16 年随访左手外形与功能完全同右手。

五、断肢异位再植术

断肢异位再植机会较少,当遇到较严重双上肢离断均无原位再植条件时,若行交叉异位再植能恢复手一定功能者可施行异位再植。其再植顺序同一般断肢再植,关键在于神经修复有别。

【典型病例】患者男性,19 岁。1978 年在施工中不慎从小火车上跌入铁轨致双上肢及右下肢完全离断,右上臂近端完全离断,肱骨呈粉碎性骨折,肘关节开放脱位,离断远端上臂及肘部软组织全部挫灭,前臂近端皮肤撕脱,肌肉挫灭,仅中段以远前臂及手完整;左前臂下 1/3 完全离断,近断端创面尚整齐,远端肢体挫灭;右股部中段完全离断,远端肢体挫灭;左股骨干呈闭合性骨折,肢体血液循环可;左侧第 2~第 9 肋骨折。患者严重休克,入院经积极抢救,输血 4 000ml,血压稳定后即在全身麻醉下行右上臂、右股部截肢术。为了恢复左上肢部分功能,决定将右前臂远端异位再植至左前臂近端。手术自伤后 10 小时开始,两断端经严格清创,分别将尺、桡骨两断端修成台阶状各用一枚螺钉固定。除指浅屈肌外修复全部指伸、屈肌腱,张力调节于休息位。近端桡、尺侧腕伸、屈肌腱分别与远端尺、桡侧腕伸、屈肌肌腱缝合,肌腱没有交叉。近端正中神经及尺神经分别与远端同名神经缝合呈交叉行走。近端尺动脉与远端桡动脉吻合。背侧吻合 3 条静脉。伤后 14 小时断手重建血运,石膏托制动。术后 4 周开始手指被动练习。两个半月骨愈合,去除石膏托制动。术后 9 个月行拇收肌松解及拇对掌功能重建。术后 1 年 5 个月各指伸、屈良好,感觉已恢复,可用再植手进行吃饭、洗脸、写字、绘画等动作。2016 年 10 月 18 日术后 38 年,术者杨克非教授与笔者前往患者家中随访,患者已 57 岁,生活完全自理,骑电动车自如,上下电梯动作十分敏捷,在家中展现了他的绘画作品(图 5-10)。

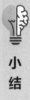
小结 本例伤情重,病情复杂,经抗休克治疗病情稳定后,将右前臂远端异位再植于左前臂近端,为恢复患者部分手功能,术者充分发挥灵感,巧妙地利用废肢获异位再植成功,是术者高度职业责任感的精神体现,术后 38 年随访见异位再植的左前臂完全恢复了功能,是再植外科可喜可贺的范例。(本病例资料由杨克非教授提供,特此致谢!)

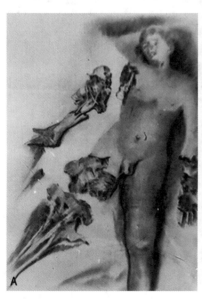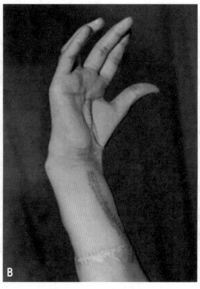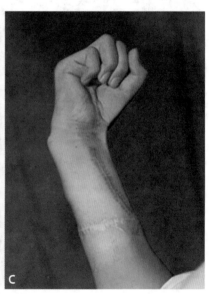

图 5-10　右前臂远端移位再植于左前臂获成功,术后 38 年随访
A. 当时伤情;B、C. 术后 1 年 5 个月恢复伸屈腕、指功能。

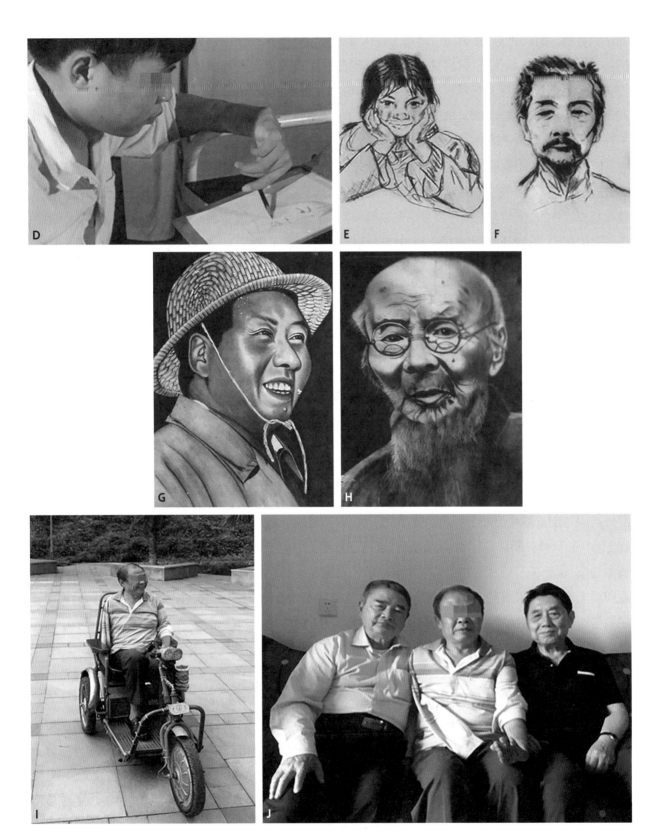

图 5-10（续）

D~F.术后1年5个月生活自理，学会绘画；G、H.术后38年随访在家中看到患者的绘画作品；I.驾驶电动车自如；J.随访时家中愉快合影（右杨克非教授、中患者、左笔者）。

六、断腕寄养再植术

寄养再植是指患者外伤后远端肢体或断指尚具有再植条件,而当时患者情况及远近端条件不允许,为了保存肢、指体,把肢、指体异位再植于身体其他部位寄养,待患者情况及近端条件允许时,再把寄养的肢、指体回植,达到保肢(指)并恢复功能的方法。自 1992 年苗开喜、1996 年高伟阳先后报道断指寄养再植成活病例,相继又有零星报道。2007 年唐举玉教授报道断腕寄养再植获成功至今,他先后又为两例前臂行寄养再植获成功,笔者予以高度评价。唐举玉教授欣然把断腕寄养再植典型病例奉献于本书充实内容,特此表示感谢!

【**典型病例**】患者男性,31 岁。2015 年因左上肢机器绞压撕脱离断 5 小时入院。检查:患者轻度休克,左前臂于腕部撕脱性离断,腕以远手部完整,伸、屈肌腱,正中神经,尺神经均自前臂近端抽出撕脱,桡神经有挫伤;左上臂至前臂皮肤呈环形套脱及肌肉严重挫灭伤,以背侧为重,肱肌和肱桡肌部分缺损,部分屈肌撕脱,近端正中、尺神经于肘关节以远挫伤,桡神经基本完整。患者单位及家属强烈要求保肢。以上伤情难以一期实施再植,决定行断手寄养再植,待前臂创面稳定后行皮瓣移植同时回植断手。在全身麻醉下两手术组同时进行。近端处理:伤肢经清洗,皮肤消毒液浸洗并严格清创,沿皮肤缺损处环形切除挫伤皮肤、肌肉及肌腱,显露残端尺动脉及桡动脉并结扎,保留近端正中神经、尺神经及桡神经,创面彻底止血,予负压封闭引流(vacuum sealing drainage, VSD);断肢处理:清除创面污染、失活组织,解剖桡动脉及伴行静脉、头静脉、尺动脉及贵要静脉;于右小腿内侧设计 U 形皮瓣切口并掀起,将左断腕置于右小腿,外固定支架将第二掌骨及胫骨固定;大隐静脉与头静脉、胫后动脉伴行静脉与桡动脉伴行静脉、胫后动脉与桡动脉吻合,断手缺血 7 小时重建血液循环,缝合皮肤置引流术毕。术后按常规治疗并予以纠正贫血、低蛋白血症,对寄养断手予以被动活动防止关节僵硬。术后第 28 天施行寄养断肢回植:揭除 VSD 敷料,创面再次扩创,量取前臂掌侧创面有 8cm×28cm 皮肤缺损并量取布样,找出贵要静脉、头静脉、桡动脉、尺动脉及伴行静脉,前臂相关伸、屈肌腱;从右小腿卸除外固定支架,切开皮肤,同时切取部分与腕背部皮肤相连的小腿内侧皮瓣,逆行切取与桡动脉及头静脉相连的胫后动脉及大隐静脉各长约 15cm 血管蒂并断蒂,右小腿创面缝合,遗留部分创面中厚皮片移植覆盖;将寄养手移至左前臂,桡骨适当短缩,桡腕关节融合于功能位采用重建钢板内固定;尺骨适当短缩,断端用筋膜包裹,以桡侧腕长、短伸肌为动力,各取长约 5cm 近端四条指浅屈肌腱移植修复拇、示、中、环、小指伸肌腱,前臂近端拇长屈肌与断手拇长屈肌腱、前臂近端深屈肌与断手示、中、环、小指指深肌腱缝合,使续指张力调节于休息位;前臂近端尺神经与断手正中神经缝合,前臂近端桡神经与断手桡神经皮支缝合;前臂近端尺动脉与断手尺动脉吻合,前臂近端桡动脉与断手桡动脉相连的胫后动脉吻合,前臂近端贵要静脉与断手头静脉相连的大隐静脉吻合,寄养手缺血 1 小时重建血液循环;于左股部切取 8cm×28cm 旋股外侧动脉降支的股外侧穿支皮瓣移植覆盖前臂掌侧创面,股部供区创面直接缝合,皮瓣隐神经与前臂近端臂内侧皮神经缝合,旋股外侧动脉降支与近端桡动脉分支吻合,旋股外侧动脉降支伴行静脉与近端桡动脉伴行静脉(1 支)吻合,旋股外侧动脉降支另一伴行静脉与前臂头静脉分支吻合,皮瓣缺血 50 分钟重建血液循环。术后按常规治疗,寄养手与皮瓣顺利成活,切口一期愈合。术后半年随访,左手屈拇、屈指功能恢复良好,恢复部分伸拇、伸指功能。术后 4 年随访,除手内在肌功能未恢复外,屈拇、屈指、伸拇、伸指功能进一步改善并恢复保护性感觉,左手可提 10kg 水桶(图 5-11),生活自理。(本例由唐举玉教授实施并提供资料,特此致谢!)

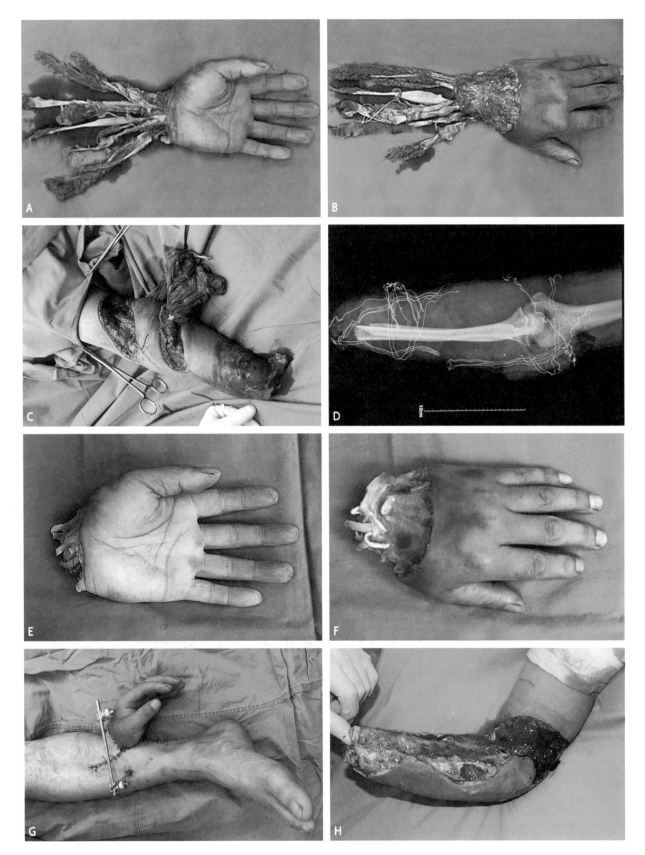

图 5-11　左腕撕脱性离断并前臂皮肤软组织严重挫灭,为保肢行寄养再植,二期回植及股前外侧穿支皮瓣移植覆盖创面获得成功,术后 4 年随访

A、B. 当时断手伤情;C. 当时左前臂伤;D. 术前 X 线片;E、F. 左手清创术毕;G. 断手寄养于右小腿,外固定支架固定;H. 左前臂清创术毕当时。

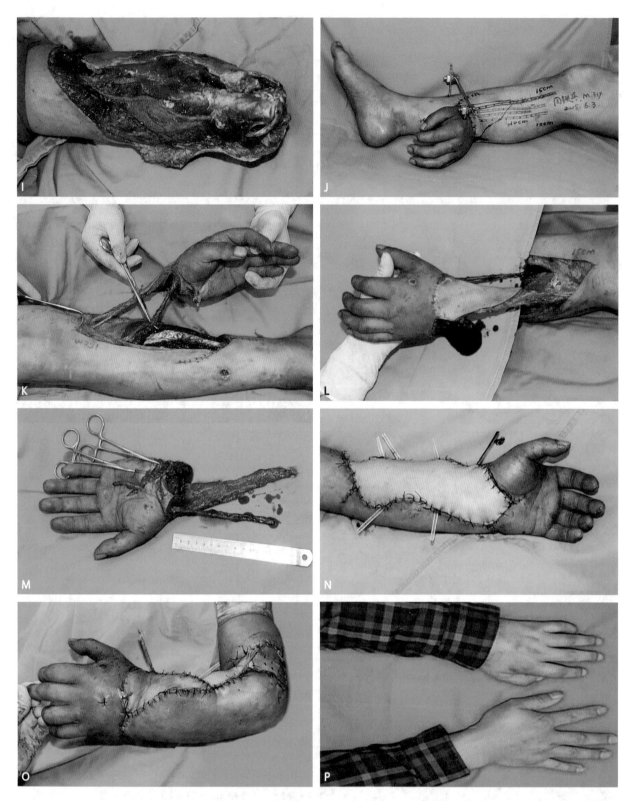

图 5-11（续）

I. 左前臂清创术毕当时；J. 右小腿寄养手断蒂前皮肤切口设计；K. 切取与断手桡动脉及头静脉相连的胫后动脉及大隐静脉各长约 15cm；L. 切取部分与腕背部皮肤相连的小腿内侧皮瓣；M. 寄养手断蒂；N、O. 寄养手回植，股外侧穿支皮瓣移植覆盖前臂掌侧创面并重建血液循环术毕；P. 术后半年随访恢复伸、屈指功能。

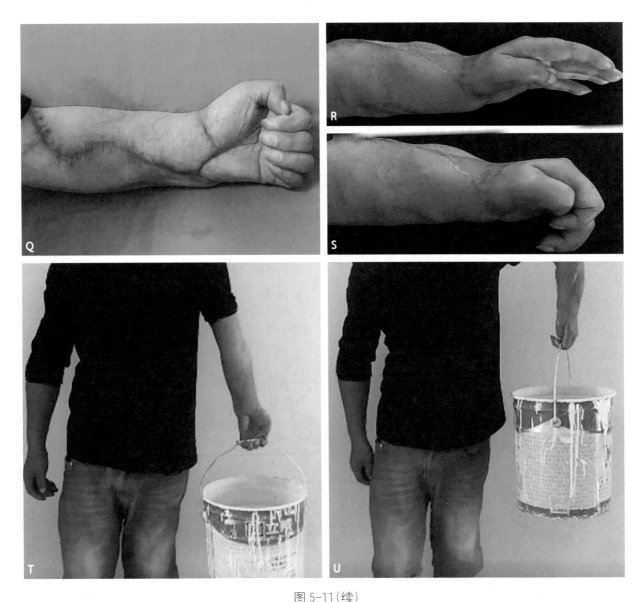

图 5-11（续）

Q. 术后半年随访恢复伸、屈指功能；R、S. 术后 4 年随访伸、屈指功能进一步改善并恢复保护性感觉；T、U. 能提 10kg 水桶。

小结   本例是一例左前臂皮肤软组织严重挫灭伤并左手撕脱性离断的重症病例，外科常规为截肢处理。但患者单位及家属强烈提出保肢要求，向唐举玉教授提出了挑战，中南大学湘雅医院唐举玉教授带领的手外科显微外科团队急患者所急、痛患者所痛，接受挑战，采用上述断腕寄养再植，创面予 VSD，术后第 28 天寄养手回植修复功能并重建血液循环，取左股前外侧穿支皮瓣移植覆盖前臂掌侧创面获得成功，术后 4 年随访恢复了左手一定功能，是一例罕见的成功保肢手术！

七、腕部离断再植术

腕部离断以电锯、冲压伤致完全离断及压砸伤致不完全离断为多见。除手部挫灭外大部分具有再植条件，再植术后只要及时行康复训练，功能一般恢复较好。

腕部离断再植时常采用腕关节融合术，为骨架形成的主要方式（图 5-12）。根据伤情切除近排腕骨及尺骨茎突，远排腕骨与桡骨远端行功能位融合或切除腕骨及尺骨茎突，掌骨基底部与桡骨远端行功能位融合，以保证再植时神经、血管能在无张力下缝合。再植时背侧须修复拇长、短伸肌及指总伸肌肌腱，掌侧须修复拇长屈肌及第二~五指指深屈肌肌腱，准确缝合正中神经及尺神经；尽可能多地吻合腕背较粗浅静脉及尺动脉与桡动脉，重建血液循环。术后行石膏托制动并及时行主、被动功能练习。

笔者单位于 1985 年遇一例双腕被裁板机完全离断 2 小时入院的 38 岁男性病例，在全身麻醉下组成 4 个手术组同时清创按常规再植，缺血 7.5 小时重建血液循环，术后按常规治疗顺利成活。该病例系服刑人员，出院后笔者曾赴监狱看望随访，因无康复及功能锻炼条件后失访（图 5-13）。

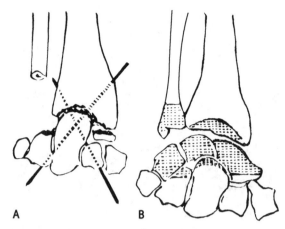

图 5-12 腕关节融合术示意
A. 切除尺骨远端及桡骨远端关节面，切除近排腕骨及远排腕骨近端关节面；B. 桡骨远端与远排腕骨近端行功能位关节融合术。

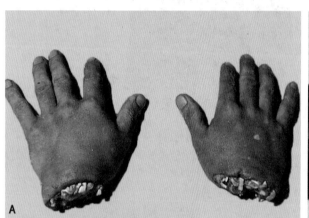
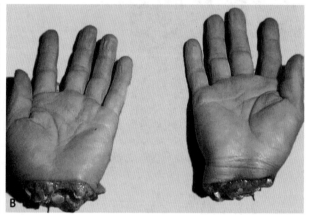
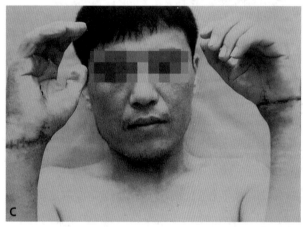

图 5-13 双腕完全离断再植成活
A、B. 当时伤情；C. 出院时外形。

八、掌部离断再植术

（一）概述

掌部以电锯及冲压伤离断为多见。掌部离断有 4 根或 5 根掌骨需缩短固定，并需同时修复多条指伸、屈肌腱、神经及血管为其特点，介于断肢与断指再植之间。再植成活术后及时行康复训练，大多数患者功能恢复较满意。

再植步骤:两断端经严格清创,寻找并标记两端的血管与神经,根据血管与神经损伤缺损程度决定骨缩短长度,一般以缩短 1~2mm 为宜。行克氏针纵贯内固定方法:4 枚克氏针先从掌骨近断端逆行于腕背侧穿出,然后再顺行钻入远端掌骨头下(图 5-14),先缝合背侧指伸肌腱使续指处于伸直位,然后再缝合拇长屈肌腱及第二~五指指深屈肌腱,使续指张力调节于休息位,切除续指指浅屈肌腱。掌背侧吻合 3~5 条较粗的浅静脉,缝合掌背皮肤;改变手掌体位后先缝合指总或拇固有神经,再缝合掌浅弓或掌深弓、指总动脉或拇主要动脉,重建断掌血液循环。

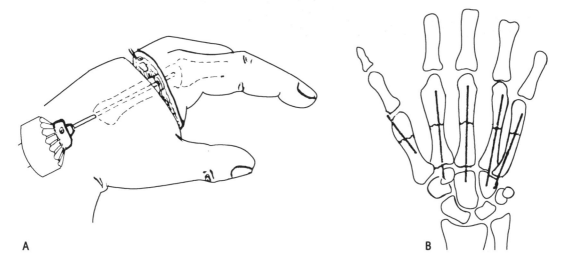

图 5-14 掌骨克氏针内固定示意

A. 克氏针先从掌骨近断端逆行钻入,于腕背部穿出,再顺行钻入远断端掌骨;B. 第一至五掌骨克氏针内固定示意。

(二)典型病例

【典型病例 1】患者男性,23 岁,工人。1981 年因操作铣床不慎左掌被完全切断 2 小时入院。左掌自虎口斜向豌豆骨远端离断。两断面整齐无明显污染,即在臂丛神经阻滞下行断掌再植术。两断端经严格清创,续掌骨断端各缩短 1.5mm 克氏针按图 5-14 行内固定,使第五掌骨基底部与钩骨融合。8 字缝合全部指伸肌腱,用 Kesser 法缝合续指指深屈肌腱,使续指张力调节于休息位。9-0 尼龙单线缝合掌背侧 5 条浅静脉,缝合背侧皮肤,改体位后缝合尺神经、正中神经内侧支及两条指掌侧总神经,最后吻合尺动脉及深弓,缺血 14 小时重建血液循环。术中输血 200ml,术后按断肢再植常规治疗顺利成活,术后 8 周拔除克氏针行功能练习。术后 3 年随访恢复续指伸屈功能(图 5-15)。

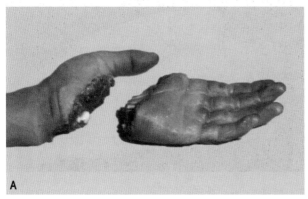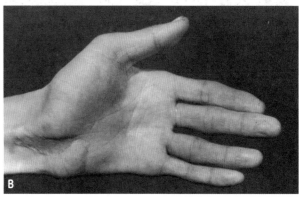

图 5-15 左掌完全离断经再植成功,3 年随访

A. 当时伤情;B. 再植术后 3 年伸指功能。

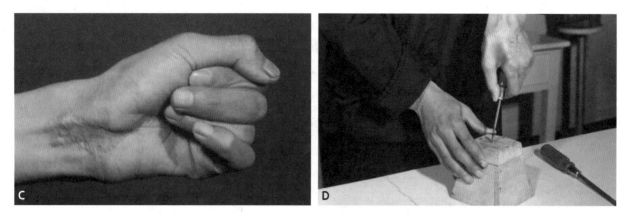

图 5-15(续)

C. 屈指功能;D. 恢复正常手工操作。

【**典型病例 2**】患者男性,20 岁,纸箱厂工人。1983 年因切纸机伤致右掌完全离断 2 小时入院,患者一般情况好,自虎口向豌豆骨远端斜向离断,两断面整齐无明显污染,即在臂丛神经阻滞下行断掌再植术。两断端经严格清创,续掌骨断端各咬除 1mm 后用克氏针按图 5-14 将第二~五掌骨行内固定,8字缝合背侧所有指伸肌腱,用 Kesser 法缝合续指指深屈肌腱,使续指张力调节于休息位。用 9-0 尼龙单线缝合头静脉、贵要静脉及两条浅静脉,缝合背侧皮肤,改体位后缝合尺神经、正中神经内侧支及两条指掌侧总神经,最后吻合尺动脉,缺血 13 小时重建血液循环。术后按断肢再植常规治疗顺利成活,术后8 周拔除克氏针行功能练。术后 1 年随访恢复续指伸屈功能(图 5-16)。

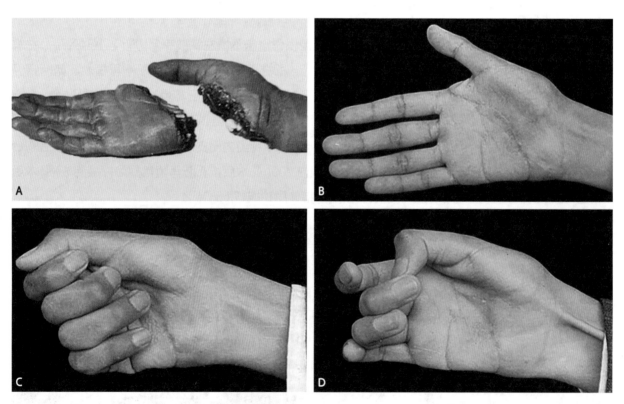

图 5-16   右掌完全离断经再植成功,获 1 年随访

A. 当时伤情;B、C. 再植术后 1 年恢复伸指及屈指功能;D. 掌长肌代偿恢复对掌功能。

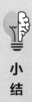以上两例均系手掌完全离断,两断端较整齐、污染轻,骨短缩较少,经严格清创均未发生感染,由于指伸、屈肌腱均断于Ⅲ区,均予以修复,术后伸指、屈指功能恢复较好;尺神经均断于深支起始部,准确缝合后手内在肌功能大部恢复,感觉也恢复较好;两例动脉血供保证,静脉回流充分,缺血时间虽分别为 13 小时及 14 小时,但术后手肿胀不明显,均未出现内收肌挛缩现象。这两例说明按规范再植操作,均能获得较好的功能。

九、双侧腕上并十指离断再植术

【典型病例】患者男性,46 岁。2014 年 9 月因裁料机伤致十指、双前臂远端离断 1.5 小时入院。入院检查:患者神志清醒,右腕上完全离断,右手拇指大部离断,掌侧有宽 1.5cm 皮肤相连,示指掌侧有宽 1.0cm 皮肤相连,示、中、环指指蹼皮肤相连,小指掌侧有宽 0.3cm 皮肤相连(图 5-17A);左腕上离断,掌侧有 5.5cm 皮肤相连,左手拇指末节甲根大部离断,仅掌侧有部分皮肤相连,示指掌侧有 1.2cm 皮肤相连,示、中、环、小指指蹼有少许皮肤相连,左手无血供(图 5-17B~D),立即在全身麻醉下分三个手术组同时行清创再植。双侧桡、尺骨近断端短缩 3.5cm。右手先在无血条件下行第一~五断指再植,然后再行断肢再植,缺血 5 小时 23 分重建血液循环;左手先行断肢再植,缺血 4 小时 25 分钟重建血液循环,然后再行第一~五断指再植,缺血 8 小时 35 分钟重建血液循环。术中根据各指伤情采用顺行及逆行法交替再植,镜下精细修复离断的血管神经,共吻合 44 条静脉、23 条动脉、28 条神经及 74 条肌腱。术后按断肢再植常规治疗顺利成活。术后 2 周在康复医师指导协助下行主、被动功能练习及物理治疗,术后 1 年先后对双手行肌腱松解及右手拇指对掌功能重建。术后 5 年 5 个月随访,患者生活完全自理并恢复工作,双手腕、双手指伸屈捏握有力,能提 10kg 水桶,对掌对指灵活,两点分辨觉左侧为 8mm,右侧为 11mm(图 5-17E~L)。

这是一例双侧腕上同时十指离断再植的特殊个案,也是断肢再植及断指再植承上启下的病例,系在深圳市龙岗区骨科医院张子清院长的指导下,手外科团队历时 11 小时 55 分钟完成再植手术,术后经过及时的功能康复,手术松解及右手拇指对掌功能重建,在 5 年 5 个月随访时可见患者恢复理想功能,是双腕上同时十指离断实施再植成功的范例,也是断肢断指多节段离断再植成功的罕见个案,双手运动及感觉功能恢复十分理想,患者生活完全自理并恢复工作!(本病例资料由深圳市龙岗区骨科医院张子清院长、王克烈主任提供,特此致谢!)

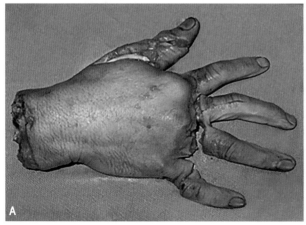
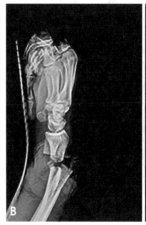
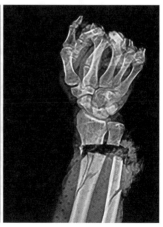

图 5-17 双侧腕上同时十指离断再植成功并获 5 年 5 个月随访
A. 右手伤情;B. 左手 X 线片所示。

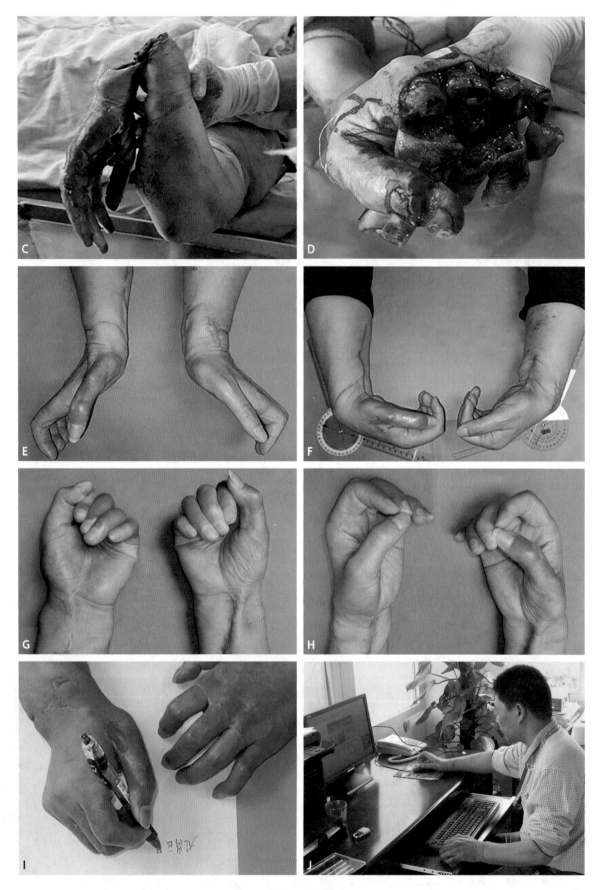

图 5-17(续)

C、D. 左手伤情;E、F. 术后 5 年 5 个月随访示恢复双手伸腕、伸指、屈腕、屈指功能;G、H. 恢复双手握拳及对掌功能;I、J. 能写字并操作电脑。

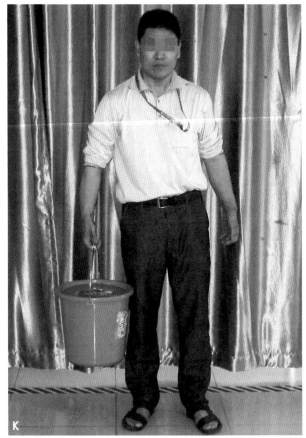
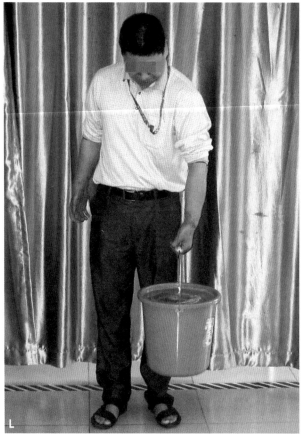

图 5-17（续）

K、L. 双手能提 10kg 水桶。

十、断肢再植术重要注意事项

显微外科发展至今,施行断肢再植重建血液循环变得不再那么困难,即使造成血管缺损,采用血管移植也能重建血液循环使肢体成活。断肢再植的目的不仅要使肢体成活,更重要的是使再植成活的肢体有功能。而要有功能,关键在于对肌肉、肌腱和神经损伤的判断处理。对肌肉损伤的判断在于对远、近端肌肉挫灭程度的认识与处理,以及术中对神经损伤的判断与处理,这是每一位术者须高度重视和认真处理的现实问题,也是对术者断肢再植术成熟程度的衡量与考验。临床经验证明:肢体离断部位越高,再植后功能恢复越差,肢体离断部位越低,再植后功能恢复越好。为此,笔者对高位肢体离断再植术中对神经的处理提出以下原则。

1. 凡具有再植适应证并预计再植后能恢复一定功能者,术者在术中必须根据两断端血管及神经损伤或缺损程度果断决定骨短缩,才能顺利地完成再植术,而不是盲目地过早固定骨架而造成血管、神经缺损,给再植术带来尴尬局面;若造成正中神经、尺神经及桡神经缺损,采用神经移植的方法进行修复,增加了手术难度,延长了肢体热缺血时间,结果却有可能再植成活一个没有功能的肢体。所以遇高位肢体离断再植时,术者必须根据两断端血管及神经损伤缺损程度果断地行骨短缩,及时形成骨支架,才能顺利地完成再植术。若遇上臂软组织完全绞断而肱骨骨干完好者,术者应果断截断肱骨骨干,充分短缩后才能顺利地完成血管、神经的修复,再植成活一个有功能的肢体。

2. 凡高位肢体离断术中已做充分骨短缩,尚有一对或两对神经缺损,可采用神经交叉缝合的方法修复：凡造成 A、B 两神经均缺损，若 A 神经近端能与 B 神经的远端缝合或 B 神经的近端能与 A 神经的远端缝合时，则采用神经交叉缝合修复其中一条，对另一条神经缺损行神经移植修复。尽量利用近端正常动力神经修复远端正中神经或桡神经，而不宜均采用神经移植修复；若尺神经无缺损可行直接缝合修复，而正中或桡神经也缺损，应首先选用近端尺神经为动力修复远端正中神经或桡神经，而不是机械地自行修复。如果再植时尺神经已修复，正中或桡神经因缺损未行修复或移植修复，而尺神经的近端能与远端正中或桡神经在无张力下修复时，待肢体成活后 1 个月择期采用尺神经为动力神经移位修复远端的正中神经或桡神经为上策。

3. 经骨短缩造成神经缺损，采用上述神经交叉修复后，仍有一神经缺损需行神经移植修复时，以切取腓肠神经移植修复为妥，若移植神经长度≥6cm，宜采用吻合血管（动脉或静脉均可）的神经移植修复。

4. 因创伤重，到达医院时基本接近热缺血时限，仍属再植适应证，再植术中应迅速行骨短缩并重建骨支架及必要的肌肉（腱）修复后，为减少热缺血时限，应首先恢复断肢动脉血供让断面出血，排出肢体内有毒物质及必要的输血，以后再修复静脉及神经；若患者情况不允许，可先重建断肢血液循环并止血标记闭合伤口，待肢体成活后择期再修复神经及肌肉（腱），是一种稳妥的方法，不影响后续功能恢复。

5. 上肢再植术后功能康复训练十分重要，与神经离断平面有直接关系。为此，术者应掌握以下功能康复训练原则，及时实施和指导患者功能康复训练。

（1）高位（神经肌支以近）肢体离断：再植术后早期以被动练习为主并预防肢体烫伤，待神经再生通过缝合口并出现蒂内尔（Tinel）征后在被动练习的基础上，令患者开始主动练习，同时辅以物理治疗。随着手感觉的恢复，同时行主、被动功能练习，鼓励患者使用伤手做轻微日常生活动作，直至可自如使用伤手。

（2）低位（神经肌支以远）肢体离断：再植术后早期以主动练习为主，预防肢体烫伤。术后 1 周开始手指轻度主动伸、屈练习，辅以轻度被动练习；术后 4 周开始轻度主动拮抗练习，辅以中度被动练习；术后 6 周可以中度拮抗练习；术后 8 周开始正常拮抗练习。随着手指感觉恢复，逐渐使用伤手做日常生活动作，直至可自如使用伤手。

上述术后早期功能康复训练不仅能防止肌腱粘连，而且有促进肌腱愈合并增强愈合强度的作用，促使早日恢复手功能。

（程国良）

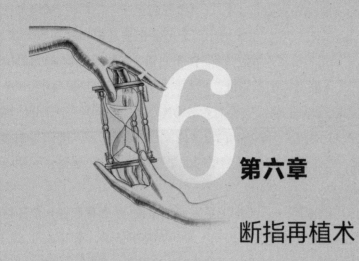

6

第六章

断指再植术

适应证与禁忌证

一、适应证

随着时代与医疗技术的发展,对于断指是否适应再植的认识不断提高。在显微外科技术应用于断指再植之前,用肉眼对手指血管进行缝合,只能缝合手指近节离断的血管,成活率约为 30%。随着显微外科技术的发展,手术显微镜和显微外科手术器械的应用,手术缝线的改进,使断指再植进入了一个新时代,断指再植成活率不断提高。20 世纪 70 年代初,不少学者认为中节中段以远断指难以再植成活而不主张再植,其理由:①该平面离断血管吻合难度大;②残端缝合后对功能影响不大;③出于经济原因考虑。进入 20 世纪 80 年代,不仅成人的远节断指可以再植成活,而且小儿的远节断指也能再植成活,成活率可达 90%,成活后指体的外形与功能均较满意。1981 年笔者在对远节手指血管、神经进行解剖研究的基础上,施行了远节断指再植,成活率达 96%,首先提出了远节断指适应再植的主张。以后,田万成又提出了指尖离断再植的主张。又如拇指旋转撕脱性离断,由于血管、神经、肌腱均从近端抽出,不少学者认为这是无法再植的,从而把它列入断指再植禁忌证。随着再植技术的改进,笔者于 1982 年首先应用邻指血管、神经、肌腱移位的方法进行再植,使过去视为无法再植的拇指旋转撕脱性离断,经再植基本保存了原拇指的外形与功能。过去对手指多节段离断也是望而生畏,现在却可以把它互相串接起来获得再植成活,并恢复了一定的功能。由此说明,断指再植适应证是在不断发展的基础上不断有新的认识,预计今后还将有新的认识和提高。

断指再植适应证应与断指再植的目的相统一。手指离断后通过再植,使患者恢复一个完整的有功能的手指,这是再植的目的。为此,对断指再植的适应证应有一个较完整的认识。笔者认为,60 岁以内,各种原因致伤,远节基底部以近的完全离断,或不吻合血管不能成活的不完全离断,只要指体结构完整,远近两端无明显挫伤及多发骨折,凡要求者均适应再植。拇指离断应千方百计创造条件予以再植,无条件再植而残端缝合后无功能长度,凡要求再造者可施行急症足趾组织移植拇指再造;多指离断时,按断指条件应尽力予以原位再植或移位再植,若示、中、环、小指全部毁损丧失再植条件,残端缝合后丧失功能长度,凡要求再造者,也可考虑施行急症第二趾移植再造手指。

(一)致伤原因及指体条件

澳大利亚 Milleison 和 O'Brien 认为切割伤所致的断指适合再植,中度挤压伤者亦可再植成功,挤压严重者不适应再植;撕脱伤有困难,但有可能再植成功。断指是否适应再植,首先要看指体的条件,只要两端指体结构完整,无明显挫伤及多发骨折,指体有一定长度且再植后能恢复一定功能者,这类断指具有再植条件。若指体有轻度挫伤,且未伤及两侧神经血管束及指背静脉,这类断指也可以试行再植;若断指有明显挫伤,结构缺乏完整性,显然不适宜再植。当然,指体是否具备再植条件与致伤原因有密切关系。所以在选择适应证时应了解致伤原因,以便对指体的条件、再植难易、再植方案及术后功能恢复有一个粗略的估计。

1. 切割伤 因锐利的刀刃造成的切割性离断,常见的有切纸机、家用菜刀、斧头、农村的铡刀等。这类断指的特点是:断面整齐,污染较轻,无挫伤或挫伤较轻,清创时,两断面清除 1~2mm 组织已够,在修复肌腱的同时可缝合腱鞘,以利肌腱的营养及愈合,防止肌腱粘连,利于功能的恢复。因切割伤离断的指体条件最好,再植后功能恢复较为满意,占笔者单位断指再植病例的19%。

但是对切纸机离断的指体亦应有足够的认识,不能盲目认为这种切割伤条件都好。因为切纸机在未切纸前,先有一压纸钢板牢牢压住纸张,然后切纸刀再下落切纸。所以在手指被切断前此压纸钢板会先压住手指,这种先压后切,会造成手指远端部分较重的挤压损伤 重者可以使远端指骨呈粉碎性骨折并造成严重挤压挫灭,使软组织与指骨剥脱,而丧失再植条件。因此应注意:因切纸机伤离断的远节断指,应在手术显微镜下检查,若远端血管、神经正常,软组织与远节指骨未剥脱者可予以再植;若软组织与指骨已剥脱,且指体或甲床有损伤,说明指体软组织挫伤严重,应放弃再植。

【典型病例】患者男性,32岁。1980年因切纸机伤致右手5指完全离断,于伤后8小时入院。检查:拇、小指于指端完全离断,经手术显微镜下检查,见远节指骨与指体软组织已脱离,甲下挫伤明显,无再植条件。示、中、环指3指均从近节完全离断,除指背断缘有轻度挫伤外,3个断指指体完整,决定予以再植。术后经1年随访,由于示、中指近指间关节(proximal interphalangeal joint,PIP)做了融合,除掌指关节功能正常外,远指间关节(distal interphalangeal joint,DIP)仅有30°伸屈活动,环指近指间关节有60°伸屈活动,两点分辨觉为5~8mm。本例因切纸机离断,功能恢复欠佳与示、中指近指间关节融合有关(图6-1)。

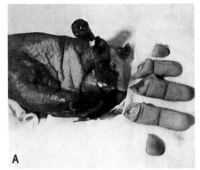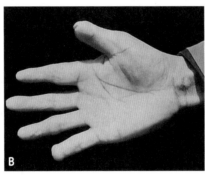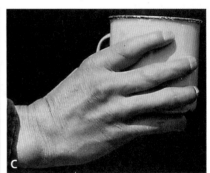

图6-1　右手5指完全离断,拇、小指无再植条件,示、中指近指间关节融合再植成活
A. 术前伤情;B、C. 术后1年外形与功能。

2. 电锯伤　大型轮锯或带锯伤造成的断指两断面挫伤较重,然而指体较完整,具有再植条件,占笔者单位断指再植的31.3%。这类断指由于受伤的姿势不同,所造成的断面创伤区别较大,斜形锯伤断面组织损伤比横断为重,其再植条件比横向离断者差。电锯伤的断指有以下特点:①大型轮锯或带锯锯片厚为2.5~3.0mm,锯齿又各向两侧偏斜1mm,因此其锯缝宽为4.5~5.0mm。所以,被这类电锯锯断的指体已造成4.5~5.0mm的组织缺损,经清创指体短缩达10~12mm。②于关节附近的断指关节开放,部分病例断端指骨粉碎或劈裂,经清创指体短缩需达12~15mm。③软组织断面参差不齐,但其损伤范围仅局限于断面附近,当两断面各清除3mm后才为正常组织。所以电锯伤离断的指体,经清创后,指体短缩需达10~12mm,于关节附近离断时,短缩达12~15mm。为此术前应有充分估计。这类断指再植的难易与切割伤无明显差异,其功能恢复与离断部位、骨与关节损伤程度及离断手指多寡有关。

【典型病例】患者女性,16岁,工人。1978年因电锯伤致右手拇指完全离断,伤后2小时入院。检查:右手拇指于掌指关节完全离断,断面由尺侧向桡侧倾斜,X线片示第一掌指关节呈粉碎性骨折,远端尺侧指动脉缺损。再植时经骨缩短行掌指关节融合,分别修复拇长伸、屈肌腱,吻合指背 3 条静脉,从手背切取 2cm 静脉移植倒置后与拇主要动脉吻合,开放止血夹发现近端吻合口栓塞,吻合口切除,经肝素生理盐水冲洗重新吻合,缺血 15 小时重建血液循环。这是笔者实施再植的第 3 例断指,麻醉效果欠佳,术中患者躁动,术中静脉滴注右旋糖酐 40 导致断面渗血多,故神经未予修复,缝合皮肤时按皮纹做准确对合,术后 6 周拔除克氏针,开始被动及自主功能练习,术后 3 年随访,拇指指间关节已恢复正常活动范围,指腹饱满,拇指两点分辨觉达 5mm,恢复较理想的功能。术后 41 年随访见拇指短缩 1.5cm,伸、屈拇及对掌功能正常,两点分辨觉达 4mm,能从事任何工作及满足生活需要(图 6-2)。

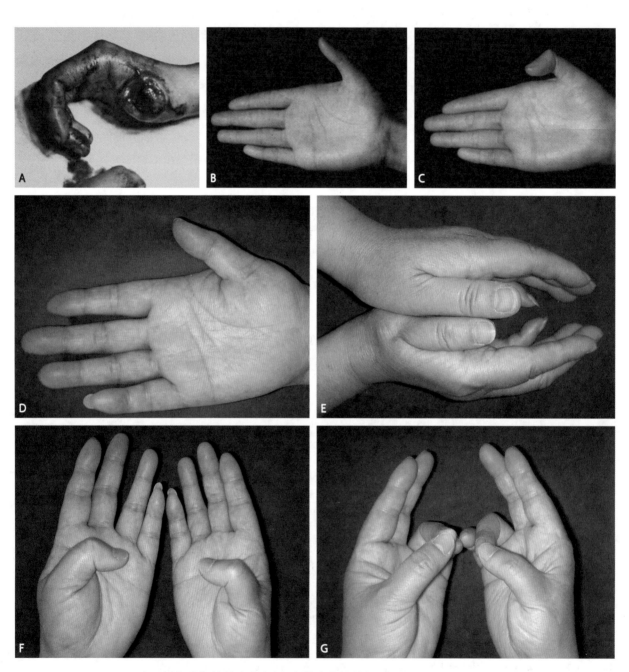

图 6-2　右手拇指掌指关节完全离断,为笔者实施的第 3 例断指再植,术后 41 年随访

A. 当时伤情;B、C. 术后 3 年伸拇及屈拇功能;D. 术后 41 年随访示伸拇功能;E. 双拇指长度及外形对照;F. 双拇屈拇功能;G. 双拇对掌功能。

本例（1978 年）是笔者施行的第 3 例断指再植术，缺乏经验，术中出现：①移植静脉时先与近端拇主要动脉吻合，吻合后又把止血夹夹在移植的静脉端再与远端拇指尺侧指动脉吻合而致第 1 个吻合口栓塞。②再植术中因麻醉效果差患者躁动，又因用右旋糖酐 40 导致创面渗血较多，影响手术操作而未修复神经。术后手指感觉恢复较好，与缝合皮肤时准确对准皮纹有关，为两神经断端再生创造有利条件。③术后半年再植指恢复正常伸、屈功能，与术后 6 周拔除克氏针及时指导患者功能锻炼，以及患者的积极配合有关。

3. 冲压、裁板机伤 占笔者单位断指再植总数的 26.5%。这类断指是两个成直角的钢面造成的钝性剪切离断，两断端软组织的损伤范围广，损伤程度与冲床的模具及冲压速度有关，若冲压模具呈空心且冲压速度快，指体损伤程度较轻，具有较好的再植条件；若冲压模具是实心的，不论速度快慢，指体挤压挫伤程度均较重，甚至发生软组织脱套或挫灭，再植条件较差，清创时两端需各切除 5mm 以上组织，所以指体短缩较多，功能恢复较差。

【**典型病例**】患者女性，42 岁，工人。1982 年初因双手示、中、环指被冲床完全冲断，伤后 4 小时入院。检查：双手示指于中节近 1/3、中指于近指间关节、环指于中节远端完全离断，断面尚整齐，诸指皮下均有散在淤血，断面有中度污染。手术分 3 个手术组同时进行。先由一个手术组对 6 个断指清创，术中见右手示指及左手环指均有明显碾挫伤，指体软组织与指骨剥脱，无条件再植，其他 4 个断指按常规清创。由于断面挫伤较重，每指断缘软组织及指骨均短缩 5mm。双手于高位硬膜外阻滞下行清创，右手示指、左手环指残端缝合，左手示、中指及右手中、环指每指断缘软组织及指骨远近端均短缩 5mm，均行指间关节融合，修复指伸肌腱及指深屈肌腱，吻合静脉、神经及动脉。右手中、环指分别缺血 14 小时及 16 小时，左手示、中指分别缺血 14 小时及 18 小时重建血液循环，四指均成活。术后经 1.5 年随访除掌指关节功能正常外，再植指的近、远指间关节融合而影响功能，两点分辨觉为 5~6mm，能满足日常生活需要（图 6-3）。

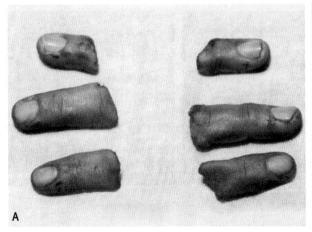 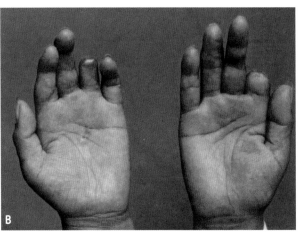

图 6-3 双手示、中、环指冲床伤完全冲断，右手示指、左手环指无再植条件，左手示、中指及右手中、环指短缩 10mm，再植成活

A. 当时伤情；B. 术后 1.5 年随访外形与功能。

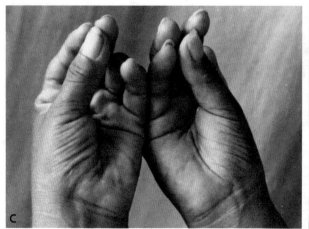
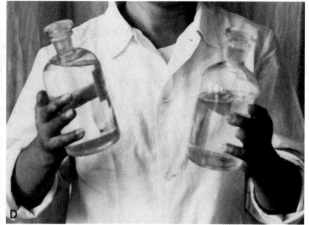

图 6-3（续）

C~D. 术后 1.5 年随访外形与功能

4. 压砸伤 因压砸伤离断的指体创伤较重，适应再植的机会较少，占中国人民解放军第四〇一医院再植总数的 13.4%。对压砸伤造成的多指离断，如果大部分指体已挫灭，仅某一指体或某一指体的某一节段完好时，应千方百计为患者争取再植或移位再植 1~2 个有功能长度的手指，以挽救该手的部分功能，免受手指缺损的终身残痛。

【典型病例】患者男性，20 岁。因压砸伤致左手示、中、环指 3 指完全离断 1 小时入院。检查：左手示、中、环指 3 指均于近节中段完全离断，示、环指掌背侧皮肤有多处挫裂伤，已丧失再植条件，予清创缝合；中指近节挫灭严重而中节以远指体尚完好，无明显挫伤，决定把中指中节中段移位再植于示指，经清创保留动脉、静脉、神经及肌腱，与示指近节行克氏针内固定，修复指伸、屈肌腱，修复两条指背静脉，两侧指固有神经，吻合尺侧指固有动脉，缺血 10 小时重建断指血液循环，断指顺利成活。术后 3 年随访，见示指指腹饱满，掌指关节伸屈功能正常，远指间关节有 15° 伸屈活动，两点分辨觉为 5mm，有出汗，已恢复工作（图 6-4）。本例三指均无原位再植条件，由于中指中节中段以远尚完整，笔者充分利用废指移位再植于示指，使患者获得了一个可贵的手指。

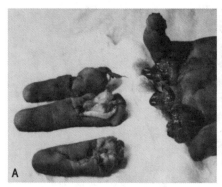
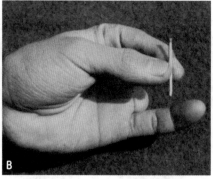
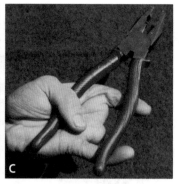

图 6-4 左手示、中、环指 3 指压砸性完全离断大部挫灭，将中指中节以远移位再植于示指

A. 当时伤情；B、C. 术后 3 年外形与功能。

5. 撕脱伤 撕脱伤占笔者医院断指再植总数的 8.5%，这类断指伤情最为复杂。大部分伤员因戴手套违章操作快速旋转的机器所致。这类断指与其他种类断指的区别在于：①指体断端各种组织离断不在同一平面；②血管、神经、肌腱均从近端撕脱而抽出相当长的一段，无法与原位再植；③皮肤有不同程度撕脱，严重者呈瓣状或套状撕脱；④拇指撕脱性离断大多数发生于左侧，离断平面在掌指关节附近。

过去这类断指被列入再植禁忌证。1978年11月笔者施行的第1例断指便是拇指撕脱性离断,术中虽采用血管移位的方法获再植成活,肌腱仅做腱固定,但对神经无法处理,结果是成活的指体明显萎缩而缺乏功能。以后又遇到类似病例笔者突发灵感,采用邻指血管、神经、肌腱移位的方法实施再植获得成功并获得较高的成活率,恢复拇指的基本功能,将这类断指由再植禁忌证改为适应证(图6-5),这一再植方法被推广应用。

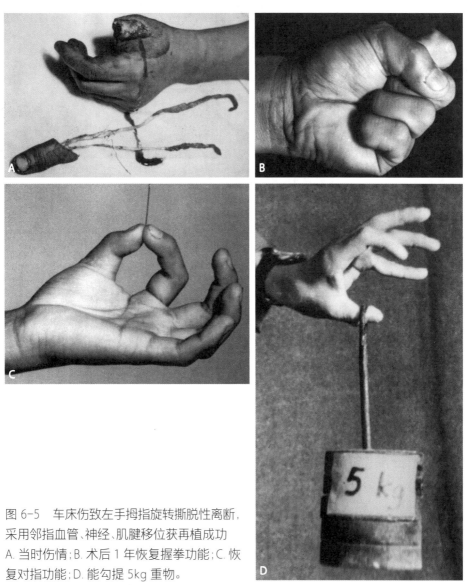

图6-5　车床伤致左手拇指旋转撕脱性离断,采用邻指血管、神经、肌腱移位获再植成功
A. 当时伤情;B. 术后1年恢复握拳功能;C. 恢复对指功能;D. 能勾提5kg重物。

6. 其他原因　手指离断的原因多种多样,还有三角皮带轮、电刨及农业机械伤等。对动物咬断的指体,若无明显挫伤,也可试以再植。1981年笔者遇一病例在喂猪时右手拇指于指间关节被猪咬断,幸而指体落在地上,他拣回断指要求再植,经查断指无明显挫伤,经严格清创获再植成活(图6-6)。

　　1986年,笔者又遇1例4岁女孩玩铡刀致右手示、中、环、小指4指完全铡断,患儿哭着跑回家,其父跑到现场未见断指十分着急和怀疑,后来他想到可能是被鸡吃了,结果终于在一只鸡肚中找到4个手指送来笔者单位,我们组织了最佳阵容手术组进行再植,结果仅中指成活,其他三指先后因变性而解脱,说明断指经鸡消化液作用后组织已变性,难以再植成活。1984年6月笔者参加"北京国际整形外科学术会议"时,美籍华裔手外科医师Sudhir Warrier告诉笔者,1982年美国的一名工人在马路旁操作电锯时4个手指被锯断掉落在地上,当时在旁人员急急忙忙拣了断指送医院,医师检查少了一个断指,陪送人员立即返回现场但未找到断指,怀疑是否被当时在场的一条狗吃了。把狗送到医院经透视证实,该断指存留在狗的胃内,经注射催吐剂狗把断指吐了出来,经他的夫人再植四指全部成活,成为一条奇闻。

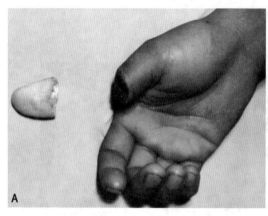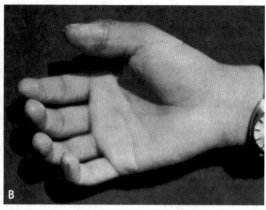

图 6-6　右手拇指被猪咬断,经严格清创获再植成功
A. 当时伤情;B. 再植术后半年外形。

被动物咬断的断指是否适应再植? 不能一概而论,应视动物种类、断指伤情、是否被动物吞食及在动物消化道内存留时间而定。笔者遇到上述4岁女孩4个断指被鸡吞食,断指在鸡的消化道内停留时间并不长,但是实施再植只成活一指,其他三指先后因变性而解脱;后一例断指被狗吞食,断指在狗的胃内停留时间并不短,但是却再植成活,这两个病例说明不了规律性。所以凡被动物咬断的断指,只要指体完整就不能放弃再植。

(二)断指性质

断指性质可分完全性断指和不完全性断指两大类。

1. 完全性断指　指体远端部分完全与伤手分离,无任何组织相连,或只有少量挫灭组织相连,清创时,必须将这部分组织切除,称完全离断。这类断指已失活,指体苍白,指体较完整,无明显挫伤,有要求者可予以再植。

2. 不完全性断指　手指外伤后大部分组织均已离断,仅有少许皮肤或其他组织与伤指相连,不吻合血管不能成活者称不完全离断。由于这类断指尚有部分组织相连,再植时或再植后对指体的成活与功能恢复均有一定影响,因此这类不完全性断指又可分为下列几种类型。

(1)有皮蒂相连

1)皮蒂内无任何可见血管相连,指体苍白,再植时需吻合动、静脉者。

2)皮蒂内有可见的静脉相连,但无动脉供血,指体略呈淡灰色,瘪、毛细血管回充盈现象缓慢,再植时需吻合动脉才能成活。

3)皮蒂内只有动脉相连,无静脉回流,指体呈暗紫色,指腹张力增高,针刺后先流出暗紫色血液,以后流出鲜红色血液,指体由紫变红,再植时需吻合静脉才能成活。

所以没有挫伤的皮蒂应予以保留。

(2)有指神经相连:指体外伤后除指神经相连外,其他组织均已离断。再植时需吻合动脉、静脉及肌腱,再植术后易发生动脉痉挛。再植成活后感觉恢复快,指腹饱满,外形满意。

(3)有肌腱相连:指体外伤后除指伸(或屈)肌腱相连外,其余组织均离断。再植时需吻合动脉、静脉、神经,仅需修复一条肌腱。这类断指再植术后功能恢复比完全离断好。

如果指体结构大部分离断,仅有少量正常皮肤相连,远端仍有毛细血管回充盈现象,相连皮肤即使是指体周径的1/8,但仍保持血液循环者,不应列入不完全性断指。

(三)指别

1. 拇指　拇指功能占手功能的40%,一旦拇指缺损,手的对捏功能完全丧失。所以当拇指离断后,只要指体较完整,无明显挫伤,应尽量予以再植。指体有轻度挫伤或部分血管缺损,可采用血管移植、移位的方法予以再植。拇指于指间关节或远节基底部,甚至远节中段离断也应尝试予以再植,以保留拇指长度与功能。笔者曾遇1例拇指于远节中段完全离断,经镜下检查发现掌侧各有一条0.3mm的动、静脉可供吻合而再植成活。拇指离断同时伴有其他手指离断者,若拇指已挫灭,丧失再植条件,可将其他有再植条件的断指做移位再植,以重建拇指功能。

【典型病例】患者女性,21岁。1983年因电锯伤致右手拇、示、中、环指完全离断3小时入院。检查:右手拇指于近节中段完全离断,断指已被挫灭,示、中、环指有指蹼相连,于掌指关节处完全离断,断面挫伤轻,而环指于中节中段又离断,近断端创面挫伤较重。根据上述伤情,笔者决定将示、中指做原位再植,把远段环指移位再植于拇指。示、中指骨缩短后行掌指关节成形,修复所有指伸肌腱及指深屈肌腱,缝合两条头间静脉及一条指背静脉,修复第一、二、三指总神经,缝合第一及第二指总动脉,示、中指缺血16小时重建血液循环。远段环指经清创中节指骨与拇指近节指骨做内固定,修复拇长伸、屈肌腱,吻合两条指背静脉、两侧指神经及尺侧一条指动脉,缺血18小时重建移植拇指血液循环,断指全部顺利成活,术后20天出院。术后4个月行中指肌腱松解术、拇指指间关节功能位融合。术后6年随访,示、中指掌指关节有60°伸屈活动,指间关节有90°伸屈活动,拇指对掌功能正常,基本恢复了右手捏握功能,已恢复工作(图6-7)。

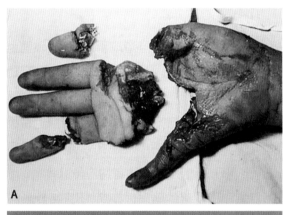
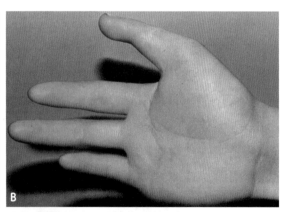
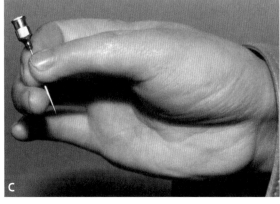
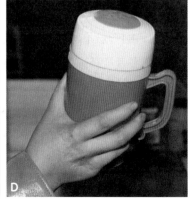

图6-7　右手示、中指经掌部离断原位再植,环指移位再植于拇指成功,术后6年随访
A. 当时伤情;B~D. 术后6年随访外形与功能展示。

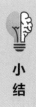

本例既属于部分断掌再植,又行环指移位再植于拇指,手术设计合理,做到指尽其用,为这一患者恢复了一只可贵的手。

2. 示、中、环指 这 3 个手指与拇指相对完成手的捏握功能,起着稳定、准确、协调的重要作用。如果缺少其中一指,就会丧失这一手功能的完整性,造成持物不稳、捏握力减弱、协调能力减退。所以,当以上 3 个手指或其中 1~2 个手指离断时,凡有再植条件者均应予以再植。若在离断的手指中有一个挫灭,应再植或移位再植示、中指。若三指离断,指体均已挫灭,残端缝合后又无功能长度者,根据残存小指的功能,必要时也可施行急症第二趾移植手指再造术。

3. 小指 大部分学者认为,单个小指离断无再植意义,因此很少主张再植。笔者刚开始实施断指再植时为了满足患者要求,对单个小指离断也予以再植。在术后随访中发现,再植成活的小指始终不能参与手的功能活动,再植的小指因有固有伸肌腱所以总是翘着并出现同侧肢体萎缩,所以单个小指离断是否再植值得讨论。笔者曾为 1 例小指近节不完全离断者施行了再植,成活后恢复了原工作,但是由于再植小指功能不灵活,影响其他手指操作,结果再一次造成严重手外伤导致截指。为此笔者认为,对于小指离断,除个别为适应职业的需要与美观外,再植应慎重。然而,对于多指离断伴小指离断者应予以再植,理由是多指离断再植后,诸指功能大致相似,多一个小指有利于外形及协调功能。对于小儿单个小指离断,应根据条件尽量予以再植。

(四)年龄

手指外伤性离断,绝大部分发生于青壮年,占中国人民解放军第四〇一医院再植总数的 89%,这与青壮年频繁参加工生产劳动有关。从大量的手外伤及断指再植的病例中观察到,不同年龄的患者对再植的需求是有差别的。

1. 青年 青年参加社会活动及生产劳动较多,造成外伤的可能性较高,一旦造成手指缺损,心理上会有较大创伤。所以,对于青年手指离断,凡有条件者应设法予以再植,使其保存一个有良好外形及功能的手指,对他们来说是非常重要的。

2. 小儿 小儿处在生长发育阶段,对创伤有较强的修复与再生能力,所以对于小儿断指应抱更积极的态度予以再植,以免给他们带来终身残痛。从小儿断指再植术后的长期随访中发现,小儿断指成活后能自如地应用伤指,适应能力较强,功能恢复比成人优秀。因此,小儿断指凡有条件者均应予以再植。

3. 老年人 老年人手指离断的概率较低。因老年人多具有不同程度的器质性疾病,不宜接受长时间的手术,术后长期制动对关节功能也不利。所以,对老年人的断指是否再植要慎重选择。60 岁以上的老年人,除拇指离断外,其他单指一般不考虑再植。对个别 60~65 岁的老年人,体质较好,无器质性疾病者,凡拇指或多指离断应根据患者及其家属的要求予以再植。

(五)离断平面

显微外科应用于断指再植以来,对手指不同平面离断是否适应再植的认识随着时代的变迁,技术的进步和方法的改进而有不断变化和提高。20 世纪 80 年代初不少学者仅主张再植近指间关节以近的断指,对其以远断指不主张再植。而新近则认为近指间关节及其以近断指再植后的功能不如中节中段以远,理由是:近指间关节及近节手指离断再植后因骨内固定或关节融合,术后Ⅱ区肌腱大部分会发生粘连而影响功能;中节中段以远的断指,因近指间关节、中央腱及指浅屈肌腱均未损伤,即使远指间关节融合,甚至指伸、屈肌腱发生粘连,对再植指功能影响也较小。现在不少学者掌握了 0.3mm 小血管吻合技术,已把断指再植的平面由末节基底部向远端延伸,直达末节中段甚至达指尖。笔者通过有限再植病例的体会,认为只要能熟练地掌握吻合直径为 0.3mm 的小血管的技术,适应再植的离断平面可延伸达末节中段甚至指尖。

原位缝接:甲弧影线以远的断指,由于血管接近末梢,对尚未掌握指尖断指再植技术者,可采用原位缝接方法使一部分断指获得成活。原位缝接是末节手指综合组织移植,初期完全依靠组织液渗透,后期依靠新生血管的形成来提供营养。原位缝接的成活率与以下几种因素有关:①接近末端的成活率比近端高;②儿童的成活率比成人高;③切割性离断成活率比绞轧性离断者为高;④离体时间短成活率比时间长高;⑤末端缝合时皮纹及螺纹对准缝合成活率比错位缝合成活率高。甲弧影线以远的断指离断无法再植时,两断端做微量清创,近断端用钳夹止血,使断端间不残留缝线,减少了断端异物刺激对成活率的影响。原位缝接不失为一种可选用的方法。

【典型病例】患者男性,4 岁。1979 年因玩菜刀切伤左手拇指 2 小时入院。检查:左手拇指自甲根部掌侧有一宽 3mm 透明的角化层相连外,其他组织均离断,远端指体苍白。于氯胺酮基础麻醉下,对两断面做微量清创,对近端出血点行钳夹止血,未用缝线结扎,远节指骨用直径 1mm 克氏针固定,按指纹对皮纹小心缝合皮肤及指甲,术毕指体呈苍白。术后局部予保温及解痉治疗。术后第 1 天断指呈暗紫色,第 2 天呈暗红色,第 4 天呈紫红色,第 6 天为粉红色并开始出现毛细血管回充盈现象。住院 11 天后原位缝合断指成活出院。术后 3 周断指脱落一层痂皮,指体呈正常色泽。术后半年随访,左手拇指恢复正常感觉及功能(图 6-8)。

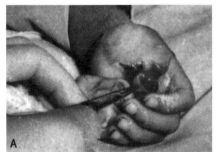 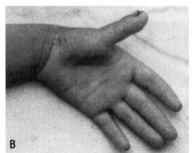 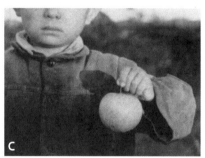

图 6-8　菜刀伤致左手拇指离断,仅有 3mm 宽透明表皮相连,经微量清创原位缝合成活
A. 当时伤情;B、C. 术后 1 年外形与功能。

小结　本例系 4 岁小儿左手拇指末节因刀伤完全离断,经微量清创原位缝合术后 1~2 天,依靠近端血浆渗出提供营养,由于小儿对创伤有较强的修复与再生能力,所以原位缝合 3~4 天后待新生血管长入远端逐渐建立侧支循环,使指体获得营养而成活。

(六)再植时限

组织离体后能够耐受缺血的时限目前尚无一个确切时间,在临床上没有一种可靠的方法来测定其再植后组织能否成活并恢复功能。在通常情况下,指体组织内仅为皮肤、少量皮下脂肪及肌腱、骨骼等,这些组织对缺血缺氧有一定的耐受性,所以再植时限相对地比断肢长。如果指体经冷藏保存还可以降低组织代谢及组织变性,为再植成活创造有利条件。笔者认为在通常情况下,指体离断后未经冷藏,到达医院及时予以再植,争取在 24 小时内重建血液循环,断指是可以再植成活的,成活后指体的外形、功能无明显影响。如果指体离断后立即予以冷藏保存,断指耐受缺血的时间还能延长。当然随着缺血时间的延长,其成活率必将逐渐下降,外形与功能也会受影响。中国人民解放军第四〇一医院实施完全性断指再植成活热缺血时间最短为 7 小时,最长为 37.5 小时。其中缺血时间超过 24 小时的 42 个完全性断指中,再植成活 37 指,失败 5 指,成活率为 88%。而缺血时间超过 30 小时的 12 个完全性断指中,成活 10 个,失败 2 个,成活率为 83%。笔者曾遇到 1 例 10 个手指完全离断,伤后患者单位把左、右手断指分别保存在两个冰瓶内,派专机于伤后 8 小时到达中国人民解放军第四〇一医院,入院后又将指体置冰箱内保存,组成多个手术组实施再植,最后一个断指缺血长达 37.5 小时重建血液循环后,这一指体立即呈现粉红色并出现正常的毛细血管回充盈现象,再植的 9 个断指全部成活。从本例可以看出,断指经及时冷藏,即使缺血时间超过 36 小时也有再植成活的可能。季节的变化对断指的缺血时间是有影响的,在寒冷的季节或地区,断指变性较慢,相对地可以延长缺血时限;相反,在盛夏或炎热地区,因气温高,断指变性较快,必然缩短指体耐受缺血的时限。所以正当夏季或炎热地区,指体离断后应尽早冷藏并尽快施行再植。否则随着热缺血时间延长,当组织发生变性时就难以再植成活。笔者曾遇 1 例右手第二~五指因冲床致伤,除有挫伤的指屈肌腱相连外,其他组织均已离断,从指体外观看较完整,无明显挫伤,而时值夏季,患者所在单位把伤手用大量纱布紧紧包扎于伤后 16 小时来到笔者单位,当打开包扎的敷料时有一股热腐味,估计指体已变性难以再植成活而不主张再植,然而患者及陪送人员强烈要求再植,术中发现血管已失去了正常弹性并有黏丝样改变,再植后虽一时重建血液循环,但以后各个指体明显肿胀,起小水疱,渐渐变性,最终坏死解脱,说明指体经不当保存而变性,再好的再植技术也难以成活。

指体离断后若未经冷藏,到达医院后方行冷藏,热缺血时间超过 24 小时者,大多数断指体通血后呈蜡白色,无毛细血管回充盈现象,指体肿胀,指腹张力高,指端侧方切开仍可见活跃出血,说明血液循环存在。术后经过保温及抗凝解痉治疗,经 1~2 天后指体渐渐转成樱桃红色,4~6 天后多数断指可出现毛细血管回充盈现象,个别病例无毛细血管回充盈现象,断指成活后脱落一层角化层且萎缩,感觉恢复较差。

(七) 断指的保存

断指经冷藏保存可以减慢组织代谢及变性,为断指延长热缺血时间创造了条件。因此,指体离断后怎样保存有重要的意义。断指保存大致有以下 3 种情况。

1. 近地伤员的断指保存 伤员手指一旦离断,所在单位卫生机构或保健人员,对伤手做简单加压包扎,把断指用消毒纱布或清洁敷料简单包裹即送医院。市内伤员致伤后到达医院的时间一般在 1~2 小时。入院后经检查,凡有再植条件者,应把断指用无菌纱布包裹,置 4℃ 冰箱内冷藏保存;若为多指离断,分别辨认指别予以标记后再冷藏保存,并立即组织手术人员进行再植手术,以缩短断指缺血时间。这里需特别指出,冷藏时断指只能置于 4℃ 的低温层内,决不能置于冰冻层内。如果把断指置于冰冻层内,指体渐渐冷冻,细胞内水分结晶膨胀,致细胞膜破裂,导致细胞死亡,指体变成一个冰冻块,复温后经再植虽一时也能通血,但大部分断指难以再植成活。即使再植成活,断指萎缩明显,功能亦较差。所以切忌把断指放入冰冻层内保存。

2. 远地伤员的断指保存 把断指用 8 层无菌干纱布或清洁敷料包裹,放入无漏孔的塑料袋内,扎紧袋口使袋口朝上放入冰桶或装有冰块的器皿内(图 6-9),这样

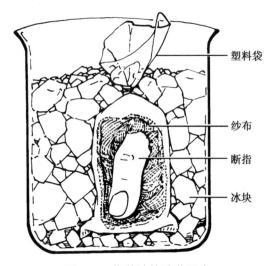

图 6-9 指体冰块冷藏示意

塑料袋

纱布

断指

冰块

保存较理想。切忌把断指直接放入冰桶或盛有冰糕的冰瓶内，也决不能把断指浸泡在各种消毒液及生理盐水中，也不宜把断指藏在腋下或任意放在口袋里。有些陪送人员由于缺乏知识，指体保存不良，结果到医院一经检查，发现指体污染严重，甚至血管、神经、肌腱已干固，丧失再植条件。

3. 术中冷藏 任何断指除术前冷藏保存外，尚未施行清创或做完清创未行再植的断指亦应置冰箱内冷藏，遇多指离断再植时可先取一个断指行再植操作，其余断指均置冰箱内冷藏保存，以延长指体缺血时限。术中冷藏保存还须特别注意：①当术中有两个患者同时再植时，应分别注名标记并冷藏，避免断指错接；②清创前、清创后的断指要分别放置，以免污染；③双手同时离断的手指，亦应左右指别分别标记。为此，手术室巡回护士要加强对冰箱内断指保存的管理，尤其当遇到上述三种情况时，更应详细交班，以免发生差错。

二、禁忌证

手指外伤性离断发生率较高，约占笔者单位手外伤的 1/4，而手指离断后适宜再植的仅占断指中的 1/3~1/2，以下几种情况不宜再植。

1. 患有全身性疾病，不允许长时间手术，或有出血倾向者。

2. 断指及近端手指伴有多发性骨折及严重软组织挫伤，手指血管床严重破坏，血管、神经丛远端撕脱者。

3. 断指经刺激性液体浸泡时间较长者。

4. 断指发生于夏季或高温地区，离断时间较长，且未经冷藏者。

5. 多发性手指撕脱伤，血管、神经、肌腱从近、远端抽出，无条件做移位再植者。

6. 精神异常，本人无再植要求者。

⧗ 第二节

手术顺序与方法

断指再植术的操作顺序有两种：一种是顺行法；另一种是逆行法。国内外大部分术者习惯采用顺行法再植。由于手术者操作习惯不同，也存在着一些差异，但不影响再植操作的全过程。对完全性断指采用顺行法施行再植手术的操作大致按以下程序进行：远、近端清创—骨与关节内固定—修复指伸、屈肌腱—吻合指背静脉—缝合指背皮肤—缝合两侧指神经—吻合指动脉—缝合掌侧皮肤。现按上述顺序陈述如下。

一、清创

清创是一切开放性损伤的处理基础。认真细致的清创，不仅清除了被污染、挫灭的组织，为减少和预防感染、防止术后粘连起着极其重要的作用；也是各种组织的修复、减少瘢痕、早日建立侧支循环、增进术后功能的一个重要步骤；是提高断指再植成活率与成功率的一个重要环节。如果清创不彻底，会导致局部感染,引起周围组织的炎症反应,使组织肿胀,造成静脉回流障碍,炎性刺激易导致血管危象发生及指体血供障碍而致再植失败;若清创不彻底,在断面残留过多失活组织,再植虽成活,但术后局部形成一个坏死的组织间隙,形成大块瘢痕屏障,影响术后侧支循环的建立,不利于神经再生,造成肌腱粘连而影响术后功能恢复。因此,再植外科医师必须高度重视,认真细致地做好清创术中各个环节。在清创过程中还可以全面了解每一断面血管、神经、肌腱及骨骼的损伤情况,为再植术制订手术方案提供可靠依据,从而加速了手术进程,为顺利完成再植手术创造良好的条件。

根据笔者操作习惯,凡离断 1~2 个手指施行再植者,可由一个手术组来完成;凡遇到离断 3 个以上手指者,由两个手术组同时清创,清创术毕,根据术者的技能与体力,全程完成或轮流进行再植;凡遇双侧多指离断时,可组成三个手术组同时清创,由 A、B 组分别对左、右手近断端行清创,由 C 组对断指进行逐个清创,然后,根据技术能力组成梯队轮流进行再植。现就由一个手术组完成再植术的清创安排如下:患者入院后经全面检查并记录资料,凡确定再植者医师下达医嘱后,术者和助手先进入手术室,对断指剪指甲,洗刷、消毒,于手术显微镜下清创。患者暂时留在病区做术前准备及必要的治疗,并对其进行安抚及心理护理,以消除紧张、恐惧心理,并使患者获得良好的休息,为再植术做充分准备。待断指清创结束前 20 分钟,送患者入手术室进行麻醉,当麻醉作用完全时,断指清创已结束,断指置冰箱内保存。该手术组转而对伤肢进行洗刷、消毒、清创,最后从冰箱取回断指进行再植。

凡开展手外科的手术室配备清创车是十分必要的。清创车要求具有以下性能:①有轮子,可以在手术室平地上任意推动;②车的高度与手术台高度一致,有条件者也可安装升降装置,以适应不同手术台的高度;③清创车上设有洗刷排水槽,槽底向一侧倾斜并有排水孔,以利洗刷后的污水流入污水桶;④排水槽用不锈钢材料制作;⑤清创车设有可装卸的活动盖,盖面平整,以 2mm 厚的不锈钢板为宜,该盖可承受较大压力,上盖后铺单即成为手外科手术台;⑥盖的面积可适应两人对坐并可进行显微镜下操作为宜;⑦车架下有足够空间利于术者与助手屈膝及手术显微镜移动架伸入(图 6-10)。

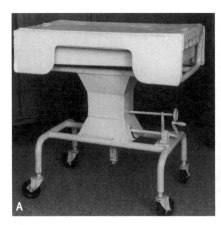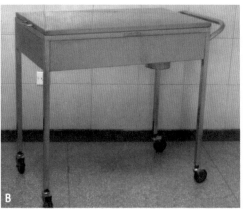

图 6-10　移动清创手术车
A. 有升降装置的移动清创手术车;B. 通用移动清创手术车。

(一)断指清创术

首先剪除断指指甲,凡有油污的断指用洗洁剂或肥皂液洗刷,自来水冲洗,连续洗刷冲洗 3 遍后再用无菌生理盐水冲洗,消毒纱布擦干,用消毒液对指体皮肤消毒浸洗,再用无菌生理盐水清洗,随后于手术显微镜下清创(图 6-11)。清创的第一步在断面内寻找指动脉、神经及静脉并予以标记(图 6-12)。寻找的方法如下。

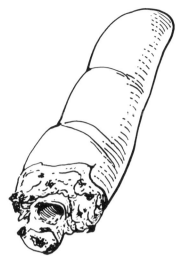

图 6-11　断指经洗刷消毒

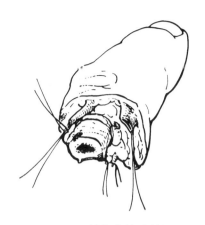

图 6-12　寻找指背静脉并标记

动脉：可按手指正常解剖位置去寻找，一般均能顺利地找到。指动脉位于指屈肌腱鞘的两侧，与指神经在骨皮韧带一个狭长的神经血管束走行（图 6-13、图 6-14）。指体离断后两端的神经血管束均有回缩，所以不可能在断面处直接找到。指动脉与神经的解剖关系是恒定的，它们的关系是：指动脉位于神经的外背侧，指神经位于指动脉的内掌侧。所以只要了解这一关系就可以顺利地找到，只要找到其中之一组织，就可以按这一解剖关系找到另一组织，断端用 5-0 线标记。

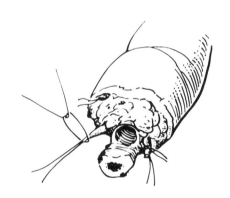

图 6-13　在指屈肌腱鞘两侧寻找动
脉、神经并标记

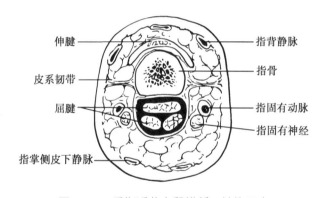

图 6-14　手指近节中段横断面结构示意

伸腱
皮系韧带
屈腱
指掌侧皮下静脉
指背静脉
指骨
指固有动脉
指固有神经

静脉：断指再植一般均选择缝合指背静脉，偶尔也选用掌侧皮下静脉。由于指背皮下静脉无固定的解剖位置，寻找时为了避免遗漏，可以自左至右，或自右至左地在皮下与指伸肌腱之间寻找。静脉断裂后也有一定回缩，由于静脉腔内尚留有少量积血，所以在断端相应位置内见到有血性红点处即可找到。另外，静脉呈网状结构，所以，当找到一条静脉时可沿着该条静脉向远端逆行分离，即可找到第 2 及第 3 条相连的静脉。为了便于寻找静脉，也可轻轻挤压断指远端，当断面出现血性红点时，认准该点即可找到。一般找到 3~4 条指背静脉已够用并予以标记（见图 6-12）。如果指背皮下只找到 2 条或 1 条较粗的静脉，且无明显挫伤，只要保证血管吻合质量，断指依然可以成活。如果在指背仅有 1 条较细的静脉，则可在掌侧皮下寻找，掌侧皮下静脉紧贴真皮下，口径细而管壁薄，所以寻找时应格外小心，一般位于神经血管束相对应的掌侧皮下，有时在掌侧正中皮下能找到口径较粗、管壁较薄的静脉，并予以标记。

手指静脉虽不像指固有动脉、神经走向恒定，但它也有一定规律，只要了解这一解剖规律，寻找静脉也比较顺利。指背静脉的走行规律是：①自指甲两侧的小静脉于甲基质至远指间关节背侧正中汇合形成1~2条，当走行于中节时又呈网状交叉向近端走行，达近指间关节时又相应集中，到近节时又是网状分散，达掌指关节时分向两侧而形成头间静脉，口径明显增粗，所以指背皮下静脉按照分散—集中—分散—集中这一规律走行（图6-15）。②手指静脉有偏离中线的倾向。中指的静脉基本上位于正中，其他各指静脉则偏离中指，即示、拇指的静脉向桡侧偏移，尤其以示指明显；环、小指静脉向尺侧偏移，尤以小指明显（图6-16）。③指背静脉呈网状相连，只要找到一条静脉，牵拉该静脉时在邻近可找到另一条静脉。术者只要掌握以上静脉走行规律，术中寻找指背静脉并不困难。

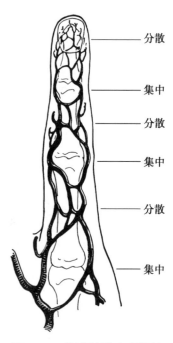

图6-15 指背静脉走行规律

当血管、神经已做标记后，可对断面施行清创。先用眼科组织剪在肉眼下紧贴断缘真皮下剪除皮缘2~3mm（图6-17），尤其当剪刀行进到指背皮肤时应十分小心，防止损伤指背皮下静脉。断面的清创须在手术显微镜下进行。根据笔者操作习惯以选定一侧神经血管束为中心点，先对该侧血管、神经施行清创，用显微弹簧剪小心剪除血管神经周围挫灭及污染的组织，并对动脉外膜外组织做简单的剥离，由此逐渐向周围及对侧扩大清创范围（图6-18），注意保护掌侧较粗的皮下静脉，当清创扩大到对侧神经血管束时，又以对侧的神经血管束为中心做相同的清创，并对鞘管周围的组织也做相应的清创，通过掌侧清创切除厚2~3mm有挫灭及污染的脂肪及其他组织，使断面成为一个干净、健康的软组织床基（图6-19）。按同样方法，以指背某一静脉为中心，向左右扩展清创，切除一层厚2~3mm挫灭污染的皮下脂肪组织。清创时保护好已标记的动脉、静脉、神经及指伸、屈肌腱（图6-20）。清创时

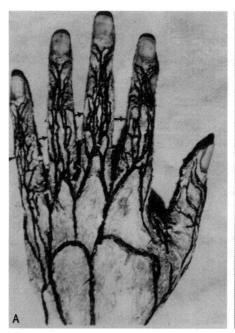
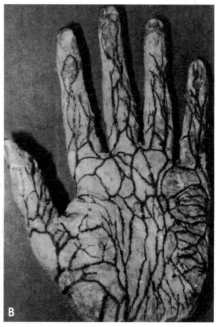

图6-16 手指背侧及掌侧静脉注塑标本
A. 指背侧静脉偏离中线；B. 指掌侧静脉偏离中线。

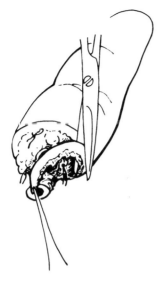

图 6-17　眼科组织剪紧贴真皮下剪除 2~3mm 皮缘

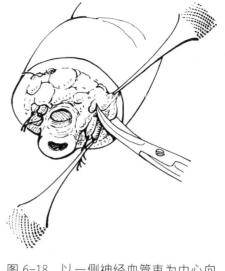

图 6-18　以一侧神经血管束为中心向周围及对侧扩大清创范围

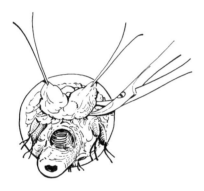

图 6-19　切除一层厚 2~3mm 挫灭污染组织

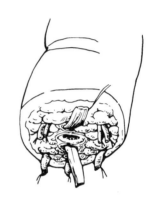

图 6-20　清创完毕断面呈干净健康创面,被标记的血管、神经及肌腱露于断面

不应是东一剪、西一剪,杂乱无章地把这层组织剪成碎块,而是将一层组织片掀起切除。清创的同时术者可全面了解断面的动脉、静脉及神经损伤程度,做到心中有数。骨及肌腱断端的清创可在肉眼下进行。当断面清创结束,断指再次以皮肤消毒液清洗,再用无菌生理盐水清洗两遍。此时断指清创已告结束,用纱布包裹,置入冰箱内冷藏保存,取回第 2 个断指继续按上述程序清创。

(二)近断端清创

于上臂气性止血带下,剪除正常手指指甲,用洗洁液或肥皂液对上臂下 1/3、前臂及伤手进行清洁洗刷,自来水冲洗,连续 3 遍后用无菌生理盐水冲洗,消毒纱布擦干,前臂、伤手常规皮肤消毒,更换敷料。近断端的血管、神经寻找比远端容易,可按前述的解剖位置及规律寻找标记。由于近端指背静脉处于充盈状态,因此,寻找也较容易。待动脉、静脉、神经找到并标记后,按远断端相同的清创方法施行清创。指屈肌腱离断后一般回缩较多,术者可持小血管钳沿鞘管小心夹捏,把断头轻轻拖出并用 3-0 缝线贯穿标记,有时肌腱断头回缩超出纤维鞘管,断头卡于鞘管以近,给寻找肌腱造成困难,术者可在手指掌侧做轻柔按摩,用手指由近向远推挤伤手手掌使近断端肌腱在断面被挤出,并用 3-0 缝线贯穿标记。有时仍找不到断头,不要勉强夹捏,以免损伤鞘管,可于掌横处做一横切口,在Ⅲ区找到断头,用探针自断面引出标记。待骨断端按要求缩短清创后,伤手断面再次清洗消毒,更换敷料、手套。

有血管、神经、肌腱或皮蒂相连的不完全离断,给清创术带来一些不便。为此,对不完全离断的清创应予以区别对待。凡相连的组织已明显挫灭,应予以切除,按完全离断的清创程序进行;如果相连的组织比较完整或仅轻度挫伤,并有利于再植及术后功能恢复者,则应予以保留,决不能为了图省事,轻易地把这些组织切断。

二、骨与关节内固定

骨与关节的固定是再植术的开始。正确的骨与关节内固定为后续的肌腱、神经、血管修复创造了条件。现将断指再植术中骨与关节的处理原则陈述如下。

1. 两骨断端须彻底清创及有限的骨缩短。除锐性切割伤外,通常情况下成人每断端骨缩短2~5mm,小儿缩短不超过 3mm。

2. 尽量保留关节,手指于近节或中节指骨近1/3 离断时,以缩短远断端指骨为主;当手指于近节或中节指骨远 1/3 离断时,以缩短近断端指骨为主,尽量保留关节。手指在关节附近离断,关节未开放,关节囊完整者,应缩短骨干较长一端的指骨,以保留关节的完整性(图 6-21)。

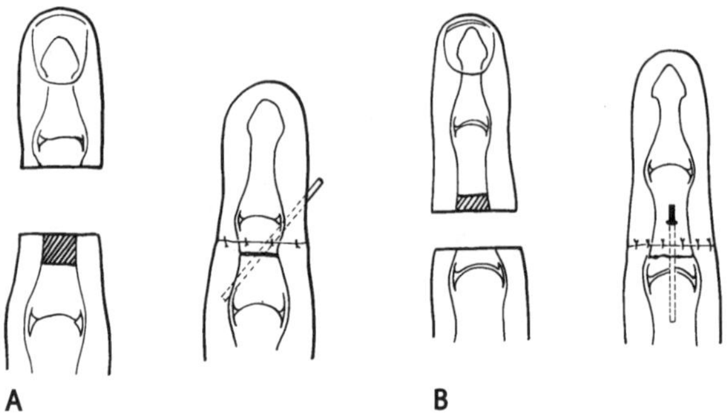

3. 拇指掌指关节水平离断,可行掌指关节融合术;第二~五掌指关节水平离断者不宜行关节融合,应行关节成形术。

4. 于指间关节水平离断,均可行关节融合,并要求融合于功能位(图 6-22、图 6-23)。

5. 小儿断指骨缩短总长度以不超过 3mm 为宜,尽量保留关节及骨骺,任何于关节离断者,均不宜行关节融合,仅做关节成形。

6. 采用克氏针内固定者,必须使骨端接触密切,防止旋转,并要求缝合骨膜,避免克氏针贯穿多个关节,克氏针不得从关节囊处及关节间隙穿出皮肤(图 6-24)。提倡采用单枚克氏针斜向内固定或交叉内固定(图 6-25、图 6-26)。

7. 所有指骨内固定及关节融合术,均要求达解剖复位,当手指屈曲时,使手指纵轴的延长线对准腕部手舟骨结节。

图 6-21 尽量保留关节

A. 中节远端离断再植时缩短中节近端指骨;B. 中节近端离断再植时缩短中节远端指骨。

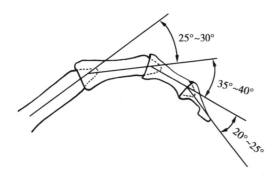

图 6-22 各关节融合固定角度

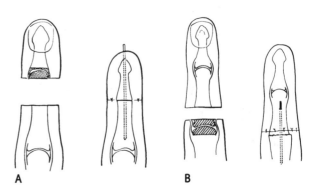

图 6-23 关节融合术

A. 远指间关节附近离断关节融合示意;B. 近指间关节附近离断关节融合示意。

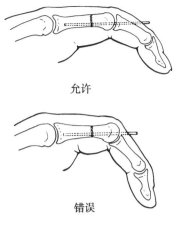

允许

错误

图 6-24　克氏针内固定时仅贯穿一个关节,不宜从关节间隙穿出皮肤

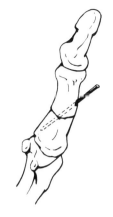

图 6-25　单枚克氏针斜向内固定

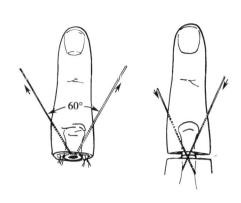

图 6-26　克氏针交叉内固定

克氏针具有取材方便、操作简单之优点。然而单枚克氏针纵贯内固定不能克服旋转且需贯穿关节,从而影响骨愈合及术后功能练习。为此,再植术中应慎重选择内固定的方法。

(1)克氏针纵向内固定:是临床常用的一种内固定方法。根据患者年龄及骨断端部位,选择不同直径的克氏针。方法:先将克氏针向远断端髓腔钻入,纵向由远端逆行穿出,然后再顺行向近端钻入。纵向克氏针内固定宜用于指间关节融合及掌指骨内固定。若用于指骨内固定时只能允许贯穿一个关节并强调缝合骨膜防止旋转,防止克氏针从关节间隙穿出。

(2)单枚克氏针斜向内固定:适应任何掌指骨的内固定。方法:选直径 1mm 克氏针在断指远端通过断面中点与骨干纵轴成 30°~45° 向远端指骨桡侧或尺侧通过骨皮质斜向穿出皮肤,然后将远端断指与近端骨做解剖对位后,再将克氏针斜向近端顺行钻入,于对侧骨皮质穿出,固定后术者应再检查骨断端对合情况,若发现仍有间隙成角,应将远端向近端挤压以消除间隙并纠正成角畸形(图 6-25)。

(3)克氏针交叉内固定:适用于指骨中段或近、远 1/3 离断时内固定。方法:选直径 1mm 的两枚克氏针,先在断指远端通过断面中点与指骨纵轴成 30°~45° 分别向两侧做逆行交叉穿出骨皮质并穿出两侧皮肤,使两克氏针针尾端与骨断面平齐,助手持断指与近断端骨面对正并达解剖复位后,将两克氏针再通过近断端中心顺行斜向穿入近端指骨固定。克氏针交叉内固定具有固定可靠、防止旋转、不影响关节功能的优点(图 6-26)。

(4)髓内针固定:适用于近、中节指骨或掌骨内固定。固定时应根据指骨的长短、髓腔的大小选不同规格的三菱针,截成不同长度后插入两端髓腔内达到内固定的目的,具有操作简便、防止旋转的优点(图 6-27)。

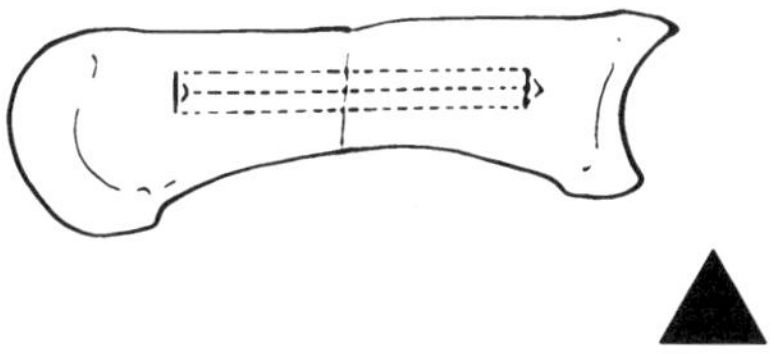

图 6-27　髓内针内固定

(5)微型螺丝钉内固定:适用于掌、指骨骨干斜形或台阶状骨面的内固定。选用直径为 1.6~1.8mm 的微型螺丝钉固定(图 6-28)。采用本法固定者,具有骨面接触密切、骨愈合快、利于功能练习的优点。

(6)钢丝十字交叉内固定:适用于掌、指骨骨干内固定。固定方法:距两骨断端 3~5mm 处于冠状面及矢状面各钻直径为 1mm 之骨孔,用两条单股不锈钢丝十字贯穿拧紧固定,钢丝结倾倒于非功能侧(图

6-29）。钢丝十字交叉内固定具有接触密切、骨愈合快的特点，不影响关节活动及功能练习，是一种较实用的内固定方法。

（7）骨栓内固定：术中利用自体废弃掌、指骨或其他骨片，修剪成两头尖、相应长短、粗细的骨松质和骨密质相兼的骨栓，插入两断端髓腔内达固定之目的（图 6-30）。骨栓内固定适于近节指骨及掌骨中段内固定，术后需用外制动保护，是就地取材的一种内固定方法。

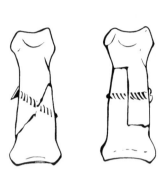
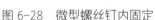
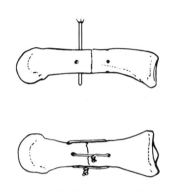
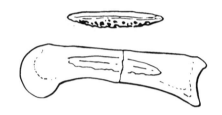

图 6-28　微型螺丝钉内固定　　　图 6-29　钢丝十字交叉内固定　　　图 6-30　骨栓内固定

断指再植指骨内固定的方法很多，应根据不同地区、医院的条件及术者的操作习惯、技能灵活选择应用。

三、肌腱的修复

骨内固定并缝合骨膜后，接着是修复指伸、屈肌腱。断指再植的肌腱修复应根据指别离断部位及不同的解剖结构进行。肌腱修复是否完善直接影响手指外形与功能。术者应严格遵守无创操作技术认真修复。修复顺序：先修复指伸肌腱，后修复指屈肌腱，这样便于术中肌腱张力的调节。

（一）指伸肌腱修复

断指再植的伸肌腱离断水平一般在掌指关节以远。在掌指关节至近指间关节这一范围的断指，除修复中央腱外，同时应修复两侧腱束；离断于近指间关节行关节融合并修复两侧腱束；离断于中节指骨者修复两侧腱束；离断于远指间关节行关节融合不需要修复指伸肌腱；遇小儿于指间关节离断，不宜关节融合，行关节成形并修复指伸、屈肌腱。

指伸肌腱的修复方法：修复前需详细检查两断端指伸肌腱离断情况，通常情况下，一经骨缩短，指伸肌腱经清创后完全可以直接缝合。一般用 3-0 或 5-0 尼龙单线做 8 字缝合，使肌腱紧密对合，不露腱纤维断头，使中节及末节手指处于伸直位为原则。若张力过松会造成伸指无力，若张力过大将影响屈肌腱修复。这里需特别强调，在修复指伸肌腱前，应在骨连接处缝合骨膜或用其他软组织覆盖，预防肌腱粘连。

（二）指屈肌腱修复

断指再植指屈肌腱离断范围均在Ⅰ~Ⅱ区，基于该区肌腱营养的特殊形式，为利于肌腱修复的营养与愈合，防止肌腱粘连，修复屈肌腱时应根据致伤原因及离断部位，采用不同的方法处理。

1. 于掌指关节至近指间关节间因电锯、压砸及冲压伤离断，由于腱鞘及肌腱损伤较重，清创时可切除已挫伤的腱鞘及指浅屈肌腱，仅缝合指深屈肌腱；因锐性刀刃离断者，其鞘管、肌腱断面整齐，除缝合指深屈肌腱外，也可缝合指浅屈肌腱。缝合指浅屈肌腱的同时也可缝合腱鞘，使开放的鞘管封闭，采用这一方式修复的优点：①不人为地破坏深、浅屈肌腱间的腱纽，有利于肌腱的营养及愈合；②鞘管封闭后有利于滑液营养肌腱及促进肌腱愈合并防止肌腱粘连。

2. 于近指间关节至中节中段因电锯、冲压及压砸伤离断，清创时切除部分鞘管及远、近端指浅屈肌腱，仅缝合指深屈肌腱；因锐性刀刃离断，切除近端指浅屈肌腱，修复指深屈肌腱外，也可缝合鞘管。近指间关节融合者不需修复指浅屈肌腱，仅修复指深屈肌腱。

3. 远指间关节离断仅行关节融合，不需修复肌腱。小儿手指离断者，凡行关节成形者仍应修复指伸、屈肌腱。

指屈肌腱的缝合可根据术者的不同操作习惯，采用对肌腱内循环影响小、有利于肌腱营养与愈合的方法缝合。将断端间用 6-0 无创尼龙单线连续缝合，使腱纤维断端包埋，以防肌腱粘连。鞘管修复宜选用 3-0 无创尼龙单线做间断或连续缝合（图 6-31）。

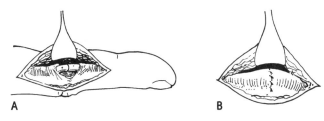

图 6-31　指屈肌腱鞘管修复
A. 指屈肌腱已修复；B. 鞘管连续缝合修复。

注意：所有肌腱修复后肌腱张力应调节至休息位。缝合后发现肌腱张力过松或过紧，应及时重新调整缝合。

有些断指肌腱的离断平面与骨、关节及皮肤离断平面不一致，造成缺损难以做原位修复时，可采用邻指指浅屈肌腱移位修复或游离肌腱移植方法修复；若肌腱从止点处撕脱且完好时，通过皮下隧道重新种植于止点处，用抽出钢丝法缝合内固定。

断指再植进入血管、神经修复时，为了利于手术显微镜下操作，防止患者的手指活动，可采用手固定钢板制动。手固定钢板：不锈钢板制作成长 30cm，宽 20cm，一侧剪成凹形缺口，其余三边裁成锯齿状，并向同一方向倾斜 45°（图 6-32）。用废手套袖口皮筋将伤手固定，为再植术带来方便（图 6-33）。

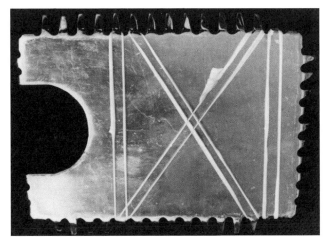

图 6-32　手固定钢板

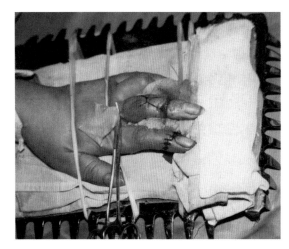

图 6-33　手固定钢板在断指再植术中的应用

四、指背静脉修复

指伸、屈肌腱修复后，先将再植指两侧皮肤侧中线处各缝两针，以防止手指旋转，影响血管吻合。然后用缝线牵开两断缘皮肤显露指背静脉（图 5-35）。根据两断端已标记的静脉数目、口径、位置进行选择搭配，尽量选用原位血管直接吻合。断指因移位再植或指体短缩较多时可根据静脉血管情况吻合。通常情况下每一断指宜修复 2~3 条静脉，但在清创标记时每侧断面宜准备标记 3 条以上静脉以便选择。

1. **静脉清创**　每条静脉修复前，首先对两断端的静脉做细致的清创，被污染或挫灭的静脉断端外膜外组织予以剥离切除，了解血管断端情况后将损伤的血管段切除，经肝素生理盐水冲洗管腔，管腔内无任何血块、纤维素沉着，使内膜完整光亮恢复血管弹性为原则，并向远、近端各游离 5mm，以备放置血管夹及血管的翻转。

2. **静脉吻合段的选择**　在通常情况下静脉吻合口应选择静脉干为宜，若吻合口有静脉瓣，且血管长度允许时，将带有静脉瓣的一段切除；如果切除后会造成缺损，又无其他静脉可代替时，可以保留该段静脉瓣，用肝素生理盐水冲洗管腔的同时观察静脉瓣情况，可用弹簧剪小心切除部分瓣膜再吻合，但缝针、缝线不宜贯穿瓣膜。

每当一条静脉吻合完毕，应及时开放血管夹，一般均能见到静脉血反流并通过吻合口使远端静脉管腔充盈，有时还可见到静脉血从远断端另一静脉口溢出。为了保护已吻合的静脉，把该静脉相应的皮肤予以缝合。

3. **静脉的开放吻合**　遇远指间关节附近的断指再植时，由于远断端静脉不允许游离过长且静脉口径细、管壁薄，可采用静脉开放吻合方法。静脉开放吻合是在静脉血有反流的情况下进行的，在边冲洗边缝合的过程中可以清晰地看清进针出针操作，当有少量血液反流使管腔充盈而呈现红白对比时，不仅有利血管吻合操作，还可避免缝合对侧管壁。尤其缝合最后一两针时，血液已沿修复的管腔内反流，不外溢，同时又使远断端静脉充盈，更有利于吻合血管操作。所以，静脉开放吻合虽有断端渗血影响操作，但也具有使血液与管壁对比清晰、避免缝穿对侧管壁之优点。

4. **静脉修复的数目**　断指再植以修复 2~3 条静脉为宜，当断端有 4 条静脉可供选择时，亦应予以修复。因为静脉修复数目多，有利于断指血液回流，减轻术后肿胀，防止感染发生，即使个别静脉因吻合质量差而形成栓塞，尚有多条静脉可供回流，增加断指再植成活率。有些学者主张仅修复 1~2 条静脉，其理由是当动脉修复后，在单位时间内血流通过 1~2 条静脉时，其血流量明显增加，流速快，压力高，有防止栓塞的可能。在笔者的临床实践中，若仅修复 1 条静脉而又无其他静脉可选择时，动脉通血后，远断端其他静脉断口可见喷射状出血。所以只要保证静脉吻合质量，指体是可以成活的。当然，在此并不提倡仅修复 1 条静脉，再植术中静脉有条件时应尽可能多地修复，以保证指体有足够的静脉血回流。

五、缝合指背皮肤

指背已修复足够的静脉后，在缝合指背皮肤前，应对远断端未行修复的静脉用 3-0 缝线予以结扎，以防动脉通血后造成断面出血，形成局部血肿而影响静脉回流及导致感染。

缝合皮肤是外科操作常规，但是，缝合断指皮肤不同于一般皮肤缝合，应引起注意。

1. 皮肤缝合点的选择：为了避免缝针、缝线损伤已修复的血管，缝合指背皮肤时，应选择皮下无静脉的间隙处。

2. 需缝合皮下有修复静脉的皮肤时，宜在手术显微镜下进行。

3. 缝针以选用三角针 1/2 弧为宜，不宜过粗；缝线以 3-0 丝线或 3-0 尼龙单线为妥。

4. 遇断指一端周径大,而另一端周径小时,可将周径小的一端皮缘多处切开呈三角瓣样缝合,以防皮肤狭窄及瘢痕挛缩(图 6-34)。

5. 缝合皮肤要求皮缘对合整齐,外翻满意,以利愈合。否则,卷曲的皮缘将压迫静脉而影响静脉回流。

6. 多余皮肤应予以切除,以免缝合后造成局部臃肿,若造成皮肤缺损时,在不影响静脉血流的条件下,可做局部皮瓣转移或游离皮片移植修复。

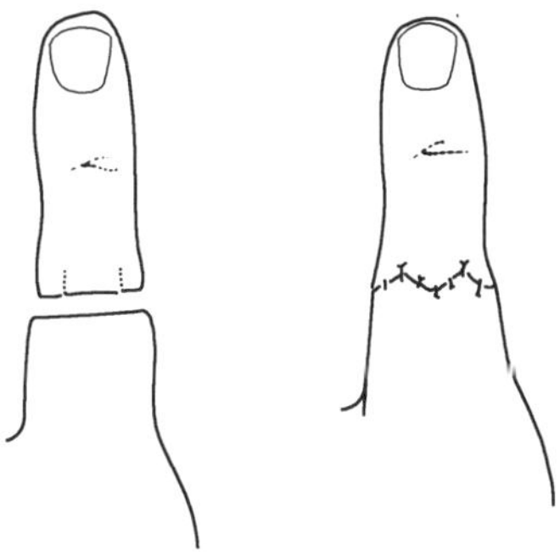

图 6-34　指体周径大小有差别时,可将周径小的一端皮肤做多处切开呈三角瓣样缝合

六、指神经修复

指背皮肤缝合毕,将手翻转,使手掌侧朝上,把掌侧两断面相当于神经血管束处皮缘用缝线牵引(图 6-35),充分显露伤口,把已标记的两断端神经置于镜下,对神经做再次清创,切除挫灭及多余的指神经,试调张力,使其能在无张力下缝合。一般选用 9-0 无创尼龙单线行外膜间断缝合 6 针,以不露神经束为原则。为了使再植指术后恢复满意的感觉功能,两侧指神经均应同时修复;遇指神经缺损时,可采用神经移植或神经交叉吻合的方法修复。

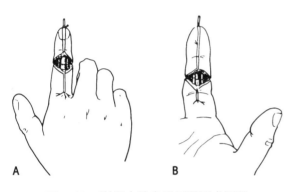

图 6-35　利用皮肤牵引显露手术视野
A. 背侧皮肤牵引显露指伸肌腱及静脉;B. 掌侧皮肤牵引显露指屈肌腱及两侧神经血管束。

如果一侧或两侧指神经缺损较多,移植或移位修复均有困难时,可根据指别,修复主要一侧感觉的指神经。其修复原则是:拇、小指以修复尺侧为主,示、中、环指以修复桡侧为主。

指神经修复的重要性:断指再植的目的是恢复手的完整性及其功能。为了使再植指获得较满意的感觉功能,指神经的修复非常重要。随访证明,凡指神经修复较佳的指体,指腹饱满,外形满意,手指能出汗,有触、痛、温觉,其两点分辨觉略低于健指,能满足手指正常感觉功能的基本要求,达到了再植的目的;凡指神经修复不佳或未经修复的指体,不仅指体及指腹萎瘪,而且手指干燥,无汗,触、痛、温觉迟钝,两点分辨觉差,易被烫伤或冻伤。个别患者还可以出现痛觉过敏,手指发凉并影响其他手指正常使用,继发上肢萎缩,给患者的工作、学习、生活带来不便和痛苦,这就失去了再植意义。所以,手外科医师及再植手术者,对指神经的修复要像吻合血管一样重视,进行精心缝合,决不能有半点轻视与马虎。对于初学者来说,更必须严格养成修复指神经的绝对概念与操作习惯,才能不断提高断指再植的质量。

笔者认为,在手术显微镜下,是完全可以鉴别指神经挫灭及损伤程度的,经清创神经行一期修复是完全可以做到的。不提倡行二期修复,否则会造成神经回缩,两断端神经瘤形成一经切除,必将造成神经缺损,需要行神经移植修复而影响神经修复效果,还增加了患者的多次手术痛苦及经济负担。

七、指动脉修复

修复指动脉,是重新建立断指血液循环的一个关键性操作。为了保证血管吻合质量,术者应以充沛的精力来完成修复动脉的操作。

指动脉的解剖位置是恒定的且清创时已做了标记,所以在吻合动脉前,应先了解两断端指动脉的损伤情况,以制订修复指动脉的方案。如果两侧指动脉均能直接缝合为最佳修复方案,如果经清创仅有一侧指动脉可做直接吻合,而另一侧缺损,则要视其血管的口径而定,若口径较粗的一侧指动脉能做直接缝合,则口径较细的一侧可放弃修复;若口径较粗的一侧指动脉有缺损,除缝合对侧指动脉外,该侧指动脉应行血管移植修复;若两侧同时缺损,均应行血管移植修复。

根据笔者的操作习惯,指动脉吻合前,先在近端指动脉管壁外敷以罂粟碱或 2% 利多卡因等以解除近断端的动脉痉挛暂不做任何操作,对远端指动脉做血管清创。理由是:远端动脉已失神经支配,动脉处于松弛状态,而血管清创操作一般需用 2~5 分钟,当操作完毕近端动脉痉挛已解除,此时再对近断端动脉行清创并做适当游离以减低血管吻合的张力,动脉断口处做一轻柔的机械扩张,然后开放血管夹,此时若出现有力的喷血,说明动脉痉挛已解除,即可进行缝合;如果动脉搏动无力,仅少量涌血,继续用罂粟碱等做局部湿热敷,等候片刻一般痉挛均可解除。如果仍未解除,则应寻找原因,常见原因如下。

1. 疼痛引起血管痉挛　臂丛神经阻滞一般能维持 3~6 小时。当缝合动脉时,若麻醉作用减弱或消失而出现疼痛时,应及时追加麻醉,待麻醉作用完全后痉挛即可解除。若出现动脉持续痉挛,可于近断端管壁周围注入少量罂粟碱并局部湿热敷,等候片刻该侧动脉痉挛解除,突然出现喷血。

2. 清创不彻底引起血管痉挛　近断端动脉在清创时可直接判断损伤程度而行必要的切除,动脉痉挛解除后即恢复正常搏动而出现喷血。但有时近端动脉可出现多段损伤,可能存在近端高部位血管损伤而未行显露。这种情况好发于指骨或掌骨断端刺伤血管,或其他间接暴力引起血管损伤,损伤的血管段位于组织内不易被发现。损伤特点:血管连续性存在,外膜尚完好,而血管的肌层或内膜层断裂。临床表现:血管断端经清创开放止血带或血管夹后不喷血,管壁松弛,血管搏动传导不明显,此时应向近端游离,找到血管损伤段,做血管相应清创,凡造成血管缺损者,行静脉移植修复。

3. 外来压迫　指动脉行经蚓状肌管及骨皮韧带附近,因外伤及清创时骨碎片嵌入未清除而引起,这些细小的碎片往往不易被术者发现,为了预防,于血管缝接前应仔细检查,近端血管周围有无骨碎片或其他组织碎块残留,一经发现应及时清除。

4. 顽固性动脉痉挛　经以上检查与处理,一般动脉痉挛均可解除,断端出现正常喷血。但也有个别病例动脉呈顽固性痉挛,此时术者应沉着,显露痉挛段血管,解除其他卡压的因素,若发现近端血管仍处于痉挛状态,可用外膜外组织对抗牵拉使管腔逐段松解,同时于管壁周围注入罂粟碱或利多卡因,并局部湿热敷等方法综合处理,待痉挛解除后即可出现喷血。远端动脉因失神经支配而处于松弛状态一般不发生痉挛,但也能见到远端动脉呈顽固性痉挛现象,其原因尚不清楚,用罂粟碱解痉难以奏效,笔者习惯用两把显微镊对痉挛血管的外膜外组织做对抗牵拉(图6-36),局部敷罂粟碱并用温热水持续湿敷,使血管痉挛逐渐解除,继而出现血管搏动而恢复血供。

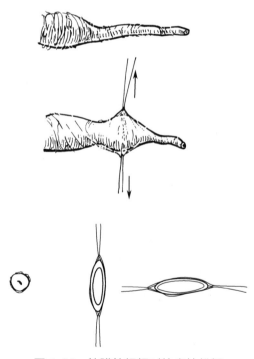

图 6-36　外膜外组织对抗牵拉松解

吻合动脉应重视下述几个问题。

（1）指动脉缝合数目：断指再植时，指动脉是修复一侧还是两侧，不同学者有不同见解。笔者统计再植 420 个断指中，仅吻合一侧指动脉的 341 指中，发生动脉危象 58 指，发生率为 17%。吻合两侧指动脉为 79 指，发生动脉危象仅 9 指，发生率为 11%。由此说明，修复两侧指动脉比修复一侧指动脉动脉危象发生率低。然而在实际操作中，当一侧指动脉已接通，断指血液循环建立后因断端出血多，给缝合对侧指动脉带来不便，再加上手术时间长，术者疲劳，所以部分术者仅修复一侧指动脉。从本组的统计中也说明了这一点，修复一侧指动脉者占 81%。当然只要保证吻合质量，吻合一侧指动脉断指是可以成活的，如果感到缝合质量无把握，两侧指动脉应同时予以修复。否则，一旦发生动脉危象，再次手术探查消耗的时间与精力及患者经受的痛苦往往比再植当时复修两侧指动脉大得多。所以为了提高再植成活率，两侧指动脉应尽量同时修复。另外，两侧指动脉修复后不仅可避免血管危象发生，而且再植后指体供血充分，手指皮温接近正常，患者无畏寒感，愿意进行功能练习并使用伤指，也有利于远端指神经、肌腱及骨骼的血供，从而促进神经再生、肌腱愈合及骨骼连接，有利于术后功能恢复，所以强调两侧指动脉应同时予以修复。

（2）不同指别两侧指动脉粗细不同：再植时根据患者的体位、指动脉损伤程度、助手配合的熟练程度及术者的小血管吻合技能加以选择。拇指及示指尺侧的指动脉比桡侧粗，而小指桡侧指动脉比尺侧粗，中、环指两侧指动脉粗细相差不大。再植时术者应先吻合较粗的一侧，然后根据情况再吻合另一侧较细的动脉。断指再植时患者处于仰卧位，上肢自然外展置于手术台上，这一体位在缝接示、中、环、小指 4 指的动脉及神经时操作较为方便，吻合拇指尺侧指动脉及神经时却有不便。为此可将手背朝上，使伤手处于旋前位，使尺侧血管、神经束充分显露于手术野下利于术者操作。采用逆行再植法可克服体位影响，给缝合尺侧指动脉及尺侧指神经带来方便。

（3）不同的离断平面血管深浅不同：从近节中段以远离断者，神经血管束均与指骨纵轴平行，位置适中，缝合较为方便；若离断于手指根部或指蹼处，由于血管神经位置较深，操作较困难。为此，术者应设法将两端皮肤做充分牵引，显露深部指动脉及神经，清除血管神经周围妨碍视线的脂肪组织，为吻合血管神经创造良好的视野。同样地，术者应将两断端的指固有动脉向远、近端充分游离，便于在较深的位置做吻合操作。

（4）指动脉缺损时，可采用邻指动脉移位、交叉吻合或小静脉移植方法进行修复（见图 3-33、图 3-34）。

（5）两侧或一侧指动脉修复毕，一般用 1~2 滴罂粟碱敷于已修复的近端动脉壁，开放血管夹后断指可立即或逐渐恢复血液循环，指体由萎瘪变成饱满，由苍白变为红润，出现毛细血管回充盈现象，指体逐渐温热，手指端侧方切开处可见有活动出血。某些断指在转送过程中保存欠佳，或热缺血时间过长，断指重建血液循环后指体张力较高，指端侧方切开处虽可见活动性出血，但指体呈蜡白色，无毛细血管回充盈现象，指温改变不明显，此种现象系指体缺血缺氧时间较长，当血液循环重建后，因毛细血管通透性增加，出现组织水肿影响指端微循环所致。这并非血管危象，术后患者经保温及防凝治疗，一般经 12~24 小时指体逐渐变为红润，指温升高，但毛细血管充盈现象仍较缓慢。

（6）及时结扎远端静脉：指体重建血液循环后，由于修复的静脉数量有限，使远端指体静脉回流压力增高，有时掌侧皮下可出现喷射状出血，此时术者不必惊慌，此现象系远端静脉断端因回流压力增高而出现涌血，应及时小心地将该出血点予以结扎，以防术后局部血肿形成而继发血管危象及感染。

八、缝合掌侧皮肤

缝合掌侧皮肤是断指再植术的最后一步,应有始有终细致地完成每一操作步骤。在缝合掌侧皮肤之前,拆除皮肤牵引线,局部用温盐水清洗,清除伤口内血迹及缝线头等异物,然后缝合皮肤。缝合掌侧皮肤时尤其要注意在两侧神经血管束处进针不宜过深,否则易误伤已修复的动脉及神经。遇小儿断指再植缝合两侧神经血管束部位的皮肤时,可在手术显微镜下进行。掌侧皮肤缝合的注意事项与缝合指背皮肤相同,在此不再重述。

九、术中血管危象处理

断指再植术中发生动脉危象颇为多见,表现为断指重建血液循环后不久,指体由红润变为苍白,毛细血管回充盈现象消失,指体发凉,指腹张力低且萎瘪,指端侧方切开处不出血,偶尔有少量暗紫色血液溢出。现将断指再植术中血管危象种类陈述如下。

1. **动脉痉挛** 这是再植术中经常出现的一种动脉危象,为可逆性。常发生在缝合皮肤时,因麻醉作用不全或消失由疼痛引起。遇多指再植时基于同一原因,当一指再植结束,再植另一个手指时,因疼痛而导致已再植手指的动脉痉挛。因此,术者要及时了解麻醉情况,必要时追加麻醉用药,是预防动脉痉挛的有效措施。术中发生动脉痉挛的另一个原因是手术室的温度偏低,由寒冷刺激而致。常发生于春初及秋末,尤其在夜间室温低于 20℃时,若发生动脉痉挛,应暂停手术操作,局部用热生理盐水纱布湿敷保暖,及时增加空调温度使手术室升温至 25℃左右方可继续操作。对显露于手术野的动脉或再植结束缝合皮肤时发生动脉痉挛,可在动脉附近或通过皮肤缝合间隙注入罂粟碱或利多卡因的方法来处理。若经上述处理仍无改善,应拆除缝线,探查原因后做相应处理。若系动脉近端痉挛,用罂粟碱外敷管壁并局部湿热敷,等候片刻该侧动脉痉挛解除;若出现远端动脉顽固性痉挛,可做血管外膜外组织对抗牵拉松解或液压扩张(图 6-37)。有的病例无任何原因而发生间歇性痉挛,使手术难以进展,除采用以上方法外,术者可暂缓手术操作,观察,肢体经保温,血管痉挛渐渐解除而恢复血供。若经上述处理及观察仍无改变,可在吻合口以远做通血试验(勒血试验),若有短暂通血,不久又无血供时,应怀疑动脉吻合口栓塞。

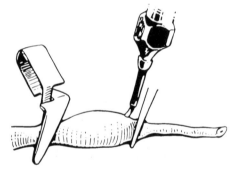

图 6-37 液压扩张

2. **动脉栓塞** 动脉栓塞绝大多数发生在吻合口附近。其主要原因有两点,一是清创不彻底,二是吻合质量差。动脉栓塞与动脉痉挛的临床鉴别见表 6-1。

处理方法:凡确认动脉吻合口栓塞,术者暂不要急于拆除吻合口缝线或切断吻合口血管,应先将吻合口附近的外膜外组织及其他漏出的纤维素予以剥离清除干净,待血管外壁比较光滑干净时再拆除缝线或切除栓塞血管段(图 6-38)。因为在动脉有连续性的情况下剥离血管外膜外组织或清除其他组织比血管中断后容易操作。切断血管后应了解造成血管栓塞的原因。术中发生动脉栓塞往往有一定的规律:凡因吻合质量差而引起的动脉栓塞,其吻合口内壁附有毛糙的白色纤维素(纤维蛋白及血小板),血栓向近端延伸;因血管清创不彻底致动脉栓塞者,可发生于吻合口以近或以远,栓子牢固地附着于损伤的管壁处且不易清除干净。断指再植术中动脉栓塞的血栓可分为白色血栓及混合血栓两种:白色血栓

表 6-1　动脉栓塞与动脉痉挛的鉴别表

症状	动脉痉挛	动脉栓塞
指体颜色	苍白	苍白
毛细血管回充盈现象	消失	消失
指温	降低	降低
指腹张力	萎瘪	萎瘪
指端侧切开放血	不出血	不出血
解痉后改变	上述症状消失	上述症状无变化
解痉后勒血试验	通畅	不通畅

是由血小板、白细胞及纤维素凝集构成,大部分发生于栓塞早期;混合血栓是随着栓塞的时间延伸,红细胞在纤维素间堆积,逐渐形成红色凝血混合物。白色血栓均附着于管壁,较牢固,一般不易清除干净,所以凡发生血栓部位的血管段应予以切除;混合血栓与管壁附着不牢,术者用显微镊轻轻夹住栓子慢慢小心地向外拖,就可以把管腔内栓子拖出。有时栓子尾部过长,术者应用两把镊子小心地交替夹捏,慢慢将其拖出,防止中断(图 6-39)。栓子取出后,管腔内用肝素生理盐水反复冲洗,将存留于血管内的一些血块及纤维素冲洗干净,经显微镜下仔细检查,直至两端管腔光滑、完整,无任何血块纤维素沉着为止,方可再行血管吻合,造成的缺损可采用血管移植的方法修复。

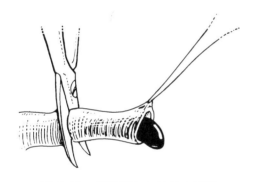

图 6-38　切除附有血栓的血管段

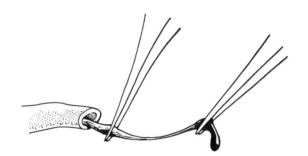

图 6-39　用两把镊子交替夹捏,轻轻将栓子拖出

3. 静脉栓塞　术中也容易发生静脉危象,静脉危象以静脉栓塞为主。主要表现:动脉修复毕后或缝合皮肤时,指体渐渐由红变紫,指端侧方一经切开,先流出暗紫色血液后又流出鲜红色血液。发生静脉栓塞的主要原因也是血管清创不彻底及吻合质量差。静脉栓塞多发生于吻合口附近,一旦栓塞发生,栓子向远端延伸,是以红色血栓为主的混合血栓,血栓与管壁附着不牢且容易清除。术中发生静脉栓塞后,应及时拆除血管缝线,取出并清除栓子,经肝素生理盐水冲洗,镜下检查管腔光滑完整,无任何血块及纤维素沉着,方可重新缝合。因管壁损伤清创不彻底且附着较牢的混合血栓常不易清除,需切除栓塞血管段重新吻合,若造成血管缺损,应采用血管移植方法进行修复。

十、包扎

断指再植手术结束,伤手宜用温生理盐水清洗,洗去所有血迹,以便观察正常与再植手指的皮肤色泽。皮肤缝合处再次用皮肤消毒液搽洗,用一层拧干的酒精纱布覆盖,然后用多层纱布做交叉重叠包扎(图 6-40),每指以 8~12 层为宜,并要求做到以下几点。

1. 每一再植指皮肤缝合处均采用交叉重叠包扎,不准行环形包扎。

2. 每一再植指指端应外露,以便观察血液循环。

3. 手指应包扎制动于功能位。

4. 包扎不宜太紧,以免影响循环,也不宜太松,以防敷料脱落。

5. 包扎范围自手指至前臂远 1/3,于寒冷季节用棉花包裹达保温之目的。

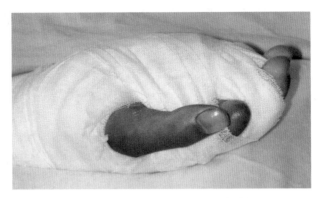

图 6-40　纱布绷带交叉重叠包扎

十一、逆行再植法

逆行法再植的操作顺序与顺行法相反,其再植手术操作按以下顺序进行:断指清创后在再植前先将断指远端穿好克氏针,然后缝合掌侧皮肤—吻合两侧指动脉—缝合指神经—缝合指屈肌腱—骨内固定—缝合指伸肌腱—吻合指背静脉—缝合指背皮肤术毕。采用逆行法再植操作中,骨与关节内固定虽在修复指屈肌腱与指伸肌腱之间进行,但内固定前的准备工作均必须在第一次缝合掌侧皮肤前完成。如果采用克氏针交叉内固定,则在清创结束后先在断指侧做好交叉穿针,当修复指屈肌腱后,再将两克氏针斜形固定于近侧指骨。若采用钢丝十字交叉内固定,于清创毕,将两骨端均钻好骨孔,甚至穿好钢丝,当指屈肌腱修复后再将钢丝拧紧固定。这样,可避免损伤已修复的动脉、神经及肌腱。

(一)优点

1. 一切手术操作无须翻动手指,均在背侧进行。

2. 吻合动脉、神经及指屈肌腱时可使断指两端靠近,也可转动指体利于血管、神经的缝合操作。

3. 可以缩短操作时间,加快再植速度。拇指及末节断指施行再植时,采用逆行法更显示优点。尤其是拇指再植,若先固定克氏针,拇指处于旋前位,缝合尺侧指动脉及神经操作十分困难;采用逆行法远端拇指可以旋转使其略旋后,使缝合尺侧指动脉及神经操作比较方便。

(二)缺点

1. 再植前必须先为内固定做好准备,带着较长的克氏针影响血管、神经及肌腱的缝合操作。

2. 如果事先对血管、神经缺乏正确估计,行内固定后易增加血管、神经及肌腱的张力,而导致血管栓塞,影响神经再生及肌腱愈合。

3. 先吻合动脉并开放血管夹易造成创面出血,影响后续的组织修复操作。

4. 背侧入路,动脉位置较深,影响血管、神经缝合操作。

不同术者有不同的操作习惯,一旦形成习惯,要改变是不容易的。所以,不论是顺行法还是逆行法,都有其优缺点,采用哪种方法再植,应尊重术者的习惯,保质保量地完成再植手术。

术后治疗与管理

一、病房要求

手指离断后对患者造成肉体和精神上的双重创伤,再加上长时间的再植手术,患者十分痛苦和疲劳。为此,术后应安排在一个舒适、安静、空气新鲜的病房休息治疗。室温要求保持在 22~25℃,尤其是冬季以及各地区条件的差异,为确保恒定的室温,病房内应备有相应调节室温的设施。炎热地区及夏季备有空调,使室温保持在理想范围内。为了便于观察断指再植术后指体的血液循环变化及局部加温,常用功率为 60W 的侧照灯做局部持续照射,与手指距离 30~40cm(图 6-41)。距离过近易导致灼伤,距离过远则达不到温热作用。病室内上述设施是预防术后小血管痉挛的有效措施,应予配套齐全。护理人员应耐心解说,态度和蔼,使患者安心,家属放心,给断指再植术后患者的治疗康复创造良好环境。

断指再植术后患者一般需绝对卧床 7~10 天,避免因体位改变而影响肢体循环。术后要求抬高患肢,使伤手的位置与心脏处于同一水平面,以维持手部有效循环量,减轻水肿。患者经 1 周的卧床休息与治疗,再植指体已度过了血管危象的危险期,此时可让患者在床上做适度的活动及下地活动。部分患者刚开始下地时会出现头晕现象,一般经过 1~2 天的适应,症状逐渐消除。为了安全,应先让患者在室内活动,待体力基本恢复时,才准其外出活动。尤其是冬季,因室内外温差较大,为预防寒冷致血管痉挛,伤手连同前臂用一棉套袖保护(图 6-42)。

因尼古丁会引起血管痉挛,术后患者严禁吸烟,探视人员亦严禁吸烟,患者严禁进入吸烟区或与吸烟者共聚。笔者在临床中曾遇一例中指完全离断的患者,再植后 12 天已准其下地活动,当天下午家属

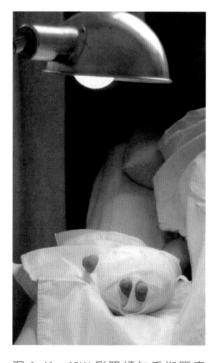

图 6-41 60W 侧照灯与手指距离 30~40cm

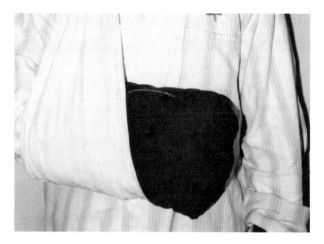

图 6-42 冬季为防寒将前臂用棉套袖保护

来探视时,患者在 2 小时内偷吸了 3 支烟,笔者查房时发现再植指呈灰白色,虽给予多种治疗措施,但仍造成末节部分坏死的不良后果;还有患者进入吸烟区吸入了大量烟雾,结果导致血管危象,造成再植指全部坏死及部分坏死各 1 例。所以,断指再植及吻合血管的组织移植术后患者必须戒烟,病区严格禁烟,加强对吸烟者的管理,应值得重视。

二、术后治疗

(一)抗凝治疗

断指再植术后 10 天内,由于各种因素的影响,易导致血管危象的发生。为保持吻合血管的持久通畅,预防血管痉挛及血管栓塞的发生,术后及时应用抗凝血药及解痉药不容忽视。但是,小血管吻合后的通畅,主要依靠精确无误的小血管吻合技术,不依赖于抗凝血药。20 世纪 70 年代,不少学者主张断肢(指)再植术后应用肝素或双香豆素治疗,借以提高小血管的通畅率,因此把上述药物列为术后常规治疗,但是却导致吻合口渗血,局部血肿形成,继发感染,使伤口裂开,影响再植的成活率,也有因大出血导致死亡的个别报道。为了避免术后抗凝治疗造成的不良后果,目前已不主张常规抗凝治疗,仅在个别情况下少量应用。

1. 右旋糖酐 40 右旋糖酐 40 分子量为 20 000~40 000Da,是一种解聚抗凝剂及血浆增量剂。静脉滴注后能增加红细胞与白细胞表面的负电荷,从而形成互相排斥,不仅防止红细胞互相凝集,而且使红细胞与血管壁的附着作用减少,抑制血小板黏附聚集并释放凝血因子Ⅲ,且对纤维蛋白溶解系统有一定的激活作用。右旋糖酐 40 的应用同时还能提高血浆胶体渗透压,增加血容量,减低血液黏稠度,降低周围循环阻力,疏通微循环,增加血液的流速。所以,右旋糖酐 40 被视为与肝素性质相似,作用出现迅速,持续时间长,是预防小血管栓塞的有效药物。

用法:成人 500ml,静脉滴注,每日 2 次,一般用 5~6 天停药。儿童按年龄、体重酌情用药。根据临床应用经验,一般连续应用 5~6 天后有些患者有胸闷、发热、荨麻疹、腹痛、食欲减退或发生鼻出血及血尿现象,一旦出现上述症状应及时停药并对症处理。

2. 阿司匹林 阿司匹林能抑制凝血酶原在肝内形成,使血液中的凝血酶原含量减低,并可制止血管内血小板的聚集,降低血细胞的凝集作用,从而改善微循环。同时阿司匹林是有效的解热镇痛药。常用阿司匹林肠溶片,用法:成人 25~50mg,每日 1 次口服,儿童按年龄体重减量。

3. 双嘧达莫 双嘧达莫具有抑制血小板环腺苷酸磷酸二酯酶的作用,增强前列腺素 E 及腺苷的疗效,从而使血小板内环腺苷酸的量增多。腺苷酸能抑制二磷酸腺苷诱导的血小板聚集作用。同时,双嘧达莫除有扩张冠状动脉、增加血流量的作用外,还有抗血小板凝集作用。双嘧达莫和阿司匹林联合应用,抗血小板凝集作用更强。用法:成人 50~100mg,每日 3 次口服,7 日后停药,儿童酌情。

4. 其他药物 低浓度前列腺素 E 能抑制血小板的聚集,阻止损伤血管内膜的血栓形成;利血平有降低血小板的黏附和聚集作用,增强纤维蛋白溶解系统的活力,以达到抗血栓形成的作用。这些药物应根据患者具体情况及使用经验酌情应用。

(二)解痉治疗

1. 罂粟碱 具有明显的解除血管平滑肌痉挛的作用。临床使用证明,当手术中发生血管痉挛时,局部敷用少量罂粟碱后,可见血管完全松弛,血管痉挛即可解除。当术后出现血管痉挛时,肌内注射罂粟碱有解除血管痉挛的作用。为此,罂粟碱为断指再植及其他吻合血管的显微外科组织移植术中及术后常规用药。用法:成人 30~60mg 每 6 小时皮下或肌内注射,3 天后逐渐减量并延长使用时间,至术后 7~8 天停药。用药时应注意:本品能抑制心脏传导功能,减低心肌的兴奋性并延长不应期。罂粟碱用药过量或静脉注射过快,可引起房室传导阻滞、室性期前收缩、心室颤动及心搏停止的严重后果,对肝脏也有毒性作用,导致食欲缺乏、头痛等副作用。故用药切不能过量,也不能长期使用,对小儿应严格按照用药剂量要求使用。

2. 烟酸 具有较强的周围血管扩张作用。用法:成人 50~200mg,每日 3 次,儿童按年龄体重酌定。用药后有皮肤潮红、瘙痒及胃肠道轻度反应。以饭后口服为佳,一般口服 10 天后停药。部分患者服用后皮肤瘙痒要持续相当长的一段时间才能缓解。

3. 妥拉苏林 有直接松弛血管平滑肌的作用,因此它能扩张周围血管,使周围血流量增加。用法:25~50mg,每日 1~2 次肌内注射。由于本药具有组胺样作用,可有胃液分泌增多、皮肤潮红、起"鸡皮疙瘩"等副作用。本药还能兴奋心脏,可导致心率加速,用药时需注意。

4. 丹参注射液 具有活血化瘀、通利络脉、养心安神,改善冠状动脉循环及周围循环的作用。用法:2~4ml 每日两次肌内注射,或 10ml 加入 100~500ml 5% 葡萄糖注射液中稀释后静脉滴注,每日 1 次。

(三)抗生素

预防术后感染,主要依靠再植时严格、彻底的清创技术。根据新近用药原则,再植术中静脉滴注抗生素是预防感染的一项重要措施。术后应用抗生素也是必要的。对于用哪种抗生素应根据各医院的情况及用药效果与经验做不同的选择。用药期间,应密切观察患者体温、局部情况及全身情况的变化,必要时调整抗生素,并注意防止对肾脏的损害。

(四)对症处理

断指再植术后麻醉作用消失时,常因疼痛引起血管痉挛,所以及时使用镇痛药是必要的;术后患者常因卧床致腹胀、恶心,应及时对症处理,为了保持排便通畅,每日应使用适量缓泻剂,以利通便。为减轻术后疼痛也可使用镇痛泵。

(五)高压氧治疗

高压氧的主要治疗原理是机体在高压条件下呼吸高浓度氧气,使血浆中物理性溶解的氧随着压力的增高而成倍增高,并增加了氧的弥散力及透通性,使细胞得到充分的氧供应。所以对组织因缺血缺氧引起的疾病有一定的治疗作用。断指再植术后是否需要行高压氧治疗,尚有不同看法。笔者认为,有高压氧治疗设备的医院,对于断指再植术后 1 周左右发生血管栓塞,侧支循环有部分建立但嫌不足者或不完全断肢(指)再植术后,因故未重建血液循环或重建循环后仍出现血供不足者,可考虑行高压氧治疗。凡血管已完全栓塞,循环已中断,侧支循环尚未建立者,行高压氧治疗是毫无作用的。另外,对高压氧治疗也不能寄予过高的希望,因为在高压条件下,周围小血管均处于痉挛状态,同样也增加了周围循环阻力,在单位时间内组织灌注量减少,而组织内含氧量并不是按算术积数而增加。实践证明,当患者处于高压氧条件下周围循环及缺氧症状改善明显,一旦减压出舱时,经常会出现反跳现象,这是因为周围血管痉挛尚未完全解除,血浆中物理溶解的氧又突然减少,从而加重了组织缺血缺氧的程度。所以,高压氧虽有一定的治疗作用,但一旦离开这一特定环境,就没有治疗作用。所以高压氧对于断肢(指)再植术后循环不足者虽有一定疗效,但仅仅是一种辅助治疗,不能依赖高压氧而放弃了必要的手术探查时机及其他有效的治疗措施。

三、术后观察指标与临床意义

手指离断的致伤原因、伤情有较大差别，指体条件与术者的技能因素、术后患者的心理与合作程度等均影响术后血管危象的发生概率。除病房室温、局部保温设施及抗凝、解痉治疗外，加强术后对断指循环的观察及危象的处理等都影响手指再植与再造的成活率。再植专科医护人员必须熟识并掌握术后观察指标，及时发现并处理血管危象，才能保证手指再植与再造的成功。手指再植与再造术后临床常用观察指标有：指体色泽、指温、毛细血管回充盈现象、指腹张力及指端侧方切开放血，专科医护人员应及时观察并综合分析做出正确的判断与处理。

（一）指体色泽

断指再植术后指体色泽的变化是最容易观察到的客观指标。完全离断的指体再植术后，由于远端指体血管已失去神经支配，故全部处于扩张状态，所以再植断指的色泽比正常指红润。若指体由红润变成苍白，说明断指处于缺血状态，可由动脉痉挛或栓塞引起。寒冷与疼痛常可引起血管痉挛。因此，凡冬季或寒冷地区再植术后的手指及前臂需用棉絮包扎以保温，病房室温保持在 22~25℃，局部以侧照烤灯温热等措施来保证。上述条件皆具备的情况下再植指体由红润变成苍白色时，首先应怀疑动脉痉挛，应立即肌内注射罂粟碱 30~60mg，并予以镇痛治疗，严密观察，一般经 10~30 分钟后动脉痉挛解除，指体由苍白变为红润；如果经采取上述措施，并延长观察时间，仍未改善，怀疑有动脉栓塞的可能，应及时手术探查；如果指体由红润变为灰色，指腹张力低，指端侧方切开有少量暗色血缓慢外溢，说明断指无动脉供血，静脉仍通畅，溢血是静脉反流所致，仍属动脉危象，应及时手术探查；如果指体由红润变成暗紫色，且指腹张力高，则说明静脉回流发生障碍，此时可用手术刀在指端侧方做一小切口，立即可见流出暗紫色血液，不久又流出鲜红色血液，指体由紫变红。若出血一旦停止，指体又呈暗紫色，说明静脉危象未解除，应及时手术探查，重建静脉回流。再植术后如果指体呈蜡白色，指腹张力高，指端侧方切开流出鲜红色血液，说明指体供血良好，这一现象主要是由于指体热缺血时间过长，部分细胞已开始变性，使毛细血管通透性增加，断指通血后细胞（组织）水肿，组织间张力增高，使末梢循环受阻，而呈现出蜡白色。一般经保温、抗凝治疗 1~2 天后，指体由蜡白色可转为樱桃红色，部分病例恢复粉红色，出现毛细血管回充盈现象。

（二）指体温度

指体温度的变化也是反映断指再植术后血液循环变化的一个重要指标。术后常规应用皮肤温度检测仪进行检测并记录（图 6-43）。为了获得正确的指温数据，护士对断指进行检测前，应及时记录室温，检测同侧健指指温后，再检测再植指指温。若断指两侧指动脉均做了吻合，并修复了较多的静脉，这一断指的温度大致与健指相同，有时甚至略高出健指；如果仅修复一侧指动脉，则指温要比健侧略低 0.5~1℃。如果断指指温比健指低 3~4℃，说明断指血液循环已发生障碍，此时应根据其他观察指标进行综合分析。如果指温下降，指体由红润变为苍白，说明指体发生

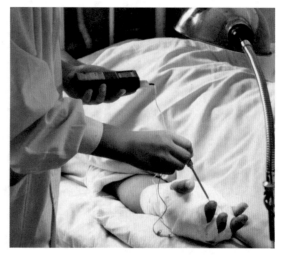

图 6-43 术后定时检测指温

动脉供血障碍。在检测过程中,如果发现指温略升高,指体由红润渐渐变成暗紫色,而后指温又逐渐下降,毛细血管回充盈迅速,说明指体静脉回流障碍;如果指温继续下降,指体呈暗紫色,无毛细血管回充盈现象,指端侧方切开放血,指体由紫变红,说明静脉回流完全障碍,应及时手术探查,切除栓塞段静脉,做重新吻合或血管移植修复。

(三)毛细血管回充盈现象

手指完全离断再植后,远端指体因失去神经支配,血管呈扩张状态,因此,再植术后指体比正常指体红润,毛细血管回充盈现象比正常略快。测试时测试者可用手指轻轻压指腹或指甲,此时被压的皮肤或指甲呈苍白色,一旦移开压迫后,受压区很快由苍白转为红润,示毛细血管回充盈现象正常。如果指体呈苍白,而且也不出现毛细血管回充盈现象,说明发生了动脉危象;如果指体呈暗灰色,指温低,毛细血管回充盈极为缓慢,指端侧方切开处缓慢溢出紫色血液,为静脉血反流,仍属动脉供血障碍。如果指体由红润转变为紫红色,毛细血管回充盈迅速,说明断指静脉回流大部受阻;若指体变为暗紫色,指腹张力明显增高,无毛细血管回充盈现象,侧方一经切开放血,先流出暗紫色血液,后流出鲜红色血液,又恢复毛细血管回充盈现象,说明静脉回流障碍而发生栓塞。

(四)指腹张力

再植术后指体血液循环正常,以上三项检测指标也显示正常,则再植指的指腹张力也属正常,大致同健指或略高于健指,称指腹饱满。如果再植指动脉供血障碍,不仅指体呈苍白色,而且指体瘪塌、发凉,则指腹张力明显降低;如果指体呈暗紫色,毛细血管回充盈现象迅速,证明指体静脉回流障碍,则指腹张力明显增高。指腹张力全凭检测者的主观感觉,但这一主观感觉却反映指体循环的变化,是一种直接又简单的检测指标。

(五)指端侧方切开放血

指端侧方切开放血观察是一种既简单又明确的观察指标,也是鉴别动脉及静脉循环障碍的一种直接方法:指端经酒精皮肤消毒后,用 11 号手术刀片于指端的任何一侧刺入深 3~5mm 的切口,根据出血速度和颜色判断(图 6-44)。如果立即流出鲜红色血液,用生理盐水棉球边擦边流,则说明指体循环正

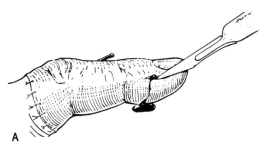

图 6-44 断指再植术后指端侧方切开放血
A. 指端侧方切开放血示意;B. 右手中指发生静脉危象;C. 指端侧方切开放血后由紫变红。

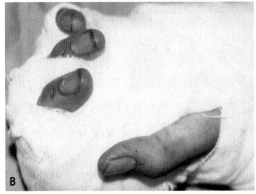
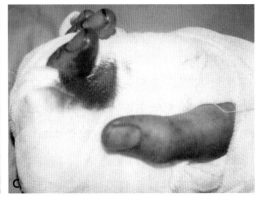

常;如果切开后不出血,用力挤压才挤出少许血液,说明动脉供血障碍;若切开后在切口处缓慢溢出少量暗紫色血液,系静脉血反流,指体无动脉供血;如果切开后立即流出暗紫色血液,不久又流出鲜红色血液,且流速较快,指体由紫变红,说明指体静脉回流障碍;如果切开后流出一些暗紫色血液,以后不再流出,但渗出一些浆液,说明断指先发生了静脉危象,继而又发生了动脉危象。

以上五项观察指标各有其意义,笔者认为最可靠、最直接的观察指标是指端侧方切开放血,它可以帮助医师做出较准确的判断,从而采取有效措施来挽救断指。现综合以上五项观察指标来判断血管危象。

1. 动脉危象的表现 从颜色观指体苍白,无毛细血管回充盈现象,指腹张力低,指腹萎瘪,指温下降,指端侧方切开无血液流出。术后 1~3 天出现上述现象时首先应怀疑动脉痉挛。

2. 静脉危象的表现 从颜色观指体发紫,毛细血管回充盈由迅速变为消失,指腹张力明显增高,指温下降,指端侧方切开后立即流出暗紫色血液,继之又流出鲜红色血液,此时手指毛细血管回充盈现象重新出现,而指腹张力仍无改善。以上系动脉供血正常而静脉回流障碍。如果经指端切开后,溢出少量暗红色血液,继之又渗出血浆样物,仍无毛细血管回充盈现象,指温不升,指体仍显暗紫色,指腹张力高,说明先发生静脉危象后又发生动脉危象,此时已丧失了手术探查时机。

3. 断指热缺血时间过长再植后的临床表现 指体呈蜡白色,指温偏低,毛细血管回充盈现象消失,指腹张力增高,指端侧方切开处能流出鲜血,治疗 1~2 天后,指体由蜡白色渐渐变为樱桃红或淡红色,指温略有回升,毛细血管回充盈渐渐开始出现,指腹张力偏高。

为了便于观察上述各项指标并及时记录变化情况,笔者设计了断肢(指)再植及组织移植术后记录单(表 6-2),要求护士及时观察并准确记录。术后 3 天是血管危象高发期,每小时观察记录 1 次,3 天后改为每 2 小时 1 次,6 天后改为每 4 小时 1 次。观察中一旦发现异常变化应及时报告医师。再植术后恢复顺利者,10 天后停止记录。

表 6-2 肢体或组织移(再)植术后观察记录表

姓名:			病室:		床号:		病历号:			第 页
日期	时间	室温	指温		温差	肿胀	回流	毛细血管回充盈试验	其他	签名
			患侧	健侧						

四、血管危象及其处理

(一)动脉痉挛

好发于术后 1~7 天,多发于术后 1~3 天。完全离断再植术后,因远端已失去神经支配一般不会发生痉挛,血管痉挛大部分发生于近端。对于有指神经相连的不完全性断指再植术后远、近两端均易发生动脉痉挛。实践证明,有神经相连的不完全性断指再植术后,动脉痉挛发生率高于完全性断指,所以要特别引起注意。

处理方法:首先要寻找引起痉挛的原因,因室温低,患者有寒冷感时应采取保温措施,使室内尽快升温;因疼痛所致,即注射镇痛药或加大镇痛泵流速;小儿断指再植术后常因哭闹引起血管痉挛,可采用冬眠疗法或其他镇静药使其安静入睡,一旦小儿安睡后动脉痉挛即告缓解。除采取上述措施外应立即肌内注射罂粟碱,并严密观察指体变化情况,一般经过10~30分钟动脉痉挛即可缓解,指体由苍白转为红润,指腹恢复张力,指温回升,出现毛细血管回充盈现象,指端侧方切开处重新流出鲜血。如果经上述处理并延长观察时间,指体仍无变化,应怀疑为动脉栓塞,须手术探查。当然在临床上也可遇到一些特殊病例,动脉痉挛反复发生,处理较为棘手。笔者曾遇到一例断指再植术后第2天发生两次动脉痉挛,经上述处理缓解;傍晚时又发生了动脉痉挛,值班护士呼叫医师处理,医师到床前时痉挛已告解除而恢复了血供,于夜间又出现了动脉痉挛,值班医师忙于急症手术,未予处理,6小时后第4次痉挛又自行解除;有的病例决定行手术探查,一旦麻醉作用完全后,指体由苍白转为红润,痉挛告解除;有的病例行手术探查时见血管仍处于痉挛状态,经外敷罂粟碱并热生理盐水纱布浸敷后缓解;也有当决定手术探查,进入手术室打开敷料时指体恢复了血供。探查术中发现动脉顽固性痉挛时,可采用外膜外组织剥离及对抗牵拉或液压扩张方法来解除痉挛(见图6-36、图6-37)。对于深入于组织内的动脉顽固性痉挛无法采用上述方法时,可于镜下用2.5号冲洗针头插入已被结扎的小分支注入少量罂粟碱(图6-45)并对指体行持续湿热敷,10~30分钟后指体变成红润告痉挛解除,但也有经以上处理仍无改善,只好包扎回病房观察并行冬眠治疗,个别病例顽固性痉挛可解除。

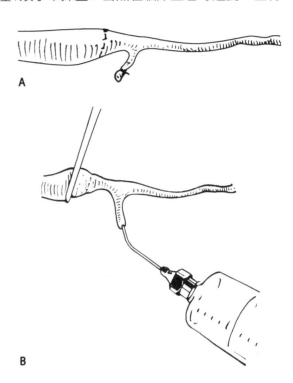

图6-45 指体动脉顽固性痉挛,可由已结扎的血管(A)分支内注入罂粟碱(B)并持续行湿热敷以解除痉挛

(二)动脉栓塞

动脉栓塞常因血管清创不彻底、血管吻合质量差及血管吻合张力过大引起,也可以因血肿压迫,局部感染而引起。动脉栓塞大部分发生于术后1~3天,又以术后24小时内为多见。根据断指再植术后临床观察,于术后3天内发生血管栓塞,大部分系血管清创不彻底、血管吻合质量差及血管吻合张力大引起;术后3天后发生栓塞可因局部血肿压迫及感染刺激所致。血管栓塞发生于吻合口附近者均系血管吻合质量差之故;栓塞发生于吻合口以近或以远均系血管清创不彻底引起。动脉栓塞的临床表现与动脉痉挛相同。发生动脉危象初期一般很难判定是痉挛还是栓塞,只有经过解痉治疗观察后若指体血液循环仍无改变时,才考虑有动脉栓塞之可能,应及时手术探查。

手术探查指征如下。

1. 术后发生动脉危象,经保温、解痉、镇痛处理并观察20~30分钟后仍无改善者。

2. 再植时仅吻合一侧指动脉或行血管移植修复者。

3. 术后局部出血,并有血肿压迫者。

4. 绞轧性断指再植术后。

5. 术者操作技能较差,血管吻合质量无把握者。

断指未经理想的冷藏,夏季热缺血时间超过 24 小时;指体经各种刺激性液体浸泡;术后局部因感染而发生动脉危象或患者不愿意再次手术探查者,可尽早解脱再植指体。

手术探查同再植术一样,要求有良好的麻醉,首先检查吻合口情况,经查明栓塞的部位后,在保持血管连续性情况下先对栓塞段的血管做外膜外组织剥离,并超过栓塞段的远、近端各 3~5mm,然后切断血管,对栓塞段血管做清创直至符合要求。行血管探查清创取栓子时应特别小心,术中可用两把镊子,缓慢交替小心夹捏,轻轻地把栓尾徐徐拖出(见图 6-39),再用肝素生理盐水冲洗,使管腔内的血块及纤维素冲洗干净,若仍有絮状物附着于管腔内,用镊子将其取出,经肝素生理盐水冲洗无任何血块、纤维素及絮状物为止。清创后可将两血管端靠拢测试张力,若血管缺损长度为血管直径的 4 倍以内时仍可做直接对端吻合,若缺损长度超过 6 倍,应做血管移植修复。要求术者精确高质量地缝合每一针。若对侧动脉未行修复应同时应予以修复;如果对侧指动脉也发生栓塞,也同样要切除栓塞段重新做吻合或移植修复,不能放弃修复。对于探查术后再次发生栓塞的病例,不应失去信心,只要条件许可,患者有要求可以再次探查以获得挽救。在探查过程中若发现两侧指动脉栓塞已超过远指间关节以远,征得患者同意后可行解脱。

(三)静脉栓塞

应根据断指的致伤原因,离断部位进行不同的处理。单纯切割伤或电锯伤致手指中节中段以近离断,局部无明显感染,术后 3 天内发生静脉栓塞应予以手术探查。探查的方法与动脉栓塞大致相同。每指必须重新修复两条静脉。凡造成的缺损,若能采用邻指静脉移位修复尽量行移位修复,必要时行静脉移植修复;因绞轧伤致中节中段以远离断再植术后发生静脉栓塞,可采用指端侧方切开放血并全身亚肝素化的方法来保持断指的循环平衡,借以促进静脉侧支循环的建立。因为,绞轧性伤的断指除断面静脉损伤外,指体的其他部位也可能有间接的静脉损伤,探查虽能解决吻合口处的栓塞,但解决不了离断平面以近或以远的静脉损伤所致的栓塞;因感染造成静脉栓塞,其栓塞范围较大,难以获得明确的清创界限,即使移植两条以上的静脉暂时恢复血液循环,仍难以保证感染不扩散。所以因感染造成栓塞应视感染程度可以放弃手术探查而截指。

指端侧方切开放血并全身亚肝素化的指征与方法:末节断指再植术后,因绞轧伤的断指再植术后,经手术探查又发生静脉栓塞;再植术后 3 天发生危象患者无要求再次探查者,为了维持断指循环平衡,早日建立侧支循环,可采用指端侧方切开放血并全身亚肝素化的方法来挽救。方法:指端消毒后于指端选任何一侧,用 11 号手术刀片做一深约 3mm、长约 5mm 的切口(见图 6-44A),并切除 1mm 皮缘,呈一细菱形状切口,使该切口暂时不能自行闭合,此时从切口内立即流出暗红色血液,而后又流出鲜红色血液,断指由紫渐变红,渐渐出现毛细血管回充盈现象,此证明动脉持续通畅,用全身亚肝素化的方法来保持指端持续缓慢滴血,以维持这一指体的循环平衡。使用肝素的目的是防止切口处凝血,以便使切口持续出血,而不是预防栓塞或使血栓溶解。给药方法:肝素 50mg(6 250 U)用 9ml 生理盐水稀释后缓慢静脉注射。用药后约 10 分钟即能见效,由于肝素在血液中仅能维持 3~5 小时,个别能维持 5~6 小时,所以 6 小时后重复上述剂量与方法再给药,成人每天 4 次。指端滴血速度每分钟维持 3~5 滴,切忌太快,否则将造成大量失血。如果每分钟以 3~5 滴速度滴血,每小时约失血 16ml,对一个成年人影响不大。若出血量较多,可以根据失血量及时输血。连续用药 2~3 天后,为防肝素过量所引起的意外,用试管法检查凝血时间,若凝血时间为 4~12 分钟可继续小心用药,若凝血时间超过 30 分钟应停药,若并发有出血倾向者,应立即使用等量鱼精蛋白予以中和。多日切开放血并全身亚肝素化后凝血酶作用渐渐恢复,指端侧方切口的凝血时间将缩短,使切口处发生凝血,医护人员可用经消毒后的注射针头在切口处划动,使继续保持出血,直至再次投用肝素起作用。总之,在指端切开放血并肝素化时,应使指端侧方持续保持滴血,并保持毛细血管回充盈现象,就能维持断指的循环平衡。一般经7天左右待侧支循环逐渐建立,就可停用肝素及停止放血。在通常情况下,几要这一再植指仍保持有动脉供血,经采用上述措施,断指与近端的侧支循环迟早是会建立的,最后使这一再植指保存下来。根据笔者观察:①凡远指间关节附近的断指再植发生静脉栓塞者,采用上述方法后其侧支循环建立的速度比中、近节离断者早;②小儿断指再植发生静脉危象采用上述方法,侧支循环建立的速度比成人早;③术后越晚发生静脉栓塞的病例,采用上述方法后再植指的成活率比发生静脉栓塞时间早的病例高。在切开放血过程中切忌用锐刀在同一切口内反复多次切割,以避免损伤切口、破坏指端微血管。为了保持持续滴血,必要时对断指对侧可另做切开。如果发生静脉危象,长时间不做处理,组织间张力增高,使动脉供血阻力渐渐增大,会继发性引起动脉栓塞,指体就难以挽回。

【**典型病例**】患者男性,28岁。1980年左手示、中、环指3指被冲床完全离断,伤后1小时入院。检查:示指于远指间关节,中指于近节远端,环指于中节中段完全离断,环指残端皮肤有裂伤。伤后2小时在臂丛神经阻滞下分两个手术组分别进行清创与再植。再植的顺序为示—中—环,吻合的动静脉比分别为1:2、1:3及1:2,缺血时间分别为10小时、14小时及20小时。环指由一名进修医师完成再植,当缝合皮肤时发现环指苍白,经探查,系动脉清创不彻底引起,重新清创造成血管缺损,遂于张力下进行吻合。术后20小时环指又呈苍白,指端侧方切开不出血,指腹瘪、无张力。示、中、环指3指指温分别为35℃、34℃、31℃,健指为36℃。环指温差达5℃,确定为动脉栓塞。即于臂丛神经阻滞下行手术探查。术中发现环指桡侧指动脉已栓塞。经清创后造成9mm缺损。于腕掌侧切取10mm小静脉移植而重新恢复了血液循环。术后按常规治疗,术后5天环指渐渐变成暗红色,毛细血管回充盈现象消失,指腹张力增高,指温比健侧低3℃。经指端侧方切开放血,断指由紫变红,恢复了毛细血管回充盈现象,此时采用亚肝素化治疗,使指体继续维持循环平衡,3天后停用肝素停放血,指体仍保持毛细血管回充盈现象。术后14天环指又呈苍白,经肌内注射罂粟碱60mg观察30分钟后略见改善,发现掌侧伤口处有咖啡样分泌物溢出,说明局部积血,发生感染,从而丧失探查机会,继续采用保守治疗观察7天,环指指腹渐渐恢复张力而告成活,经术后两年随访再植指恢复了较满意的外形与功能(图6-46)。本例手术经过反映出下列问题:①环指因清创不彻底导致术后屡出问题;②第1次手术探查经清创造成血管缺损行张力下吻合,又导致栓塞;③第2次探查,移植10mm静脉重新恢复了血液循环;④术后5天又发生静脉危象,采用切开放血为建立侧支循环创造条件;⑤于第2次探查术后14天又发生动脉危象,系血肿及感染刺激所致,因有感染而未再探查,经保守治疗而告成活。以上反映了血管吻合质量差导致多次发生血管危象,终因及时探查与综合处理而告成活。

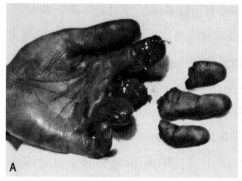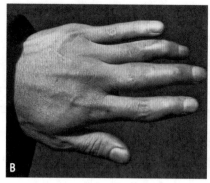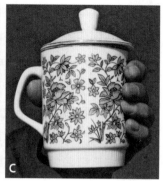

图 6-46　左手示、中、环指完全离断,再植术后环指先后发生 3 次静脉及动脉危象,经及时手术探查与综合处理后成活

A. 当时伤情;B、C. 术后 2 年随访示再植指外形与功能。

五、术后并发症及处理

1. 感染　断指因挫伤、污染严重,清创不彻底而导致术后发生局部感染并非罕见。笔者统计先期再植的 380 个断指,再植术后仅 2 指发生感染,感染发生率为 0.5%。术后及时投用足量的抗生素并及时清洁换药,若克氏针穿出皮肤处局部红肿应及时涂以碘伏,若有脓性渗出应及时拔针并外制动;经及时治疗感染仍无法控制并继发肌腱外露及骨质破坏时,应及时解脱。

2. 骨不愈合　发生骨不愈合的主要原因是骨断端接触不良,局部软组织嵌顿,固定不牢固及术后感染。为此要求术者采用可靠的内固定材料,达到一次固定成功牢靠,两骨断端紧密接触,防止软组织嵌入,强调缝合骨膜。若出现固定不稳定可加用外制动弥补。若发生骨不愈合,应重新内固定并植骨。

3. 肌腱粘连　断指再植术后肌腱粘连的发生概率较高。发生肌腱粘连的主要原因:①创伤重;②内固定时间过长;③肌腱修复粗糙;④术后缺乏主、被动功能练习。为防止术后肌腱粘连应注意:①术中严格、彻底地清创;②避免贯穿关节的内固定,术后早日开始主、被动活动练习,固定时间适宜,小儿于术后 3 周拔针,成人于术后 6 周拔针;③注意无创操作技术,采用无创缝合材料,尽量避免影响肌腱内循环的缝合方法,缝合端无腱纤维外露;④术后早期指导患者行主、被动功能练习及必要的物理治疗。术后发生肌腱粘连者,待续关节被动屈曲正常方可行肌腱松解术。

4. 指腹萎缩　再植术后发现指腹萎缩者,绝大部分是指神经修复不佳引起。有的术者在再植时非常重视断指的血管修复,而对指神经的修复却不够重视,往往仅缝合 2~3 针了事,有时甚至与其他组织错缝,造成指腹萎缩(图 6-47)。如果术后造成图 6-47C~E 所示手指外形与感觉,反而给患者带来痛苦,个别患者要求截指也是可以理解的。为了克服这一不良后果,要求术者必须重视对指神经的精确修复,要像重视吻合血管一样缝合每条神经。

5. 畸形　造成畸形的主要原因是行内固定时未将断指的骨

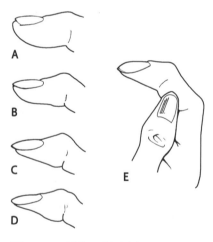

图 6-47　断指再植术神经不同修复效果的指腹外形

A. 指神经修复较佳的指腹外形;B. 指神经修复欠佳的指腹外形;C. 指神经修复较差的指腹外形;D. 指神经未修复的指腹外形;E. 正中神经损伤未修复的手指外形。

与关节做精确复位对线，骨断面未能咬平修整发生倾斜而致成角畸形，单枚克氏针纵贯内固定而未缝合骨膜致指体旋转畸形等。为避免畸形发生，要求术者认真咬平修齐骨断端，精确复位并内固定；选用可靠的内固定材料及方法并缝合骨膜；术后3周应及时随诊，一旦发现有畸形及时手法纠正并外制动；已并发畸形者可在术后半年行旋转截骨及楔形截骨矫正；再植术中若侧束遗漏修复致槌状畸形，适时行远指间关节融合术。

6. 截指　断指再植的目的是恢复一个有良好外形及功能的手指。如果术后畸形明显，即使施行矫正也难以恢复功能；指神经未经修复或修复不良，导致指体萎缩变细，指腹瘪塌，常致烫伤及冻伤；再植指毫无功能并影响其他手指正常使用，成为一手之累赘；再植后继发骨髓炎又难以控制，经病灶清除导致指体明显缩短而丧失功能，经得患者同意后可予以截指。笔者曾遇1例48岁男性工人，右手示指再植后曾因掌侧感染导致指屈肌腱、指神经外露，经换药，切除外露肌腱，伤口闭合形成功能位腱固定。术后半年，患者感到该示指有碍整手功能而要求截指，笔者满足了他的要求，截指后半年恢复了伤手应有功能并已恢复原工作；有位木工示指离断后经再植成活，笔者认为外形、功能尚可，然而患者本人认为再植示指的感觉差，妨碍使用刨子等工具，影响操作而要求截指，截指不久后他恢复了木工工作，并认为截指是值得的。

六、功能练习

断指再植成活不等于再植成功，只有恢复正常或接近正常指的功能，才称再植成功。

功能恢复与致伤原因、离断部位、骨与关节内固定的选择、肌腱、血管、神经修复及功能锻炼有密切关系。

良好的骨与关节内固定，满意的肌腱及神经修复，应能获得良好的功能。然而患者不能积极主动地练习，再好的修复也无济于事。所以术后功能练习是决定功能恢复的一个重要环节。再植术后第2天应指导患者开始做轻微的主动伸、屈指功能练习，能使末节手指有轻微的伸屈动作即可，以达到肌腱缝合处轻微滑动的目的，术后3天后协助患者对正常手指关节做适度被动活动（图6-48），术后7天增加频率及活动幅度，练习的幅度由小到大，次数由少到多；术后3周，以自主活动为主并配合物理治疗。术后6周指骨已临床愈合可拔除克氏针，每日功能练习3~5次，每次10~20分钟，逐渐加大活动量及幅度；术后2个月要求患者使用伤手做捏、握、抓的功能练习。在家里可做捏皮球、握擀面棍、揉核桃、拣花生米、拧瓶盖、解纽扣、系鞋带等活动，然后要求患者逐渐生活自理，做适当家务劳动。通常情况下，术后3个月要求患者恢复正常生活并恢复工作。然而不少患者出院后过度保护断指，不使用伤手，导致肢体萎缩并影响手功能恢复。为此应告诉患者"三分治七分练"的重要意义，不厌其烦地反复指导练习，患者能积极配合并刻苦练习，功能恢复一定是满意的。术后早期适当物理治疗有消除肿胀、改善循环、防止关节强直、减少瘢痕及减轻粘连的作用，借以促进早日恢复功能。

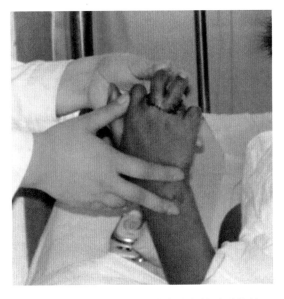

图6-48　医护人员及时协助患者行被动功能练习

（程国良）

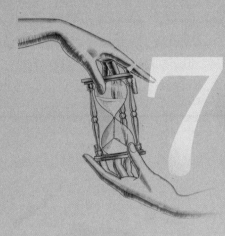

7

第七章

特殊类型断指再植术

拇指旋转撕脱性离断再植术

一、离断特点

在各种类型的手指外伤性离断中,拇指旋转撕脱性离断的伤情最为复杂(图 7-1)。这类断指的特点是:多数患者发生于左手拇指,离断平面在掌指关节附近,拇长伸、屈肌腱均从肌肉肌腱交界处撕脱抽出而连于离断的指体上,血管、神经亦从近端抽出,血管断端被撕脱成缎带状,神经被撕脱成鼠尾状(图 7-2A)。清创时将拇长伸、屈肌腱各保留 10cm 左右,多余部分予以切除(图 7-2B)。由于致伤暴力及患者反抗力的不同,手指皮肤可形成瓣状或套状撕脱(图 7-3)。

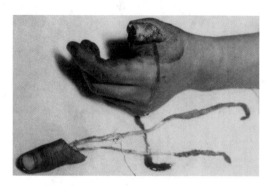

图 7-1　左手拇指呈旋转撕脱性离断,拇长伸、屈肌腱从肌肉、肌腱交界处撕脱,血管、神经均从近端抽出

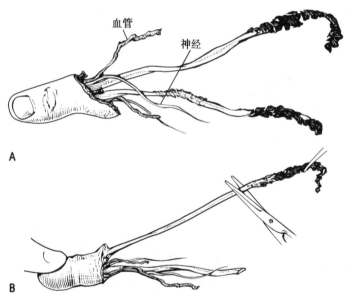

图 7-2　离断拇指血管与神经撕脱及清创示意
A. 血管从近端抽出呈缎带状,神经从近端抽出呈鼠尾状;B. 断指在洗刷前,把带有肌肉的部分切除,保留长约 10cm 的拇长伸、屈肌肌腱。

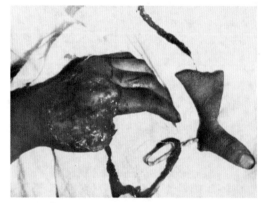

图 7-3　离断拇指皮肤呈瓣状撕脱

二、损伤机制

拇指或手指的旋转撕脱性离断,多发于操作车床、钻床、铣床等快速旋转的机器,工人戴手套违规操作所致。询问病史发现,大部分患者都有一个共同外伤特点:戴手套操作机器,因一时疏忽,手套指端的一部分纤维丝连同手套及手指被缠绕在快速转动的主轴杆上,患者突然受惊,立即迅猛地往回抽手,作用力与反作用力就造成指体旋转撕脱性离断。多数发生在左手拇指,与机器的结构装置及工人操作习

惯有关。一般工人均以右利手操作车床或钻床,右手操纵车床拖板上的手柄或钻床的升降螺旋,远离快速转动的轴杆、钻头等,所以右手损伤机会较少;而左手却扶于快速旋转的主轴或钻头附近,一时疏忽或操作不小心左手接近快速旋转的主轴或钻头,事故就发生了。因此左手损伤的概率比右手为多。这类断指受伤时有旋转与撕脱两种损伤机制同时并存,因此称旋转撕脱性离断。

当手指造成旋转并撕脱性离断的瞬间,由于工人该操作伤手随轴杆快速转动而形成一个与机器转动方向一致的作用力,而第一掌指关节周围有较多的内在肌和其他组织附着,韧性较强且牢固,不易被一般旋转力撕脱,患者突然受惊迅速猛力地将手回抽,形成了方向相反的作用力,因此第一掌指关节附近成为作用力与反作用力的焦点,成为离断部位的中心,而近节指骨基底部以骨松质为主,是抵抗暴力较弱的部位,所以于近节指骨基底部骨松质部发生离断。本组的 14 例中占 8 例,其发生率为 57%,而掌指关节处离断者占 6 例,发生率为 43%。

皮肤具有弹性及一定的韧性,在旋转及撕脱两种暴力的作用下,在骨与关节断裂后皮肤断裂的平面与骨关节大体上是一致的,但在断裂之前皮肤先被拉长,与附近皮下组织剥脱最后断裂。由于致伤暴力及患手回抽力的方向与作用力的不同,皮肤撕裂的情况也各不同,有时仅有少许皮肤撕脱,有时呈瓣状撕脱或套状撕脱,大部分皮肤挫伤较轻。因皮肤具有弹性,撕脱后与断指相连的皮肤面积较小,而伤手创面显得较大,实际手部皮肤面积与撕脱皮肤的面积是相同的。

静脉管壁坚韧度较差,静脉附于皮下,往往从皮肤边缘处以近断裂。静脉干较粗,在受伤时首先被拉长,然后断裂,所以多从近端抽出一段。静脉被撕脱抽出占本组的病例 36%。

指动脉与指神经在骨皮韧带夹层内行走。由于神经纤维具有较强的韧性,在外力作用下神经被拉得相当长后才断裂。因此指神经多有较长的一段从近端抽出,断端参差不齐呈鼠尾状(图 7-4);指动脉管壁的坚韧性比静脉强,比神经差,所以在受损时,动脉比神经先断,比静脉后断裂,抽出的长度比静脉长而比神经短。由于动脉的外膜、肌层与内膜各层间的结构及韧性不同,在这类暴力作用下其损伤程度也不尽相同。当动脉被旋转撕脱拉长时,由于内膜脆弱,所以内膜最先断裂;血管的肌层较厚,具有一定韧性,在被拉长过程中,内膜与肌层发生剥脱,肌层被拉长到一定限度时也断裂;动脉外膜具有较强的韧性,当血管拉长时内膜先断肌层后继,而外膜被拉长最后断裂,从而造成绶带样、节段样断裂(图 7-5)。

肌腱的韧性最强,能抗强大的外力,所以,肌腱本身不易拉断,而肌肉起止点处又离损伤部位较远,与骨附着力强,也不易被撕脱,所以常在肌腱与肌肉交界的薄弱处撕裂(见图 7-2)。

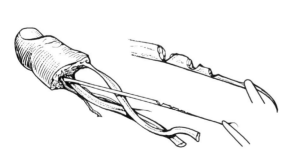

图 7-4　指神经被撕成鼠尾状,清创时逐段向远端切割,直至见到正常神经束止

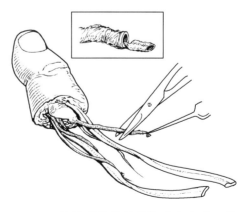

图 7-5　被拉成绶带状的指动脉内膜呈节段状剥脱

三、适应证探讨

拇指旋转撕脱性离断能否或应否适应再植,随着时代与显微外科技术的发展而有不同的认识。O'Brien(1977)在谈到断指再植的适应证时认为:撕脱伤存在一定困难问题,只有很少能获得成功,只有拇指撕脱,可以试图再植,且应该早期修复动脉,还常常需要做长的小静脉移植,撕脱的手指如果血管从远端撕脱太长,就不能再植;陈中伟(1978)认为:手指撕脱性离断,其伸、屈肌腱常在肌腱肌腹交界处撕断,指神经与血管也常不在手指离断的平面撕断,血管撕裂损伤较长,超过 3~4cm,因血管缺损太大,不宜做血管移植,手指缩短太多,再植手术常失去意义,从而认为这类断指不宜再植。所以不少学者对拇指旋转撕脱性离断仅做残端缝合术。

随着显微外科技术的发展,目前不仅对外径为 0.2~0.3mm 的小血管吻合的通畅率有了很大提高,而且对小血管缺损的修复也有新的发展,血管移植或血管移位的应用,使长段血管缺损而丧失再植条件的断指,也重获再植的可能。同样,神经移植或移位也为断指恢复感觉提供了方法。Pho. RWH(1979)报道对拇指撕脱性离断采用示指尺侧神经血管束,示指指背静脉及示指、中指背侧皮神经移位缝合的方法修复血管、神经。拇长伸、屈肌腱在近端做腱固定,再植 5 例,成活 3 例,失败 2 例。

自 1978 年 12 月起,笔者对拇指旋转撕脱性离断者逐步采用血管、神经、肌腱一期移位的方法施行再植,形成一套较完整的再植方法,1984 年报道 14 例,再植成活 13 例(表 7-1)。从表 7-1 可以看出,这类断指再植时,有一半病例静脉可做原位吻合,而另一半需做移位或移植来修复;大部分病例的动脉需做移位吻合,个别的病例仅做移植或交叉吻合;所有病例的神经均需做移位缝合,肌腱均需做移位修复。术后经 1~4 年随访,再植的拇指保持了原有完好的外形,具有外展、对指功能,捏握有力,指间关节间有10°~60° 伸屈活动,恢复痛、温、触觉,两点分辨觉为 7~12mm,保存了拇指良好的外形与功能,为拇指旋转撕脱性离断的再植提供了一种新的再植方法,改禁忌证为适应证。

表 7-1 14 例拇指旋转撕脱性离断再植情况

病例序号	性别	年龄	离断部位	指别	再植情况				缺血		结果
					动脉	静脉	神经	肌腱	动脉:静脉	时间/h	
1	男	22	掌指关节	左拇	移位	移位	末缝	腱固定	1:2	10	成活
2	女	28	掌指关节	左拇	移位	原位	移位	移位	1:2	13	成活
3	男	26	拇指近节基底	左拇	移位	原位	原位	移位	1:2	11	成活
4	女	17	拇指近节基底+皮肤	左拇	移位	移位	移位	移位	1:2	13	成活
5	男	24	拇指近节基底	左拇	移位	移位	移位	移位	1:2	11	成活
6	女	32	掌指关节	左拇	移位	原位	移位	移位	1:3	10	成活
7	男	20	拇指近节中段	左拇	移植	原位	移位	移位	1:4	18	成活
8	女	18	掌指关节	左拇	移位	原位	移位	移位	1:4	17	成活
9	男	17	掌指关节	左拇	移位	移位	移位	移位	1:2	20	失败
10	女	20	掌指关节	右拇	移位	原位	交叉	移位	1:2	15.5	成活
11	男	24	拇指近节基底	左拇	移位	移位+原位	移位	移位	1:3	13	成活
12	女	24	拇指近节基底	左拇	移位	移位	移位	移位	1:2	11	成活
13	男	30	拇指近节基底	左拇	移位	原位	移位	移位	1:2	10	成活
14	女	23	拇指近节基底	左拇	移位	原位	移位	移位	1:3	12	成活

适应证:拇指呈旋转撕脱性离断,只要指体比较完整,远近两端无明显挫伤及多发骨折,有再植要求者,可适应再植。由于这类断指属于撕脱伤,与其他断指又有区别,所以在选择适应证时应注意以下几个问题。

1. 本类断指的血管、神经大部分从近端抽出,经清创后这些组织大致在离断平面或其稍近处已属正常所以缺损较多,可以采用邻指的血管、神经做移位或移植修复。如果血管、神经从远端抽出,应放弃再植。

2. 皮肤呈瓣状撕脱并不少见。多数皮肤在骨与关节离断平面以近 1~2cm 断裂,在虎口处常有一个三角形的皮肤撕脱(见图 7-1),这一类型断指的撕脱皮肤再植后血液供应较充分均能成活;如果从手背撕脱一块面积较大的皮肤与离断拇指相连,再植后皮肤难以提供足够的血供,因此须在距骨离断平面以近把皮肤修成全厚皮或真皮下带血管网的皮片原位缝合并加压包扎可获得成活(见本节典型病例)。所以,伴有大面积皮肤撕脱的断指仍为再植的适应证。

3. 多发性手指旋转撕脱性离断伤情比单指离断复杂。远近两端的血管、神经损伤程度也更为严重,难以从邻近健指切取多条血管、神经、肌腱做移位修复,更无条件做原位再植。为此,应根据伤情和可能修复的条件,选择其中条件较好的一指做血管神经及肌腱移位再植;无条件提供血管、神经及肌腱做移位者宜放弃再植。

四、再植方法

旋转撕脱性离断拇指的特殊损伤性质,决定了其再植方法的特殊性。现将再植方法详述如下。

(一)断指清创

旋转撕脱性离断的拇指,由于伸、屈肌腱从肌肉肌腱交界处撕脱,长度可达 20~25cm,污染较重,有的在转送途中指体保存不当,被抽出的肌肉及肌腱已干固无法再利用。所以清创时将拇长伸、屈肌腱各保留 10cm 左右,多余部分予以切除(见图 7-2B)。然后按常规对断指进行洗刷消毒,并于镜下细致清创,了解被撕脱的动脉、静脉、神经的损伤程度,以便术者制订再植方案。

断指的血管及神经清创:神经从近端抽出较长,呈鼠尾状,污染较重,清创时首先把被拉成鼠尾状的一段神经切除,观察断面神经束情况,然后再逐段向断指侧切割,直到神经束不松散,断面呈粒状凸起,色泽晶莹的健康平面(见图 7-4)。被旋转拉断的指动脉呈缎带状,清创时先把有明显损伤的动脉切除。有时在此血管断面可见被剥脱的内膜随之带出或用镊子轻轻一拖而滑出(见图 7-5),随后再逐段向断指侧切,边切边用肝素生理盐水冲洗直至在镜下能见到管壁结构完整、弹性良好,管腔经冲洗后内膜光滑完整,无任何纤维素或血块附着时,血管清创已达要求。拇指尺侧指动脉口径较粗,便于吻合,然而当患者仰卧在手术台上肢外展时拇指处于旋前位,给修复较粗的拇指尺侧动脉带来不便,而拇指桡侧指动脉虽细,但镜下修复较为方便。为此,两侧动脉均应同时清创,以供吻合时选择。

拇指背侧静脉的离断平面大部分与皮肤一致,且静脉撕脱较短,清创后可与近端做原位吻合。近 1/3 的病例,静脉从近端抽出较长,损伤程度比前者重,经清创后造成静脉缺损,术者可根据静脉的缺损长度来决定采用静脉移位或移植的方法修复。由于静脉具有瓣膜,清创后血管吻合断面应选择在瓣膜以近或以远。否则在瓣膜处吻合易造成吻合口栓塞。于掌指关节附近离断的拇指指背静脉仅 2~3 条,血管外径为 1.0~1.5mm,有利于镜下吻合。

肌腱清创:拇长伸、屈肌腱在清创洗刷前已将污染的大部分肌腱切除,与拇指相连的这部分肌腱经清创,尽量保留一些可利用的腱周组织,以利肌腱营养,减少术后肌腱粘连。

（二）近端清创

1. 静脉 断指的静脉部分从近端抽出，所以断面附近一般找不到可进行直接吻合的静脉时，可采取邻近无损伤静脉移位的方法进行修复。首先在第二掌骨或掌指关节背侧做 S 形皮肤切口或从拇指断面向第二掌骨背侧做一横切口，分离两侧皮下，选择一条长度及粗细适当，远端有分叉的皮下静脉形成 Y 形的静脉蒂。若在此切口内无 Y 形的静脉蒂做移位时，可选两条粗细适中的静脉同时游离移位，为吻合做准备（图 7-6、图 7-7）。

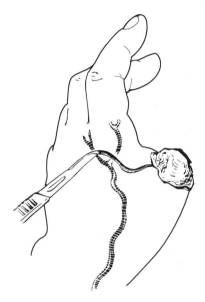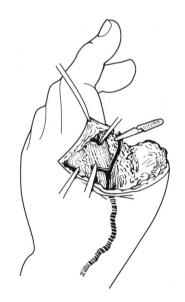

图 7-6　自断面向第二掌骨背侧做一延长切口，显露手背静脉及示指固有伸肌腱

图 7-7　在第二掌骨背侧找到远端有分叉的静脉并分离切断移位

2. 伸肌腱 拇长伸肌腱从肌肉肌腱交界处撕裂后，原位缝接已不可能，做腱固定虽是一种权宜之计，但术后无伸指功能。为了使再植拇指能恢复伸屈功能，可选择较理想的动力肌做移位修复，示指固有伸肌常为首选。方法：在第二掌骨背侧的切口内于示指指伸总肌腱深层尺侧即是示指固有伸肌腱，在止点处切断并保留腱周组织向近端游离，使该肌腱移位后的力线与原拇长伸肌腱相一致即可。此时把示指固有伸肌腱连同 Y 形静脉蒂直接移位至拇指断面（图 7-8、图 7-9），第二掌骨背侧皮肤切口缝合。遇示指固有伸肌腱阙如者，则可选择小指固有伸肌腱或掌长肌腱移位为动力肌。若拇指于掌指关节处离断，行掌指关节融合术，拇短伸肌不需修复。

3. 屈肌腱 拇长屈肌从肌肉肌腱交界处撕裂经清创造成缺损，为了使再植拇指恢复屈拇功能，须选择一条动力肌腱移位修复。笔者先期选环指指浅屈肌移位修复。方法：在环指掌横纹做横切口，显露并切开鞘管认定环指指深、浅屈肌腱之关系后，将环指指浅屈肌腱挑起于远处切断（图 7-10）。然后在掌侧腕横纹以近再做横切口，环指指浅屈肌腱做潜行剥离后从该处抽出，用探针于拇指断面沿拇长屈肌腱鞘管逆行插入，通过腕管从掌侧腕横纹切口引出，把环指指浅屈肌腱远端引线穿在探针尾上从拇指断面引出，切除部分残存拇长屈肌腱鞘管，两处皮肤切口随之缝合（图 7-11）。当然也可选用其他指指浅屈肌腱移位，如果患者同时伴有其他手指缺损（新鲜或陈旧），也可以利用残存指的指浅屈肌腱移位代替之。

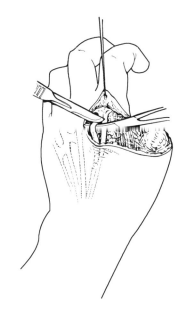

图 7-8　在手背同一切口内找到示指
固有伸肌腱,于止点处切断

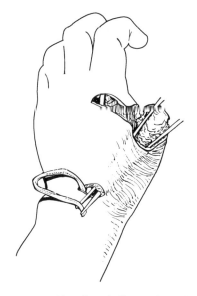

图 7-9　将示指固有伸肌腱向近端
分离,通过皮下隧道从断面引出

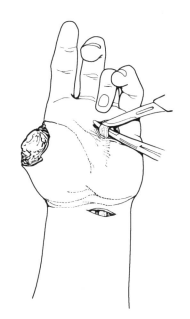

图 7-10　在环指掌横纹做横切口,显露并切
开鞘管,找出环指指浅屈肌腱并远处切断

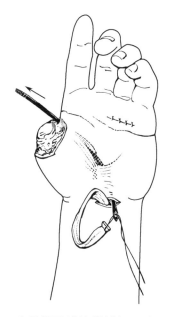

图 7-11　在掌侧腕横纹做横切口,把环指指浅
屈肌腱从该切口抽出,用探针通过拇长屈肌腱
鞘管及腕管,将环指指浅屈肌腱从断面引出

4. 动脉　由于指动脉有较长一段的损伤,两端血管经清创,一般缺损长达 3~4cm。血管移植虽是一种修复方法,但由于有两个吻合口增加了栓塞的机会。所以采用邻指动脉移位的方法重建拇指血液循环较为安全。方法:自拇指断面掌侧沿虎口大鱼际纹做切口(图 7-12),找到示指桡侧或尺侧指固有动脉,暂时不切断,待吻合血管时再选择切断移位(图 7-13)。

5. 神经　拇指两侧指神经被拉长后断裂呈鼠尾状,断面参差不齐,神经清创后的缺损长度可达5~6cm。再植时可采用神经移位的方法修复。方法:①示指桡侧部分神经束移位:在解剖分离示指桡侧指固有动脉的同时,分离桡侧指神经,镜下把该神经纵向分为两束,向近两端游离后在掌指关节附近

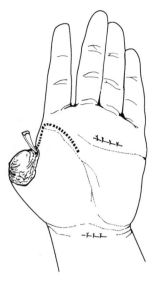

图 7-12　沿虎口大鱼际纹
做三角形皮肤切口

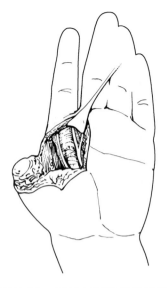

图 7-13　切口内显露示指桡侧
指神经及尺侧指动脉与神经

选桡侧一束切断移位（图 7-14）。②示指尺侧指固有神经移位：在游离示指尺侧指动脉同一切口内解剖分离示指尺侧指固有神经于远端切断，继续向近端分离到达指总神经时，连同尺侧指动脉一并移位（图 7-15）。经以上处理，近端的动脉、静脉、神经、肌腱均做好移位，为再植做好了准备。

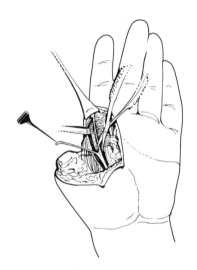

图 7-14　用显微镊及弹簧剪分离
部分示指桡侧指神经束

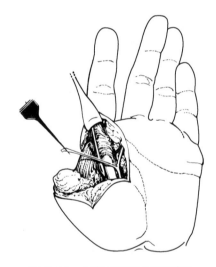

图 7-15　示指尺侧指神经移位

（三）再植程序

1. 骨骼固定　采用邻指的血管、神经、肌腱移位的方法施行再植者，这些组织长度已足够与远端缝合，所以两端骨骼不必做过多的缩短，仅做一般清创修整即可。拇指旋转撕脱性离断大部分发生于掌指关节附近，因此，骨内固定有以下两种形式可供选择：①离断于掌指关节行掌指关节融合术，内固定时使掌指关节略呈屈曲旋前位；②离断于近节指骨基底部者，应保留掌指关节，仅对近节指骨做适当清创、修整，然后行内固定（图 7-16），并缝合骨膜。

2. 肌腱修复　为了减少术中手术显微镜移动，再植时伸、屈肌腱应同时修复。拇长伸肌腱经清创与移位的示指固有伸肌腱在调节张力后用编结法缝合,使拇指处于伸直位(图 7-17)。若示指固有伸肌腱阙如,可用小指固有伸肌腱在调节张力后用编结法缝合;拇长屈肌腱经清创,与移位的环指指浅屈肌腱缝合,使张力调节于休息位(图 7-18),也可用其他指浅屈肌为动力修复;拇短展肌的修复也不容忽视,若于掌指关节处离断同时伴拇短展肌腱撕裂,在掌指关节融合后,应同时修复拇短展肌;若于近节指骨基底部离断但拇短展肌未撕裂,则无需修复。

3. **吻合静脉** 拇指呈旋转撕脱性离断静脉从近端抽出,经清创缺损较长,则断拇指的两条指背静脉与邻指移位的 Y 形静脉或其他两条移位静脉做端端吻合(图 7-19),如果静脉缺损不多,做适当调整重

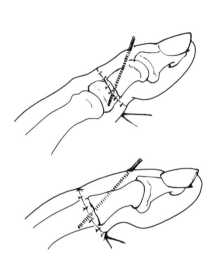

图 7-16 拇指于近节基底部离断采用斜向克氏针固定或行掌指关节融合术

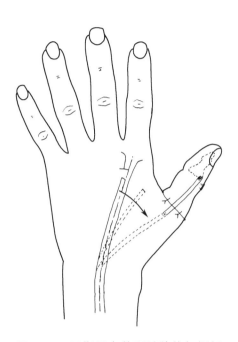

图 7-17 示指固有伸肌腱移位与拇长伸肌腱缝合

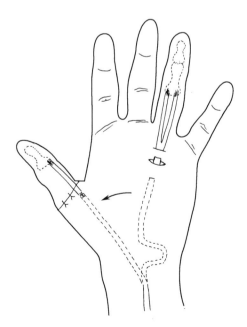

图 7-18 环指指浅屈肌腱移位与拇长屈肌腱缝合

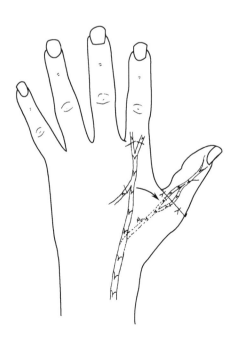

图 7-19 Y 形静脉移位与断拇两条指背静脉吻合

新搭配直接端端吻合；如果断面仅有一条静脉可行直接吻合，而另一条缺损较长，也可从邻指再移位一条静脉或移植一条静脉修复。总之，为了保证再植拇指静脉回流宜修复两条以上静脉。

4. 缝合指背皮肤 静脉修复毕应及时缝合指背皮肤以保护已修复的静脉。如果造成皮肤缺损，则在不影响血液循环及静脉回流的前提下，可做局部皮瓣转移或中厚游离皮片覆盖背侧创面。如果从手背撕脱一块面积较大的皮肤，可将撕脱皮肤修成全厚皮片原位缝合并适当加压包扎。

5. 神经修复 采用邻指指神经移位修复是一种简单有效的修复方法。常选用拇指尺侧指神经与移位的示指尺侧指固有神经做束膜缝合（图 7-20）。若拇指近端背侧有一定长度皮神经可与拇指远端桡侧神经缝合时，应尽量予以修复。

6. 动脉修复 同神经一样，两端指动脉经清创后缺损较多，采用邻指血管移位的方法修复。根据动脉缺损长度，量取足够长度的示指桡侧或尺侧指固有动脉于远端切断移位，与断拇桡侧或尺侧指动脉吻合（图 7-21）。注意：示指尺侧指动脉移位前应对近端指总动脉做适当分离，使动脉向桡侧移位时呈直线走向，以利血流动力。动脉缝合术毕开放血管夹，拇指即恢复血液循环。最后缝合掌侧皮肤及各个切口，术毕。

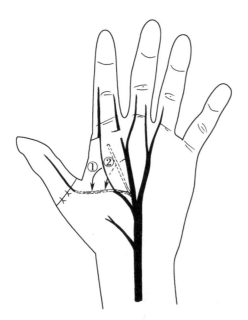 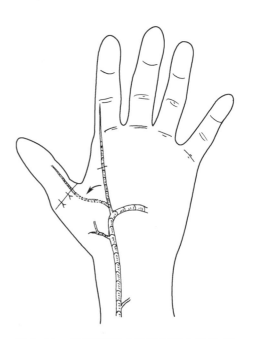

图 7-20 指神经移位有两种方法
图中①为示指桡侧部分神经束移位与断拇尺侧指神经缝合；②为示指尺侧指神经移位与断拇尺侧指神经缝合。

图 7-21 示指桡侧或尺侧指固有动脉移位与断拇尺侧指动脉吻合

五、预后及训练

术后治疗与一般断指再植术相同。如果发生血管危象应及时手术探查。术后 6 周拔除克氏针，鼓励患者做自主功能练习，必要时辅以物理治疗。一般经 3~6 个月功能练习，伸拇、屈拇及拇对掌功能均可获得较理想的恢复，个别病例几乎可完全恢复拇指的功能。

（一）感觉功能的恢复

再植时神经修复的方式决定感觉的恢复。采用示指桡侧部分神经束移位修复经 4~8 个月的使用与适应,拇指尺侧仍诉为示指桡侧的感觉,两点分辨觉为 6~12mm,示指桡侧半指体也有萎缩,两点分辨觉减退 2~3mm;而采用示指尺侧指神经移位者,拇指尺侧的感觉为示指尺侧的感觉,拇指指腹比前者丰满,尤以拇指尺侧明显,出汗,两点分辨觉为 6~8mm。示指尺侧略有萎缩而感觉基本无妨。通过比较,笔者主张采用示指尺侧指神经移位为首选。

(二)伸拇功能

采用示指固有伸肌腱移位或掌长肌腱移位修复拇长伸肌,术后经训练,伸拇功能恢复较佳。

(三)屈拇功能

采用环指指浅屈肌移位修复拇长屈肌,从术后随访看,功能恢复存在一定差异,术后经过 1 年左右适应训练,大部分患者屈环指时才有屈拇功能,指间关节有 10°~60° 伸屈范围。本组仅两例恢复主动屈拇功能。拇指旋转撕脱性离断的屈拇功能修复,除环指指浅屈肌移位外尚有以下几种方法可选择。

1. 清创时仅修剪附着于撕脱拇长屈肌腱上部分撕脱肌肉,尽量保留肌腱长度,用探针通过拇长屈肌腱鞘管及腕管于前臂远端切口引出,与近端拇长屈肌调节张力后埋入缝合修复,可恢复主动屈拇功能。

2. 拇长屈肌腱按前述方法经清创保留足够长度,并用探针通过拇长屈肌腱鞘管及腕管于前臂远端切口引出,与移位的尺侧腕伸肌或桡侧腕短伸肌调节张力后行编织缝合修复,可恢复主动屈拇功能。

采用上述两种方法虽增加了前臂的一定创伤,但自主屈拇功能恢复比环指指浅屈肌移位修复为佳。

本组失败的一例为外地患者,外伤发生于夏季,转送时原单位将断指放入盛有冰糕的保温瓶内,转送时间长达 8 小时,途中冰糕融化,断指被浸泡在冰糕液中不适应再植,然家属强烈要求再植,虽采用上述方法进行再植,于缺血 20 小时后重建血液循环,但术后循环一直不良,指体出现花斑及水疱,术后第 3 天探查见动、静脉吻合口均通畅,然组织间张力明显增高,于术后第 5 天终因指体变性坏死而解脱。

本组对 13 例拇指旋转撕脱性离断再植成活病例进行了随访,除 1 例外形功能欠佳外,其余 12 例均获得较满意的外形与功能,使过去被认为再植禁忌证的拇指撕脱性离断成功地施行了再植并恢复良好的外形与功能,改禁忌证为适应证。

六、典型病例

【典型病例 1】患者女性,17 岁。1980 年因戴手套操作铣床致左手拇指连同手背皮肤一并撕脱离断 3 小时入院。检查:左手拇指于近节指骨基底部呈完全离断,指背静脉、两侧神经血管束均从近端抽出撕脱长达 2~4cm,其中神经抽出最长,拇长伸、屈肌腱均从肌肉肌腱交界处撕裂,手背有一块 6cm × 6cm 撕脱皮肤与断指相连。手背有 7cm × 7cm 的皮肤缺损区,创面上的浅静脉网清晰可见(图 7-22A)。手术经过:保留与拇指相连的拇长伸、屈肌腱各长 10cm,多余部分予以切除,断指经镜下清创,指背皮下找到 3 条可行吻合的静脉并予以标记;被拉成鼠尾状的两侧指神经及缎带状的两侧指动脉经清创,直至镜下能见到正常神经束及血管结构止;与断指相连的手背撕脱皮肤修成全厚皮片。断指经皮肤消毒液及生理盐水浸洗后,置于冰箱内冷藏。近端在臂丛神经阻滞下行清创。手背创面能直接见到静脉网,给选择静脉移位带来方便。示指固有伸肌腱于止点处切断并游离与静脉一并移位至拇指断面。沿大鱼际纹切开并掀起掌侧皮肤,分离示指桡侧神经血管束,把桡侧指神经纵劈分为两束,将桡侧一束于掌指关节处切断移位至拇指断面。在环指掌横纹及腕横纹处各做切口,切开鞘管显露并辨认环指指深、浅屈肌腱关系后,将环指指浅屈肌腱挑起并低位切断,于腕横纹切口将环指指浅屈肌腱抽出,用探针沿拇长屈肌腱鞘管逆行插入,通过腕管从掌侧腕横纹切口引出,把环指指浅屈肌腱近端用引线缝扎于探针针尾从拇指断面引出,切除部分残存拇长屈肌腱鞘管,此时血管、神经、肌腱均为移位再植做好了准备。从冰箱内取回断指,两骨端做适当缩短后克氏针纵贯内固定并缝合骨膜。切除多余的示指固有伸肌腱及拇长伸肌腱,用 3-0 尼龙单线做 8 字缝合,使拇指处于伸直位;环指指浅屈肌腱调节张力后与拇长屈肌腱缝合,使张力调节于休息位。手背创面移位的一条静脉与断拇指背侧一条皮下静脉用 9-0 无创尼龙单线吻合,于虎口创面处切取一段 1.5cm 静脉移植修复另一条缺损的静脉,开放血管夹后,两条静脉充盈良好。随后缝合指背桡侧部分皮肤。把近端已移位的示指桡侧部分指神经束与拇指尺侧指神经缝合,近端拇指指背皮神经与断拇桡侧指神经行束膜缝合。最后将示指桡侧指固有动脉于掌指关节处切断移位与拇指尺侧指动脉用 11-0 无创尼龙单线间断缝合,断指缺血 14 小时重建血液循环。最后把修成全厚皮片的手背皮片缝回原处,轻轻加压包扎,手术历时 10 小时结束,术后按断指再植常规治疗顺利成活。术后半年因虎口皮肤瘢痕挛缩行 Z 字改形及皮瓣移植开大虎口。术后 3 年随访,左手拇指略较健侧萎缩,指腹尚饱满,尺、桡侧感觉恢复且定位在拇指,两点分辨觉为 6mm,指间关节有 10° 自主伸屈活动,对指对掌功能正常(图 7-22B、C)。

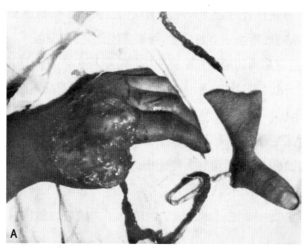

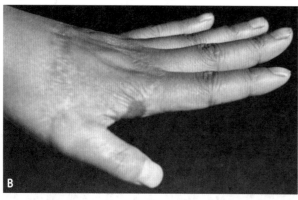
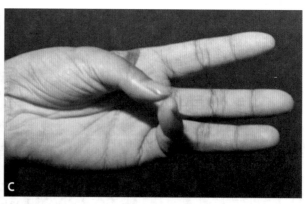

图 7-22 铣床伤致左手拇指旋转撕脱性离断,手背撕脱一块 6cm × 6cm 皮肤,采用血管、神经、肌腱移位方法施行再植,撕脱皮肤修成全厚皮片移植再植成功
A. 当时伤情;B、C. 术后 3 年随访时外形与功能展示。

小结 　本例是笔者先期采用示指桡侧部分指神经束移位与拇指尺侧指神经缝合的病例,术后随访发现,除拇指指腹有萎缩外,示指桡侧感觉减退且指腹萎缩。为此笔者以后改用示指尺侧指神经移位与拇指尺侧指神经缝合修复,纠正了上述缺陷。

【典型病例 2】患者男性,18 岁。1981 年因戴手套在砂轮上磨钻头,不慎左手拇指手套被缠入砂轮机轴,患者受惊立即将左手回抽,而造成拇指于掌指关节处离断,手背有一块 2cm × 3cm 三角形皮肤撕脱与断指相连,拇长伸、屈肌均于肌肉肌腱交界处撕断且已干枯。拇短屈肌及拇短展肌于止点处断裂。指动脉、静脉及神经均从近端抽出,部分血管神经已干枯,指体完整,近端创面均有泥沙严重污染并轻度水肿,掌骨头外露(图 7-23A)。

手术经过:先将撕脱的拇长伸、屈肌腱污染部分切除,仅保留 10cm 左右,断拇洗刷消毒后于镜下清创,血管、神经经过清创后并标记,将断指用湿纱布包裹置冰箱内冷藏。左手于臂丛神经阻滞下以同样方法清创。因动、静脉缺损较多,决定采用血管、神经及肌腱移位的方法施行再植。于第二掌指关节背侧做 S 形皮肤切口,找到一条远端分叉的静脉予以分离并在分叉以远处切断,使移位静脉形成 Y 形血管蒂;示指固有伸肌腱于止点处切断向近端分离,保留腱周组织,然后把 Y 形静脉及示指固有伸肌腱通过手背皮下隧道于拇指近端断面引出备用,相关切口随之缝合。于环指掌横纹处做横切口,切开鞘管显露指浅屈肌腱并低位切断标记之,于腕横纹的近端做横切口,锐性游离环指指浅屈肌腱并将该肌腱抽出,用探针把该肌腱通过腕管及拇长屈肌腱鞘管从拇指断面引出,切除部分残端鞘管,两切口随之缝合。沿大鱼际纹切开偏桡侧的皮肤并分离示指桡侧指固有动脉及尺侧指固有神经达指总神经,此时近端静脉、伸、屈肌腱均已切断移位,示指桡侧指动脉及尺侧指神经为移位做好了准备。

再植:从冰箱取回断指,掌指关节融合于功能位。用 3-0 尼龙单线将移位的示指固有伸肌腱与拇长伸肌腱在调节张力后缝合,以同样方法把移位的环指指浅屈肌腱与拇长屈肌腱缝合,拇短展肌断端与第一掌指关节融合处桡掌侧缝合固定,使拇指处于旋前对掌位。把移位的 Y 形静脉与拇指背侧两条皮下

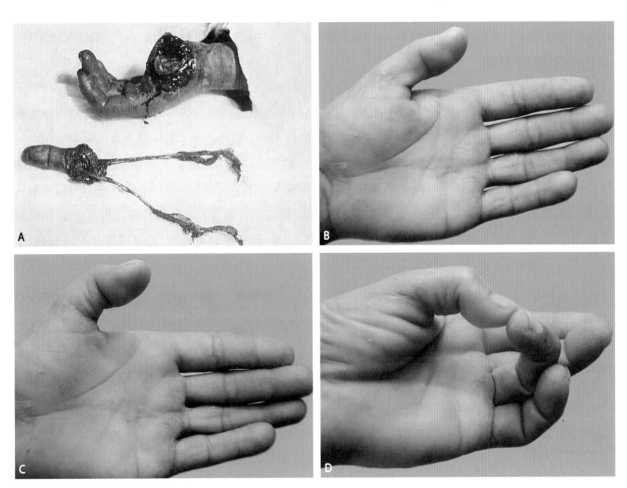

图 7-23　砂轮机伤致左手拇指呈旋转撕脱性离断,采用邻指血管、神经及肌腱移位再植成功,获 16 年随访
A. 当时伤情;B. 术后 16 年随访示伸拇功能;C. 屈拇功能;D. 对掌功能。

静脉端端吻合,把已分离的示指尺侧指神经切断移位与拇指尺侧指神经缝合,拇指近端背侧皮神经与断拇桡侧指神经缝合。最后将示指桡侧指固有动脉于掌指关节处切断移位与拇指尺侧指动脉端端吻合,断指缺血 16 小时后重建血液循环。术后按断指再植常规治疗,断指顺利成活。术后经 16 年随访,左手拇指伸指有力,指间关节有 45° 主动伸屈活动范围,对掌、握拳有力,拇指外形及指腹无萎缩,两点分辨觉为 6mm,出汗,而拇指尺侧仍是示指尺侧感觉,患者对功能恢复非常满意(图 7-23B~D)。

【典型病例 3】患者女性,24 岁。1982 年在车床上用纱布打光加工物件不慎左手拇指连同纱布被缠在加工件上,造成拇指旋转撕脱性离断,伤后 2 小时入院。检查:左手拇指自近节指骨基底处完全离断,并从虎口背侧撕脱一块三角形皮肤与断拇相连,拇长伸、屈肌腱均从肌腱肌肉交界处抽出,血管、神经亦从近端抽出 2~4cm,离断指体完整,指甲下有淤血。近端轻度污染,前臂背侧有空虚感,自近向远端挤压时,断面处有碎肉样组织被挤出(图 7-24A)。

手术经过:将污染及过长的拇长伸、屈肌腱予以切除,仅保留 10cm 左右肌腱,按常规镜下清创,找出 4 条指背静脉,被抽出的血管、神经经清创后予以标记,断指清创毕置冰箱内冷藏。左手在臂丛神经阻滞下行清创,于虎口背侧创面向示指掌指关节背侧做一横形皮肤切口(图 7-24B),游离一支有分叉的静脉做移位备用(图 7-24C);在同一切口内把示指固有伸肌腱于止点处切断并向近端游离。在腕背做 2cm 的横切口,将分叉支静脉及示指固有伸肌腱通过皮下隧道于拇指断面引出(图 7-24D、E);按常规切取环指指浅屈肌腱移位备用(图 7-24F~H);沿虎口及大鱼际纹做切口并掀起掌侧皮肤,在第二掌指关节处切断示指尺侧指神经,向近端游离,并移至拇指断面处,分离示指桡侧指固有动脉。此时示指指背静脉及桡侧指动脉为血管移位做好准备。示指固有伸肌腱、环指指浅屈肌腱及示指尺侧指神经均切断移位,为再植做好了准备。

再植:两指骨断端做适当修整后行克氏针内固定,并缝合骨膜。远端的拇长伸肌腱与近端移位的示指固有伸肌腱、远端的拇长屈肌腱与近端移位的环指指浅屈肌腱在调节张力后缝合。把已游离切断有分叉移位的静脉与拇指指背两条较粗的静脉做端端吻合,断拇两侧指神经合并成一束与移位的示指尺侧神经缝合,在示指掌指关节处切断桡侧指固有动脉,顺向移至拇指断面与尺侧指动脉吻合,断指缺血 11 小时重建血液循环,术后按断指再植常规治疗顺利成活。术后经 2 年随访,再植的左手拇指外形正常,指间关节有 15° 自主伸屈活动。恢复对指、捏、握及对掌功能,痛、触、温觉均恢复,拇指仍是示指尺侧感觉,出汗正常,两点分辨觉为 7~8mm,示指尺侧为 17mm,尺半侧略有萎缩,但不妨碍功能,已恢复了工作(图 7-24I~K)。

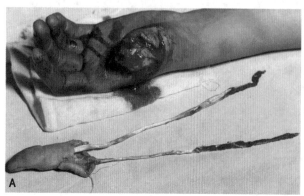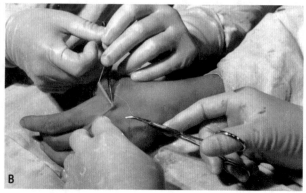

图 7-24　左手拇指旋转撕脱性离断再植步骤及术后 2 年随访

A. 当时伤情;B. 断面向第二掌骨背侧做延长切口。

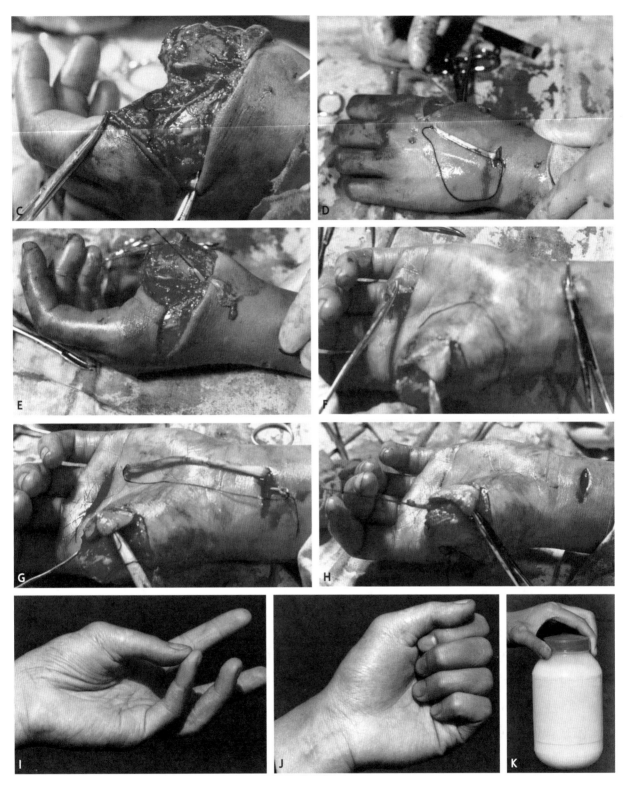

图 7-24（续）

C. 在切口内找到 Y 形静脉切断移位并显露示指固有伸肌腱；D. 切断示指固有伸肌腱从腕背侧切口抽出；E. 示指固有伸肌腱通过皮下隧道从近端背侧创面引出；F. 从掌横纹切断环指指浅屈肌腱于腕横纹切口引出；G. 将环指指浅屈肌腱抽出；H. 用探针自拇长屈肌腱鞘管口插入经腕管于腕横纹切口把环指指浅屈肌腱从断拇创面引出完成再植；I~K. 术后 2 年随访示外形与功能。

笔者自 1980 年对拇指旋转撕脱性离断采用上述方法实施再植获成功,改禁忌证为适应证,论文被国内外推广应用。《手指再植与再造》的第 1 版、第 2 版及英文版中对屈拇功能均以环指指浅屈肌腱移位修复为主要方法陈述。从长期随访看,采用该方法恢复自主屈拇功能仍欠理想,大部分患者只有在屈环指时才同步出现屈拇功能。为此笔者建议采用尺侧腕伸肌或桡侧腕短伸肌移位重建拇长屈肌功能,或把撕脱的拇长屈肌腱经清创与前臂原拇长屈肌埋入缝合,能恢复较理想的自主屈拇功能。

第二节

手指皮肤套状撕脱性离断再植术

手指皮肤套状撕脱性离断除因违规操作机器致伤外,还包括指环撕脱伤。前者伤情大致与拇指旋转撕脱性离断相似,而后者无旋转撕脱机制,且伤情不同,再植的方法也不同,陈述如下。

一、手指皮肤套状撕脱性离断再植术

(一)概述

手指皮肤套状撕脱性离断发生的机制与拇指旋转撕脱性离断相似,系工人戴手套违规操作快速转动的机器所致,可发生单指也可发生多发性手指撕脱性离断。凡单指撕脱性离断,只要指体较完整,无明显挫伤,经镜下检查,远端指体内血管、神经基本正常,均可施行再植。如果血管、神经从远端撕脱抽出,应放弃再植。多指撕脱性离断,一般伤情较重,指体均有不同程度的挫伤,血管、神经、肌腱损伤程度又各不相同,应根据不同伤情做出不同处理,若无血管、神经及肌腱移位条件时可放弃再植;如果残存手指未损伤,尚有行血管、神经、肌腱移位再植的动力源,则可选择一个条件较好的断指,采用残存指血管、神经、肌腱移位的方法施行再植。

再植方法:首先对手指套状撕脱皮肤内的动脉、静脉及神经行镜下检查,经清创,若套状撕脱皮肤内仍有正常可行缝合的动脉、静脉及神经,可采用邻指血管、神经及肌腱移位的方法施行再植。本组先后遇 8 例,经检查仅 3 例适应再植,均获成功。

(二)典型病例

【典型病例 1】患者男性,22 岁。1980 年因戴手套操作车床致右手环指皮肤呈套状撕脱完全离断 4 小时入院。检查:右手环指皮肤于指根部撕脱,指骨于中节远 1/3 处离断,断指无明显挫伤,指伸肌腱从远节指骨背侧基底撕脱与近端相连,指深屈肌腱于前臂肌肉肌腱交界处撕断,两侧神经血管束从近端撕断并抽出长达 3cm 附于套状撕脱的皮肤内,近断端指伸肌腱及指浅屈肌腱结构完整,创面中度污染。镜下检查:两侧神经血管束与断指相连无挫伤,指背皮下静脉结构完整,决定予以再植。经镜下清创,找出指背静脉及两侧神经血管束,切除已被污染多余的指深屈肌腱;近端经清创并保留指伸肌腱结构的完整性,缩短部分指骨并行克氏针纵向内固定,于远指间关节背侧做一横切口,把撕脱的指伸肌腱重新原位缝合固定;于中指Ⅲ区切断中指指浅屈肌腱与环指指深屈肌腱做 Kessler 缝合。分别将中、小指指背相邻的静脉与环指两相邻的静脉吻合；中指尺侧及小指桡侧指神经部分神经束切断移位与环指相应两侧指神经缝合；最后将环指桡侧指动脉做直接吻合，开放血管夹，见吻合口有动脉血通过而远端仍无血供，遂于腕掌侧切取长 1.5cm 小静脉移植修复环指尺侧指动脉，断指缺血 16 小时重建血液循环。术后再植指肿胀，1 周后开始消肿。术后半年环指恢复感觉且比健侧敏感，自称恢复至环指的原来感觉。术后 2 年随访，见环指略萎缩，指腹尚饱满，甲外形正常，两点分辨觉 5～6mm，近指间关节有 35°伸屈活动范围，远指间关节有 25°伸屈活动范围，继续从事原工作（图 7-25）。

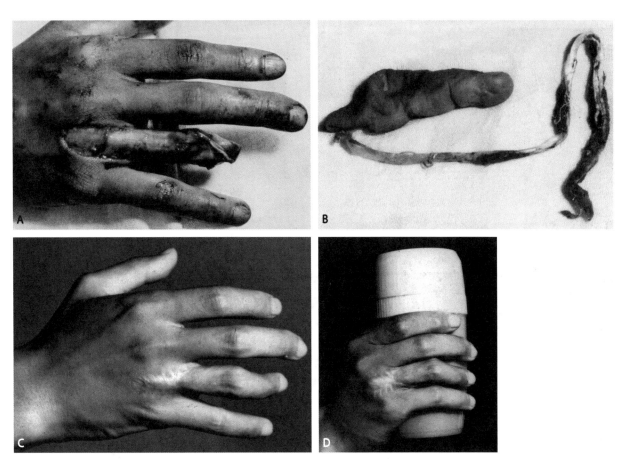

图 7-25　右手环指皮肤呈套状撕脱离断，采用邻指血管、神经、肌腱移位实施再植

A. 当时伤情；B. 环指皮肤呈套状撕脱，指深屈肌腱从近端撕脱，采用邻指血管、神经、肌腱移位实施再植；
C、D. 术后 2 年随访时外形与功能展示。

【典型病例 2】患者女性，21 岁，工人。1985 年戴手套磨钻头，右手拇指被缠入砂轮主轴致拇指皮肤呈套状撕脱性离断，伤后 3 小时入院。检查：右手拇指皮肤于指根部而指骨于指间关节处呈套状撕脱性离断，拇长伸肌腱于近节撕断，拇长屈肌腱从前臂肌肉肌腱交界处撕断，两侧神经血管束从近端抽出约 1.5cm，指间关节背侧皮下有瘀斑，拇指脱套的皮肤有散在挫伤，镜下见拇主要动脉被抽出 1.5cm，血管断端有一段 5mm 的挫伤，远端指体内动脉、静脉结构较完整；近节指外露，掌指关节呈开放性脱位，拇长伸肌腱、拇短伸肌腱、拇短屈肌及拇短展肌均从近节指骨基底部附着处撕断，创面轻度污染，决定予以再植。镜下找到 3 条指背静脉、拇主要动脉及两侧指神经，行常规清创。拇指指间关节桡背侧做一 L 形切口，切除拇长屈肌腱。按常规对近断端清创，修复掌指关节囊，使掌指关节复位稳定，拇短屈肌及拇短展肌按原位与近节指骨腱性部缝合，使拇指处于对掌位，沿手背创缘向尺侧做延长切口，于第二掌骨背侧找到两条静脉切断向近端游离后移位于拇指断面创缘；在拇指虎口侧做 Z 字形切口，掀起掌侧皮肤，显露并分离示指尺侧血管神经束，于指根部切断移位至拇指断面创缘，缝合掌、背侧皮肤切口，此时已为再植做好准备。用直径 1.5mm 克氏针将拇指指间关节做功能位融合，使脱套皮肤还纳，断拇指背两条静脉与移位之两条静脉做端端吻合，断拇尺侧指神经与移位示指尺侧指神经缝合，断拇的拇主要动脉与移位示指尺侧指动脉做端端吻合，缺血 14 小时重建血液循环，再植指顺利成活。术后经 1 年随访，再植指比健侧略有萎缩，掌指关节功能正常，拇指尺侧两点分辨觉为 6mm，已恢复工作（图 7-26）。

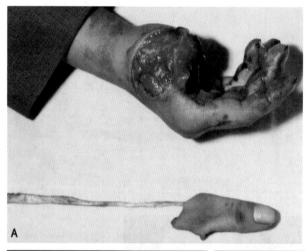

图 7-26　右手拇指呈套状撕脱离断，采用示指血管、神经移位施行再植获得成功
A. 当时伤情；B~D. 术后 1 年随访时外形与功能展示。

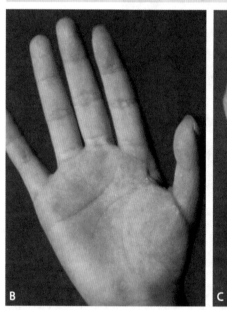
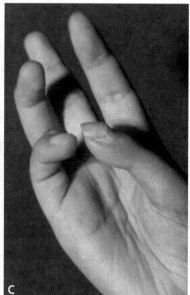
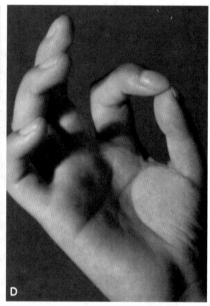

小结　　以上两例均是手指皮肤套状撕脱离断，以往常规做清创缝合。显微外科技术发展到如今，使某些无条件再植的断指获得了再植成功并恢复了功能。对手指皮肤套状撕脱离断的指体是否适应再植，术前应在手术显微镜下做详细检查后方能得出结论。只要指体完整，脱套皮肤无明显挫伤，指体内血管、神经无逆行撕脱及挫伤，可根据伤情，灵活采用邻指血管、神经、肌腱移位的方法施行再植，以恢复相应功能。

二、指环致撕脱性离断再植术

（一）概述

指环致撕脱性离断的情况可有以下方面。

1. **生活中意外** 如乘公交车因急于下车，戒指被车上金属钩件钩住致手指撕脱离断。

2. **被抢劫** 如抢劫犯为获得戒指，抓住他人戒指猛力撕拉所致。

（二）分型及处理

1. **Ⅰ型** 皮肤撕裂。未伤及血管、神经及肌腱，远端指体循环正常。清创后缝合皮肤即可。功能基本无妨。

2. **Ⅱ型** 在Ⅰ型的基础上造成动脉、静脉及神经部分损伤，远端指体循环较差，但仍能成活。按常规清创缝合，注意观察，预后仍较良好。

3. **Ⅲ型** 在Ⅰ型的基础上造成两侧神经血管束及指背静脉损伤，并有部分皮肤脱套，清创后需行静脉、动脉修复才能成活。术后感觉及功能尚有一定障碍。

4. **Ⅳ型** 指体完全离断，应根据伤情，凡有再植条件可采用邻指血管、神经及肌腱移位或移植的方法施行再植，术后感觉及功能有一定障碍。

（三）典型病例

【典型病例】患者女性，30 岁。1987 年因左手环指指环撕脱性离断 1 小时而入院。检查：左手环指皮肤于近节中段，骨与关节于远指间关节处离断，指伸、屈肌腱均于止点处撕脱而与近端相连，离断环指皮肤呈套状撕脱，远节指骨保留于断指内，桡侧皮肤呈纵向裂伤，两侧神经血管束及指背静脉仍附在指体内无明显挫伤。在臂丛神经阻滞下行清创再植术，远指间关节行功能位融合，吻合 4 条指背静脉，两侧神经血管束均予修复，断指缺血 8 小时重建血液循环。术后 24 小时发生动脉危象，经手术探查见两侧指动脉吻合口均栓塞。桡侧指动脉经切除栓塞段做直接吻合，尺侧因血管挫伤栓塞较长，切除后造成 2cm 血管缺损，取腕掌侧静脉移植，断指成活。术后 5 年随访环指较健侧短，有萎缩，近指间关节活动正常，两点分辨觉为 8mm，自觉外形、功能满意（图 7-27）。

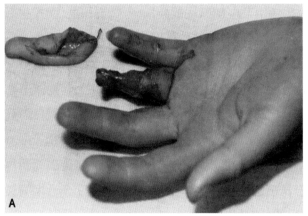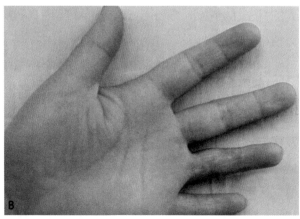

图 7-27 左手环指指环撕脱性离断获再植成功后术后 5 年随访
A. 当时伤；B. 术后 5 年随访时外形与功能展示。

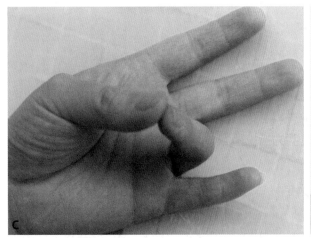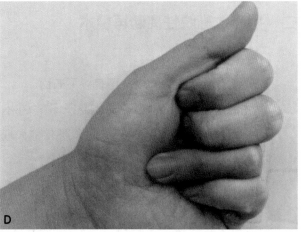

图 7-27（续）

C、D. 术后 5 年随访时外形与功能展示。

第三节

末节及指尖离断再植术

一、适应证

手指末端外伤性离断是手外科常见急症。20 世纪 70 年代初，有些学者仅主张再植近指间关节以近的断指，而对该关节以远的断指是否进行再植均有不同见解。Miller（1973）认为：手指中节基底部以远的断指要获得再植成功是难以做到的，所以他不赞成再植该部位以远的断指；Corry（1974）认为：手指离断，如果超过近指间关节以远，要获得再植成活是困难的；同年 Frykman 仅主张对近指间关节以近的断指进行再植；吉津孝卫认为手指中节中部以远离断残端缝合后功能没有多大妨碍，因此认为再植是没有意义的，但他也提到从事精细工种的人、未婚者及女性患者应例外对待，否则在精神上会给他们以较大的打击；Morrison、O'Brien 及 Maeleod（1977）认为手指中节中部以远的断指，不需要再植，而仅主张再植中节中部以近的断指；然而奥津一郎（1974）曾提出远指间关节部位的断指进行再植，在技术上是可能的；1976 年松田报道再植的 23 例 40 个断指中，有 7 个是末节断指，经再植成活 3 指；孙峰于 1979 年报道在再植 49 例 76 个断指中，有 6 个末节断指获再植成活；吉村光生于 1979 年也认为应对末节断指再植，以减少对指体功能的损伤；笔者于 1978 年对手指末节动脉、静脉及神经在显微镜下解剖观察，发现末节手指血管走向有一定规律性，血管外径为 0.4~0.7mm，适用于镜下吻合，至 1983 年再植了中节远端至末节中段 54 例 60 个断指，成活 58 指，成活率为 96.6%，不仅外形较好，而且功能比近端离断再植成活者好，从而提出了远指间关节附近的断指适应再植的主张；May（1982）对 18 例 29 个近指间关节以远的断指进行再植，成活 27 指，认为中节中部以远的断指可以再植。

笔者于 1982 年为左手拇指末节中段完全离断者仅吻合了 1 条指动脉及 2 条掌侧静脉而成活（见本节五、指尖再植术中典型病例 1）；田万成（1991）对手指甲根部以远的指尖离断进行再植，使 28 例 38 指成活 36 指，获 94.7% 的成活率；章伟文（1999）对 211 个指尖离断再植获得 96.7% 的成活率。上述病例随访证明,手指离断部位越远,再植成活后功能越好。由此可见,人们对末节断指是否适应再植的认识,随着显微外科技术的发展和提高而在不断提高和进步,其成活率也逐渐提高,再植平面由中节发展到中节远段、远指间关节、末节基底部,直至指尖。再植后指体不仅外形较好,功能也十分满意,将断指再植推向了新的高峰。

二、再植理由

(一)发生率高

手指于远指间关节附近离断,约占笔者单位手外伤的 8%,末节断指再植占同期断指再植病例的 20%,好发于年轻人。年轻人的手指外伤性缺损会对他们的精神和心理造成创伤,甚至影响婚恋。笔者曾对这一部位断指再植术后的 31 例患者做了半年至 3 年随访,其中有 30 例感到满意,仅 1 例感到不满意,当笔者动员其截指时,他却断然拒绝;在城市工作的 19 例中有 13 例恢复了原来工种,仅 6 例改换了工种,其余 12 例仍从事原来的工作和学习。所以,从末节断指的发生率及发生对象来讲,应予以再植。

(二)外形与功能

本组的远指间关节附近断指再植成活后,指腹饱满,甲生长正常,感觉恢复比高位手指离断快,两点分辨觉为 4~7mm,出汗,能完成捏、握、抓等手的基本功能,达到再植的目的。末节手指离断再植后功能恢复的特点如下。

1. 远指间关节附近的指体离断再植时关节行功能位融合。由于近指间关节正常,中央腱及指浅屈肌腱附着未受损伤,手指仍保存了基本功能。

2. 关节做融合后无须修复指伸、屈肌腱。若离断于末节基底以远,行骨内固定后也无须修复肌腱,所以再植手术时间比其他断指短。

3. 末节断指体积小,再植后只要维持一定血液循环,指体就能成活,且侧支循环建立比较早,感觉恢复相应较早。所以再植后功能恢复比一般断指早。

4. 成活率高。经过正规的小血管吻合训练,只要能吻通直径为 0.3mm 的小血管,这一部位断指的血管吻合就不会发生困难,即使是小儿末节手指的血管也可以吻合通畅(见本节七、典型病例中典型病例 4 和典型病例 5)。另一原因,末节断指组织量小而相对断面大,缝接后易早日建立侧支循环,成活率高。从笔者单位断指再植分类统计中可看出,一般断指再植成活率为 91.8%,而末节断指再植成活率为 96.6%。

以上说明末节断指只要指体比较完整,远、近两端无明显挫伤,要求再植者应予以再植;正常人若有一个手指末节缺损,将丧失该手指功能的 45%,丧失该手功能的 9%。因此,从手指和手失能的意义方面来看,再植也是有理由的。

三、解剖特点

手指末节是人们从事生产劳动、科学研究、生活娱乐等与物体接触最密切、功能最灵活、感觉最敏感的部位,人们通过它可以了解物体大小、形状、质地。人们应用手指精细灵巧地操作,可制作各种工艺品、演奏悦耳动听的音乐,手指是人类创造物质财富和精神财富的重要器官,末节指体的残缺,对手功能将产生极其重要的影响。

手指末节是由指骨、指甲、极其敏感的指腹皮肤与指纹、血管、神经及指伸、屈肌腱附着组成。各种组织结构都有其特殊的功能意义。

1. **远节指骨** 远节指骨的解剖特点：末端有一个膨大的远节指骨粗隆（图 7-28），是手指末节皮下组织附着处，使手指接触任何物体时稳定有力防止滑脱，远节指骨粗隆约占远节指骨远端 1/3，位于指甲远 1/2 的腹侧，其间仅有一层甲床相隔。指骨体略扁平，其基底部掌侧为指深屈肌腱附着处，背侧是两侧腱束汇合腱终止点，与中节指骨形成一个灵活的合页关节。

2. **指甲** 指甲由角质组成，占末节指背的 1/2，起着加强指腹捏、抓、压等动作力量的作用，也是手指美容不可缺少部分（图 7-29）。甲床有丰富的毛细血管网，该处便于观察手指末梢血液循环的变化。指甲生长依靠甲根部的甲基质。

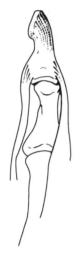

图 7-28　远节指骨的解剖特点
远节指骨粗隆有指伸、屈肌腱附着

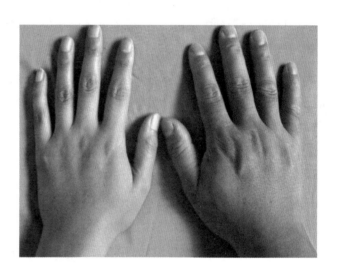

图 7-29　指甲（左女，右男）

断指再植成活后指甲照常生长，而指甲的质地与神经修复优劣有关。指神经修复佳，指甲生长速度及外形与对侧指甲无差异；若指神经修复欠佳，或未经修复，则指甲生长缓慢，甲增厚，出现横形嵴，表面粗糙无光泽。

3. **指纹** 指纹是人体的一种特有结构，是人类进化过程中自然形成的手指末端指腹上由凹凸的皮肤形成的纹路，每个人的指纹都有独特的形状，所以指纹也是识别人体特征的重要依据，又称"人体身份证"。指纹中有许多神经小体，不仅具有一般的感觉，而且有实体感觉与触觉，具有识别物体大小、形状、质地及其特点的功能（图 7-30）；能使手在接触物体时增加摩擦力并增强握力，从而更容易发力及抓紧物件；适应各种应力变化，对手指起保护作用。若末节缺损，不仅手指的特殊感觉功能丧失，也将丧失识别人体特征的重要依据。

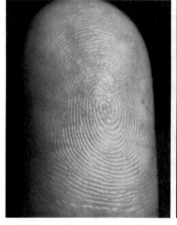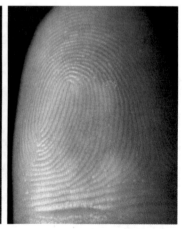

图 7-30　指腹指纹

4. 神经 指固有神经延伸到末节近 1/3 时,向掌背侧分为指腹支及甲下支,每支又分为许多小细支,共同构成指腹及指背的感觉神经网(图 7-31)。

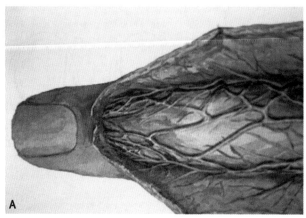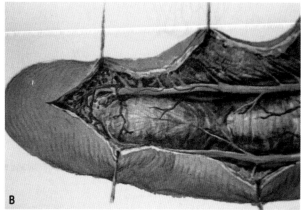

图 7-31 手指末节掌侧动脉神经关系与分布
A. 背侧感觉神经网分布;B. 掌侧感觉神经分布。

5. 动脉 指固有动脉到达末节基底时开始分支,一支向末端延伸,向掌背侧发出分支,继续向前延伸达指端掌背侧,血管外径为 0.3~0.4mm;一支向指腹中央走行,始发处的血管外径为 0.4~0.7mm,与对侧在指腹中央汇合形成动脉弓,这一段动脉长度为 2~4mm,血管外径为 0.3~0.5mm。以上动脉在指端掌背侧相互形成动脉网(图 7-32A、C)。因此,在末节基底,甚至末节中段,指动脉是可以在手术显微镜下做吻合的。再植时,一般选择缝合分向指腹中央的动脉分支或动脉弓。

6. 静脉 手指末节静脉回流有掌侧和背侧两种途径。手指末节背侧小静脉经汇集后走向指甲两侧,指背静脉起于甲床两旁的两条小静脉,距甲沟 1~2mm 并沿甲襞向指背正中靠拢,其口径为 0.3~0.4mm,最后在末节基底中央汇合,口径为 0.3~0.6mm。在汇合处还有来自甲襞和甲床的两条很细小的静脉,口径约 0.1mm 汇入中央静脉继续上行,跨过远指间关节,在其两侧还有两条来自末节侧面,口径约 0.2mm 的小静脉上行,位置比较恒定,位置在 11 点钟到 1 点钟之间。末节甲周浅静脉汇集形式常有变异(图 7-32B)。在甲床基底中央汇合成 1~3 支,向近端走行 2~4mm 后又呈网状分流 2~3 支向近端回流。这一段静脉位于指背皮下,在指伸肌腱背侧的一层较疏松的间隙中,因此较易寻找和游离,此段静脉的外径为 0.3~0.7mm。静脉分支越少外径越粗,分支越多,外径越细,若为一支时其口径往往较粗,有时可达 0.7~0.9mm,更利于镜下吻合。手指掌侧的静脉自指端毛细小静脉汇合后在指腹中段及末节基底部真皮下又汇合成 1~3 支向近端回流,一般以 2 支型多见(图 7-32D),外径为 0.3~0.5mm,其走向不恒定,且管壁较薄,所以在清创时常被疏忽而损伤。遇末节中段离断时,因背侧无静脉可以选用,所以可选用掌侧静脉做吻合。因此,遇末节中段以远再植时,清创中应十分小心寻找静脉并予以保留。

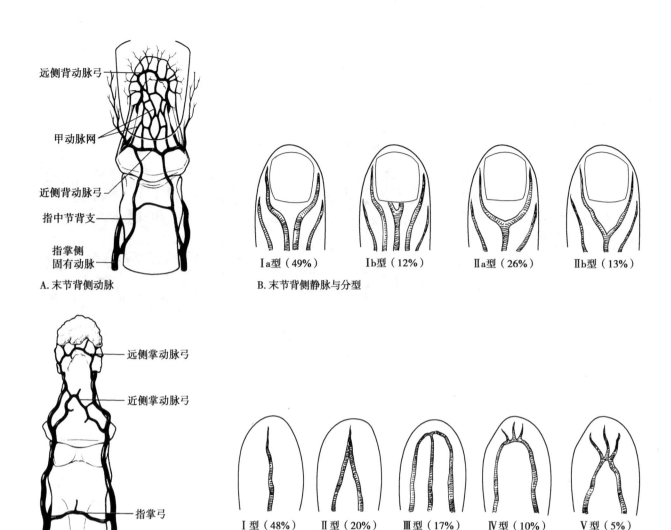

远侧背动脉弓

甲动脉网

近侧背动脉弓

指中节背支

指掌侧
固有动脉

A. 末节背侧动脉

Ⅰa型（49%）　　　Ⅰb型（12%）　　　Ⅱa型（26%）　　　Ⅱb型（13%）

B. 末节背侧静脉与分型

远侧掌动脉弓

近侧掌动脉弓

指掌弓

C. 末节掌侧动脉

Ⅰ型（48%）　　Ⅱ型（20%）　　Ⅲ型（17%）　　Ⅳ型（10%）　　Ⅴ型（5%）

D. 末节掌侧静脉与分型

图 7-32　手指末节掌、背侧动脉与静脉

四、末节断指再植术

（一）手术注意事项

1. 寻找末节断指血管　如何寻找断指的血管及神经已在第六章第二节一、清创中做了详述。末节断指的血管、神经基本上也按解剖位置寻找。但由于末节指体的血管已接近末梢，分支增多，口径变细，位置不恒定，可根据以下三种不同平面的断指进行寻找。

（1）远指间关节离断：这一平面的断指，其血管的走向及位置与其近端断指大致相同，动脉及神经仍可在指屈肌腱两侧偏掌面寻找。由于动脉、神经离断后均有回缩，因此必须按解剖位置寻找。一旦找到一侧的指动脉或指神经，则同侧的指神经及指动脉可按其解剖关系顺利找到，即神经在动脉的内掌侧，动脉在神经的外背侧；这一断面的静脉也较为恒定，可在指伸肌腱背侧的皮下疏松间隙中寻找，由于静脉有少许回缩，用显微镊深入这一间隙内小心夹持少许外膜将其拖出，一般可找到一条管壁较薄、口径较粗的静脉。如果找到两条静脉，其口径一般较细，应小心保护并标记。

（2）末节基底离断：这一平面指动脉的位置部分病例与上述相同，多数病例指动脉及神经已开始分支。在指腹两侧见到的小动脉一般为原指固有动脉的延续，向指端走行，口径为 0.2~0.4mm，而向指腹中央走行总能找到 1~2 条较粗的动脉弓,成人口径为 0.4~0.5mm,因此,再植时常选用这一动脉吻合。这一平面的静脉,可在指伸肌腱止点的背侧与指背皮下之间寻找,多为单支型,有时在指甲两侧指静脉汇合处,呈分叉样,口径较细也利于与近端吻合,若遇 2~3 支型时,应选择其中 1~2 支较粗的静脉做吻合。

（3）末节中段离断:此断面的动脉分布无一定规律,由于血管接近末梢,分支增多,可供吻合的血管较少。这一离断平面的动脉一般位于断面掌侧的中心,口径大致为 0.3mm,由于小支增多,且呈网状,因此有利于移位吻合;这一平面断指背侧为甲基或指甲,指背已无静脉,因此只能在掌侧寻找,掌侧静脉口径细、管壁薄,位于真皮下,寻找比较困难。为此可沿指腹真皮下自左至右或自右至左小心寻找,也可将指体做一轻微挤压,在断面出现血性红点时即可找到静脉。

2. 骨与关节处理 远指间关节附近的断指,骨与关节的处理有下列 3 种情况。

（1）因切割伤致离断于中节远端:一般均保留较完整的中节指骨远端骨髁及远指间关节囊,为此以缩短近端的中节指骨为主,尽量保留远指间关节的完整性。行内固定时应小心保护该关节囊并使中节远端骨髁与近端中节指骨固定在同一轴线上,并使远指间关节处于 15° 屈曲位。再植时仍需修复指伸、屈肌腱,以利术后功能恢复。如果中节远端的骨髁已破碎或关节呈开放性损伤,预计术后无关节功能者,应将远指间关节融合于功能位。

（2）离断于远指间关节:占本组的 57%,成人应做关节融合术,拇指指间关节融合于掌屈 20°~25° 位,其他手指融合于掌屈 25° 位较为理想(图 7-33A)。儿童不宜施行关节融合,在保留其骨骺完整性的前提下行远指间关节成形术,克氏针制动,并修复指伸、屈肌腱,以便形成假关节,以利手指发育及保存部分关节功能。

（3）离断于末节基底:凡离断于末节基底且已伤及关节囊或部分关节开放者,可行关节融合;若因切割伤致末节基底离断,远指间关节完整且指伸、屈肌腱止点均完好,应保留该关节,仅缩短远端指骨,可通过关节固定于功能位;若离断于末节中段及其以远,做适当骨短缩后,用细克氏针固定。

3. 血液循环重建要领 远指间关节附近的断指吻合血管时与一般断指再植略有不同,大致有以下 3 种情况。

（1）离断于中节远端:静脉、神经及动脉的修复同一般断指再植。由于接近末节,血管口径较细,吻合时要保证质量。

（2）离断于远指间关节:大部分指背静脉仅有 1 条,且位于背侧中央口径较粗,仅修复 1 条即可;若为两条且较细均应予以修复;两侧指动脉及神经均应予以修复。

（3）离断于末节基底:通常情况下该段指背静脉仅 1 条且位于指背中央,有时接近分叉处,口径较粗(见图 7-32B),宜在镜下缝合;如果为两条较细的静脉,则应小心操作均予以修复。末节基底部动脉是由两侧指固有动脉汇合走向中央的弓状动脉,为此两侧血管应尽量予以吻合,如果一侧难以缝合时,应保证另一侧动脉吻合质量。

（4）离断于末节中段及其以远:该部位离断采用逆行法再植较为方便。由于指背仅为甲基或指甲,已无静脉可寻,掌侧动脉分布又不规则,清创时要小心寻找掌侧真皮下静脉及动脉与神经,经适当骨缩短后用克氏针先贯穿末端指骨,缝合掌侧皮肤,并注意防止损伤掌侧皮下静脉,然后先修复静脉,再修复神经及动脉,最后用克氏针固定末节基底部指骨,缝合两侧皮肤及指甲。

（5）末节离断若远断端动、静脉尚可,而近断端动、静脉挫伤缺损较多时,虽可采用血管移植修复,但必然有风险。采用邻指皮瓣血管蒂移位修复是一种可取的方法:于相邻指两侧方取正中切口,向两侧掀起皮肤游离健侧指固有动脉,向远近端达足够长度,同样在背侧游离足够长度的静脉,当认为有足够长度血管可移位时尽量远端切断血管,先缝合相邻指掌侧皮肤,然后交叉吻合动、静脉,再缝合背侧皮肤(图7-33B)。再植成活4周侧支循环充分建立后断蒂,即告再植成活。

4. 吻合血管注意事项　在施行末节断指再植中,由于有各种组织阻挡,位置深浅不一,又不允许做过多游离的情况下,行血管吻合有困难。所以,在吻合血管前需做好相关准备,为吻合血管创造有利条件。

（1）手术显微镜倍数一般调节放大9~12倍,并要求有足够亮度的光源。

（2）显露要充分:可采用皮缘缝合牵引显露。方法:用1-0缝线先缝近断端皮缘1针,拉紧缝线与近端皮肤缝合,以显露深部血管神经即可。采用上述相同方法缝远断端皮缘1针,与克氏针缠绕拉紧结扎使远端创缘外翻即可(图7-33C)。

（3）指根部扎橡皮筋止血后缝接血管,争取在1小时内完成血管与神经的缝合。

（4）吻合血管以选11-0或12-0线为宜,要求准确无误。

（5）于中节远段及远指间关节离断再植时,应尽多地修复动、静脉;于末节基底部以远离断一般难以遵循以上原则,凡有可吻合的动、静脉尽量予以吻合,即使动、静脉各吻合一条且保证质量也有成活的把握。

（6）动静脉转流:遇远断端无静脉可吻合,而近断端尚有静脉,在吻合成功一条动脉后,可将远端另一侧动脉与近端静脉做吻合,以维持断指血流平衡。

（7）切开放血:遇末节中段以远离断,远近两端无可供吻合的静脉时,则先吻合动脉,缝合皮肤后于指端一侧切开放血或采用拔甲渗血全身亚肝素化的方法维持再植指的血流平衡,经5~6天待侧支循环建立而成活。

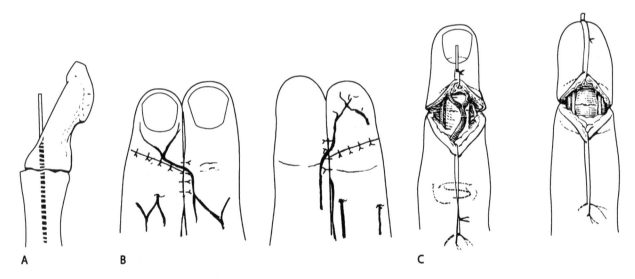

图7-33　远指间关节离断行关节融合,邻指血管带蒂移位及吻合血管时缝线牵开示意
A. 远指间关节融合于功能位;B. 邻指血管带蒂移位吻合;C. 用缝线牵开皮肤便于吻合动、静脉。

5. 术后血管危象处理　末节断指再植术后发生血管危象时应及时查明原因,及时处理,必要时行手术探查。凡发生动脉栓塞时,应切除栓塞段做重新缝合,造成血管缺损时可采用血管移植修复;发生静脉危象时,由于离断部位的不同,应视不同情况采用不同的方法处理:末节基底部以近离断且吻合静脉者术后48小时以内发生静脉危象应及时手术探查,切除栓塞段重新缝合或行血管移植修复;术后3天发生静脉危象或因冲压伤、截板机伤及压砸性末节离断时,可于指端侧方做切开放血或拔甲渗出血并全身亚肝素化的方法来挽救,甲床处敷以肝素生理盐水棉球以维持渗血,一般经 5~6 天待侧支循环建立后可停止放血,指体有成活可能。

(二)典型病例

【**典型病例 1**】患者女性,23 岁,工人。1980 年因冲压瓶盖致左手示指远端被冲压离断,伤后 3 小时入院。检查:左手示指于中节远段呈完全离断,两断端有轻度污染,两断面尚整齐(图 7-34A),指体无明显挫伤,远指间关节囊完整,伤后 4 小时在臂丛神经阻滞下行断指再植术。手术显微镜下先对两断面的动脉、静脉、神经予以标记,清创,保留远指间关节的完整性,行克氏针内固定,相继修复指伸肌腱及指深屈肌腱。指背皮下仅有一条外径为 0.7mm 的静脉,用 11-0 无创尼龙单线缝合 9 针,随后缝合指背皮肤,尺侧指动脉因挫伤较重,清创后造成较长缺损未行修复,仅修复桡侧指固有动脉,手术历时 4 小时,断指缺血 8 小时重新建立血液循环。术后再植指顺利成活出院,患者伤后 4 个月恢复原来工作。术后 5 个月经左肱动脉造影显示吻合的桡侧动脉及静脉通畅(图 7-34B)。术后 4 年随访,左手示指指腹略萎缩,周径为 48mm,健侧周径为 50mm,左侧远指间关节有 20° 伸屈活动范围,两点分辨觉为 5mm,出汗正常(图 7-34C~F)。

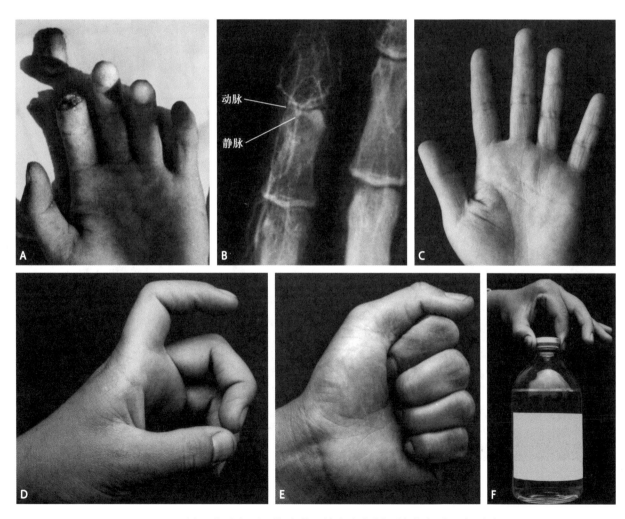

图 7-34　冲压伤致左手示指中节远端完全离断再植成功,获 4 年随访

A. 当时伤情;B. 术后 5 个月动脉造影显示吻合的桡侧指动脉与指背静脉吻合口通畅,左侧指动脉未吻合;C. 术后 4 年随访可见示指指腹略萎缩;D. 保留远指间关节 20° 伸屈活动范围;E. 握拳时示指屈曲情况;F. 示指与拇指对捏能提起 500ml 液体瓶。

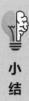
　　本例系中节远端完全离断,由于远指间关节完整,故仅做近端骨缩短,保留关节功能;尺侧指动脉缺损未做修复,仅修复桡侧指动脉,术后 5 个月血管造影所示与再植情况一致,说明该断指是完全依靠吻合血管成活,神经修复较好,指腹饱满,外形较好。

　　【典型病例 2】患者女性,34 岁,工人。1980 年因绞肉机伤致左手中、环指完全绞断,伤后 2 小时入院。检查:左手中、环指于远指间关节处完全离断,两关节面外露,指体无明显挫伤,断面整齐(图 7-35A),两断指的桡侧指神经均从近端抽出。在臂丛神经阻滞下常规清创再植。先再植中指,远指间关节行功能位融合固定,用 11-0 无创伤针线先吻合外径为 0.5mm 及 0.7mm 的两条指背静脉 6 针及 8 针,缝合背侧皮肤,随后缝合尺侧指神经,吻合尺侧外径为 0.6mm 的指动脉 8 针,又吻合掌侧皮下外径为 0.7mm 的静脉,再植中指的动、静脉比为 1：3,断指缺血 9 小时重建血液循环;环指远指间关节行功能位融合,仅吻合一条外径为 0.7mm 的指背静脉及一条外径为 0.6mm 的桡侧指动脉,缝合尺侧指神经,缺血 12 小时重建血液循环。环指通血后,指体一时红润,一时苍白,反复两次,经检查动脉吻合口通畅,系动脉痉挛引起,经外敷罂粟碱解除。术后按断指再植常规治疗顺利成活(图 7-35B、C)。

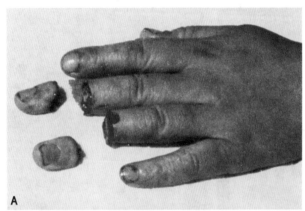

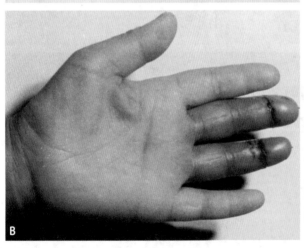

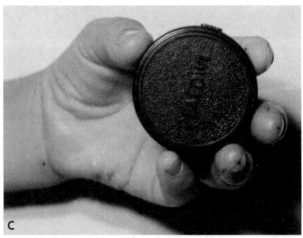

图 7-35　绞肉机致左手中、环指末节离断再植成活
A. 当时伤情;B、C. 出院时外形。

五、指尖再植术

　　田万成(1991)及章伟文(1999)对手指末节提出了分区或分度并施行指尖再植获得了 96.7% 的成活率。Yamano(1985)对手指远端部分离断做了分区(图 7-36),凡属Ⅲ区以远部分离断应属于指尖离断,即相当于末节远 1/2 以远部分离断,可以是横形也可以是斜形。

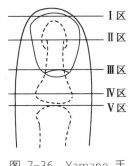

图 7-36 Yamano 手指末节分区示意

（一）再植方法

1. 成人可采用指根神经阻滞施行再植，儿童需全身麻醉。

2. 指根橡皮筋止血带下施行再植。

3. 镜下按常规对断面行微量清创并标记血管、神经，指骨缩短 2mm 左右。

4. 采用逆行法再植：经适当骨缩短，克氏针先贯穿末端指骨，缝合掌侧皮肤，并注意防止损伤掌侧皮下静脉，然后先吻合掌侧皮下静脉，再缝合神经及动脉，最后将克氏针与指骨固定，缝合皮肤及指甲。

5. 选用 0.8~1.0mm 克氏针做骨内固定，并徒手使两骨端密切接触并挤压固定，以消除间隙。

6. 选用 11-0 无创尼龙单线缝合 1~2 条指端神经；按标记找出动脉，经清创，开放橡皮筋，证实近端动脉出现有力喷血时，继续用橡皮筋再止血，用 12-0 无创尼龙单线根据动脉口径缝合 4~6 针，缝合 1~2 条静脉，开放橡皮筋，断指恢复血液循环，温生理盐水清洗后缝合掌侧皮肤，术毕。

7. 若远端断面找不到静脉，按上述再植顺序吻合动脉后开放橡皮筋，可见远端掌侧皮下有出血点处即是静脉，再于橡皮筋止血带下与近断端相应静脉吻合。

（二）手术注意事项

1. 严格掌握适应证，凡钝性挤压离断者不宜试以再植。

2. 两断端在镜下做微量清创，注意寻找并保护血管神经断端。

3. 选用 0.8mm 克氏针固定。

4. 采用指根橡皮筋止血，每次止血时间应少于 1 小时。

5. 选用 12-0 无创尼龙单线吻合血管，11-0 无创尼龙单线缝合神经。

6. 指尖部血管口径较细，尤其是静脉，尽量修复 2 条。若缝合无把握或找不到静脉时，可采用拔甲后甲床以肝素生理盐水棉球持续湿敷并全身亚肝素化，5~6 天待侧支循环建立后成活。

7. 因刀刃伤致小儿指尖或成人指尖离断组织较小无法吻合血管时，可采用微量清创，钳夹止血，原位缝合有望成活。

（三）典型病例

【典型病例 1】患者男性，17 岁，工人。1982 年锯冰冻猪肉时左手拇指甲弧影线处被电锯完全离断，伤后 1 小时入院。检查：左手拇指于末节甲弧影线处完全离断（图 7-37A、B），两断面较整齐，轻度污染。指间关节及指伸、屈肌腱完好，镜下检查，指固有动脉向指腹中央汇合处形成的弓状动脉断裂，外径为 0.5mm，掌侧皮下有一外径为 0.7mm 的静脉，遂决定予以再植。经镜下清创，两断面的指骨做适当缩短后用直径为 1mm 的克氏针内固定（未贯穿远指间关节），缝合指甲及两侧皮肤，指根部扎橡皮筋止血，缝合两侧指神经各 4 针，缝合指腹中央的弓状动脉 8 针，缝合掌侧皮下静脉 6 针，松橡皮筋，断指缺血 6 小时恢复血液循环。术后第 2 天再植指红润，毛细血管回充盈试验正常（图 7-37C、D），证明这一末节断指完全是依靠吻合血管成活的。术后 6 周拔除克氏针。经两年随访，左手拇指比健侧缩短 4mm，有一环形缝合瘢痕，无明显萎缩，两点分辨觉为 4mm，恢复触、痛、温觉，出汗正常，再植指外形、功能均满意（图 7-37E、F）。

本例属指尖离断的再植，仅吻合动、静脉各 1 条，两侧指神经均予以修复，术后 2 年随访，外形、功能满意，按国际手外科学会联合会及中华医学会手外科学分会对断指再植术后功能评定标准属优。

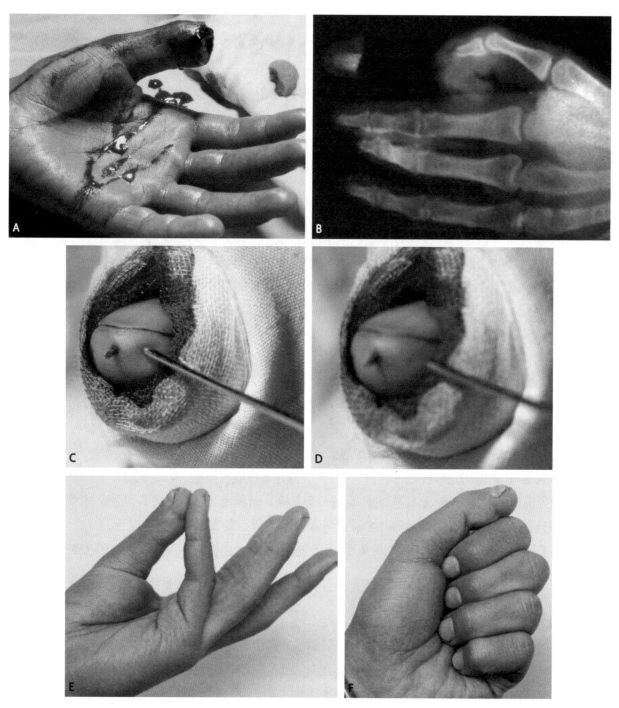

图 7-37　电锯伤致左手拇指末节中段完全离断,再植成功
A. 当时伤情;B. X 线片所示;C、D. 术后第 2 天毛细血管回充盈试验;E、F. 术后 2 年随访示外形及功能。

　　【典型病例 2】患者男性,28 岁,工人。因刀伤致右手拇指末端桡侧离断 2 小时入院,即在指根神经阻滞下行清创再植术。断面污染较轻,经微量清创行克氏针内固定,用 12-0 无创尼龙单线缝合偏桡侧弓状动脉分支及指固有神经分支,缝合直径为 0.3mm 的桡掌侧静脉 1 条,缺血 5 小时重建血液循环,术后按断指再植常规治疗再植指尖成活。术后经 18 个月随访,痛、温、触觉正常,两点分辨觉为 4mm,患者十分满意,恢复工作(图 7-38)。

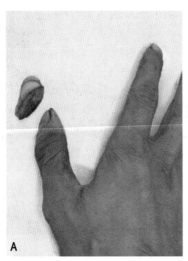
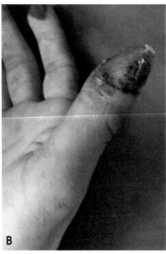
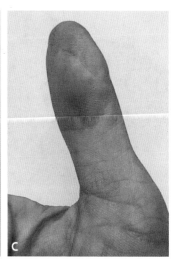

图 7-38　因刀伤致右手拇指偏桡侧指端斜形离断经再植成功
A. 当时伤情;B. 再植术后 21 天外形;C. 术后 18 个月外形。

> **小结**　本例因刀伤致右手拇指末端桡侧离断,属指尖离断的再植,在指根神经阻滞下实施清创再植,仅吻合同侧动脉、静脉、神经各 1 条顺利成活,术后 18 个月随访,外形、功能满意,按国际手外科学会联合会及中华医学会手外科学分会对断指再植术后功能评定标准应属优。(本病例资料由佛山市南海创伤外科医院蔡诺斌院长提供,特此致谢!)

【**典型病例 3**】患者女性,22 岁。因操作不慎致左手中指末节被切鞋机完全切断于伤后 1 小时入院。检查:一般情况良好,左手中指指端呈斜形完全离断,断面较整齐,污染较轻,患者要求再植。即在臂丛神经阻滞下行左手中指再植术,手术按常规清创,于指端偏桡侧仅找到 1 条指动脉及神经,无静脉可寻。行克氏针内固定,用 11-0 无创尼龙单线缝合偏尺侧指神经,用 12-0 无创尼龙单线缝合直径约 0.3mm 的指动脉,缺血 5 小时重建血供,拔除指甲,缝合皮肤,术后按常规治疗,并全身亚肝素化,甲床用肝素生理盐水棉球湿敷以维持甲床渗出,连续 6 天断指静脉侧支循环建立顺利成活(图 7-39)。本例系指尖离断再植,无静脉可吻合,仅吻合 1 条指动脉,采用拔甲放血而成活。

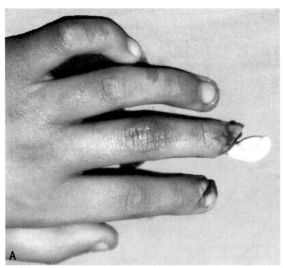
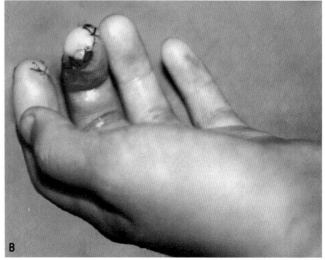

图 7-39　切鞋机致左手中指指尖完全切断,再植成活
A. 当时伤情;B. 仅缝合一条直径 0.3mm 的动脉。

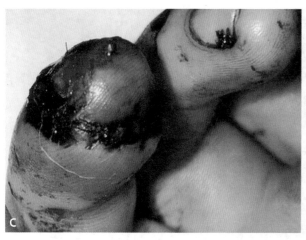
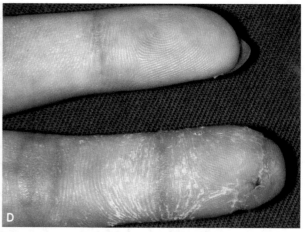

图 7-39（续）

C. 采用拔甲、放血、亚肝素化维持渗血；D. 术后 40 天。

【**典型病例 4**】患者男性，17 岁。因切肉机伤致右手中、环指指端完全离断伤后 2 小时入院。检查：一般情况良好，右手中、环指指端仅约 5mm 厚的一块组织离断，断面轻度污染，患者要求再植。经手术显微镜下检查无血管可缝，对近端采用钳夹止血，对准指纹用 3-0 无创伤尼龙线缝合皮肤，用长皮膏外敷包裹换药，以防组织水分蒸发，术后第 3 天换药见两指端略苍白，第 5 天转为紫红色，第 7 天为暗红色，第 9 天转为樱桃红色并出现毛细血管回充盈现象，示原位缝合成活（图 7-40）。

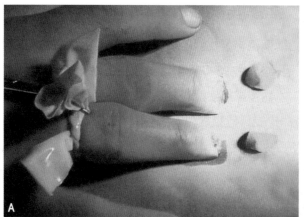

图 7-40　切肉机伤致右手中、环指指端完全切断，原位缝合成活

A. 当时伤情；B、C. 原位缝合术后 30 天外形。

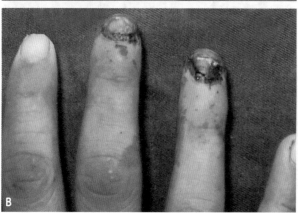
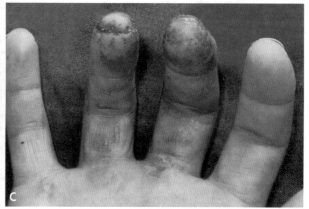

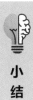

小结 本例两指端软组织块完全离断,经镜下检查,离断组织无血管神经可缝,经微量清创,对准指纹原位缝合,采用长皮膏外敷包裹防止水分蒸发,原位缝合组织依靠血浆渗出营养,逐渐建立新生血管而成活。

第四节

小儿断指再植术

一、意义及现状

小儿手指外伤性离断并不多见,占中国人民解放军第四○一医院断指再植总数的 9%。由于小儿手指小、血管细,在显微外科技术未应用于临床前,施行小儿断指再植几乎是不可能的。所以遇小儿断指,绝大多数医院都行残端缝合,致部分儿童自幼便指体残缺,给儿童成长、学习及生活带来了很大的影响。随着显微外科技术的不断发展和进步,不仅能再植小儿断肢,小儿的断指再植也成为现实。1964 年 5 月,王澍寰教授在完成了兔耳再植实验研究模型的基础上为 1 例儿童示指完全离断施行再植,指动脉直径仅 0.4mm,在放大镜下吻合血管获得成活,为国际小儿断指再植开创了先例;1974 年 Tamai 报道 1 例 20 个月小儿左小指从近指间关节处被缝纫机皮带轮完全截断,当时他应用显微外科技术吻合了两条指动脉,1 条指背静脉,1 侧指神经,并修复了指伸及指深屈肌腱而再植成活;1976 年 Kubo 报道了一例年龄仅 13 个月的幼儿环指从末节基底部完全离断,仅吻合 1 条外径为 0.4mm 的动脉,未吻合静脉,采用挤压手指远端的方法而获得成活;1977 年 Sekiguchi 和 Ohmori 报道了一例 12 个月 15 天的幼儿左手环指被缝纫机皮带轮碾断,修复外径为 0.6mm 的尺侧指动脉及外径为 0.5mm 的指背静脉而获得再植成活;1979 年 Van Beek 等报道 8 例年龄为 2~6 岁的小儿因创伤造成组织离断,其中 6 例为手指离断,进行再植获成活;1980 年 O'Brien 报道了 27 例 31 只断指(趾),年龄为 13 个月~14 岁的儿童,完全性断指 18 个,成活率为 64.5%,其中年龄最小的儿童断指再植未成功,认为儿童血管细,再植比成人难,所以再植成功率比成人低。

我国小儿断指再植起步较晚,但经过严格的小血管吻合技术训练的再植医师队伍,在短短几年内,使我国小儿断指再植跃居世界先进水平。1978—1981 年,中国人民解放军第 89 医院王成琪等为 20 个儿童断指进行再植全部成活,其中年龄 5 岁以下 5 例,6 岁以上 7 例;笔者自 1979—1985 年对年龄为 14 个月~10 岁的小儿计 28 例 47 个完全离断的断指进行再植,仅失败 1 指,其余 46 指全部再植成活,成活率达 97.7%。其中 4 岁以内幼儿 18 例 30 指,占小儿断指再植总数的 73%,再植成活 29 指,再植成活的最小年龄为 14 个月。经术后 9~15 年对 26 例 45 指的随访,按国际手外科学会联合会评定标准优良率达 100%。

2013 年广州顺德和平外科医院雷彦文等为一例因剖宫产剪脐带致新生儿小指末节完全离断再植获成活,成为国际断指再植年龄最小的病例。

二、小儿断指特点及再植术适应证

儿童活泼,好奇心强,好动为其天性,但小儿缺乏生活知识及预防能力,手又是儿童接触外界物体首当其冲的重要器官,所以手外伤是儿童外伤中发生率较高的一类。

由于儿童手指的结构比较细嫩,组织反应和毛细血管的渗透性较强,各种组织的再生能力也较旺盛,所以儿童创伤愈合的速度比成人快,愈合过程比成人短;另外,儿童骨折愈合有较强的塑形能力并部分短缩的肢体有代偿性增长的概率。小儿骨干骨折的外固定要比成人牢靠,但一旦解除固定,患儿可毫无顾忌地利用伤肢(手)进行他所需要的活动,从而使伤后功能获得较满意的代偿和恢复;而成人常为了保护伤肢(手)往往不敢练习及使用,导致失用性萎缩,其功能恢复也比较差。笔者在断指再植术后随访中发现,同类的外伤,同类的断指,均由笔者用相同的方法再植,儿童的功能恢复比成人为优。

(一)小儿断指特点

1. 儿童手指离断大多数系生活中意外 小儿因好奇好动又缺乏生活经验及预防知识,因而常常发生一些成人想不到的外伤。如大人在切食物时小儿伸手去拿食物,其意外的动作大人是难以预防的,从而把手指切断;农村家用铡刀是用来铡草的,小儿对其性能缺乏了解,常常把铡刀作为一种玩耍物来玩,结果造成手指切断。笔者对 26 例 45 个小儿断指的致伤原因进行分析,切割伤为 17 例 33 指,占小儿断指总数的 73.3%,其中农村家用铡刀伤占 14 例 31 指,为切割伤的 93.9%;家用木锯伤占 5 例 6 指,为小儿断指总数的 13.3%;其他有自行车链轧断、机器压砸或农用机械致伤等。

2. 小儿断指大部分组织挫伤及污染程度较轻 凡因切割伤离断者,一般断面较整齐、污染较轻为其特点,为再植手术提供有利条件,并给术后功能恢复带来有利因素。

3. 小儿手指离断后家长要求再植心切 当小儿因意外造成手指离断时,家长的焦急心情是难以形容的,有的家长甚至急得晕厥。在笔者遇到的病例中曾见到:家长抱着孩子,带着断指,经 28 小时奔波来到医院,由于保存不当断指已干固,近断端已污染水肿而丧失再植条件;有位家长带小儿骑摩托,不慎将示指挤压碾挫,丧失再植条件,家长要求把他的手指切下来给小儿接上;有位患儿母亲送孩子到达医院,听说无条件再植后跪在地上恳求医师再植,不久就晕厥。以上可以看出家长的心情,这对医师来说也是一个无形的鞭策,面对断指患儿产生强烈的责任感,促使医师为小儿断指进行认真精细的再植。

(二)适应证

断指再植适应证在前文已做过陈述,同样适用于小儿。由于小儿对于创伤有较强的修复、再生、塑形和代偿能力,所以小儿断指再植的适应证应对比成人要宽一些,凡小儿单指离断均应予以再植。小儿手指离断适应再植的最低平面同成人一样,凡于末节基底部以近的完全离断,或不吻合血管不能成活的不完全离断均适宜再植。小儿手指小血管细,给再植带来困难,然而小儿手指的血管并不像人们所想象的细得不能进行吻合。目前我国生产的手术显微镜、缝合针线已能保证血管吻合的需要,经过严格的小血管吻合技术训练能吻通外径为 0.3mm 的小血管,小儿远指间关节附近的断指照样能再植成活。1982年笔者遇一例 2 岁 10 个月男孩儿,其父亲在家中锯木料时,患儿伸手拿木块致左手中、环指于远指间关节处完全锯断,伤后 6 小时入院。伤后 7 小时由一个手术组做清创再植,用 11-0 无创尼龙单线各缝合中、环指两条指背静脉,各吻合一条外径为 0.3~0.4mm 的桡侧指固有动脉,分别缺血 13 小时及 15 小时重建血液循环而获再植成活(见本节七、典型病例中典型病例 3)。由此说明,即使是小儿于远指间关节附近离断,血管虽细,但是可以行吻合血管而再植成活。

对小儿断指缺血时限的认识与成人无区别。中国人民解放军第四〇一医院大部分小儿断指患者是从外地转送而来,受伤至手术时间均较长,所以断指的缺血时间也较长。笔者统计了44指有关时间因素如下:受伤至手术时间最短4小时,最长14小时;断指缺血时间最短10小时,最长30小时;再植成活的最长缺血时间为28小时;对34个完全离断进行再植的统计,缺血时间最短为17.5小时,再植成活的最长缺血时间为30小时,平均每指缺血时间为24.2小时。由此说明,小儿断指只要做适当保存,在24小时内重建血液循环,绝大部分断指是能再植成活的,成活后的指体外形、功能均无明显影响。如果小儿手指离断后能及时冷藏,则断指的缺血时限还能延长。

由于小儿手指小,组织嫩,手指离断后不宜浸泡在刺激性液体中,浸泡时间过长会导致指体变性,丧失再植条件。1987年笔者曾遇一例4岁小儿,示、中、环、小4指被铡刀切断,家长急送某医院,该医院无再植技术而将4个断指浸泡在5%葡萄糖溶液中,还专程派飞机送来中国人民解放军第四〇一医院,到达时断指已浸泡6小时,由于飞机专程送来,家长跪地恳求,笔者十分感动对其实施再植,终因指体变性均未获再植成活。

(三)原位缝合

小儿因切割伤所致的手指指端部分离断无法进行再植时,只要指端无明显挫伤可行原位缝合。方法:对两断端行微量清创,采用钳夹止血法,细克氏针内固定,用3-0缝线按手指皮纹对合做精细缝合,借以通过组织渗液营养,促使新生毛细血管生长建立侧支循环而成活(见图6-8)。有的学者除按上述处理外,对指端采用缝合加压包扎法,以减少断端间积血及积液,借以提高原位缝合的成活率。对于末节断离已无再植条件,而指端部分无明显挫伤,伤后在6小时以内将远端断指做较多切除,保留指端无挫伤的组织按以上方法行原位缝合成活,保留手指末端外形。

三、骨与关节处理

小儿处于生长发育阶段,对小儿骨与关节创伤的处理与成人不同。小儿断指再植术中的骨与关节处理应遵循以下原则。

1. 骨骼缩短不宜过长。在通常情况下小儿断指再植时两骨端以缩短2~3mm为限,每指总短缩5mm为限。凡挫伤范围大,清创时软组织清除较多时,骨缩短的长度也可相应增加,以达到在无张力下吻合血管、神经、肌腱及皮肤为原则。

2. 尽量保留骨骺。为了使小儿指骨术后能继续生长,各端的骨骺应尽量保留。凡遇骨骺附近离断者,该段指骨不宜缩短,以缩短对侧骨干为原则(图7-41)。

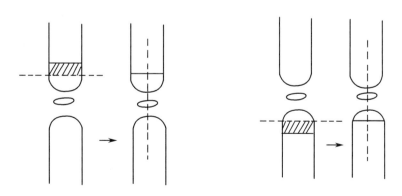

图7-41 小儿手指于近指间关节附近离断骨与关节处理示意

3. 为了保持良好的关节功能,遇关节附近离断而关节囊完整者,应保留该侧关节,缩短相对侧骨干,禁做关节融合。关节已开放且关节面已损伤者也不宜行关节融合,应将骨干适当短缩后做关节成形(图 7-42)。

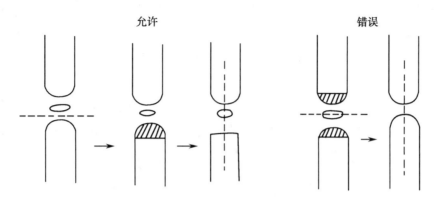

图 7-42　小儿手指于关节处离断

4. 小儿断指行克氏针内固定,经 X 线检查证实骨断端对位对线良好,术后 3~4 周可拔除克氏针,行功能练习。

四、手术注意事项

1. **血管寻找**　小儿手指小、血管细,血管辨认比成人困难,应调大手术显微镜的放大倍数,按解剖位置仔细寻找。神经血管束均位于指屈肌鞘的两侧,动脉位于指神经的外背侧,神经位于指固有动脉的内掌侧,关系恒定,寻找并不困难。小儿断指最难寻找的是指背静脉。指背静脉均位于皮下与指伸肌腱之间,可自左至右或自右至左在镜下小心寻找。口径较粗的静脉镜下容易寻找,幼儿或口径较细的静脉可边清创边寻找。用弹簧剪清创时应留心,当发现有管状组织即是静脉,静脉呈网状相连,术者可牵拉已找到的静脉,在附近可见随牵拉同时出现移动的组织即是邻近静脉断口;术者也可以对断指自远向近断面做一轻微挤压,当断端出现血性小红点时该处也是静脉断口。

2. **血管吻合**　小儿血管粗细与年龄有关,年龄越小血管越细,血管壁越薄。4 岁幼儿手指末节基底部的血管外径为 0.3~0.5mm。医师要严格按照操作要领进行吻合,术中应注意以下几点。

(1)吻合血管应选用 12-0 无创伤尼龙单线。不要急于吻合血管,可以先把缝针在附近创面脂肪组织中缝穿一次以达到滤洗针线的目的。

(2)血管外径为 0.3~0.4mm 时可缝 4~6 针,0.5~0.6mm 时缝 6~8 针,0.7mm 以上时缝 8 针。

(3)幼儿血管不仅细小,而且管壁菲薄,外膜外组织一经剥离,血管管壁几乎是透明的。所以对小儿血管进行缝合时应格外小心,绝对避免用镊子夹捏管壁,仅利用镊子尖端小心夹血管壁外膜外的一层疏松组织。吻合血管时用镊子尖挑起管壁以拮抗达到垂直进出针的目的。吻合小血管的其他操作要领与成人相同,动作要轻柔,打结时用力要适中。

(4)血管夹:基于小儿血管薄、细嫩,应精心挑选血管夹,选夹持力小的血管夹,以不超过 10g 为宜。术者可以按小儿年龄、离断部位及血管的粗细来选择或调节血管夹的松紧度,以达到既能阻断血流,又不损伤血管的目的。如果术中无合适血管夹,静脉可采用开放式吻合,方法:助手根据术者操作的进程,用肝素生理盐水冲洗两侧血管断口,使血管断口在充盈的情况下进行缝合,可避免缝穿对侧血管壁,当缝合最后一针时可见静脉血由近端通过吻合口反流到远端,出现静脉充盈现象,为缝合最后一针带来方便。吻合指动脉时,指根部可以扎皮筋止血。用橡皮筋阻血时应注意以下几点:①指根部应衬以纱布以保护皮肤;②皮筋阻血时间每次以少于 1 小时为宜,若需继续使用,应放松皮筋,5 分钟后再继续阻血;③使用皮筋阻血以阻断动脉血流为原则,不宜结扎过紧以免损伤神经血管束;④放松皮筋后,局部应予轻柔按摩,使指根皮肤恢复弹性。

(5)血管弹性:小儿血管弹性较好,一般经骨缩短后两断端的血管可以做端端吻合,即使血管缺损长度为血管外径 6 倍时,吻合后也不会造成血管张力过大。当然,血管缺损较多时,也应采用血管移植修复,切忌在张力下吻合,否则因张力过大,会导致吻合口撕裂而栓塞。

(6)尽量多吻合血管:小儿断指再植术后常因哭闹而引起血管痉挛,所以小儿断指再植术后发生血管危象的概率比成人高。为了提高小儿断指再植成活率,防止术后血管危象的发生,除提高小血管吻合质量外,小儿两侧指动脉应同时予以缝合,指静脉缝合数应多于指动脉缝合数。

(7)保留皮蒂:有少量未挫伤的指蹼或皮蒂相连的断指,清创时应予以保留,不宜轻易清除。有皮蒂相连的断指有利于侧支循环的建立及循环能力的代偿。笔者曾遇一例 2 岁 9 个月的小儿断指,因铡刀致右手示、中、环、小指 4 指呈完全离断,远断端除示指呈单个离断外,其余 3 个断指均有少量指蹼相连。小指因条件较差,只吻合动、静脉各 1 条,指动脉吻合后因张力较大,半小时后发生血管栓塞,指端侧方切开无血液流出,当时笔者已通宵连续手术 20 小时,因体力与精力关系对该动脉未做再次重新血管移植吻合而结束手术。术后第 2 天查房见该小指指腹尚有一定张力,指端侧切开处渗液,指体呈灰白色。术后第 3 天见该小指指腹张力较前增高,指端侧方切开处可见浆液渗出,第 5 天小指变为粉红色并出现缓慢的毛细血管回充盈现象,证明该小指侧支循环已建立而告成活。由此可见,相连的少许皮蒂对断指侧支循环的建立及循环能力的代偿有重要作用。

五、术后管理

5~6 岁以上的小儿断指再植术后尚能配合治疗,大部分小儿尤其是 4 岁以下的幼儿术后均不能配合治疗,每当注射、换药或不顺意时常哭闹不停,从而导致血管痉挛发生。笔者曾统计 6 年内再植的 44 个小儿断指,术后因哭闹而发生血管危象者计 8 指,其中 4 指发生动脉痉挛,经及时处理患儿安睡后痉挛解除。为此,笔者对 6 岁以下小儿除个别能配合治疗外,术后常规应用小剂量冬眠药使患儿安睡,一般经 3~4 天后患儿适应环境,可停用冬眠药,仅个别小儿视当时配合程度而定。同样原因,对患肢应加强制动。笔者用多枚别针将患肢制动在床单上,防止肢体移动(图 7-43)。小儿断指再植术后需有家长陪伴以配合治疗。

小儿断指再植术后的治疗与成人相同,用药剂量应按年龄、体重酌减。由于小儿创伤后组织修复、再生及愈合能力优于成人,所以术后 10 天可以拆线,3~4 周可以拔除

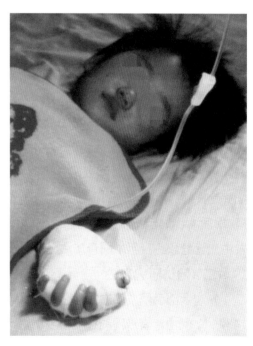

图 7-43　小儿断指再植术后用多枚别针将患肢与床单固定,防止伤手移动

克氏针。术后感觉的恢复根据离断平面的高低而不同。为此,特别要告诫家长,不让患儿伤手接触过烫或过冷物体,以防灼伤或冻伤,并避免与吸烟者同聚。术后3周家长可以用油剂润透后小心剥除痂皮并做轻柔按摩及关节被动活动。术后6周骨断端已达临床愈合时可渐渐加大按摩及活动幅度,小儿也能毫无顾虑地使用伤手,鼓励使用玩具。小儿断指再植术后功能恢复比成人为优。

血管危象:中国人民解放军第四○一医院自1978—1986年共再植小儿断指32例54指,术后发生血管危象8例12指。其中发生动脉痉挛3例4指,经及时处理痉挛解除。发生动脉栓塞5例8指,经手术探查成活3例6指,失败2例2指。血管危象发生于术后24小时以内者4例5指,发生于术后24~48小时者2例4指,发生于48小时以上者2例3指。可以看出小儿断指再植术后血管危象发生率高于成人,与小儿血管细、吻合难度大、术后小儿哭闹有关。术后3天血管危象发生率明显下降,与小儿血管吻合后内皮细胞生长修复比成人快、小儿组织一经重建有效循环后侧支循环建立比成人早有关。

六、小儿断指再植术后长期随访研究

笔者1979—1985年对28例47指小儿断指施行再植,成活28例46指,成活率为97.8%,1994年2—4月对其中26例45指进行长期随访,随访率92.8%,随访结果如下。

(一)一般资料

1. 性别与年龄 男17例28指,女9例17指。离断时年龄最小1岁2个月,最大12岁,平均4.3岁,其中1~4岁18例35指,占本组77.8%,5~6岁2例2指,7~12岁6例8指。随访年龄最小12岁,最大26岁,平均16.2岁,其中18岁以上6例。

2. 致伤原因 铡刀伤16例34指,菜刀及斧头伤4例4指,切割伤计20例38指,占84.4%;木锯伤4例5指,挤压伤2例2指,各占11.1%及4.4%。

3. 性质 完全离断39指,占86.7%;不完全离断6指,占13.3%。

4. 指别与部位 拇指2指,示指10指,中指12指,环指15指,小指6指。近节21指,近指间关节6指,中节5指,远指间关节10指,末节基底部3指。

5. 再植情况 本组再植时两骨断端各缩短2~3mm,每指骨缩短不超过5mm。克氏针纵贯内固定25例44指,三棱针髓腔内固定1指。除3指末节基底部离断未修复肌腱外,其余断指伸、屈肌腱均予以修复。缝接两侧指神经。吻合动脉与静脉之比为1:0,5指;1:1,8指;1:2,15指;1:3,5指;2:0,1指;2:1,3指;2:2,6指;2:3,1指。血管直径0.2~0.8mm,均用11-0或12-0尼龙单线采用两定点间断缝合。指体缺血时间最短9小时,最长28小时,平均17.2小时。典型病例2为左手示、中、环、小指完全离断,示指为单一指离断,中、环、小指3指有指蹼相连,笔者在已连续手术42小时情况下完成再植,术后4小时示指发生血管危象,病区医护人员不忍心叫醒笔者失去探查时机而失败,其他6指术后发生血管危象均经手术探查成活。术后发生感染2指。平均住院21.2天。

(二)随访研究方法

先对全部病例发信通知,让患者来院随诊。2例因家长调动工作失去联系未能获得随访。来院随访14例,12例由笔者专程前往城镇乡村进行随访,随访率达92.8%。

1. 断指再植术后功能评定 本组按国际手外科学会联合会(1983)由Tamai等制订的《手掌和手指再植后功能评估》及中华医学会手外科学分会潘达德等(2000)制订的《上肢部分功能评定试用标

准》,按运动 40 分、感觉 20 分、主观症状 10 分、美观 10 分、满意程度 20 分的评分标准进行评分,总分 80~100 分为优,60~79 分为良,40~59 分为差,0~39 分为劣。本组对感觉评分做了修正,以两点分辨觉 2~4mm 为 20 分,5~6mm 为 16 分,7~10mm 为 12 分,大于 10mm 为 6 分,感觉异常与过敏为 0 分。同时检测再植指是否出汗,但未予计分。

2. 用双向多普勒血流检测仪,探头 10MHz,专人操作检测,力求探头方向与压力一致,对断指及对侧相应健指进行对照,电脑记录血流量及流速,进行统计学处理。

3. 用自制传感握力器及捏力器检测再植手握力及捏力并与对侧健手健指对照。

4. 双手 X 线片,测量再植指骨骼长度、再植指各骨干长度及横径,与对侧健手及相应健指进行比较,进行统计学处理。测量再植指骨与关节活动度范围。

(三)结果

1. 功能评分

(1)手指运动:关节活动范围(range of motion,ROM)20 分 11 例,15 分 14 例,10 分 1 例;日常生活活动(activity of daily living,ADL)20 分 6 例,19 分 11 例,18 分 5 例,17 分 1 例,16 分 3 例。

(2)感觉:两点分辨觉 2~4mm 得 20 分 22 例,5~6mm 得 16 分 2 例,8mm 得 12 分 2 例。

(3)主观症状:10 分 13 例,9 分 9 例,8 分 4 例。

(4)美观:10 分 11 例,9 分 10 例,8 分 4 例,6 分 1 例。

(5)满意程度:20 分 18 例,15 分 6 例,10 分及 5 分各 1 例。

总分 90~99 分 19 例,89~80 分 5 例,78 分及 67 分各 1 例。优级计 24 例,良级计 2 例,全部获优良,优良率为 100%。

指别与部位综合评分。单指离断:拇指 2 例平均 99 分,环指 5 例平均 96.2 分,中指 2 例平均 85 分,示指 4 例平均 82 分,小指 1 例 88 分。离断于远指间关节以远 8 例,平均 96 分,中节 4 例平均 94.7 分,近节 9 例平均 88.1 分,近指间关节 4 例平均 82.7 分。从以上综合评分看出,单指离断再植后功能排列次序为拇、环、中、示、小指,离断部位再植后功能排列次序为末节、中节、近节及近指间关节。两指以上多指再植计 11 例 36 指,平均 91.7 分,单指再植平均 90.3 分。

2. 双向多普勒血流检测仪检测 再植后经 9~15 年,再植时无论吻合的是 1 条动脉还是 2 条动脉,经多普勒检测血液流速及流量,再植指血流循环建立非常满意,与健侧比及相互间比较无明显差异(P>0.05)(表 7-2)。

表 7-2 双向多普勒血流检测仪检测情况

动脉吻合情况	血流速(患/健)/(cm·s⁻¹)			血流量(患/健)/(ml·s⁻¹)			P
	最大	最小	平均	最大	最小	平均	
吻合 1 条动脉	10.9/6.1	0.1/0.1	2.68/2.02	11/12	0.1/0.1	0.87/0.81	>0.05
吻合 2 条动脉	8.4/3.8	0.1/0.1	1.05/1.21	1.5/0.7	0.1/0.1	0.35/0.27	>0.05
指体发凉	7.4/4	0.1/0.1	1.04/0.84	1.5/0.8	0.1/0.1	0.23/0.18	>0.05

3. 传感握力、捏力检测 自制传感握力器及捏力器检测结果见表 7-3。

表 7-3　传感握力、捏力检测

握力与捏力	最大(患/健)/kg	最小(患/健)/kg	平均(患/健)/kg
握力	12.15/45.90	11.00/11.60	20.12/26.18
拇指捏力	10.32/8.61	6.48//6.63	8.4/7.61
示指捏力	10.53/10.00	2.20/3.28	5.29/5.75
中指捏力	6.26/7.65	1.03/2.36	3.26/4.29
环指捏力	5.80/5.05	1.06/1.58	2.71/3.15
小指搜力	1.86/3.11	0.73/1.50	1.27/1.94

(四) 双手 X 线检查

除 5 例因摄片技术问题不能进行对照外,21 例均符合要求,对照结果如下。

1. 伤手骨骼总长度比健侧平均缩短 4.1mm,再植指节骨干比健侧相应指平均缩短 3.8mm。仅 1 例以环指移位再植于示指,使该指比健侧长 7mm。再植指近节指骨横径比健侧细 1.5mm,中节比健侧细 0.5mm。

2. 再植时骨内固定略有错位及轻度成角者,经 9~15 年,随着小儿生长发育,骨断端已愈合塑形,与健侧类同。26 例中骨骺已闭合 11 例,未闭合 15 例。

3. 于近、远指间关节离断者再植时均行关节成形术,经 9~15 年,以上诸关节已骨性融合 8 指,再植指比健侧相应指缩短 10.2mm,术后因感染使 2 指远指间关节形成假关节,1 指近指间关节融合于非功能位。

4. 多指及单指近节离断再植后手指骨骼总长度、中节指骨长度及横径与对侧健手及相应健指比较见表 7-4。可见多指离断再植后与单指离断再植后手指骨骼总长度无明显差异,而中节骨干长度多指离断者比单指离断者短,中节指骨横径多指离断者比单指离断细,两者有明显差异。

表 7-4　多指及单指再植后手指长度、中节长度及横径测量

	多指再植(患/健)/mm			单指再植(患/健)/mm			P
	最大	最小	平均	最大	最小	平均	
手指长度	170/193	155/160	162/173.25	180/180	148/152	159.5/1625	>0.05
中节长度	27/30	11/17	19.69/24.03	26/27.5	13/15	17.75/18.87	<0.05
中节横径	8/9	5/6	6.37/7.78	7.5/8	5.5/5.5	6.14/5.57	<0.05

(五) 讨论

1. 本组小儿断指再植平均年龄为 4.3 岁,其中 1~4 岁幼儿 18 例 37 指,占 78%,是文献报道中年龄最小的一组,再植术后经 9~15 年随访,是文献报道断指再植后随访时间最长的一组,其中 6 人已参加工作,1 人已结婚。本组再植 45 指,成活 44 指,成功率达 97.8%,其中远指间关节以远离断 13 指,全部再植成功。

2. 按国际手外科学会联合会及中华医学会手外科学分会评定标准,优级占 92.3%,良占 7.7%,优良率为 100%,是文献报道中功能最优的一组。随访前笔者对功能评估心中无数,经亲自随访,手指运动、主观症状、感觉、美观及满意程度等方面的评估结果十分令人欣慰,尤其是不少病例再植后手指外形、功能均达到与对侧健指相似的程度,实在令人鼓舞。其原因:①本组全部病例均由笔者于 1979—1985 年

早期亲自施行再植,均严格按照小儿断指再植原则施行,操作正规,肌腱、神经、血管修复准确;②小儿断指再植术后一旦拔除克氏针,患儿就可以毫无顾虑地使用伤手,功能恢复比成人优,经 9~15 年使用,追问患者已忘却了幼时伤痛,没有感到手指曾离断过而有使用不便之感;③本组术后经 9~15 年,指体侧支循环建立丰富,指神经再生理想。

3. 本组小儿断指再植后功能评估说明:①单指离断再植后,功能最优是拇指,其次是环指,以后依次排列为中、示、小指。所以,环指离断有条件者应予以再植。示、小指再植后功能较差与该两指有固有伸肌腱保护有关。②指体离断部位越远,再植后功能越优。尤其是远指间关节以远的指体离断,再植后功能最优。所以遇该部位指体离断应予以再植。于近指间关节离断再植后功能比近节离断差。

4. 本组小儿断指再植术中吻合 1 条或 2 条指动脉,术后经 9~15 年再植指血流速、流量与对侧健指比 $P>0.05$,说明:术后经 9~15 年再植指侧支循环建立十分丰富。笔者认为:从断指再植成活与成功比的角度出发,断指再植时还应提倡尽多地吻合血管,而不能根据本组随访结论主张吻合 1 条指动脉的论点。本组 9 例再植后指体有发凉感,经双向多普勒血流速及流量测定,与健指及相互间比 $P>0.05$,无明显差异。说明指体发凉与建立循环无关,与缺血时间及术后发生血管危象也无关。发凉的指体中,中节以近离断者 7 指,末节仅 2 指,尚难排除神经因素。

5. 从再植后外形观,除 1 指于术后 9 小时发生动脉危象经探查移植血管成活,相继又发生感染导致指腹萎缩外(美观得 6 分,满意程度得 5 分),5 例 8 指指体呈轻微萎缩,其余 36 指指腹饱满,与健侧相似并出汗。与成人断指再植后形成明显对比。故本组有 70% 的患者及家长非常满意,本组满意率达 96%。

6. 本组小儿断指再植时骨缩短一般在 4~5mm,术后经 9~15 年在 X 线片对比中发现伤手骨骼平均总长度比健侧短 4.1mm,再植指节平均长度比健侧短 3.8mm。说明再植时指骨缩短的绝对值不变,甚至小于当时骨缩短的长度,与小儿术后在生长发育过程中代偿塑形有关。本组对离断于指间关节,再植时将两骨端各切除 2mm 之软骨关节面以形成假关节,克氏针制动 3 周后拔除进行功能练习,经 9~15 年摄 X 线片,除两指于远指间关节因感染形成畸形的假关节外,其余 9 个关节均融合,断指指体骨干长度比健侧平均缩短 10.2mm;而单纯于指骨骨干离断虽经骨缩短,再植后断指指体总长度比健侧短缩 3.8mm,两者之间存在显著差异($P<0.01$)。主要原因是发生于关节间的离断在行骨缩短时,伤及骨骺导致早期骨愈合。为此,今后遇小儿发生于指间关节离断者,仅缩短近端指骨远端关节面,而不应短缩远端基底部及骨骺。行关节成形时,关节间隙应有软组织相衬包裹以防骨性连接。

七、典型病例

【典型病例1】患儿男性,2 岁 11 个月。1979 年因致铡刀致左手示、中、环、小指完全离断 5 小时入院。检查:4 个断指自盐水瓶中取出时已浸泡 4 小时,指体发白,皮肤有皱纹。示指于近指间关节,中、环、小指于近节基底部完全离断,断面整齐,中、环、小指 3 指有指蹼相连(图 7-44A、B)。近端有轻度污染且水肿。断指擦干后置冰箱内冷藏。入院时正值深夜,笔者正为他人行断指再植术。伤后 14 小时由笔者行镜下清创,用 3-0 丝线对所有动脉、静脉、神经做了标记,切除指浅屈肌腱及部分鞘管,清创后将断指置冰箱内冷藏;伤后 18 小时在臂丛神经阻滞及氯胺酮基础麻醉下对近端行清创术。因距外伤时间较长,断端已有水肿及渗出,故切除 2~3mm 一层创缘,显露出正常组织后,先对中、环、小指 3 指行再植,将 3 指行骨内固定后,先修复 3 指中央腱及侧腱束、指深屈肌腱;用 11-0 无创尼龙单线先吻合两条直径为

0.3~0.6mm 的指背静脉及两侧指神经 4~6 针,吻合中、环指桡侧指动脉,小指尺侧指动脉,3 指分别缺血 24 小时、26 小时、28 小时重建血液循环;然后再植示指,近指间关节行成形克氏针制动后,修复两侧腱束及指深屈肌腱,吻合指背静脉 1 条,修复两侧指神经后,吻合尺侧指动脉,缺血 30 小时后重建血液循环。中、环、小指 3 指通血后 1 小时,小指由红润转为淡红,指腹张力低,探查见缝接的尺侧指动脉吻合口栓塞,桡侧因血管缺损较长又难以修复,经指端侧方切开放血,仍可见有鲜红色血液慢慢溢出,是通过指蹼侧支的供血,故再未做血管吻合返回病房。术后 4 小时示指发生血管危象,该指是笔者在已连续手术 42 小时情况下完成再植,病区医护人员不忍心叫醒笔者而失去探查时机致失败。术后 5 年随访,中、环、小指 3 指与健侧同步发育,掌指关节功能正常,近指间关节及远指间关节均有 20°~45° 伸屈活动范围,能适应生活、学习之需要(图 7-44C~E)。术后 15 年随访,再植的中、环、小指比健侧短 3.5mm、2mm 及 6.5mm,中节指骨直径比健侧小 1mm、0.5mm 及 1.5mm,诸指各关节活动范围为 111°~150°,有轻度肌腱粘连,经手术松解而达 180°,指腹饱满,出汗正常,两点分辨觉为 2mm。X 线检查显示骨塑形满意,总分得 90 分,患者已高中毕业(图 7-44F~G)。

> **小结** 本例是笔者第 1 次为幼儿施行断指再植术,当天(1979 年 10 月 24 日)已为两例患者完成游离皮瓣移植及 3 个断指再植手术,精力与体力均已极度疲劳,随后继续为该例幼儿四指施行再植,至手术结束时已连续手术达 42 小时,示指是最后再植的一个断指,难以保证血管吻合质量,导致发生血管危象。

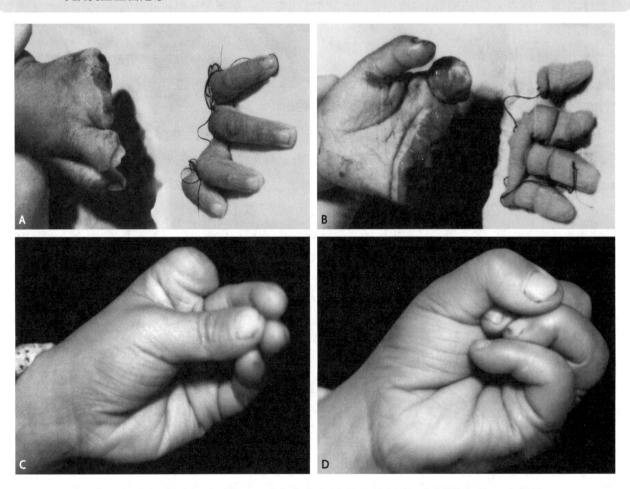

图 7-44 铡刀伤致左手示、中、环、小指完全离断,经再植中、环、小指成活,获 15 年随访

A、B. 当时伤情;C、D. 术后 2 年外形与功能。

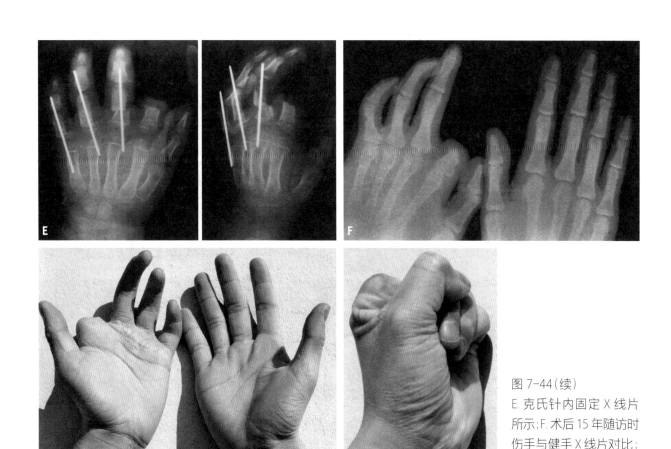

图 7-44（续）
E. 克氏针内固定 X 线片所示；F. 术后 15 年随访时伤手与健手 X 线片对比；G、H. 随访示外形与功能。

【典型病例 2】患儿女性，3 岁 9 个月。1980 年因铡刀伤致左手示、中、环、小指 4 指完全离断 6 小时入院。检查：左手示指于近指间关节，中指于近节中段，环、小指于近节基底完全离断，示指为单指离断外，中、环、小指 3 指有指蹼相连（图 7-45A~C）。远近两断端断面整齐，有轻度污染。伤后 7 小时由笔者等行清创再植，先对动脉、静脉、神经及肌腱标记后按常规镜下清创，清创术历时 5 小时，相继在连续臂丛神经阻滞及氯胺酮基础麻醉下对近端用同样方法清创。远近两端指骨各缩短 2mm，先对示指行再植。修复中央腱、侧腱束及指深屈肌腱后，用 11-0 无创尼龙单线吻合直径为 0.3~0.6mm 的 3 条指背静脉；用 9-0 无创尼龙单线修复两侧指神经，每条缝 4 针；用 11-0 无创尼龙单线缝合直径 0.5mm 的示指尺侧指动脉 6 针，断指缺血 17.35 小时重建血液循环。然后分别将中、环、小指 3 指的指骨内固定，修复中央腱、侧腱束及指深屈肌腱，中、环、小指 3 指的动、静脉吻合之比分别为 2：2、2：1、1：1，其中环、小指均修复桡侧指动脉，3 指的两侧指神经均做了修复，分别缺血 22 小时、24 小时、26 小时重建血液循环。手术历时 21 小时。术后按小儿断指再植术后常规治疗，患儿术后哭闹致环、小指出现动脉痉挛，停止哭闹并安静后，环、小指恢复正常血液循环，再植四指全部成活（图 7-45D~F）。术后 14 年随访，再植的 4 指发育正常，比健侧指体平均短缩 4.6mm，指骨直径平均细 1.2mm，指体略有萎缩，但指腹饱满，出汗正常，两点分辨觉为 2.5~4mm，诸指各关节活动幅度 170°，具有捏握功能。X 线检查示诸指骨塑形满意，总分得 93 分，患者完全不记得其 14 年前有过惨重的外伤，患者已就业（图 7-45G~J）。

小结

上述 2 例均系幼儿，铡刀致伤左手示、中、环、小指完全离断，且伤情一样，均由笔者施行再植术。前一例因笔者体力原因，示指未能再植成活，为此接受了教训，后一例先再植难度较大的示指，然后再植中、环、小指 3 指而顺利成活，获 15 年及 14 年长期随访分别得 90 分及 93 分，均评定为优。

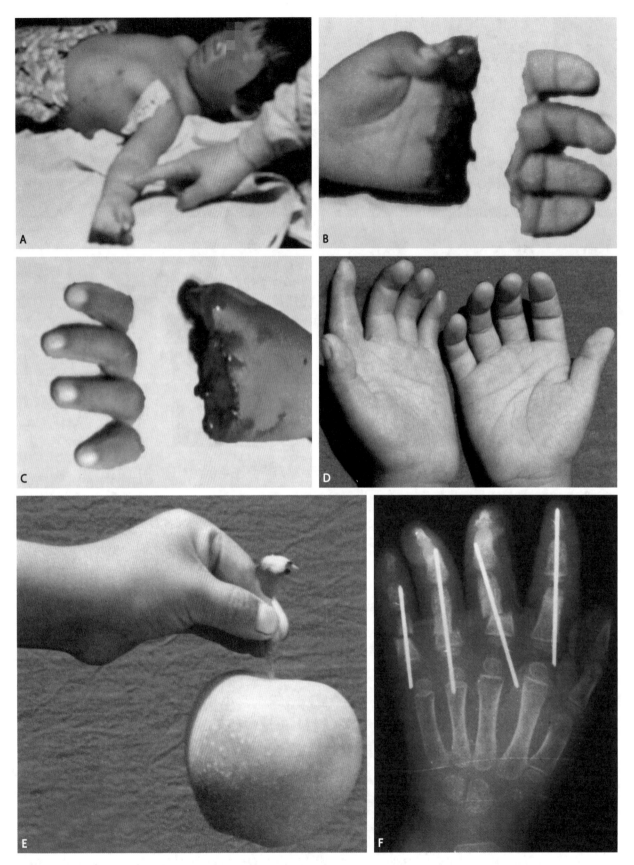

图 7-45 铡刀伤致左手示、中、环、小指完全离断经再植全部成活,获 14 年随访
A~C. 当时伤情;D、E. 再植术后 3 年双手外形与伤手功能;F. 术后克氏针内固定 X 线片。

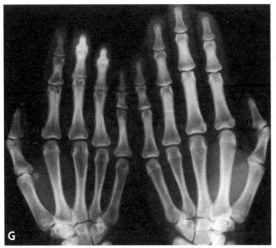
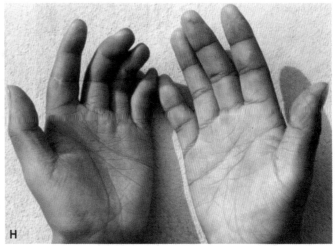
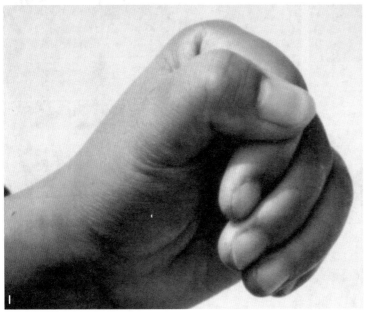
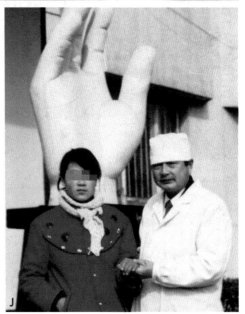

图 7-45（续）

G. 术后 14 年随访伤手与健手 X 线片对比；H、I. 外形与功能；J. 与术者合影。

【典型病例 3】患儿男性，2 岁 10 个月。1982 年因家用木锯致左手中、环指末节完全离断 6 小时入院。检查：左手中指于中节远端，环指于远指间关节处完全离断，两断面尚整齐，轻度污染（图 7-46A、B）。入院后 1 小时由笔者等行清创再植，断指的血管、神经经清创标记后置冰箱内冷藏。在臂丛神经阻滞及氯胺酮基础麻醉下行近端清创。中指中节指骨缩短 3mm，用直径 1mm 克氏针固定，缝合指伸肌腱及指深屈肌腱，用 12-0 无创尼龙单线吻合外径为 0.3~0.4mm 的指背两条静脉，9-0 缝线修复两指神经，用 12-0 无创尼龙单线吻合外径为 0.3mm 的尺侧指动脉；环指远指间关节成形后克氏针固定，修复指伸、屈肌腱。吻合直径为 0.4mm 的指背静脉 1 条，吻合直径为 0.3mm 的桡侧指动脉，并修复两侧指神经。缺血 15 小时重建血液循环。术后按小儿断指再植常规治疗。术后 24 小时环指呈紫红色，遂于指端侧方切开放血而好转，当日静脉滴注肝素 25mg，次日仅用 12.5mg，持续放血 5 天，环指成活。术后 3 周中指桡侧皮下发生感染，经引流，28 天痊愈出院。术后 1 年随访，再植两指远指间关节有 10°~15° 活动范围，外形接近正常（图 7-46C、D）。术后 12 年随访，再植两指轻度萎缩，中指呈桡偏畸形，比健侧手指平均短 6mm，中、环指各关节活动范围为 195°，指腹饱满，出汗正常，两点分辨觉为 3mm，总分得 93 分（图 7-46E、F）。

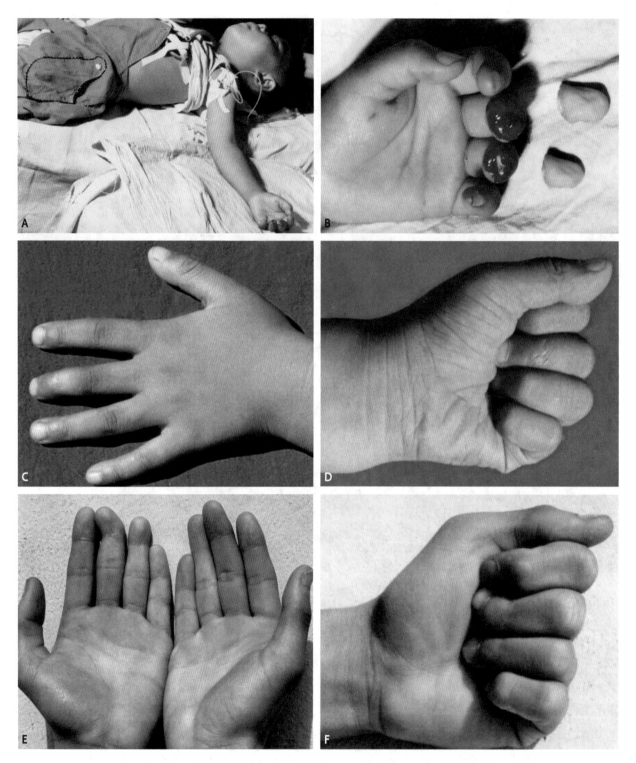

图 7-46　左手中、环指被手锯于远指间关节处完全离断，经再植全部成活，获 12 年随访

A、B. 当时伤情；C、D. 术后 1 年随访时外形与功能展示；E、F. 术后 12 年随访时外形与功能展示。

【典型病例 4】患儿男性，3 岁。1984 年因玩菜刀致左手拇指末节完全离断 5 小时入院。检查：左手拇指于末节骨骺处完全离断，指间关节完整，断面整齐（图 7-47A）。即在基础麻醉加臂丛神经阻滞下行清创再植术。指背找到 3 条静脉，掌侧找到两侧神经血管束并标记。将远节指骨缩短 2mm，克氏针内固定。背侧缝合两条外径为 0.2mm 的静脉各 6 针，吻合外径为 0.6mm 的尺侧指动脉及外径为 0.3mm 的桡侧指动脉各 8 针，缝合两条指神经，断指缺血 9 小时重建血液循环。术后按断指再植常规治疗并予以亚冬眠治疗。术后 3 天毛细血管回充盈试验正常,证明依靠吻合血管成活(图 7-47B、C)。术后 9.5 年随访,再植拇指外形接近正常,比健侧短 5mm,但指间关节活动正常,出汗,两点分辨觉为 2~3mm,总分得 99 分(图 7-47D~F)。

小结

本例系幼儿末节断指再植,血管外径为 0.2~0.6mm,是本组随访获总分最高的病例。

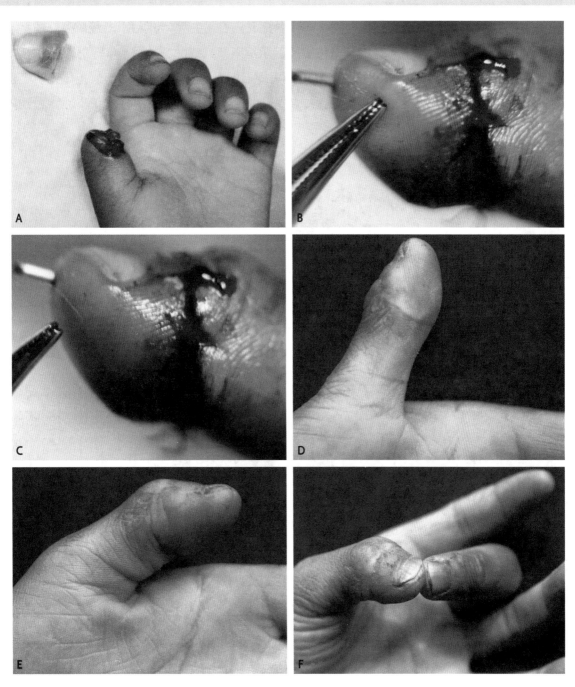

图 7-47　菜刀伤致左手拇指末节基底部完全离断再植成活,获 9 年随访

A. 当时伤情;B、C. 再植术后 3 天毛细血管回充盈试验证明末节断指依靠吻合血管成活;D~F. 术后 9 年随访时外形与功能展示。

【典型病例 5】患儿男性，3 岁。1984 年因玩铡刀致左手示、中、环指 3 指末节完全离断 6 小时入院。检查：左手示指于末端，中指于远指间关节，环指于末节基底部完全离断，断面有轻度污染（图 7-48A、B）。由笔者等施行清创再植术。由于示指末端无法找到血管改做原位缝接，仅对中、环指由笔者等施行再植。两指远指间关节均成形克氏针制动后均修复了两指伸、屈肌腱，中指吻合一条直径为 0.5mm 的指背静脉，两侧指动脉直径为 0.3~0.4mm，均用 11-0 无创尼龙单线缝合 6 针，修复两侧指神经，缺血 15 小时恢复血液循环；然后用同样方式行环指再植，修复了指伸、屈肌腱，仅吻合直径为 0.2mm 的一条指背静脉，吻合直径为 0.3mm 的两侧指动脉，修复神经后，缺血 18 小时重建环指血液循环。术后 10 小时中指变为苍白，术后 14 小时手术探查，尺侧指动脉无搏动，用罂粟碱外敷后动脉痉挛解除而恢复搏动。桡侧动脉栓塞，切除栓塞段重新缝合张力偏大，术中中指又先后发生两次动脉痉挛，经解痉处理而缓解。术后 19 天拔除克氏针，再植的中、环指及原位缝接的示指末节均成活。术后 1 年随访，三指略有轻度萎缩，外形接近正常（图 7-48C、D）。术后 10 年随访再植三指比健侧平均短缩 3mm，指体无明显萎缩，指腹饱满，环指甲轻度增厚，手指外形接近正常。中指 DIP 强直，示、环指 DIP 活动正常，两点分辨觉为 3mm，出汗正常，功能十分满意，总分得 98 分（图 7-48E~G）。

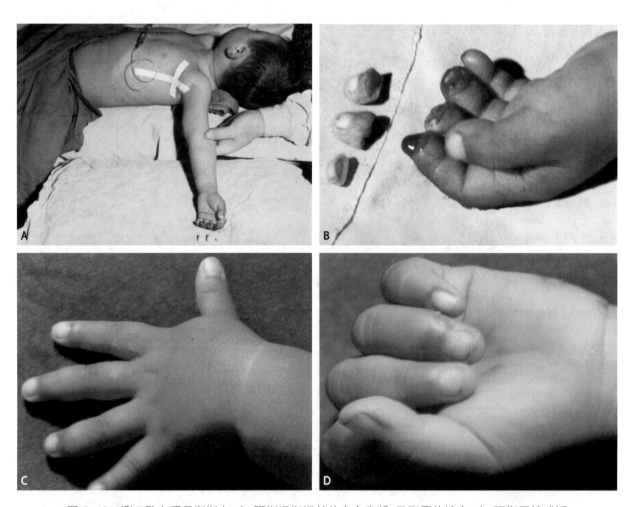

图 7-48　铡刀致左手示指指尖、中、环指远指间关节完全离断，示指原位缝合，中、环指再植成活
A、B. 当时伤情；C、D. 术后 1 年外形与功能。

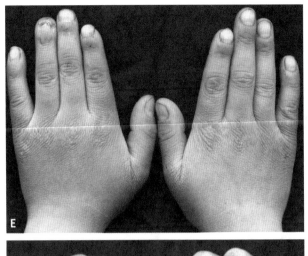
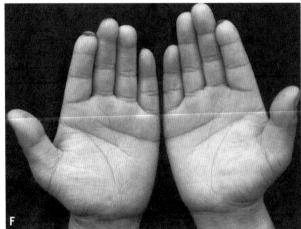
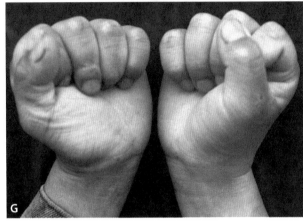

图 7-48（续）
E~G. 术后 10 年随访时外形与功能展示。

【典型病例 6】患儿女性，2 岁。1982 年因斧头砍伤致左手环指完全离断 2 小时入院。检查：左手环指于中节中近段完全离断，断面齐（图 7-49A）。即在基础麻醉加臂丛神经阻滞下由笔者等施行清创再植术，远端指骨缩短约 3mm，行关节成形克氏针制动，修复指伸、屈肌腱，缝合两侧指神经，吻合血管外径为 0.3~0.4mm 的两条静脉及两条动脉，断指缺血 12 小时重建血液循环。术后按断指再植常规治疗，小儿因哭闹曾多次发生动脉痉挛，一旦安静入睡痉挛告解除。术后 11 年随访，见再植指外形接近正常，除断指短缩 3mm 外，几乎难以看出该指曾离断过（图 7-49B）。指腹饱满并出汗，两点分辨觉为 2mm，环指近指间关节功能正常，远指间关节仅有 10° 伸屈范围，总分得 94 分（图 7-49C、D）。

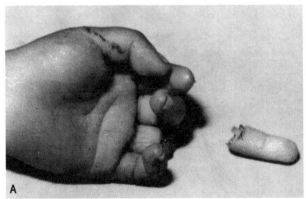
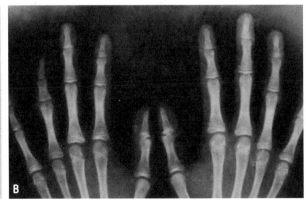

图 7-49　斧砍伤致右手环指中节中段完全离断经再植成活，获 11 年随访
A. 当时伤情；B. 术后 11 年 X 线片示骨愈合与健手比较。

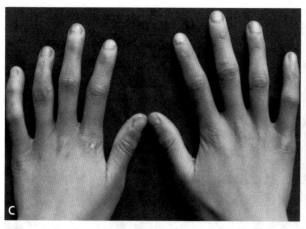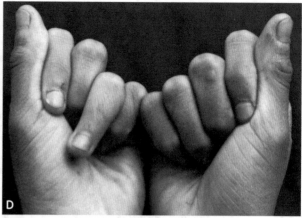

图 7-49（续）

C、D. 术后 11 年随访时外形与功能展示。

【典型病例 7】患儿男性，出生半小时，体重 3 320g。2013 年产妇在某医院行剖宫产中因剪脐带误伤新生儿左手小指，致小指于远指间关节处完全离断，该院急请广东佛山市顺德和平外科医院会诊请求再植。检查：患儿发育正常，哭声洪亮，心跳呼吸正常，四肢无畸形，左手小指于远指间关节平面完全离断，两断面整齐，关节面外露，离体指完整苍白，近断端有活跃出血（图 7-50A）。于伤后 90 分钟在全身麻醉下行左手小指清创再植术。因即时刀刃离断为保留关节及手指长度而未行骨短缩，用 0.45×16 RW 注射针头徒手贯穿固定，用 6-0 可吸收缝合线缝合关节囊及关节周围组织，8 字法修复指伸、屈肌腱。于 16 倍手术显微镜下寻找两断端血管及神经，用 12-0 无创伤缝合线吻合口径 0.15mm 的指背静脉 2 条各 3 针，缝合指背皮肤。用同样缝线吻合口径为 0.15mm 的桡侧指动脉 4 针，吻合口径为 0.1mm 的尺侧指动脉 3 针，缝合两侧指神经及皮肤，松止血带后，断指缺血 4 小时重建血液循环，指腹饱满色红润（图 7-50B），手术历时 150 分钟。术后上肢用高分子夹板制动，送新生儿重症监护室特别护理，及时吸氧并予冬眠治疗，全身营养支持，预防感染及解痉、抗凝治疗。术后第 2 天断指张力逐渐增高，色泽偏暗，系静脉回流稍差，予以间断拆线，棉签局部间断按摩，术后第 4 天指体色泽恢复红润，断指顺利成活，术后 10 天拆线，2 周拔除固定针头出院（图 7-50C）。术后 5 个月随访，左小指甲生长好，指腹恢复痛觉，反应与健侧类同（图 7-50D）。术后 8 个月左小指生长发育与健侧小指同步，色泽正常，指腹饱满，左手活动灵活，伸屈活动无异常（图 7-50E）。

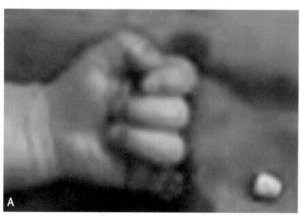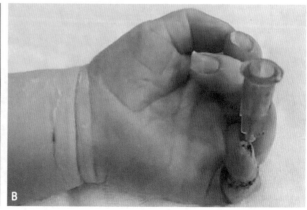

图 7-50　出生时左小指于远指间关节完全离断，经再植成活，获 8 个月随访

A. 当时伤情；B. 再植术毕小指血供良好。

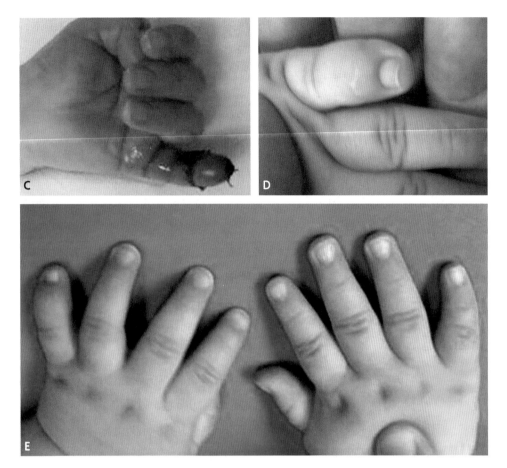

图 7-50（续）

C. 再植术后第 13 天；D. 再植术后 5 个月外形；E. 再植术后 8 个月左小指外形与右侧手指比较。

小结　本例系新生儿小指于远指间关节完全离断，由广东省佛山市顺德和平外科医院雷彦文院长等手外科医师经再植成活，为国际上首例报道。术中吻合血管口径仅 0.1~0.15mm，缝合 3~4 针，术毕指体红润，患儿小指于远指间关节完全离断，再植断指是依靠吻合血管成活的。吻合这样细小的血管难度极大，我国医师做到了！感谢雷彦文院长提供本例资料！

第五节

双侧多指离断再植术

一、概况

双侧多指离断在临床上并不多见，仅偶尔发生。显微外科技术未应用于断指再植以前，未见有再植成功的报道。随着显微外科技术在临床应用的扩大和再植技术的进步，不仅有双腕、双掌离断再植成功的报道，而且不断出现双侧多指离断再植成功的报道。1984 年 Wei（中国台湾）首先报道 1 例 26

岁男性患者,于 1982 年双手十指被切纸机完全切断,由 6 名外科医师经过 26 小时手术,术中共输血 6 000ml,断指缺血时间为 10.5~28 小时,除左手拇指、环指及右小指再植失败外,其余 7 指均再植成活,1983 年 Wei 选用第二趾移植为该患者再造左手拇指获得成功。笔者等于 1983 年 11 月遇 1 例双手十指被切纸机完全切断,专机送达青岛于伤后 8 小时入院,由 4 个手术组同时进行清创再植,手术历时 30 小时,术中输血 500ml,输液 7 000ml,断指缺血 17.5~37.5 小时,除右手拇指末端无再植条件外,9 个断指全部再植成活(见本节典型病例 1)。1985 年笔者单位又遇 1 例双手 8 指完全离断,除左手拇指末端无再植条件外,其余 7 个断指全部再植成活。上述两例双侧多指离断的再植经验在国内外交流后引起广泛重视。1986 年第四军医大学西京医院为 1 例双手十指完全离断再植获全部成活,创造世界再植外科史的新纪录。此后,中国人民解放军第 89 医院、沈阳医学院附属中心医院、大连医科大学附属第一医院、中国人民解放军第 153 医院、北京积水潭医院等均有十指再植全植全活的报道,其中中国人民解放军第 153 医院和北京积水潭医院先后各再植 3 例全部成活。据不完全统计,至 2018 年我国已有 36 家医院再植 40 例十指离断全部成活,是十指离断全植全活病例最多的国家。

二、致伤原因及适应证

双侧多指离断是断指再植绝对适应证。造成双侧手指离断的致伤原因,大部分是患者操作切纸机、冲压机及裁板机等,因机器失灵或他人配合操作失误发生连切所致。断指的条件与致伤的机器有直接关系,冲压伤或裁板机离断条件较差,切纸机离断者较好。被切纸机截断的断指,从表面上看,指体完整,断面整齐,污染较轻,是再植条件最好的一类,根据本组有限的经验看,凡被切纸机截断的手指,并非均适宜再植,尤其是手指末端离断,经镜下检查可见指骨末端远节指骨粗隆与指体软组织剥脱,软组织挫伤较重而无再植条件。其原因是:切纸机在切纸刀未下落切纸前,先有厚度 10mm 的压纸钢板下落紧压纸张,然后切纸刀才下落切割。压纸钢板下落造成远端断指严重挤压挫灭而丧失再植条件,对于部位较近的断指影响不大,但也应注意远断端有一段被钢板挤压的伤痕。被冲床及裁板机截断的指体,从表面看指体较完整,断面较整齐,经镜下检查可发现两断面均有一段较宽的软组织挫伤区及皮肤剥脱损伤,清创再植时应有充分认识。本组曾遇一例双手示、中、环指因冲压伤致 6 指完全离断,经镜下检查,其中有 2 个断指挫伤较重,皮肤软组织脱套而丧失再植条件,其余 4 指经骨缩短 1.5~2.0cm 后再植成功(见图 6-3)。所以术前应对指体在镜下做仔细检查,以选定适应再植的指体及再植方案,避免不必要的时间和人力浪费。

三、手术组成员安排

双侧多指离断的再植是一项极为精细、艰巨的手术,为了保证全植全活,既要保证质量又要争取时间。为此,应有计划地组织安排手术人员梯次,保证再植手术以最佳的技术阵容,医师在体力和精力充沛的状态下,在最短的时间内保质保量地完成手术。根据笔者亲自参加 4 次双侧多指离断再植的经验,认为可以组成 3 个手术组同时施行再植手术:每组有一名再植技术较好的主刀医师,先由 A、B 两组对左右手近断端清创,并以该两组为主要技术力量来完成每一侧的再植手术。在患者未实施麻醉前先由 C 组对断指按再植指别先后顺序分别清创,每指清创毕分别将左右及各指别标记并予冷藏。C 组清创术毕休息待命以备替代。根据 A、B 两组术者的精力与体力做适当调整再由 C 组人员进行替补。若组成四个手术组时,A、B 组任务不变,C、D 组分别对左、右手断指清创,清创毕休息待命,以备替代 A、B 组体力不足者。

为了保证双侧多指再植全植全活，术中需要有一位经验丰富、技术全面的医师统一指挥，各手术组必须严格遵照其再植方案和原则实施手术，并亲自上台及时处理术中疑难技术及所发生的问题，以加速手术进程，保证再植质量。

四、指体冷藏

为了减少断指热缺血时间，患者一经入院，应及时把所有断指分别标记冷藏，在清创及再植的手术台上，从冰箱内取 1 个清创 1 个，再植 1 个，使未行操作的断指均置冰箱内以获得充分冷藏，为全部再植成活创造良好条件。本组 1983 年和 1985 年所遇两例均发生于冬春季节，患者所在单位通过长途电话与笔者单位取得联系，我们向其详细说明了断指冷藏的保存方法，他们将所有断指置于冰瓶内保存，专机送达笔者单位后又及时转入冰箱内冷藏，术中按上述要求做清创、冷藏与再植。十指离断再植 9 指的病例最后再植的是左手小指，缺血时间长达 37.5 小时，重建血液循环后，指体立即恢复毛细血管回充盈现象。术后 2 年随访，左小指两点分辨觉为 8mm，出汗正常，外形饱满，说明冷藏断指对于双侧多指再植非常重要。

五、再植顺序

双侧多指离断与单侧多指离断的再植顺序、方法无明显差别。一般按拇—示—中—环—小指顺序再植。每一个断指均按顺行法再植，即：骨与关节内固定—修复指伸、屈肌腱—吻合指背静脉—缝合指背皮肤—缝合指神经—吻合指动脉—缝合掌侧皮肤。对有指蹼相连的断指，各指应同时行骨与关节内固定，修复肌腱，缝合静脉、神经及动脉，这样，一次性完成多指同一组织的修复，以减少手术台上反复翻动伤手，缩短手术时间。当然，待诸指骨与关节内固定及修复肌腱后，也可按单个断指的再植顺序逐一完成再植手术。

六、一种加速再植手术进程的方法

按照手外科骨与关节处理原则，不论是单指还是多指于近指间关节离断，再植时近指间关节应做功能位融合，融合后这一体位给缝合神经及动脉带来不便而延长手术时间。为了缩短再植手术进程，减少诸指热缺血时间，便于缝接动脉与神经，可将近指间关节暂时固定于伸直位，待再植成活后 6 个月再截骨行功能位融合。当然也可采用逆行法再植：远近两端清创后，先用克氏针将断指指骨贯穿好而不与近端固定，然后依次缝合掌侧皮肤，缝合两侧指动脉及指神经，缝合指屈肌腱，再行骨内固定，缝合指伸肌腱，缝合指背静脉，最后缝合指背皮肤。

七、尽量多地吻合血管

从断指再植成活的角度方面看，只要吻通 1 条动脉，1~2 条静脉，断指就有成活的把握。再植断指不仅仅是使断指成活，而是以恢复手指功能为最终目的。大量实践证明，仅修复一侧指动脉不仅术中、术后血管危象发生率高，而且成活后手指有凉感，不抗冻，影响骨与肌腱的愈合及神经再生；两侧指动脉均吻合且静脉吻合数多于动脉者，不仅术后血管危象发生率明显下降，而且成活的指体指温接近正常，有利于骨与肌腱的愈合及神经再生，使再植指使用率高。所以，遇双侧多指离断再植时，两侧指动脉应尽量予以修复,并使静脉吻合多于动脉。本组上述两例再植术中,均按以上原则修复动、静脉,术后均未发生血管危象,且成活的指体温度、皮肤色泽均正常,功能恢复较快。笔者先后遇 4 例双侧多指离断计 28 指,除 4 指无再植条件外,再植的 24 指全部成活。其中仅吻合一侧指动脉者 13 指,术中、术后发生动脉危象 2 指,经及时处理均获成活;吻合两侧指动脉的 11 指,均未发生动脉危象。尤其对于双侧多指离断的再植病例,为了修复两侧指动脉多花些时间是值得的,如果术后发生血管危象再进行手术探查,不但延长了手术时间,而且给患者带来痛苦。为此,在再植术中应坚持这个原则。

八、血管危象处理

双侧多指再植术中由于种种原因,常会发生血管危象,需要及时正确处理,才能转危为安。笔者在再植 1 例十指离断时,由于左侧麻醉作用不全,术中导致多次动脉痉挛,当时患者处于冬眠状态,不会诉说疼痛,动脉反复发生挛缩,虽用罂粟碱可暂缓痉挛,但不能持久,明显影响手术进程。后来经观察,每当动脉痉挛时,患者面部有痛苦表情,才意识到是因麻醉作用不全而致动脉痉挛,经肌间沟神经阻滞后患者面部痛苦表情消失,动脉痉挛自行解除。该例术中发生动脉栓塞两指经过及时切除栓塞段重新吻合而成活。

九、循环动力维持

双侧多指离断的患者由于伤情重、失血多,又因长途转运的疲劳与痛苦,创伤后心情紧张,到达医院后应给予热情接待和安抚,并迅速进行有关检查,及时输液,尽早施行手术。术中应及时有效地补充胶、晶体液,以维持正常的循环动力。本组两例手术历时 23~30 小时,每例手术中输血 500ml,各种液体 6 700~7 000ml,使患者术中血压稳定,尿量充足,维持了正常循环动力,这是保证双侧多指离断再植手术成功的重要措施。

十、典型病例

双侧多指离断的再植与单指再植,在技术上并无多大区别,但要保证全植全活却是一件极不容易的事。由于手术时间长,再植指数多,术中常会发生难以预料的情况。所以,双侧多指再植手术不仅是对团队再植技术与意志的考验,也是对配合协作的考验,手术医师的高度职业责任感和精湛的技术,不怕疲劳,不畏艰难,力争全植全活的决心和意志,是取得再植成功的重要保证。

【典型病例 1】患者男性,26 岁,工人。1983 年因切纸机伤致双手十指完全离断,断指分别置两个冰瓶冷藏,创面经包扎,上臂扎止血带,于伤后 8 小时从乘专机送达笔者单位。检查:患者一般情况可,静脉滴注维持循环。双手近端断面整齐,有轻度污染及水肿,指动脉搏动存在,个别断端有活动出血,近端指体无明显挫伤。10 个断指苍白,指体较完整,断缘指背皮肤有轻度挫伤。离断平面:左手拇指于近节远端,示指于近节中段,中指于近节远 1/3,环指于近指间关节,小指于中节中段完全离断;右手拇指于末节远 1/3,示、中、环指 3 指于近节远端,小指于中节远端完全离断(图 7-51A、B)。入院后 1 小时,在连续高位硬膜外阻滞下分 4 个手术组,对双手及十指同时行镜下清创历时 5 小时,然后由两个手术组对左右手同时进行再植,每侧按拇—示—中—环—小指次序按顺行法施行再植。右手拇指于末节远 1/3 处离断,曾试以再植,由于指骨与指体软组织已分离且血管神经碾挫严重而放弃再植,行原位缝合,其余 9 个断指均行再植。在再植过程中,两示指吻合尺侧指动脉后均发生栓塞,切除栓塞段重新吻合,并同时修复桡侧指动脉。左手示、中、环指及右手中指术中曾先后发生多次动脉痉挛,经追加臂丛神经阻滞而解除。9个断指缺血时间为17.5~37.5小时重建血液循环,术中输血500ml,输各种液体7 000ml,尿量正常。术后按常规治疗,均未发生血管危象,顺利成活。术后4个月,对右手示、中、环指及左手示、环指近指间关节做了截骨行功能位融合。术后1.5年恢复了轻工作。经术后17年随访再植指外形、皮肤色泽、指甲生长正常,指腹饱满,掌指关节功能正常,由于大部手近指间关节融合而丧失了该关节功能,远指间关节有10°~30°伸屈活动,左中指术中未修复两侧束致DIP呈屈曲状。左手握力30.5kg,右手握力31.6kg,能写字、系鞋带、解纽扣、持刀切割、拧旋各种螺丝物件;触、痛、温觉全部恢复,两点分辨觉为5~8mm,出汗正常(图7-51C~F);术后41年随访时(患者67岁)双手均能完全握拳,捏握力明显增强、指穹明显、指腹饱满、罗纹清晰、出汗正常、两点分辨觉均为4mm,右手能持续挟捏提起2.43kg、左手能持续挟捏提起重量为1.76kg的《手指再植与再造》专著(图7-51G~L),患者与家属非常满意。

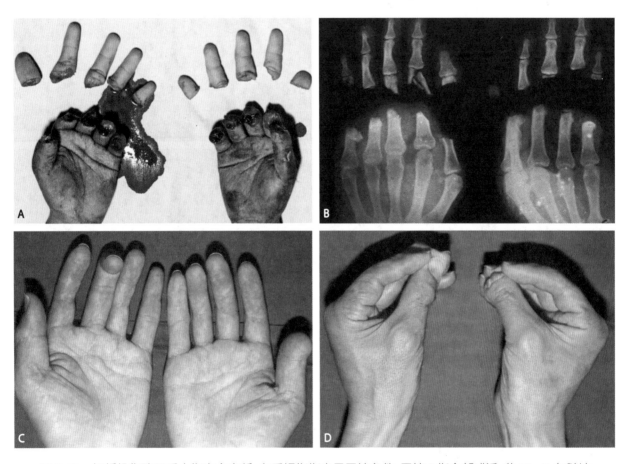

图7-51　切纸机伤致双手十指完全离断,右手拇指指尖无再植条件,再植9指全部成活,获17~41年随访
A、B. 当时伤情;C、D. 术后17年随访所见外形与功能。

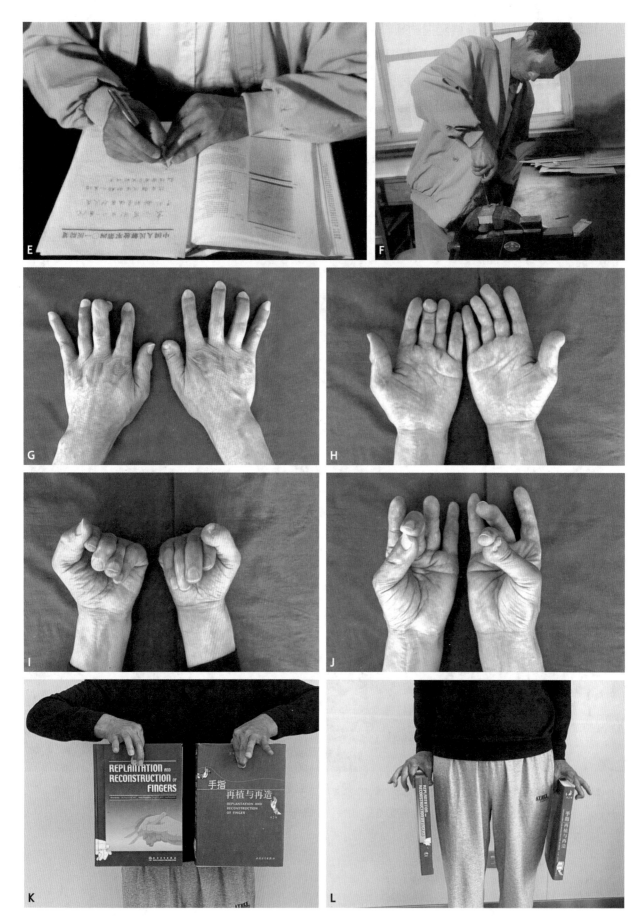

图 7-51（续）

E、F. 术后 17 年随访所见外形与功能；G~L. 术后 41 年随访所见外形与功能，明显优于 24 年前。

【**典型病例 2**】患者男性,30 岁,工人。1985 年因切纸机伤致双手拇、示、中、环指完全离断,经加压包扎,断指置冰瓶内冷藏伤后 8 小时派专机送至笔者单位。检查:患者一般情况良好。近端断面整齐,有轻度水肿;断指较完整,断面整齐,指背创缘有皮肤轻度挫伤。离断平面:右手拇指于末节基底,示、中指于中节中段,环指于中节远端;左手拇指于末节中段,示、中指于中节近端,环指于中节远端,均呈完全离断(图 7-52A~C)。于伤后 9 小时在连续高位硬膜外阻滞下分 3 个手术组同时行镜下清创,左手拇指末节中段离断,指甲游离,指骨与指体软组织已脱套,丧失再植条件。对 7 个断指进行再植,手术历时23 小时,术中输血 500ml,输各种液体 6 800ml,术后按常规治疗,断指顺利成活。术后半年对双侧示、环指近指间关节做截骨并功能位融合。术后 3 年随访,双手再植指外形接近正常,左手握力 27kg,右手30kg,双手能适应正常生活及工作的需要,痛、触、温觉恢复,两点分辨觉为 5~9mm,指腹饱满,出汗,已恢复轻工作(图 7-52D~G)。

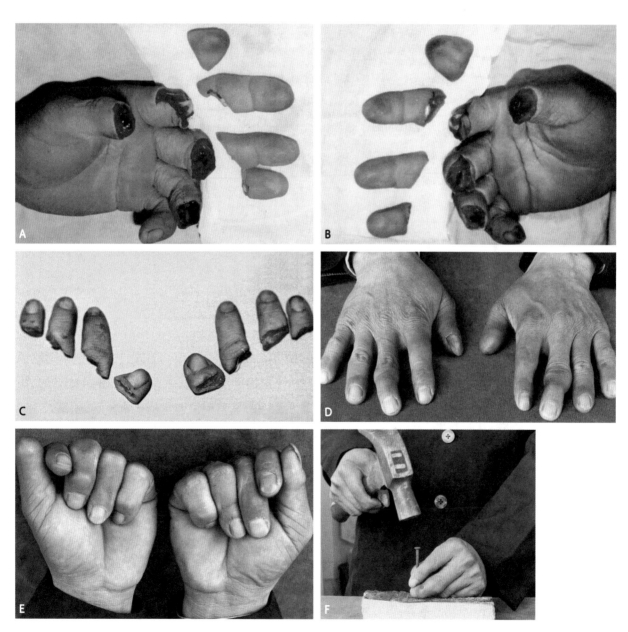

图 7-52 切纸机伤致双手拇、示、中、环 8 指离断,左手拇指无再植条件,再植 7 指成活,获 7 年随访
A~C. 当时伤情;D~F. 再植 7 指术后 7 年随访所示外形与功能。

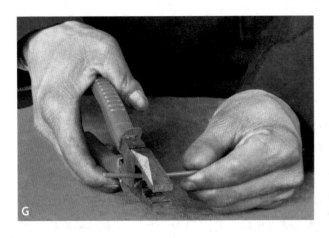

图 7-52（续）

G. 再植 7 指术后 7 年随访所示外形与功能。

小结

以上 2 例均发生在 1985 年前，因切纸机伤致双手 10 指及 8 指完全离断。经镜下清创检查发现例 1 右手拇指、例 2 左手拇指末节中段离断，因指甲游离，指骨与指体软组织已脱套，指体挫伤严重而丧失再植条件，其余指均获再植成功。为了加速再植进程，于指间关节离断者术中均行伸直位制动，利于血管神经缝合操作，术后半年改功能位融合。术中尽量多地吻合血管，术后均未发生血管危象。术后获 41 年及 7 年随访，均恢复较理想的外形与功能尤其例 1，该患者术后 41 年来看望笔者，观其双手指外形正常，功能灵活，指腹饱满，指纹清晰，出甲正常，两点辨别觉均为 4mm，超乎笔者想象。

第六节

手指多节段离断再植术

手指多节段离断较为罕见。工人操作各种切割机或冲床，因控制程序或机器失灵快速连切所致，造成不同形式、不同部位的多节段离断。刘毅于 1989 年首先报道手指多节段离断再植 3 例 4 指 8 段，再植成活 3 例 6 段；田万成再植 3 例 12 指 26 段，再植成活 26 段；笔者单位曾再植一例断腕、断掌及 1~4 指离断，再植全部成活（该病例资料因彩色胶卷被重复使用而失显）。

一、特点与适应证

操作各种切割机、切纸机或冲床，因控制程序及机器失灵发生快速连切致掌、指呈多节段离断。

（一）特点

1. 两断端断面比较整齐，指体挫伤污染较轻。

2. 呈多节段完全或不完全离断。

3. 节段间距不等，离断部位各异，可发生掌、指多节段离断，也可发生单一多指多段离断。

4. 多指多节段离断患者来医院时，断指及段节关系已紊乱。

(二) 适应证

手部呈多节段离断，应根据患者年龄、伤情及再植后指体长度与功能预后做全面考虑。凡指体节段挫伤较轻，清创后节段长度 >1cm，节段内各种组织结构完整又能为远端节段再植提供桥接条件，预计该节段再植后能维持正常血液循环可予以再植。凡指体节段挫伤较重，经清创后节段 <1cm，难以重建节段血供，节段内各种组织结构欠完整，不能为远端节段再植提供桥接条件者应放弃该节段再植。

二、再植顺序与方法

患者入院后应及时做术前准备，并将离断节段指体鉴别理顺，分别按指别摆放，并根据伤情、离断部位采用不同的再植顺序及方法。

手指多节段离断的再植应组成 3 个以上手术组实施清创再植。其原则是在无血条件下先对远端节段断指施行再植，然后再植近端。为了加速多指多节段的断指再植速度，减少断指缺血时间，可按以下方式施行再植。

1. A 组行近端清创，B 组行远端节段清创，C 组对一指远端节段在无血条件下行再植，采用克氏针纵贯内固定。

2. 待 C 组完成远端节段再植后与 A 组会合，由 C 组或 A 组主刀医师施行近端再植。

3. 在 A、C 组再植的同时若 B 组对各节段已清创毕，也可对未施行再植的其他远端节段手指在无血条件下施行再植。

这样，合理安排，有机配合，密切协作，可尽快完成再植术。为了加速再植术进程，缩短再植时间，术者也可按自己惯用的再植方法及顺序施行再植术，不应强求某一种再植方法而延误时间。

三、再植特点及注意事项

多节段断指再植的最大特点是中间节段为桥接组织，再植术不仅要使中间节段成活，而且要通过中间节段的桥接，使远端断指也得以成活，并修复各组织结构的连续性，以获得理想的外形与功能。为了保证各节段与断指的成活，精确无误高质量的小血管吻合技术是此类再植术的关键，也是断指再植技术实力的体现。为了保证手部多节段离断的再植成功并获得良好功能，术中应注意以下几点。

1. 正确选择有再植条件的节段与断指施行原位或移位再植，凡节段过短，预计再植后无血供及功能者应放弃再植。

2. 中间桥接的节段必须保证各种组织结构的完整性，以便再植术中桥接各种组织结构的连续性。

3. 应全部修复近、远端所有知名动脉、静脉，以保证中间桥接肢（指）体的血供，并为远节段再植创造充足的动脉血供与静脉回流，应尽多地吻合中间节段断指的血管，以保证远端断指的血液循环。

4. 中间桥接节段示指及小指固有伸肌腱、指浅屈肌腱可不予修复，其他组织均应一一修复，以重建这些组织结构的连续性。

5. 未行清创或再植的节段与断指，或已完成无血再植的断指在未与近端再植前应注明指别分别置冰箱内冷藏。

6. 缝合神经要精确，以保证近端的神经纤维通过中间节段桥接，能继续向远端节段或断指再生，以恢复远端的感觉功能。

7. 骨内固定应根据不同离断部位采用不同的内固定方法。为了加速再植术进程,一般以克氏针做贯穿内固定为首选,择期再行手指矫正。

8. 术中及术后若发生血管危象,应根据危象发生的部位做准确判断,及时施行手术探查。

四、典型病例

【**典型病例1**】患者女性,20岁。1991年右手被切纸机连切两刀,致部分手掌及第一~五指完全离断1小时入院。检查:右手拇指于第一掌骨远1/3完全离断,断拇有虎口皮肤与节段离断的第二、三掌指关节相连。示、中、环指3指于近节远端至中节处完全离断,小指于近节中段及中节呈二节段完全离断(图7-53A)。伤后3小时在臂丛神经阻滞下行再植术。掌指骨均用直径1mm克氏针纵贯固定。一期修复拇长伸、屈肌腱及各指伸、屈肌腱,各指浅屈肌腱予以切除,术中吻合各指背静脉14条,指总动脉、指固有动脉10条,计27个吻合口,修复神经10条,手术历时12小时,一次通血良好。术后2小时,右手示指发生动脉危象,行手术探查,系皮缘内翻压迫血管所致,未见吻合口栓塞,经拆除缝线,重新外翻缝合皮肤而解除。再植各指节全部成活。术后5周拔除克氏针经康复治疗,术后3个月随访外形较好,已恢复部分功能(图7-53B)。

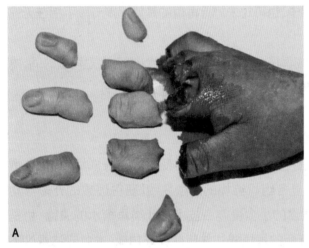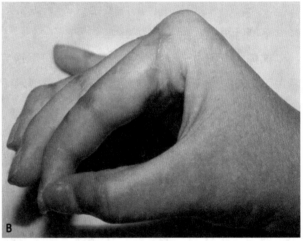

图7-53　切纸机伤致右手多节段离断,再植时吻合10条动脉、14条静脉、10条神经,再植全部成活
A. 当时伤情;B. 术后3个月外形与功能。

【**典型病例2**】患者女性,23岁。1992年右手被切布机连切两刀致第一~五指呈8节完全离断,各节断指被浸泡于冰糕液中,伤后6小时入院。检查:除拇、小指于末节完全离断外,示、中、环指3指均呈两段完全离断(图7-54A)。伤后7小时在臂丛神经阻滞下行清创再植,将各节指体分别用克氏针贯穿内固定,修复示、中、环指3指中央腱及侧腱、指深屈肌腱,吻合20条静脉,15条动脉,10条指神经,手术历时8小时,一次通血全部成活。术后经1年随访已恢复较好外形与功能(图7-54B)。

以上两病例资料均由原解放军济南军区手外科中心裴国献主任提供,特此致谢!

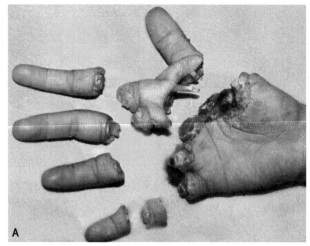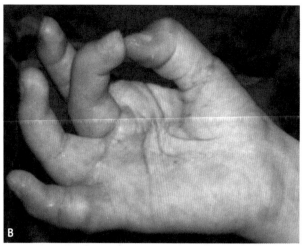

图 7-54　切布机致右手多节段离断再植全部成活
A. 当时伤；B. 术后 1 年随访外形与功能。

【典型病例 3】患者女性，17 岁。2006 年因工作不慎右手被裁切机切断于伤后 4 小时入院，一般情况良好。检查：右手掌及第一~五指呈 6 平面 17 节段离断（图 7-55A、B），患者单位、家属及本人强烈要求再植。术前经充分讨论和准备，在臂丛神经阻滞下分 4 个手术组行清创再植术。A 组及 B 组在镜下对示、中指及拇、环、小指彻底清创并找到相关血管、神经、肌腱予以标记，根据血管及神经损伤情况对部分指节短缩 3~5mm 指骨，克氏针纵贯固定，在无血条件下对上述各指依次缝合指伸肌腱、指深屈肌腱、拇长屈肌腱，每节段吻合指背静脉 2~3 条，指动脉 1~2 条，近端用 10-0 无创线，远端用 12-0 无创线缝合，用 9-0 无创线缝合指神经；C 组对手掌多节段施行清创再植，用克氏针纵贯第二~五掌骨内固定，8 字缝合各伸肌腱，U 字形缝合各指深屈肌腱，镜下缝合相应手背静脉、指总动脉及神经，一次通血成功；D 组将第一~五指按拇→示→中→环→小指的顺序与掌部做骨内固定并修复各指伸、屈肌腱，镜下按上述次序缝合相应静脉、动脉及神经。术中示指近节及中指中节动脉缝合后形成血栓，经清创造成血管缺损，于前臂远端掌侧取浅静脉移植修复重建血供，手术历时 21 小时。共吻合 3 条指总动脉、10 条指固有动脉，计 26 个动脉吻合口；吻合掌背静脉 4 条、指背静脉 10 条及掌侧静脉 4 条，计 33 个静脉吻口；缝合指神经 27 条。术后右前臂至手行石膏托制动并特别护理，按断指再植常规治疗。术后第 2 天及第 3 天拇、中、环 3 指末节均发生静脉危象，采用全身亚肝素化并指端切开放血 5~6 天，再植指全部成活，术后 35 天拔除拇指克氏针，60 天拔除全部克氏针，行关节主被动功能练习。经术后 8 年随访右手恢复抓、捏及握的功能，生活自理，已婚育，并恢复工作（图 7-55C~H）。

小结　　本例系 17 岁女青年，因工作不慎致右手被裁切机切断成 17 段，经 21 小时再植手术全部成活，实属罕见。该例手术是郑州仁济创伤显微外科医院谢昌平院长带领再植团队实施再植手术获得成功，他们的经验是：①手术团队术前认真讨论，密切分工合作，组成四个手术组交替再植手术，术中有一名经验丰富的显微外科专家统一组织指挥，系统安排时间，分组同时手术，最大限度缩短手指缺血时间；②合理安排再植顺序，辨认各节段归属，对远段指节行"无血再植"，按清创→修复指伸、屈肌腱→吻合指背静脉→缝合指背皮肤→吻合指动脉→缝合指神经→缝合掌侧皮肤的顺序，并采用同步法将多个断指同一类的操作一次完成，以缩短断指缺血及手术操作时间；③采用"转圈吻合法"，即随意定点逐一转圈吻合，每个吻合口缝合 4~5 针，以不漏血为原则，既节省时间又保证血管吻合质量。他们在再植术中镜下共缝合 31 条血管 59 个吻合口,缝合 27 条指神经,手术历时 21 小时顺利结束而再植成活,充分反映了该院显微外科医师极其高超的技术水平,也反映了我国显微外科的尖端技术水准,值得庆贺与点赞! 谢昌平院长提供本例资料,特此表示感谢!

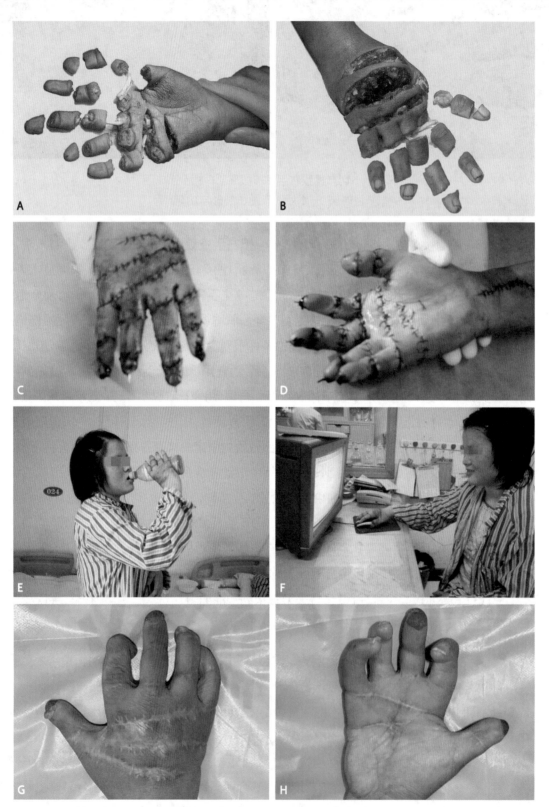

图 7-55 右手掌及第一~五指呈 6 平面 17 节段离断,经再植成功,获 8 年随访
A、B.当时伤情;C、D.再植手术结束当时;E、F.术后 1 个月时外形与功能展示;G、H.术后 8 年随访见右手外形与功能。

第七章 ┃ 特殊类型断指再植术

手指组织块离断、断指皮肤及节段组织缺损的再植术

一、手指组织块离断再植术

王成琪(1997)对手指组织块离断施行了再植获得成功,给外科医师以极大启发。当手指某一部位的组织被弧形或半圆形锐性冲压刀具伤致完全离断,造成部分组织缺损,只要该组织块完整无明显性伤,经镜下检查血管、神经保持完好者,可施行组织块桥接再植。

(一)适应证

本类组织块离断为弧形或半圆形刀具冲压离断所致,若组织块完整,两断端断面整齐,血管、神经或骨骼及肌腱呈锐性切断,可试以再植。

(二)类型

根据伤情可分为 3 种类型。

Ⅰ型:指体一侧尚保留神经血管束且远端指体血供正常,离断的复合组织块经骨内固定与肌腱修复,并需修复部分血管神经者。

Ⅱ型:指体一侧尚保留部分皮肤软组织,远端指体无血供,属于不完全离断,离断复合组织经骨内固定与肌腱修复,离断组织块需与远、近端指体行血管、神经桥接者。

Ⅲ型:离断组织块完游离,属完全离断,需桥接再植者。

(三)再植组织及方法

本类组织块离断一般系锐性切冲伤,断面整齐且污染较轻,常规清创,对离体及远近端组织尽量不做过多的组织缩短。其再植顺序及方法与断指再植类同。但由于离断的组织类型不同,其再植方法也不尽相同。

Ⅰ型:由于远端指体血供正常,做骨内固定及肌腱修复,为了保证远端血供需修复部分血管神经。

Ⅱ型:由于远端指体无血供,做骨内固定及肌腱修复后,将离体组织块远近端动脉、静脉及神经根据伤情做相应桥接修复。

Ⅲ型:属完全离断,需行骨关节、肌腱、静脉、动脉及神经桥接再植。

(四)手术注意事项

1. 凡是钝性冲压离断,离断组织块内血管神经损伤较重,不宜试以再植,必要时可施行相应部分足趾组织桥接移植修复。

2. 离断组织块及远近两端组织做微量清创,尽量减少骨缩短,克氏针纵向贯穿固定。

3. 本类手术以桥接再植为主,为了保证再植成活与恢复功能,要求术者精确无误地修复血管、神经及肌腱。

4. 术后若发生血管危象,应根据症状正确判断栓塞部位并及时探查,若无成活可能,必要时征得患者同意,采用相应部分足趾组织桥接修复。

(五)典型病例

【典型病例 1】患者男性,28 岁。因冲床伤致左手示、中指掌指关节部组织离断 2 小时入院。检查:

患者一般情况良好,左手示指桡侧大部皮肤相连,远端有血供,示指近节尺侧皮肤,掌指关节,指伸、屈肌腱,以及中指掌指关节,指伸、屈肌腱与掌背侧相应部分皮肤软组织缺损,环指掌指关节桡侧部分皮肤缺损,中、环指间有指蹼相连,中指远端血供差(图7-56A)。离断组织块内有示指和中指完整的掌指关节,指伸、屈肌腱及掌背侧相应皮肤,复合组织块有轻度挫伤。于臂丛神经阻滞醉下行组织块桥接再植。由一个手术组施行,先对离断组织块行常规清创,将两端骨仅缩短1~2mm,保留第一指总动脉与神经及分向示、中指的指固有动脉与神经,保留背侧呈网状相连的头间静脉,指伸、屈肌腱均未做缩短;手部创面做相应清创,对远、近端血管、神经均予以标记。先将组织块的示、中指掌指关节与示、中指近端掌骨及远端指骨行克氏针纵贯内固定,使两端骨充分挤压密切接触并缝合骨膜,相继修复指伸、屈肌腱,使两指张力调节于休息位。镜下修复背侧远、近端头间静脉网,建立中指及组织块静脉回流,缝合背侧皮肤;掌侧修复示指尺侧、中指两侧指固有神经及近端指总神经,再修复中指桡侧指固有动脉,第一指总动脉缺损约1cm,于腕掌侧切取1.2cm浅静脉移植桥接,组织块缺血12小时重建血液循环,术后按断指再植常规治疗,组织块顺利成活出院,因系外地患者而失访(图7-56B、C)。

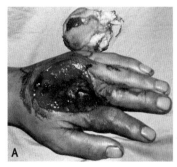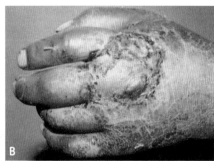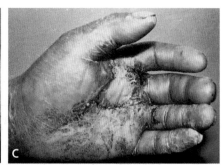

图7-56 冲床伤致左手示、中指掌指关节组织块离断经桥接再植成活
A. 当时伤情;B、C. 再植成活1个月外形。

【典型病例2】患者男性,22岁。因冲床伤致右手示指掌指关节组织离断3小时入院。检查:患者一般情况良好,右第二掌骨远端至示指近节中段组织缺损,示指近节尺侧有少许指蹼皮肤与中指相连,示指远端无血供(图7-57A)。离断的组织块尚完整有轻度挫伤,组织块内掌指关节及近、远掌指骨完好,相应的指伸、屈肌腱,血管,神经及皮肤软组织较完整,决定予以再植。在臂丛神经阻滞下分两个手术组同时清创。离断的组织块桡背侧有头静脉分支、尺背侧有头间静脉网,示指桡侧指固有动脉及神经,示指尺侧指固有动脉及神经与部分指总神经及第一指总动脉相连。术中适当骨缩短后行克氏针纵贯内固定,桥接修复中央腱、伸腱帽,指深屈肌腱,桥接修复示指桡侧头静脉分支及尺侧头间静脉网,缝合背侧皮肤,桥接修复示指桡侧指固有动脉及神经,桥接修复示指远端尺侧指固有神经及部分指总神经,再修复示指远端尺侧指固有动脉及神经,第一指总动脉造成6mm缺损,取前臂静脉移植桥接。组织块及示指缺血10小时重建血液循环,术后按断指再植常规治疗而顺利成活(图7-57B、C),本例属Ⅲ型,采用桥接及静脉移植完成组织块及示指再植,与例1同属外地患者,出院后失访。

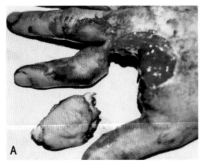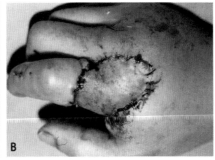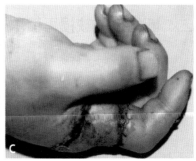

图 7-57　冲床伤致右手示指掌指关节组织块离断再植成活
A. 当时伤情；B、C. 复合组织块离断经桥接再植成活出院时外形。

小结　以上两例均于第二、三掌指关节及第二掌指关节部因冲压伤致复合组织块完全离断，属Ⅲ型，经血管桥接移植获再植成活。

【**典型病例 3**】患者女性，22 岁，工人。因冲压伤致右手示指远端部分组织块离断 2 小时入院。检查：患者一般情况良好，右手示指远指间关节尺侧及其以远有一组织块完全离断，组织块远端带有甲襞（图 7-58A）。伤指指甲大部保留，桡侧约有 8mm 皮肤蒂相连，远端尚有血供和感觉。在臂丛神经阻滞下行组织块再植术，按常规清创，将远指间关节做功能位融合克氏针纵贯内固定，用 11-0 尼龙单线缝合近端指背两条静脉，缝合背侧皮肤及甲床，缝合示指尺侧近、远端指神经及近端尺侧指固有动脉，组织块缺血 7 小时重建血液循环，缝合掌侧皮肤，术后按断指再植常规治疗，组织块顺利成活，经术后 1 年随访示指轻度萎缩，尺侧两点分辨觉为 6mm，患者十分满意，已恢复工作（图 7-58B）。

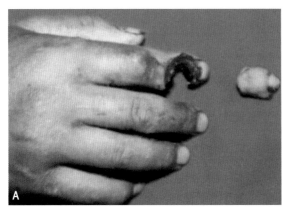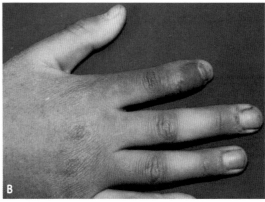

图 7-58　因冲压伤致右手示指末节组织块离断经再植成活
A. 当时伤情；B. 术后 1 年随访见外形。

小结　本例系手指远指间关节部组织块离断，属Ⅱ型，吻合两条指背静脉、示指尺侧指动脉及神经，做桥接修复而成活。术后 1 年随访，两点分辨觉为 6mm，术后外形、功能满意，达到预期再植目的。

二、断指皮肤缺损再植术

手指离断后造成背侧、掌侧或侧方皮肤、血管、软组织缺损,为了保持指体原有长度并恢复功能,可采用邻指岛状皮瓣或切取静脉皮瓣移植桥接完成再植。

(一)邻指岛状皮瓣移位断指再植术

1. 方法 按常规对断指施行清创,行骨关节内固定,修复指伸、屈肌腱及指背静脉后,根据断指掌背侧皮肤缺损的位置及面积,于邻指相应部位以桡侧或尺侧指固有动脉为蒂设计岛状皮瓣(图 7-59A),沿邻指做侧方正中切口,切开皮肤向两侧掀起,除保留对侧原指固有动脉及神经外,切取该侧足够长度的指固有动脉及指神经背侧支,携带宽 5~6mm 筋膜蒂的岛状皮瓣,向远端游离后切断该侧远端指固有动脉及指神经背侧支连同筋膜瓣一并掀起(图 7-59B),于手掌侧向断指根部做斜切口,断指近端相应侧做正中侧方切口,然后将带指动脉、指神经背侧支的筋膜蒂岛状皮瓣通过开放的皮下隧道移位至断指掌侧皮肤缺损区,皮瓣远、近端指固有动脉及指神经背侧支与断指的远、近端指固有动脉及指神经桥接缝合,重建断指血供,缝合远、近端皮肤,术毕(图 7-59C),供区创面取全厚皮片移植加压包扎。

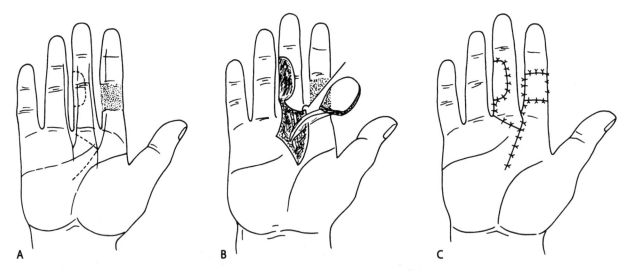

图 7-59 断指掌侧皮肤缺损采用邻指动脉筋膜蒂岛状皮瓣移位桥接再植示意
A. 邻指指动脉岛状皮瓣移位设计;B. 邻指指动脉岛状皮瓣掀起;C. 通过皮下隧道移位完成桥接再植。

2. 手术注意事项

(1)为了避免发生邻指及断指侧皮肤切口形成线状皮肤瘢痕挛缩,应正确采用侧方正中切口。

(2)掀起邻指指固有动脉及指神经背侧支时,应携带宽 5~6mm 的筋膜蒂,蒂内包含有一些微小静脉为宜。

(3)移位的指固有动脉与断指动脉缝合时宜在止血带下进行,不宜选用止血夹。

(4)指动脉岛状筋膜血管蒂应通过开放宽松的皮下隧道。

(5)本方法也适用于断指再植术中造成的背侧皮肤缺损的再植。

(二)微型静脉皮瓣移植断指再植术

除上述方法外,也可采用远隔微型静脉皮瓣进行桥接移植修复断指掌侧或背侧皮肤缺损。

微型静脉皮瓣的切取:根据断指近端或远端掌背侧皮肤缺损的范围及面积,于前臂掌侧设计皮下带有两条以上静脉的皮瓣,切取掀起时勿损伤皮瓣与静脉的连续性并保留进入皮瓣的小静脉分支(图 7-60A、B)。根据断指血管缺损的长度向皮瓣远、近端静脉游离后断带,标明静脉之远、近端。供区创面可直接缝合或取皮片移植覆盖(图 7-60C)。

1. **断指掌侧皮肤血管缺损的再植** 凡掌侧皮肤及动脉缺损选用静脉皮瓣移植时,皮瓣可以倒转也可以不倒转。完成骨内固定,修复指伸、屈肌腱,吻合指背静脉及掌侧指神经后,将静脉皮瓣内的主干静脉与断指远近端动脉做桥接吻合,皮瓣内近端静脉与断指近端掌侧皮下静脉吻合,以维持静脉皮瓣的血液循环,缝合皮缘完成再植。皮瓣通血后呈淡红色,毛细血管回充盈现象缓慢,5~6 天后皮肤渐渐红润并出现毛细血管回充盈现象,再植成活(图 7-60D、E,图 7-61)。

2. **断指背侧皮肤血管缺损的再植** 断指遇背侧皮肤及静脉缺损也可行静脉皮瓣移植桥接再植,完成骨内固定,修复指伸、屈肌腱后,皮瓣不需要倒转,把静脉皮瓣移于指背与四周皮肤缝合固定后行动、静脉吻合,最后修复指神经及两侧指动脉,断指通血后,皮瓣呈淡紫色,毛细血管回充盈现象缓慢(见图 7-60E)。

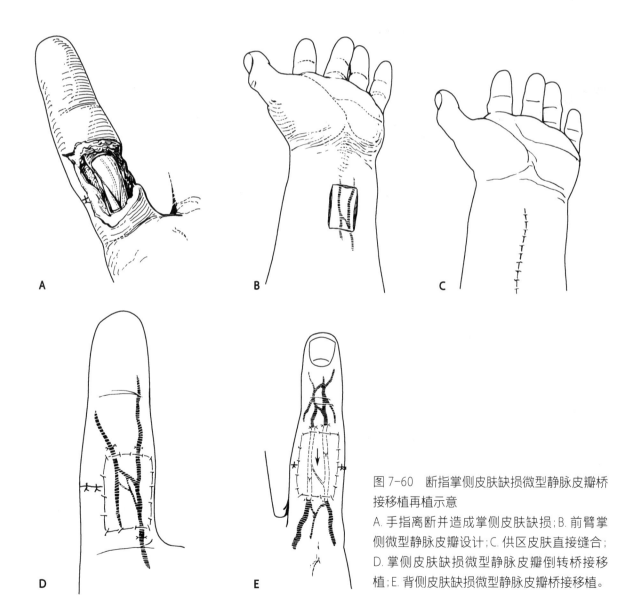

图 7-60 断指掌侧皮肤缺损微型静脉皮瓣桥接移植再植示意

A. 手指离断并造成掌侧皮肤缺损;B. 前臂掌侧微型静脉皮瓣设计;C. 供区皮肤直接缝合;D. 掌侧皮肤缺损微型静脉皮瓣倒转桥接移植;E. 背侧皮肤缺损微型静脉皮瓣桥接移植。

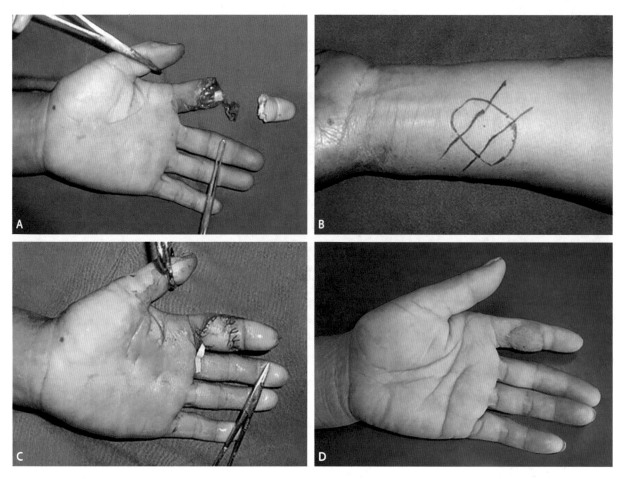

图 7-61　冲压伤致左手示指中节完全离断造成掌侧皮肤缺损,采用前臂掌侧微型皮瓣桥接移植再植成活
A. 当时伤情;B. 前臂掌侧微型静脉皮瓣设计;C. 手术结束当时;D. 术后 1 年随访外形。
(本病例资料由温州手足外科医院陈福生院长提供,特此致谢!)

【典型病例】 患者男性,47 岁,工人。因冲压伤致左手第二~五指完全离断 2 小时入院,一般情况良好。检查:左手第二~五指于近节中段完全离断,断面创缘不齐,轻度污染,有挫伤,屈肌腱从近端抽出 3cm,各指间关节被动活动可;中、环指近端指骨外露,示、中、环指近端创缘背侧软组织挫灭严重造成皮肤缺损(图 7-62A)。患者单位及本人强烈要求再植。于臂丛神经阻滞下,手术分 A、B 两组同时进行,A 组负责离体指清创,B 组负责近端清创、再植及静脉皮瓣移植修复术。两组经常规清创,缩短指骨,切除指浅屈肌腱,标记断指断端血管神经后由 B 组实施再植,按常规各指行克氏针内固定并修复指伸、屈肌腱。第二~五指双侧指固有动脉及神经均缺损,取同指指背静脉各 2 段,用 10-0 无创单线分别桥接移植修复示、环、小指指固有动脉,取同指指背神经各 2 条,9-0 线分别桥接移植修复示、环、小指双侧指固有神经,完成再植(图 7-62B)。量取左手背皮肤缺损形状样布,于左前臂中上段设计 5.5cm × 6.3cm 静脉皮瓣,皮瓣内含 1 条皮神经、5 条血管主干,其中 1 条近端及 1 条远端主干呈 Y 形,用亚甲蓝画出静脉走形及皮瓣形状,显示静脉走形呈 H 形(图 7-62C)。切开并游离皮缘至深筋膜,游离皮下静脉及皮神经各超出创缘约 3cm,自深筋膜浅层掀起静脉皮瓣并断蒂,创面经充分电凝止血后直接拉拢缝合。镜下剪除静脉皮瓣多余脂肪组织,结扎无关静脉分支、皮瓣内中央静脉交通支及皮瓣远端静脉断端。静脉皮瓣顺行移植于左手背缺损创面,调整皮瓣皮缘,适当缝合固定皮缘数针。皮瓣内皮神经远、近端分别与中指尺侧固有神经远、近断端用 9-0 线缝合。皮瓣内中远端 Y 形静脉两端分别与左手中指尺侧指固有动脉远、近断端分别桥接吻合。静脉皮瓣远端主干静脉分别与中环指指背静脉吻合,静脉皮瓣近端主干静脉分别与近端掌背静脉吻合,松开止血带见血管通血良好,皮瓣渐渐变为红润,出现毛细血管回充盈现象,创面经彻底止血,缝合皮缘术毕(图 7-62D、E)。术后按断指再植常规治疗,术后第 10 天小指渐渐坏死遂予以解脱,其他断指及静脉皮瓣顺利成活。术后经半年随访外形与功能恢复满意(图 7-62F~H)。

> **小结** 本例系示、中、环、小指 4 指近节完全离断并造成中、环指掌指关节背侧 5.3cm × 6.0cm 皮肤软组织缺损,由广东省佛山市南海创伤外科医院蔡诺斌院长带领施行示、中、环、小指断指再植,并切取前臂大面积静脉皮瓣移植桥接修复获再植成功,是一例罕见的成功案例,特此祝贺并予点赞! 感谢蔡诺斌院长提供的病例资料!

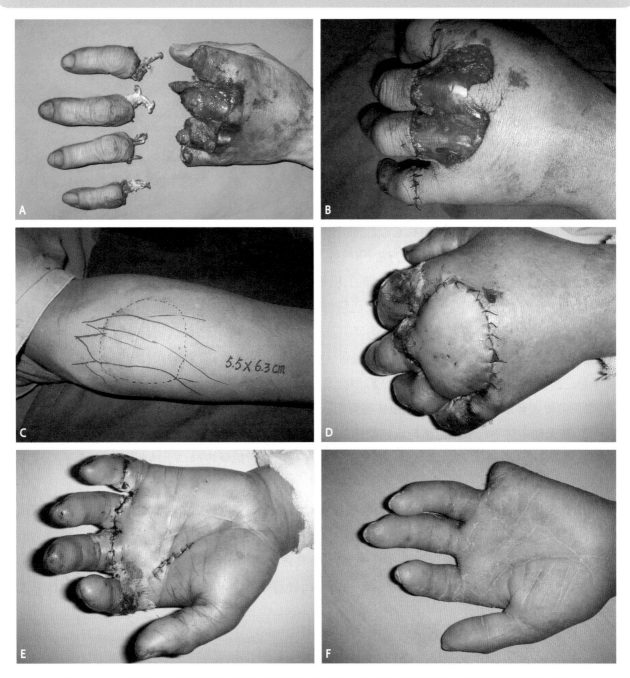

图 7-62　左手第二~五指近节中段完全离断造成背侧皮肤缺损,采用静脉皮瓣桥接移植再植成功
A. 当时伤情;B. 完成再植及背侧皮肤缺损创面形状;C. 同侧前臂静脉皮瓣皮肤切口设计;D、E. 静脉皮瓣移植桥接再植术后第 6 天;F. 术后半年随访见外形与功能。

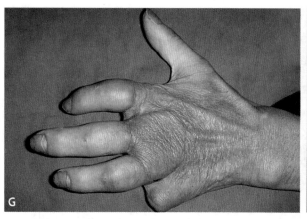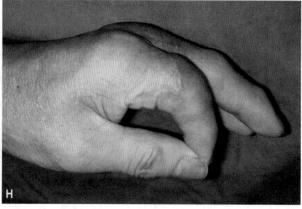

图 7-62（续）
G、H. 术后半年随访见外形与功能。

三、断指节段缺损再植

手指离断后造成中间节段组织挫灭或缺损，而离断远端指体完好，凡要求保留指体长度再植者，可从第二趾切取一节段趾体行桥接移植实施再植。

（一）手术方式

1. 节段趾体的切取　根据断指近端、远端清创后所造成中间节段缺损的长度，于对侧或同侧的第二趾切取相应长度趾体节段组织移植。方法：于气性止血带下先于近端做切口（图 7-63A~D），切开背侧皮肤，找到趾背至跖背静脉分离后高位切断标记，锐性分离趾长伸肌腱并高位切断，于跖侧切口沿第二趾两侧神经血管束逆行向近端分离，保留第二趾胫侧趾背及趾底动脉的连续性并逆行分离到第一跖背或第一跖底动脉，向近端分离足够长度后连同两侧趾底神经一并高位切断，然后切开鞘管，高位切断趾长、短屈肌腱，根据骨与关节缺损长度截断近节趾骨，供趾创面直接缝合（图 7-63E）。根据所需移植节段长度于第二趾远端做鱼嘴状切口，并按上述顺序分离切断远端趾背静脉，趾长伸、屈肌腱及两侧神经血管束，最后截骨遗弃末节趾体，此时节段趾体游离切取准备毕（图 7-63F）。

2. 在无血条件下行节段趾体与远端断指按顺行法再植　骨内固定，修复指伸、屈肌腱，吻合趾-指背静脉及两侧趾-指动脉，缝合两侧趾-指神经，远端节段趾体鱼嘴状皮缘与远端断指皮缘缝合，避免形成环状狭窄。

3. 无血再植的节段趾-指体与手指近断端按顺行法再植　将近节指骨与趾骨做骨内固定，依次修复指伸肌腱及指深屈肌腱并注意调节肌腱张力。然后吻合趾-指背静脉，缝合趾-指背皮肤，缝合两侧趾-指神经，最后吻合两侧指-趾动脉。指-趾动脉的吻合有两种选择：①两侧指-趾动脉做直接吻合；②一侧指-趾动脉做直接吻合，另一侧将第一跖背或跖底动脉与近端指总动脉吻合重建血液循环，以完成桥接再植（图 7-63G）。

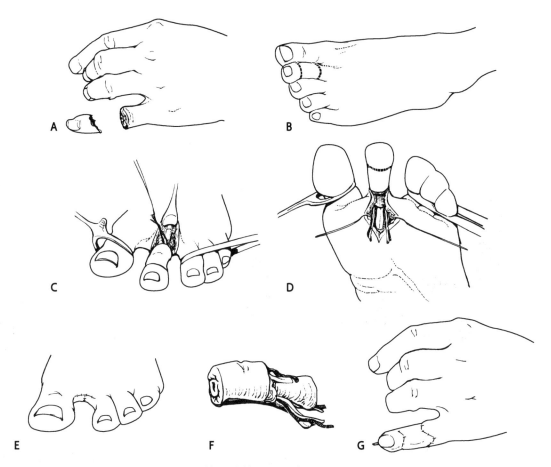

图 7-63　第二趾节段组织移植桥接断指再植示意

A. 断指节段组织缺损；B. 第二趾节段组织移植桥接切口设计；C、D. 第二趾节段组织切取；E. 供区创面直接缝合；F. 第二趾节段组织切取离体；G. 第二趾节段组织完成桥接再植。

(二) 手术注意事项

1. 切取节段趾体的骨与关节长度应与节段指体缺损一致，不宜超长度切取。

2. 节段趾体内两端的血管、神经及肌腱应保留足够长度，以保证节段指体缺损组织的修复。

3. 远、近端两侧动脉均应吻合，静脉应多于动脉；精确修复远、近端两侧趾-指神经。

4. 因趾体较细，手指较粗，桥接的趾体两端皮缘应行改形调整，避免缝合后形成环形皮肤狭窄。

5. 若拇指近节节段缺损，为了保持原拇指外形，不宜取第二趾节段桥接，可切取踇趾近节 C 形皮瓣加植骨移植桥接（见本节典型病例 3 ）。

(三) 典型病例

【典型病例 1】患者男性，22 岁，农民。1993 年因车祸致左手小指离断 4 小时入院。检查：左小指于中节中段呈完全离断，除末节及近节指体无挫伤外，其间两断端附近指体均有严重挫伤（图 7-64A ）。患者强烈要求保留小指长度。在臂丛神经阻滞及蛛网膜下腔麻醉下行左第二趾节段移植桥接小指再植术，由两个手术组同时进行。一组先行离断小指清创，将远指间关节以近挫灭组织予以清除，并解剖分离出指背静脉、两侧神经血管束；近断端清创程序同上，找到 3 条指背静脉及两侧神经血管束，量取小指中间节段缺损为 2cm。另一组为足部手术组，于左第二趾根部做切口（图 7-64B ），并向近端分离趾背静脉、两侧趾底动脉及神经，高位切断趾长伸、屈肌腱，于近节趾骨近 1/3 截骨并断蒂，创面直接缝合。根据小指缺损长度于第二趾远端镜下分离趾背静脉及两侧神经血管束，切断远端趾长伸、屈肌腱，中节中段截骨,遗弃末节趾体(图 7-64C)。无血条件下将第二趾中间节段与小指远节指骨做融合固定,修复指伸、屈肌腱并分别吻合 1 条趾-指背静脉、2 条趾-指神经,胫侧趾底动脉与小指桡侧指动脉吻合,缝合远端皮肤,把完成无血再植的趾体与小指近断端再植,趾骨与小指近节指骨行单枚斜向克氏针固定以保留趾间关节,缝合骨膜,修复小指中央腱-趾长伸肌腱及小指指深屈肌腱-趾长屈肌腱。先后吻合 3 条趾-指背静脉、两侧趾-指神经,节段趾体胫侧趾底动脉与小指桡侧指动脉吻合,移植节段趾体及小指末节分别缺血 4 小时及 11 小时重建血液循环。桥接节段趾及小指末节顺利成活(图 7-64D、E)。

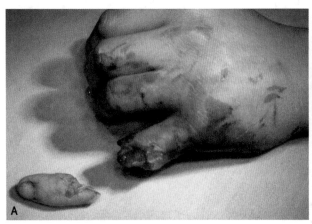
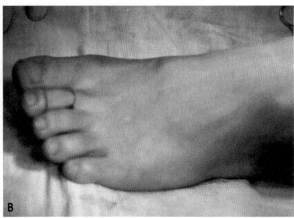
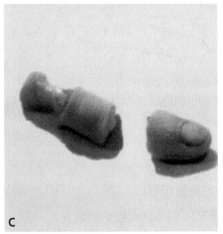
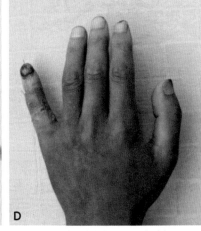
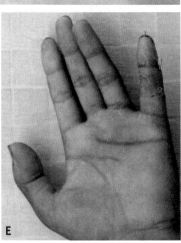

图 7-64　第二趾节段桥接小指再植

A. 当时伤情,经清创造成中间节段缺损;B. 第二趾复合组织移植桥接皮肤切口设计;C. 第二趾节段组织已切取;
D、E. 再植术后 1 个月所示外形。

> **小结**　　本例系小指中间节段缺损,虽可缩短指体再植但明显影响外形与功能,患者系 22 岁青年,强烈要求再植并保留长度,为此术者切取第二趾中间节段桥接以完成再植术,术后患者十分满意。

【**典型病例 2**】患者男性,24 岁。2000 年因冲压伤致左手环指于近节根部完全离断 3 小时入院。检查:一般情况良好,左手环指中节近端离断严重挫伤,仅远指间关节以远指体完整,近断端位于指根部挫伤,中度污染,小指指根部皮肤裂伤(图 7-65A)。患者强烈要求保留环指,预计经清创将造成环指中间节段 5cm 指体缺损。遂决定选同侧第二趾节段移植桥接再植。手术分两组同时进行,断指经清创保留远指间关节及以近约 1cm 皮肤,近端经清创掌背侧各切除 V 形皮肤,于远、近端分别找到两条指背静脉,两侧神经血管束、中央腱、侧腱束及指深屈肌腱,缝合小指裂伤皮肤;于同侧第二趾跖背侧设计 V 形皮肤切口并设计切取跗趾腓侧梭形皮瓣皮肤切口(图 7-65B)。按常规切取第二趾及跗趾腓侧带蒂梭形岛状皮瓣,供区创面直接缝合。将第二趾及带蒂梭形岛状皮瓣移至受区,分别解剖分离第二趾远近端趾背静脉、两侧神经血管束及趾长伸、屈肌腱,于中节以远截除第二趾远端,保留第二趾部分中、近节及近端趾间关节,使其长度经桥接后与健侧环指等长。于第二趾狭窄段的跖侧做纵形切口长约 1.5cm,将跗趾腓侧梭形带蒂岛状皮瓣通过皮下隧道嵌入第二趾狭窄颈部的纵形切口内,使趾体增粗。克氏针纵贯内固定,缝合骨膜,分别修复趾-指伸、屈肌腱,分别缝合远、近端背侧两条静脉及两侧趾-指动脉及神经,第二趾节段组织及跗趾腓侧梭形皮瓣缺血 4 小时,环指末节缺血 8 小时重建血液循环。术后按断指再植常规治疗,环指远端、桥接的第二趾节段组织及跗趾腓侧梭形皮瓣顺利成活(图 7-65C、D)。

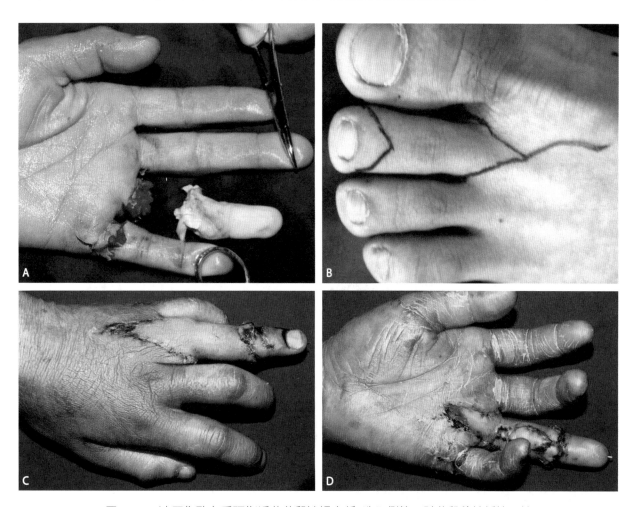

图 7-65　冲压伤致左手环指近节节段缺损离断,选同侧第二趾节段移植桥接再植
A. 当时伤情;B. 取同侧第二趾节段桥接移植皮肤切口设计;C、D. 第二趾节段及跗趾腓侧梭形岛状皮瓣移植桥接再植成活。

小结　本例系环指冲压离断经清创造成环指中间节段组织缺损 5cm,因远端指体结构完整,故选用带近端趾间关节的第二趾节段组织移植桥接再植,保存了原环指末节外形,为了填充第二趾颈部狭窄畸形,采用跗趾腓侧带蒂梭形皮瓣嵌入修复,消除了第二趾颈部狭窄,使趾体接近环指外形,获得了理想的修复与重建,是一例成功的手术。本病例资料由温州手足外科医院陈福生院长提供,特此致谢!

【**典型病例 3**】患者女性,27 岁,农民。1993 年因三角皮带轮挤伤致右手拇指离断 4 小时入院。检查:右手拇指于近节中段至末节基底部全部挫灭,仅有挫灭的拇长屈肌腱相连,远端指体有轻度挫伤,但完整。X 线片见拇指近节中段以远呈粉碎性骨折并部分缺损,远节指骨基底部分骨折(图 7-66A~C),要求保留再植。在臂丛神经阻滞及硬膜外阻滞下行髂骨植骨右跗趾腓侧 C 形皮瓣移植桥接再植术。由一个手术组施行。将离体拇指于末节基底部以近清除一切挫灭污染组织,找到两条指背静脉、两侧指神经,尺侧指固有动脉挫伤较重,分离至末节中段才正常。近端清创后顺利找到 3 条指背静脉及两侧指神经,拇指近端尺侧指动脉有一段 1.5cm 挫伤并回缩于骨皮韧带内。测量拇指中间节段缺损为 1.5cm。于左髂骨取长 1.5cm、宽 0.7~0.8cm 骨块。于右跗趾腓侧设计一带趾背静脉、腓侧趾底动脉及神经的宽 1.8cm、长 60cm 的 C 形皮瓣(图 7-66D、E),保留跗趾胫侧宽 1.8cm 皮肤及末节趾体并保持跗趾末节血供与胫侧感觉。于跗趾趾背远、近两切口内找出趾背静脉并向远、近分离之,于第一趾蹼处做纵切口,找到跗趾腓侧趾底动脉及神经后掀起皮瓣并高位断蒂(图 7-66F),供区创面全厚皮片移植加压包扎,跗趾血供良好。将髂骨块修整后与拇指远节指骨行功能位融合固定。将 C 形皮瓣调整后包绕植骨块缝合。在无血条件下吻合皮瓣远端两条趾背静脉与拇指末节两指背静脉,缝合腓侧趾底神经与拇指末节尺侧指神经,吻合跗趾腓侧趾底动脉远端与拇指末节尺侧指动脉,完成无血再植。克氏针通过植骨块与拇指近节指骨固定,使拇指置于旋前对掌位,将 C 形皮瓣近端的两条静脉与拇指近端两指背静脉吻合,腓侧趾底神经与拇指近端尺侧指神经缝合,腓侧趾底动脉与拇指近端尺侧指动脉吻合。皮瓣及末节拇指分别缺血 4 小时及 14 小时重建血液循环,修整缝合皮肤术毕,术后按断指再植常规治疗。皮瓣及末节拇指顺利成活(图 7-66G~I),术后失访。

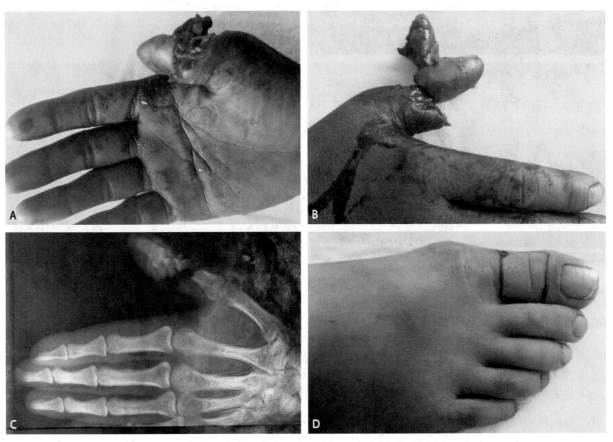

图 7-66　三角皮带轮致右手拇指节段缺损离断,选同侧跗趾腓侧 C 形皮瓣移植桥接再植

A、B. 当时伤情;C. X 线片所示;D. 选同侧跗趾腓侧 C 形皮瓣移植皮肤切口设计。

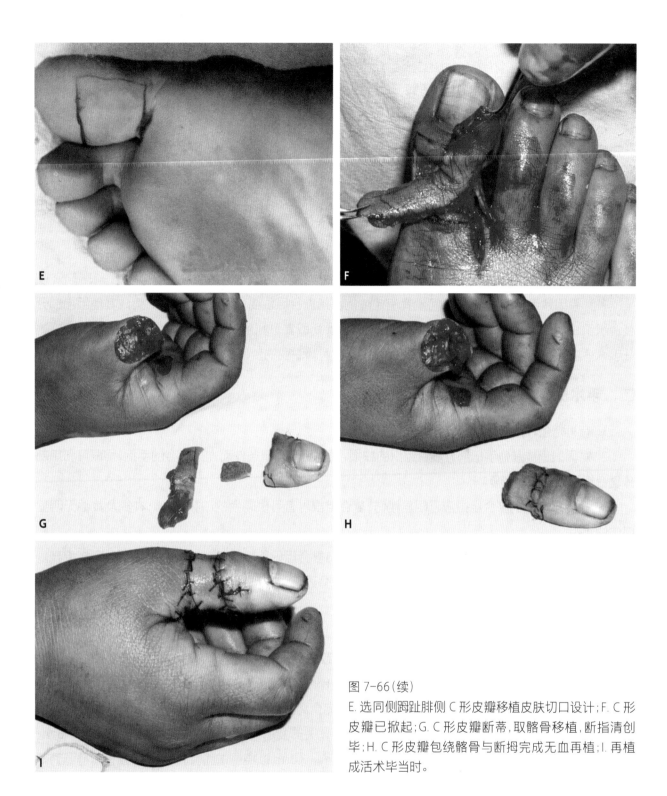

图 7-66（续）

E. 选同侧跛趾腓侧 C 形皮瓣移植皮肤切口设计；F. C 形皮瓣已掀起；G. C 形皮瓣断蒂，取髂骨移植，断指清创毕；H. C 形皮瓣包绕髂骨与断拇完成无血再植；I. 再植成活术毕当时。

小结

　　本例系拇指中间节段缺损，已无直接再植条件。由于拇指末节尚完整，考虑拇指功能的重要性，为重建损伤拇指外形及功能，笔者设计髂骨移植修复骨缺损，取跛趾偏腓侧带趾背静脉、腓侧趾底动脉与神经的 C 形皮瓣移植桥接再植获得成功。本例手术适应证较强，手术设计灵活巧妙，保留了拇指原来的长度与功能，为这类损伤的修复提供了一种新的手术方法。

利用废弃指复合组织移植修复手指复合组织缺损

外伤性手指离断的伤情各种各样,难以采用一定模式实施原位或移位再植,当某个断指由于近端条件较差,丧失原位或移位再植条件而废弃,而该患者同时又有其他手指部分复合组织缺损,截除十分可惜,则可利用该废弃断指,切取其可利用的复合组织进行移植修复其他手指复合组织缺损,是废指利用的好方法。

一、适应证

各种原因致手指多发性离断,可选择有条件的断指施行原位或移位再植,同时对造成其他手指部分复合组织缺损,可利用无再植条件而本应遗弃的废指,切取其可利用的部分复合组织进行移植修复。这一手术适应证完全掌握于手术医师的灵感,基于专业医师职业的责任感及其精湛的手术操作来实施。

二、手术原则与注意事项

1. 有再植条件的断指可施行原位或移位再植。

2. 对同时造成其他手指部分复合组织的缺损,可利用无再植条件而本应废弃的手指,切取可利用部分复合组织进行移植修复。

3. 利用废弃指的复合组织应无明显挫伤,复合组织内有可供吻合的动脉、静脉、神经及其他无明显损伤的组织。

4. 手指复合组织缺损其远端有血供者,可将废弃复合组织移植修复;若远端无血供者,可将废弃复合组织做桥接移植,使复合组织及远端指体重建血液循环。

三、典型病例

【典型病例】患者女性,33 岁。1996 年因冲压伤致右手拇、示指完全离断,中指桡侧皮肤缺损 3 小时入院。检查:患者一般情况良好,右手拇指于末节基底部以远离断,仅残存掌侧一块游离挫伤皮肤,拇指近端指背皮肤完好,而掌侧皮肤缺损;示指自掌骨头下完全离断,尺侧有一挫伤皮肤相连,近端创面参差不齐,无原位再植条件;中指桡掌侧大面积皮肤缺损,指骨、关节及指伸、屈肌腱完好,远端无血供(图 7-67A、B)。根据上述伤情决定将离断示指分别设计切取 8.5cm × 3.0cm 以桡侧指固有动脉、神经及指背静脉为蒂的,以及 4.0cm × 2.5cm 以尺侧指固有动脉、神经及指背静脉为蒂的两块剔骨皮瓣(图 7-67C、D),分别修复中指桡掌侧及拇尺掌侧皮肤缺损。由一个手术组对远、近端按常规清创,近端分别寻找并标记拇指尺侧指固有动脉和神经,中指桡侧指固有动脉、神经及两指相应的指背静脉。分别显露示指两侧剔骨皮瓣并分离两侧神经血管束及指背静脉后,分别切取两剔骨皮瓣;示指尺侧剔骨皮瓣的指背静脉、尺侧指固有神经及动脉与拇指尺侧指背静脉、固有神经及动脉缝合,皮瓣缺血 9 小时重建血液循环;示指桡侧剔骨皮瓣的指背静脉、桡侧指固有神经及动脉与中指桡侧指背静脉、指固有神经及动脉缝合,皮瓣缺血 11 小时重建血液循环。为了延长拇指长度,虎口做 Z 字改形,取示指剔除剩余皮肤修成全厚皮片移植修复虎口处皮肤缺损区(图 7-67E)。术后按断指再植常规治疗,两皮瓣皮片顺利成活(图 7-67F、G)。

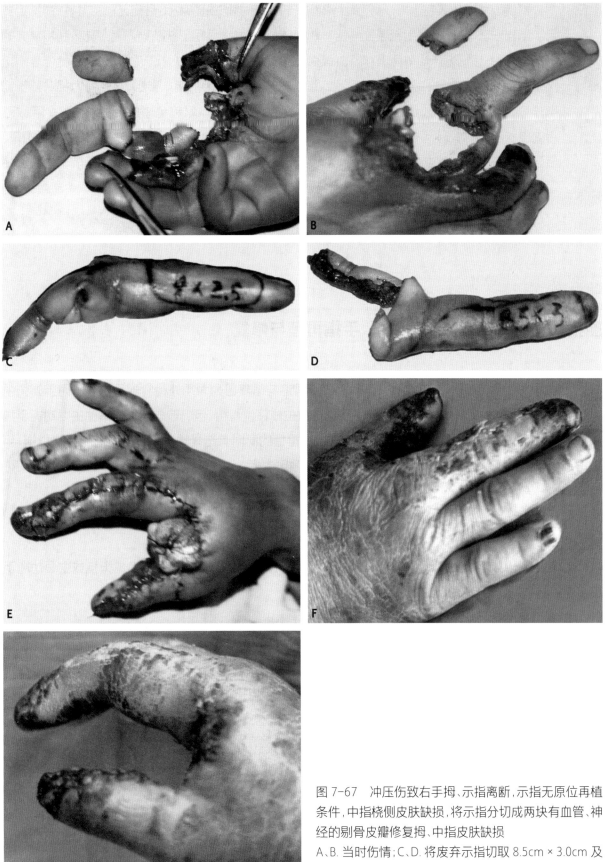

图 7-67　冲压伤致右手拇、示指离断,示指无原位再植条件,中指桡侧皮肤缺损,将示指分切成两块有血管、神经的剔骨皮瓣修复拇、中指皮肤缺损

A、B. 当时伤情;C、D. 将废弃示指切取 8.5cm × 3.0cm 及 4.0cm × 2.5cm 的两皮瓣切口设计;E. 手术结束当时; F、G. 两皮瓣成活出院时外形。

小结 　本例因冲压伤致右手拇、示指完全离断，尺侧有一挫伤的皮蒂相连，但无再植条件；拇指近节尺掌侧皮肤缺损，离断拇指无原位再植条件；中指桡掌侧大面积皮肤缺损。为了充分利用废弃的示指，术者把该指设计切取两侧神经血管束及相应指背静脉的两块剔骨皮瓣，分别移植修复拇指尺掌侧及中指桡掌侧的皮肤缺损，保留两指外形及功能；又因拇指末节部分缺损，为相对延长拇指长度，采用 Z 字改形以加深虎口，并利用示指剔除剩余皮肤修成全厚皮片移植修复 Z 字改形后的皮肤缺损。本例手术设计十分精湛合理，充分利用废指修复手指两侧皮肤缺损并加深虎口，做到物尽其用，是一例难得成功的病例。该例手术由中国人民解放军第四〇一医院丁小衍主任医师设计实施，是灵感、责任感与技术的巧妙结合，值得点赞。

⌛ 第九节

断指再植同时施行足趾移植拇、手指再造与修复

　　断指再植及择期或急症足趾组织移植拇、手指再造与修复已列为手外科常规手术。不同手外伤中有时能遇到部分多指离断及特殊手外伤，虽可施行原位或移位再植，但仍造成拇指或其他主要功能手指缺损，需待二期再造及修复。基于以上情况，在断指再植的同时有选择地一期施行足趾组织移植拇、手指再造与修复，以减轻患者多次手术的痛苦及经济负担，并尽早恢复手功能，是手外科医师应想到和可以做到的。笔者单位为 3 例患者施行了上述手术获得满意的临床效果。

一、适应证

　　1. 各种原因致手指多发性离断及损伤，在施行断指原位或移位再植同时仍造成拇指或主要功能手指及组织缺损，要求再造拇指或修复手指组织缺损者。

　　2. 患者全身情况允许，精神正常，供足无创伤及手术史，无活动性足癣。

　　很多患者在再植时不了解可以施行急症拇、手指再造与修复，手术医师可根据上述适应证，向患者提出在断指再植的同时可以施行急症拇、手指再造与修复的意见，征得患者同意后方可实施。实施这类手术是有风险的，因此要求医疗单位具有断指再植及足趾组织移植拇、手指再造与修复的丰富临床经验并严格选择适应证。

二、手术原则与注意事项

　　1. 多指离断在施行断指再植的同时，可选用其他断指异位再植拇指或其他主要功能手指，或利用废弃指修复手指组织缺损，不轻易选择足趾组织移植施行急症再造与修复。

　　2. 严格断指再植术操作程序，认真修复骨与关节，指伸、屈肌腱及神经，保质保量地完成断指的血液循环重建。

　　3. 慎重选择足趾组织，按足趾组织移植拇、手指再造与修复的手术设计原则与再造方法(详见第十一章)精心设计，认真操作，并注意再造指外形及功能重建。

4. 合理修复创面。本类外伤除造成多发性手指离断外,同时可造成虎口及部分皮肤缺损,在再造拇、手指的同时可携带不同形式足背皮瓣进行再造与修复。

5. 爆炸伤致手指多发离断或缺损,因直接暴力及冲击波会导致伤肢血管广泛损伤,实施这类手术应慎重。

三、典型病例

【典型病例1】患者女性,19 岁。2003 年因切菜机伤致右手环指不完全离断,中指末节背侧缺损 4 小时入院。检查:一般情况良好,右手环指于中节远端除尺侧尚有 1cm 表皮相连外,其余组织均已离断,断指无血供;中指末节背侧皮肤、指甲及远节指骨粗隆缺损,远节指骨外露,面积约 2.0cm × 1.6cm,患者要求同时施行再植与修复(图 7-68A)。臂丛神经阻滞及硬膜外阻滞下行环指再植及右𧿹趾甲皮瓣移植中指末节背侧修复术。手术分两组同时进行。一组按常规施行环指断指再植术,另一组选同侧𧿹趾偏腓侧甲皮瓣移植,吻合趾-指动、静脉重建血液循环完成中指末节背侧皮肤及指甲缺损的修复(图 7-68B~D)。术后按断指再植常规及康复治疗。术后 1 年随访,环指 PIP 功能正常,DIP 有 10°~15° 伸屈活动,指腹饱满,两点分辨觉为 8mm;中指末节背侧外形较佳,甲生长正常,患者十分满意(图 7-68E)。

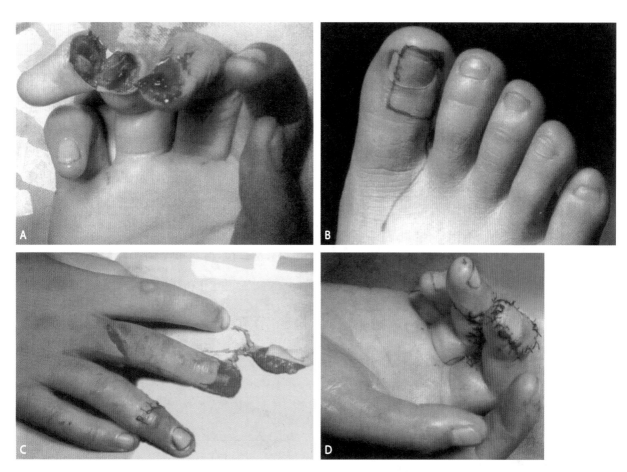

图 7-68　切菜机伤致右手环指不完全离断,中指末节背侧组织缺损,环指再植的同时切取𧿹趾背侧部分甲皮瓣移植修复中指末节背侧组织缺损获成功
A. 当时伤情;B. 切取同侧𧿹趾腓侧背侧甲皮瓣皮肤切口设计;C. 环指再植结束,甲皮瓣移至受区;D. 𧿹趾甲皮瓣移植修复术毕。

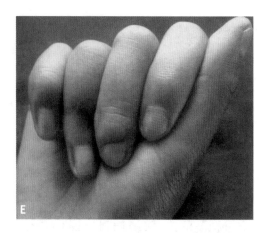

图 7-68（续）
E. 术后 1 年外形与功能。

小结

　　本例系环指离断施行断指再植的同时，为修复中指末节背侧组织缺损，选用同侧姆趾偏腓侧背侧甲皮瓣移植修复，采用吻合趾-指动、静脉重建血液循环完成修复，达到预期效果，患者十分满意。

　　【典型病例 2】 患儿女性，2 岁。2003 年因粉碎机伤致右手拇、示、中、环、小指 5 指于掌指关节附近完全离断 2 小时入院。患儿有轻度休克，即行抗休克治疗。检查：右手拇指于掌指关节以远缺损，拇指指体毁损；示、中、环、小指于掌骨头下完全离断，中、环指已毁损，示、小指间有挫伤复合组织相连（图 7-69A）。待患儿全身情况好转后即在全身麻醉下行示、小指移位再植于中、环指位，取左足带舵样足背皮瓣及跖趾关节的第二趾移植再造拇指。手术分三组同时进行。按常规清创，切除中、环指复合组织，将示指尺侧与小指桡侧指蹼合并缝合（图 7-69B），将示指移位再植于第三掌骨，小指移位再植于第四掌骨，克氏针纵贯内固定，按常规实施再植，示、小指分别缺血 6 小时及 8 小时重建血液循环；取对侧带 3.5cm × 3.0cm 舵样足背皮瓣及跖趾关节的第二趾移植施行拇指再造与虎口修复（图 7-69C、D），第二趾及舵样足背皮瓣缺血 2 小时重建血液循环，调整缝合皮肤术毕（图 7-69E、F），术后按断指再植常规治疗及冬眠治疗。术后第 6 天，小指发生血管危象，经探查见指蹼下残留的指总动脉以远完全栓塞，其中仅一细支分向小指近节，小指桡侧固有动脉长段损伤，无条件施行血管移植修复而放弃，术后 17 天小指坏死解脱，创面取尺动脉逆行岛状皮瓣修复，术后半年随访见右手两指外形可，两指已能对捏持物，家属十分满意（图 7-69G、H）。

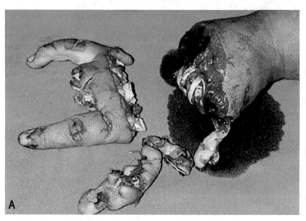
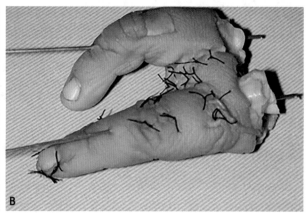

图 7-69　2 岁女孩因粉碎机致右手五指毁损离断，将示指、小指再植于中指、环指位，取对侧带舵样足背皮瓣及跖趾关节的第二趾移植再造拇指并重建虎口
　　　　　　　A. 当时伤情；B. 示指、小指合并缝合。

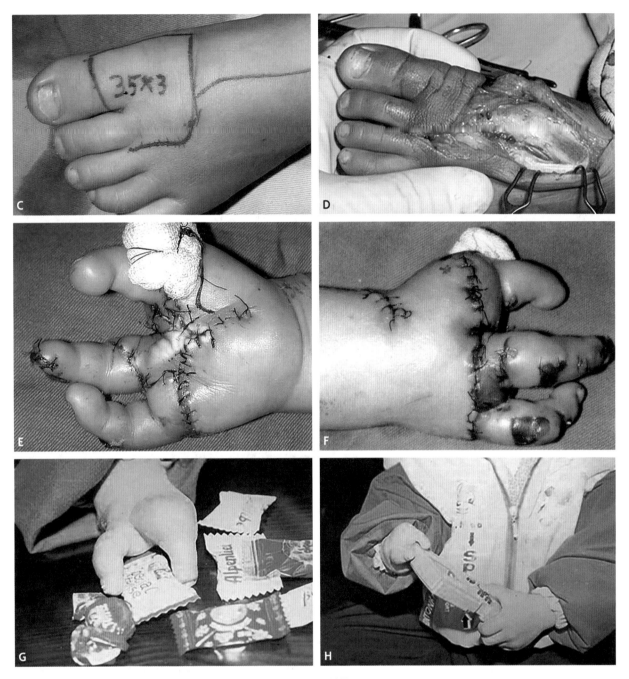

图 7-69（续）

C. 取对侧带舵样足背皮瓣及跖趾关节的第二趾移植皮肤切口设计；D. 切取过程；E、F. 示指、小指再植于中指、环指位，带舵样足背皮瓣及跖趾关节的第二趾移植再造拇指；G、H. 术后半年随访见外形与功能。

小结

　　本例系幼儿拇、示、中、环、小指毁损性离断，拇、中、环指已毁损，丧失再植条件。将有挫裂伤的示、小指合并缝合，再植于中、环指位，取对侧带舵样足背皮瓣及跖趾关节的第二趾移植再造拇指并重建虎口，一期完成了再植与再造。小指术后第 6 天发生血管危象，经探查由于指体损伤较重，血管长段损伤无条件采用小血管移植修复而坏死解脱，但仍保留了环指，能与再造的拇指完成对指，恢复了右手基本功能，达到预期再植与再造目的。

　　【典型病例 3】患儿男性，2 岁 8 个月。2004 年因铡草机伤致右手毁损性离断 4 小时入院。患儿有轻度休克，予以镇痛、抗休克治疗。检查：右手自掌骨远端以远缺损，离断手指分切成 6 个组织块，除中、环、小指有挫伤指蹼相连外,其他手指及组织块挫灭,丧失再植条件(图7-70A)。待患儿全身情况改善后即在全身麻醉下行中、环、小指再植术,取对侧带菱形足背皮瓣及跖趾关节的第二趾移植再造拇指(图7-70B)。手术分两组同时进行,先对中、环、小指3指行清创再植,由于掌指关节部分毁损行掌指关节成形制动,按常规实施断指再植,3指分别缺血10~12小时重建血液循环;取对侧带菱形足背皮瓣及跖趾关节的第二趾移植再造拇指并重建虎口,第二趾缺血2小时重建血液循环(图7-70C、D)。术后按断指再植及拇指再造术后常规处理并予以冬眠治疗,断指及再造拇指顺利成活。术后1年随访见已恢复较理想的外形与功能(图7-70E、F)。

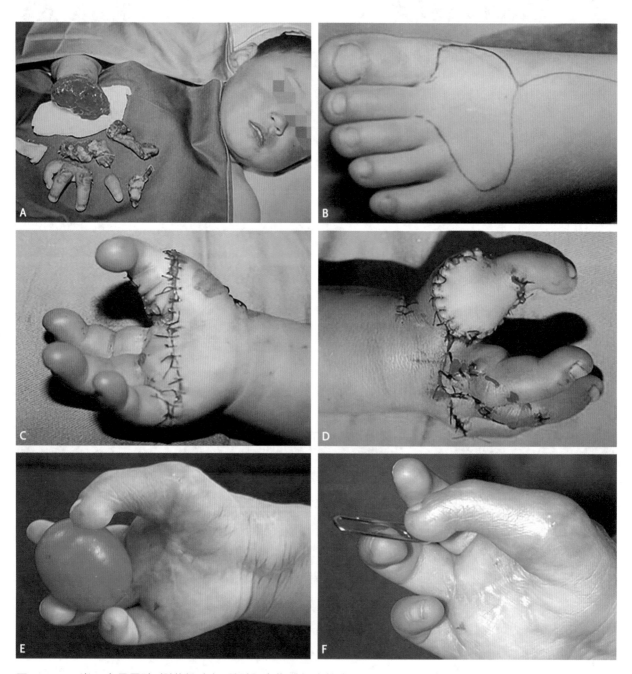

图7-70　2岁8个月男孩,铡草机致右手毁损,有指蹼相连的中、环、小指原位再植,取对侧带菱形足背皮瓣及跖趾关节的第二趾移植再造拇指并重建虎口

A. 当时伤情;B. 菱形足背皮瓣第二趾皮肤切口设计;C、D. 中、环、小指再植及第二趾移植再造拇指术毕;E、F. 术后1年随访见外形及功能。

小结

　　本例系幼儿第一~五指毁损性离断,除中、环、小指 3 指有挫伤的指蹼相连外,其他断指及组织块均挫灭毁损,丧失再植条件,且第一~五指掌指关节部组织已毁损,故中、环、小指 3 指行掌指关节成形原位再植;取对侧带菱形足背皮瓣及跖趾关节的第二趾移植再造拇指并重建虎口,一期完成再植与再造,术后 1 年随访已恢复较理想的外形与功能,达到了预期再植与再造的目的。

(俚国良)

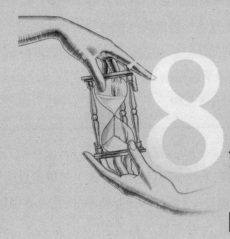

8 第八章

断指再植术失败原因分析

显微外科技术应用于临床最大量最常见就是断指再植术。目前断指再植术在我国不仅在大医院开展,而且已在广大的县医院普及,有的乡镇卫生院也有成功病例报道。随着断指再植术的普及,广大手指离断伤员能及时获得再植的机会,以减少手的伤残并恢复功能,这是显微外科技术应用于断指再植的目的与效果。断指再植的开展,既有成功的经验,也有失败的教训,笔者单位自 1978—1985 年再植断指 420 个,成活 386 个,失败 34 个,失败率为 8%。在此让我们坦率地讨论一下失败的原因,让我们接受教训,少走弯路,进一步提高断指再植术的技术水平。

一、适应证选择不当

凡于末节基底部以近的完全性断指,或不吻合血管不能成活的不完全性断指,只要指体结构完整,远近两端无明显挫伤及多发骨折,均适应再植。然而在实践中由于种种原因未能准确掌握这一适应证而导致再植失败。本组因适应证选择不当占失败指数的 29.4%。

1. 指体挫伤较重 初学医师热情高,一旦遇断肢(指)患者,出于患者要求及术者本人的热情,对肢(指)体损伤未做全面了解而予以再植,终因肢(指)体条件差而失败。笔者曾遇 1 例双手示、中、环指被滑轮上的铁链挤断,其中两个断指有中度挫伤,笔者出于同情与热情顺从患者及陪送人员的强烈要求予以再植,术后 3 天两个断指逐渐坏死最终解脱。另一例为示、环、小指撕脱性离断,远近两端血管均有不同程度的撕裂,再植条件极差,由于系同事送入院,勉强予以再植,虽做了种种努力,仍不能避免失败。所以,遇指体有明显挫伤、多发骨折及手指撕脱离断者,指体结构已不完整,血管、神经有直接及间接损伤,即使予以再植终因血管多处损伤而导致再植失败。

2. 指体保存不当 手指离断后在通常情况下争取于 24 小时内重建血液循环,一般断指是能再植成活的。上述通常情况是指断指在运送途中未经冷藏保存,到达医院后予以冷藏。如果遇夏季或南方地区则情况又有别,为此要灵活掌握。笔者曾遇一例右手第二~五指被冲床冲断,除指屈肌腱相连外,其余组织均已离断。当地医师用大量纱布及绷带包扎于伤后 16 小时送达笔者单位,时值夏季,当打开包扎敷料时能嗅到一股热腐味,笔者认为指体已变性难以再植。但陪送人员及患者家属跪在地上强烈恳求再植,笔者遂试以再植。术中发现两断端血管已失去弹性,管腔周围有黏丝样改变,虽再植了示、中指,重建血液循环后,指腹尚有一定张力,指端侧方切开可见有鲜血外溢,但无毛细血管回充盈现象,术后 12 小时指体逐渐出现水疱,第 3 天终于变性坏死而解脱。本例纯属手指不完全离断被敷料严严实实包裹 16 小时送达入院,指体已变性,虽予以再植,又因热缺血时间过长,最终坏死而解脱。肢(指)体离断后均不宜保温保存,凡保温保存且热缺血时间过长,术中发现血管弹性消失,有黏丝样改变,应放弃再植。

3. 断指经刺激性液体浸泡 笔者认为,手指离断后,凡经刺激性液体浸泡,应根据液体性质、浓度、浸泡时间,慎重选择,不宜轻易试以再植。虽然有经短时刺激性液体浸泡而获再植成活的个案报道,但应做客观分析,不能一概而论地肯定或否定。本组曾遇 1 例儿童左手拇指旋转撕脱性离断,伤后将断指置于盛冰糕的冰桶内保存 8 小时来院,时值夏季打开冰桶,见断指已完全浸泡在融化的冰糕液中,儿童家长恳求再植,医师遂做一试。手术尚顺利,缺血 19 小时重建血液循环,但术后不久指体出现花斑、发凉,经探查见动、静脉吻合口均通畅,最终因指体变性而解脱;另 1 例也是儿童因铡刀伤致示、中、环、小指完全离断,几经转折找到一家医院,医护人员将断指浸泡在 5% 葡萄糖氯化钠溶液中乘专机送达笔者单位,距外伤已 21 小时。笔者极为重视予以再植,再植后指体色泽异常,终因指体变性而全部解脱;本组还遇 1 例 2 岁儿童玩铡刀致示、中、环、小指 4 指被铡断,小儿哭着回家,父问其经过立即赴现场,现场却有一群鸡而未见断指,其父想到断指有可能被鸡吃了,终于在一只鸡消化道内摸到 4 个手指,杀鸡取出断指送来笔者单位。笔者极为重视,安排技术熟练的医师为其再植,结果示、环、小指 3 指均变性坏死而解脱,仅中指勉强成活。以上 3 例均可说明,经刺激性液体浸泡的指体均有不同程度变性,再植难以成活。然近期笔者遇 1 例右手示、中指末节离断,当地医院将断指放入 75% 酒精溶液中即送来笔者单位,浸泡达 1.5 小时,值班医师决定放弃再植,经笔者检查,断面组织有轻度凝固,嘱清创时多切除一段断面组织行再植而全部成活。

根据上述情况,当指体经刺激性液体浸泡后,应根据液体性质和浓度、浸泡时间、季节及组织变性程度慎重选择,灵活掌握,凡浸泡时间较长,预计指体已变性者可放弃再植。

二、再植的技术原因

断指再植失败以技术原因为主,这是不可否认的,常发生于初学的医师。常见的技术原因有以下几种。

(一) 清创不彻底

断指两侧彻底清创,为顺利再植创造良好的条件并为再植成活提供了基础。断指镜下彻底清创多花费一些时间是值得的,但有的医师为了急于再植,却忽视了这一重要步骤,不仅给再植带来了麻烦和困难,延长了手术时间,严重者会导致失败。因清创不彻底导致再植失败有以下几种情况。

1. 对两断面未做彻底清创,对两断端血管、神经损伤程度未能深入了解,为了急于再植,行骨内固定并修复肌腱,当吻合血管时发现血管损伤重,缺损多,不得不采用张力吻合或保留损伤的血管做直接吻合,造成吻合口多处漏血并导致栓塞;若采用血管移植,不仅延长了手术时间,而且增加了血管吻合口而增加栓塞的概率;即使再植成活,因清创不彻底常导致局部感染继发血管栓塞;因清创不彻底指体成活后因局部瘢痕形成影响新生血管建立及神经再生而影响功能恢复。笔者曾遇 1 例中指中节离断按常规清创再植,吻合动脉开放血管夹后,动脉血虽通过吻合口,但远端指体仍无血供,遂向远端解剖,发现离吻合口以远 10mm 处动脉内膜已断裂,切除后行静脉移植而成活,本例说明除断端外,断端以近或以远都有血管损伤的可能。

2. 对血管外膜外组织及对有挫伤的间质组织未能剥离清除干净,无创缝合针线因针尾与缝线结合处不光滑或线尾外露,吻合血管时可将外膜外组织带入管腔内而形成栓塞。

(二) 血管吻合质量差

术者的小血管吻合技术差,显微手术器械及手术显微镜因素,术者的体力与精力等因素均可影响血管吻合质量。因小血管吻合技术原因导致再植失败常有以下几种情况。

1. **张力下吻合** 通常情况下,指骨经适当缩短,血管能在无张力或低张力下吻合。由于在清创时对血管损伤程度缺乏全面了解,骨骼缩短不够,过早行骨内固定并修复肌腱,当吻合血管时为图省事采用血管合拢器勉强将血管于张力下吻合,导致吻合口栓塞而失败。

笔者通过对家兔股动脉张力吻合的实验研究表明:家兔股动脉中段做一般游离后于中点切断,两断端血管自然回缩所造成的缺损距离,平均为该动脉直径的 6.1 倍(图 8-1A);当切除股动脉直径 1~2 倍的血管长度后,两断端血管回缩所造成的缺损距离相当于该动脉直径的 7.22~7.90 倍,行低张力缝合,血管远期通畅率均为 100%(图 8-1B);而当切除该动脉直径 3~4 倍的血管长度后,两端血管回缩所造成的缺损距离为该动脉直径的 8.63~9.54 倍,行张力下缝合,血管远期通畅率仅为 92.3%~90.5%(图 8-1C);

当切除该动脉直径 5 倍的血管长度后,两端血管回缩所造成的缺损距离为该动脉直径的 10.45 倍,则难以采用血管合拢器在张力下缝合,即使勉强缝合,将导致血管撕豁出血并形成栓塞。本实验说明:当中小动脉因损伤断裂,经清创造成血管回缩缺损的距离为该动脉直径 7 倍以内时,可予以直接缝合,血管远期通畅率可达 100%;而当血管回缩缺损的距离为该动脉直的径 8~9 倍时行张力下缝合,通畅率仅为 90%~92%;当血管缺损回缩的距离大于该动脉直径的 10 倍时,不宜采用张力下缝合,应采用血管移植修复。

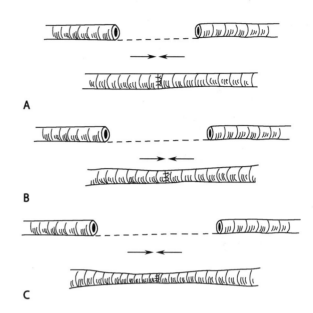

图 8-1 家兔股动脉张力吻合实验
A. 血管切断两断端自然回缩造成缺损为血管直径 6 倍时缝合为临界张力;B. 缺损为血管直径 7 倍时缝合通畅率仍为 100%;C. 缺损为血管直径 8~9 倍行张力下缝合,通畅率仅为 90%~92%。

2. 外膜内翻重叠缝合 小血管端端吻合时,要求边距、针距对称,内膜外翻或平整对合为原则。有些术者没有很好地掌握这一要领,有的因技术不熟练或助手配合不当,在内膜未外翻或平整对合前就打结,造成血管内翻或管壁重叠缝合,开放血管夹后虽能一时通血,但不久会导致吻合口栓塞。在吻接每一条血管的过程中,只要其中有 1 针缝合达不到要求,则这一吻合口迟早会发生栓塞。所以,术者在吻合每一条血管时,精力要充沛,保证每一针的缝合质量,决不能为求快贪图省事而草率吻合。

3. 血管扭转 往往发生于血管蒂较长或血管移植时,未将血管理顺而缝合,是粗心大意所致。在遇到血管缺损较长,行血管移植时,为防止血管扭转,应在镜下将移植血管放平理顺后缝合,通血后发现血管扭转,应拆除缝线重新吻合,不要带隐患草率结束手术。

4. 错误的吻合 本组有位医师在再植时曾将一侧近端动脉与远端静脉做了吻合,开放血管夹后,远端未恢复血液循环,笔者检查发现他误将远端静脉当作动脉而吻合,纠正后重新吻合成功;吻合血管时若缝针扎得过深将对侧管壁缝合而未引起注意,术后会发生血管危象,探查时才发现,经血管移植挽救指体。以上错误吻合均及时发现予以纠正,虽未造成失败,但应引以为戒。

因血管吻合质量差导致吻合口栓塞而失败,是本组再植失败的主要原因,占失败指数的 52.9%。为此,必须重视小血管吻合技术的训练,严格按照操作要领实施血管吻合,确保每一针的缝合质量,才能提高血管吻合的通畅率。

(三)指动脉吻合数少

为了提高断指再植的成活率和成功率,再植时两侧指动脉应同时予以缝合。可是在再植实践中,有的术者缝合一条动脉后,见指体恢复血液循环而十分自信,未对对侧动脉再做缝合而结束手术。当然缝合一条动脉有质量保证也能成活,但也有的发生血管危象而失败。所以只缝合一侧指动脉并不十分保险,一旦发生血管危象就没有缓冲的余地,只好行手术探查,若丧失探查时机只能以失败而告终。如果两侧指动脉均做缝合,即使一侧动脉发生栓塞,另一侧还能提供血供而提高安全系数。本组 645 指断指再植吻合动、静脉比与再植成活率比较显示:仅吻合一条指动脉者成活率为 88%,吻合两侧指动脉者成活率为 91.6%。由此证明两侧指动脉应尽量缝合。

从另一角度说,缝合一条指动脉质量保证虽能成活,但指体动脉血灌注量低,指温较低,侧支循环建立慢,因指体发凉,患者不敢使用伤手,不利于神经再生、肌腱愈合及骨骼连接;若两条动脉均缝合,指体动脉血灌注量充足,指温正常,侧支循环建立快,利于神经再生、肌腱愈合及骨骼连接,术后患者可早日使用伤手,利于功能恢复。所以再植术中两侧指动脉均应予以吻合。

(四) 缝线选择不当

1982 年以前,由于缺乏 11-0~12-0 无创缝合针线,除对小儿断指及末节断指用 11-0 无创尼龙针线缝合外,成人断指大部分选用 9-0 线缝合,其成活率波动于 85%~92%;以后强调近节基底部以远断指一律用 11-0 线缝合,使成活率提高到 95%。由此说明,缝线的选择对提高血管通畅率和再植成活率有直接影响。当然,也有缝合质量提高的因素。

(五) 皮肤缝合不当

缝合皮肤是外科医师的基本操作,而在断指再植术中却是一项重要操作,容不得半点马虎。轻者对合不良造成皮肤开裂,重者因皮缘内翻压迫修复血管造成血管危象导致再植失败。常见有两种情况。

1. 缝皮粗心 缝针缝穿已缝合的血管壁导致血管损伤。常见于小儿断指再植缝合皮肤时,也有成人缝合指背皮肤时。为此应选择 3-0 线缝合为宜,并防止缝针扎得过深而缝穿血管壁,遇小儿断指再植缝合皮肤时,宜在镜下缝合较为安全,缝合成人指背皮肤时应提起皮缘进出针。

2. 皮肤对合不良压迫血管 这完全是医师缝合皮肤的基本技术不符合要求而致,使皮缘内翻或卷曲而压迫皮下血管。本组曾发生 3 例,手术探查拆除皮肤缝线而恢复血液循环。

三、发生血管危象处理不及时

断指再植术后 1~3 天是血管危象高发期,尤以术后 24 小时为明显。血管危象好发于夜间,与夜间循环动力下降有关;另外,由于夜间医护人员少,发现处理不及时。夜间值班医师忙于处理急症手术,发生血管危象后不能及时探查;也可能由于疲劳未做及时探查,丧失探查时机导致失败。这里有客观原因,也有主观原因。笔者认为,只要决定断指再植,术者应集中精力,克服种种困难,及时准确无误地实施再植术,努力使每指再植获得成功。一旦发生血管危象,应及时处理或探查,1 次、2 次甚至 3 次仍要积极争取,既是对患者负责,也可使自己的再植技术与经验不断提高。

四、术者的精力与体力

断指再植术操作精细,是耗体力、费时间的手术,多指离断尤为突出。1983 年及 1985 年本组曾为10 指和 8 指完全离断者进行再植,两例再植手术分别历时 30 小时和 22 小时,由于做了有计划的组织安排,保证了术者充沛的精力,再植的 9 个断指和 7 个断指全部成活,且术后未发生血管危象。平时的断指再植术,应及时调配技术力量使手术人员有充沛的精力,并及时提供饮食保证,以保证术者体力与精力,顺利完成再植术。从本组经历看,断指再植术大部分在夜间进行,术者易产生疲劳,尤其是凌晨3~4 点钟常常出现困意,此时术者不要勉强手术操作,可以站起来活动一下肢体或喝些咖啡,以振奋精神继续手术。遇多指离断再植时,应及时组织有关人员分组施行,避免由一个手术组包干到底,最后导致术者精力疲惫,影响再植质量。本组曾遇 1 例 3 指离断者,再植条件较好,术者情绪很高,要求包干到底,结果到次日清晨精疲力尽,3 个断指均发生血管危象,再派人员进行探查,结果才成活 1 指。1979 年秋,笔者在完成 1 例游离皮瓣移植术后,为 1 例 3 指完全离断的成人施行再植术,术中又来了一例示、中、环、小指 4 指完全离断的 2 岁幼儿,嘱其住院做术前准备,笔者继续为成人患者实施再植,于次日清晨结束手术,接着又为幼儿实施 4 个断指再植术,直至次日凌晨 2 点结束手术,先后连续手术 42 小时,手术助手换了 4 名,手术护士换了 6 班,而术者仅为笔者一人,所以在再植最后 1 个示指时,终因过度疲劳,血管吻合质量不佳而发生血管危象,科内工作人员不忍心再叫醒熟睡中的笔者,丧失探查时机致示指再植失败(见图 7-44)。

五、吸烟危害

尼古丁可以引起血管痉挛,对断指再植及吻合血管的组织移植术后患者的危害不言而喻。因此,手外科及显微外科病区应严禁吸烟,同时告诫患者术后不要进入吸烟区,不准与吸烟者共聚,患者更应严格戒烟。笔者在临床实践中亲眼目睹,患者因不遵守上述规定,发生血管危象导致再植失败。1 例中指完全离断再植术后 12 天,午后家属探视时患者在 2 小时内偷吸了 3 支烟。下班前笔者查房发现其中指呈灰白色,笔者问患者是否吸烟了,患者矢口否认,结果笔者在患者床下发现三枚烟头他才承认,经及时手术探查,仍造成末节指体部分坏死;另 2 例分别于再植术后 13 天及 19 天进入吸烟区,患者虽未吸烟,但吸入了大量烟雾,导致血管顽固性痉挛,前者造成指体坏死,后者造成末节部分坏死;还有 1 例术后陪护者在夜间有些困意,当着患者的面吸烟,患者劝他不要吸烟,但他不听劝阻,导致患者断指顽固性血管痉挛而再植失败。

(程国良)

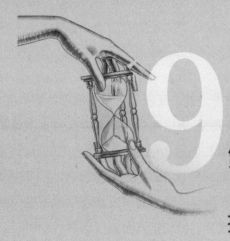

第九章

提高断指再植成活率、
成功率及术后功能评定

断指再植术的目的是恢复一个完整的有功能的手。而断指再植术又是显微外科手术中病例数量最多、手术量最大、伤情多变、再植难易差别较大的手术。目前,从我国显微外科的普及情况来看是乐观的,断指再植报道的数量也是惊人的,然而再植术后功能恢复并不十分理想。有的医师仅追求成活率,而忽视了成功率。断指再植术是综合性技术,既要有骨科的基本技术,又要有手外科的基本技术,既需有显微外科的技术基础,又要有整形外科的技术基础。另一方面,手术经治医师的职业责任感也体现于术中及术后。断指再植术发展到今天,我们决不能停留在追求成活率上,而是要在提高成功率上下功夫,这样才不辜负患者的期望。

第一节

如何提高断指再植成活率

一、正确选择适应证

为了使离断的指体经再植获得成活,指体的条件是首位的。离断于末节基底部以近的完全性断指或不吻合血管不能成活的不完全性断指,只要指体比较完整,远近两端无明显挫伤及多发骨折,指体经适当保存,未经任何刺激性液体浸泡,凡要求再植者,争取在伤后 24 小时内重建血液循环,均适应再植。显然,指体有明显挫伤及多发骨折,指体不完整,热缺血时间较长,指体经刺激性液体浸泡时间较长是不适应再植的。若离断指体的神经、血管从远端撕脱,也应放弃再植。遇多发性手指撕脱性离断,应视伤情而定,若无条件行血管、神经及肌腱移位再植者也可放弃。被动物咬断或绞肉机绞断者,应视指体条件,并经严格清创后决定是否适应再植。在掌握适应证方面要宽严结合,对指别、离断部位、年龄、时限等方面可以适当放宽,但指体的条件应严格掌握,不提倡对有瘀斑的断指及经刺激性液体浸泡的指体扩大适应证,也不提倡仅强调成活而不讲究功能的再植,更不能仅追求经济利益,不注重功能重建的再植手术。

二、认真细致的显微镜下清创

彻底清创不仅可减少感染,而且有利于新生血管的生长和侧支循环的建立,也有利于术后功能恢复。通过镜下清创不但可以识别组织挫灭程度,而且可使术者对两断面情况有全面了解,做到心中有数,为制订再植方案提供依据。所以认真细致的显微镜下清创是不可忽视的手术程序。目前尚有一种倾向,为了缩短再植手术时间,而简化清创术。笔者认为断指再植术的手术时间可设法缩短,但应建立在提高成活率及手术成功率的基础上,决不能为缩短手术时间而忽略清创术的基本操作原则,保证再植质量是第一位的。笔者认为,在清创术中所花的时间是值得的、必要的。对断面的血管、神经、肌腱及骨骼做到细致彻底清创,为加速再植进程创造了条件,自然也相应地缩短了手术时间。

三、精确无误的小血管吻合技术

断指再植术的关键操作是吻合血管，只有保质保量地缝合好血管才能保证断指成活。所以要提高断指再植成活率，要求术者必须有扎实的小血管吻合技术。在再植术中对每一条血管的吻合，每一针的操作，都要求做到精确无误。为此要求做到以下几点。

1. 对两血管断端做彻底清创，使两断端血管外观正常，有正常血管弹性，内膜光亮完整，管腔内无任何血迹及纤维素沉着。

2. 正确选择缝合针线，成人选用 10-0 或 11-0 无创伤尼龙缝线，儿童宜选 11-0 或 12-0 无创伤尼龙缝线。

3. 针距边距对称、均匀，保证每针内膜外翻或平整对合。

4. 注意镜下无创操作。

5. 避免血管张力吻合，遇血管缺损应及时做小血管移植或移位修复。

6. 尽多地吻合血管，两侧指动脉尽量吻合。条件不允许时，拇、示指以吻合尺侧，中、环、小指以吻合桡侧指动脉为主。静脉吻合数应多于动脉。

7. 吻合血管时要求术者精力充沛、思想集中。

8. 手术显微镜视野清晰，放大倍数适宜，光照充分；显微手术器械精致、灵巧、平滑；手术室温度符合要求。

9. 麻醉充分，患者安定。

10. 助手配合协调，动作熟练，巡回护士严守岗位履行职责。

四、及时处理血管危象

由于伤情、离断部位、年龄、术者的技术水平与精力、助手配合的程度及其他主、客观条件不同，不能保证每一断指血管吻合都不出问题。所以，断指再植术后血管危象是难以避免的。本组 1978—1988 年共再植断指 802 指，其中发生血管危象者 168 指，发生率 21%，对 168 指发生血管危象经及时处理及手术探查，成活 101 指，探查成功率为 60%，失败 67 指。说明及时处理血管危象的重要性，这是一个不容忽视的现实。

（程国良）

⧗ 第二节

如何提高断指再植成功率

断指再植的目的是恢复一个完整的有功能的手。所以，如何提高断指再植的成功率、增进功能是十分重要的问题。应从以下几个方面努力。

一、正确选择适应证

这里谈及的正确选择适应证与第一节的提高成活率选择适应证含义有所不同。前面所述适应证着重谈及指体的条件；本节讨论的是除指体条件外着重陈述为恢复术后功能所指的适应证。笔者在断指再植术后随访中发现，从指别论，拇指再植术后功能最佳，其次是环指及中指，最差是示、小指；从部位论，远指间关节及其以远断指再植后功能恢复最佳，中节至近指间关节断指再植后功能恢复次之，近节及掌指关节离断（除第一掌指关节外）最差；从年龄论，小儿断指再植后功能恢复优于成人；从离断指数论，多指离断再植术后功能优于单指（拇指除外）；从致伤原因论，切割伤、电锯伤离断再植后功能优于挤压伤及压砸伤。以上随访结论说明：应从功能恢复的预后来选择指别、部位、年龄、指数及致伤原因等适应证，当然也要考虑患者的要求及其经济承受能力。

在随访中发现，示、小指再植后功能恢复比其他指差，可能与该两指的解剖特点有关。因为示指与小指均有固有伸肌腱，患者为保护再植指，会避免使用它，该两指可以单独伸指保护，术后得不到锻炼使用，因而功能较差。

二、采用不贯穿关节的内固定方法

再植术中选用何种内固定方法，将直接影响术后功能。临床实践证明，采用钢丝十字交叉内固定、单枚斜向及交叉克氏针内固定，可避免内固定材料贯穿关节，利于术中肌腱张力的调节及术后功能练习。虽然上述内固定操作较复杂，但从术后功能恢复的意义来说，术中费些时间是值得的。在此，应积极提倡采用不贯穿关节的内固定方法；凡选用单枚克氏针纵贯内固定者应强调缝合骨膜，尽量避免贯穿关节，待骨折临床愈合及早拔除克氏针并进行功能练习。

三、精确修复肌腱

肌腱的修复也是影响术后功能的重要因素之一，修复肌腱时应注意以下几点。

1. 清创时要保护腱周组织，术中保持外露肌腱湿润。

2. 严格无创操作技术，肌腱断面须用锐刀切割，禁用剪刀剪肌腱。

3. 选用 3-0 无创尼龙单线采用 Kessler、Tsuge 或 Kleinert 等对肌腱微循环影响较小的方法缝合屈肌腱；采用 8 字法缝合伸肌腱，使肌腱断端对合整齐。

4. 正确调节肌腱张力，肌腱缝合后使手指处于休息位。

5. 凡于近指间关节以近离断者，除修复中央腱外，两侧侧腱束应同时修复；切割伤所致，有条件时除修复指深屈肌腱外，争取同时修复指浅屈肌腱并缝合鞘管，有利于肌腱营养及愈合，并防止肌腱粘连。术者若无把握不提倡修复指浅屈肌腱及鞘管。

6. 肌腱缺损，可选用邻指肌腱移位或游离肌腱移植一期修复肌腱的连续性。

7. 肌腱从止点处撕脱，污染不重，通过皮下隧道用抽出钢丝法原位缝合固定。

四、认真修复指神经

指神经修复正确者，感觉恢复快，痛、温、触觉恢复好，两点分辨觉接近正常，指腹饱满，手指出汗，手指外形好，能获得经常使用；反之，指体干燥无汗、萎缩，感觉麻木或痛觉过敏，易烫伤及冻伤，因而不敢使用伤手，导致指体失用萎缩，失去了再植意义。笔者在国内断指再植学术交流中观察到，有些再植成活的指体指腹萎瘪，就难以恢复满意的功能。为此应强调，断指再植术中要像重视吻合血管一样重视修复神经，认真准确地进行指神经修复。

五、尽量多地吻合血管

尽量多地吻合血管可提高断指再植的成活率，避免术后发生血管危象，提高断指再植成活率及成功率；两侧指动脉修复后，断指供血充分，利于早日建立侧支循环，手指不畏寒，利于患者早日使用伤手；由于供血充分，利于骨及肌腱愈合及神经再生，患者可尽早开始功能练习。

六、强调术后功能练习

断指再植拆线后，对未行内固定手指的关节即可开始主、被动功能练习，术后 3 周应加大主、被动功能练习幅度。待拔除内固定后，应积极指导患者进行主动功能练习并实施职业康复治疗以利尽早恢复功能。就断指再植及功能恢复而言，应是"三分治七分练"，说明功能练习的重要性。本组对 135 例 212 个再植断指经 6 个月~8 年随访，按国际手外科学会联合会及中华医学会手外科学分会评定标准评定：优良率为 86.4%。

（程国良）

第三节

断指再植术后功能评定

断指再植从第一例成功到如今已有 60 余年的历史，再植的平面由指根到指尖，由单个手指到双手十指，损伤复杂、手术难度大的断指再植不断地被攻克，很多医院再植成活率恒定地保持在 90% 以上，说明再植技术日臻成熟。然而，成活并不等于成功，重获美观而有良好功能的手指，才是断指再植的最终目标。

陈中伟于 1978 年对断肢再植制订了一个功能评定标准。米满弘之（1977）、Jones（1982）及中野、玉井（Nakamura Tamai）（1982）各自提出不同的再植术后功能评定方案以评定疗效（表 9-1~表 9-3）。三种标准的共同点是以运动、感觉、综合功能三个方面效果作为基本评定内容。米满弘之与中野、玉井从患者主观满意程度来评价再植的效果。患者自我评价与其心理状态、文化程度、不同工种与业余爱好、社会地位、个人处境有关。因此，同样伤情、同样治疗，满意与不满意的个体差异较大。中国人民解放军显微外科专业委员会（1988）和朱盛修等（1989）也曾分别提出过自己的标准，作为伤残评定、劳动保险、法律判断的参考与依据。除 Nakamura Tamai 的标准在 1983 年国际手外科学会联合会会议上确定为国际通用标准外，其他标准都未得有关权威机构的审定。当时我国手外科学会未派出代表参加该次会议，所以不作为我国指定使用标准。

表 9-1　米满弘之（1977）断指再植后功能评定

	评定项目	评分
运动功能评分	1. 运动与外观基本同伤前	10
	2. 有一定运动障碍，但能持物	5
	3. 外观较好，不能持物	3
	4. 外观好，但功能反而不好	−5
	5. 外观差，功能明显障碍，感到痛苦	−10
感觉功能评分	1. 感觉完全恢复，两点分辨觉存在	10
	2. 浅感觉与触觉恢复	5
	3. 仅仅有微弱深感觉	0
	4. 感觉完全丧失	−5
	5. 感觉异常、疼痛及感到痛苦	−10
患者主观看法	1. 非常满意	10
	2. 尚属满意	5
	3. 不满意，但比截指强	0
	4. 断指是一个累赘	−5
	5. 看了讨厌，希望截除	−10

评价标准：优，20~30 分；良，10~19；可，0~9；差，负数

表 9-2　Jones 断指再植术后功能评定法（1982）

询问	
住院日期	休息日期
症状	满意程度

握力：Jamar 握力计测 3 次，与对侧握力对比算 %

活动范围（ROM）=（100−病残度）÷4（根据美国永久病残评定指南评分，最高 25 分）

感觉计算：

正常	可	差	保护性	无感觉
两点分辨觉<6mm，0% 病残	两点分辨觉 6~10mm，25% 病残	两点分辨觉 11~15mm，50% 病残	两点分辨觉一点，75% 病残	两点分辨觉麻木无感觉，100% 病残

病残计算：桡侧为 60%，尺侧为 40%

末节手指远 1/2 段为 25% 病残，PIP 横纹以远为 50% 病残，MPJ 掌侧指横纹以远为 100% 病残

功能试验（10 项，每项最高分 5 分，总分 50 分）

1. Moberg 拣物试验　一角硬币、二角硬币、安全别针、回形针、纽扣、螺丝钉等 7 个物件，蒙眼，从容器中取出辨认。无时间限制，共识别 10 次，重复 3 次。正确识别计 0.5 分
2. 九柱插试验　患手、健手各做 1 次，以时间作为对比打分
3. 拣牙签试验　5 根牙签放桌面上，拾起来放在直径 3mm 的容器内，以 12 个健康人所需时间为正常时间，与之对比，打 0~5 分
4. 扣纽扣试验　扣直径 2.22cm（7/8in）纽扣 4 只，与健康人对比，打 0~5 分
5. 刀与叉试验　将一条黏土，用刀与叉切成 5 段，同法打分
6. 系鞋带试验　同法打分
7. 系腰带试验　同法打分
8. 擦火柴试验　从盒里拿火柴→擦火柴→点着。同法打分
9. 挤牙膏试验　拧开牙膏盖→挤牙膏→拧上牙膏盖。同法打分
10. 瓶中取物试验　10.16cm（4in）广口瓶，拧开瓶盖→取出小物件→再盖上瓶盖。同法打分

功能试验最高 50 分；运动/感觉联合分数最高同样是 50 分

表 9-3 中野、玉井的手掌与手指再植后功能评价（国际手外科学会联合会推荐）

项目			评分标准
运动（40 分）	1. 活动范围（ROM）（20 分）	（1）拇指：对指（10 分） ① 对指	可以（10 分）；困难（5 分）；不行（0 分）
		② 掌指关节屈曲/伸展 ③ 指间关节屈曲/伸展	总 ROM>正常 50%（10 分）；<正常 50%（5 分）；强直（0 分）
		（2）示、中、环、小四指（10 分） ① 掌指关节屈曲/伸展 ② 近端指间关节屈曲/伸展 ③ 远端指间关节屈曲/伸展	总 ROM>151°（10 分）；111°~150°（7.5 分）；70°~110°（5 分）；<70°（2.5 分）；强直（0 分）
	2. 日常生活活动（ADL）（20 分）	① 推　⑪ 洗脸 ② 拍打　⑫ 打绳结 ③ 钩或拉　⑬ 扣纽扣 ④ 抓软物　⑭ 写字 ⑤ 抓硬物　⑮ 用剪子 ⑥ 强力握　⑯ 用锤子 ⑦ 拣硬币　⑰ 拧螺钉 ⑧ 拣针　⑱ 夹夹子 ⑨ 拧毛巾　⑲ 插口袋 ⑩ 舀水　⑳ 猜拳	容易（1 分）；困难（0.5 分）；不行（0 分）
感觉（20 分）（英国医学研究会标准 1954）	S_5：各种感觉均恢复正常（20 分） S_4：浅痛觉及触觉恢复外，两点分辨觉存在（16 分） S_3：浅痛觉及触觉完全恢复，没有过敏（12 分） S_2：浅痛觉及触觉有少许恢复（8 分） S_1：皮肤深痛觉恢复（4 分） S_0：无任何感觉恢复（0 分）		
主观感觉（20 分）		① 疼痛（休息/运动痛） ② 不耐冷 ③ 麻木 ④ 感觉异常 ⑤ 紧束感等	严重（-3 分）；中等（-2 分）；轻度（-1 分）
美观（10 分）		① 萎缩 ② 瘢痕 ③ 变色 ④ 畸形（成角、旋转、槌状指、鹅颈、扣孔、内在肌等）	严重（-3 分）；中等（-2 分）；轻度（-1 分）
满意程度（10 分）			非常满意（10 分）；较满意（7.5 分）；满意（5 分）；不太满意（2.5 分）；不满意（0 分）
		工作情况	原工作（0 分）；轻工作（-2.5 分）；不能工作（-5 分）
总评价	优 80~100 分；良 60~79 分；中 40~59 分；差 0~39 分		

　　临床对再植后功能评价的文献不多。曾宪政等（1986）按米满弘之标准对 1964—1983 年第三军医大学西南医院再植 3 年以上的 59 例断指进行随访，结果为优 24 例、良 23 例、中 12 例、差 0 例，优良率为 79.6%；Jones 等于 1982 年将芝加哥 Rush-Presbyterian St. Luke Medical Center 的 19 例断指再植患者及 19 例未再植断指病例，以表 9-2 内容进行随访对比，得出的结论为：拇指离断只要可能，都应再植；单一手指离断再植与不再植的功能差别不大，很少需要再植；多指离断时，只要保存 1~2 个手指能与拇

指对指提供抓握功能,再植多指除增加握力外,总体功能增强并不多。

潘达德等于 1987 年以国际手外科学会联合会推荐的中野、玉井制订的标准,与米满弘之标准做对照,对 1978—1987 年再植的 135 例患者,男 87 例,女 48 例,年龄最小 1 岁 2 个月,最大 50 岁,致伤原因多种多样,伤情亦复杂,包括单指再植 93 例(指)、单手多指再植 37 例(2 指 22 例、3 指 11 例、4 指 4 例),双手再植 5 例(计 10 只手 26 指),完全性断指 117 手 182 指(85.8%),不完全性断指 23 例 30 指(14%),总共再植拇、手指 212 个,逐一进行检查和评估,随访时间为 6 个月~8 年 3 个月,平均随访期 3.5 年。其结果为:优 80 手(57.1%),良 41 手(29.3%),可 17 手(12.1%),差 2 手(1.4%),总优良率为 86.4%。92.5% 患者是满意的(包括非常满意 61 手,占 43.6%;较满意 59 手,占 42.1%,满意 9 手,占 6.4%),66.7% 患者恢复原工作(90 手)。以米满弘之标准判断结果为,优 99 手(70.7%),良 30 手(21.4%),可 8 手(5.7%),差 3 手(2.1%),总优良率 92.1%。对比之下,米满弘之标准过宽。具体发现如下。

1. 运动功能 拇指再植后的 ROM 平均为 72.9°(5°~140°),大于正常 ROM 的 50%,而且均能对指。单独示指再植后 ROM 平均 112°(60°~185°),单独中、环、小指再植后 ROM 分别为 121°(60°~185°)、152°(75°~120°)及 125°(90°~160°),均在正常 ROM 的 50% 以上。多指离断再植后 ROM 是各指 ROM 的平均数,平均为 132°(55°~185°),为正常值的 50%~61%。

ADL 共 20 项,能完成者每项给 1 分,18~20 分为接近正常与正常。该组中获 18~20 分者,单拇指再植占 80%、示指 52.9%、中指 62.5%、环指 64.3%、小指仅 2 例,均在 18~20 分。再植 2 指、3 指、4 指者,分别达到 54.5%、54.6% 及 50%,而双手多指再植者亦达 50%。

ROM 与 ADL 相结合,拇指再植后的运动功能效果最好,示指最差。多指离断病例的伤情重,运动功能接近正常者为 50%~54.6%。尽管数量不高,但所获功能对生活和工作均非常宝贵。然而应该指出的是,由于肌腱粘连、关节僵硬、关节损伤、瘢痕挛缩等原因,有 39% 达不到接近正常。

2. 感觉功能 指神经为单纯的感觉神经,接近末梢,修复预后较好。但是尽管术中每个病例的指神经均加以修复,精细感觉恢复(S_{3+})及感觉恢复正常(S_4)者占总数的 74.5%(158/212),感觉差、极差或完全无感觉者(S_2、S_1 及 S_0)尚有 5.2%(11/212)。感觉恢复在 S_2 以下者,患者有意无意地回避使用患指,以感觉良好的邻指替代做精细工作。

3. 主观症状 再植指的后遗症中,寒冷感与怕冷最为普遍。本组病例中 90 手有此症状,发生率达 37.3%。具有麻木感者 49 手,发生率 23.1%,使患者感到困扰。寒冷及怕冷与手指青紫或苍白共存,原因主要为血管舒缩调节欠佳与血供不够充分。与吻合的动、静脉及血管数量相对照,无统计学关系。然而,多数学者认为尽量多吻合血管有助于预防或减轻寒冷感。

4. 再植后畸形 再植后指腹萎缩 16 例,与供血不充分及神经功能恢复不完善有关。再植后畸形 53 指(17.4%),包括槌状指、钮孔畸形、鹅颈畸形、成角畸形、旋转畸形、屈曲畸形、弓弦畸形及非功能位强直等。造成畸形的原因众多,如肌腱未按原解剖结构修复而形成肌力不平稳、骨缺损、内固定欠佳、关节损伤、关节僵硬及肌腱粘连等。多数术后畸形能够通过修复性手术改进功能,但是仅有 1/4 患者接受修复或重建手术,其余患者因为害怕痛苦、经济或心理问题等原因不接受再次手术。

5. 满意与工作 患者对于再植后功能感到非常满意者占到 43.6%,较为满意者 42.1%,满意者 6.4%,不太满意和不满意者分别为 6.4% 和 1.4%。该组病例能回原来工作岗位者为 66.7%(90 人),换轻工作者 30.4%(41 人),不能参加工作者占 3%(4 人)。根据目前适应证范围与技术状况,尽管最终功能不够完美,绝大多数病例还是达到了治疗目的。

2000 年 3 月中华医学会手外科学分会在无锡市召开了全国上肢功能评定标准专题讨论会,会上确定要制订一个简便、实用、适合我国国情的断指再植术后功能评定标准,采取的方法既要有我国自己的特点,也尽量与国际接轨。新的评定标准(表 9-4)已经在 2000 年第 9 期《中华手外科杂志》发表,还要在应用中不断补充修改,不断完善。

表 9-4　中华医学会手外科学分会断指再植功能评定试行标准

一、断指运动功能用 TAM 系统评定标准(20 分)
　　1. 拇指:A. 对指(10 分):可以 10 分;困难 5 分;不能 0 分
　　　　　　B. 拇指关节自主活动度(10 分):掌指关节 ROM + 指间关节 ROM=总 ROM
　　总 ROM:>90°10 分;<90°5 分;强直 0 分
　　2. 手指:关节自主活动度(20 分)
　　　　　　掌指关节 + 近指间关节 + 远指间关节总屈曲度-总欠伸度 = 总 TAM
　　总 TAM:200°~260°16~20 分;130°~190°11~15 分;100°~130°6~10 分;<100°0~5 分
二、日常生活活动(ADL)(20 分)
　　1. 拣针(指甲捏);2. 拣分币(指腹捏);3. 写字(三指捏);4. 提(提箱,壶柄等重物);5. 拿大茶缸(握);6. 锤钉子(强力握持);7. 上螺丝(中央握持);8. 系鞋带(综合细动作);9. 扣纽扣(综合细动作);10. 开广口瓶(混合动作)
　　每项评分:完成良好 2 分;可以完成,动作不太好 1 分;不能完成 0 分
三、感觉恢复(20 分)
　　按照英国皇家医学研究会评定标准(1954)
　　S_4 感觉恢复正常,两点分辨觉<6mm　　　　　　　　　　　　　　　　　　　20 分
　　S_{3+} 除 S_3 外,尚有部分两点分辨觉存在　　　　　　　　　　　　　　　　16 分
　　S_3 浅痛觉与触觉完全恢复,没有过敏　　　　　　　　　　　　　　　　　　12 分
　　S_2 浅痛觉与触觉有少许恢复　　　　　　　　　　　　　　　　　　　　　　8 分
　　S_1 皮肤深痛觉恢复　　　　　　　　　　　　　　　　　　　　　　　　　　4 分
　　S_0 神经管辖区无任何感觉恢复　　　　　　　　　　　　　　　　　　　　　0 分
四、血液循环状态(10 分)
　　优:皮肤色泽、温度正常,无须特殊保护　　　　　　　　　　　　　　　　　10 分
　　良:色泽稍差、温度略低,怕冷　　　　　　　　　　　　　　　　　　　　　8 分
　　差:肤色苍白或发绀,温度明显发凉,特别怕冷　　　　　　　　　　　　　　4 分
　　劣:肤色灰暗或发绀,冷天不敢外露　　　　　　　　　　　　　　　　　　　2 分
五、外观(20 分)
　　优:再植指没有旋转、非功能成角畸形,外形丰满,短缩<1cm　　　　　　　20 分
　　良:再植指轻度旋转,轻度非功能成角畸形或萎缩,短缩<1.5cm,无明显功能影响　16 分
　　差:旋转、成角畸形影响功能,有萎缩,短缩不超过 2cm　　　　　　　　　　8 分
　　劣:畸形明显,短缩超过 2cm,严重影响功能及外观　　　　　　　　　　　　4 分
六、恢复工作情况(10 分)
　　恢复原工作:10 分;参加轻工作:6 分;不能工作但能自理生活:4 分;不能工作,生活也不能自理:0 分
根据以上六项评分,等级分值:优 80~100 分;良 60~79 分;差 40~59 分;劣 40 分

　　注:多指离断再植时,对于关节活动各个独立检查,然后相加,除以指数,取其平均值;TAM. 总主动活动度(total active motion);ADL. 日常生活活动(activities of daily living)。

(潘达德)

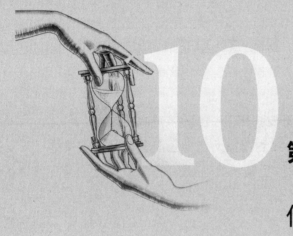

10

第十章

传统拇指再造术

虽然断指再植术已有了快速发展,我们并不能忽视传统的拇指再造技术,正是因为有了传统拇指再造技术作为基础,才使拇、手指再造发展到如今水平。在临床实践中,由于种种原因或技术设备不成熟、患者不同意等,不能采用显微外科技术进行再造,而采用传统的方法施行再造也可获得一定的外形与功能。所以手外科、显微外科及整形再造外科专业医师必须掌握传统拇指再造技术,才能适应专业的需要,履行自己的职责。

第一节

拇指残端提升加长术

一、适应证

拇指III度缺损并残端组织松软者为最佳。拇指IV度以上缺损不宜施行此手术。

二、手术方法

1. 于掌指关节稍近侧方做环形切口,切开皮肤、皮下组织及浅筋膜(图 10-1)。

2. 保留指背浅静脉并游离到腕背部。找到拇指两侧神经血管束及背侧桡神经皮支并小心分离,在深筋膜下做潜行分离,使拇指残端皮肤呈帽状提升(图 10-2)。松止血带观察帽状皮瓣血液循环。

3. 咬除拇指残端硬化骨,显露髓腔,取一直径 6~8cm、长 3~4cm 的自体髂骨,将远端修成圆面套入拇指残端帽状皮瓣内并向远端顶起皮瓣,观察提升长度及皮瓣血液循环情况,当提升延长到一定长度后,皮瓣血液循环仍正常认为提升长度适宜时,截除多余髂骨,克氏针固定。

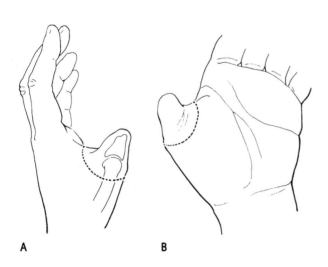

图 10-1 拇指III度缺损采用拇指残端提升加长术
A. 背侧皮肤切口设计;B. 掌侧皮肤切口设计。

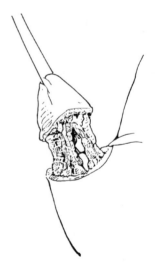

图 10-2 深筋膜下潜行分离,使拇指残端皮肤呈帽状提升

4. 使帽状皮瓣提升后远端血液循环仍正常,并用克氏针固定骨骼后取中厚皮片移植覆盖所有创面(图10-3)。加压包扎石膏托制动。待植骨愈合拔除克氏针行功能练习。

三、手术注意事项

1. 植入髂骨条的长度以套入帽状皮瓣经提升到最大限度又不影响皮瓣血液循环为原则。

2. 帽状皮瓣提升后,若髂骨有外露时可利用有血供的近端筋膜脂肪组织转移覆盖植入骨条后,方可进行皮片移植,加压包扎以不影响远端血液循环为原则。

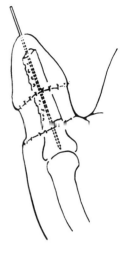

图10-3 指骨残端植入髂骨条,使帽状皮瓣提升,并用有血供的脂肪筋膜覆盖骨面,取中厚皮片移植

⧗ 第二节

示指转位拇化术

示指转位拇化术有两种,一是利用正常的示指转位再造拇指,二是利用残存示指转位再造拇指。由于转位的示指具有关节、肌腱、血管、神经等组织,使再造后功能、感觉及外形比较理想。但转位后却减少了手指数,尤其采用正常示指转位,又必须切除一部分示指的掌骨或指骨以获得较好的拇化长度,丧失该手20%的功能为其不足。因此应慎重施行选用正常示指转位,以选用残存示指转位为宜。

一、适应证

拇指Ⅲ~Ⅴ度缺损,示指于近指间关节以远缺损而指根部皮肤软组织正常者。如果指根部皮肤及软组织有明显瘢痕挛缩,不宜施行本手术。

二、手术方法

以正常示指转位再造为例。

1. 先在示指及拇指指根部背侧设计一个不规则的Y形切口,使示指背侧呈V形,示指掌侧做环形切口,拇指背侧略呈弧形并把虎口包括在内,掌侧做矢状切口(图10-4)。

2. 沿切口设计切开皮肤,保留示指背侧V形皮瓣的指背静脉网并做分离(图10-5),保留示指桡侧神经血管束及尺侧指固有动脉及神经并予以分离,切断结扎第一指总动脉至中指桡侧的指固有动脉,小心钝性劈开示指尺侧与中指桡侧的指总神经达第二掌骨中段(图10-6)。

3. 切断示、中指的蹼韧带和第二、三掌骨头横韧带,靠近端切断示指指伸肌腱,在示指根部的桡侧切断第一背侧骨间肌及掌侧骨间肌在示指近端指骨上的附着(图10-7),同时切断与转位无关的掌侧骨间肌及其他软组织,在适当部位截断近节指骨(图10-8),并在第二掌骨的近端截取长约1.5cm的一段掌骨以备作髓腔内固定之骨栓(图10-9)。

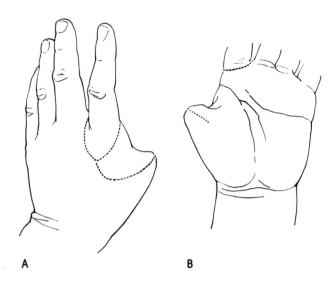

图 10-4 示指转位拇化术
A. 背侧切口设计；B. 掌侧切口设计。

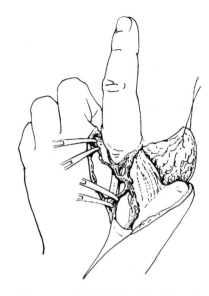

图 10-5 切开皮肤，掀起虎口皮瓣，游离示指背侧静脉

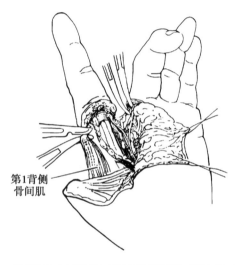

图 10-6 掌侧切口内游离示指桡侧指动脉、指神经，切断中指桡侧指动脉，钝性分离示指尺侧指神经，切断第一背侧骨间肌

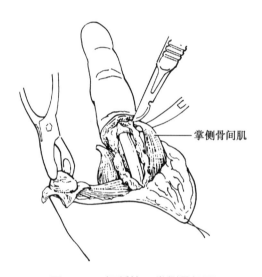

图 10-7 切断第一掌侧骨间肌

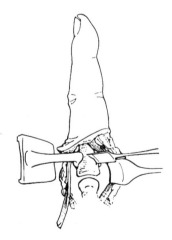

图 10-8 在适当部位截断示指近节指骨

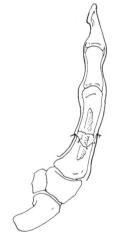

图 10-9 在第二掌骨截取长约1.5cm 掌骨做髓腔骨栓内固定

4. 掀起拇指背侧皮瓣,显露第一掌骨并咬除掌骨残端硬化骨而形成新鲜骨面,将截断的示指转位到拇指位,根据再造长度需要做必要的骨缩短,待移位示指与正常拇指长度一致后,用第二掌骨骨栓插入两骨断端髓腔内固定缝合骨膜(见图 10-9),将移位示指调整至对掌位,拇短展肌残端与移位示指第一背侧骨间肌止点处缝合,以恢复拇外展功能(图 10-10);第二背侧骨间肌缝合在示指尺侧原第一掌侧骨间肌止点处,以代拇收肌功能;第一掌侧骨间肌缝于第二背侧骨间肌腱性部以加强中指捏力(图 10-11)。最后把拇长伸肌腱与示指指伸肌腱缝合,把两块皮瓣互换而形成新的虎口(图 10-12)。术后石膏托制动 6 周行功能练习。

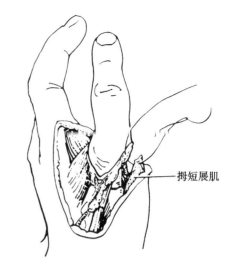

拇短展肌

图 10-10　将示指移位于拇指位并处于旋前对掌位,拇短展肌与移位的示指第一背侧骨间肌止点缝合以修复拇外展功能

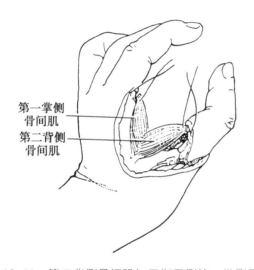

第一掌侧骨间肌
第二背侧骨间肌

图 10-11　第二背侧骨间肌与示指尺侧第一掌侧骨间肌止点处缝合代拇收肌功能,第一掌侧骨间肌缝于第二背侧骨间肌腱性部加强中指捏力

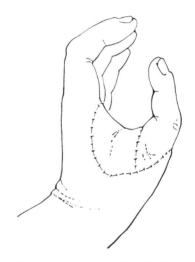

图 10-12　两块皮瓣互换缝合形成虎口

三、手术注意事项

1. 术中分离时避免损伤示指两侧神经血管束及尺侧指神经,游离的长度以能适应转位为限。示指转位后神经血管束仍有张力时,以缩短指骨为宜。

2. 移位指体不宜过长。除采用骨栓做内固定外,也可用其他方法固定。再造指应处于对掌位。

3. 示指移位后要认真处理内在肌的修复,使示指拇化后形成良好的外形与功能。

4. 为了使移位示指恢复原拇指的感觉,可切断示指两侧指神经,移位后与相应的拇指残端两指神经缝合。

5. 利用残存示指转位拇化术:手术操作步骤与方法同正常示指转位拇化术,截骨平面在第二掌骨远 1/3 处,以保留完整的第二掌指关节以代再造拇化之掌指关节(图 10-13、图 10-14)。

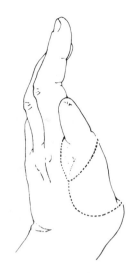 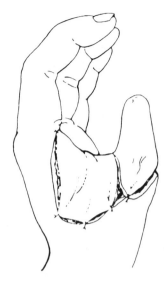

图 10-13　示指残指转位拇化术皮肤切口设计　　　　图 10-14　转位拇化术毕

四、典型病例

【**典型病例 1**】患者男性,18 岁。左手拇指缺损 11 个月入院。患者于 1982 年 11 月因左手拇指旋转撕脱性离断,伤后将断指置于冰糕筒内转来笔者单位,途中冰糕融化断指被浸泡在冰糕液中,虽经再植,但因指体变性而再植失败,残端行清创缝合,要求再造拇指入院。检查:左手拇指呈Ⅳ度缺损,残端有正常皮肤覆盖,虎口背侧有不规则轻度瘢痕挛缩,示指掌指关节伸直受限,指间关节活动正常。由于拇长伸、屈肌腱缺损,拇指指神经从近端撕脱缺损较长,示指掌指关节活动受限,故决定行示指移位再造拇指。在臂丛神经阻滞下按设计切口,分离示指静脉、神经血管束、指伸肌腱及指深屈肌腱,切断第一背侧及掌侧骨间肌,于掌指关节处离断,修整示指近节指骨移位与原拇指处等长,使拇指处于旋前对掌位,骨栓内固定,将第一背侧骨间肌止点缝于中指桡侧背侧骨间肌腱性止点处,拇短展肌止点处缝于示指桡掌侧原第一背侧骨间肌止点处,然后调整皮瓣,缝合皮肤。石膏托制动。术后半年随访,示指拇指化后功能已基本恢复(图 10-15)。

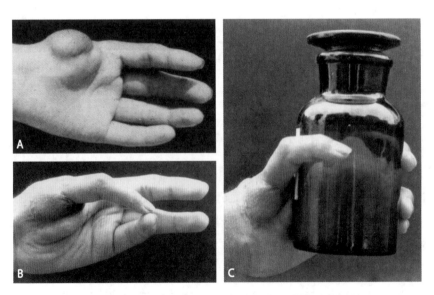

图 10-15　左手拇指呈Ⅳ度缺损,采用示指转位拇化术
A. 当时伤情;B、C. 术后半年随访见外形与功能。

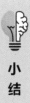

拇指呈旋转撕脱性离断,指体被浸泡于冰糕液中变性,应为再植禁忌证,由于患儿家长强烈要求,笔者无奈予以再植,结果失败,残端缝合致拇指Ⅳ度缺损。本例系拇指旋转撕脱性离断,拇长伸、屈肌腱及两侧指神经均从近端抽出缺损,若采用足趾移植再造,需采用神经、肌腱移位行功能重建,故采用示指转位拇化术,术后外形、功能较满意。

【典型病例2】患者女性,20岁,工人,1984年因右手拇指及部分示指部分缺损1年入院。检查:右手拇指于第一掌骨中段以远缺损,示指于近指间关节以远缺损,两指残端柔软。患者要求利用残端示指移位拇指再造。在臂丛神经阻滞下行右手示指残指转位拇化术。切口设计、手术步骤同前例,唯保留示指掌指关节一并移位,采用钢丝十字交叉内固定完成示指残指转位拇化术(图10-16)。

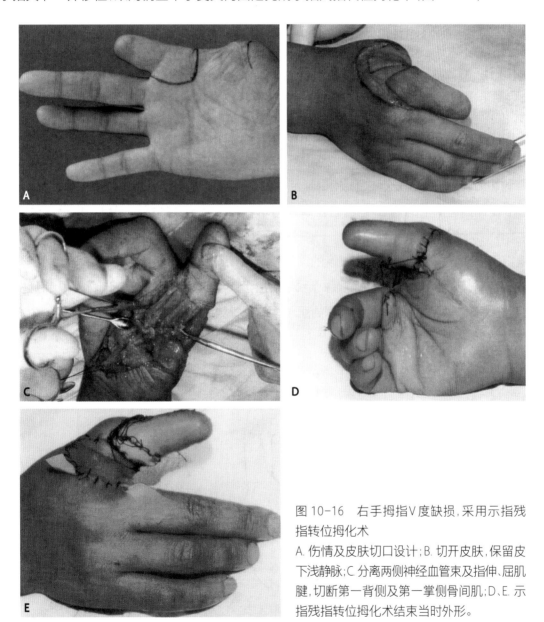

图10-16 右手拇指Ⅴ度缺损,采用示指残指转位拇化术
A. 伤情及皮肤切口设计;B. 切开皮肤,保留皮下浅静脉;C. 分离两侧神经血管束及指伸、屈肌腱,切断第一背侧及第一掌侧骨间肌;D、E. 示指残指转位拇化术结束当时外形。

本例患者从哈尔滨专程来笔者单位要求做残端示指转位拇化术,笔者满足了她的要求,是较理想的手术适应证。

环指残指转位拇化术

除正常或残存示指转位再造拇化术外,也可利用残存中指、环指进行转位拇化。为此,应视不同伤情与条件灵活掌握,尤其当示、中指完好而环指或中指呈Ⅳ度缺损,将残存的环指或中指转位拇化可获得较好的功能。

一、适应证

拇指Ⅳ度以上缺损伴环指或中指于近指间关节以远缺损,掌背侧无明显皮肤瘢痕挛缩者。

二、手术方法

以环指残指转位拇化术为例。

1. 按图 10-17 设计切口,分离环指残端两条掌背静脉,切断并结扎分向中、小指侧分支,使静脉周围保留一些筋膜组织。分离指总伸肌腱,切断第二掌侧骨间肌腱及第四背侧骨间肌肌腱。

2. 掌侧切口,分离第二、三指总动脉和神经,切断结扎分向中指尺侧和小指桡侧指动脉,纵向劈开中指与环指及环指与小指的指总神经,直至掌浅弓水平。切断第三蚓状肌起自环指指深屈肌的腱性部分。

3. 根据拇指缺损程度和再造拇指长度的需要,决定第四掌骨截骨平面并截断掌骨,切断与第三、五掌骨头横韧带;于腕背部切断背侧两条静脉,近端结扎,远端用血管夹阻断,于腕部水平切断环指指伸肌腱。此时环指除掌侧两条动脉、神经及指深屈肌腱相连外,其余组织均已离断(图 10-18)。

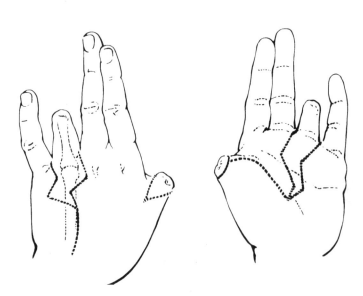

图 10-17　环指残指转位拇化术掌、背侧皮肤切口设计

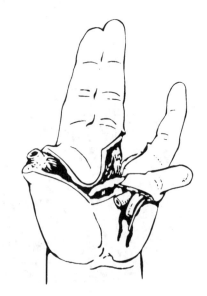

图 10-18　保留环指桡侧神经血管束,分离足够长的指背静脉,高位切断伸肌腱,于掌指关节离断移位

4. 截除第一掌骨头残端硬化骨质并扩大髓腔,根据再造拇指之长度需要做两端骨修整,把环指移植于第一掌骨并予以固定(图10-19),使该指处于旋前对掌位,调整张力后近端拇长伸肌腱与环指指伸肌腱缝合,环指两条静脉与腕背头静脉或其他静脉吻合,重建环指静脉回流,缝合所有创面皮肤,若虎口处有皮肤缺损,取中厚皮片移植(图10-20)。术后石膏托制动并行功能练习。

5. 为使移位的环指恢复拇指感觉,可将环指两侧指神经切断,移位后与拇指残端指神经缝合。

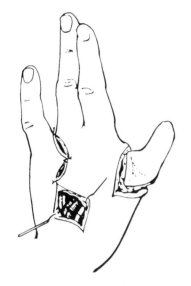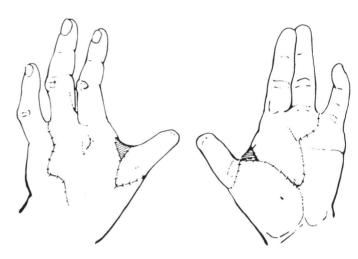

图10-19 通过开放皮下隧道转位完成骨内固定,修复指伸肌腱,缝合静脉及神经

图10-20 虎口创面用皮片移植

⌛ 第四节

皮管植骨拇指再造术

皮管植骨拇指再造目前临床上已很少应用,然而这一手术具有操作简单、成功率高、能恢复拇指一定功能等优点。但是再造后的拇指外形较臃肿,循环及感觉较差,缺乏关节,形似棍棒,故功能较差。

一、适应证

拇指Ⅲ度及Ⅳ度缺损,不愿选用足趾移植及其他方法再造者。

二、手术方法

1. 皮管形成可取于上腹部、锁骨下或上臂内侧,以健侧拇指周径为皮瓣的宽度,以健侧拇指指端到掌指关节距离为皮瓣长度,在上腹部、锁骨下或上臂内侧设计皮瓣,沿设计切口切开皮肤达深筋膜浅层并掀起皮瓣,皮瓣经修薄,彻底止血后缝成皮管及基底部创面(图10-21)。

2. 切取一长6~8cm、直径为0.8cm的骨皮质与骨松质相间的髂

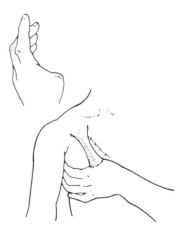

图10-21 锁骨下皮管形成,拇指残端经髂骨植骨插入皮管,缝合制动

骨条,将一端修成楔状插入拇指残端骨髓腔中,其长度与健侧拇指等长,克氏针内固定,拇指残端四周皮缘做适当游离,将皮管套入植骨条,皮管皮缘与拇指残端皮缘做间断外翻缝合,肢体与躯体用宽胶带固定。

3. 术后 2 周拆线,第 3 周于皮管根部用橡皮筋做断蒂训练,待橡皮筋阻断皮管根部超过 1 小时皮管血液循环仍正常方可以断蒂,切除指端多余皮肤,修整缝合(图 10-22)。

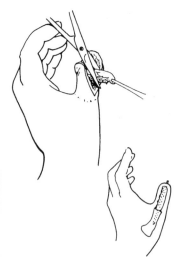

> 　　皮管植骨再造拇指的缺点是指端无实体感,血液循环也比正常手指差。为了进一步改善指端感觉和增进血供,可采用环指或中指尺侧神经血管束岛状皮瓣转移来弥补。

小结

图 10-22　皮管断蒂,修整缝合

中指尺侧神经血管束岛状皮瓣转移手术操作:止血带下先用亚甲蓝画出手术切口图形(图 10-23A)。在中指尺侧画出所需皮瓣,皮瓣远端以不超过末节手指为宜。在中指指根部做切口,小心分离中指尺侧神经血管束并保留一些脂肪筋膜组织,在皮瓣远端切断中指尺侧指固有动脉及神经,在指总动脉分支处结扎、切断环指尺侧指固有动脉联系,钝性劈开中、环指间的指总神经。由近向远分离中指尺侧神经血管束,形成带血管神经蒂的岛状皮瓣。于拇指残端切除一块皮肤,把中指尺侧神经血管束岛状皮瓣通过皮下隧道移位至拇指指端缝合皮肤。供指创面可利用从拇指指端切除的皮肤修成全厚皮片移植覆盖(图 10-23B~D)。

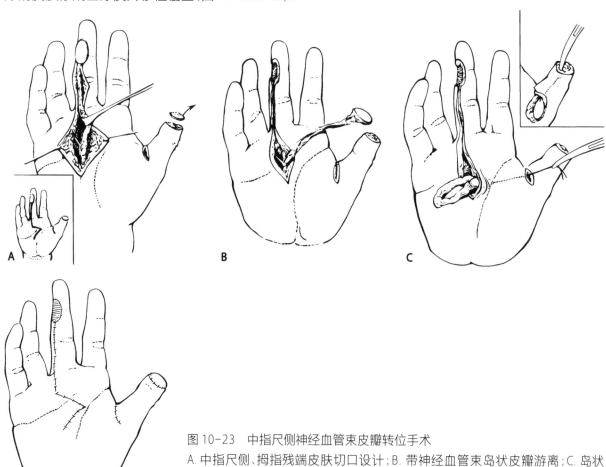

图 10-23　中指尺侧神经血管束皮瓣转位手术
A. 中指尺侧、拇指残端皮肤切口设计;B. 带神经血管束岛状皮瓣游离;C. 岛状皮瓣通过皮下隧道;D. 移位术毕所示外形,供区皮片移植。

三、手术注意事项

1. 皮管形成术中,皮瓣经修薄后仔细彻底止血,以防术后皮管内出血导致手术失败。

2. 皮管蒂部创面要正确闭合,以防血肿形成或皮肤撕裂溃破而影响皮管形成及侧支循环建立。蒂部创面常采用对合褥式缝合法、Z 字形切口缝合法、单侧附加切口缝合法及单侧 V 形附加切口缝合法等来闭合创面。

3. 皮管断蒂训练要循序渐进,橡皮筋阻断时间从 10 分钟、20 分钟、30 分钟、40 分钟慢慢延长,直到阻断 1 小时后皮管血液循环不受影响方可断蒂。

4. 神经血管束岛状皮瓣于再造拇指皮管断蒂 3 个月后施行为宜。

第五节

虎口加深拇指延长术

拇指Ⅱ度缺损伴虎口轻度狭窄者,不愿做足趾移植及其他方法再造拇指者,可采用虎口加深相对延长拇指的长度。本手术创伤小,仅需将虎门皮肤做 Z 字形切开加深虎口,手术简便易行。

一、适应证

拇指Ⅱ度缺损同时伴虎口轻度狭窄,不愿选择邻近及远隔组织移植再造者。

二、手术方法

1. 于虎口处做 Z 字形皮肤切口(图 10-24),切开皮肤及皮下组织,皮下做适当游离使皮瓣互换缝合,达到加深虎口的目的(图 10-25)。

2. 凡虎口有明显皮肤瘢痕狭窄,切开扩大虎口后,可采用示指背侧岛状皮瓣转移覆盖创面,供区创面取中厚皮片移植。

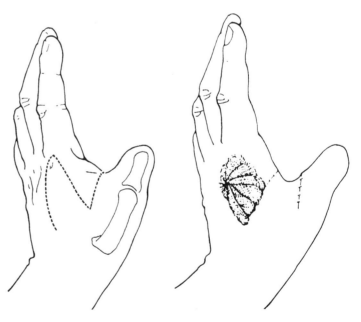

图 10-24 虎口 Z 字形皮肤切口设计　　图 10-25 皮瓣转移加深虎口

第六节

掌骨拇化术

掌骨拇化术的要点在于加深第一、二掌骨间隙,通过鱼际肌及拇收肌使第一掌骨与第三掌骨间产生一些夹捏动作,以恢复部分手功能,是一种简单且实用的手术方法。

一、适应证

手部严重灼伤或外伤致手指大部或全部缺失,仅残存掌骨及少许近节指骨,可采用掌骨拇化术重建部分功能。

二、手术方法

1. 按图 10-26A、B 于掌背侧做切口,切开皮肤并掀起背侧皮瓣,咬除第一掌骨部分掌骨头;于第二、三掌骨头间做锐性分离并切断掌骨头间横韧带,于第一掌骨远断面平行处截断第二掌骨,并切断部分拇收肌横头肌纤维,使第二掌骨远端移于第一掌骨残端,克氏针内固定,咬除第二掌骨近端形成以拇收肌为基底的软组织创面(图 10-26C、D)。

2. 把第二掌骨背侧皮瓣包绕拇指远端及尺侧创面,其他创面取中厚或全厚皮片移植加压包扎。待骨临床愈合后行夹持功能练习,以恢复一定的夹持功能(图 10-26E、F)。

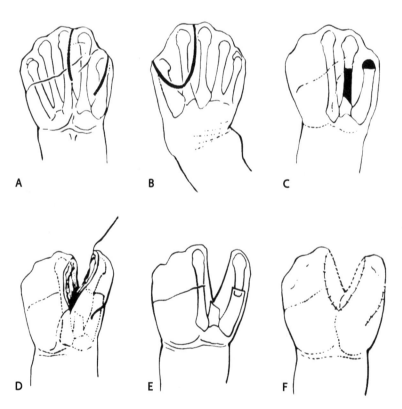

图 10-26　掌骨拇化术

A. 掌侧切口设计;B. 背侧切口设计;C. 第一、二掌骨截骨示意;D. 切开分掌;
E. 第二掌骨远端移位第一掌骨远端固定;F. 相对创面植皮,术毕外形。

拇指植骨前臂交臂皮瓣拇指加长术

拇指因Ⅲ度缺损,掌指关节功能完好,患者不愿选用第二趾移植再造拇指或不愿行示指背侧岛状皮瓣移位拇指加长术等者,可施行拇指背侧皮瓣反转、残端植骨及前臂交臂皮瓣拇指加长术。

一、适应证

拇指残端皮肤正常的Ⅲ度缺损。若拇指残端为贴骨瘢痕,不宜选用本手术。

二、手术方法

根据所需要延长的长度,在拇指残端背侧设计一逆行舌状皮瓣(图10-27),自深筋膜下将皮瓣由近端向指端逆行掀起,修整指骨残端并取一髂骨修成与指骨粗细近似、长度略短于舌状皮瓣的骨条,克氏针纵贯穿固定(图10-28)。于对侧前臂设计一任意皮瓣,拇指背侧创面用对侧前臂交臂皮瓣覆盖(图10-29),供区创面皮片移植,术后3周断蒂修整缝合皮肤。

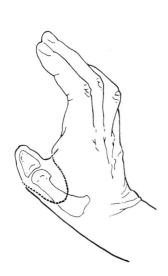 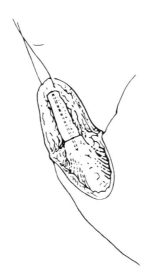 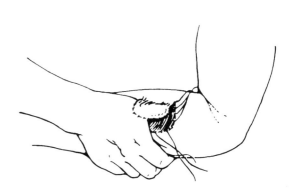

图10-27　拇指背侧舌状皮瓣切口设计　　图10-28　掀起皮瓣,髂骨植骨,克氏针内固定　　图10-29　交臂皮瓣覆盖拇指背侧创面

带血管神经蒂皮瓣拇指再造术

目前再造拇指的方法较多,但均有其不足之处,采用手指转位或游离足趾移植需牺牲一个手指或足趾;采用传统的皮管植骨再造拇指因指体粗大,缺乏感觉,易冻伤破溃;虎口虽可加深但实际拇指长度不变;掌骨拇化功能受限;采用交臂皮瓣拇指加长术尚需强迫体位固定3周。若采用带血管神经蒂岛状

转移再造可获得有血供和有良好感觉的拇指,手术一次完成,外形及功能也较满意,是一种可取的方法。本手术适用于拇指Ⅲ度缺损、拇指Ⅳ度以上缺损再造长度有限者。功能较差,再造指略粗,无指间关节及指甲是本手术不可克服的缺点。

一、示指背侧岛状皮瓣拇指再造术

(一)适应证

适用于保留掌指关节的拇指Ⅲ度缺损,且指端皮肤基本正常。凡指端为瘢痕组织者不宜施行。

(二)手术方法

1. 在拇指残端背侧设计一逆行岛状皮瓣,基底位于远端;在示指近节背侧设计岛状皮瓣,宽度及长度根据创面情况或量取布样而定(图 10-30、图 10-31)。

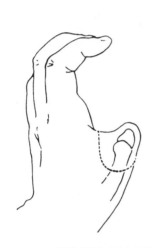

图 10-30 拇指残端背侧皮瓣
切口设计

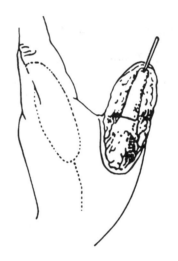

图 10-31 掀起皮瓣延伸后,根据
创面范围,设计示指背侧岛状皮瓣

2. 先切开拇指背侧皮肤并翻向掌侧,显露拇指残端指骨,取一髂骨修成与指骨粗细相近似,克氏针纵向贯穿固定。在第一背侧骨间肌与第二掌骨之间做一纵切口,真皮下带少量脂肪行锐剥离并显露腕背静脉,在第一掌骨背动脉的投影处保留宽 1.5cm 筋膜,于第一背侧骨间肌筋膜下分离第一掌骨背动脉,并连同筋膜一并分离达皮瓣之近侧缘,然后按皮瓣设计范围在示指近节指背掀起皮瓣,观察皮瓣血运(图 10-32)。在第一、二掌骨间隙与拇指创面间做一较宽松的皮下隧道,把示指背侧岛状皮瓣引至拇指背侧创面缝合皮缘。供区创面用中厚皮片移植(图 10-33)。

3. 十字形切开拇指指骨残端骨膜及瘢痕,暴露髓腔。于局部浸润麻醉下切取一髂骨块,并将其修成长度适当、形似指骨的植骨条,插入拇指残端髓腔内,将骨条上保留的骨膜与残端指骨骨膜做缝合,用克氏针固定,将移位示指的岛状皮瓣调整位置后覆盖拇指背侧创面(图 10-34)。

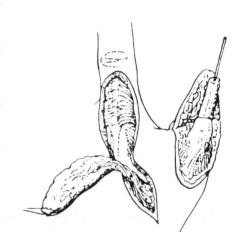

图 10-32 掀起并游离示指背侧岛状
皮瓣

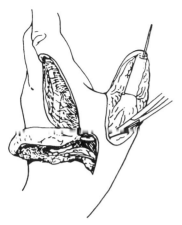
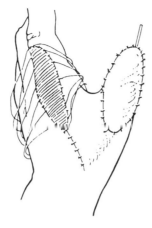

图 10-33　皮瓣通过皮下隧道引至拇指背侧创面

图 10-34　供区取中厚皮片移植

（三）手术注意事项

1. 皮瓣掀起时在指伸肌腱及其扩张部应保留腱周组织以利移植皮片成活。

2. 拇指残端有瘢痕时不宜用此法，否则会导致翻转的皮瓣坏死。

3. 术后用石膏托或支具制动，待骨愈合后行功能练习。

4. 通过皮下隧道有困难时，可扩大皮下游离范围，使血管筋膜蒂宽松置于隧道内。

5. 除采用示指背侧岛状皮瓣移位覆盖创

面外，也可用示指桡侧岛状皮瓣转移覆盖创面。方法：根据再造拇指长度，在拇指残端掌侧设计一逆行舌状皮瓣，基底位于远端（图 10-35），切开皮肤翻向背侧，显露拇指残端指骨，切取髂骨块修成指骨形骨条插入指骨残端髓腔内固定。根据拇指掌侧创面大小于示指桡侧设计以示指桡侧指固有动脉、示指背侧神经及相伴静脉为蒂的示指桡侧皮瓣，沿侧中线做切口掀起皮瓣（图 10-36），皮瓣通过皮下隧道覆盖再造拇指的掌侧创面，示指背侧神经与拇指尺侧指神经缝合，供区创面用中厚或全厚皮片移植覆盖（图 10-37）。

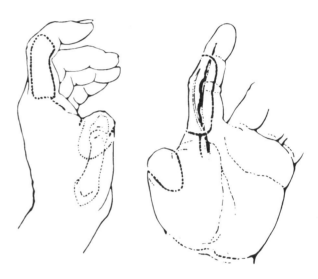

图 10-35　携带示指指背神经岛状皮瓣移位拇指再造切口设计

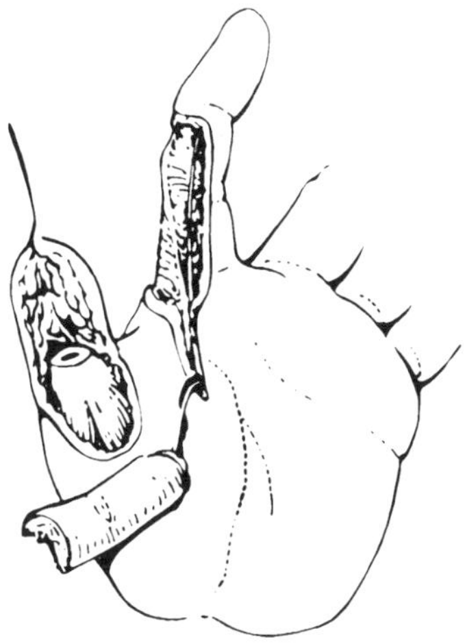

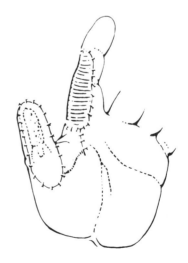

图 10-36　切取并掀起皮瓣

图 10-37　植骨固定，皮瓣通过皮下隧道覆盖拇指掌侧创面，背侧神经与拇指尺侧指神经缝合，供区创面皮片移植

二、示指背侧皮瓣与虎口皮瓣联合再造拇指术

（一）适应证

适用于拇指Ⅲ~Ⅳ度缺损，也适用于无再植条件的拇指离断。

（二）手术方法

1. 根据再造拇指长度设计示指近节背侧皮瓣 A 和基底部位于掌侧的虎口皮瓣 B，并使皮瓣 B 的边缘与拇指残端创面相连（图 10-38）。

2. 从深筋膜下分别掀起 A、B 皮瓣，将皮瓣 B 翻向掌侧形成再造拇指的掌侧皮肤，皮瓣 A 转移覆盖再造拇指背侧创面。取髂骨块修成适当长度的指骨形骨条并固定于拇指残端骨髓腔内，A、B 两皮瓣瓦合缝合（图 10-39）。供区创面用中厚皮片移植覆盖（图 10-40）。

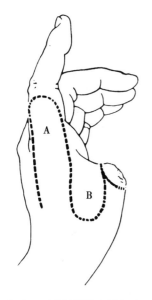 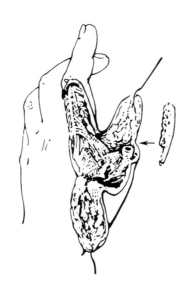 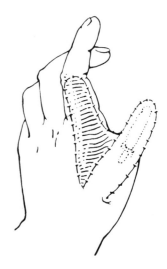

图 10-38　示指背侧皮瓣与虎口皮瓣联合再造拇指术皮肤切口设计

图 10-39　掀起皮瓣并转位髂骨植骨，两块皮瓣瓦合覆盖创面

图 10-40　供区创面皮片移植术毕外形

（三）手术注意事项

1. 当形成 B 皮瓣转向掌侧时会出现虎口部皮肤非生理线，为此应把创缘修成锯齿状，以免术后发生皮肤瘢痕挛缩。术后用石膏托制动。

2. 皮瓣不宜设计过长，否则易导致皮瓣远端血运障碍。

三、第一掌骨背侧皮瓣与示指近节背侧皮瓣联合再造拇指

本法是用患手背侧两块带血管蒂皮瓣瓦合而成，遗留手背两块植皮区而影响外观。

（一）适应证

适用于拇指Ⅲ~Ⅳ度缺损或丧失再植条件的新鲜拇指离断而手背皮肤正常者。

（二）手术方法

1. 根据再造拇指长度，在示指近节背侧及第一掌骨背侧以桡动脉深支进入第一背侧骨间肌二头之间为轴心点设计两个岛状皮瓣，两皮瓣之间以纵向切口相连（图 10-41）。

2. 示指背侧岛状皮瓣的切取详见示指背侧岛状皮瓣拇指再造术。

3. 于第一掌骨背侧皮瓣近端做切口,在拇短伸肌深面找到桡动脉深支,并在其近端切断结扎,沿桡动脉腕背支下逆行分离该血管并掀起皮瓣,将头静脉包含在皮瓣内,拇短伸肌腱尽远端切断,从近端抽出以保护皮支的完整性。在第一掌指关节以近做锐性剥离,掀起皮瓣,使皮瓣内含有桡动脉深支、伴行静脉及头静脉,分离至第一背侧骨间肌二头之间即可,此时以桡动脉深支为蒂的两个皮瓣形成(图 10-42),原位缝合拇短伸肌腱。

4. 取髂骨块修整成指骨样,或把无再植条件的拇指剔去皮肤后的指骨与肌腱回植至拇指残端行内固定,并修复肌腱,示指近节背侧皮瓣通过皮下隧道转移于掌侧,第一掌骨背侧皮瓣通过皮下隧道转移于拇指背侧,两块皮瓣转移瓦合包埋再造拇指指骨,缝合皮肤术毕(图 10-43)。两供区创面用中厚皮片移植加压包扎。

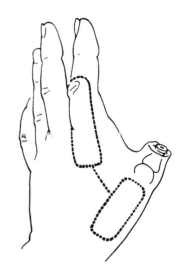

图 10-41 示指背侧和第一掌骨背侧皮瓣联合再造拇指,皮肤切口设计

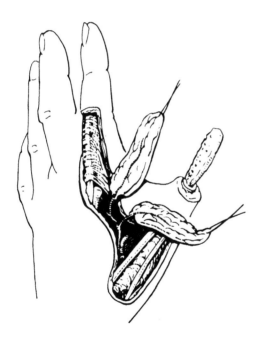

图 10-42 以桡动脉深支为共同血管蒂,掀起两皮瓣髂骨植骨

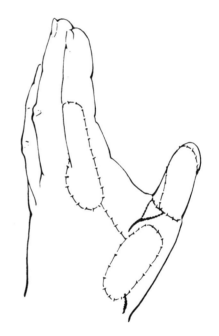

图 10-43 通过皮下隧道,示指背侧皮瓣覆盖掌侧创面,第一掌骨背侧皮瓣覆盖背侧创面,供区皮片移植

(三)手术注意事项

1. 为了使再造拇指有良好感觉,可将转位示指背侧岛状皮瓣内的皮支近端与拇指尺侧指固有神经缝合,以重建再造拇指的感觉和功能。

2. 掀起两个皮瓣时要注意保留两处指伸肌腱的腱周组织,以利伸指功能恢复及皮片成活。

(程国良)

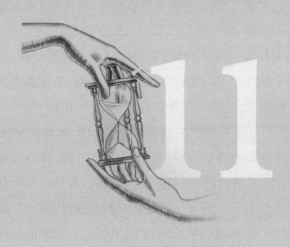

第十一章

足趾组织移植拇指、
手指再造术

拇指是手部唯一能和其他四指对捏的手指。拇指约占手功能的 40%。拇指缺失后,其他手指就无从发挥手的正常功能;同样,若拇指完好,其余四指均缺失也无从发挥手的正常功能。当然第一~五指全部缺失,会丧失手的全部功能。因此,拇、手指缺损后,拇指及手指再造是摆在手外科、显微外科与成形再造外科面前的一个重要课题。

1898 年,Nicoladoni 将蹈趾进行分期手术移植到拇指部位。采用这种方法再造拇指需将手足连接在一起,待蹈趾与拇指间皮肤建立侧支循环后断蒂来完成拇指功能重建。这类手术疗程长、患者痛苦大,且再造拇指血液循环差,易冻伤,感觉、外形也较差,已被淘汰。以后又采用皮管植骨等再造拇指,这类拇指虽有一定功能和长度,但仍有怕冷、指体臃肿、持物不稳、感觉差等缺点,采用环指神经血管束岛状皮瓣移位恢复了部分感觉,但仍不是拇指的原来感觉;示指及其他残指移位再造拇指,功能优于上述方法,但却减少一个手指。

无论是再造拇指还是再造手指,其最终目的是恢复手指的基本功能并有良好的外形。随着人们生活水平的提高,拇、手指再造需达到以下要求:①再造指有良好的血液循环;②应有一定的长度;③有良好的感觉;④有较大范围的活动度,能完成对指、对掌、伸展及控握等基本功能;⑤有宽大柔软的虎口或指蹼;⑥具有指纹及指甲。

1966 年上海第一医学院附属华山医院(简称华山医院)杨东岳教授与中山医院协作,应用显微外科技术,选用第二趾游离移植再造拇指获得成功,达到了以上 6 项要求,为拇、手指再造开拓了新的途径;1969 年英国的 Cobbett,1973 年美国的 Buncke,1974 年日本的 Tamai 及 1976 年澳大利亚的 O'Brien 等分别报道采用游离蹈趾或第二、三趾移植的方法再造拇、手指,被推广应用。1980 年 Morrison 报道应用蹈趾皮肤趾甲瓣游离移植再造拇指,具有不减少供足趾数、再造拇指外形近似拇指的优点。1980 年 Foucher 采用游离足趾移植对拇、手指部分缺损施行再造;1994 年笔者等采用吻合趾-指动、静脉的方法,选用足趾相应部分组织移植为拇、手指部分缺损,施行了再造与修复,达到了拇、手指缺什么再造修复什么的目的,获得精细的专科修复,使拇、手指再造与修复获得了自由。

采用吻合血管的足趾组织移植再造拇、手指与其他传统再造方法相比具有以下优点。

1. 手术一次完成,缩短了疗程,减轻了患者多次手术的痛苦及经济负担。

2. 再造指长度适中,具有指甲、指纹,外形好。

3. 再造指具有良好的血液循环,不畏寒,术后就可开始功能锻炼。

4. 再造指具有伸、屈、对掌及捏握等手的基本功能。

5. 再造指能恢复原来手指的感觉,两点分辨觉可达 5~8mm。

6. 再造拇、手指同时重建或修复虎口及指蹼。

7. 对供足功能无影响。

足部应用解剖

一、跖骨及趾骨

足的跖部如同手的掌部由 5 个跖骨构成（图 11-1）。在长轴上互以跖骨间隙相隔,第一跖骨比其他跖骨短而粗,第二跖骨最长。跖骨可分为体、头和底三区。跖骨头比掌骨头狭窄而两侧较扁;体为三菱形,在矢状面略向跖侧弯曲,向背侧凸隆;底与远端列跗骨形成特殊的关节面。跖骨与跗骨不在同一平面上,而构成一个上方隆凸、下方凹陷的穹窿,构成足跟、第一及第五跖骨头的三点着力点。

趾骨的形状及数量与指骨相同,仅大小与指骨不同。鉧趾的趾骨比拇指粗,其余各趾骨比指骨短或小。

二、足趾肌肉

足趾的肌肉由足的外在肌和内在肌两组构成。足背鉧长及趾长伸肌腱均由支持带及腱鞘保护构成（图 11-2）。

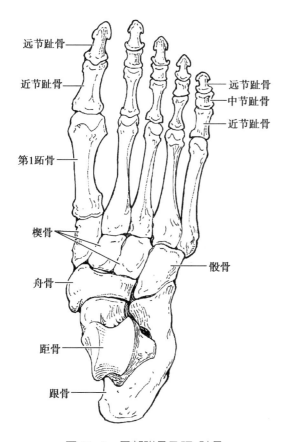

图 11-1　足部跗骨及跖、趾骨

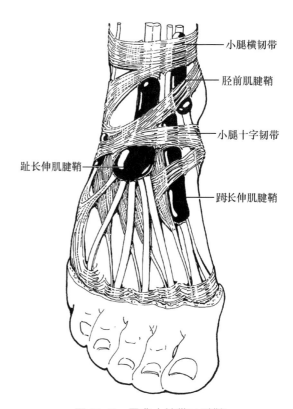

图 11-2　足背支持带及腱鞘

（一）足趾的外在肌

1. 趾长伸肌 起自胫骨上端、腓骨小头、腓骨前嵴、前肌间隔、骨间膜及小腿筋膜。总腱分为 5 个腱通过十字韧带下的外侧管，4 个腱分别终于第二~五远节趾骨背侧。第五腱止于第五跖骨底，总伸肌的肌腹中有一部分与此腱相连接构成独立的第三腓骨肌。趾长伸肌能伸第二至第五趾，第三腓骨肌能提起足的外侧缘。

2. 蹈长伸肌 蹈长伸肌起自腓骨的内侧面下 2/3 及邻近的骨间膜。其腱在十字韧带下通过中间管而止于远节趾骨基底背侧。能伸蹈趾及足，提起足内侧缘。

3. 趾长屈肌 起自胫骨后面的中 1/3 及小腿筋膜深层。腱行于内踝后方分裂韧带下的特殊管内，走向足底与跖方肌结合并分为四个腱，止于第二至第五远节趾骨底跖面。作用为屈第二至第五趾的远节趾骨，屈足及旋外。

4. 蹈长屈肌 起自腓骨下 2/3 后肌间隔。肌腱通过分裂韧带下的特殊管，经距骨及跟骨的沟内而到足底，止于蹈趾远节趾骨基底部跖面，使趾屈曲、屈足及旋外（图 11-3、图 11-4）。

（二）足趾的内在肌

1. 足背肌（图 11-3）

（1）趾短伸肌：起自跟骨上面的外侧面，3 个细腱与趾长伸肌腱斜相交叉，向第二至第四趾背与趾长伸肌腱合并，伸第二至四趾，并向外侧牵引。

（2）蹈短伸肌：起自跟骨前部，止于蹈趾近节趾骨基底部背面，腱下有足背动脉通过，伸蹈趾。

2. 足底肌（图 11-4、图 11-5）

（1）内侧群：蹈展肌，使蹈趾离足底正中而外展；蹈短屈肌，屈蹈趾近节趾骨；蹈收肌，向足底正中牵

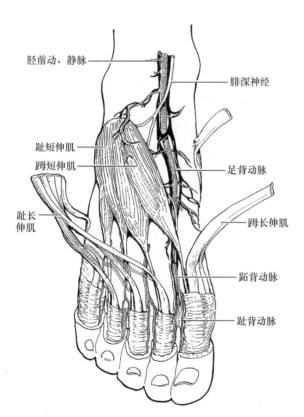

图 11-3 伸侧足趾的外在肌及内在肌

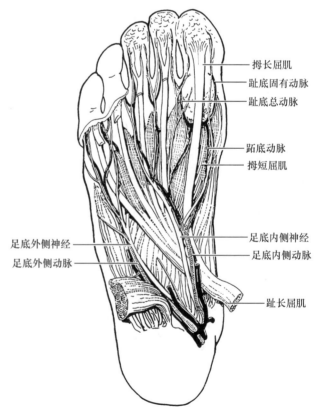

图 11-4 跖侧足趾的外在肌及内在肌

引跚趾并屈跚趾。

（2）外侧群：小趾展肌，屈小趾近节趾骨并向外侧牵引；小趾短屈肌，屈小趾近节趾骨。

（3）中间群：趾短屈肌，屈第二至五趾的中节趾骨；跖方肌，协助趾长屈肌屈趾；蚓状肌（4个），屈近节趾骨向内侧牵引趾骨，伸中节、远节趾骨；骨间跖侧肌（3个），向内侧牵引第三至五趾并屈各趾近节趾骨；骨间背侧肌（4个），屈中间3趾的近节趾骨。

三、足部神经

足部神经主要来自腓总神经支配足背感觉及胫后神经支配足底感觉的分支。腓总神经是混合神经，绕过腓骨小头外侧分为以运动为主的腓深神经并支配足背及第一趾间隙的皮肤感觉；腓浅神经主要支配足背及趾背的皮肤感觉。尚有腓肠神经支配足背外侧皮肤感觉。

胫神经（混合神经）于内踝后分裂韧带下分为足底内侧神经及足底外侧神经。足底内侧神经相当于手掌的正中神经，足底外侧神经相当于手掌的尺神经。足底内侧神经支配跚展肌、趾短屈肌、跚短屈肌、第一和第二蚓状肌，还发出一趾底固有神经分布到足及跚趾的内侧缘皮肤。足底内侧神经又分为3个趾底总神经并各自分为两个趾底固有神经而布于跚趾至第四趾的皮肤。足底外侧神经随同名动脉而行分为深支和浅支，浅支发出趾底神经至小趾的外侧面及第四趾的相对侧。神经与趾底动脉相伴，位置走向与手指类同。足底外侧神经支配跖方肌、小趾展肌、小趾屈肌、第三和第四蚓状肌、骨间肌及跚收肌（图11-4~图11-6）。

四、足部血管

（一）动脉

足部血供主要来自胫后动脉和胫前动脉。

胫后动脉：于内踝下出分裂韧带后分出足底内侧动脉和足底外侧动脉。足底内侧动脉在足底内侧沟内，其末端与第一跖底动脉结合；足底外侧动脉在足底外侧沟内沿第五趾外侧发出一固有趾底动脉，

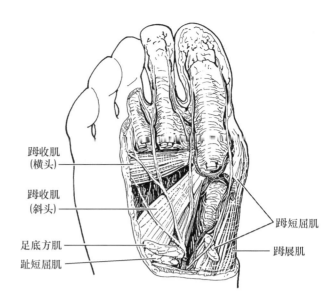

跚收肌（横头）
跚收肌（斜头）
足底方肌
趾短屈肌
跚短屈肌
跚展肌

图 11-5　与跚趾有关的跚侧内在肌

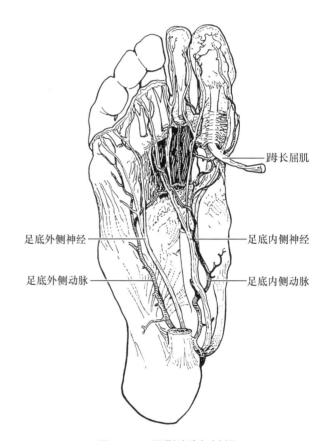

跚长屈肌
足底外侧神经
足底外侧动脉
足底内侧神经
足底内侧动脉

图 11-6　跚侧动脉与神经

向内与足背动脉的足底深支吻合构成足底弓，并发出4条跖底动脉。而第一跖底动脉又发出3条趾底动脉，即踇趾胫侧及腓侧趾底动脉与第二趾胫侧趾底动脉。在第一跖骨底远1/3处与足底内侧动脉构成一X形交叉。这一血管走向及血供关系为足趾移植提供了又一个供血系统（图11-7）。

胫前动脉：出十字韧带后行于足背称足背动脉。该动脉贴近足骨及足韧带走向第一跖骨间隙，其内侧为踇长伸肌腱，外侧为踇短伸肌。在第一跖骨间隙的近端附近分为两个终支（图11-8A）。①足底深支：在第一跖骨间背侧肌两头之间走向足底；②第一跖背动脉：这一动脉又发出踇趾腓侧趾背动脉及第二趾胫侧趾背动脉。另外，足背动脉还发出跗内侧、跗外侧动脉及弓形动脉。弓形动脉向远侧发出第二、第三、第四跖背动脉，在第二、第三、第四跖骨间隙内行进（图11-8B）。

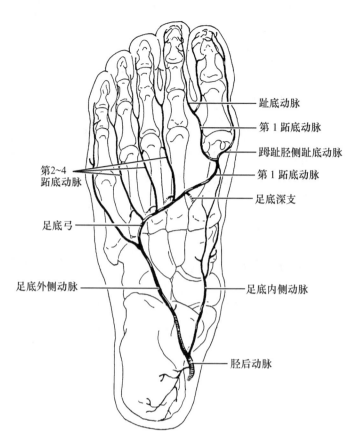

图 11-7　胫后动脉及其足底弓

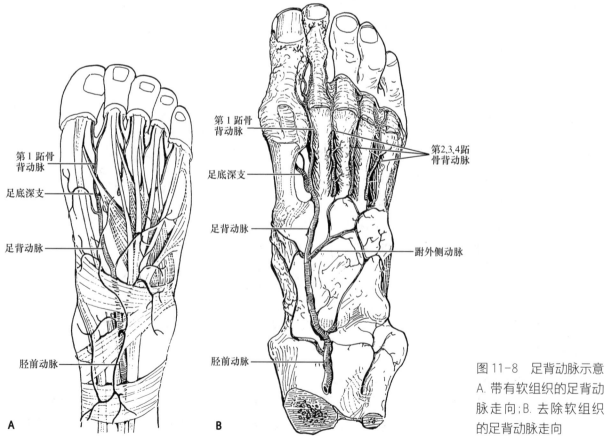

图 11-8　足背动脉示意
A. 带有软组织的足背动脉走向；B. 去除软组织的足背动脉走向

足底供血来源于胫后动脉,足背供血来源于胫前动脉,其终末支互相构成交通,因此当切取踇趾甲皮瓣、踇趾及第二、三趾时,可切取足背动脉、足底深支及第一跖背动脉或足背动脉、足底深支及第一跖底动脉两个供血系统。

足背动脉:足背的血供主要来源于胫前动脉的足背动脉,始于内、外踝连线的中点,终于第一跖骨间隙近端,通常有两条伴行静脉。足背动脉主干偏向正常位置内侧者占42%,偏向外侧者占58%,后者也有始于腓动脉。足背动脉极细或阙如者占3.8%~6.7%。成人正常足背动脉干长为6.5~8.0cm,外径为2.0~3.5mm。足背动脉干的任何部位都可发出纤细皮支,大的皮支以其近端段较多,成人近端段一般外径为0.4~0.6mm;中间段为0.3~0.5mm;远端段为0.3~0.4mm。而第一跖背动脉也发出较多纤细的皮支并与附近动脉相互吻合,形成皮肤动脉网。以上解剖特点为切取足背皮瓣及带足背皮瓣的第二趾或踇趾甲皮瓣移植提供了重要的解剖依据。

第一跖背动脉:位于第一背侧骨间肌与皮肤之间,有同名静脉伴行,其内侧为腓深神经的皮支,第一跖背动脉在第一跖骨间隙的位置分为吉尔伯特(Gilbert)3型。

Gilbert I型:第一跖骨背动脉走行于第一骨间背侧肌表面或浅层肌纤维之间。达第一跖骨间隙远端,走行于跖横深韧带背侧面,移行为趾背动脉。I型出现率为46%~66%。第一跖背动脉走行于足背皮肤下与第一骨间背侧肌表面之间称足背动脉延续型,或Ia型;走行于第一骨间背侧肌之浅层称Ib型(图11-9)。

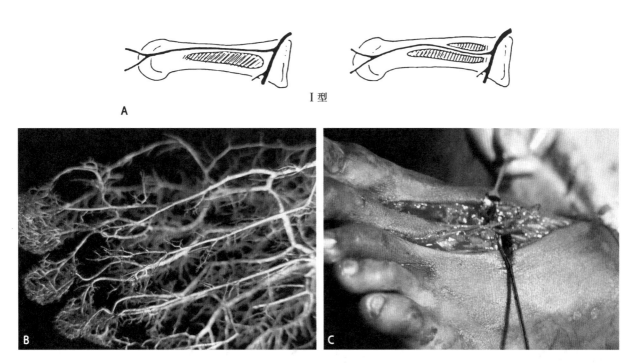

I型

图11-9 Gilbert I型第一跖背动脉
A.走向示意;B.铸塑标本;C.解剖所见。

Gilbert II型:第一跖背动脉位置较深,起于足底深支下部。该动脉常于第一跖骨间隙远端1/3处跨越至骨间背侧肌表面,为IIa型;若完全行走于骨间背侧肌并于足底深支上还发出一支细小动脉,沿骨间背侧肌表面行走,为IIb型,该型出现率为22%~46%(图11-10)。术中遇到I~II型时均能顺利切取足趾。

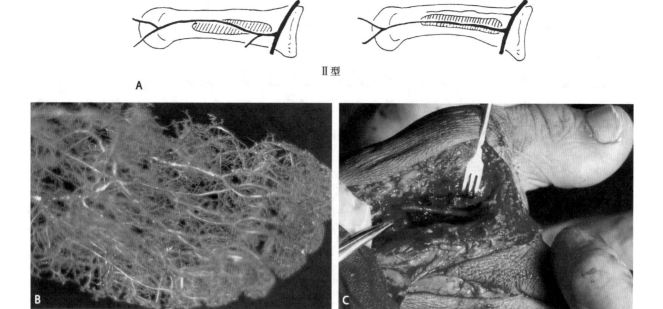

Ⅱ型

A

图 11-10　Gilbert Ⅱ型第一跖背动脉
A. 走向示意；B. 铸塑标本；C. 解剖所见。

　　Gilbert Ⅲ型：第一跖背动脉极细，外径<1mm 或阙如，该细小的第一跖背动脉不足以提供足趾移植后的血供，出现率为 8.4%~12%（图 11-11）。术中遇到Ⅲ型时操作较为困难，需细心向深处解剖，采用足背动脉、足底深支、第一跖底动脉供血系统来切取足趾。

　　足底深支：由足背动脉发出，于第一跖骨间隙近端穿第一骨间背侧肌两头之间下降通向足底，与足底外侧动脉吻合构成足底弓（见图 11-7、图 11-8B）。在足趾移植术中遇 Gilbert Ⅰ、Ⅱ型第一跖背动脉时，为了保持足背动脉第一跖背动脉的连续性，常结扎切断下段足底深支；若术中遇到 Gilbert Ⅲ型第一跖背动脉时，则需保留该深支，以足背动脉、足底深支及第一跖底动脉供血系统来切取足趾，足底深支外径为 1.8~3.0mm。

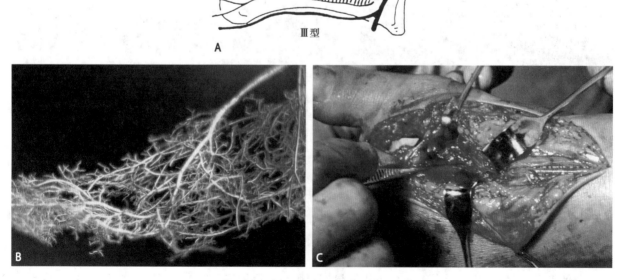

Ⅲ型

A

图 11-11　Gilbert Ⅲ型第一跖背动脉
A. 走向示意；B. 铸塑标本；C. 解剖所见。

　　　　　　　　　　　　　　　　　　　　第十一章　｜　足趾组织移植拇指、手指再造术第一跖底动脉：来自胫后动脉，发自足底弓，主要提供跗趾和第二趾跖侧血供（见图11-7）。第一跖底动脉是发自足底弓的最后一支跖底动脉，与来自足背动脉的足底深支汇合后，该动脉于第一跖骨中段向胫侧钻入第一跖骨跖侧面，并向远端延行于第一跖骨远1/3的跖侧处。该动脉与足底内侧动脉、跗趾胫侧跖底动脉在第一跖骨下1/3跖底构成X形交叉后绕过跗趾外侧籽骨，经跖横深韧带下走向第一趾蹼，并与第一跖背动脉吻合，向趾底发出跗趾腓侧跖底动脉及第二趾胫侧跖底动脉。以上这一解剖关系为临床采用足背动脉、足底深支、第一跖底动脉供血系统切取足趾的解剖基础。根据解剖所见和临床实践，笔者对第一跖底动脉在足底的不同位置提出了分型（图11-12），为术中分离该动脉提供解剖依据。于第一跖骨跖侧通过中点画一纵轴线，若第一跖底动脉、足底内侧动脉及跗趾胫侧跖底动脉在第一跖骨底面所构成的X形交叉位于纵轴线之腓侧，称CI型（图11-12A），术中可清楚地看到这一解剖关系且易解剖分离；若X形交叉位于纵轴线上，称CII型（图11-12B），在助手充分配合显露下也能看到这一解剖关系，术中分离较困难，但仍能完整地解剖分离；若X形交叉位于纵轴线之胫侧，称CIII型（图11-12C），即使在助手充分配合下，也难以清楚地看到这一关系，仅看到第一跖底动脉向胫侧弧形走向，术中难以显露血管关系，也难以分离，在充分向腓侧牵拉第一跖底动脉的同时，止血钳伸向胫侧足底内侧动脉及跗趾胫侧跖底动脉以钳夹切断，以保证第一跖底动脉的连续性。

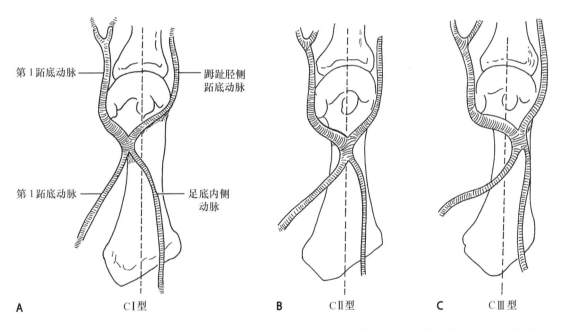

图11-12　第一跖底动脉、足底内侧动脉及跗趾胫侧跖底动脉在第一跖骨跖侧形成X形交叉，与第一跖骨纵轴线关系与分型

（二）静脉

足部静脉分深静脉与浅静脉两组。深静脉与知名动脉伴行，而浅静脉是足部主要回流静脉（图11-13），也是足趾移植时需切取的静脉。

大隐静脉：于内踝前方，是足背和第一~三趾回流的主要血管，外径为 3~5mm。

小隐静脉：于外踝后方，是第四、五趾和小腿后侧静脉回流的主要血管，外径为 2.2~3.0mm。

足背静脉弓：由趾背静脉汇合而成，静脉弓的内侧端连大隐静脉，外侧端接小隐静脉，该静脉弓典型者占 92.5%，不成弓者占 3.3%，弓不完整者占 4.2%。足背静脉弓的内侧端（相当于第一跖间隙足底深支附近）常有一个瓣膜存在，显示第一跖背静脉的血流主要汇入大隐静脉，足背静脉弓的外侧端多无瓣膜。

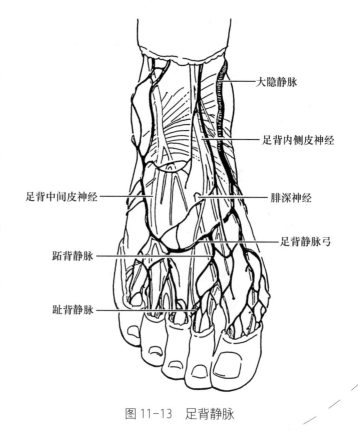

图 11-13　足背静脉

⌛ 第二节

拇、手指缺损的分度与再造方案

笔者根据拇、手指不同程度的缺损选用不同形式的足趾组织移植施行再造 1 765 例临床病例。为了给术者提供实用有效、外形与功能满意的再造方案，笔者根据患者的要求、足趾组织移植的需要及功能重建的可能性、病例随访及功能恢复情况、足趾切取后对供足的影响等，在原来分度的基础上对拇、手指的缺损又做了进一步的分度（图 11-14 ）。

一、拇指缺损分度与手术方案

I 度缺损：于远节指骨处缺损。这类缺损尚保留拇指一定的功能和长度，一般无须特殊处理。若残端有瘢痕组织及局部触痛、过敏者，可行瘢痕切除推进皮瓣处理。考虑到患者

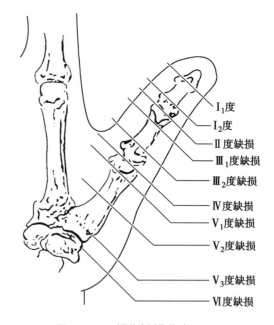

图 11-14　拇指缺损分度

的心理、美观、职业及社交需要，笔者将 I 度缺损又分为 I_1 度和 I_2 度两种。

I_1 度缺损：于远节指骨中段以远缺损。这类缺损拇指长度大部保留，部分患者留有指甲，丧失拇指功能的 20%~30%，丧失手功能的 10%。这类缺损应视患者代偿功能及要求而定。患者认为，已基本适应工作和生活的需要，功能基本无妨者，则可不必再造；部分患者为了满足外形和美观，要求再造心切，

可采用吻合趾-指动、静脉重建血液循环的部分踇趾末节移植再造,可获得满意的外形和功能。

I₂度缺损:于远节指骨基底处缺损。丧失拇指功能近 40%,丧失手功能近 20%。为了增进手与拇指功能,满足患者的心理与职业需要,采用吻合趾-指动、静脉重建血液循环的踇趾末节移植再造,可获得满意的外形与功能。

II度缺损:于指间关节部缺损。丧失拇指功能的 50%,丧失手功能的 20%。部分患者因缺损时间已久,已适应生活、学习、工作的需要,多无再造要求,但从拇指及手的功能丧失程度论,为了增进手与拇指功能,改善外形,这类缺损应予以再造,采用吻合趾-指动、静脉重建血液循环的踇趾末节或第二趾移植再造,可获得满意的外形和功能。

III度缺损:于近节指骨缺损。由于近节指骨较长,不同部位的缺损的残存功能及再造需要也不同,故笔者把III度缺损分为III₁度及III₂度两种。

III₁度缺损:于近节指骨远端缺损,其缺损程度类似II度。丧失拇指功能的近 60%,丧失手功能的 25%,这类缺损应予以再造,可选用吻合趾-指动、静脉重建血液循环的第二趾移植再造拇指或踇趾甲皮瓣移植再造拇指。

III₂度缺损:于近节近 1/3 或基底部缺损。这类缺损已丧失拇指功能近 60%~90%,丧失手功能 30%~35%。因拇指III₂度缺损仍保留掌指关节,是选用第二趾或踇趾甲皮瓣移植再造的最佳适应证。

笔者从临床再造病例体会到,拇指III度缺损选用第二趾移植再造术后功能优于踇趾甲皮瓣加植骨移植再造。因为选用第二趾移植再造的拇指仍保留指间关节的伸、屈功能,而踇趾甲皮瓣加植骨移植再造者除保留掌指关节功能外无指间关节功能。

IV度缺损:于掌指关节部位缺损。这类缺损已丧失拇指功能的 100%,丧失手功能的 40%,是再造的绝对适应证,也是选用带跖趾关节的第二趾移植的最佳适应证。伴有虎口皮肤挛缩者,可同时选用带舵形足背皮瓣及跖趾关节的第二趾移植再造。拇指IV度缺损大部分患者保留拇短展肌,再造时应予以修复拇短展肌功能。

V度缺损:于第一掌骨部缺损。因第一掌骨较长,根据拇指在第一掌骨缺损的不同部位,需采用不同的方法再造,故把V度缺损分为V₁、V₂、V₃三种。

V₁度缺损:于第一掌骨头部的缺损。这类缺损与IV度缺损相近似,再造方案与IV度缺损相同。

V₂度缺损:于第一掌骨中段缺损。这类缺损残端有两种情况:①外伤当时行清创缝合时保留了拇短展肌,选用带菱形足背皮瓣及跖趾关节的第二趾移植再造拇指,除修复拇长伸、屈肌腱外,可将残存的拇短展肌做适当分离,然后将腱性部分与移植足趾的桡侧骨间肌止点处缝合,以修复拇指的对掌功能;②外伤行清创时把拇短展肌的大部或全部切除,除采用上述再造方法外,需同时行拇对掌功能重建,其动力肌以切取环指指浅屈肌移位为首选,若同时伴有其他手指残缺者,也可选残指的指浅屈肌腱移位重建。当然,也可选用前臂其他动力肌加游离肌腱移植重建。

V₃度缺损:于第一掌骨基底部缺损。这类缺损在清创时拇短展肌已被清除,选用带菱形足背皮瓣及跖趾关节的第二趾移植再造拇指,并行对掌功能重建。

VI度缺损:于腕掌关节或腕骨部位缺损。这类缺损的伤情大致同V₃度缺损,再造方法也同V₃度缺损,因第一腕掌关节或部分腕骨已缺损,可将第二跖骨与大多角骨、手舟骨或第二掌骨做骨性对掌位固定。

二、手指缺损分度与手术方案

一手有拇、示、中、环、小指 5 个手指,每个手指都有其一定的功能,缺损一手指会造成手的不完整,影响手的外形与功能。手指不同指别及不同程度的缺损选择再造比拇指再造复杂。笔者总结经过 40 余年的临床经验,对手指不同指别及不同程度的缺损提出了缺损分度(图 11-15)及再造方案,供参考。

Ⅰ度缺损:于手指远节指骨部缺损。这类缺损基本保留该手指的功能长度,部分患者尚保留一段指甲,仅丧失该指功能的 20%~30%,若为单一示指或中指Ⅰ度缺损仅丧失该手功能的 5%~6%,即使为示、中指或示、中、环、小指同时缺损,也仅丧失该手功能的 10%~12%,由于基本保留功能长度,失能不多,一般可不予以再造(图 11-16)。如果单一示、中、环指出现顽固性残端痛或钩甲畸形,明显影响外形与功能并有心理障碍要求再造者,可根据正常手指外形及足趾外形选用第二趾或第三趾移植,采用吻合趾-指动、静脉重建血液循环的方式再造。

Ⅱ度缺损:于远指间关节部缺损,将丧失该指功能的 45%,单一示指或中指Ⅱ度缺损,仅丧失该手功能的 9%,即使是示、中指或示、中、环、小指同时Ⅱ度缺损,也仅丧失该手功能的 25%,由于基本保留手指功能长度且功能丧失不多,可不予以再造(图 11-17)。如果单一示、中、环指Ⅱ度缺损并有残端痛,影响外形并有心理障碍要求再造者,可选用第二趾或第三趾移植采用吻合趾-指动、静脉重建血液循环再造。

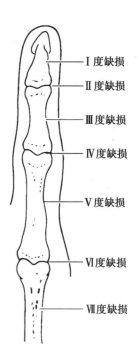

图 11-15 手指缺损分度

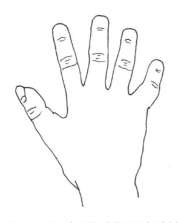

图 11-16 示、中、环、小指同时Ⅰ度缺损

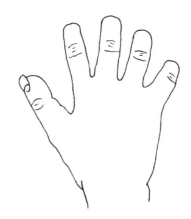

图 11-17 示、中、环、小指同时Ⅱ度缺损

Ⅲ~Ⅳ度缺损:于手指中节或近指间关节部缺损。若单一示、中、环指Ⅲ~Ⅵ度缺损,将丧失该指功能的 60%~80%,丧失该手功能的 8%~16%。凡造成单指缺损者,尤其造成中指或环指单指缺损或造成中、环指同时缺损,明显影响该手外形及功能,凡要求再造者,可选用第二趾或第三趾移植采用吻合趾-指动、静脉重建血液循环再造(图 11-18);若造成示、中、环、小指 4 指同时Ⅲ~Ⅳ度缺损,由于 4 个手指断面比较整齐,虽丧失功能可高达 48%,但只要患者能不断地使用伤手并已代偿适应,不宜施行再造(图 11-19)。否则再造其中一指或两指必将造成人为畸形,故以不再造为上策;若示、中、环指 3 指

Ⅲ~Ⅳ度缺损而小指外形正常,要求再造者可选用第二趾或第三趾移植再造中、环指,不宜仅再造示、中指,否则将人为造成环指缺空畸形。

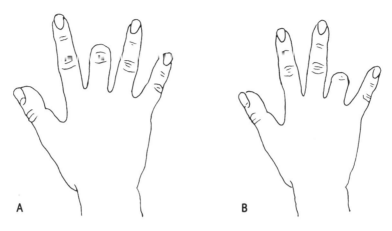

图 11-18　手指Ⅲ~Ⅳ度缺损
A. 中指Ⅲ度缺损;B. 环指Ⅳ度缺损。

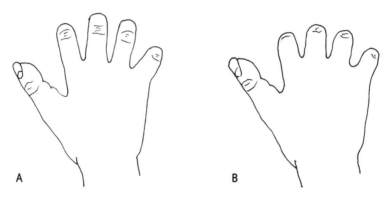

图 11-19　示、中、环、小指同时Ⅲ~Ⅳ度缺损
A. 4 指同时Ⅲ度缺损;B. 4 指同时Ⅳ度缺损。

Ⅴ度缺损:于手指近节缺损,将丧失每一指功能的 90% 左右;单一示、中指Ⅴ度缺损将丧失该手功能的 18% 左右,示、中指同时缺损,将丧失该手功能的 36%;若造成示、中、环指 3 指同时缺损,将丧失该手功能的 45% 左右;若示、中、环、小指 4 指同时缺损,将丧失该手功能的 54% 左右;若单一示指Ⅴ度缺损,由于中、环、小指 3 指长度及功能正常,原则上不必再造;若造成中、环指单一或同时Ⅴ度缺损(图 11-20A~C),为改善外形增进功能,可选第二趾移植长指再造;若同时造成示、中、环指或示、中、环、小指Ⅴ度缺损(图 11-20D、E),则以再造中、环指为原则,不宜再造更多的手指。若造成示、中指或环、小指同时Ⅴ度缺损(图 11-21),由于环、小指及示、中指均属正常,可不予以再造。

Ⅵ~Ⅶ度缺损:手指于掌指关节及掌骨段缺损。单一示指Ⅵ度缺损虽丧失该手功能的 20%,而中、环、小指正常不宜再造;若示、中指同时Ⅵ度缺损,虽丧失该手功能的 40%,但由于环、小指正常也不宜再造;若示、中、环指同时Ⅵ~Ⅶ度缺损,则可根据残存小指外形与功能而定,也可将小指于掌骨截骨移位于第四掌骨利于对捏(图 11-22);若示、中、环、小指 4 指同时Ⅵ~Ⅶ度缺损(图 11-23),则选带跖趾关节的双第二趾移植再造示、中指或中、环指。

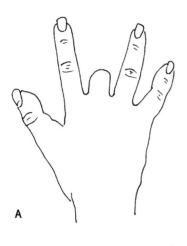

A

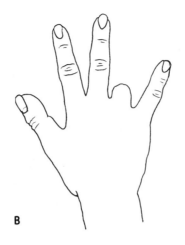

B

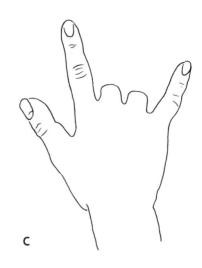

C

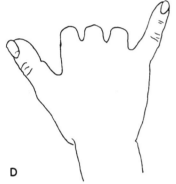

D

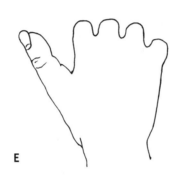

E

图 11-20　不同指别Ⅴ度缺损
A. 中指Ⅴ度缺损；B. 环指Ⅴ度缺损；C. 中、环指Ⅴ度缺损；D. 示、中、环指Ⅴ度缺损；E. 示、中、环、小指Ⅴ度缺损。

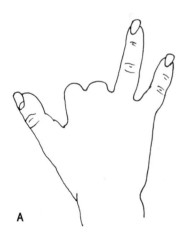

A

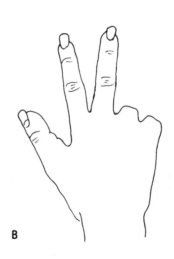

B

图 11-21　示、中指及环、小指Ⅴ度缺损示意
A. 示、中指同时Ⅴ度缺损；B. 环、小指同时Ⅴ度缺损。

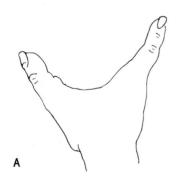

A

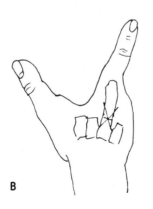

B

图 11-22　示、中、环指Ⅶ度缺损，小指完好移位至第四掌骨
A. 示、中、环指Ⅶ度缺损，小指完好；B. 小指移位至第四掌骨。

　　　　　　　　第十一章　｜　足趾组织移植拇指、手指再造术

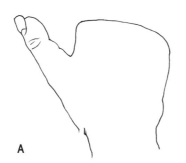
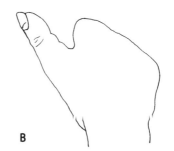

图 11-23 示、中、环、小指 4 指同时Ⅵ度（A）或Ⅵ~Ⅶ度（B）缺损

适应证与禁忌证

拇指的功能占全手功能的 40%，一旦造成拇指不同程度的缺损，将丧失不同程度的拇指及手的功能；同样示、中、环、小指占全手功能的 60%，一旦造成各指不同程度的缺损将丧失不同程度的手指及手的功能。上述拇、手指不同程度的缺损除影响功能外，还会造成外形的缺陷及心理障碍。

【适应证】

1. 拇指I$_2$度以上缺损。

2. 拇、示、中、环、小指 5 指全部缺失。

3. 示、中、环、小指近节中段以远全部缺损，或其他残指尚不能与拇指完成对捏者。

4. 示、中、环指近节中段以远缺损，小指虽完好而无代偿功能，不能与拇指对捏者。

5. 残存于手掌部的单指或无对掌功能的双指伴有其他手指缺损者。

6. 符合以上先天性拇、手指阙如。

7. 因职业、美观及社交需要，对 1~2 个手指缺失或部分缺损也可考虑予以再造。

再造拇指或手指除以上适应证外，患者必须有再造的要求，年龄在 3~50 岁，全身情况良好，无器质性疾病，心、肝、肾功能正常，第二趾或踇趾外形正常，无足背外伤、手术及感染史，无冻疮，足背静脉未做过反复多次穿刺输液，足部无足癣或甲癣。

因外伤造成拇、手指离断，丧失再植条件或因拇、手指坏死而形成上述不同程度缺损，局部无明显感染，要求再造者经严格清创及扩创，也可于亚急诊选用足趾组织移植拇、手指再造。

【禁忌证】

1. 局部有明显感染者。

2. 全身性疾病不能耐受手术者。

3. 有活动性足癣及甲癣者。

4. 手指及足趾有烫伤及冻伤者。

5. 单一小指缺损不提倡选足趾移植再造。

注意：患者无再造要求，不宜动员或引导劝其施行再造。凡要求再造者术前均应签署手术知情同意书。

手术设计原则

根据拇指及手指不同程度缺损,手及手指皮肤条件,结合足趾长度及外形,术前应做详细检查,根据再造方案做精心设计,以再造外形美观、功能满意的拇、手指,从而达到再造目的。为此应遵循以下手术设计原则。

1. 拇指I_2~III_1度缺损　要求再造者,宜选用踇趾末节及第二趾移植采用吻合趾-指动、静脉重建血液循环的方法再造。若拇指残端较粗大,选用踇趾末节移植;若拇指残端较细,选用第二趾移植再造。凡选用踇趾末节再造者应注意保留有血供及感觉的踇趾胫侧舌状皮瓣,咬除并修小踇趾末节膨大骨嵴,修整末节趾骨行关节融合,使胫侧皮肤切口缝合后大小接近正常拇指外形;凡选用第二趾移植再造者,应保留远侧趾间关节。

2. 拇指III_2度缺损　可选同侧第二趾移植或同侧踇趾甲皮瓣加植骨移植再造。凡选第二趾移植再造应修复拇长伸、屈肌腱。笔者以选第二趾移植再造为首选。

3. 拇指IV~V_1度缺损　宜选带跖趾关节的对侧第二趾移植再造,凡第二趾过长者应缩短第一掌骨。伴有虎口皮肤瘢痕挛缩或虎口皮肤部分缺损者,可选用带舵样足背皮瓣及跖趾关节的第二趾移植再造,并修复拇短展肌,以恢复对掌功能。

4. 拇指V_2~V_3度缺损　选对侧带菱形足背皮瓣及跖趾关节的第二趾移植再造并重建虎口,凡保留拇短展肌者应予以修复对掌功能。若拇短展肌已缺损,再造的同时应重建拇对掌功能,动力肌视具体条件而定。

5. 拇指VI度缺损　再造设计原则同V_2~V_3度缺损,第二跖骨与大多角骨或手舟骨处于骨性对掌位固定。凡大多角骨或手舟骨缺损者,可将第二跖骨固定在第二掌骨桡掌侧,使再造拇指处于骨性对掌位。

6. 遇第一掌骨紧贴第二掌骨及第一掌骨桡背侧为贴骨瘢痕所造成拇指及虎口皮肤缺损者,可根据拇指缺损程度选用对侧带足背皮瓣及跖趾关节的第二趾移植,同时切取以腓动脉终末降支为蒂的足外侧皮瓣移植重建虎口,采用血管并联缝合重建血液循环,完成再造与修复。

7. 再造拇指的长度应与正常拇指相等或略短,以不超过示指近节中段为限,并使再造指置于旋前对掌位。

8. 再造拇指以选同侧踇趾、踇趾甲皮瓣或对侧第二趾为宜,再造手指选取同侧或对侧第二趾或第二、三趾为宜。

9. 手指IV度以内缺损,可根据手指及足趾外形及长短,以切取相应的第二、第三或第四趾移植,采用吻合趾-指动、静脉的方式重建血液循环。

10. 第二~五指V度缺损有指蹼者,以切取双足第二趾移植再造示、中指或中、环指;若无指蹼者,以切取对侧带趾蹼的第二、三趾一并移植再造示、中指或中、环指。

11. 第二~五指VI~VII度缺损,根据皮肤条件切取带跖趾关节的双侧第二趾移植再造示、中指或中、环指并重建蚓状肌功能。

12. 中指或环指V度缺损,为改善外形,第二趾较长者可选用带烧瓶样足背皮瓣的第二趾移植再造;第二趾较短者,可选用双侧第二趾节段桥接移植再造。中、环指同时V度缺损者,为改善外形,第二趾较长者可选用带烧瓶样足背皮瓣的双侧第二趾移植再造;第二趾较短者,可切除第四指列,将小指于掌骨头下截骨移至第四掌骨,选用双侧第二趾节段桥接移植再造中指。

13. 全手指缺损者,根据拇、手指不同缺损程度按上述足趾移植拇、手指再造手术设计原则切取移植,再造指数以少而精为原则,不求多而全,否则五个手指均为足趾,外形并不美观。

14. 凡残端仅有一个无功能的手指,可根据患者要求结合上述设计原则,选用相应足趾移植进行调整再造,以重建对捏功能为原则,充分发挥残存指功能。

15. 掌背侧皮肤严重缺损者,除选用带不同形式足背皮瓣的第二趾或踇趾甲皮瓣移植外,也可选用皮肤较薄小型游离皮瓣移植修复皮肤缺损,采用血管串联或并联缝合重建血液循环完成再造与修复。

16. 跖-掌骨及趾-指骨以采用不贯穿关节的内固定材料与方法为原则,利于术中肌腱张力的调节及术后功能练习。

17. 受区要选择IV级以上的动力肌修复指伸、屈肌及重建对掌或蚓状肌功能。

18. 切取供足的血管、神经以宁长勿短为原则,避免游离移植及张力下吻合。

19. 凡血管蒂通过处应有良好的皮肤覆盖,避免在瘢痕区及骨干部通过。

20. 供足切取以不影响供足功能、不破坏足的三点负重为原则,凡切取带足背皮瓣应注意供区的创面覆盖。

21. 每一供足仅可切取踇趾甲皮瓣、踇趾末节、带跖趾关节的第二趾或第三趾,不能再切取更多的足趾,否则将破坏供足行走功能;尤其不允许切取带跖趾关节的第二、三趾一并移植而破坏足弓。

术者应按上述手术设计原则做周密设计,术中遇到血管解剖变异及各种异常变化,要稳重,充分发挥灵感,随机应变采取相应措施进行处理以顺利完成再造与修复。当然,术者不仅要遵循前人的手术方法与经验,还要善于开拓创新与改进,才能顺利圆满地完成每一例手术,使拇、手指再造与修复获得新的提高。

第五节

超声多普勒检查及临床意义

选用足趾移植再造拇、手指者,术前术者对供足及受区的血管情况应做全面的了解,尤其对供足的动脉应做详细检查,以便术前及术中采取相应措施,顺利实施手术。采用动脉血管造影的方法是不现实的,也是不必要的。在通常情况下,术者可通过体表观察来了解静脉分布,通过手指触摸来了解足背动脉、胫后动脉及桡动脉、尺动脉是否有搏动。再细致检查第一跖背动脉情况,当第一跖背动脉为 Gilbert Ia 型时,可于皮下触及该动脉的搏动,遇其他型时难以用手指触摸来了解,需借助超声多普勒血流仪协助检查。

超声多普勒血流仪体积小,携带方便,检测时使检查者和被检查者都可听到血流的"啪嚓"声,是一种有参考价值的检查手段。显微外科发展到如今,无论做何种吻合血管的组织移植,术前了解供区和受区的血管情况是十分必要的。经过超声多普勒血流仪检查,使术者初步了解供区与受区血管的情况,有利于手术方案的制订,并可对手术难度有一个粗略的估计。

1. **体位要求** 患者平卧,四肢放松,上肢略外展,下肢略外旋。室内温度以 20~25℃为宜,室内肃静,无杂音。若遇冬季,供足用温热水浸泡 5 分钟后再做检查更为准确。

2. **检查方法** 按照仪器性能调节到适中音量后,检查者手持探头,使探头呈垂直或倾斜在涂有耦合剂的皮肤区内与被检查动脉纵轴做平行移动,当移动到动脉时仪器会发出"啪嚓"声,然后再沿该点上下左右移动探头来探测该动脉的走向,手持探头轻压皮肤表面能获得血管的"啪嚓"声,压力过大或过小均可影响效果。

3. **超声多普勒检查足背动脉及第一跖背动脉的临床意义** 足背动脉位于皮下,口径较粗,搏动有力,通过超声多普勒血流仪检查能听到较洪亮的"啪嚓"声;而第一跖背动脉有位置深浅、口径粗细、存在与否等不同,用超声多普勒血流仪检测,可为临床提供参考依据。为便于区别,按仪器调节的固定音量与测得的声音音量不同,可用强、中、弱、零级响度来区分。一般而言,声音洪亮(强级)代表动脉粗大,搏动有力,位于浅表;若声音低弱(弱级)代表动脉细小,搏动力小,位置较深。笔者根据用多普勒血流仪检测第一跖背动脉的情况,对该动脉的分型与多普勒效应音量进行了比较,可为临床提供参考(图 11-24)。

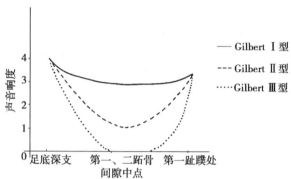

0:零级;1:极弱级;2:弱级;3:中级;4:强级,声音洪亮。

图 11-24 Gilbert 各型第一跖背动脉多普勒效应音量曲线

Gilbert I型:第一跖背动脉位置表浅,探头沿足背动脉、足底深支及第一跖背动脉行进方向检测,可在第一跖间隙由近端至趾蹼始终能测得强至中级音量。

Gilbert II型:第一跖背动脉位于骨间肌深面,探头在足背动脉及足底深支处可测得强至中级音量,当探头向远端移行时,音量变为中弱级,再继续前移到趾蹼处又恢复到中级。

Gilbert III型:第一跖背动脉细支或阙如。探头于足背动脉及足底深支处可测得强至中级音量。当探头离开足底深支向远端移行时,音量立即由中到弱而消失,当探头到达趾蹼处又恢复到中级。

采用超声多普勒血流仪检测第一跖背动脉的位置与分型仅有 50%~70% 的正确率,与检查者的手法及判断能力有关,也与第一跖背动脉行径有关。如果第一跖背动脉紧贴第一跖骨腓侧走行,虽位置并不过深,往往难以用仪器测及,而被误认为是III型;当第一跖背动脉属细支型或阙如,有时也可测得"啪嚓"声,这是由第一跖底动脉传来的,而被误判为II型。所以超声多普勒血流仪的检查仅供术者参考。

⏳ 第六节

第二趾的切取

拇、手指缺损选用足趾组织移植的拇、手指再造以选第二趾移植为主,只要掌握了第二趾的手术切取方法与步骤,同样能切取第二、三趾,踇趾或踇趾甲皮瓣等,所以第二趾的切取是足趾组织移植的经典手术。切取顺序是静脉—动脉—趾底神经—趾长、短伸、屈肌腱—骨与关节。

一、静脉切取

术前术者首先观察供区足背静脉的分布与走向,了解第二趾与足背静脉及大隐静脉之关系,然后按不同的皮肤切口设计(图 11-25)切开皮肤,观察第二趾趾背静脉、跖背静脉与大隐静脉的走向及主干与分支的关系。静脉的切取是由远向近解剖游离。先解剖游离与第二趾无关的静脉并予以切断结扎,保留第二趾趾背静脉、跖背静脉、足背静脉弓及大隐静脉的连续性,结扎切断沿途分支及与大隐静脉无关分支(图 11-26),直至踝前,使第二趾有完整的静脉回流系统即可。如果跖背静脉较细,为保证回流,应保留第二趾胫侧或腓侧趾蹼处与足背静脉弓及大隐静脉相连的静脉网。在处理跖背静脉与足底深支伴行静脉时要特别小心,防止损伤足底深支伴行静脉,否则会造成手术野出血而影响手术进程。同时应十分小心地处理第二趾胫侧趾背血管的关系,因为在气性止血带下这一小范围内有时很难明确辨认外径为 1mm 以内的动、静脉。一般小动脉管壁厚、弹性强、色略白;小静脉壁薄、腔内常有静脉血充盈而呈紫红、弹性差。笔者在初期解剖第二趾时曾把第二趾胫侧趾背动脉误认为静脉而结扎切断导致切取失败,应引以为戒。待静脉解剖游离结束,用生理盐水湿敷保护。

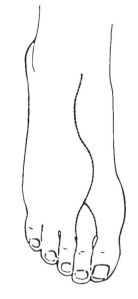

图 11-25 切取第二趾常规皮肤切口

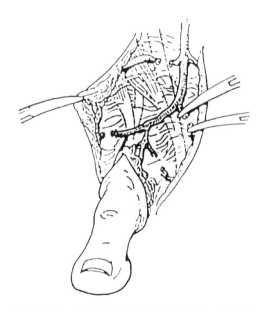

图 11-26 结扎与第二趾无关的静脉,保留第二趾趾背静脉、足背静脉弓及大隐静脉连续性

二、动脉切取

动脉的切取是由近向远端解剖游离,在切口近端姆长伸肌与趾长伸肌腱之间找到足背动脉(图 11-27),沿该动脉走向切开足背动脉血管鞘,切断姆短伸肌腱(图 11-28),由近向远小心分离足背动脉与伴行静脉关系,沿途分别结扎切断外踝前动脉、内踝前动脉、跗外侧动脉及跗内侧动脉,使足背动脉游离。当足背动脉走向足底深支前尤要小心分离结扎足底深支的伴行静脉,若处理不当伴行静脉破裂出血会影响手术操作进程。此时要小心寻找由足底深支发出的第一跖背动脉的位置。第一跖背动脉与足底深支间有 3 种位置关系:①第一跖背动脉为足背动脉之延续;②第一跖背动脉发自足底深支之中上份;③第一跖背动脉发自足底深支之中下份。当然也有 9%~14% 第一跖骨背动脉极细或阙如者,属 Gilbert Ⅲ型,应另作别论。第一跖背动脉在足底深支发出后沿第一跖骨间隙继续向前走行,按 Gilbert 分型,根据该动脉不同位置做不同层次游离解剖。

Gilbert Ⅰ型:第一跖背动脉位于皮下或位于第一背侧骨间肌之浅层,第一跖背动脉为足背动脉之延续或起于足底深支之上份,此型解剖游离比较容易。

Gilbert Ⅱ型:第一跖背动脉起始于足底深支的中下份,走行于骨间肌之间或深层。这一型解剖时因第一跖背动脉位置较深，在助手协助下显露并不十分困难，唯结扎分支时需小心。除上述走向外还有几种走向要引起注意，即第一跖背动脉自足底深支发出，穿过骨间肌深层走向胫侧，紧贴第一跖骨腓侧向前延伸，解剖时要加倍小心，以防误伤该动脉，尤其当靠近第一跖骨头腓背侧发出第二趾胫侧趾背动脉，应小心保护。

属 Gilbert Ⅰ、Ⅱ型者，第一跖背动脉远端均位于跖骨头横韧带之背侧，在第一趾蹼处构成大致相似的解剖关系。因此当解剖游离到此段时，应根据切取组织之需要而有所不同。切取第二趾时，应切断结扎踇趾腓侧趾背及趾底动脉，使第一跖背动脉、趾总动脉、第二趾胫侧趾背及趾底动脉保持解剖的连续性，并注意保留第一跖背动脉分向第二趾胫侧的其他分支，以保证第二趾足够血供。当切取踇趾甲皮瓣时则相反，应切断结扎第二趾胫侧趾背及趾底动脉，使第一跖背动脉、趾总动脉、踇趾腓侧趾背及趾底动脉保持解剖的连续性，并注意保留第一跖背动脉分向踇趾腓侧的分支，以保证踇趾甲皮瓣的足够血供。此时足趾的动脉、静脉游离结束。

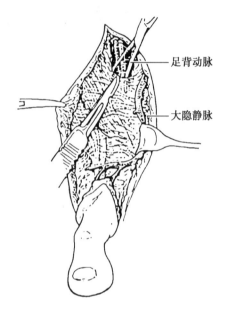

图 11-27　牵开大隐静脉，切开踝前交叉韧带，分离出足背动脉

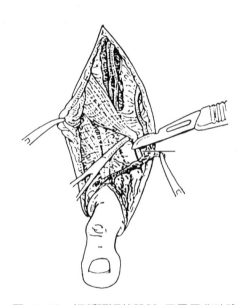

图 11-28　切断踇短伸肌腱，显露足背动脉

三、趾底神经切取

于第二趾跖底做 V 形切口切开皮肤（图 11-29），切断结扎踇趾与第二趾及第二、三趾间动静脉联系；若同时切取第三趾者，应于第三趾蹼做切口，结扎切断第三、四趾间的动静脉联系；掀起足底 V 形皮瓣，在第二趾两侧找到趾底神经，沿两神经向近端小心钝性分离第一及第二趾总神经，高位切断并标记（图 11-30）。

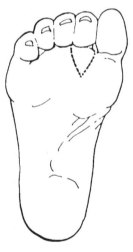

图 11-29　第二趾跖侧常规切口

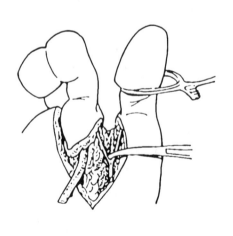

图 11-30　钝性分离趾底神经并高位切断

四、趾伸、屈肌腱及骨、关节的切取

在足背小心锐性分离第二趾长、短伸肌腱,保留一些腱周组织后高位切断趾长和趾短伸肌腱。此时,应根据再造指长度决定截骨平面。凡切取跖趾关节者,根据再造指长度在不同跖骨平面用线锯锯断跖骨,用巾钳夹住远端跖骨锐性分离附着于第二跖骨胫腓侧的内在肌,注意保护跖趾关节囊,切断与第一跖骨及第三跖骨间的横韧带;凡不切取跖趾关节者,于跖趾关节间切开关节囊及跖板游离第二趾。当第二趾离断后,切开趾屈肌腱鞘管,根据受区指屈肌腱残留情况尽量高位切断趾长、趾短屈肌腱(图11-31)。在解剖跖趾关节附近及足底V形皮瓣时,除应保留血管、神经、肌腱外,与移植及重建无关的其他组织应尽量不带。最后充分游离足底深支,保护与足背动脉及第一跖骨背动脉的连续性,尽深处结扎切断该动脉。为防线结滑脱,术者应十分小心地在足底深部完成正规外科打结,绝不能为图省事而草率结扎导致线结滑脱出血而延误手术进程。此时,第二趾除足背动脉及大隐静脉相连外,其余组织均已离断(图11-32)。以上解剖操作过程在1.5小时内完成,熟练者可在1小时左右完成。松止血带后用罂粟碱、利多卡因或2%普鲁卡因沿足背动脉、第一跖骨背动脉及大隐静脉外敷,趾体及血管蒂用热生理盐水纱布湿敷,经5~10分钟,趾体恢复血液循环。若经30分钟湿热敷,趾体仍呈苍白色,术者应该寻找原因,尤其要注意第一跖背动脉进入趾体分支是否受损,足底深支与第一跖背动脉间是否有损伤。只要血管无损,纯系动脉痉挛所致,应继续用罂粟碱持续湿热敷,直至痉挛解除,趾体恢复血液循环,供区解剖暂告段落等候移植断蒂。如果血管受损,应于手术显微镜下仔细检查,并根据受损情况做相应处理。凡发现血管因解剖损伤,足趾断蒂后应及时修复。供区创面经生理盐水清洗,趾蹼间皮肤做垂直褥式缝合,其他皮肤行直接缝合(图11-33)。切取带足背皮瓣第二趾时,创面宜用中厚皮片采用褥式缝合加压包扎以利成活。

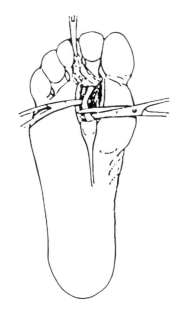

图11-31 高位切断趾长、短伸肌腱

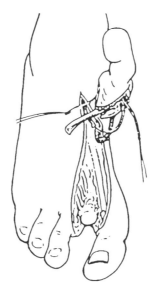

图11-32 除足背动脉与大隐静脉相连外,其余组织均已离断

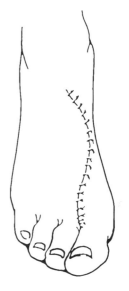

图11-33 供区创面直接缝合

足部血管变异的足趾切取

足部血管变异主要是动脉的变异。临床中常见为足背动脉及第一跖背动脉的变异,还有难以定型的其他血管变异。随着足趾移植拇、手指再造病例的积累,临床经验的丰富,当术中遇到各种血管变异时,术者只要掌握各种血管变异规律并小心解剖分离,终能顺利完成足趾的切取。

一、切取足背动脉变异的足趾

足背动脉阙如的出现率为 3.7%~7.0%(图 11-34)。高士濂报道足背动脉细小或阙如发生率为 5.95%,Hollinsberid 报道为 6%,钟世镇报道为 6.7%,徐恩多报道为 7%,笔者统计为 3.5%。说明足背动脉变异发生率较高。为此,术者应充分认识足背动脉变异情况,并具备采取相应措施的能力,才能顺利切取足背动脉变异的足趾。术前采用多普勒血流仪对足背血管做检测了解足背动脉存在与否及足背动脉位置的改变。

当术中出现足背动脉有变异时可采用以下方法弥补。

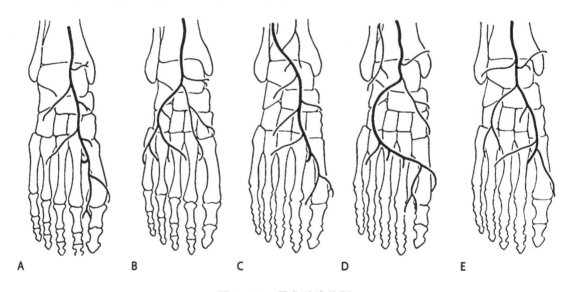

图 11-34 足背动脉分型
A. I型:正常型,占 82.82%;B. II型:足背动脉细小或阙如型,占 5.95%;C. III型:腓动脉穿支代足背动脉,占 3.67%;D. IV型:足背动脉行程极度弯向外侧,占 5.77%;E. V型:足背动脉行程极度弯向内侧,占 3.79%。

1. 足背动脉来自腓动脉的切取 当足背动脉由腓动脉粗大穿支代替或足背动脉的行程极度弯向腓侧时,以上均存在第一跖背动脉,术中找到足背动脉行程后,由近向远端解剖分离,直达在第一、二跖骨间隙找到足底深支后可按足背动脉、足底深支、第一跖背动脉供血系统切取。

2. 足背动脉阙如或细小的切取 按手术切口设计,先于第一趾蹼间行切口,小心解剖分离,沿第二趾胫侧(或踇趾腓侧)趾背及趾底动脉逆行解剖,均能顺利找到第一跖背动脉,该动脉来自第一跖底动脉称足底弓型(图 11-35),此时术者可沿该动脉走向小心做逆行分离,最高切断平面位于第一跖骨间隙,图 11-35A 的第一跖背动脉血管蒂长 4~6cm,可与受区拇主动脉、掌深弓、掌浅弓及指总动脉吻合重建血供;图 11-35B 的第一跖背动脉血管蒂较短,切取时可根据受区血管情况而定,若高位断蒂后能与受区血管吻合时最好,若长度不够可逆行解剖高位切取足底深支断蒂。

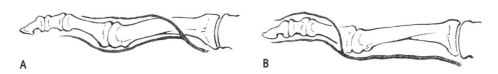

图 11-35　足背动脉阙如
A. 有第一跖背动脉（足底弓型）；B. 无第一跖背动脉

二、切取 Gilbert Ⅲ型第一跖背动脉的足趾

　　Gilbert Ⅲ型第一跖背动脉并非少见，据 Gilbert 统计其出现率为 12%，吴晋宝报道为 9%，凌彤报道为 8.4%，顾玉东报道为 5%，笔者单位统计为 15%。当手术中遇到第一跖背动脉细支、阙如或解剖中损伤时，不少学者放弃移植或另取对侧。术中遇到第一跖背动脉 Gilbert Ⅲ型时，可采用足背动脉、足底深支、第一跖底动脉供血系统。下面陈述如何解剖游离第一跖底动脉。

　　首先找出足背动脉在第一、二跖骨间隙近端的足底深支，沿该深支走行在跖底深层找到相延续的第一跖底动脉，并沿该动脉向远端游离，一般于第一跖骨近 1/3 处该动脉走向第一跖骨底（图 11-36），此时就难以在直视下进行解剖游离，遂于远端第一趾蹼处做切口，分离出第二趾胫侧趾背与趾底动脉及𧿹趾腓侧趾背与趾底动脉关系后，根据切取不同足趾来结扎切断相应的趾背及趾底动脉，若切取第二趾时，分别结扎切断𧿹趾腓侧趾背、趾底动脉及𧿹横动脉，沿第二趾胫侧趾底动脉及趾总动脉向近端逆行解剖分离，于跖骨头横韧带下可见第一跖底动脉，切断跖骨头横韧带，该动脉向深部走行 5~8mm 后钻入𧿹收肌及𧿹短屈肌之跖侧，为了显露该动脉可全部切断附着于𧿹趾外侧籽骨的𧿹收肌及𧿹短屈肌（图 11-37）。为了使深部显露清楚，此时可离断第二趾的跖趾关节或锯断跖骨，根据再造所需长度切断趾长、短伸肌腱及趾长、短屈肌腱，切断影响视野的骨间肌，分离并高位切断两侧趾固有神经，分离与第三趾的解剖连续性。为了充分显露第一跖底动脉之走向，助手向胫侧牵拉第一跖骨，向腓侧牵拉第二趾，从远端观第一跖底动脉绕过𧿹趾外侧籽骨走向第一跖底胫侧，从近端观第一跖底动脉于第一跖骨近 1/3 走向跖底胫侧，故难以在直视下看到该动脉的完整走向，此时应分别由远至近或由近至远沿第一跖底动

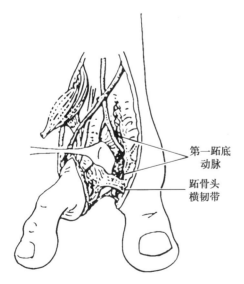

图 11-36　与足底深支相续第一跖底动脉于第一跖骨近 1/3 走向跖侧

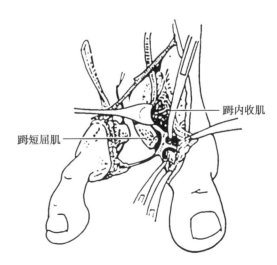

图 11-37　趾蹼处切断跖横韧带、𧿹短屈肌及𧿹收肌，辨认第二趾与第一跖底动脉连续性，结扎切断足底内侧动脉、𧿹趾腓侧趾背及趾底动脉

脉走向分别结扎切断沿途分支,并小心牵拉远端或近端第一跖底动脉已被结扎的分支。按第一跖底动脉的分型做不同的操作。CⅠ型者(见图11-12A)在助手充分显露下能清楚地看到该动脉在第一跖骨底下1/3处的走向及该动脉与跨趾胫侧跖底动脉及足底内侧动脉的X形交叉关系,然后结扎切断该动脉与上述两动脉之联系及其他分支(图11-37),此时第一跖底动脉已完全游离;属CⅡ型者(见图11-12B),在助手充分牵引显露下能大致见到该动脉的延续性,在结扎切断沿途分支后,术者用显微镊小心夹捏已结扎的分支并向腓侧牵引,可看到该动脉与跨趾胫侧跖底动脉及足底内侧动脉的X形交叉关系,结扎切断第一跖底动脉与该两动脉的联系,游离出第一跖底动脉;CⅢ型者(见图11-12C)因第一跖底动脉与跨趾胫侧跖底动脉及足底内侧动脉的X形交叉位于纵轴线之胫侧,在助手充分牵引及显露下只能见到第一跖底动脉的延续性,而看不到足底内侧动脉及跨趾胫侧跖底动脉的关系,此时术者除结扎切断沿途分支外,应夹捏已结扎之分支充分向腓侧牵拉,大致可看到该动脉与足底内侧动脉及跨趾胫侧跖底动脉的关系,然后用血管钳分别夹住以上两动脉的远端并切断,使第一跖底动脉游离出来,并结扎跨趾胫侧及足底内侧动脉在第一跖底动脉上的断口,若足底部血管断口难以结扎,用干纱布球填塞压迫止血10~15分钟。当第一跖底动脉与跨趾胫侧跖底动脉及足底内侧动脉分离后,分别结扎切断无关其他分支,继续逆行分离,此时由近向远在切口内游离会师,使足背动脉、足底深支、第一跖底动脉完全游离。采用这一方法游离的血管蒂较长。笔者按上述方法游离切取40余例全部获得再造成功。

在解剖过程中须特别强调以下几点。

1. 手术入路仍按常规背侧进入,避免足底切口,以免影响跨趾血供。

2. 为了充分显露第一跖底动脉,应先离断跖趾关节或截断跖骨,切断趾长、短伸肌腱及两侧趾底神经,切断与第三趾之解剖连续性。

3. 必须完全切断第一、二跖骨头横韧带及附于跨趾外侧籽骨上的跨收肌及跨短屈肌。

4. 在切断结扎足底内侧动脉、跨趾胫侧跖底动脉时,应在第一跖底动脉上多保留一段血管蒂以便结扎。

5. 切取跨趾或跨趾甲皮瓣时,仅结扎切断第二趾胫侧趾背及趾底动脉,保持第一跖底动脉与跨趾腓侧血管的连续性,其余操作均相同。

6. 除采用上述方法解剖游离外,也可沿第一趾蹼做逆行解剖游离远端第一跖底动脉,当遇到跨收肌及跨短屈肌时小心保护第一跖底动脉,在第一跖骨与跨趾外侧籽骨间用锐刀切离外侧籽骨,使外侧籽骨连同跨收肌及跨短展肌分向腓侧,此时在助手充分牵引下可见到第一跖底动脉的X形交叉关系,这一方法虽创伤较大,但解剖显露较清楚,避免了血管切断结扎的盲目性。

三、切取难以分型血管变异的足趾

除上述变异外,有时也遇到难以分型的血管变异,术中小心解剖、顺藤摸瓜是解剖分离的主要原则,可以自近向远也可以自远向近,沿着血管走向做顺行或逆行解剖,最终可分离出动脉血管蒂。笔者曾遇3例,既无第一及第二跖背动脉,也无第一跖底动脉,尚存足底深支,该足底深支发出走向第二跖底腓侧与第二趾腓侧趾底及趾背动脉相延续。手术当时笔者难以确定走向关系,只有切断第二跖骨做深层分离,才显露这一解剖关系,然后沿该动脉走向保持血管延续性切取。

四、切取足背动脉、第二跖背动脉的第二趾

部分病例属第一跖骨背动脉 Gilbert III 型时,有时存在血管口径较粗起于足背动脉之弓状动脉的第二跖背动脉,所以也可以选用足背动脉、足背弓状动脉、第二跖背动脉这一供血系统来切取第二趾,即顾玉东称"第二套供血系统"。因第二跖背动脉位置较深,在第二趾背侧骨间肌深层小心解剖分离,注意保护第二跖背动脉分向第二趾腓侧的趾背及趾底动脉的连续性,小心结扎切断第三趾胫侧趾背及趾底动脉,保存以足背动脉、弓状动脉、第二跖背动脉为血供的第二趾。

⌛ ## 第八节

第二趾移植拇、手指再造手术步骤与方法

一、受区准备

根据拇、手指不同程度的缺损,选用不同形式足趾组织移植拇、手指再造与修复的手术方案及切口设计,进行不同的准备。受区准备根据循环重建方式的不同,大致有 3 种。

(一)切取足背动脉、大隐静脉与受区桡动脉、头静脉吻合重建血液循环

适用拇指III度以上缺损的第二趾移植拇指再造。

1. 按手术设计,切开受区残端皮肤并向两侧做锐性分离,分离出两侧外伤性指神经瘤及拇长屈肌腱并标记(图 11-38)。

2. 残端背侧锐性分离松解拇长、短伸肌腱或指伸肌腱,以恢复肌腱弹性。

3. 于指屈肌腱鞘管处锐性分离拇长屈肌腱或指深浅屈肌腱。损伤后由于拇长屈肌腱残端回缩,难以找到屈肌腱断头时,可于前臂远端做切口,找到拇长屈肌腱近端并牵拉该肌腱,在残端可见到随牵拉而出现移动处即为拇长屈肌腱近端断头,行锐性分离松解以恢复正常弹性,用缝线贯穿标记。

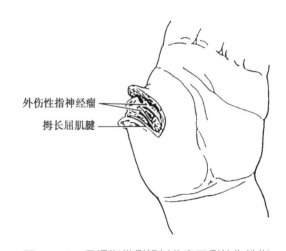

外伤性指神经瘤

拇长屈肌腱

图 11-38　于拇指掌侧解剖分离两侧外伤性指神经瘤指神经及拇长屈肌腱

4. 骨断端十字切开骨膜剥离后,咬除残端硬化骨,根据再造指长短需要缩短骨断端。

5. 鼻烟窝做横切口,显露并分离头静脉,在拇短伸肌腱尺侧深层显露桡动脉腕背支(图 11-39),在该切口与拇指残端间贯通皮下隧道(图 11-40)。

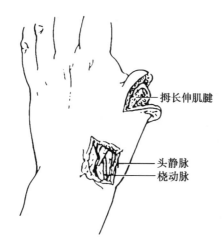
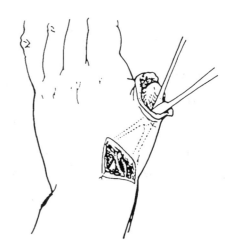

图 11-39　于拇指背侧解剖分离拇长伸肌腱，在鼻烟窝切口找到头静脉与桡动脉腕背支　　图 11-40　贯通皮下隧道

标注：拇长伸肌腱、头静脉、桡动脉

（二）切取跖背（底）动脉及跖背静脉与拇主要动脉、指总动脉及头间静脉吻合重建血液循环

适用于拇指Ⅲ度以内缺损及手指Ⅳ~Ⅴ度缺损移植再造。

1. 按残端切口设计切开皮肤向两侧做皮下分离，分离找到两侧指神经瘤并标记。

2. 于指背侧锐性分离松解指伸肌腱，于掌侧指屈肌腱鞘处找到并锐性松解指屈肌腱。

3. 骨断端处理同前。

4. 于第一掌骨背侧做横切口找到掌背静脉，或在掌指关节间背侧做纵切口找到头间静脉；于拇指近节基底部尺侧做斜切口分离找到拇主要动脉，或于掌横纹处做横切口，分离找到指总动脉并与受指残端贯通皮下隧道。

（三）吻合趾-指动、静脉重建血液循环的拇、手指再造

1. 残端指神经瘤，指伸、屈肌腱及骨断端处理准备同前。

2. 于受区指背做斜切口找到1~2条较粗的指背静脉；拇指或手指掌侧做斜切口找到拇指尺侧或手指两侧指固有动脉与残端贯通皮下隧道。

上述解剖分离结束，创面用生理盐水清洗包扎，受区准备暂告段落。

受区做好准备后，供趾已游离完毕，量取受区动、静脉与再造指残端的距离，决定切断供趾血管的部位。血管实际断蒂长度应略长于实际缺损长度以利在无张力下吻合。断蒂时应先阻断动脉，后阻断静脉，离体足趾用温盐水清洗后移至受区并记录断蒂时间。

二、骨与关节的固定

（一）再造指长度的量取

再造拇指长度应等于健侧拇指长度或略短于原拇指为宜。再造拇指长度的测量为拇指残端的指骨或掌骨（修整后）到示指近节中段，并使两侧皮肤能在无张力下缝合为前提；手指再造长度以使移植的第二趾皮肤能与手指残端皮肤在无张力下缝合为原则。若切取的跖、趾骨或掌、指骨过长，均予以缩短修整。若造成皮肤缺损，必要时可采用带足背皮瓣的第二趾移植，游离皮瓣移植或局部皮瓣移位覆盖。

（二）骨与关节固定形式

切取第二趾移植拇、手指再造，骨与关节的固定有以下4种形式。

1. **拇指Ⅲ度缺损、手指Ⅴ度缺损的再造** 因受区掌指关节完好,于第二趾跖趾关节处离断,咬除近节趾骨基底部,趾骨做适当缩短后行趾-指骨内固定。

2. **残端仅保存少许近节指骨基底部而掌指关节完整** 于跖趾关节离断,多保留近节基底部关节囊,移植后使近节趾骨髁部关节面与掌骨头关节面相接触,用克氏针制动于功能位,然后缝合关节囊缝,以形成新的掌趾关节(图11-41)。采用本法造成关节面不匹配而影响关节功能为其不足。

3. **再造指残端于掌指关节以近缺损** 切除残存掌骨头部分掌骨,于第二跖骨相应部截骨,缩短修整掌-跖骨,精确计量再造指的长度,以两侧皮肤能在无张力下缝合为原则行跖掌骨内固定。

4. **拇指Ⅵ度缺损** 切取任何形式的带跖趾关节第二趾后,把足够长度的跖骨与大多角骨或手舟骨做嵌插内固定;若大多角骨、手舟骨缺损,可与第二掌骨呈骨性对掌位内固定(图11-42)。

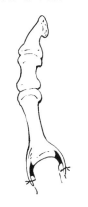
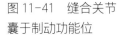

图11-41 缝合关节
囊于制动功能位

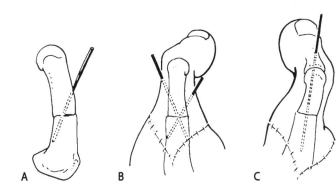

图11-42 指-趾骨克氏针内固定
A. 单枚克氏针斜向内固定;B. 交叉克氏针内固定;C. 不宜提倡的内固定。

(三)骨内固定方式

拇、手指再造无论选用哪种内固定材料与方法,均应以不贯穿关节、利于术中肌腱张力的调节及术后功能练习为原则。

1. **克氏针内固定** 采用克氏针内固定具有取材方便、操作简单的优点。若采用单枚传统纵贯内固定(图11-42C),需要贯穿1~2个关节,难以克服趾体旋转的缺点,不利于术中肌腱张力的调节及术后早期功能练习,所以不宜轻易使用克氏针纵向内固定,只有拇指Ⅲ$_2$度或Ⅴ$_1$度缺损及小儿拇、手指再造时行克氏针纵向内固定,术后成人6周、小儿4周拔除,行功能练习。笔者提倡采用单枚克氏针斜向(图11-42A)或交叉克氏针内固定(图11-42B),利于术中肌腱张力调节,达到固定可靠、防止旋转、便于早期功能锻炼的目的。

2. **钢丝十字交叉内固定** 两骨断端做精确修整锉平,防止成角畸形后,距两骨端3~4mm处用直径1mm克氏针于掌、指骨及跖、趾骨的矢状面及冠状面各钻两骨孔,使两骨孔呈十字交叉,用直径为0.3~0.4mm的不锈钢丝分别穿过两端相应骨孔,摆正拇、手指位置,分别拧紧钢丝固定(图11-43),缝合骨膜。钢丝十字交叉内固定具有固定可靠、防止旋转、接触密切、骨愈合快、不贯穿关节、利于术中肌腱张力调节及术后早期功能锻炼的优点。笔者在成人260余例340指拇、手指再造术中,采用钢丝十字交叉固定180余例210余指,占各种骨内固定方式的60%,术后功能恢复均优于克氏针内固定。

3. **其他内固定材料与方法**

(1)微型钢板螺丝钉内固定:根据指、趾骨或跖、掌骨连接部位不同也可选择不同形式的微型钢板螺丝钉固定。待术后达骨性连接时取出钢板及螺丝钉(图11-44)。

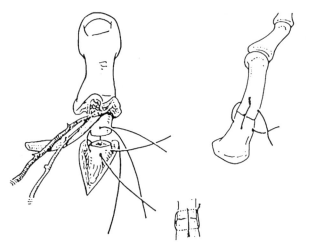
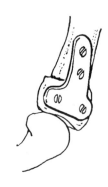

图 11-43　指-趾骨或掌-跖骨钢丝十字交叉内固定　　　图 11-44　微型钢板螺丝钉内固定

（2）可吸收内固定材料：采用专用钻头通过两骨断端做不贯穿关节的骨孔，将可吸收的内固定棒锤入骨孔，多余部分截除挫平。

上述各种形式的内固定后，均应缝合骨膜。

三、指伸、屈肌腱修复

肌腱修复的方法在第三章第七节中已详述，在此从略。选用足趾移植拇、手指再造进行肌腱修复时仍需注意以下几点。

1. 肌腱修复的顺序：先修复指伸肌腱，后修复指屈肌腱，肌腱张力调整于休息位。

2. 受区指伸、屈肌腱均须彻底松解并恢复正常肌肉弹性；尽量与原肌腱缝接，当肌腱缺损时可选邻指或其他残指相应肌腱移位修复。

3. 拇指Ⅲ度、手指Ⅴ度缺损，为保存掌指关节及伸肌腱结构的完整性，应尽量选残端伸、屈肌腱修复，尤其是拇指不宜选鼻烟窝拇长伸肌腱修复，否则会造成再造拇指尺偏畸形。

4. 带跖趾关节移植拇指再造，除修复拇长伸、屈肌腱外，应修复拇短伸肌及拇短展肌腱。若拇短展肌缺损，可选用邻指指浅屈肌腱或残指肌腱移位重建拇对掌功能；带跖趾关节移植手指再造除修复指伸、屈肌腱外，应选邻指指浅屈肌腱或其他残指指屈肌腱移位重建蚓状肌功能，防止掌指关节过伸畸形。

5. 拇指因旋转撕脱性离断要求再造者，由于原拇长伸、屈肌已撕脱，可选示指固有伸肌腱移位修复拇长伸肌腱，尺侧腕伸肌腱移位修复拇长屈肌腱，不宜选用其他指浅屈肌腱移位修复。

第二趾移植拇、手指再造的肌腱修复有两种方式：不带跖趾关节及带跖趾关节移植，肌腱可按表11-1选择修复或重建。

表 11-1　第二趾移植拇、手指再造的肌腱修复方式

拇指再造肌腱修复		手指再造肌腱修复	
不带跖趾关节	带跖趾关节	不带跖趾关节	带跖趾关节
拇长伸肌腱	拇长、短伸肌腱	指总伸肌腱	指总伸肌腱
拇长屈肌腱	拇长屈肌腱	指深屈肌腱	指深屈肌腱
	拇短展肌或拇对掌功能重建		蚓状肌功能重建

四、神经修复

除手指撕脱性离断造成指神经撕脱缺损外,一般外伤性截指后在手指残端均能找到指神经瘤。神经瘤常位于残端掌侧皮下相应神经血管束处,所以寻找较容易。在切取足趾时,两侧趾底神经应尽量高位切断。无论是供趾还是受指手术组,在手术进程中均应互相通告各种组织解剖游离情况,以保证各组织再造修复中的需要。

指神经修复应在吻合血管前进行。为了使再造指恢复较满意的感觉功能,两侧神经均应在无张力下缝合;如果造成的指神经缺损较长,可采用腓深神经移植修复;修复两侧指神经有困难时,再造拇指以修复尺侧神经为主,再造示、中、环指以修复桡侧指神经为主。指神经比趾神经粗,神经束比趾神经多,神经束膜完好;趾神经较细且断端不甚整齐,缝合时趾神经应准确对准指神经行束膜缝合(图 11-45)。若近端为指总神经,可将两侧趾底神经行电缆式合并与受区指总神经做相应直接缝合。应强调指神经修复的重要性并不亚于血管修复,术者要以吻合血管的重视程度认真修复指神经。

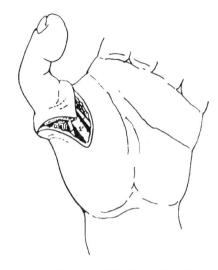

图 11-45 在掌侧切口内修复拇长屈肌腱及两侧指神经

五、重塑再造指外形

跗趾,第二、三趾与拇指及手指的外形不一样,为了使足趾移植后接近拇、手指外形,术者应按照手术设计原则及供受区切口设计,结合患者残指情况,充分利用供、受区皮肤条件精心设计。足趾组织移植后,骨关节、肌腱及神经已修复,在血液循环未重建前,术者应根据现有条件,利用智慧与技巧为患者重塑再造指外形。

1. **修整残端多余皮肤** 无论采用冠状、矢状还是 V 形切口,受指残端皮肤都会发生瘢痕增生及创伤改变,应将瘢痕、挫伤或挫灭皮肤及多余的皮肤切除修整,使手指两侧及掌、背侧皮肤缝合后不臃肿或出现驼颈畸形。

2. **调整供受区皮肤** 根据切口设计,移植后足趾皮肤及受区残端皮肤一般较富余,应充分利用皮肤有效面积,合理覆盖创面,使趾-指体皮肤粗细相融。

3. **跗侧 V 形皮瓣要充分伸展** 第二或第三趾趾间关节呈自然屈曲状,此段跗侧皮下系带自然屈曲,足趾游离后应将该屈曲系带切断,使跗侧皮肤获得充分伸展。

4. **舵样及菱形足背皮瓣的调整与虎口重建** 拇指Ⅳ度缺损伴虎口或桡掌侧皮肤缺损,选用带舵样足背皮瓣及跗趾关节的第二趾移植。舵样皮瓣可向虎口侧转位以扩大虎口;可向桡侧转位以修复桡掌侧皮肤缺损(见第十二章第七节典型病例 6,第十三章第三节典型病例 3)。拇指Ⅴ~Ⅵ度缺损,选用带菱形足背皮瓣及跗趾关节的第二趾移植。菱形足背皮瓣及跗侧 V 形皮瓣移位调整后与第二掌骨桡侧舌状皮瓣互相嵌插形成虎口及大鱼际外形,使再造拇指接近原拇指外形(见第十二章第七节典型病例 6 及第十三章第三节典型病例 4)。

5. **正确处理"猫耳"** 皮肤旋转移位不可避免地会出现大小不等的"猫耳"现象,术者可根据"猫耳"大小、形成位置与血供关系做正确处理。"猫耳"较小且不影响血供者,术中应予以修剪;较大者,修剪后影响血供时待二期修整。

6. 精确缝合掌侧皮肤　拇指Ⅴ~Ⅵ度缺损带足背皮瓣移植或复合组织移植,除重建修复虎口外,还应充分利用跖侧Ⅴ形皮瓣做合理调整与受区皮肤缝合,以既不影响再造拇指的伸直,又不造成皮肤线状瘢痕挛缩、合理覆盖创面为原则。

7. 合理的皮肤修复　经上述设计与调整,在缝合皮肤过程中,有时不一定一次缝合而成,缝合皮肤后往往会出现部分皮肤缝合张力过大而出现倾斜畸形或血供障碍,需拆除缝线重新调整缝合,在缝合皮肤过程中允许缝了拆、拆了缝,一次、两次甚至三次也不应不耐烦,必要时行皮片移植,以获得最完美的外形修复。

8. 残指的修整　除再造指做以上重塑与修整外,对其他残指也应做相应的改形修整,该切除的切除,该修复的修复,术毕不留遗憾与缺陷。

通过上述努力,使移植的足趾与受指皮肤平整缝合,消除局部畸形及臃肿,做到尽心、精心修复,使再造指外形达到术者满意,患者也一定会满意。

六、血液循环重建

足趾组织移植拇、手指再造的血液循环重建是手术成功的关键操作,包括供、受区血管准备及血管吻合。

(一)血管修复前的准备

1. 受区血管准备

(1)静脉:受区静脉可根据循环重建的方式准备,常选用前臂远端及手背的浅静脉:头静脉、贵要静脉、掌背静脉、头间静脉等;若采用吻合趾-指动、静脉重建血液循环方式,可选较粗的指背静脉或头间静脉。

(2)动脉:受区动脉也是根据循环重建方式准备,常选用桡动脉、尺动脉、桡动脉腕背支、掌浅弓、掌深弓及指总动脉等;若采用吻合趾-指动、静脉重建血液循环方式,可选拇主要动脉、拇指尺侧指动脉及手指中、近节指固有动脉。

上述动、静脉显露应根据不同解剖部位采用横切口、斜切口或侧方正中切口。解剖鼻烟窝是受区血管常规准备,术者应了解鼻烟窝的解剖投影(图11-46)以利显露头静脉、桡神经浅支、拇长、短伸肌腱及桡动脉腕背支,其尺侧界为拇长伸肌腱,桡侧界为拇长展肌腱和拇短伸肌腱,远端为第一掌骨基底,近端是桡骨茎突,底为手舟骨,窝中的头静脉跨于中央,桡神经浅支偏尺侧,桡动脉从拇长展肌腱及拇短肌腱下穿出,形成桡动脉腕背支,位于鼻烟窝拇短伸肌尺侧深层,有伴行静脉相伴(图11-47),术者要掌握这一解剖关系,就能顺利完成循环重建。

(3)皮下隧道:皮下隧道应选择正常的皮肤下,而不宜位于瘢痕下。隧道贯通于受区上述血管切口与再造指断缘皮肤间,贯通时动作要轻柔,切忌损伤皮下血管,隧道要宽畅。

拇、手指再造术后,发生血管顽固性痉挛探查时常发现隧道内有较多积血,血管被埋于积血中而出现痉挛。所以贯通皮下隧道分离动作要轻柔,若出现隧道内出血,采用干纱布或热生理盐水纱布条填塞压迫止血5~10分钟后方可操作。血管蒂通过皮下隧道前要求术者认真理顺动、静脉血管蒂一次通过隧道;防止动、静脉血管蒂分别通过隧道而出现血管交叉、扭结或筋膜卡压,导致术后血管危象发生。

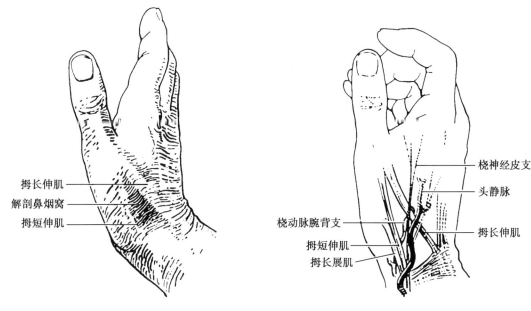

图 11-46　鼻烟窝解剖投影　　　　图 11-47　鼻烟窝内血管、神经及肌腱的解剖关系

左图标注：
拇长伸肌
解剖鼻烟窝
拇短伸肌

右图标注：
桡神经皮支
头静脉
桡动脉腕背支
拇长伸肌
拇短伸肌
拇长展肌

2. 供趾血管准备　供趾血管应根据循环重建的方式及受区血管吻合的位置、所需要的血管长度做准备。在解剖游离过程中与受区手术组保持密切联系，以决定血管断蒂的长度与位置。血管切取以宁长勿短为原则，以保证与受区血管在无张力下缝合。

3. 供、受区血管选用原则

（1）保证循环重建的足够血流动力与回流。

（2）减少供、受区的手术创伤。

（3）尽量减少对供、受区血液循环的破坏。

（4）受区尽量选择部位较低的正常知名血管，以减少血管蒂长度。

（5）两血管口径基本一致。

（6）吻合血管时体位方便。

（7）受区有正常的皮肤覆盖。

（二）血液循环重建

上述的供、受区血管准备，最终目的为达到两血管吻合时口径相同，循环动力充足。为此，术者应掌握成人肢体有关部位血管的口径，方能得心应手地完成血液循环重建。

根据测定，成人踝部大隐静脉外径为 2.50~4.74mm，平均为 3.51mm；鼻烟窝头静脉外径为 1.99~4.3mm，平均为 3.81mm；足背动脉外径为 1.50~3.74mm，平均为 2.39mm；鼻烟窝桡动脉腕背支外径为 1.70~2.12mm，平均为 1.58mm；足底深支动脉外径为 1.6~2.22mm，平均为 1.62mm；第一跖背动脉外径为 0.7~2.5mm，平均为 1.3mm；第一跖底动脉外径为 0.8~2.7mm，平均为 1.5mm；指总动脉外径为 0.9~1.8mm，平均为 1.2mm；第一跖背（底）动脉与指总动脉口径较接近，便于行端端吻合。从以上测定数字可以看出，供区和受区各血管口径大致相近，易于镜下吻合。如果一端血管口径略细，术者可利用显微血管镊插入管腔轻柔地扩张，以利行端端吻合。

趾底动脉外径为 0.5~0.8mm，平均为 0.61mm；指固有动脉外径为 0.6~1.0mm，平均为 0.83mm。凡经严格小血管吻合训练，能保证吻通 0.3mm 小血管者，可采用吻合趾-指动、静脉方法重建血液循环。

血管吻合应根据伤情，再造指数，再造与修复的需要，供、受区血管变异及术者血管吻合的技巧等综合因素而定，尤其是后者，可反映术者处理血管的成熟程度及重建血液循环的应变能力。现将拇、手指再造术中血管吻合的方式陈述如下。

1. 单指再造　拇指或单一手指缺损选用足趾移植拇、手指再造，受区仅选用一条知名动脉及静脉重建再造指血液循环，有以下几种方式。

（1）端端吻合法：凡切取足背动脉、大隐静脉为移植组织血管蒂，通常采用大隐静脉-头静脉、足背动脉-桡动脉腕背支端端吻合重建再造指血液循环（图 11-48）。若头静脉较细，可选手背其他浅静脉吻合；若再造指位置偏尺侧，可与尺动脉及贵要静脉吻合。

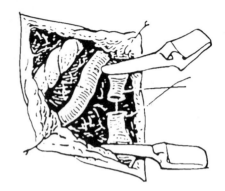

图 11-48　在鼻烟窝切口内，头静脉-大隐静脉、桡动脉腕背支-足背动脉端端吻合

（2）端侧吻合法：为了不破坏受区知名动脉正常供血，可采用足背动脉与桡动脉或尺动脉侧行端侧吻合来重建再造指血液循环。这里仍要强调，行端侧吻合时，为了保证通畅率应采用四定点褥式加间断缝合为妥（见图 3-30），静脉仍用端端吻合。

（3）选用第一跖背（底）动脉为血管蒂时，有以下几种方法重建血液循环。

1）与受区掌深弓、掌浅弓吻合；跖背静脉-头间静脉吻合。

2）与拇主要动脉及第一～三指总动脉吻合；跖背静脉-头间静脉吻合。

3）与指固有动脉吻合；跖背静脉-头间静脉吻合。

4）趾底动脉-指固有动脉及趾背-指背静脉吻合。

2. 多指及复合组织移植再造　两个以上足趾移植或一趾一皮瓣及两趾一皮瓣复合组织移植再造时，血液循环的重建应根据受区血管条件，进行合理的设计与搭配，以保证手部及皮瓣与再造指的血供。

（1）一足两趾：选用踇趾甲皮瓣与第二趾或第二、三趾同时移植再造拇、手指时，由于两趾均为一个血管蒂，所以在受区可按足背动脉-桡动脉、大隐静脉-头静脉端端吻合重建血液循环。

（2）两足两趾、两足三趾或足趾加皮瓣移植的再造与修复：由于移植组织有两个血管蒂，而手部仅有两条知名动脉，为保证受区远端血供仅牺牲受区一条知名动脉来提供两组织血供的吻合。

1）受区血管两端直接缝合：再造与修复组织的两条动脉分别与受区切断后的桡动脉或尺动脉的近、远两端端端吻合，两组织的静脉与手背两静脉吻合，以重建两组织的血液循环（图 11-49）。本法是依靠桡、尺动脉在手掌部血管弓的相互交通提供血供，为此，术前应做血管通畅试验，凡无交通或交通不良者不宜采用。当两血管口径粗细不同时，可将较细的血管端劈成鱼嘴状，采用四定点褥式加间断缝合法吻合（图 11-50）。

2）端端或端侧吻合：将受区桡（或尺）动脉的远端与供趾足背动脉行端端吻合，再于桡动脉近端侧方做开口与另一供趾足背动脉行端侧吻合，静脉仍与手背静脉吻合重建复合组织的血液循环（图 11-51）。

3）串联吻合法：适用于拇、指再造同时需用游离皮瓣移植重建虎口或修复创面者。方法：切取相应面积的前臂皮瓣或小腿内侧皮瓣移植，将皮瓣近端血管与受区桡（尺）动脉及头静脉行端端吻合，然后将移植足趾的足背动脉与该皮瓣远端的桡动脉（或胫后动脉）行端端吻合，足趾的大隐静脉与皮瓣远端的静脉行端端吻合重建两组织的血液循环（图 11-52）。

4）并联吻合法：适用于多指再造或同时用皮瓣修复虎口及其他创面者。为保证手部远端血供，仅选用受区一条知名动、静脉来重建再造指及皮瓣的血液循环。方法：在切取分离足背动脉及足底深支时，有目的地多保留一段深支血管，同样在游离切断大隐静脉时在该静脉中段多保留一段口径较粗的分支；重建血供时将一足的足背动脉及大隐静脉通过皮下隧道与足底深支及大隐静脉分支行端端吻合，最后将足背动脉及大隐静脉与手部受区知名动脉及其他静脉行端端吻合，重建所有再造指或皮瓣的血液循环（图11-53）。

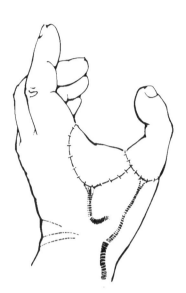

图11-49 受区血管两端直接缝合
动脉两端缝合，桡动脉近端与再造指动脉吻合，桡动脉远端与皮瓣动脉吻合

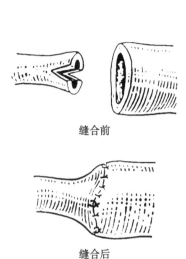

缝合前

缝合后

图11-50 血管鱼嘴状缝合

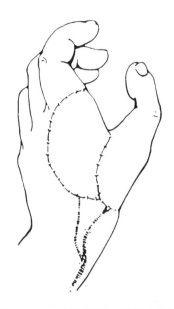

图11-51 血管端端及端侧吻合法
受区桡动脉与再造指动脉端端吻合；桡动脉近端与皮瓣动脉端侧吻合。

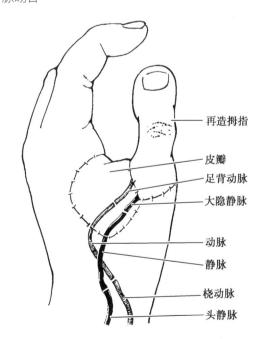

再造拇指

皮瓣

足背动脉

大隐静脉

动脉

静脉

桡动脉

头静脉

图11-52 血管串联吻合法
皮瓣近端动、静脉与桡动脉、头静脉吻合；皮瓣远端动、静脉与再造指动、静脉吻合。

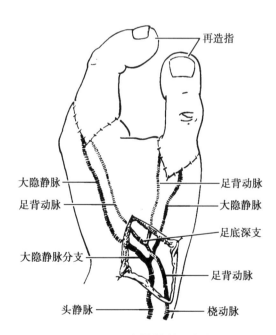

再造指

大隐静脉

足背动脉

足背动脉

大隐静脉

大隐静脉分支

足底深支

足背动脉

头静脉

桡动脉

图11-53 血管并联吻合法
受区桡动脉、头静脉与再造拇指足背动脉、大隐静脉吻合；该足背动脉深支及头静脉分支与再造示指动、静脉吻合。

5）采用倒Y形静脉移植：移植静脉的远端主干与受区知名动脉吻合，移植静脉的近端两分支与两移植组织的动脉吻合，静脉仍与手背浅静脉吻合。

6）趾-指动静脉吻合法：适用于拇指Ⅳ度及手指Ⅴ度以内缺损及拇、手指部分缺损的再造与修复的血液循环重建。根据受区条件可采用第一或第二跖背动脉-拇主要动脉或第一~三指总动脉端端吻合，跖背静脉-头间静脉端端吻合；第一或第二跖背动脉-指固有动脉端端吻合，跖背静脉-指背静脉端端吻合。

小结 采用血管串联或并联吻合法或上述1）、2）、5）吻合法仅牺牲受区一条知名动脉，同时提供两种移植组织的血供，创伤小，血管口径相似，不破坏手部远端血液循环。当然这一吻合法必须在保证血管吻合质量的前提下方可行施，否则将顾此失彼，影响再造与修复的成功率。笔者采用血管并联及串联吻合再造24例40指及11块皮瓣，均获成功。

随着小血管吻合技术的提高，自采用吻合趾-指动、静脉重建血液循环以来，大大简化了再造与修复重建血液循环的方法，具有以下优点：①不破坏供、受区知名血管及血液循环；②血管蒂短，不需要通过皮下隧道或皮下隧道较短，从而避免因血管蒂长导致血管危象发生率升高；③手术创伤小，简化了手术操作，减少了手术操作时间及患者的痛苦。基于以上，显微外科技术发展至今，采用吻合趾-指动、静脉重建血液循环是目前拇、手指再造与修复的主要方法。

七、缝合皮肤

再造指及皮瓣恢复正常血供后，术者需仔细检查各血管吻合口有无漏血及血管痉挛现象。若出现上述现象应及时处理。再造及修复重建血液循环稳定后，创面多余皮肤应切除修整，彻底止血，缝合皮肤，用温生理盐水清洗置引流条，包扎，术毕（图11-54）。

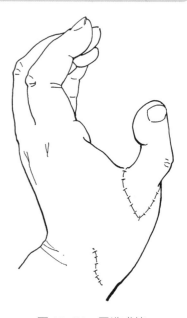

图11-54　再造术毕

⧗ 第九节

术后治疗及血管危象处理

一、术后治疗

足趾组织移植拇、手指再造与修复术后治疗同断指再植，在此不再重述。抗凝、解痉及抗生素治疗一般为1周左右。趾-指骨及跖-掌骨克氏针内固定于术后6周拔除。

二、血管危象处理

足趾组织移植拇、手指再造术中及术后不可避免地会发生血管危象，常见原因：手术操作不仔细导致血管损伤；术中麻醉效果欠佳导致血管痉挛；术后因疼痛寒冷导致血管痉挛；血管吻合质量差导致吻合口栓塞；皮下隧道卡压、血肿压迫导致循环障碍；患者精神紧张、睡眠欠佳导致顽固性血管痉挛等。

（一）术中血管危象

术中血管危象可发生于断蒂前及血管吻合后。

1. 断蒂前

（1）血管痉挛：术中游离足背动脉、第一跖背（底）动脉常因解剖分离操作刺激导致动脉痉挛，这是不可避免的。为此，术者在解剖分离过程中操作要轻柔，一旦出现血管痉挛，不要急于处理，仍按手术操作步骤进行游离解剖，除血管蒂外所有组织均已游离切断，沿足背动脉及第一跖背（底）动脉管壁用罂粟碱原液或 2% 利多卡因外敷，松开止血带，同时将趾体及血管蒂用热生理盐水纱布包裹持续湿热敷，一般经 3~5 分钟血管痉挛均可解除，动脉恢复搏动，趾体恢复血供。血管痉挛一经解除，很少再次发生痉挛。术中发生血管痉挛以动脉为主。若经上述处理并反复湿热敷后趾体仍未恢复血液循环，应怀疑血管损伤的可能。

（2）血管损伤：游离的足趾仅有足背动脉足底深支及第一跖背（底）动脉通过趾背及趾底动脉进入趾体，趾背及趾底动脉直径平均为 0.61mm，由于血管较细，在分离结扎切断静脉时有误伤趾背（底）动脉的可能，这是其一；第一跖背（底）动脉常因解剖变异，血管走向异常，血管位置不恒定，术者为了多保留一段趾长屈肌腱而牵拉趾体，肌腱一旦切断，因牵拉力过猛导致第一跖背动脉与足底深支交界处撕裂，这是其二；个别助手对足部解剖不熟悉，在解剖游离过程中术者未提防而助手用拉钩过度牵拉，损伤血管，或因出血助手用血管钳损伤血管，甚至剪断血管，这是其三。术中一旦发生上述血管损伤，应立即在手术显微镜下寻找血管损伤的部位，发现有损伤或切断，血管清创后用 11-0 缝线及时进行血管修复。这类血管损伤修复的操作将直接影响再造能否成功。为此，应由有相当经验的术者进行处理，必须保证血管吻合质量。笔者在处理上述血管损伤中曾遇 7 例，成功 6 例，1 例于早期开展再造，因缺乏经验，虽行血管修复但仍失败。

2. 血管吻合术后
重建血液循环后术中发生血管危象屡见不鲜，除动脉痉挛和血管吻合口栓塞外，也有术者粗心大意所致。

（1）血管扭转：血管蒂通过皮下隧道时未将血管理顺而草率吻合。由于血管扭转未理顺通过隧道而吻合，若扭转<90°，术中发生循环障碍的可能较低，常于术后渐渐发生；若扭转>90°，术中即可发生循环障碍，应立即切开皮下隧道，认真检查，凡发现血管扭转者，应拆除血管吻合口缝线，将血管重新调整理顺，血管经清创，两血管断端用肝素生理盐水冲洗达到内膜光洁无任何纤维素附着，方可再行血管吻合。

（2）血管痉挛：术中发生血管痉挛以动脉为主，也可发生静脉痉挛。动脉痉挛又可分吻合口以远及以近两种。

1）吻合口以近痉挛：吻合口以近动脉无搏动，管壁较硬，该段动脉处于痉挛状态。处理：沿动脉向近端游离，显露近端动脉有正常搏动后，先用罂粟碱原液做管壁外湿热敷，观察片刻，一般经上述处理 2~3 分钟后痉挛可解除，远端恢复血运。若经上述处理未见解除，可用显微镊在痉挛血管壁两侧进行外膜外组织对抗牵拉（见图 6-36），借以解除该段血管痉挛，继续用罂粟碱湿热敷以达到松解之目的。一般经以上处理。痉挛均可解除，使远端出现搏动而恢复趾体血供。

2）吻合口以远痉挛：吻合口以远痉挛又可分为吻合口以远局限性痉挛及吻合口以远顽固痉挛两

种。前者仍可按上述方法松解。若经上述处理在吻合口以远一段动脉已恢复搏动,而趾体仍呈苍白色时,则血管痉挛发生于皮下隧道内,应切开皮下隧道,此时往往有以下几种现象:①血管在皮下隧道内呈弯曲状,被纤维间隔嵌压,由于血管蒂过长造成血管迂曲,或皮下隧道贯通不良血管卡压而致。应切除一段过长血管重新吻合或切断所有纤维间隔解除血管卡压。②血管埋于血块中压迫所致。③皮下隧道内全段动脉顽固性痉挛。镜下观察该段血管略硬、变细,无血液通过。此时,可将该血管做外膜外组织剥离并对抗牵拉(见图 6-36),逐段向远端重复操作或血管做分段液压扩张(见图 6-37)而恢复搏动。此时若趾体仍呈苍白时,系进入趾体内的血管痉挛所致。此时术者可用血管夹将近端血管阻断,把该段血管已结扎的分支拆除结扎线,用 2~3 号冲洗针头插入分支管腔(见图 6-45),灌注少量罂粟碱液,拔出针头后再结扎该分支并移除血管夹,趾体用热生理盐水纱布包裹持续淋浴,一般经 10~20 分钟热淋浴,趾体内血管痉挛解除而恢复血供。若经上述处理,仍未恢复血供,术者不应着急,继续用热生理盐水持续淋浴,有时甚至长达 30~40 分钟,解痉终告解除。术后加大罂粟碱用量,肢体用棉花包裹保温预防再次发生痉挛,并用正规冬眠治疗。进入趾体内血管顽固性痉挛,经上述处理仍未见改善,除保温、解痉、冬眠治疗外别无他法,本组遇 3 例失败,患者多有吸烟史。

静脉一般不会发生痉挛。若游离长段静脉时,该段静脉也可发生顽固性痉挛,其处理方法同上。

3)动脉栓塞:术中发生动脉危象,经解痉热敷处理,动脉血仍不通过吻合口,应怀疑吻合口栓塞。此时术者不能过于自信血管吻合技术,应毫不犹豫地拆除血管吻合口缝线,即可见到吻合口栓塞。发生动脉栓塞的主要原因是血管吻合质量差。处理:先切除吻合口以远栓塞段血管,再用肝素生理盐水冲洗,见远端管腔内干净光滑,无纤维素沉着为止;近端管腔内的纤维素及血小板往往难以清除,应将有血栓形成的血管段切除,直至使近端管腔内光滑完整,无任何纤维素和血小板沉着。然后试调两端血管张力,若造成血管缺损的距离小于等于该动脉外径的 6 倍时,血管可行直接吻合,否则应取静脉移植修复。

4)静脉危象:发生静脉危象的原因与动脉危象大致相同。若术中出现,再造指发紫,趾体张力明显增高,指端侧方切开放血后由紫变红,证明发生了静脉危象。应及时检查静脉吻合口及静脉情况。

静脉危象往往有以下 5 种原因。①静脉痉挛:较为少见,一般经手术探查时才能发现。其处理方法同动脉痉挛。②静脉扭转:发生原因与处理方法与动脉相同。③隧道内卡压:发生原因一是血管蒂通过皮下隧道前未予以理顺,造成血管扭转;二是动、静脉分别通过皮下隧道造成纤维间隔嵌顿或交叉卡压。探查时应切开皮下隧道,解除卡压,调整理顺血管重新缝合。④静脉折叠或缝扎:静脉位于皮下,缝合皮肤时常因缝线通过静脉外膜外组织而造成静脉折叠,一旦拆除缝线,静脉危象即告解除;凡因缝扎所致并造成静脉损伤者应切除损伤段,重新吻合。⑤静脉吻合口栓塞:系静脉吻合质量差所致,常在缝合皮肤行包扎时出现。静脉吻合口栓塞的处理与动脉吻合口相似,先切断吻合近端血管,进行冲洗清创,再切断吻合口以远血管,用显微镊小心夹住血栓的头部,缓慢轻柔地向近端拖拉,用两把显微镊交替拖拉不使血栓中断(见图 6-39),最后可见红白混合的栓尾被渐渐拖出,管腔内经肝素生理盐水冲洗,使两端管腔内光滑干净为止,然后重新吻合。

(二)术后血管危象

术后血管危象的发生率高于术中,约发生在术后 3 天内,尤以术后 24 小时内为发生高峰,因此术后应密切观察。术后血管危象发生的原因与术中类同。其处理方法与术中也相同,不再重述。在此必须强调:拇、手指再造术后一旦发生血管危象,并经密切观察积极治疗无效时,应立即手术探查,决不能采取观察的手段来搪塞而耽误手术探查时机。笔者再造 260 余例 340 余指中失败 4 指,其中 2 例于术后发生血管危象,虽经探查仍导致失败,确有教训可寻,特此介绍供同道参考。

【典型病例1】第二~五指于近节远 1/3 缺损,择期行第二趾移植再造中指。术中血管做逆行解剖,结扎静脉时将第二趾胫侧趾背动脉误认为是静脉而结扎,当顺行解剖第一跖背动脉时才发现。由于第二趾大部已离断,已无放弃手术之可能,即用 11-0 无创伤尼龙单线修复第二趾胫侧趾背动脉,继续完成第二趾游离移植再造中指。术后再造指血运正常。第 3 天发现指体苍白,即行探查,术中见足背动脉、桡动脉吻合口通畅,而第二趾胫侧趾背动脉吻合口栓塞。切除栓塞段,见远端血管已进入趾体,因缺损较多,行血管移植,仍不免失败。教训:本例系笔者开展第二趾移植再造初期,缺乏经验,术中误伤第二趾胫侧趾背动脉后,当时应保持足背动脉、足底深支、第一跖底动脉、第二趾胫侧趾底动脉这一血管的连续性来切取,因缺乏经验,继续将第二趾胫侧趾底动脉做了结扎而造成不可挽回的损失。当时探查是必要的,但措施不当,造成小血管移植而失败。若将第一跖背动脉之近端与第二趾胫侧趾底动脉做吻合重建血供则可避免发生上述不良后果。

【典型病例2】因冲压伤致第二~五指于根部挫灭性离断,无再植条件。急症行第二趾移植采用吻合足背动脉、大隐静脉重建血液循环再造示指,手术经过顺利。术后第 3 天再造指发紫,指端切开放血观察 3~4 小时后无改善,决定手术探查。术中见静脉吻合口以远栓塞,经切开皮下隧道,见全段静脉栓塞,足背动脉及第一跖背动脉也发生痉挛,经清除血块及纤维素,打开已结扎的动脉小分支,注入少量罂粟碱并局部热敷后痉挛解除,动脉恢复搏动,但再造指断面仍无出血现象,镜下检查见再造指体内静脉均已栓塞,不得不将再造指解脱。教训:当第二趾的血管蒂通过皮下隧道,因隧道内出血导致隧道内张力增高而影响血液循环,先发生静脉栓塞,继而又发生动脉痉挛,造成术后严重的血管危象,由于这类危象的循环障碍发展缓慢,一旦形成动静脉危象时已丧失挽救时机。

三、术后康复治疗

足趾组织移植再造拇、手指不论选用何种内固定方法,术后应及时行功能锻炼,才能获得良好的功能。由于我国目前尚无完整的康复治疗体系,手指再造术后大部分患者回家休养,所以,出院前经治医师应认真地介绍简单易行、效果确实的功能锻炼方法,并嘱患者定期复诊以了解其功能恢复进程及效果,及时指导并纠正其锻炼方法,借以恢复理想功能。下面介绍几种家庭简易功能锻炼的方法。

(一)伸指(弹指)功能锻炼

术后第 4 周开始,患者用对侧健康拇指或其他手指,轻压再造指指甲,使其被动屈曲,然后令患者主动用力伸末节手指并弹开健指的拮抗练习(图 11-55)。如此反复多次练习直至有疲劳感时停止,每日 3~5 次。初期练习时伸指力较弱,伸末节幅度较小,以后可以加大末节指背压力,而增强伸指(弹指)拮抗力,经 6~8 周后即可恢复正常伸指能力。这一锻炼方法不需任何设备条件,自行锻炼即能收到理想效果。

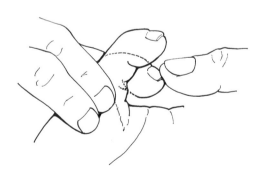

图 11-55 伸指(弹指)功能锻炼
用健侧拇指轻压再造指末端使其屈曲,令患者主动伸指,弹开健指。

(二)伸展功能锻炼

选一块 20cm×80cm 木板,其两端各用 2 枚螺丝钉固定,每端两螺丝间隔 4cm。纵向两螺丝钉间各拴一条钢丝,并扭到一定张力后,在两条钢丝间插入再造指及相邻健指,使两指指甲与钢丝相接触,用力做相反方向伸展手指,弹响并拨开钢丝(图 11-56)。采用这一锻炼方法借以增强再造指的伸展能力。再造指伸展锻炼不宜过早,以术后 4 周开始练习为宜,每日 3~5 次,经过 1~2 个月的锻炼,再造指的伸展能力将会明显增强。

如果无以上条件,也可用健侧拇、示指捏住再造指,使两指腹相对合,然后用力伸展弹开健指(图 11-57),如此反复练习,起初健指捏力可略低些,随着时间的延长可逐渐增加捏力,这样练习同样可获得有效的功能锻炼效果。

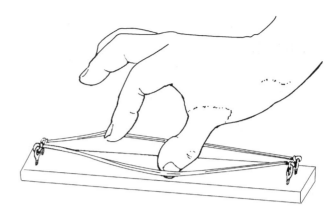

图 11-56　再造指伸展功能锻炼

(三)屈指功能锻炼

1. 自主屈曲拮抗练习　以练习再造左手拇指为例。患者健侧示指指腹与再造拇指指腹相接触,用健侧拇指指端轻压再造指中节指背,然后用健侧示指被动伸直再造指末节,令患者屈曲再造指末节,如此反复被动伸直再造指末节,主动屈曲再造指末节的拮抗练习,可获得理想的屈指功能(图 11-58)。

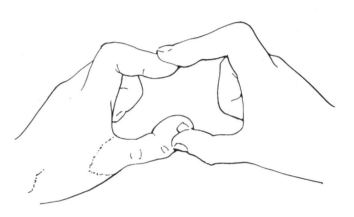

图 11-57　再造指徒手伸展练习

2. 滑轮牵引练习　患者面对墙或板壁安坐于桌前,肘部竖于桌面使患者手掌面对自己,与再造指末节相对水平的墙壁(或板壁)固定一个滑轮,线绳通过滑轮悬挂一个重 300~500g 的沙袋,线绳另一端缝一薄皮套使其正好能套入再造指之末节,对侧健手固定再造指前臂防止肘部随意移动,并使牵引绳保持张力,此时令患者主动屈曲再造指末节,借以将悬吊的沙袋向上提升,如此反复练习,增强屈肌腱功能并防止肌腱粘连(图 11-59)。

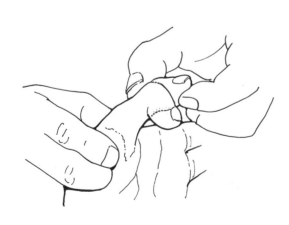

图 11-58　自主屈曲拮抗练习

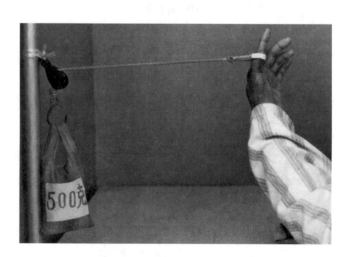

图 11-59　滑轮牵引练习

（四）协调功能练习

　　选用两只大小适中的核桃或健身球,置于掌中,利用诸手指伸屈及旋转,使核桃或健身球在手中改变位置;用一小碗花生米及一小碗大豆混合在一起,令患者用再造指与其他手指把花生或大豆一一拣出,如此反复练习,达到协调捏指之目的;在家庭练习中让患者完成执笔写字、使用键盘、持筷、解纽扣、解系鞋带等日常生活动作,并强调尽早使用再造拇指及手指,以尽早适应生活、工作、学习的需要。本例患者系左手拇指Ⅲ度缺损,1980年行再造,患者父亲是位钳工,出院时笔者请她的父亲按上述制作家庭简易练习工具,指导她积极进行主被动功能练习,术后1年随访(图11-60)见获得满意的外形与功能。

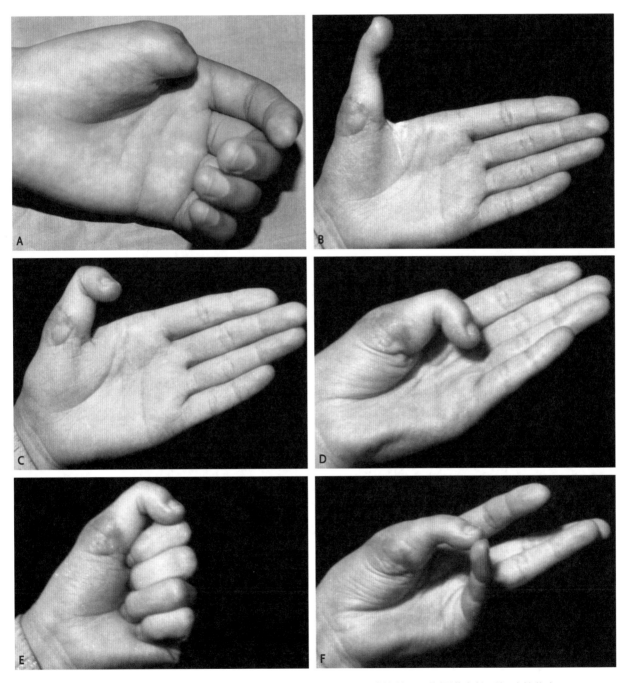

图11-60　左手拇指Ⅲ度缺损病例,再造术后经家庭简易功能练习,获得满意外形与功能恢复
A.左手拇指Ⅲ度缺损;B~F.术后1年随访见外形与功能。

（程国良）

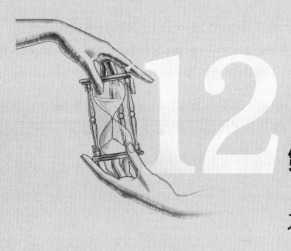

12

第十二章

不同程度拇、手指缺损
选用不同形式足趾组织
移植拇、手指再造与修复

拇指不同程度缺损再造术

一、拇指I~II度缺损再造术

（一）适应证与手术方案

拇指I~II度缺损系外伤所致，尤其是拇指I_1度缺损，尚保留拇指功能长度，部分患者还保留指甲，仅丧失拇指功能 20%~30%，丧失手功能 10%。拇指I_1度缺损的体力劳动者，由于长期适应工作生活的需要，功能基本无妨，不必施行再造；部分患者为了拇指的外形及心理与职业需要，要求再造者可选用踇趾末节移植；拇指I_2~II度缺损者，由于丧失拇指功能近 40%~50%，丧失手功能近 20%，为了增进拇指和手的功能，改善外形，满足心理要求，可选用踇趾末节移植再造。

（二）切口设计

1. **受区** 无论是拇指I_2度还是II度缺损，由于残端均较粗大，可选用踇趾末节移植再造。受区残端选用环形或冠状切口（图 12-1），拇指近节背侧做斜形切口以显露指背静脉，拇近节尺侧做斜切口以显露尺侧指动脉或拇主要动脉。

2. **供区** 选用同侧踇趾末节移植，按图 12-2 设计皮肤切口。为了保证移植后甲继续生长，背侧皮肤切口最低位不能低于甲襞以近 1cm，掌侧可根据缺损程度做不同平面设计，踇趾胫侧保留宽 14~17mm 的舌状皮瓣，逐渐向趾端并越中线汇合（图 12-2）。

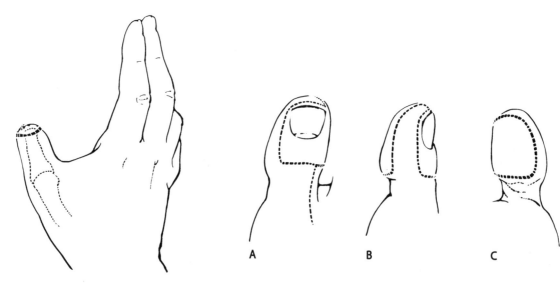

图 12-1 拇指I~II度缺损残端做环形或冠状切口

图 12-2 选同侧踇趾末节移植切口设计
A. 背侧切口；B. 胫侧切口；C. 跖侧切口。

（三）手术方法与步骤

1. **受区** 于气性止血带下，沿受区切口设计切开皮肤，向掌背侧掀起皮肤，于指腹两侧分别找到残端指神经瘤并松解标记。于拇指近节背侧斜形切口切开皮肤，锐性分离找到指背较粗的 1~2 条静脉及拇指背皮神经；沿拇指近节尺侧做正中侧方切口切开皮肤，分离找到尺侧指固有动脉或拇主要动脉及拇指尺侧指神经;指骨残端做十字切开行骨膜下剥离,显露骨残端并咬除部分硬化骨开通髓腔,受区准备暂告段落。

2. 供区 气性止血带下,于同侧跺趾沿切口设计切开皮肤,由远向近分离趾背及跖背静脉达足够长度,切断结扎与跺趾回流无关的静脉分支,保留切取与甲襞相连的跺趾背侧腓深神经支;于跺趾腓侧找到趾背及趾底动脉与趾底神经,沿趾背及趾底动脉逆行分离至第一跖背(底)动脉,钝性分离跺趾腓侧趾底神经,并高位切断标记,保留跺趾胫侧舌状皮瓣,使胫侧趾底动脉及神经包含在该皮瓣内,于趾间关节离断跺趾末节,此时除血管蒂相连外,其他组织均已切断,跺趾末节血管蒂经罂粟碱及热生理盐水持续湿热敷,跺趾渐渐恢复血液循环。

3. 移植再造 供区跺趾血管断蒂,将跺趾移于受区,供区残端经骨修整胫侧舌状皮瓣覆盖缝合皮肤(图12-3)。根据拇指再造长度,咬除远节趾骨基底部膨大的骨嵴,修小缩短远节趾骨(图12-4),修剪跺趾趾腹皮下脂肪并缝合胫侧皮肤,形成大小近似健侧拇指。将跺趾置拇指残端,试测其长短是否合适,若仍过长应予以缩短趾骨,若跺趾长短大小合适,行克氏针纵向固定,调整跺趾位置,缝合骨膜,缝合尺侧趾-指神经,拇指背侧皮神经与跺趾背侧腓深神经缝合,跖背静脉及第一跖背(底)动脉分别通过皮下隧道与拇指指背静脉及拇指尺侧指动脉或拇主要动脉吻合,重建再造拇指血液循环,创面用温生理盐水清洗,修整缝合皮肤,包扎术毕(图12-5)。

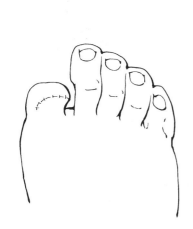

图12-3 供区皮肤直接缝合

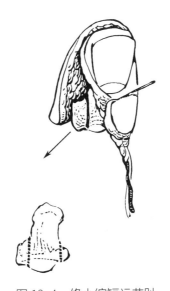

图12-4 修小缩短远节趾骨基底部膨大骨嵴

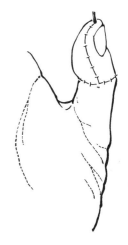

图12-5 骨内固定后重建血液循环,缝皮术毕

(四)手术注意事项

1. 凡选用跺趾末节移植再造者均选用同侧跺趾。

2. 跺趾胫侧舌状皮瓣设计一定要讲究,既不能设计过大,也不能设计过小,趾端切口应越过中线。

3. 跺趾远节趾骨基底部膨大的骨嵴应予以修小并适量修剪趾腹皮下脂肪,创面缝合后大小近似健侧拇指。

4. 残端较细的拇指Ⅱ度缺损,也可选第二趾移植再造,骨内固定后需修复指伸、屈肌腱。

(五)典型病例

【典型病例】患者男性,21岁,工人。因电刨伤致左手拇指末节外伤截指,在他院行残端缝合后半个月要求再造入院。检查:左手拇指于末节基底部以远缺损,残端缝合两侧有猫耳。局部无感染,虎口处裂伤皮肤已缝合拆线(图 12-6A),指间关节正常。在臂丛神经阻滞及脊椎麻醉下行左跟趾末节移植亚急症再造。由一个手术组施行。左手拇指残端做冠状切口,切开皮肤,于尺侧找到拇指尺侧指神经并标记,于掌指关节背侧做斜切口,分离找到一条较粗的指背静脉及拇指背皮神经,拇指近节尺侧做侧方正中切口,找到拇指尺侧指固有动脉,咬除末节残端部分指骨,创面经皮肤消毒液清洗包扎。按图 12-2 设计左侧跟趾末节皮肤切口(图 12-6B),切开皮肤并保留胫侧舌状皮瓣,按上述手术步骤,切取末节跟趾,咬除跟趾远节趾骨基底部膨大的骨嵴(图 12-6C、D),使跟趾趾骨缩短、修细,缝合皮肤(图 12-6E),克氏针纵贯固定并缝合骨膜,最后缝合趾-指背静脉、跟趾背侧腓深神经支与拇指背侧皮神经、尺侧趾-指神经及尺侧趾-指动脉,缺血 2 小时重建血液循环(图 12-6F),术后按拇指再造常规治疗顺利成活,术后半个月拆线,外形十分满意(图 12-6G、H)。

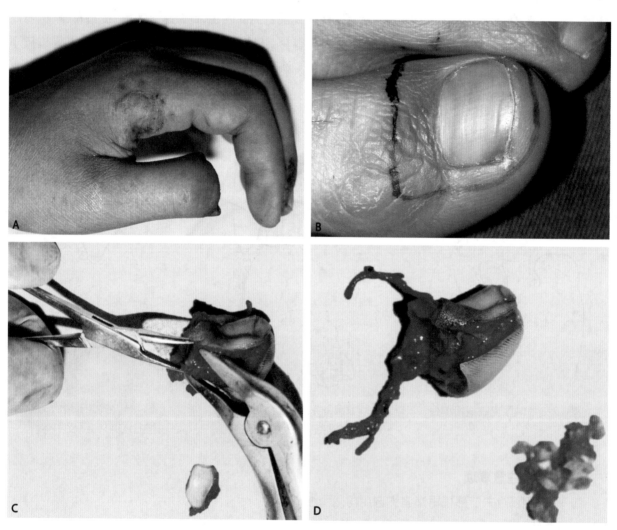

图 12-6　左手拇指I度缺损行亚急症跟趾末节移植再造
A. 入院时伤情;B. 供趾切口设计;C. 咬除跟趾基底部膨大骨嵴;D. 将跟指修小。

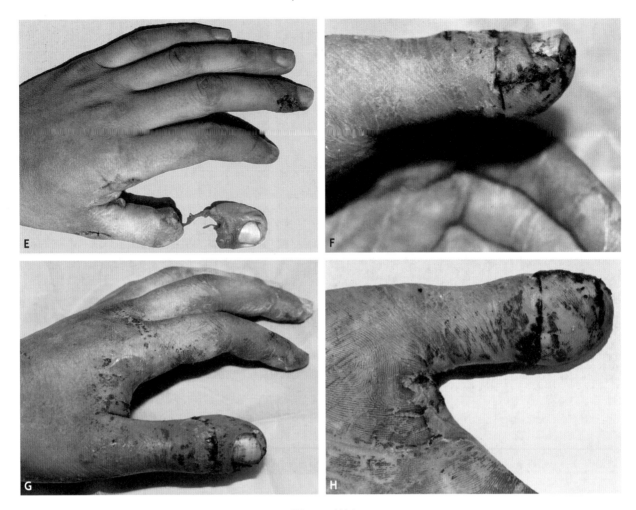

图 12-6(续)
E. 将踇指修小缝合使其近似拇指末节,移至受区;F~H. 术后 3 周外形。

【**典型病例 2**】患者男性,23 岁,工人。1991 年因挤伤致右手拇指末节部分缺损 3 年要求再造入院。检查:右手拇指于末节中段以远缺损,残端整齐,指间关节功能正常(图 12-7A)。在臂丛神经阻滞及脊椎麻醉下行右踇趾末节移植再造。由一个手术组施行,拇指残端做冠状切口,指背找到两条静脉,拇指尺侧找到神经血管束,咬除残端硬化骨。手术组移至右足,按图 12-2 设计右踇趾末节皮肤切口(图 12-7B),趾背分离两条趾背静脉,腓侧分离趾底动脉及神经,均向近端游离 1.5cm 后切断,趾间关节离断踇趾,创面用舌状皮瓣覆盖缝合。咬除踇趾远节趾骨基底部膨大骨嵴,使远节趾骨缩短修细,克氏针固定趾-指骨,缝合骨膜,缝合两条指背静脉及尺侧指神经,最后吻合尺侧指-趾动脉,缺血 2 小时重建血液循环,术后按拇指再造常规治疗顺利成活。术后 1 年随访,右手拇指与左手拇指近似,趾间关节功能正常,指腹饱满,两点分辨觉为 5mm,出汗,已恢复工作(图 12-7C、D)。

小结

　　本例系拇指Ⅰ度缺损,仅丧失拇指功能的 25%,手功能的 10%,按惯例可不予再造。患者出于美观、心理及社交需要,强烈要求再造一段拇指,术后再造指恢复了良好的外形与功能,患者十分感谢。以上两例是吻合趾-指动、静脉重建血液循环的踇趾末节移植再造,吻合外径为 0.6~0.7mm 的动、静脉重建血液循环,均获得再造成功。选踇趾末节移植的优点:①再造拇指外形近似原拇指,指腹饱满,指甲生长正常;②对供足功能损害小。

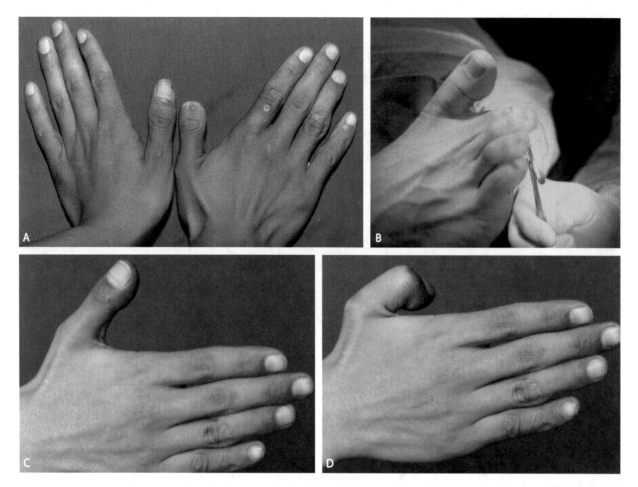

图 12-7　右手拇指Ⅰ度缺损踇趾末节移植再造

A. 右手拇指Ⅰ度缺损；B. 供趾切口设计；C、D. 术后 1 年外形与功能。

【典型病例 3】患者男性，21 岁，工人。因机器伤致右手拇指末节缺损 1 年，要求再造入院。检查：右手拇指于指间关节以远缺损，残端皮肤柔软。在臂丛神经阻滞及脊椎麻醉下行右踇趾末节移植拇指再造术。手术由一个手术组施行。沿拇指残端做冠状切口（图 12-8A），在切口内找到两侧神经血管束、两条指背静脉，咬除指骨远端软骨面，清洗后加压包扎。手术组移至足部，在右踇趾按图 12-8B 设计切口，并在趾蹼处向近端延长，解剖分离两条趾背静脉、踇趾腓侧趾底动脉和神经，于趾间关节处离断。血管断蒂后胫侧舌状皮瓣包裹缝合皮肤。咬除踇趾末节基底膨大的骨嵴，予以修小，克氏针将指趾间做功能位融合，缝合骨膜。先吻合两条指背静脉，缝合踇趾腓侧趾底-尺侧指神经，最后吻合踇趾腓侧趾底-尺侧指动脉，缺血 2.5 小时重建血液循环。术后 16 小时再造指发生动脉危象，经解痉处理无效后手术探查。术中见动脉吻合口栓塞，经切除栓塞段重新吻合恢复血液循环，拇指顺利成活（图 12-8C、D）。

小结

本例系拇指Ⅱ度缺损，丢失拇指功能的 50%，丢失手功能近 20%，适应再造。本例采用吻合趾-指动、静脉重建血液循环的方法获再造成功，具有手术创伤小、再造外形好的特点，是一种可选择的再造方法。

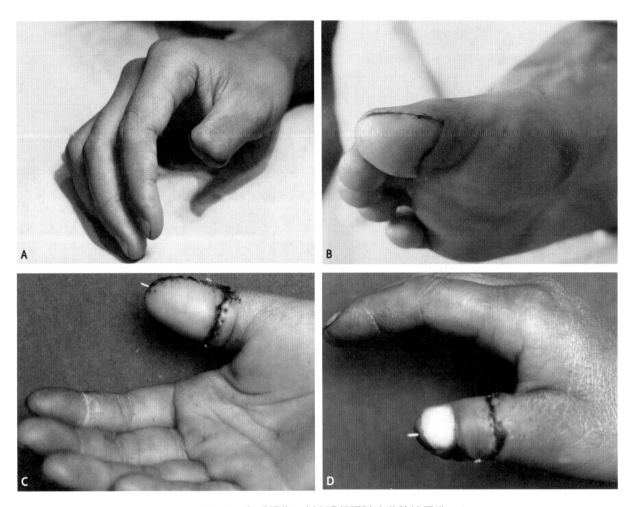

图 12-8 右手拇指Ⅱ度缺损行蹞趾末节移植再造
A. 拇指残端做冠状切口；B. 选同侧蹞趾切口设计；C、D. 移植再造术后外形。

【典型病例4】患者男性,11岁,学生。因雷管炸伤致右手拇、示、中指部分缺损 7 个月要求再造拇指入院。检查:右手拇指呈Ⅱ度缺损,示指于远指间关节,中指于中节基底部以远缺损,环指末节呈锤状,指间关节呈半脱位(图 12-9A)。在臂丛神经阻滞及硬膜外阻滞下,行左侧第二趾移植再造右手拇指。手术分两组同时进行。先对右手环指远指间关节做融合,再沿拇指残端做冠状切口,显露两侧指神经及指动脉,指背找出两条静脉,松解指伸、屈肌腱,咬除拇指残端部分硬化骨,创面经修整清洗后加压包扎。足部手术组在左侧第二趾根部做冠状切口(图 12-9B、C),小心分离趾背静脉及跖侧两神经血管束(图 12-9D、E),达足够长度后于近端趾间关节离断并断蒂(图 12-9F)。供趾创面直接缝合。第二趾移于拇指,咬除中节趾骨基底,克氏针纵贯内固定并缝合骨膜。用 3-0 无创尼龙单线缝合拇长伸、屈肌腱,用 9-0 无创尼龙单线缝合两侧指神经,用 11-0 无创尼龙单线吻合两条指背静脉及两条指动脉,缺血 3.5 小时重建血液循环,再造拇指顺利成活(图 12-9G、H)。

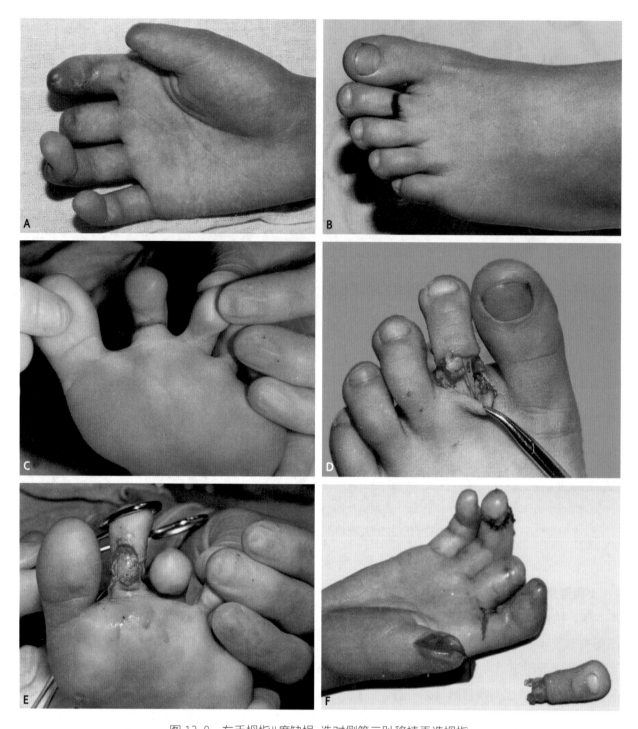

图 12-9　右手拇指Ⅱ度缺损，选对侧第二趾移植再造拇指

A. 右手拇指Ⅱ度缺损；B、C. 第二趾切口设计；D. 解剖分离趾背静脉及趾伸肌腱；E. 解剖分离跖侧趾底动脉、神经及趾长屈肌腱；F. 第二趾移至受区。

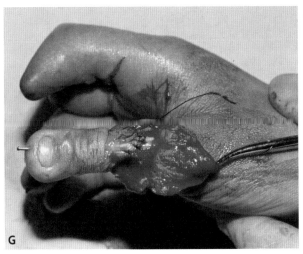
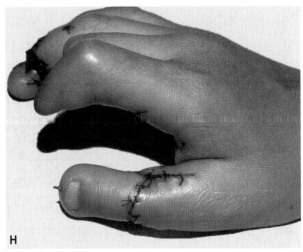

图 12-9（续）

G. 内固定后修复拇长伸屈肌腱；H. 吻合趾-指动、静脉重建血液循环，术后 10 天。

小结 本例拇指呈Ⅱ度缺损，而示、中指又有部分缺损，为了增进功能，再造拇指十分需要。由于拇指残端较细，又是小儿，故选用第二趾移植再造，拇指残端及第二趾均采用冠状切口，手术类似人为断指再植，采用吻合趾-指动、静脉重建血液循环完成再造，手术创伤小，涉及手术人员少，手术时间短，不受血管解剖变异影响，不损伤供、受区主要血管，血管蒂不通过皮下隧道，避免了因血管通过皮下隧道而出现顽固性疼挛的缺点，有外形及功能恢复好的优点。

二、拇指Ⅲ度缺损再造术

（一）适应证与手术方案

拇指近节指骨较长，不同部位的缺损再造方法也不同，为此笔者把Ⅲ度缺损又分为Ⅲ$_1$度缺损及Ⅲ$_2$度缺损。

1. **拇指Ⅲ$_1$度缺损** 于拇指近节远端缺损，近似拇指Ⅱ度缺损。丧失拇指功能近 60%，丧失手功能近 25%，是拇指再造适应证。再造方法选择及手术步骤基本同拇指Ⅱ度缺损。

2. **拇指Ⅲ$_2$度缺损** 于拇指近节中段至近节基底部缺损，保留完好的掌指关节。这类拇指缺损将丧失拇指功能的 70%~90%，丧失手功能的 30%~35%，是选用第二趾移植拇指再造最佳适应证，也可选髂骨植骨加踇趾甲皮瓣移植再造拇指，其外形较佳，但功能不如第二趾移植再造。

（二）切口设计

受区：拇指残端掌背侧做 V 形切口，V 形的两上端位于残端尺、桡侧上缘，下端成 30°（图 12-10）。采用 V 形切口的目的是把掌背侧的 V 形皮肤切除，两侧皮肤充分松解后，与供趾两侧皮肤缝合，避免因矢状切口而出现驼颈畸形。若残端呈冠状面，也可采用冠状切口，供区也做冠状切口，指-趾皮肤缝合以利外形。于鼻烟窝做横切口，以显露头静脉及桡动脉腕背支。

供区：选对侧第二趾移植再造，根据拇指缺损程度，于趾背侧设计 V 形切口（图 12-11），足背 V 形三角顶向胫侧做一 S 形延长切口，以便解剖游离大隐静脉及足背动脉。

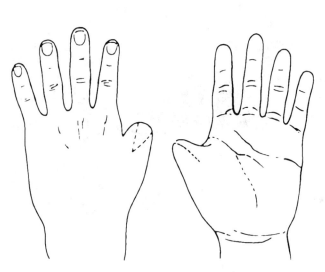

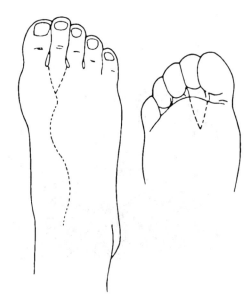

图 12-10 拇指残端采用 V 形皮肤切除或矢状皮肤切口　　　　　图 12-11 第二趾移植皮肤切口设计

（三）手术方法与步骤

1. 受区　于气性止血带下,沿受区切口设计切开皮肤,切除掌背侧 V 形皮肤,向两侧做锐性分离,使两侧皮肤充分松解,锐性分离两侧神经血管束并标记。于近节指骨背侧锐性分离松解拇长伸肌腱,使其恢复弹性;于掌侧找到拇长屈肌腱断头并做锐性分离松解,恢复拇长屈肌弹性;骨断端做十字切开,剥离骨膜显露骨残端,咬除残端硬化骨质,并做必要的短缩;于鼻烟窝做横切口,显露头静脉、桡动脉腕背支并与拇指残端贯通皮下隧道。创面清洗后受区准备结束(图 12-12)。

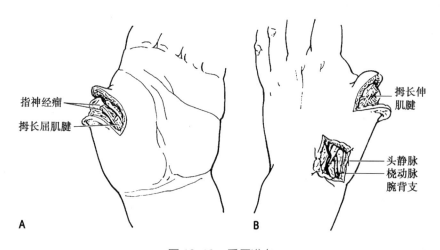

图 12-12 受区准备

A. 拇指残端掌侧解剖分离指神经瘤及拇长屈肌腱;B. 背侧解剖分离拇长伸肌腱,鼻烟窝显露头静脉及桡动脉腕背支。

2. 第二趾切取　于气性止血带下,沿第二趾设计切口切开皮肤,由远向近分离趾背、跖背及大隐静脉,观察并决定切取静脉之走向后,结扎切断与第二趾静脉回流无关的分支;沿足背动脉切开动脉鞘,切断踇短伸肌腱,自近向远分离足背动脉与伴行静脉的关系,沿途分别结扎切断外踝前动脉、内踝前动脉、跗外侧动脉及跗内侧动脉,沿足背动脉走向显露足底深支及第一跖背动脉,按 Gilbert 分型解剖游离第一跖背或第一跖底动脉,结扎切断第一跖背及跖底动脉分向踇趾腓侧的趾背及趾底动脉;切开跖侧 V 形皮肤,分别结扎有关血管,保护第二趾胫侧趾背及趾底动脉,找到两侧趾底神经,并向近端做钝性分离,尽高位切断并标记;于第二趾背侧相应部位切断第二趾长、短伸肌腱,于跖侧尽量高位切断趾长、短屈肌腱;于跖趾关节间离断第二趾,并切断附近内在肌及其他软组织附着,此时第二趾除大隐静脉、足背动脉相连外,其他组织均已离断,松止血带,沿第二趾血管蒂外敷罂粟碱,趾体及血管蒂经热生理盐水纱布湿敷 3~5 分钟后趾体渐渐恢复血液循环,供趾切取告段落。

3. 移植再造 根据受区血管情况决定切取第二趾血管长度后断蒂,将第二趾移至受区,供区创面直接缝合。

根据指残端骨长度及两侧皮肤情况,以再造指与第二趾两侧创面能在无张力下缝合皮肤为原则,缩短趾骨,采用钢丝十字交叉或克氏针斜形内固定趾-指骨,使再造拇指处于旋前对掌位,确认位置正确后缝合骨膜,切除趾短伸、屈肌腱,修复趾长伸-拇长屈肌腱、趾长屈-拇长屈肌腱,使张力调节于休息位,理顺血管蒂后足背动脉及大隐静脉通过皮下隧道引至鼻烟窝,于镜下修复两侧趾-指神经,温生理盐水清洗创面,调整并修剪掌背侧皮肤,认为皮肤缝合不会出现臃肿及驼颈畸形后缝合趾-指皮肤。于鼻烟窝吻合大隐静脉-头静脉、足背动脉-桡动脉腕背支,开放血管夹重建再造指血液循环。经温生理盐水清洗,缝合鼻烟窝皮肤,置引流条术毕。

(四)手术注意事项

1. 拇指Ⅲ度缺损的再造,外形修整十分重要。拇指残端掌背侧须切除 Ⅴ 形皮肤并向两侧充分松解,第二趾跖背 Ⅴ 形皮瓣移植嵌入重塑外形,切除 Ⅴ 形皮肤避免出现皮肤臃肿或驼颈畸形。

2. 血管蒂通过皮下隧道时应将血管理顺,防止扭转及交叉。

3. 第二趾移植后长度以不超过示指近节中段为限,否则将造成再造指过长外观。

4. 拇指Ⅲ$_1$度缺损残端较膨大者,可选用趾趾末节移植行关节融合,采用吻合趾-指动、静脉重建血液循环。

5. 拇指Ⅲ$_2$度缺损,若选用植骨+趾趾甲皮瓣移植再造时,受区准备同上,但须切取一条略有弧形的髂骨条,经修整长短粗细合适后行克氏针交叉固定,按趾趾甲皮瓣切口设计切取趾趾甲皮瓣移植再造(详见本章第三节)。

(五)典型病例

【典型病例 1】 患者女性,22 岁,工人。因冲床伤致右手拇指缺损 2 年要求再造入院。检查:一般情况良好,右手拇指于近节部缺损,掌指关节完整(图 12-13A)。在臂丛神经阻滞及脊椎麻醉下行对侧第二趾移植拇指再造术。手术分两组同时进行,受区做矢状切口,按上述手术步骤准备;供区按常规切口切取第二趾,第一跖背动脉属 Gilbert Ⅱ型(图 12-13B),按第二趾移植拇指再造常规切取,趾-指骨采用钢丝十字交叉内固定并缝合骨膜,修复拇长伸、屈肌腱及两侧指-趾神经,血管蒂通过皮下隧道在鼻烟窝与头静脉及桡动脉腕背支缝合,第二趾缺血 2.5 小时重建血液循环,术后按拇指再造常规治疗,再造拇指顺利成活。术后经家庭简易功能练习及协调训练,3 年随访,掌指关节及指间关节功能正常,再造指两点分辨觉为 6mm,已恢复原工作,患者十分满意(图 12-13C~F)。

小结 拇指Ⅲ度缺损是选用对侧第二趾移植再造的最佳手术方案,第二趾虽略细小,但具有伸屈功能,比选用植骨趾趾甲皮瓣移植再造为优。故笔者单位凡拇指Ⅲ度缺损者均选用第二趾移植再造。再造术后指导患者进行功能练习,可获得较佳的功能效果。

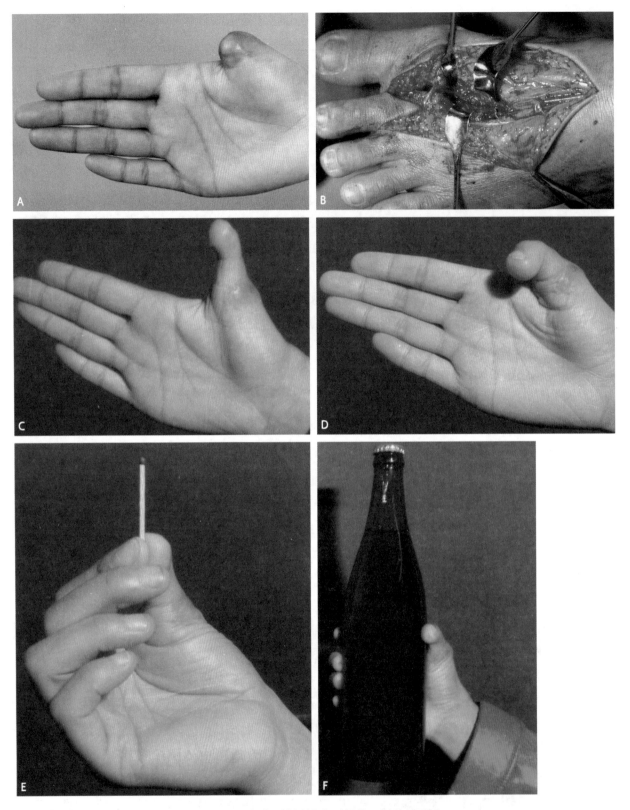

图 12-13　拇指Ⅲ度缺损选对侧第二趾移植再造

A. 右手拇指Ⅲ度缺损;B. 第一跖背动脉属 Gilbert Ⅱ型;C~F. 再造术后 3 年外形与功能。

【典型病例 2】患者男性,22 岁,工人。因冲压伤致左手拇指缺损 1.5 年,要求再造拇指入院。检查:一般情况良好,左手拇指于近节基底部以远缺损,掌指关节正常,残端皮肤瘢痕(图 12-14A)。为改善移植后第二趾颈部狭窄畸形,除按常规设计切取对侧第二趾移植外,于跨趾腓侧切取带血管蒂的梭形皮瓣一并移植(图 12-14B)。手术分两组同时进行,受区掌背侧残端做 V 形皮肤切除,松解残端皮肤,分离两侧指神经、拇长伸、屈肌腱,鼻烟窝做斜切口显露头静脉及动脉腕背支。在常规切取第二趾同时切取跨趾腓侧带趾底动脉及相伴的筋膜蒂的梭形皮瓣与第二趾形成共同血管蒂,尽高位切断趾长伸肌腱及趾长屈肌腱,高位切断两侧趾神经,于跖趾关节离断第二趾,高位结扎切断足背动脉及大隐静脉,供区创面直接缝合。把带有跨趾腓侧趾底血管为筋膜蒂的梭形皮瓣连同第二趾一并移至受区;第二趾颈部狭窄段跖侧做纵向切口切开皮肤并向两侧分离,将带筋膜蒂梭形皮瓣通过皮下隧道嵌植于第二趾颈部狭窄段,调整梭形皮瓣并修整外形与周围皮肤缝合以消除第二趾颈部狭窄畸形;按常规固定趾-指骨并缝合骨膜,修复指伸、屈肌腱及两侧指神经,足背动脉及大隐静脉通过皮下隧道与鼻烟窝桡动脉腕背支及头静脉缝合,第二趾及梭形皮瓣缺血 2 小时重建血液循环,术后按常规治疗,再造拇指及梭形皮瓣顺利成活(图 12-14C~E)。

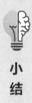

小结

　　本例为拇指Ⅲ₂度缺损,采用常规第二趾移植再造外,为消除第二趾颈部狭窄畸形,采用带同一血管蒂的跨趾腓侧梭形皮瓣移位嵌植于第二趾颈部狭窄段,使第二趾颈部增粗,患者十分满意。

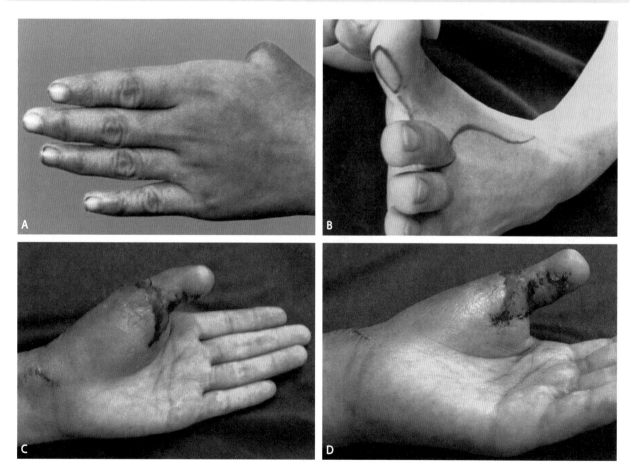

图 12-14 左手拇指Ⅲ度缺损选对侧第二趾及跨趾腓侧梭形皮瓣嵌入移植再造
A. 左手拇指Ⅲ度缺损;B. 左第二趾及跨趾腓侧梭形瓣切口设计;C、D. 再造术后 1 个月外形。

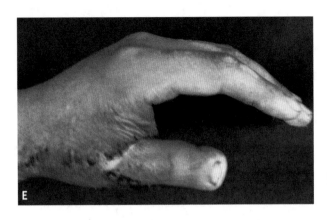

图 12-14（续）
E. 再造术后 1 个月外形。

三、拇指IV度缺损再造术

（一）适应证与手术方案

拇指IV度缺损丧失拇指功能 100%，丧失手功能的 40%，是再造的绝对适应证。采用对侧带跖趾关节的第二趾移植再造为首选。伴虎口皮肤瘢痕挛缩或桡掌侧皮肤缺损时，可选用对侧带舵样足背皮瓣及跖趾关节的第二趾移植再造。

（二）切口设计

受区：拇指残端为柔软皮肤时，掌背侧做 V 形或矢状皮肤切口（图 12-15A、B），若拇指残端及虎口皮肤瘢痕挛缩，切除后根据虎口及桡掌侧皮肤缺损情况酌情选择皮肤切口（图 12-15C），鼻烟窝常规做横切口。

供区：拇指IV度缺损若残端为柔软皮肤时，取对侧带跖趾关节的第二趾跖背侧做 V 形皮肤切口；若虎口皮肤瘢痕挛缩，对侧设计偏胫侧带舵样足背皮瓣及跖趾关节的第二趾皮肤切口（图 12-16）；若造成桡侧皮肤缺损，设计对侧偏腓侧带舵样足背皮瓣及跖趾关节的第二趾皮肤切口（图 12-17），跖侧均为矢状皮肤切口。

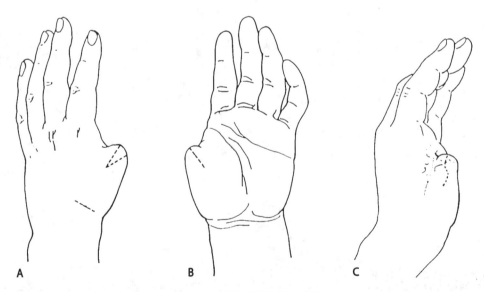

图 12-15　拇指残端切口设计
A. 拇指残端背侧 V 形皮肤切口；B. 拇指残端掌侧矢状皮肤切口；C. 拇指残端瘢痕挛缩皮肤切口。

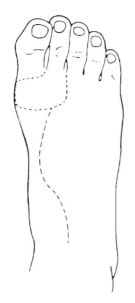

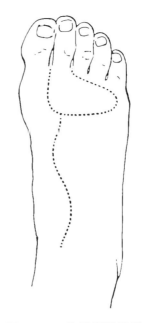

图 12-16　偏胫侧带舵
样足背皮瓣皮肤切口

图 12-17　偏腓侧带舵样
足背皮瓣皮肤切口

（三）手术方法与步骤

以拇指Ⅳ度缺损伴虎口部分皮肤缺损为例。

1. **受区**　于拇指残端按设计切口,切开皮肤及部分虎口挛缩瘢痕,使拇指两侧及虎口侧皮肤完全松解,并使第一掌骨充分伸展,量取虎口皮肤缺损面积与形状。于拇指残端松解两侧指神经瘤并标记;于掌、背侧分别找到并锐性松解拇长屈肌腱及拇长、短伸肌腱,使其恢复弹性;锐性分离残端拇短展肌并恢复弹性;第一掌骨残端十字切开骨膜,行骨膜下剥离,咬除掌骨头,鼻烟窝横切口内显露头静脉及桡动脉腕背支并与拇指残端贯通皮下隧道。

凡拇指旋转撕脱性离断造成拇长伸、屈肌腱及指神经缺损者,可采用邻指肌腱、神经移位重建拇长伸、屈肌腱及感觉功能。方法:于第二掌骨远端背侧做横切口,显露示指固有伸肌腱(示指固有伸肌腱位示指指总伸肌腱尺侧深层),并尽量由远端切断向近端锐性分离,于腕横韧带以远切口抽出,通过皮下隧道引至拇指背侧残端切口以备重建拇长伸肌功能(图 12-18);于环指掌横纹处做横切口,显露并切开屈肌腱鞘管,找出环指指浅屈肌腱并尽远端切断,于掌侧腕掌横纹切口抽出,探针经拇长屈肌腱鞘管逆行插入,将该肌腱引至拇指残端以备重建拇长屈肌功能(图 12-19);也可以选尺侧腕伸肌移位重建拇长屈肌功能,于示指掌横纹做横切口,找到示指尺侧指神经并尽远端切断,向近端行钝性分离标记后,于拇指残端引出以备修复再造拇指尺侧感觉功能(图 12-20)。指伸、屈肌腱及神经分别移位后,缝合上述所有皮肤切口,受区指伸、屈肌腱及神经移位准备结束。

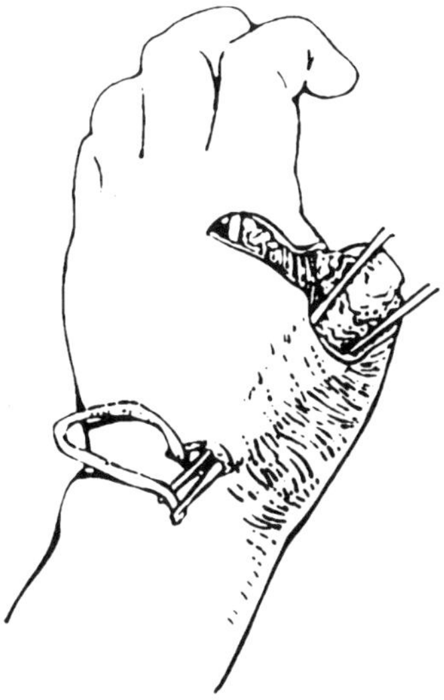

图 12-18　示指固有伸肌腱移位重建拇长伸肌

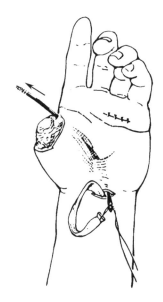

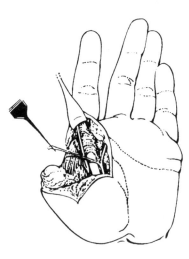

图 12-19 环指指浅屈肌
腱移位重建拇长屈肌

图 12-20 示指尺侧指神经移位
修复拇指尺侧指神经

2. 供区 根据虎口皮肤缺损形状与面积,于对侧设计带舵样足背皮瓣及跖趾关节的第二趾皮肤切口切开皮肤,观察舵样足背皮瓣近缘与大隐静脉间的关系后,自舵样足背皮瓣近缘跖背静脉至大隐静脉间由远向近分离静脉并结扎切断无关的分支。足背动脉及两侧趾底神经,趾长、短伸肌腱及趾长屈肌腱的切取同拇指Ⅲ度缺损的第二趾移植再造。深筋膜以浅掀起舵样足背皮瓣,于第二跖趾关节以近1.5~2.0cm 截断第二跖骨,切断两跖横韧带及足内在肌的附着,此时除足背动脉及大隐静脉相连外,其他组织均已离断。用罂粟碱及热生理盐水纱布湿敷血管蒂及趾体,3~5 分钟皮瓣及第二趾恢复血供。待受区准备毕,根据受区血管长度于供区断蒂,把第二趾移至受区。跖侧创面直接缝合,背侧皮肤缺损区采用皮片移植加压包扎。

3. 移植再造 第一掌骨及第二跖骨做适当缩短修整后,试将第二趾置于第一掌骨残端,使拇指残端桡侧皮肤与第二趾胫侧创面、第二趾腓侧舵样皮瓣与虎口侧皮肤缺损创面能松弛地覆盖,并修复虎口,掌、跖骨采用单枚克氏针斜向内固定或钢丝十字交叉内固定,使再造拇指处于旋前对掌位,将跖板前移后用 1 号线与十字钢丝行 8 字缝合拉紧固定,使跖板前移并消除跖趾关节过伸畸形。相继修复拇长-趾长伸肌腱、拇短-趾短伸肌腱、拇长屈-趾长屈肌腱,使张力调节于休息位;将残端拇短展肌腱缝于第二跖趾关节桡掌侧的内在肌腱附着处以修复拇对掌功能,镜下修复趾-指神经,创面清洗后把舵样足背皮瓣转向虎口侧,修复虎口或桡侧及掌背侧创面,重塑再造指外形。足背动脉、大隐静脉理顺后通过皮下隧道引至鼻烟窝,大隐静脉-头静脉、足背动脉-桡动脉腕背支端端吻合重建再造指及皮瓣血液循环,创面再次清洗,缝合鼻烟窝皮肤,置引流条,包扎,术毕。

(四) 手术注意事项

1. 拇指Ⅳ度缺损,若残端无皮肤缺损,受区设计矢状切口;若残端伴虎口部分皮肤缺损,选用带舵样足背皮瓣及跖趾关节的第二趾移植再造并修复虎口。

2. 第一掌骨一般需切除≥2cm,才能使带跖趾关节的第二趾移植后两侧皮肤能在无张力下缝合并形成良好的外形。

3. 第一掌骨头完整且有关节囊者,仍应切除掌骨头,不宜采用保留该关节面与近节趾骨关节面制动缝合关节囊的方法修复。其理由:①采用这一方法形成的掌指关节不匹配,影响再造指功能;②若第二趾较长者,再造后的拇指过长而影响外形及功能。

4. 因旋转撕脱性离断导致拇指Ⅳ度缺损,施行再造时可采用邻指肌腱、神经移位以重建拇长伸、屈肌及感觉功能,其方法与拇指旋转撕脱性离断的再植方法类同。

5. 拇指Ⅳ度缺损一般残端均保留拇短展肌,经松解以修复拇对掌功能。若拇短展肌缺损应重建拇对掌功能。

（五）典型病例

【典型病例1】患者男性,11岁,学生。因三角皮带轮伤致左手拇指外伤性截指缺损2年,要求再造入院。检查:一般情况良好,左手拇指平掌指关节部以远缺损,残端皮肤柔软,其他指功能正常。于臂丛神经阻滞及脊椎麻醉下行对侧第二趾移植拇指再造术。由两个手术组同时进行。左手拇指残端做矢状切口(图12-21A),切开皮肤并向两侧做充分松解,分别找到两侧指神经瘤、拇长、短伸肌腱,拇长屈肌腱及拇短展肌腱,予以松解并恢复弹性,掌骨头下1.5cm截骨(图12-21B),鼻烟窝处做横切口,显露头静脉、桡动脉腕背支,受区准备告结束(图12-21C);于对侧按常规切取带跖趾关节的第二趾(图12-21D),第一跖背动脉属Gilbert Ⅱ型,趾体离断后移至受区(图12-21E)。跖-掌骨做相应缩短后采用钢丝十字交叉内固定并缝合骨膜,跖板前移用1号线与十字钢丝拉紧8字缝合固定,以消除跖趾关节过伸畸形。分别修复拇长伸-趾长伸、拇短伸-趾短伸、拇长屈-趾长屈肌腱,使肌腱张力调节于休息位,拇短展肌的腱性部分与第二趾桡掌侧内在肌腱附着处缝合以修复拇对掌功能,修复趾-指神经,大隐静脉、足背动脉通过皮下隧道引至鼻烟窝与头静脉、桡动脉腕背支缝合(图12-21F),第二趾缺血2小时重建血液循环,术后按常规治疗再造指顺利成活(图12-21G)。

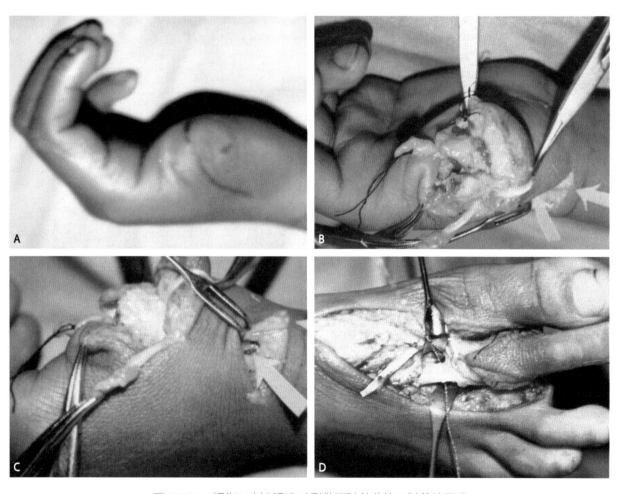

图12-21　拇指Ⅳ度缺损选对侧带跖趾关节第二趾移植再造

A.拇指Ⅳ度缺损皮肤切口设计;B.受区血管、神经、肌腱分离并标记;C.鼻烟窝显露头静脉及桡动脉腕背支;D.切取第二趾。

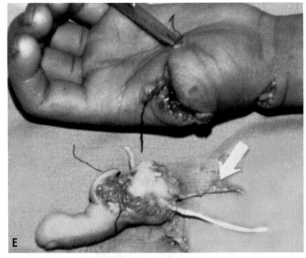
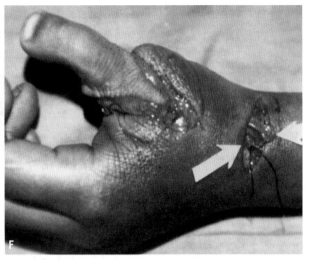
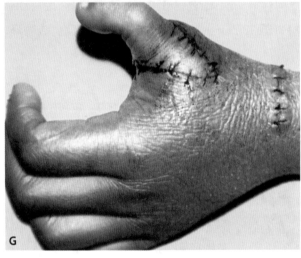

图 12-21（续）
E. 第二趾断蒂移至受区；F. 完成骨内固定，修复指伸、屈肌腱及两侧指-趾神经，血管蒂引至鼻烟窝；G. 拇指再造术后 2 周外形。

小结　　　本例系儿童左手拇指Ⅳ度缺损，已丧失拇指功能 100%，丧失手功能 40%，是选用带跖趾关节的第二趾移植再造拇指的最佳适应证。本例所示为经典手术过程，均按正规要求完成再造，术毕外形比较理想。

【**典型病例 2**】患者男性，25 岁，工人。因冲压伤致右手拇指缺损 3 年要求再造入院。检查：患者一般情况良好，右手拇指自掌指关节部以远缺损，残端、虎口及大鱼际部有皮肤瘢痕挛缩改变。决定选用对侧带舵样足背皮瓣及跖趾关节的第二趾移植再造。受区按图 12-22A 切口设计，向尺侧掀起皮瓣以形成虎口，手术操作同病例 1；对侧设计带舵样足背皮瓣及跖趾关节的第二趾移植皮肤切口（图 12-22B），按常规切取带舵样皮瓣及跖趾关节的第二趾。供区创面取皮片移植加压包扎。舵样足背皮瓣转向桡掌侧覆盖桡掌侧创面，按拇指Ⅵ度缺损再造手术程序完成拇指再造，术后按常规治疗，第二趾及皮瓣顺利成活，获得较理想的外形（图 12-22C、D）。

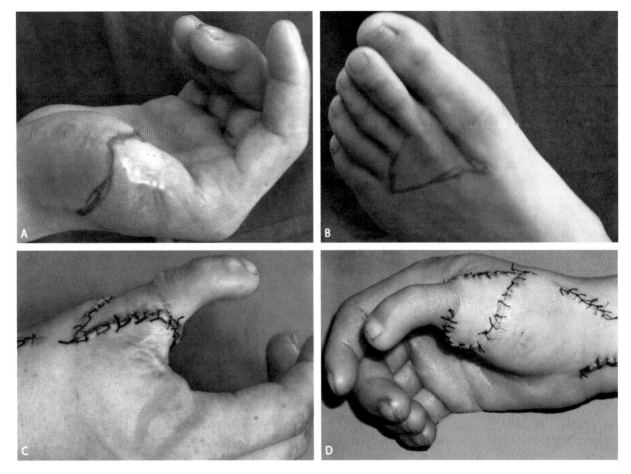

图 12-22　右手拇指Ⅳ度缺损伴桡掌侧皮肤瘢痕挛缩,选对侧带舵样足背皮瓣及跖趾关节的第二趾移植再造
A.当时伤情及残端皮肤切口设计;B.选左足偏腓侧带舵样足背皮瓣及跖趾关节的第二趾移植皮肤切口设计;C、D.血液循环重建术毕再造拇指虎口及桡掌侧外形。

四、拇指Ⅴ度缺损再造术

(一)适应证与手术方案

拇指Ⅴ度缺损已丧失拇指全部功能,丧失 40% 手的功能,是拇指再造绝对适应证。拇指Ⅴ度缺损均造成虎口缺损,再造时为了重建虎口,可采用对侧带菱形足背皮瓣及跖趾关节的第二趾移植。因拇指Ⅴ度缺损的部位不同,除采用上述方法再造外,术中对掌功能重建有较大区别,为此笔者将Ⅴ度缺损又分 V_1、V_2 及 V_3 度缺损。

V_1 度缺损:位于第一掌骨头下缺损,大部分患者均保留拇短展肌,故术中仅施行对掌功能修复。

V_2 度缺损:位于第一掌骨中段缺损,部分患者尚保留足够长度的拇短展肌,可按 V_1 度缺损行对掌功能修复;部分患者拇短展肌基本缺损,应按 V_3 度缺损行功能重建。

V_3 度缺损:位于第一掌骨基底部缺损,拇短展肌全部缺损,应采用肌腱移位行对掌功能重建。

(二)切口设计

1. **受区**　于第二掌骨桡侧设计一杯形皮肤切口,杯口位于第二掌指关节近端,宽 2.5~3.0cm,杯底位于第二掌骨中段,杯柱长约 2cm(图 12-23)。鼻烟窝或前臂远端桡动脉搏动点为中点做横切口以显露头静脉及桡动脉。

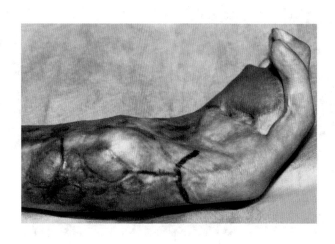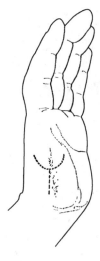

图 12-23　拇指Ⅴ度或Ⅵ度缺损受区杯形皮肤切口设计

2. **供区**　以对侧第二跖趾关节为中心,自第一及第二趾蹼各向胫腓侧设计菱形足背皮瓣(图 12-24),边长 3.5~4cm,胫腓侧各成 60°,远、近端各成 120°,相距约 4cm,近端成 120° 向足背胫侧设计弧皮肤切口,跖侧设计 V 形皮肤切口。

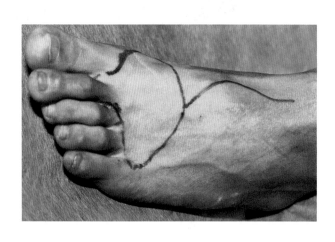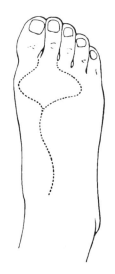

图 12-24　选对侧带菱形足背皮瓣及跖趾关节的第二趾移植皮肤切口设计

(三) 手术方法与步骤

1. **受区**　按设计杯形切口切开皮肤,逆行掀起舌状皮瓣并向两侧掀起皮肤,于第一掌骨尺侧寻找分离尺侧指神经瘤并标记,若找不到该神经瘤,可沿大鱼际纹切开皮肤,在腕横韧带以远端找到该神经瘤并松解恢复正常弹性;于第一掌骨背侧找到并锐性松解拇长、短伸肌腱残端并恢复正常弹性;于第一掌骨掌侧寻找并锐性分离拇长屈肌腱残端并恢复正常弹性。若该处难以确认拇长屈肌腱残端时,可于前臂远端掌侧做一横切口,找到拇长屈肌腱并牵拉该肌腱,在残端能见到随着牵拉而活动的组织即是拇长屈肌腱残端,分离松解并标记;于大鱼际部锐性分离松解拇短展肌,以恢复其正常弹性。若拇短展肌大部或全部缺损,可于环指掌横纹做横切口,切开鞘管,找到并尽远端切断环指指浅屈肌腱,于前臂远端切口内抽出,沿拇短展肌走向通过皮下隧道引至拇指残端桡掌侧(图 12-25);第一掌骨处理同拇指Ⅳ度缺损,沿前臂远端桡掌侧切开皮肤,显露并分离头静脉及桡动脉。

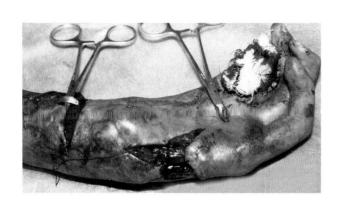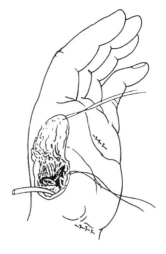

图 12-25 掀起舌状皮瓣,修整骨残端,解剖分离两侧指神经及拇长、短伸、屈肌腱,切断环指指浅屈肌腱移位以备拇对掌功能重建

2. 供区 沿设计切口切开皮肤(图 12-26),保留皮瓣内浅静脉并使静脉经足背静脉汇入大隐静脉,结扎切断皮瓣周围与大隐静脉无关分支,使大隐静脉、足背静脉弓游离。足背创面找到足背动脉并切断踇短伸肌腱,显露足背动脉及其伴行静脉,将足背动脉从两伴行静脉中分离出来,由远向近直达皮瓣近缘(图 12-27)。皮瓣的胫、腓侧向第二跖骨纵轴的深筋膜掀起,保留皮瓣内静脉的完整性与延续性(图 12-28、图 12-29)。沿足背动脉走向,向深层分离,切断结扎外踝前动脉、内踝前动脉、跗外侧动脉及跗内侧动脉等分支,直达足背动脉足底深支,以保证与第一跖背动脉的连续性。找到发自足背动脉或足底深支的第一跖背动脉,并沿该动脉走向由近向远分离。当第一跖背动脉属 Gilbert I 型时,可结扎切断足底深支及第二跖背动脉。在游离第一跖背动脉时,要注意保护该动脉分向第二趾及皮瓣的分支;于趾蹼处结扎切断分向踇趾腓侧的趾背、趾底动脉及相伴的静脉,切断结扎第二、三趾间相连的血管。在第二趾跖侧做 V 形切口,显露两侧趾底神经并向近端做钝性分离(图 12-30),高位切断并标记。高位切断趾长、短伸及趾长、短屈肌腱。在适当平面截断第二跖骨(图 12-31),切断附着于第二跖趾关节附近的内在肌。此时带菱形足背皮瓣的第二趾除足背动脉及大隐静脉相连外,其余组织均已离断(图 12-32)。沿足背动脉走行用罂粟碱液外敷,趾体及皮瓣经热生理盐水湿敷,片刻趾体及皮瓣恢复血供。

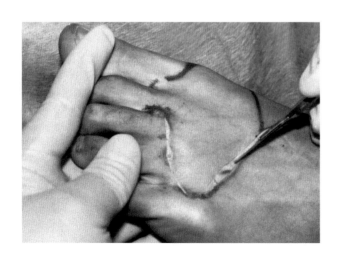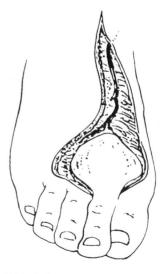

图 12-26 保留皮瓣内静脉完整性并与大隐静脉相延续,结扎切断与大隐静脉无关分支

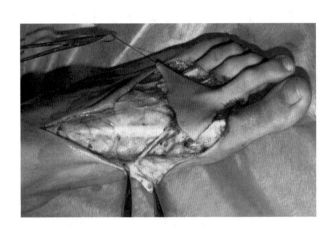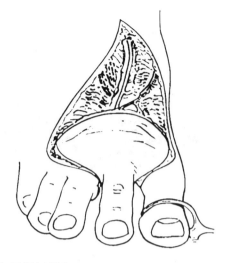

图 12-27　显露足背动脉并由远向近解剖分离

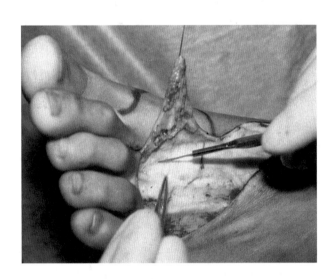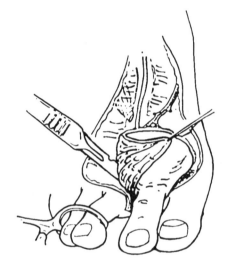

图 12-28　先于腓侧掀起皮瓣

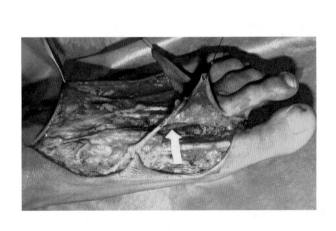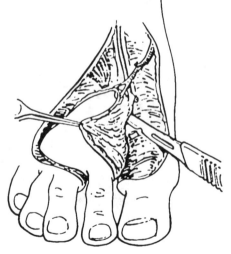

图 12-29　再于胫侧掀起皮瓣

　第十二章　｜　不同程度拇、手指缺损选用不同形式足趾组织移植拇、手指再造与修复

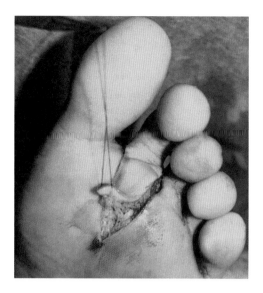
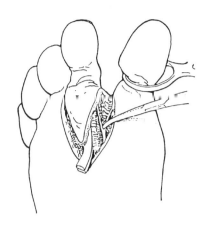

图 12-30　在跖侧做 V 形切口解剖分离并切断两侧趾底神经及趾长、短屈肌腱

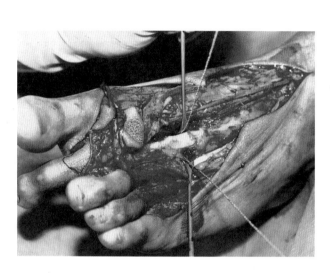
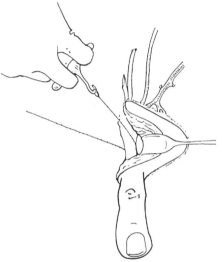

图 12-31　锯断跖骨

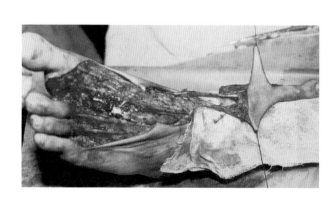
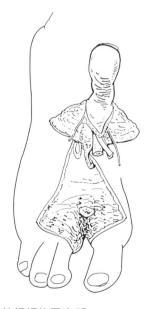

图 12-32　除足背动脉及大隐静脉相连外，其他组织均已离断

3. 移植再造　根据受区动、静脉情况决定切取供区血管蒂的长度,断蒂后记录断蒂时间,把带足背皮瓣的第二趾移至受区(图12-33),将第二跖骨断端置于第一掌骨残端,了解再造指长度并调整皮瓣使之形成虎口并覆盖创面来决定缩短掌骨及跖骨的长度。若趾体过长,需再次缩短第一掌骨或第二跖骨,如果长度合适,所有皮肤均能覆盖上述创面并形成虎口时,掌-跖骨采用克氏针交叉或钢丝十字交叉内固定(图12-34)。肌腱修复及跖板前移同拇指Ⅳ度缺损,凡拇短展肌大部或全部缺损,把移位的环指指浅屈肌腱调节张力后缝于第二趾跖趾关节桡掌侧原骨间肌之腱止处以重建拇对掌功能(图12-35),使再造指处于旋前对掌位,纠正跖趾关节过伸现象。两侧趾神经合并与拇指残端指神经缝合,足背动脉、大隐静脉通过皮下隧道引至鼻烟窝或前臂远端切口。

虎口形成与创面修复:将菱形足背皮瓣、跖侧Ⅴ形皮瓣及虎口侧舌状皮瓣适当调整,以覆盖虎口创面。在通常情况下,跖侧Ⅴ形皮瓣旋向虎口侧与舌状皮瓣掌侧缘缝合以扩大虎口掌侧部,菱形皮瓣两翼包绕第二跖骨,使背侧翼覆盖背侧创面与舌状皮瓣背侧缘缝合形成虎口背侧部,掌侧翼皮缘与Ⅴ形皮瓣缝合以形成大鱼际部皮肤(图12-36)。最后大隐静脉-头静脉、足背动脉-桡动脉做端端吻合重建再造指血液循环。

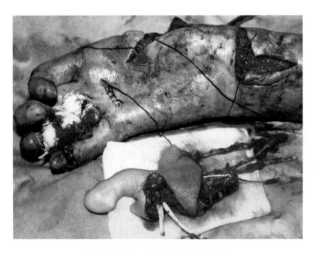

图 12-33　第二趾移至受区

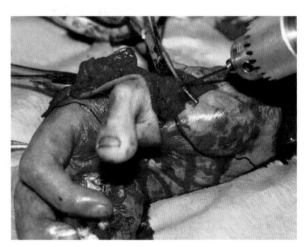

图 12-34　克氏针交叉内固定

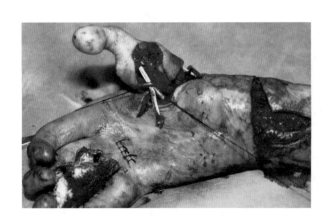

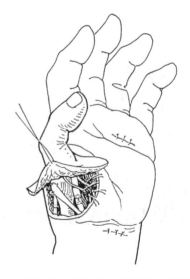

图 12-35　跖板前移缝合固定,消除跖趾关节过伸畸形,修复拇长、短伸肌腱及拇长屈肌腱,环指指浅屈肌腱移位重建拇对掌功能,修复两侧指神经

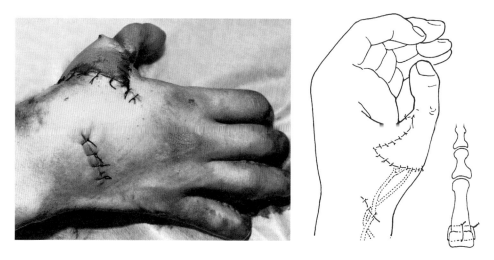

图 12-36　血管蒂通过皮下隧道与鼻烟窝动、静脉吻合重建血液循环,调整缝合皮肤

　　足部创面处理:第三趾向踇趾靠拢并缝合跖骨头横韧带,趾蹼间皮肤褥式缝合,足背创面取中厚皮片移植,采用褥式加压包扎以利皮片成活(图 12-37)。

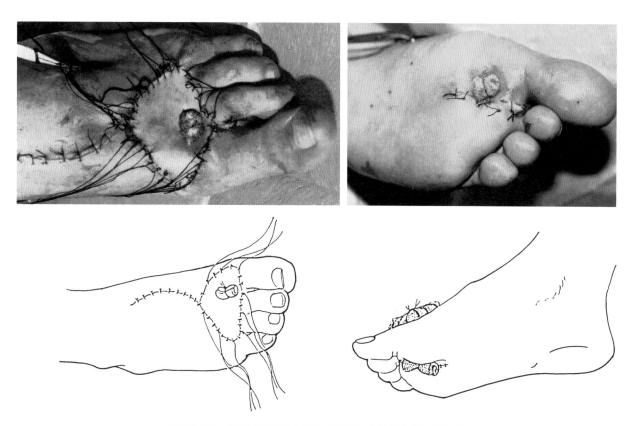

图 12-37　足背创面取中厚皮片移植,采用褥式加压包扎

(四) 手术注意事项

　　1. 拇指Ⅴ度以上缺损可造成虎口皮肤缺损,笔者单位习惯选用对侧带菱形足背皮瓣及跖趾关节的第二趾移植再造,菱形两叶皮瓣分别修复拇指尺背侧及桡掌侧皮肤缺损区,形成虎口及覆盖大鱼际部创面,获得较好的拇指外形。

2. 足背皮瓣切取后足背创面的处理不能忽视。在皮片移植前创面彻底止血，取中厚皮片移植，采用褥式加压包扎以利皮片成活（见图12-37）。

3. 凡造成拇指V度以上缺损，在行带跖趾关节的第二趾移植再造术中，为消除跖趾关节过伸畸形，应注意跖板前移及对掌功能重建的操作（图12-38）。

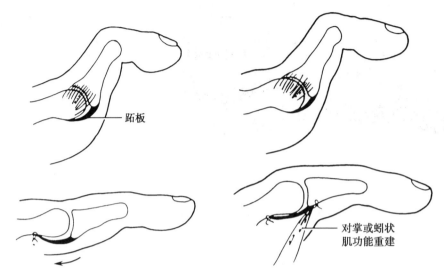

图12-38　跖板前移及对掌功能重建

（五）典型病例

【典型病例1】患者男性，12岁。因鞭炮炸伤致右手拇指缺损及中、环、小指部分缺损1年，要求再造拇指入院。检查：一般情况良好，右手拇指呈V_2度缺损，残端皮肤软，示指正常，中指呈Ⅱ度缺损，环、小指呈V度缺损（图12-39A）。决定取对侧带菱形足背皮瓣及跖趾关节的第二趾移植再造拇指（图12-39B）。由两个手术组同时进行。右手残部设计成杯形皮肤切口（图12-39C），按常规切开皮肤，掀起皮瓣，按上述操作常规找出两侧指神经瘤，拇长、短伸肌腱；拇长屈肌腱缺损，取中指指浅屈肌腱移位代拇长屈肌；拇短展肌缺损，取环指指浅屈肌腱移位以重建拇对掌功能。按上述移植再造常规行跖-掌骨克氏针内固定；修复指伸、屈肌腱，跖板前移消除跖趾关节过伸畸形，修复趾-指神经，足背动脉及大隐静脉通过皮下隧道与前臂远端桡动脉及头静脉吻合，第二趾缺血2小时重建血液循环，两叶皮瓣分别修复虎口背侧及桡掌侧皮肤缺损区（图12-39D~F），手术顺利结束。术后按常规治疗，再造指顺利成活。

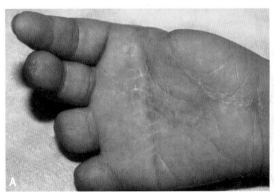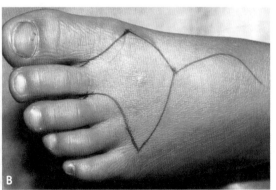

图12-39　右手拇指V_2度缺损，选对侧带菱形足背皮瓣及跖趾关节的第二趾移植再造拇指
A. 右手拇指V_2度缺损；B. 供区皮肤切口设计。

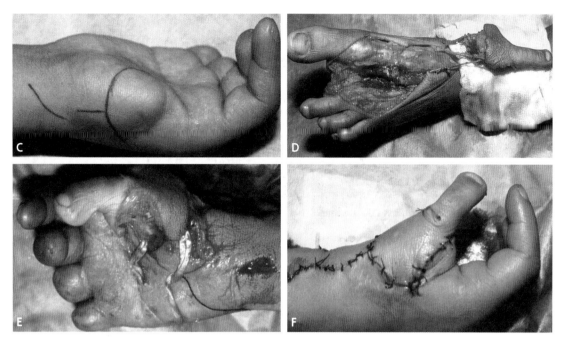

图 12-39（续）

C. 受区皮肤切口设计；D. 带菱形足背皮瓣的第二趾除足背动脉、大隐静脉相连外其他组织已离断；E. 将第二趾移至受区功能重建；F. 重建血液循环后，两叶皮瓣分别修复虎口背侧及桡掌侧皮肤缺损创面，术毕当时外形。

小结　　本例系拇指Ｖ₂度缺损并拇长屈肌腱及大鱼际肌缺损，故采用中指指浅屈肌腱移位代拇长屈肌腱，环指指浅屈肌腱移位行拇对掌功能重建。选用对侧带菱形足背皮瓣及跖趾关节的第二趾移植再造，菱形的两叶皮瓣分别修复拇指尺背侧及桡掌侧皮肤缺损区，形成较好的拇指外形。

【典型病例 2】患者男性，18 岁，工人。1985 年因齿轮机伤致左手拇、示、中、环指缺损 5 个月要求再造入院。检查：左手拇、示、中、环指于掌骨中段以远缺损，小指呈Ⅲ度缺损，掌指关节及近指间关节功能正常（图 12-40A）。在臂丛神经阻滞及硬膜外阻滞下，取对侧带菱形足背皮瓣及跖趾关节的第二趾移植再造拇指。手术分两组同时进行。足部组：切取带菱形足背皮瓣及跖趾关节的第二趾（图 12-40B），掀起皮瓣，分离大隐静脉、足背动脉及 Gilbert Ⅱ型第一跖背动脉。切取趾底神经及趾长短伸、屈肌腱，于跖趾关节以近 2cm 处截断跖骨，足背创面取中厚皮片移植褥式加压包扎。手部组：于第一掌骨残端做杯形切口，掀起皮瓣，找到指神经瘤，拇长、短伸肌腱及拇长屈肌腱，咬除第一掌骨残端硬化骨。移植再造：修整两骨断端，掌-跖骨用钢丝十字交叉内固定并缝合骨膜，跖板紧缩前移消除跖趾关节过伸畸形，修复拇长、短伸肌腱及拇长屈肌腱，利用一残存指浅屈肌腱通过皮下隧道移位重建拇对掌功能，修复指神经，大隐静脉及足背动脉通过皮下隧道与鼻烟窝头静脉及桡动脉做端端吻合，再造指缺血 2 小时重建血液循环顺利成活。出院后 3 个月恢复工作。术后 8 年随访，再造的拇指比左第二趾粗大，伸屈自如，具有捏、握功能，两点分辨觉为 5mm，指腹出汗（图 12-40C、D）。

小结　　本例系拇指Ｖ₃度缺损伴示、中、环指缺损及小指Ⅲ度缺损，是拇指再造的绝对适应证。选对侧带菱形足背皮瓣及跖趾关节的第二趾移植再造，术中选一残存指浅屈肌腱移位重建对掌功能，菱形皮瓣向两侧叶包裹并形成虎口，获得良好的外形，术后 8 年随访，再造指外形与功能十分满意，是再造少而精的范例。

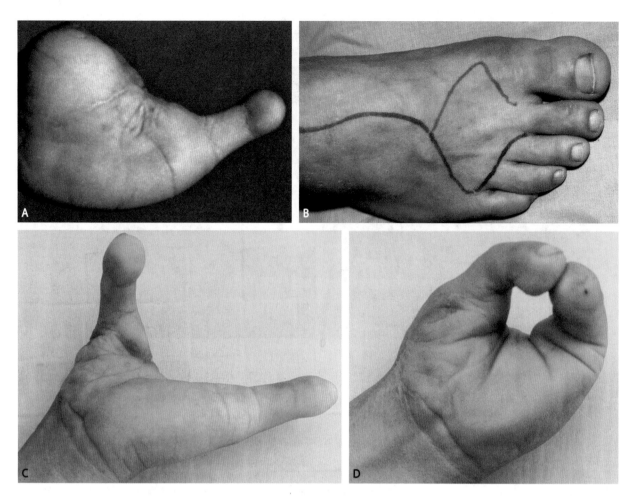

图 12-40 左手拇指V₃度伴示、中、环指缺损,选对侧带菱形足背皮瓣及跖趾关节的第二趾移植再造

A. 当左手拇指V₃度伴示、中、环指缺损;B. 供区皮肤切口设计;C、D. 术后 8 年随访见外形与功能。

五、拇指Ⅵ度缺损再造术

(一) 适应证与手术方案

拇指Ⅵ度缺损同拇指Ⅴ度缺损一样丧失拇指功能 100%,丧失手功能 40%,是拇指再造的绝对适应证。拇指Ⅵ度缺损并造成拇短展肌、拇短屈肌及第一掌骨缺损,其再造方法有别于拇指Ⅴ度缺损。

(二) 切口设计

1. **受区** 切口设计基本同Ⅴ度缺损。

2. **供区** 切口设计基本同Ⅴ度缺损,菱形足背皮瓣的近缘切口应向近端延伸以利覆盖受区创面。

(三) 手术方法与步骤

拇指Ⅵ度缺损再造手术方法与步骤基本同拇指Ⅴ度缺损,不再重述。由于拇指Ⅵ度缺损已丧失第一腕掌关节,选用第二趾移植时第二跖骨与大多角骨或手舟骨行骨性对掌位固定(图 12-41);若大多角骨或手舟骨缺损,第二跖骨与第二掌骨中段桡掌侧做骨性对掌位固定(图 12-42),从而简化了拇对掌功能重建的手术操作。其他肌腱、神经、血管修复与拇指Ⅴ度缺损再造类同。

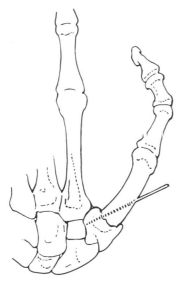

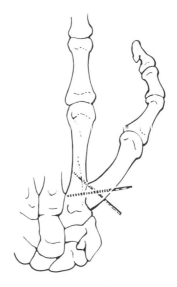

图 12-41　第二跖骨与大多角骨或手舟骨做骨性对掌位固定

图 12-42　第二跖骨与第二掌骨桡掌侧做骨性对掌位固定

（四）典型病例

【典型病例 1】 患者男性,34 岁,工人。因机器绞伤致右手拇指缺损 3 年要求再造入院。检查:一般情况良好,右手拇指呈Ⅵ度缺损,残端为贴骨瘢痕。决定选对侧带菱形足背皮瓣及跖趾关节的第二趾移植再造拇指,并携带踇趾腓侧梭形岛状皮瓣镶嵌以消除第二趾颈部狭窄畸形。由两个手术组同时施行。受区按图 12-43A 切开皮肤并按拇指Ⅴ度缺损受区常规准备,把舟状骨远端咬成粗糙面;供区按图 12-43B、C 设计带菱形足背皮瓣及跖趾关节的第二趾移植并携带踇趾腓侧梭形岛状皮瓣,按常规切取菱形足背皮瓣的第二趾携带踇趾腓侧趾底动脉筋膜蒂的梭形岛状皮瓣(图 12-43D)。断蒂后把踇趾腓侧梭形带蒂皮瓣通过第二趾胫侧皮下隧道嵌植于第二趾颈部狭窄区以增粗第二趾狭窄段,适当缩短第二跖骨与手舟骨行骨性对掌位克氏针交叉内固定,修复拇长、短伸肌腱及拇长屈肌腱,使肌腱张力调节于休息位,将两趾底神经合并与拇指残端指神经缝合,大隐静脉及足背动脉通过皮下隧道与前臂远端头静脉及桡动脉缝合,缺血 2 小时 10 分重建血液循环,足背两叶皮瓣及跖侧 V 形皮瓣调整位置后缝合覆盖创面,完成虎口及创面修复。术后按拇指再造常规治疗,第二趾顺利成活(图 12-43E、F)。

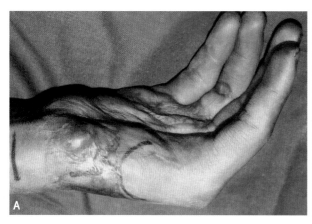

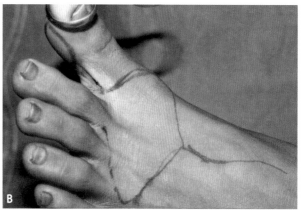

图 12-43　右手拇指Ⅵ度缺损,选对侧带菱形足背皮瓣及跖趾关节的第二趾并携带踇趾腓侧梭形岛状皮瓣移植再造拇指

　A. 受区切口设计;B. 对侧带菱形足背皮瓣及跖趾关节的第二趾携带踇趾腓侧梭形岛状皮瓣移植皮肤切口设计。

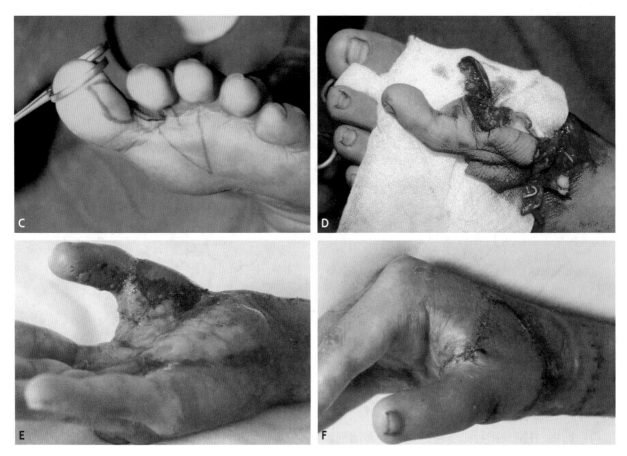

图 12-43（续）

C. 跖侧切口设计；D. 第二趾及菱形足背皮瓣已掀起；E、F. 再造术后 1 个月外形。

小结
　　本例系拇指Ⅵ度缺损，受区有部分贴骨瘢痕，故略扩大菱形皮瓣切取面积。术中将第二跖骨与手舟骨做骨性对掌位固定，从而简化了对掌功能重建手术操作。拇指Ⅵ度缺损者，鼻烟窝桡动脉腕背支及头静脉一般均有损伤，应选前臂远端切口显露桡动脉及头静脉，与足背动脉及大隐静脉吻合重建血液循环。为了增粗第二趾颈部狭窄段，采用踇趾腓侧带血管筋膜蒂梭形皮瓣移位嵌入以消除第二趾狭窄，从而改善了再造指外形。

　　【**典型病例 2**】患者男性，26 岁，工人。1993 年因行车碾伤致右前臂皮肤脱套及拇指缺损 8 个月要求再造入院。检查：右前臂尺侧、腕掌侧、桡背侧均为植皮瘢痕，部分为贴骨瘢痕，右手拇指自腕掌关节以远缺损，示、中、环、小指 4 指外形及功能正常（图 12-44A）。X 线片示右大多角骨残留约 1/3。在臂丛神经阻滞及硬膜外阻滞下行对侧带菱形足背皮瓣及跖趾关节的第二趾移植再造拇指。由两个手术组施行。足部组：左足背按图 12-44B 设计切开皮肤，掀起皮瓣，保留皮瓣内静脉，逆行分离大隐静脉，由近向远分离足背动脉、足底深支、第一跖背动脉（Gilbert I 型），分离两侧趾底神经，趾长、短伸屈肌腱并高位切断，于第二跖骨近 1/3 处截骨（图 12-44C），断蒂后将足趾移至受区（图 12-44D），足背创面取中厚皮片移植褥式加压包扎。手部组：沿第二掌骨桡掌侧做杯形切口，在拇指残端找到并松解指神经及拇短伸肌腱，拇长伸肌腱及拇长屈肌腱缺损，切取示指固有伸肌腱及环指指浅屈肌腱移位代替之。创面清洗后把足趾组织移至受区，经调整再造指位置及长度，咬除大多角骨部分硬化骨，第二跖骨与大多角骨行克氏针交叉内固定于旋前对掌位。修复拇短伸肌腱，把移位的示指固有伸肌腱及环指指浅屈肌腱分别与趾长伸肌腱及趾长屈肌腱缝合,重建拇指伸、屈指功能。跖板前移缝合固定以消除跖趾关节过伸畸形。两趾底神经合并与拇指残端指神经缝合,大隐静脉及足背动脉通过皮下隧道分别与腕背浅静脉及桡动脉行端端吻合,缺血3小时重建血液循环,调整皮瓣位置重建虎口并覆盖桡掌侧创面,术后按拇指再造常规治疗,皮瓣及再造指顺利成活(图12-44E)。

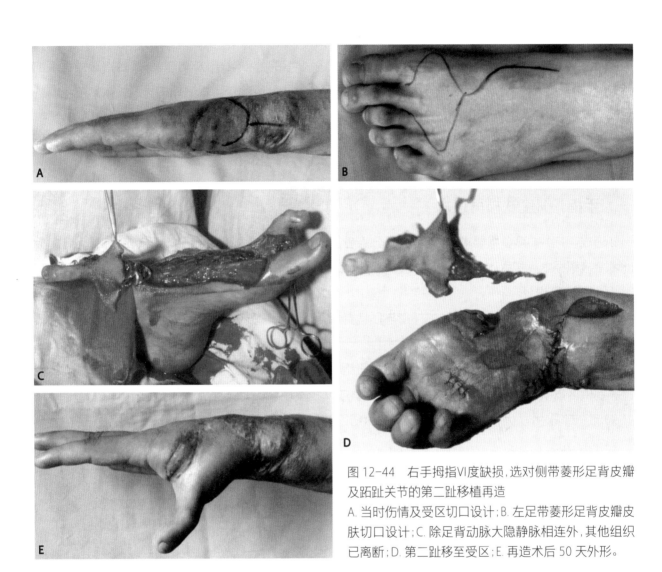

图12-44 右手拇指Ⅵ度缺损,选对侧带菱形足背皮瓣及跖趾关节的第二趾移植再造
A.当时伤情及受区切口设计;B.左足带菱形足背皮瓣皮肤切口设计;C.除足背动脉大隐静脉相连外,其他组织已离断;D.第二趾移至受区;E.再造术后50天外形。

小结　　　本例系拇指Ⅵ度缺损,受区为植皮区,采用带菱形足背皮瓣及跖趾关节的第二趾移植再造拇指并重建虎口,达到了患者的要求。本组对拇指Ⅴ~Ⅵ度缺损均采用带菱形足背皮瓣及跖趾关节的第二趾移植再造,皮瓣的胫侧翼与舌状皮瓣背侧缘皮肤缝合以形成重建虎口;皮瓣的胫侧翼与舌状皮瓣掌侧缘皮肤缝合以覆盖桡掌创面以形成大鱼际部皮肤,形成再造拇指与虎口及大鱼际部基本外形。选用示指固有伸肌及环指指浅屈肌腱移位缝合,以代拇长伸肌及拇长屈肌,是手外科常用肌腱移位功能重建的方法。本例第二跖骨与大多角骨固定于旋前骨性对掌位是无奈之举。

手指不同程度缺损再造术

外伤性手指缺损发生率高于拇指缺损,既往对手指不同部位、不同程度缺损无明确的再造手术方案。随着显微外科技术和第二趾移植拇指再造的应用和发展,人们自然地想到选用第二或第二、三趾移植施行手指再造的方法并获得了成功。由于示、中、环、小指的分布、长短及功能差异,各指缺损程度的不同、代偿程度的不同,年龄、职业不同及个人意愿等诸多原因,因此对手指缺损的再造尚未形成统一的认识。笔者 26 年内对 335 例 465 个手指不同程度缺损选用足趾组织移植施行再造与修复总结的经验,在第十一章第二节二、手指缺损分度与手术方案中已有陈述,在此不再重述,本节就手指不同程度缺损的再造进行简要叙述,供读者参考。

一、手指Ⅰ~Ⅲ度缺损再造术

造成手指Ⅰ~Ⅲ度缺损要求再造者,大部分患者是为了满足心理及追求外形的要求,尤其是后者。为此术者应根据本人技术状态及患者的要求慎重选择。

(一) 切口设计

1. **受区**　根据手指残端皮肤的外形与质地选择手术切口。残端皮肤可采用 V 形切口或冠状切口(图 12-45)。

2. **供区**　根据手指缺损及再造长度,选外形近似的第二趾或第三趾为移植指,根据受区皮肤切口设计决定供区皮肤切口形状。凡受区残端采用矢状或 V 形皮肤切口时,供区均采用 V 形皮肤切口(图 12-46A);若残端采用冠状切口,则供区也采用冠状切口(图 12-46B、C)。

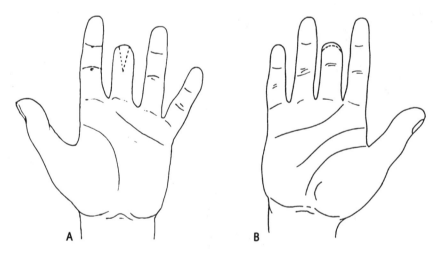

图 12-45　受区皮肤切口设计
A. V 形皮肤切口;B. 冠状皮肤切口。

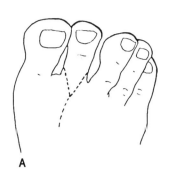 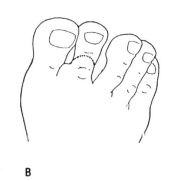 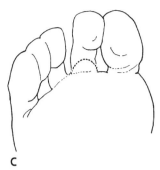

图 12-46　供趾皮肤切口设计

A. V 形皮肤切口；B、C. 冠状皮肤切口。

（二）手术方法与步骤

1. 受区　按切口设计，切开皮肤并向皮下做锐性游离使周围皮肤提升松动，于两侧神经血管束处找到指神经瘤并分离松解标记。手指呈 I 度缺损且远指间关节正常，不需要行肌腱修复；手指呈 II~III 度缺损，选用带远趾间关节的第二趾移植再造时，受区掌背侧锐性松解指伸、屈肌腱，使其恢复正常弹性，适当咬除残端部分硬化骨；于近节背侧做斜切口显露较粗的指背静脉，于近节掌侧做侧方正中切口或斜切口显露两侧指固有动脉（图 12-47），在切口与残端掌背侧贯通皮下隧道。受区准备暂告段落。

2. 供区　按设计切口，先切开趾背侧皮肤，沿第二或第三趾趾背静脉由远向近做锐性分离达跖背静脉，结扎切断与跖背静脉无关的静脉分支，保留一条或两条较粗的趾背或跖背静脉，在同一切口内找到趾长伸肌腱并做锐性分离达足够长度；切开跖侧皮肤向近侧锐性分离，找到两侧神经血管束，尽高位切断两侧神经并标记（图 12-48）；沿第二趾胫侧趾背或趾底动脉逆行分离达第一跖背动脉或跖底动脉，根据受区动、静脉缝合部位决定切断部位，切开屈趾肌腱鞘管，挑出并高位切断趾长、短屈肌腱；根据再造指长度需要及是否保留远趾间关节决定截骨平面。此时除动脉及静脉相连外其他组织均已离断（图 12-49），松止血带，沿血管蒂外敷罂粟碱并湿热敷，待第二趾恢复血供后断蒂。供区创面直接缝合（图 12-50）。

3. 移植再造　根据受指再造长度需要，决定足趾骨处理。手指呈 II~III 度缺损，应于第二趾近趾间关节处离断，咬除中节趾骨近端基底软骨面与受区指骨用钢丝十字交叉内固定并缝合骨膜，修复指伸、屈肌腱，使张力调节于休息位（图 12-51A）；趾背静脉及趾底动脉（或跖背静脉及第一跖背动脉）理顺后通过皮下隧道引至掌背侧切口（图 12-51B），镜下缝合两侧趾-指神经，缝合趾-指静脉及动脉，重建再造指血液循环（图 12-51C），调整缝合掌背侧皮肤切口，包扎，术毕（图 12-52）。

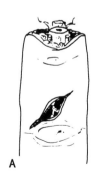 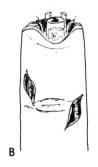　　　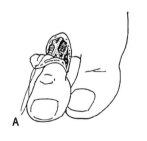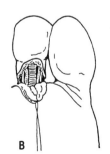

图 12-47　吻合指趾血管受区掌背侧切口设计

A. 于近节背侧做斜切口显露指背静脉；B. 通过掌侧切口显露两侧指固有动脉。

图 12-48　吻合指趾血管供区掌背侧切口显露

A. 解剖游离趾背静脉；B. 解剖游离趾底动脉及神经。

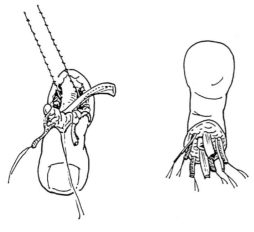

图 12-49　截断趾骨，趾体游离

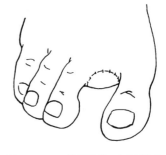

图 12-50　供区创面直接缝合

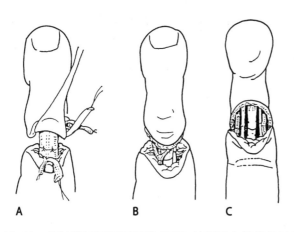

图 12-51　供趾移至受区后骨膜、肌腱、神经及血管修复示意
A. 钢丝十字交叉内固定缝合骨膜；B. 修复指-趾伸肌腱及指-趾背静脉；C. 修复指-趾屈肌腱，缝合两侧指-趾神经及动脉。

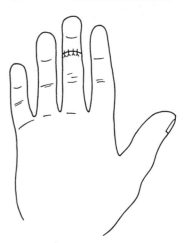

图 12-52　重塑外形术毕

（三）手术注意事项

1. 应根据手指缺损指别、部位及健侧指与足趾外形对照，决定选择切取第二趾还是第三趾移植。

2. 手指Ⅰ~Ⅲ度缺损，以采用吻合趾-指动、静脉的方式重建血液循环为主，具有手术创伤小、患者痛苦少、手术时间短、功能外形好、避免采用过长的血管蒂通过皮下隧道导致血管危象发生的优点。

3. 尽量选用不贯穿关节的内固定材料与方法。

4. 在修整再造指外形的过程中，应将多余皮肤及不影响血供的组织予以切除，防止臃肿及畸形出现，缝合皮肤时使指-趾外形相融呈一体。

5. 造成双手示、中、环指在同一平面的Ⅲ度缺损，应告诫患者努力使用伤手，经过长期适应训练，能完全代偿，不宜尝试再造。

（四）典型病例

【典型病例1】患者女性，21岁。因电刨伤致左手中指末节部分缺损2小时，要求再造入院。检查：一般情况良好，左手中指于甲弧影线以远缺损，残端整齐、污染轻（图12-53A）。为满足患者要求，决定切取对侧第二趾末节移植再造。由一个手术组实施，先对中指残端行清创切除残端3~4mm组织（含甲襞），于中节指背做斜切口显露指背静脉，于残端两侧找到指神经，中节掌侧做斜切口显露两侧指固有动脉，受区准备结束；对侧第二趾按图12-53B设计切口并切取一条较粗的趾背静脉，两侧趾底动脉及神经尽量高位切断,于远趾间关节离断,供区创面直接缝合。第二趾末节按末节断指再植类同手术步骤完成骨内固定,缝合指-趾静脉、两侧趾-指神经及动脉,缺血 2 小时重建血液循环,术后按常规治疗,再造指顺利成活(图 12-53C、D)。

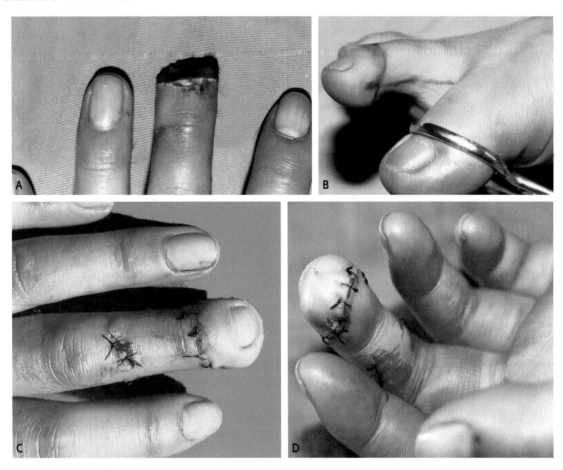

图 12-53　电刨伤致左手中指甲弧影线以远缺损要求再造
A. 当时伤情;B. 取对侧第二趾末节移植皮肤切口设计;C、D. 采用吻合指-趾动、静脉重建血液循环术毕。

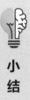

小结　本例中指末节部分缺损可以采用其他方法行残端修复,因患者系年轻女性,出于美观,强烈要求再造,选用第二趾末节移植,采用吻合趾-指动、静脉重建血液循环完成再造。

【**典型病例 2**】患者女性,19 岁。因挤压伤至右手示指末节缺损骨外露 1 个月要求再造入院。检查:一般情况良好,右手示指于末节基底部以远缺损,远节指骨外露,残端有干痂,远指间关节正常(图 12-54A),为了满足患者再造要求,决定切取第二趾末节移植再造(图 12-54B)。伤指残端做环形切口,切除残端皮肤,咬除外露远节指骨,保留远指间关节,于近节指背找到一条较粗的指背静脉,于中节两侧显露示指两侧指固有动脉,并贯皮下隧道,供区准备结束;按病例 1 相同手术步骤切取第二趾(图 12-54B),供区创面直接缝合,按相同再造手术步骤完成骨内固定并修复神经,第二趾跖背静脉及两侧趾底动脉分别与受指指背静脉及两侧指固有动脉吻合,缺血 2 小时重建再造指血液循环(图 12-54C)。术后按常规治疗顺利成活。经术后 1 年随访,手指外形美观,远指间关节伸屈正常,两点分辨觉为 4mm,患者十分满意(图 12-54D、E)。

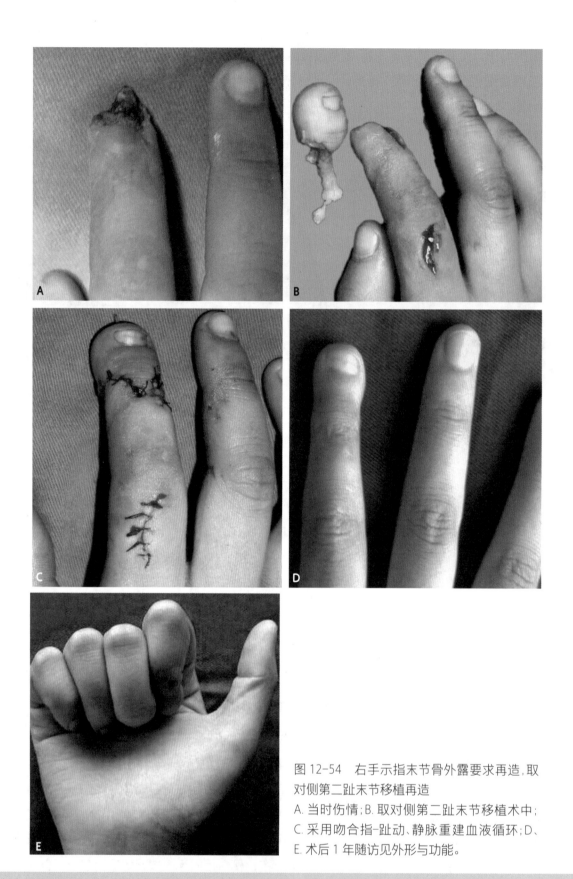

图 12-54 右手示指末节骨外露要求再造,取对侧第二趾末节移植再造

A. 当时伤情;B. 取对侧第二趾末节移植术中;C. 采用吻合指-趾动、静脉重建血液循环;D、E. 术后 1 年随访见外形与功能。

小
结

本例示指末节骨外露,扩创后造成示指Ⅰ度缺损,患者强烈要求再造。选对侧第二趾移植采用吻合指-趾动、静脉重建血液循环完成再造。术后 1 年随访证明达到预期再造目的。

【**典型病例 3**】患者男性，23 岁。因冲压伤致右手示指末节缺损 1 年要求再造入院。检查：一般情况良好，右手示指于远指间关节部缺损，残端软（图 12-55A），因对侧第四趾趾甲较大，故选用对侧第四趾移植再造。由一个手术组实施。受指残端做冠状切口，按常规做骨、肌腱、神经及血管准备；对侧第四趾做冠状切口，按常规切取第四趾，于近趾间关节离断，创面直接缝合（图 12-55B）。为了一次修整第四趾趾腹膨大的不良外形，将第四趾腓侧趾端做一梭形皮肤切除，第四趾中节趾骨基底咬除软骨面 克氏针纵贯内固定缝合骨膜，修复指伸、屈肌腱，镜下缝合两侧指-趾神经，跖背静脉与示指近节指背静脉、第四趾胫侧趾底动脉与示指近节尺侧指动脉吻合，缺血 2 小时重建血液循环。术后按常规治疗，第四趾顺利成活（图 12-55C、D）。

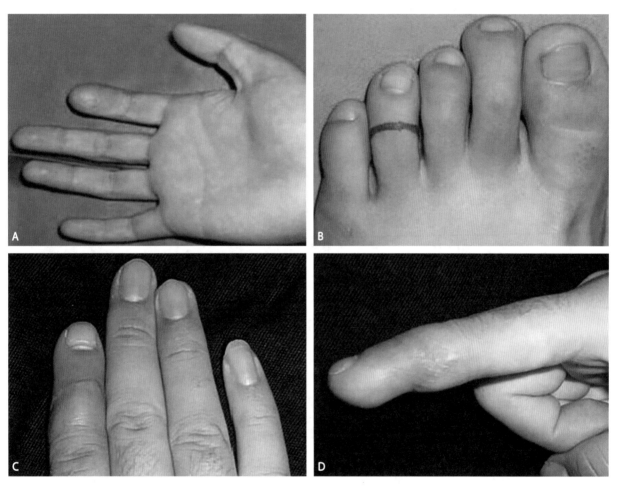

图 12-55　右手示指Ⅱ度缺损选对侧第四趾移植再造
A. 右手示指Ⅱ度缺损；B. 对侧第四趾皮肤切口设计；C、D. 采用吻合趾-指动、静脉重建血液循环再造术后 1 年外形。

小结　　本例右手示指Ⅱ度缺损，因对侧第四趾趾甲较大，故选该趾移植再造。为了保留远指间关节功能，于第四趾近趾间关节离断行骨缩短内固定后，修复指伸、屈肌腱，采用吻合指-趾血管重建血液循环获再造成功。

【**典型病例 4**】患者男性，24 岁。因碾压伤致右手示、中指末节缺损 10 个月要求再造入院。检查：患者一般情况良好，右手示指呈Ⅱ度缺损、中指呈Ⅰ度缺损，残端皮肤略紧，中指远指间关节主、被活动存在（图 12-56A），强烈要求再造，根据手指与足趾外形，笔者选双侧第三趾移植再造（图 12-56B）。由两个手术组同时施行。右手示、中指残端做冠状切口(图 12-56C),按常规分离皮肤,找到残端指神经瘤,找到并松解指伸、屈肌腱残端,两近节背侧做弧形切口显露指背静脉。沿示指尺侧、中指桡侧侧方正中切口,显露近端指固有动脉,受区准备结束。按图 12-56B 切口设计切取带跖背静脉及趾底动脉与神经的双侧第三趾,左侧第三趾切取趾长伸、屈肌腱于近趾间关节离断,右侧第三趾于远趾间关节离断(图 12-56D),分别移植于示、中指,克氏针纵贯内固定,修复示指伸、屈肌腱,分别修复两指两侧指神经,跖背静脉分别通过皮下隧道与近端指背静脉吻合,两侧趾底动脉与两侧指固有动脉吻合;示指缺血 2 小时、中指缺血 3 小时重建血液循环,术后按常规治疗,两指顺利成活,患者十分满意出院(图 12-56E~H)。

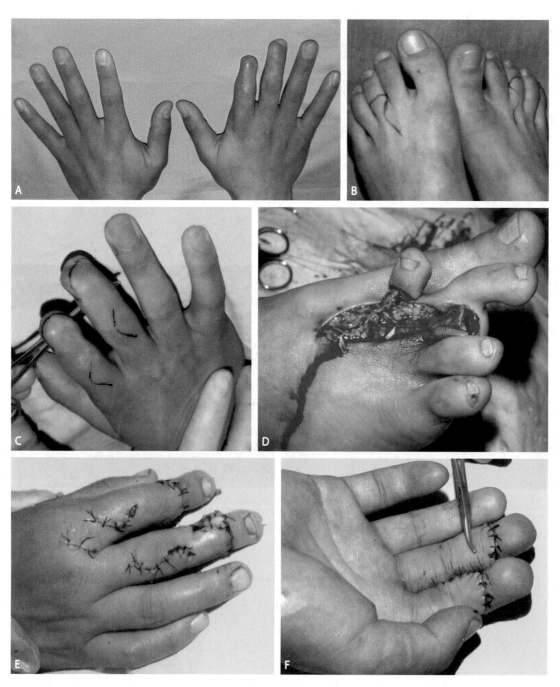

图 12-56　右手示指Ⅱ度、中指Ⅰ度缺损,选双侧第三趾移植再造示、中指
A.右手示指Ⅱ度、中指Ⅰ度缺损;B.双侧第三趾切口设计;C.示、中指切口设计;D.右侧第三趾切取;E、F.采用吻合趾-指动、静脉重建血液循环再造术毕。

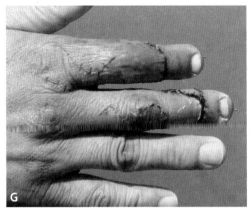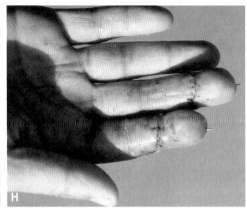

图 12-56（续）

G、H. 患者出院时外形。

本例示指Ⅱ度、中指Ⅰ度缺损,患者强烈要求再造,因第三趾外形较好,故切取移植。采用吻合趾-指动、静脉重建血液循环方式完成再造,获得满意的外形,患者十分满意。

小结

【**典型病例 5**】患者女性,21 岁。因压砸伤致右手示指离断,在他院做残端缝合,术后 10 天要求再造入院。检查:一般情况良好,左手示指于中节远端缺损,残端缝线未拆,创面干燥。决定取对侧第二趾移植,采用吻合趾-指动、静脉重建血液循环方式再造。受区准备及供足切取均按上述相同手术步骤实施。术后经半年随访,外形、功能满意(图 12-57)。

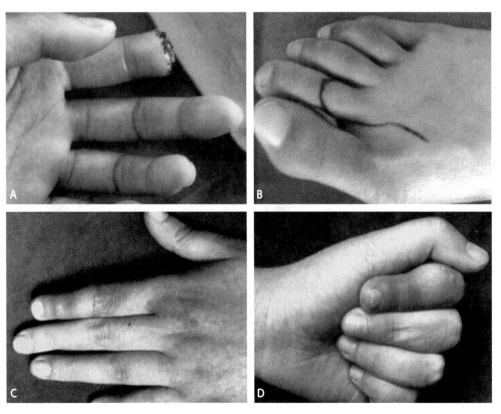

图 12-57 左手示指Ⅲ度缺损选对侧第二趾移植再造

A. 左手示指Ⅲ度缺损;B. 对侧第二趾切口设计;C、D. 再造术后半年外形与功能。

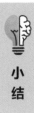
本例系示指Ⅲ度缺损行亚急症再造,术后随访证明这类手指缺损的再造是值得的。

【**典型病例6**】患者男性,22岁,农民。因冲压机伤致双手示、中、环指缺损两年要求再造入院。检查:一般情况良好,双手示、中、环指呈Ⅲ度缺损,残端平面较齐,但丧失较多功能。患者系体力劳动者,虽有多指Ⅲ度缺损,只要长期适应工作与劳动,不一定需要再造。然而患者父亲及本人强烈要求再造,笔者提出先再造右手中、环指,如果术后效果好,可以再造左手中、环指。患者同意此方案,遂取对侧第二、三趾,采用吻合趾-指动、静脉重建血液循环的方式再造成活出院,术后1年催其复诊,来院后再次征求患者意见,却主动提出放弃再造左手中、环指(图12-58)。

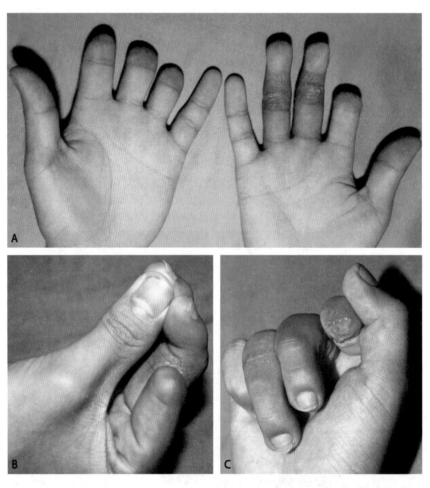

图12-58 双手示、中、环指Ⅲ度缺损强烈要求再造
A. 再造右手中、环指术后2个月;B、C. 术后1年随访见右手外形与功能。

本例说明,再造手段和技术必须根据不同患者、不同伤情遵循再造原则予以实施。本例患者强烈要求再造,笔者只好满足其要求,术后1年催其复诊,见右手再造后外形功能尚可,然患者却放弃再造左手中、环指。所以对双手示、中、环、小指呈Ⅲ度缺损,残端平面较齐,虽丧失较多手功能,但患者系体力劳动者,只要他能长期适应工作与劳动,手的代偿功能基本可适应工作与劳动需要,不一定需要再造。

二、手指Ⅳ度缺损再造术

若造成单一中、环指或中、环指同时Ⅳ度缺损,为了改善外形,施行再造是必要的。再造手术方法及步骤与手指Ⅲ度缺损类同。

【典型病例】患者女性,23 岁。因压砸伤致左手中指缺损要求再造入院。检查:一般情况良好,左手中指呈Ⅳ度缺损,示指末节略尖,部分甲缺损,环指甲床损伤(图 12-59A)。决定切取对侧第二趾移植再造中指。手术由一个手术组实施,受指残端做冠状切口,按常规做准备;于对侧第二趾做冠状切口,按常规切取第二趾,于跖趾关节离断,根据再造中指长度需要截除相应长度近节趾骨,保留近趾间关节,采用钢丝十字交叉内固定并缝合骨膜,修复指伸、屈肌腱及两侧指-趾神经,跖背静脉通过背侧皮下隧道与头间静脉吻合,第一跖背动脉与第二指总动脉吻合,缺血 2 小时重建再造指血液循环,术后按常规治疗,再造指顺利成活(图 12-59B、C)。

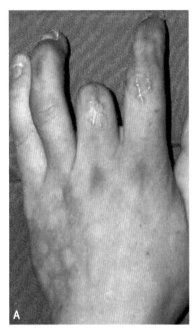 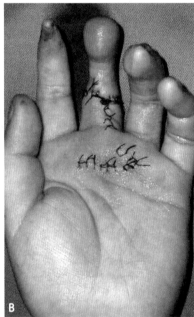 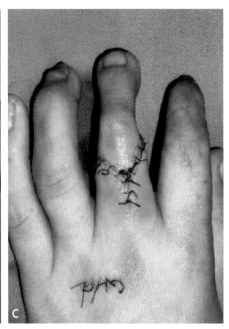

图 12-59　左手中指Ⅳ度缺损,选对侧第二趾移植再造
A. 左手中指Ⅳ度缺损;B、C. 取对侧第二趾移植再造术毕。

小结　本例系中指Ⅳ度缺损,明显影响手外形及功能,为再造适应证。选第二趾移植再造中指,术中虽注意再造指长度及皮肤结合部处理,使趾-指皮肤相融呈一体,但本例系笔者单位早期实施的再造病例,趾腹外形仍为原足趾外形为其不足,若现在实施再造可切除趾腹与趾端梭形皮肤,使外形更接近手指。

三、手指Ⅴ度缺损再造术

因外伤造成单一中、环指或中、环指同时Ⅴ度缺损,为了改善外形,施行再造是必要的。由于手指近节较长造成不同部位缺损,又因第二趾长短各异,所以手指Ⅴ度缺损再造有不同的手术方案。

（一）有指蹼的单一中、环指或中、环指同时Ⅴ度缺损再造术

该部位手指缺损应根据第二趾的长短不同而有不同的选择，再造方法基本同手指Ⅳ度缺损，均于跖趾关节离断，采用吻合趾-指动、静脉重建血液循实施再造。

再造的手术步骤和方法与手指Ⅲ度缺损相似，完成骨内固定，修复指伸、屈肌腱及神经后，修整缝合指-趾皮肤，做好外形，跖背静脉及第一跖背（底）动脉通过皮下隧道与头间静脉及指总动脉吻合重建血液循环。

【典型病例】患者男性，36岁。因压砸伤致右手中、环指缺损7年，要求再造入院。检查：右手中指于近节远段，环指于近节中段缺损，残端皮肤柔软，掌指关节功能正常（图12-60A）。选双侧第二趾游离移植再造右手中、环指（图12-60B）。双侧第二趾均切取跖背静脉及长4cm的第一跖背动脉，其他骨与关节、肌腱、神经均按常规切取及移植，双趾近节与中、环指近节指骨相应缩短后行克氏针交叉内固定，修复指伸、屈肌腱及趾-指神经后，双趾的跖背静脉分别与中、环指两头间静脉相吻合，双趾的第一跖背动脉分别与第一及第二指总动脉吻合，两趾分别缺血3小时及4小时重建血液循环。环指重建循环后不久发生吻合口栓塞，切除栓塞血管后造成6mm缺损，遂游离第三指总动脉与第一跖背动脉相吻合，环指缺血5小时重建血液循环。两指顺利成活。术后1年随访两再造指掌指关节功能正常，指间关节有10°~50°伸屈活动，两点分辨觉为8mm（图12-60C、D）。

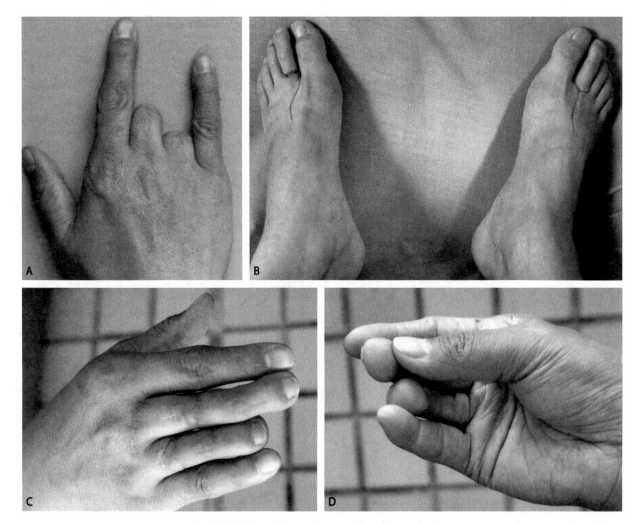

图12-60　右手中、环指Ⅴ度缺损，选双侧第二趾移植再造
A.右手中、环指Ⅴ度缺损；B.双侧第二趾移植切口设计；C、D.术后1年随访见外形与功能。

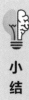

本例系右手中、环指Ⅴ度缺损,邻近示、小指为正常长度,造成较大的外形缺陷,对患者社交造成不便及心理障碍,所以强烈要求再造。该手术于1991年施行,由于双侧第二趾较长,采用第二趾全长移植再造,再造指长度虽仍未补齐,然患者十分满意。如果该手术延到现今施行,可以采用骨移植延长环指长度,可获得更佳的外形。

(二)有指蹼的第二~五指同时Ⅴ度缺损再造术

有指蹼的第二~五指同时Ⅴ度缺损再造以少而精为原则,仅以再造示、中指或中、环指为宜。再造手术方法及步骤与手指Ⅲ度缺损类同。

【典型病例】患者女性,18岁,农民。因塑料机伤致右手示、中、环、小指4指缺损半年入院。检查:右手第二~五指近节中段以远缺损,诸掌指关节功能正常,残端柔软(图12-61A)。切取双侧第二趾移植再造右手示、中指(图12-61B)。手术分三组同时进行。先由两个手术组做冠状切口取双侧第二趾,分离趾背及跖背静脉,第一跖背动脉属Gilbert Ⅲ型。逆行分离第二趾胫侧趾底动脉及第一跖底动脉长达4cm,分离两侧趾底神经并高位切断,于跖趾关节以近切断趾长伸、屈肌腱,近节趾骨近1/3处截断趾骨,断蒂后创面直接缝合。双侧第二趾移至受区:受区沿示、中指残端做冠状切口,找到两侧指神经及指伸、屈肌腱并松解,于第一、二指蹼间切口找到头间静脉,于掌横纹做横切口,找到第一指总动脉,咬除两残端硬化骨,修整近节指骨断面,克氏针交叉固定指-趾骨并缝合骨膜,修复指伸、屈肌腱及两侧指-趾神经,两跖背静脉分别通过皮下隧道与头间静脉两分支吻合,移植于示指的第一跖底动脉与第一指总动脉的桡侧指动脉吻合,移植中指的第一跖底动脉与第一指总动脉的尺侧指动脉吻合,示、中指分别缺血2.5小时及4小时重建血液循环。术后30小时示指发生动脉危象,经解痉处理,观察1小时后仍无变化即予手术探查。术中见吻合口通畅,吻合口以远动脉有2cm的一段痉挛,用外膜外组织对抗牵拉及罂粟碱热敷而解除,再造示指恢复血液循环,在缝合皮肤过程中见示指渐渐发紫,出现静脉危象,遂拆除缝线,见静脉无回流,切开隧道,见静脉被纤维间隔卡压,切断纤维间隔,使静脉重新充盈,解除了危象。探查术后7小时再造示指又发生动脉危象,再次手术探查,术中见吻合口仍通畅,而吻合口以远动脉呈顽固性痉挛,采用上述方法仍无效,随切开隧道皮肤,见埋于隧道内动脉亦呈顽固性痉挛,采用外膜外组织对抗牵拉,外敷罂粟碱,并从一小分支内注入罂粟碱,外用热生理盐水湿敷,4~5分钟后示指渐渐转红,终于完全恢复血液循环。患者返病房后又反复发生多次动脉危象,经加大罂粟碱用量,加强局部保温等综合处理至术后第6天终于解除了危象,再造示、中指全部成活。术后1年随访,再造示、中指外形可,掌指关节功能正常,示、中指指间关节有10°~30°伸屈活动度,两点辨别觉为5~6mm,已从事正常家务及农务劳动(图12-61C、D)。

本例系年轻女性,右手示、中、环、小指4指于同一平面呈Ⅴ度缺损,丧失右手功能近50%,是手指再造绝对适应证。由于保留了指蹼,选双侧第二趾移植再造示、中指,采用吻合趾-指动、静脉重建血液循环的方法再造。本例术后示指发生多次血管危象,经手术探查,动、静脉吻合口均通畅,静脉在皮下隧道内被纤维间隔卡压,经切断卡压间隔而解除;动脉两次呈顽固性痉挛,经外膜外组织对抗牵拉、局部用罂粟碱外敷、动脉管腔内灌注罂粟碱及局部湿热敷的方法解除痉挛,两次探查术后又发生多次动脉痉挛未再探查,给予加大罂粟碱用量、局部保温、输血等综合治疗,终于在术后第6天解除了痉挛。本例术后如果不积极采取上述综合有效措施,就难以保证再造示指成活。经1年随访,再造指外形与功能均十分满意,能完全适应家庭及农务劳动,达到预期再造目的。

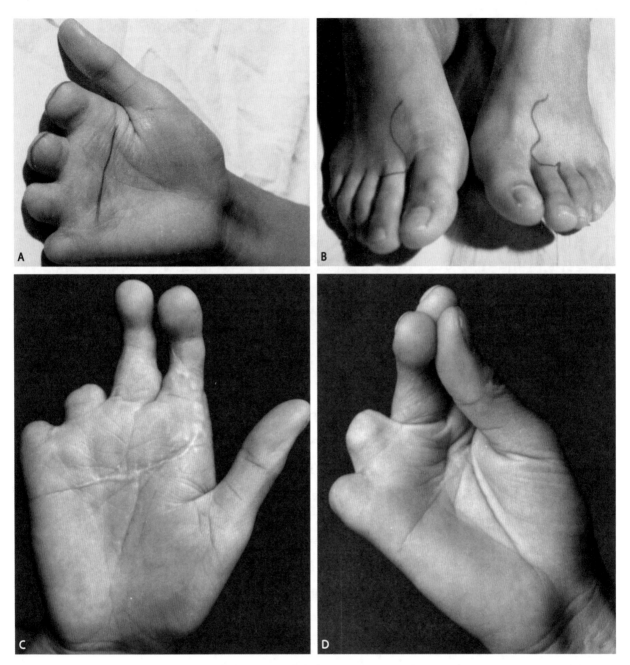

图 12-61　右手示、中、环、小指Ⅴ度缺损,取双侧第二趾移植再造示、中指

A. 右手示、中、环、小指Ⅴ度缺损及示、中指皮肤切口设计;B. 双侧第二趾移植,供区切口设计;C、D. 再造术后1年随访见外形与功能。

(三) 无趾蹼的单一中、环指Ⅴ度缺损长趾再造术

造成无趾蹼的单一中、环指Ⅴ度缺损,相邻的示、环、小指或示、中、小指为正常长度,仅取一个第二趾移植难以获得足够长度的再造指。笔者单位取双侧第二趾节段桥接移植再造获得成功,现介绍如下。

按常规于跖趾关节离断切取双侧第二趾,根据再造指长度需要保留一趾近节趾骨中段以远外形较好的第二趾,遗弃近节中段以近组织;保留另一第二趾近节,遗弃近趾间关节以远组织,在无血条件下将上述两趾组织完成骨内固定,修复指伸、屈肌腱,镜下缝合两侧趾底神经、趾背静脉、趾底动脉并修整缝合皮肤,增长了足趾长度。然后将完成无血再植的该足趾按常规与受指近节指骨、肌腱、神经重建连续性,最后重建血液循环,完成长指再造。这一手术设计巧就巧在切取双足第二趾节段桥接,难就难在两

个足趾组织桥接移植的功能与循环重建。这一再造方法达到了再造指长度，形成有 3 个趾间关节的再造指，利于术后屈指功能恢复为其优点；但切取双侧第二趾仅再造一个手指，牺牲大，手术风险大为其不足。

【典型病例】患者男性，17 岁。因鞭炮炸伤致右手中指缺损 1 年要求再造入院。检查：一般情况良好，右手中指于指根部呈Ⅴ度缺损（图 12-62A），小指呈Ⅶ度缺损，示、环指远指间关节屈曲畸形，近指间关节强直于功能位。由于患者第二趾较短，笔者提出切取双侧第二趾节段桥接移植再造中指的手术方案，征得患者及其家属同意，由一个手术组实施，受指残端做Ⅴ形皮肤切口，切除Ⅴ形皮肤，按常规做准备；按图 12-62B 切口设计分别切取双侧第二趾，供区创面直接缝合。保留右侧第二趾近趾间关节及其以远的足趾，遗弃近节中段以近组织；保留左侧第二趾近趾间关节的节段组织，遗弃远趾间关节以远组织（图 12-62C、D），采用钢丝十字交叉内固定趾-趾骨，修复趾长伸、屈肌腱及两侧趾底神经，在无血条件下吻合趾背两条静脉及两趾底动脉（图 12-62E），完成两段足趾的无血再植，然后把该节段足趾与中指近节指骨行趾-指骨钢丝十字交叉内固定，修复指伸、屈肌腱，修复两侧趾-指神经，左侧第二趾跖背静脉与头间静脉、第一跖底动脉与第二指总动脉吻合。节段足趾缺血 4 小时重建血液循环，术后按常规治疗顺利成活（图 12-62F）。术后 1 年随访，见再造中指略长于示、环指，掌指关节功能正常，两指间关节有 35° 自主伸屈功能，两点分辨为 6mm，双供足功能无妨，患者及其家属十分满意（图 12-62G~I）。

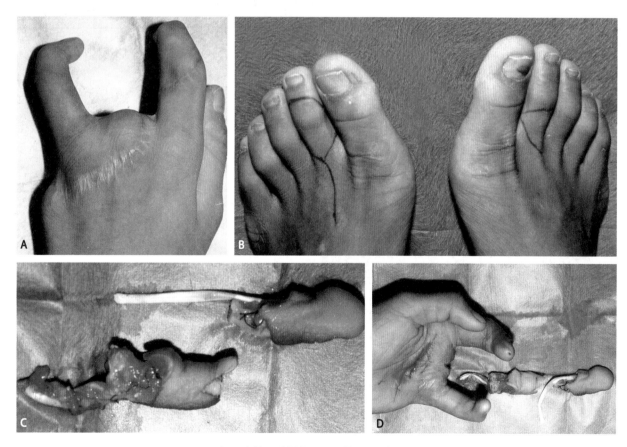

图 12-62　左手中指Ⅴ度缺损，取双第二趾移植节段桥接再造

A. 左手中指Ⅴ度缺损；B. 双侧第二趾皮肤切口设计；C. 双侧第二趾切取完毕，左侧第二趾末节遗弃；D. 双侧第二趾移至受区。

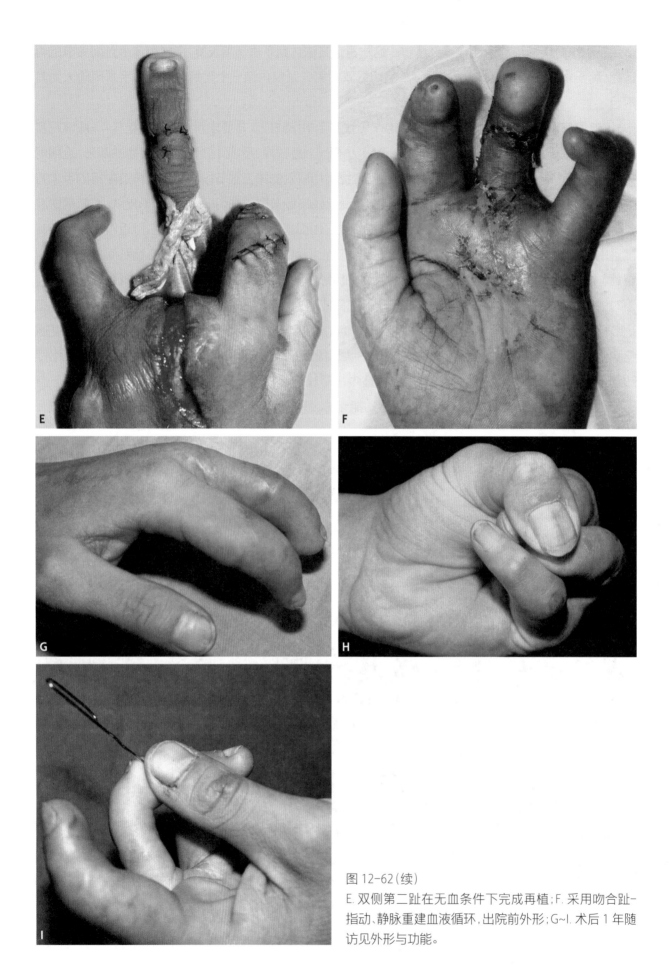

图 12-62（续）

E. 双侧第二趾在无血条件下完成再植；F. 采用吻合趾-指动、静脉重建血液循环，出院前外形；G~I. 术后 1 年随访见外形与功能。

本例采用双侧第二趾节段桥接移植再造中指,主要原因是患者第二趾较短,而伤手邻近两指为正常长度,中指于近节指根部的Ⅴ度缺损,造成明显外形缺陷。本手术设计较缜密,手术难度及风险较大。为此要求术者有精细的手术操作技能及高质量的小血管吻合技术,才能保证节段桥接的手指成活并恢复应有的功能。术后1年随访外形及功能证明达到了预期再造目的,是一例有创意难得成功的手术。然牺牲两足趾为其不足。

手术注意事项

1. 本手术设计要缜密,合理利用双足趾组织满足长度需要,但又不宜过长。

2. 皮肤切口设计与缝合以防止环形皮肤瘢痕挛缩为原则。

3. 在无血条件下再植时创面均是苍白的,要认真修复缝合操作。

4. 形成有3个指间关节的再造指,均采用钢丝十字交叉内固定,利于术中肌腱张力调节及术后功能练习,增加再造指伸屈幅度。

5. 手术有较大风险,术前应征得患者同意,缜密设计,精心操作,具有十分把握的小血管吻合技术与精练的手外科基本操作技能者方可实施。

(四)无趾蹼的中、环指同时Ⅴ度缺损长趾再造术

造成无趾蹼的中、环指同时Ⅴ度缺损,明显影响手的外形与功能,要求再造是可以理解和必要的,但又不能选用上述双侧第二趾移植节段桥接的方法再造,笔者遇到了这类病例,采用双足第二趾移植植骨长趾再造获成功,现介绍如下。

【典型病例】患者女性,27岁。因冲压伤致左手中、环指无指蹼的同时Ⅴ度缺损半年要求再造入院。检查:一般情况良好,左手中、环指呈无指蹼的Ⅴ度缺损,示指远指间关节屈曲畸形,近指间关节及掌指关节正常、小指功能正常(图12-63A)。征得患者及其家属同意取双侧第二趾移植植骨再造。示指远指间关节行功能位融合;根据再造指长度需要量取双侧第二趾近端皮肤切取平面,于足背两趾蹼向胫腓侧呈三角形烧瓶样皮肤切口,三角形底宽为健侧同名指周径减1cm(图12-63B),跖侧设计较大的Ⅴ形皮肤切口(图12-63C),按常规切取带足背皮瓣的第二趾,于跖趾关节离断,咬除第二趾近节趾骨基底软骨面,根据指骨缺损长度,截取第二跖骨头并修成相应长度的植骨块嵌入移植指-趾骨间,使再造指略长于两相邻指,采用钢丝十字交叉内固定(图12-63D),按常规修复指伸、屈肌腱,趾-指神经,将背侧两叶三角形皮瓣包绕近节趾骨及植骨块,修整缝合皮肤,做好外形。血管蒂通过皮下隧道与受区血管吻合重建血液循环(图12-63E)。术后按常规治疗顺利成活,经1年随访获得较满意的外形与功能(图12-63F~H)。

本例切取带烧瓶样足背皮瓣的双侧第二趾并植骨延长再造中、环指获得成功,有以下3个方面经验:①足背设计带烧瓶样皮瓣及跖掌较大Ⅴ形皮肤切口,使背侧两叶三角形皮瓣包绕覆盖近节趾骨及植骨条,与跖侧Ⅴ形皮肤缝合,形成了较长的近节指体外形,不遗留明显创面;②为满足长度需要,截取适当长度第二跖骨头做成骨松质植骨块嵌入移植并采用钢丝十字交叉内固定的方法是一种灵感发挥,利于肌腱张力的调节及术后功能练习;③切取足趾时尽量高位切断趾长伸、屈肌腱及两侧趾底神经,以弥补因植骨延长而造成的神经、肌腱缺损。采用植骨延长近节趾骨长度,不可避免地会造成近趾间关节前移的缺陷。

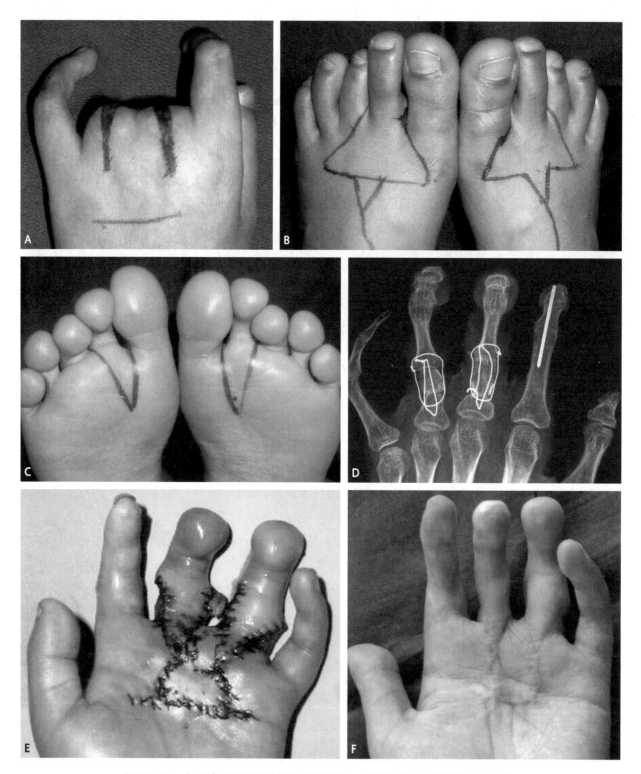

图 12-63　右手中、环指Ⅴ度缺损，选双足第二趾移植植骨长指再造中、环指

A. 右手中、环指Ⅴ度及受区皮肤切口设计；B. 切取双足带烧瓶样足背皮瓣的第二趾皮肤切口设计；C. 跖侧皮肤切口设计；D. 取双侧第二跖骨头骨松质植骨，钢丝十字内固定 X 线片；E. 再造术毕当时；F. 术后 1 年随访见外形与功能。

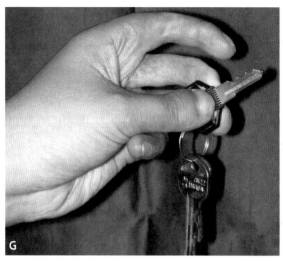
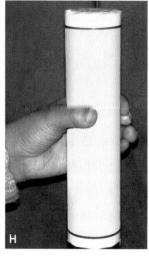

图 12-63（续）

G、H. 术后 1 年随访见外形与功能。

（五）无指蹼第二~五指 V 度缺损再造术

因外伤性截指造成无指蹼的第二~五指同时 V 度缺损，再造以少而精、不求多而全为原则，即仅再造示、中指或中、环指即可。笔者单位有两种再造方法供读者选用。

1. 双侧第二趾移植示指或中、环指再造术　选用这一再造方法类同单一第二趾移植再造，仅将两趾合并移植再造，术中将两侧第一趾蹼皮缘行褥式缝合以加深形成两再造指间指蹼。

【典型病例】患者男性，27 岁。因脱粒机伤致左手第二~五指缺损要求再造入院。检查：一般情况良好，左手第二~五指于近节基底部无指蹼的 V 度缺损，残端皮肤柔软，选双侧第二趾移植再造示、中指。手术按常规切取不带跖趾关节的双侧第二趾移植，均于跖趾关节离断，根据供、受区两端皮肤情况分别缩短近节趾骨长度，右足第二趾移植于示指位，左足第二趾移植于中指位，两趾蹼间皮肤褥式缝合，单枚克氏针斜向固定两指-趾骨并缝合骨膜，分别修复指伸、屈肌腱，修复两侧指神经，跖背静脉及第一跖背动脉分别通过皮下隧道与两头间静脉及第一、二指总动脉吻合，分别缺血 2 小时及 3 小时重建血液循环，术后 10 年随访再造的两指能适应农务劳动，达到了预期再造目的（图 12-64）。

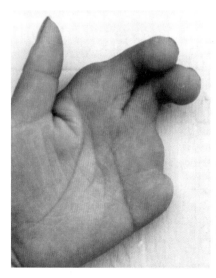
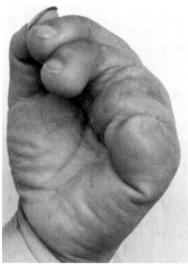
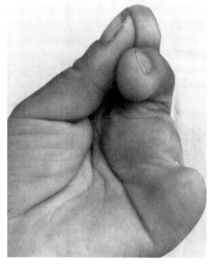

图 12-64　左手第二~五指 V 度缺损，取双侧第二趾移植再造示、中指，术后 10 年随访见外形与功能

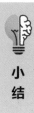
本例系先期再造手术病例,受区采用矢状切口,遗留轻度驼颈畸形。长期随访证明再造的两指能适应农务劳动,达到了预期再造目的。所以再造两指已能满足功能需要,符合再造"少而精"的原则。

2. 第二、三足趾一并移植示、中指或中、环指再造术 选用这一再造方法将第二、三趾于跖趾关节离断一并移植再造示、中指或中、环指,手术方法有别于单一足趾移植的切取。再造方法陈述如下。

(1)受区切口设计及准备:以再造示、中指为例。于示、中指残端正中设计一X形皮肤切口(图12-65),切开皮肤向两侧掀起一舌状皮瓣,行皮下松解以覆盖第二趾胫侧及第三趾腓侧创面,在掌侧创面找到并分离示、中指两侧指固有神经瘤并标记,在同一切口内找到并锐性松解两指屈肌腱及第一或第二指总动脉;在示、中指近节指骨背侧找到指伸肌腱并锐性松解恢复正常弹性,咬除两指残端硬化骨,开通髓腔;手掌背侧根据掌背静脉走向做横切口,找到并分离一条较粗的浅静脉,受区准备告一段落。

(2)供区切口设计及第二、三趾切取:于对侧按图设计第二、三趾矩形皮肤切口并于足背向近端延长切口(图12-66),切开皮肤,按常规切取第二、三趾相连的跖背静脉及大隐静脉,结扎切断无关分支达足够长度(图12-67);沿足背动脉走向,顺行分离切取足背动脉、足底深支及第一跖背(底)动脉,结扎切断无关分支,于足背适当部位切断两趾长、短伸肌腱(图12-68);于跖侧按切口切开皮肤,掀起矩形皮瓣,分离第二、三趾趾底神经并尽量高位切断标记(图12-69),切开两趾屈肌腱鞘管,尽量高位切断两趾长、短屈肌腱(图12-70),于跖趾关节离断两趾,此时除足背动脉及大隐静脉相连外,其余组织已离断(图12-71)。沿足背动脉外敷罂粟碱,热生理盐水湿敷,待恢复两趾血供后断蒂,供区创面直接缝合(图12-72)。

(3)手术注意事项

1)切取第二、三趾一并移植虽简化了一些手术步骤可再造两指,其离断平面仅限于跖趾关节,绝对不允许切取带跖趾关节第二、三趾一并移植,否则将破坏供足足横弓影响行走功能。

2)供区采用矩形切口的切口底应位于跖趾关节投影略远侧,两趾切取后两跖骨头软骨面经咬除,利于跖、背侧皮肤直接缝合,又不破坏供足足横弓。

3)采用本手术方法最多可再造3~4个手指,但实际发挥功能的仅示、中指。所以,再造应坚持"少而精"的手术原则。

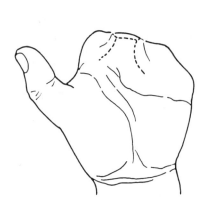

图12-65 受区残端X形皮肤切口设计

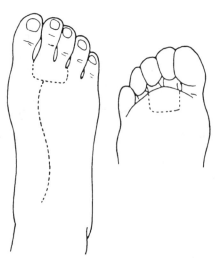

图12-66 拟切取的对侧第二、三趾皮肤切口设计

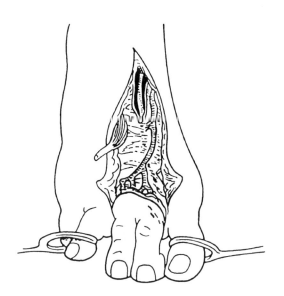

图 12-67　分离跖背静脉、足背动脉及第一跖背动脉

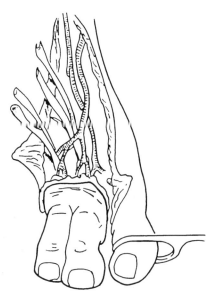

图 12-68　切断趾长、短伸肌腱

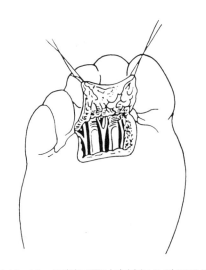

图 12-69　跖侧显露趾底神经及趾屈肌腱

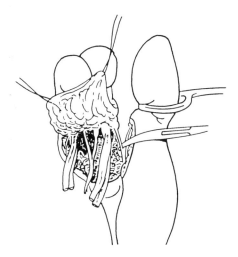

图 12-70　高位切断趾长、短屈肌腱及趾神经

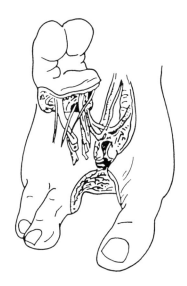

图 12-71　于跖趾关节离断,除大隐静脉、足背动脉相连外其余组织均已离断

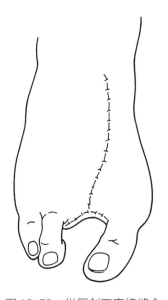

图 12-72　供区创面直接缝合

【**典型病例 1**】患者女性,23 岁。因右手毁损伤在他院行腹部皮瓣移植修复致第二~五指V度缺损1 年,强烈要求再造 3 个手指入院,笔者提出再造两个手指的手术方案,患者及其家属仍坚持要求再造3 个手指,无奈笔者顺从他们的要求。由 3 个手术组同时实施,于左足按图 12-66~图 12-72 切取第二、三趾一并移植再造示、中指,于右足切取第二趾移植再造环指,三趾均于跖趾关节离断完成再造,顺利成活。从手术设计到再造经过,笔者尽了最大努力,然而从术后再造指外形看,环指预计难以发挥应有功能(图 12-73)。

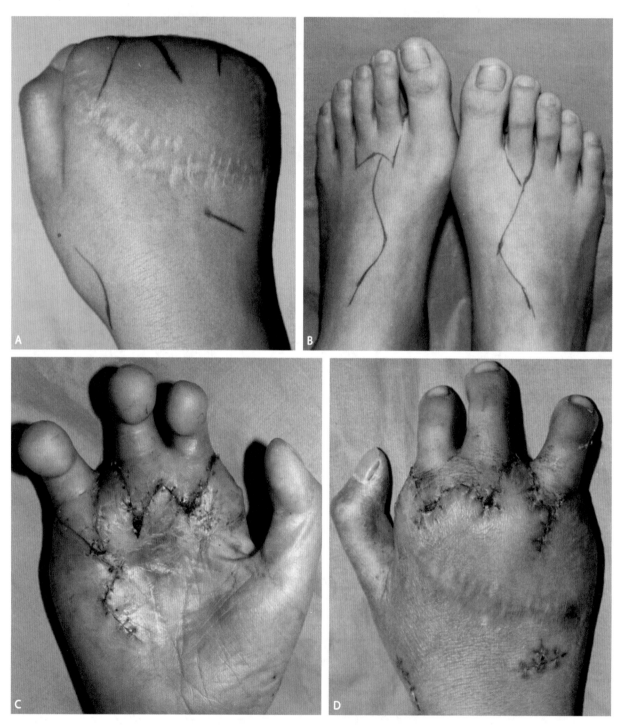

图 12-73　右手第二~五指V度缺损皮瓣修复术后,患者强烈要求再造 3 指,取一足第二、三趾,取另一足第二趾移植再造 3 指

A. 右手第二~五指V度缺损与皮肤切口设计;B. 双侧供足皮肤切口设计;C、D. 再造术后外形。

　　　第十二章　｜　不同程度拇、手指缺损选用不同形式足趾组织移植拇、手指再造与修复

【**典型病例 2**】患者男性,23 岁。因第二~五指皮肤套状撕脱行腹部皮瓣修复术后半年,强烈要求再造 4 个手指,笔者建议进行分指或仅再造两指,患者及其家属苦苦相求,无奈笔者顺从了他们的要求。从双足切取第二、三趾一并移植再造示、中、环、小指。再造的 4 个手指均是足趾,外形美观吗? 4 个手指均能发挥其应有功能吗? 术后半年随访外形与功能可以做出答复(图 12-74)。

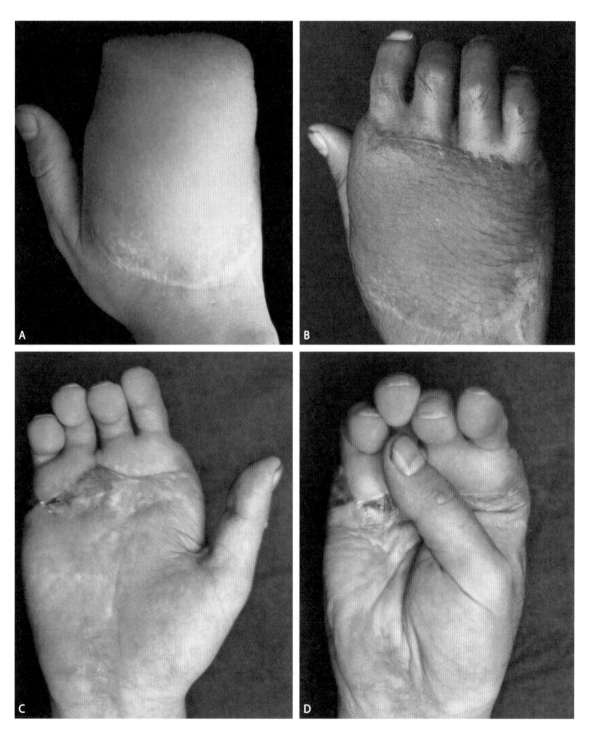

图 12-74 右手皮肤套状撕脱腹部皮瓣修复术后,强烈要求再造 4 个手指
A. 术前伤情;B~D. 再造术后半年随访见外形与功能。

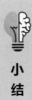

　　对于第二~五指于同一平面Ⅴ度缺损,如何选择再造,笔者在第十一章第二节已做了陈述,即手指再造以"少而精,不求多而全"为原则。部分患者十分固执,有的医师也想显示自己的技术而再造更多手指。再造术后随访证明,仅再造示、中指或中、环指已能满足手功能需要。若再造3~4个手指均为足趾外形,掌指关节虽有一定功能,因足趾短,再造的环、小指难以与拇指完成对捏发挥应有的功能,而失去再造的意义。再造应以最小的创伤与牺牲而获得应有的功能为原则。

四、手指Ⅵ~Ⅶ度缺损再造术

因外伤造成不同指别的Ⅵ~Ⅶ度缺损再造原则重述如下。

1. 单一示指或小指缺损而中、环指正常;示、中指缺损而环、小指正常;示、中指正常而环、小指缺损均不宜再造。

2. 单一中指或环指缺损,而其他手指正常,为改善手指空缺外形,可切除缺指掌骨头,相邻指皮肤缝合形成指蹼,不宜再造。

3. 造成中、环指缺损而示、小指正常,切除第三、四掌骨远端,将第五掌骨于适当平面截骨移至第三或第四掌骨固定,充分发挥示、小指功能,不宜再造。

4. 造成示、中、环、小指于同一平面Ⅵ~Ⅶ度缺损,可切取带跖趾关节的双侧第二趾移植或一足切取第二、三趾一并移植再造示、中指或中、环指。

【典型病例1】患者女性,22岁,工人。因机器轧伤致左手第二~五指缺损1年要求再造入院。检查:左手第二~五指于掌指关节以近缺损,残端有瘢痕挛缩,拇指功能正常(图12-75A)。在臂丛神经阻滞及硬膜外阻滞下行右侧第二、三趾移植中、环指再造术。手术分两组同时进行。右侧第二、三趾跖背侧做矩形切口(图12-75B),向近端分离跖背静脉及大隐静脉,顺行分离足背动脉,分离并高位切断第二趾胫侧,第三趾腓侧趾底神经及第二、三趾间趾总神经。高位切断两趾长伸、屈肌腱,于跖趾关节离断,创面直接缝合;左手第二~五指残端行X形切口,掀起皮瓣,切除瘢痕,咬除第三、四掌骨残端硬化骨,找到各指的指神经、指伸总肌腱及指浅、深屈肌腱,受区准备结束。移植:右侧第二、三趾断蒂移至受区,第二、三趾移至第三、四掌骨再造中、环指,趾-掌骨做修整后克氏针内固定,分别缝合骨膜,修复指伸、屈肌腱,使两趾肌腱张力调节于休息位。缝合指-趾神经,大隐静脉及足背动脉通过皮下隧道与鼻烟窝头静脉及桡动脉吻合,缺血2.5小时重建血液循环。再造指顺利成活。术后1年随访,两再造指有60°自主伸屈活动,能与拇指对指,捏握有力,指端两点分辨觉为6~7mm,出汗,已恢复轻工作(图12-75C、D)。

　　本例系第二~五指Ⅵ度缺损,按手术设计重建掌指关节功能,可切取带跖趾关节的双侧第二趾移植再造,但患者执意只从一足切取移植再造,为此笔者切取右侧第二、三趾一并移植,于跖趾关节离断行中、环指再造,因再造指缺乏掌指关节,手指功能必将受到影响。术后1年随访见再造指外形可,仍有对捏功能而感到十分欣慰,行走功能无妨,患者非常满意。

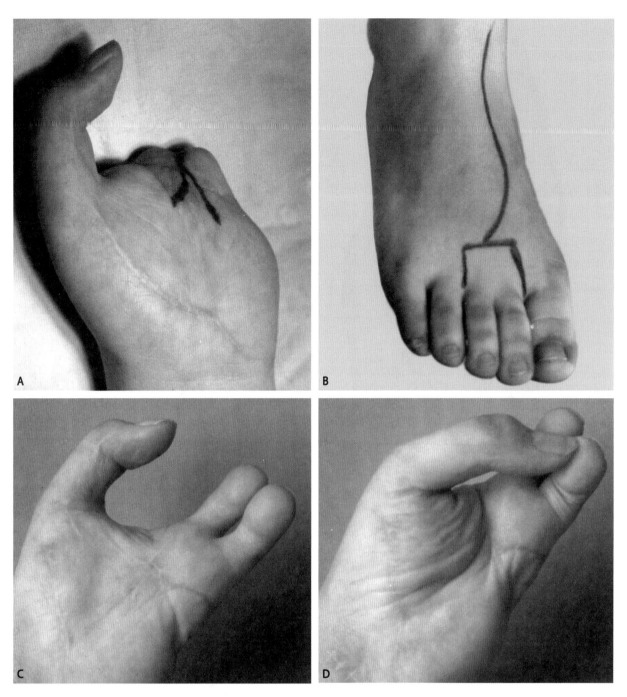

图 12-75　左手第二~五指Ⅵ度缺损,取对侧第二、三趾移植再造中、环指
A. 受区皮肤切口设计;B. 取右侧第二、三趾移植皮肤切口设计;C、D. 术后 1 年随访见外形与功能。

　　【典型病例 2】患者女性,17 岁。因热压伤致右手第二~五指Ⅶ度缺损要求再造入院。检查:一般情况良好,右手第二~五指残端被腹部皮瓣覆盖呈Ⅶ度缺损,拇指指腹有陈旧性瘢痕,功能正常。受区残端行 X 形皮肤切口(图 12-76A),掀起皮瓣,按常规准备。取双足带跖趾关节的第二趾移植(图 12-76B),为了扩大虎口及加深再造指指蹼深度,左足第二趾置中指位,右足第二趾置环指位与第三、四掌骨行跖-掌骨内固定,修复指伸、屈肌腱,为消除跖趾关节过伸畸形,行跖板前移及蚓状肌功能重建,修复趾-指神经,两跖背静脉分别与掌背浅静脉吻合,两跖背动脉分别与第二指总动脉及尺动脉吻合,缺血 3 小时及 4 小时重建血液循环。两侧残留创面取中厚皮片移植覆盖。术后按常规治疗,顺利成活(图 12-76C、D)。

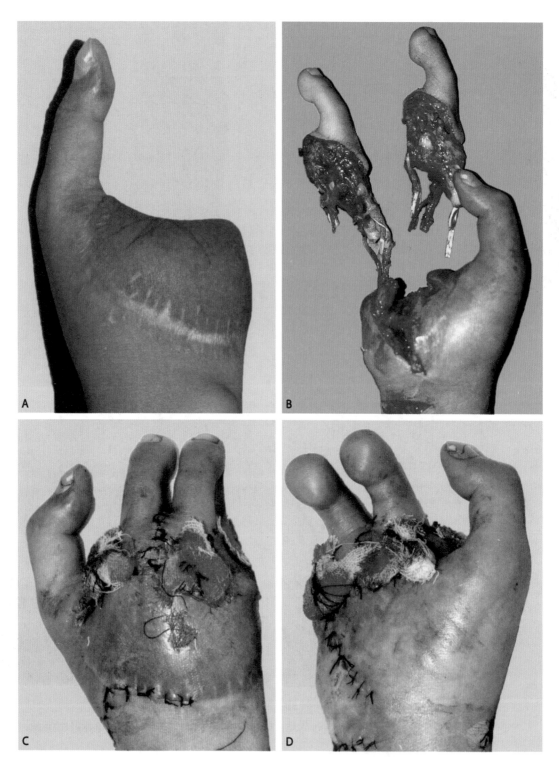

图 12-76　右手第二~五指Ⅶ度缺损,取带跖趾关节的双侧第二趾移植再造中、环指
A. 当时伤情及皮肤切口设计;B. 切取带跖趾关节的双侧第二趾移至受区;C、D. 再造术毕当时外形。

小结

　　本例系右手第二~五指Ⅶ度缺损,为了不破坏供区足弓,仅切取带跖趾关节的双侧第二趾移植再造中、环指;为了扩大虎口,将左侧第二趾移至中指位,右侧第二趾移至环指位,两指第一趾蹼皮缘行褥式缝合加深再造指的指蹼深度;为消除两再造指跖趾关节过伸畸形,术中行跖板前移及蚓状肌功能重建,是再造外科功能重建的原则。本例为笔者单位早期实施的再造病例,两再造指的指腹未做梭形皮肤切除,外形不良,患者系外地打工者出院后失访。

　　　　　　第十二章　│　不同程度拇、手指缺损选用不同形式足趾组织移植拇、手指再造与修复

跏趾甲皮瓣及第二趾甲皮瓣移植拇、手指再造术

一、跏趾甲皮瓣移植拇指再造术

1980 年 Morrison 首先为 1 例拇指皮肤套状撕脱者选用跏趾甲皮瓣移植再造获得成功,为拇指再造提供了一种新的方法;1982 年陈中伟在国内首先报道,相继有不少学者应用这一手术并进行改进,使跏趾甲皮瓣移植拇指再造更趋完善。选用跏趾甲皮瓣移植拇指再造具有不减少足趾数、再造拇指外形及功能近似拇指的优点,为不少术者及患者选用。

(一)应用解剖

跏趾甲皮瓣移植的组织有跏趾趾甲、跏趾背侧、跖侧和腓侧皮肤。跏趾胫侧保留的舌状皮瓣内含有跏趾胫侧趾底动脉及神经。跏趾甲皮瓣的供血系统的切取与第二趾相似,仅有胫腓侧之别。

1. 动脉 跏趾甲皮瓣供血动脉有两种:一种是足背动脉-足底深支-第一跖背动脉- 跏趾腓侧趾背动脉,临床常采用这一供血系统切取跏趾甲皮瓣移植;当术中遇第一跖背动脉纤细或阙如时,采用足背动脉-足底深支-第一跖底动脉- 跏趾腓侧趾底动脉供血系统切取。采用吻合趾-指动、静脉重建血液循环再造时,则仅切取第一跖背(底)动脉- 跏趾腓侧趾背(底)动脉供血系统移植。

2. 静脉 跏趾甲皮瓣静脉回流系统有深、浅两组,浅静脉由跏趾趾背静脉汇集于跖背静脉再汇集于足背静脉弓和大隐静脉,临床上常采用浅静脉为主的回流系统来切取移植。

3. 神经 跏趾跖侧的皮肤由足底内侧神经发出的第一趾底总神经支配,该神经又分出的跏趾胫、腓侧趾底神经;近节背侧皮肤由腓深神经部分感觉支支配。切取跏趾甲皮瓣时切取跏趾腓侧趾底神经及背侧腓深神经移植,跏趾胫侧趾底神仍保留于趾胫侧舌状皮瓣内。

(二)适应证

1. 根据临床实践,拇指皮肤套状撕脱伤或无再植条件仍保留完好的拇指骨、关节及指伸、屈肌腱,选用跏趾甲皮瓣移植再造为最佳适应证(图 12-77)。

2. 拇指Ⅲ度缺损,为了获得类似拇指的外形,可采用跏趾甲皮瓣移植并取一髂骨条植骨,用跏趾甲皮瓣包裹可获得较好的外形和功能。

3. 若造成拇指Ⅳ度或Ⅴ度缺损,不提倡选用髂骨植骨跏趾甲皮瓣移植再造,可选用带血供神经蒂的第二趾(含跖趾关节)骨关节及趾伸、屈肌腱为骨架,外加跏趾甲皮瓣移植包裹移植再造。

4. 拇指大面积皮肤套状撕脱伤且无再植条件,可选带足背皮瓣的跏趾甲皮瓣移植再造修复。

(三)手术方法

1. 受区准备 根据不同伤情与适应证,在受区做不同方

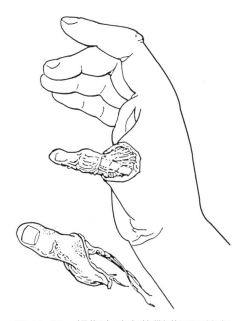

图 12-77 拇指皮肤套状撕脱无再植条件,急诊行跏趾甲皮瓣移植再造

式的准备。

（1）拇指皮肤套状撕脱伤：伤手严格清创，保留拇长伸、屈肌腱，近端找出拇指尺侧指神经；鼻烟窝做横切口，显露头静脉及桡动脉腕背支。

（2）拇指Ⅲ度缺损：残端皮肤V形切口，切开皮肤，分离找到拇指尺侧指神经，咬除拇指近节残端硬化骨，凿取一条髂骨骨条以弥补拇指的缺损长度，修整后植骨内固定，神经、血管仍按上述方法准备。

（3）拇指Ⅳ~Ⅴ度缺损：第二掌骨桡侧做一杯形切口，掀起舌状皮瓣，找到拇指尺侧指神经及拇长伸、屈肌腱，切取环指指浅屈肌移位为拇对掌功能重建的动力肌，咬除第一掌骨残端硬化骨，开通髓腔，受区血管准备同上。

2. 供足跗趾甲皮瓣设计与切取

（1）凡选用跗趾甲皮瓣移植再造拇指均切取同侧跗趾。先用亚甲蓝画出皮肤切口设计，保留跗趾胫侧底宽为14~17mm的包含跗趾胫侧趾底神经血管束的舌状皮瓣（图12-78）。足背做S形皮肤切口，切开皮肤由远至近显露跗趾趾背静脉、跖背静脉及大隐静脉，结扎切断其他无关静脉分支；由近至远解剖游离足背动脉、足底深支及第一跖背动脉，切断结扎第一跖背动脉分向第二趾胫侧的趾背及趾

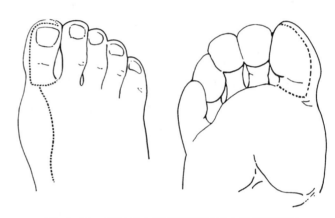

图12-78　跗趾甲皮瓣背侧及跖侧皮肤切口设计

底动脉，保留第一跖背动脉分向跗趾腓侧的趾背及趾底动脉的连续性，跖侧切开皮肤，分离跗趾腓侧趾底神经并高位切断标记，保留胫侧舌状皮瓣，将跗趾甲皮瓣于背侧深筋膜浅层及拇长伸肌腱的腱周组织上掀起至腓侧，用7号刀片在甲床与远节趾骨背侧骨膜间小心做锐性剥离，要求既不损伤甲床又不过多切取骨膜，有利于甲床血供并提供趾背皮片移植创基（图12-79~图12-81），然后于跖侧掀起皮瓣并在趾骨跖侧保留一层脂肪组织。皮瓣掀至腓侧时应把腓侧血管神经一并掀起，此时除足背动脉和大隐静脉相连外，其他组织均已离断（图12-82）。

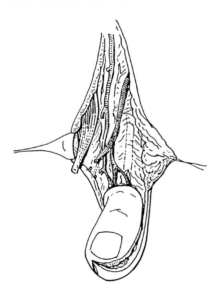

图12-79　在背侧切口内分离背侧
静脉足背动脉及第一跖背动脉

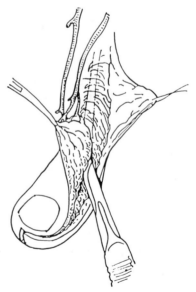

图12-80　向腓侧掀起跗趾甲皮瓣

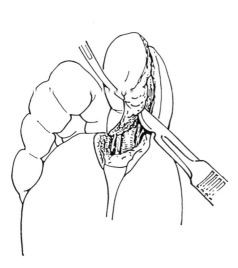

图 12-81 保留胫侧舌状皮瓣从跖侧掀
起踇趾甲皮瓣

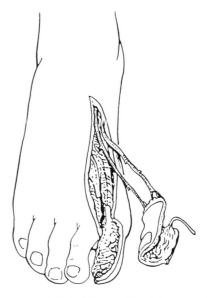

图 12-82 高位切断踇趾腓侧趾底神经,除足
背动脉、大隐静脉相连外,其余组织均已离断

（2）若采用带足背皮瓣的踇趾甲皮瓣移植再造,根据受区皮肤缺损形状量取布样于同侧设计踇趾甲
皮瓣连同足背的联合皮瓣,使皮瓣略偏腓侧,以保证足背动脉皮支所供的足背皮瓣及踇趾甲皮瓣血供。

3. 踇趾甲皮瓣移植 受区准备完毕后,踇趾甲皮瓣血管蒂游离足够长度后断蒂（图 12-83）。将踇
趾甲皮瓣包绕拇指骨或移植骨,调整踇趾甲皮瓣位置使其处于旋前位,缝合趾甲皮瓣胫侧及掌背侧皮缘
以形成拇指,镜下缝合趾-指神经,血管蒂通过皮下隧道引至鼻烟窝,头静脉与大隐静脉、桡动脉与足背
动脉做端端吻合重建血液循环,皮肤经修整缝合受区所有切口,结束手术（图 12-84）。

4. 供区创面覆盖 为便于踇趾创面的覆盖,咬除踇趾远节趾骨粗隆,用胫侧舌状皮瓣覆盖趾骨残
端,踇趾创面取中厚皮片移植加压包扎（图 12-85）。

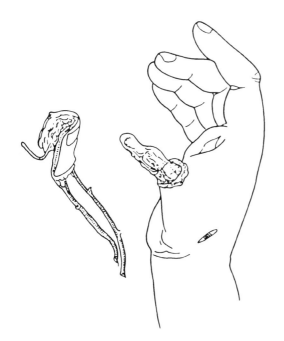

图 12-83 踇趾甲皮瓣断蒂移至受区

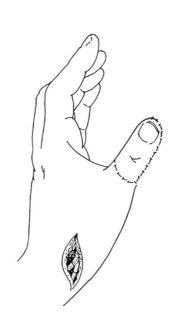

图 12-84 踇趾甲皮瓣血管蒂通过
皮下隧道与鼻烟窝动、静脉吻合

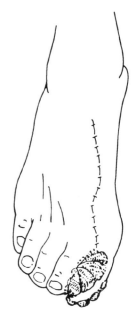

图 12-85 供区创面
皮片移植加压包扎

（四）手术注意事项

1. 拇指骨支架切取的选择　除拇指皮肤套状撕脱伤外,切取骨移植做拇指骨支架有以下几种。

（1）髂骨:髂骨是人体自然骨库,是理想的供骨材料,且有一自然弧度,使再造拇指有自然屈曲度。

（2）肋骨:以切取第8肋或第9肋腋前线部位为宜,做骨膜下剥离切取一定长度后缝合骨膜,以便术后形成新骨填充。由于肋骨也有自然弧度,也是拇指再造植骨的理想植骨材料,切取时防止损伤胸膜。

无论是选用髂骨还是肋骨,均需做精心的骨修整,使其长短、粗细合适,移植后与指骨行克氏针交叉内固定,以爬行替代成活。

2. 选用踇趾甲皮瓣移植再造拇指均切取同侧踇趾,踇趾甲皮瓣包裹骨体后皮肤缝合瘢痕位于拇指桡侧,以保护拇指尺侧正常皮肤感觉。

3. 踇趾甲皮瓣周径　踇趾周径比拇指长14~17mm,故踇趾胫侧需保留底宽为14~17mm渐渐向趾端缩小延伸的胫侧舌状皮瓣;切取踇趾甲皮瓣并包绕骨架缝合皮缘后外形近似拇指,踇趾腓背侧近端近第一趾蹼处应带三角形皮瓣,移植后嵌入拇指背侧防止环形瘢痕狭窄。

4. 切取甲床要完整。切离甲床时应小心,必须在甲床与骨膜间小心锐性剥离,在分离过程中既不要过多地把骨膜留于甲床下导致趾骨外露,也不要过多地把甲床留于骨膜上导致甲床挛缩。

5. 掀起趾背皮瓣时应从踇长伸肌腱的腱周组织浅层掀起,以利皮片移植成活;分离趾腹时除带上腓侧神经血管束及跖侧足够皮肤外,尽量少带跖侧无用脂肪组织,减少再造指周径,有利于跖侧皮片移植成活。

6. 重视供区创面处理:切取踇趾甲皮瓣时,踇趾胫侧需保留底宽14~17mm带有神经血管束的舌状皮瓣以覆盖保留踇趾骨残端及踇趾胫侧皮肤感觉,其他创面用中厚皮片移植加压包扎。新近有些术后以切取游离皮瓣或足背逆行岛状皮瓣覆盖。

（五）优缺点

1. **优点**　踇趾甲皮瓣移植再造的拇指外形好,皮瓣有良好的血供和感觉。尤其适用于拇指皮肤套状撕脱的急症再造,供足仍保留5个足趾,是一种理想的再造方式。

2. **缺点**

（1）拇指Ⅲ度缺损选用踇趾甲皮瓣加植骨移植再造的拇指仅有捏的功能,无指间关节功能。

（2）在剥离甲床时如果伤及甲床,术后会导致甲挛缩,影响再造指外形。

（3）若踇趾甲皮瓣血液循环建立不佳,植入的骨体有被吸收或短缩的可能。

（4）踇趾创面移植皮片失活,需多次换药或再次行皮片移植方能愈合,跖底皮片不耐磨。

为克服上述不足,保证踇趾甲皮瓣的完整性及外形,也可切取带踇趾远节趾骨的踇趾移植再造,用胫侧舌状皮瓣直接覆盖供区创面。

（六）典型病例

【典型病例1】患者男性,30岁,工人。1987年因机器挤压致左手拇、示、中指3指皮肤套状撕脱3小时入院。检查:左手拇、示、中指于掌指关节以远皮肤呈套状撕脱,撕脱的皮肤有广泛挫伤无血供(图12-86A)。示指远节指骨缺损,示、中指近节指骨呈粉碎性开放性骨折。入院当日,在臂丛神经阻滞及硬膜外阻滞下行左踇趾甲皮瓣移植拇指再造术。手术分两组同时进行,先对伤手行清创,截除示、中指,残端缝合。保留拇指骨、关节肌腱的完整性,咬除远节指骨粗隆,找出拇指指背静脉、拇主要动脉及拇指尺侧指神经,受区可接受移植;术前决定采用吻合趾-指动、静脉重建血液循环的方法再造,按常规皮肤切口设计(图12-86B),近侧缘切口内找到跖背静脉及第一跖背动脉,分离腓侧趾底动脉及趾底神经,使第一跖背动脉与趾底动脉保持连续性,最后掀起皮瓣,于远节趾骨粗隆下截断骨并断蒂。胫侧舌状皮瓣覆盖残端创面,跖背侧创面取中厚皮片移植加压包扎,带远节趾骨粗隆的踇趾甲皮瓣移至受区(图 12-86C),经远节趾骨粗隆与拇指远节指骨行克氏针内固定,缝合胫侧缘及周缘皮肤,两条跖背静脉与拇指指背静脉吻合,腓侧趾底神经与拇指尺侧指神经缝合,第一跖背动脉与拇主要动脉吻合(图 12-86D、E),缺血 2 小时重建血液循环。术后按常规治疗,踇趾甲皮瓣顺利成活,供趾植皮区皮片大部成活,散在小创面经换药而愈(图 12-86F)。

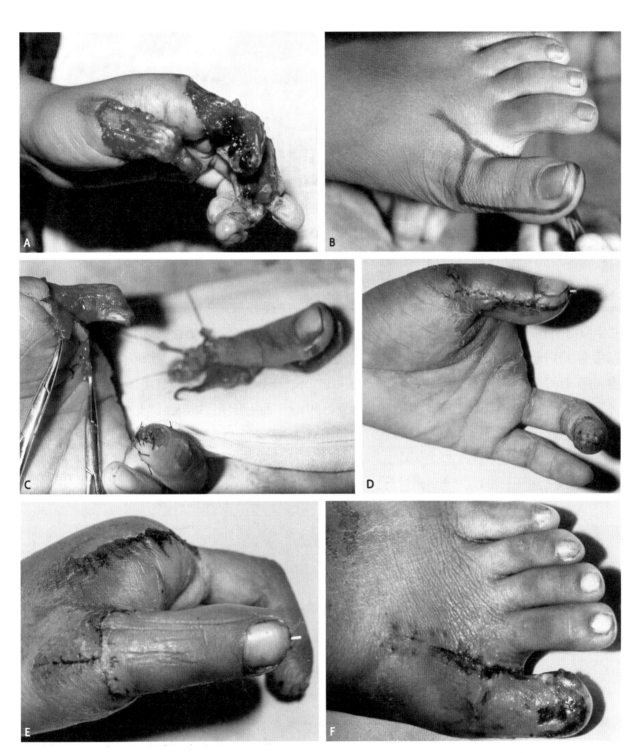

图 12-86　左手拇、示、中指皮肤呈套状撕脱,选同侧踇趾甲皮瓣移植再造拇指

A. 当时伤情;B. 踇趾甲皮瓣皮肤切口设计;C. 咬除拇指远节指骨粗隆,踇趾甲皮瓣移至受区;D、E. 采用吻合趾-指动、静脉重建血液循环出院时外形;F. 供区植皮成活。

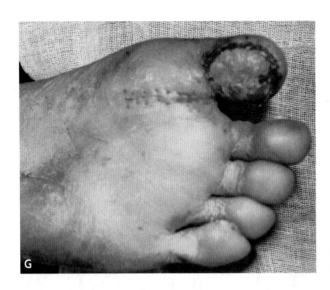

图 12-86（续）

G. 供区植皮成活。

小结

　　本例拇、示、中指皮肤呈套状撕脱，拇指骨与关节及肌腱完好。示、中指近节均有粉碎性骨折，指体皮肤挫灭，故予以截指。切取同侧跗趾甲皮瓣移植，采用吻合趾-指动、静脉的方法重建血液循环施行再造，具有不减少供足趾数及外形好的优点。

　　【典型病例 2】患者男性，24 岁，工人。因操作钻床致右手拇指呈套状撕脱离断 2 小时入院。检查：右手拇指于指间关节，皮肤于掌指关节呈套状撕脱完全离断，拇长伸肌从近端肌肉肌腱交界处撕脱与断指相连，拇指近节背侧皮肤挫裂伤，两侧神经血管束从远端撕脱（图 12-87A），断拇无再植条件，征得患者同意，取同侧跗趾远节趾骨的跗趾甲皮瓣移植再造。设计同侧跗趾甲皮瓣皮肤切口（图 12-87B），按上述手术步骤切取带远节趾骨的跗趾甲皮瓣移至受区，供区创面用胫侧舌状皮瓣及皮片移植覆盖；跗趾远节趾骨与拇指近节指骨行功能位融合固定。修复尺侧趾-指神经，大隐静脉及足背动脉通过皮下隧道与鼻烟窝头静脉及桡动脉腕背支缝合，缺血 2 小时重建血液循环，跗趾甲皮瓣顺利成活，术后经 2 年随访，拇指外形及功能十分满意，两点分辨觉为 5mm（图 12-87C、D）。

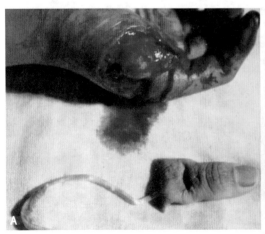
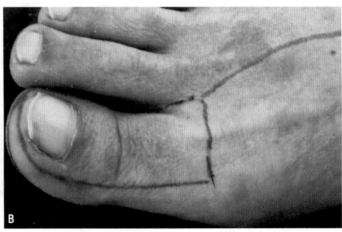

图 12-87　右手拇指套状撕脱性离断无再植条件，选带远节趾骨的跗趾甲皮瓣移植再造

A. 当时伤情；B. 跗趾甲皮瓣皮肤切口设计。

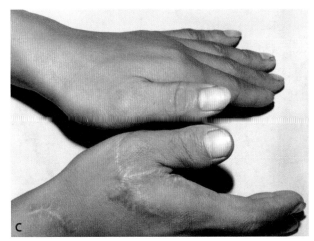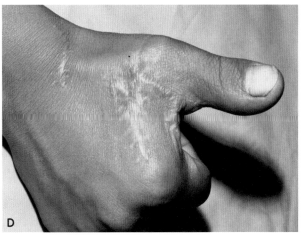

图 12-87（续）

C、D. 再造术后 2 年外形。

本例右手拇指皮肤呈旋转撕脱性完全离断，由于断拇指背侧皮肤挫裂伤，血管神经从远端撕脱而丧失再植条件，故选用同侧带跨趾远节趾骨的跨趾甲皮瓣移植，采用吻合大隐静脉-头静脉、足背动脉-桡动脉腕背支重建血液循环获得成功。随访证明，采用带远节趾骨的跨趾甲皮瓣移植后拇指指甲外形及功能十分满意。

小结

【**典型病例 3**】患者女性，31 岁，工人。1986 年因滚轴伤致右手拇指皮肤呈套状撕脱 5 小时入院。检查：右手自腕掌部、虎口桡背侧及拇指皮肤呈套状撕脱，远节指骨、拇长伸屈肌腱与脱套拇指相连，脱套的拇指及皮肤均挫伤且无血运，其他四指均正常（图 12-88A）。于入院当日在臂丛神经阻滞及硬膜外阻滞下，行带足背皮瓣的同侧跨趾甲皮瓣移植拇指再造术。手术分两组同时进行。手部组：经清创切除已脱套挫伤无血供之皮肤，除拇指皮肤外，虎口桡背侧至大鱼际纹有面积 6cm×15cm 皮肤缺损。拇长伸、屈肌腱远断端缝于拇指残端，前臂远端找到桡动脉、头静脉。足部组：于右足背设计 6cm×15cm 带足背皮瓣的跨趾甲皮瓣（图 12-88B），该皮瓣略偏腓侧，掀起皮瓣小心保护足背动脉分向足背皮支，术中见第一跖背动脉阙如，于第一趾蹼处逆行解剖，找到跨趾腓侧趾背动脉及趾底动脉，切断结扎与第二趾的分支，切断跖骨头横深韧带及跨收肌与跨短屈肌附着，见第一跖底动脉绕过跨趾腓侧籽骨，达第一跖骨跖侧远端 1/3，在充分显露下结扎切断跨趾胫侧趾底动脉及足底内侧动脉，把第一跖底动脉从跖底游离出来，继续逆行分离达足底深支汇合，使足背动脉、足底深支及第一跖底动脉保持解剖连续性。高位切断跨趾腓侧趾底神经，于趾间关节离断跨趾，足背动脉及大隐静脉高位断蒂并移至受区（图 12-88C）。供区创面除舌状皮瓣包绕外其余创面取中厚皮片移植加压包扎。咬除跨趾末节基底部膨大骨嵴，趾-指骨融合于功能位克氏针固定，缝合胫侧皮缘，跨趾腓侧趾底神经与拇指尺侧指神经缝合，大隐静脉及足背动脉分别与头静脉及桡动脉吻合，缺血 1 小时 30 分钟重建血液循环。最后调整皮瓣缝合皮肤术毕。术后按常规治疗，带足背皮瓣的跨趾甲皮瓣顺利成活。术后 1 年随访，再造拇指外形好，甲生长正常，指腹饱满，对指对掌功能正常，两点分辨觉为 5~6mm，虎口轻度狭窄（图 12-88D、E），供足皮片生长良好，跨趾残端无触痛，行走无妨（图 12-88F）。

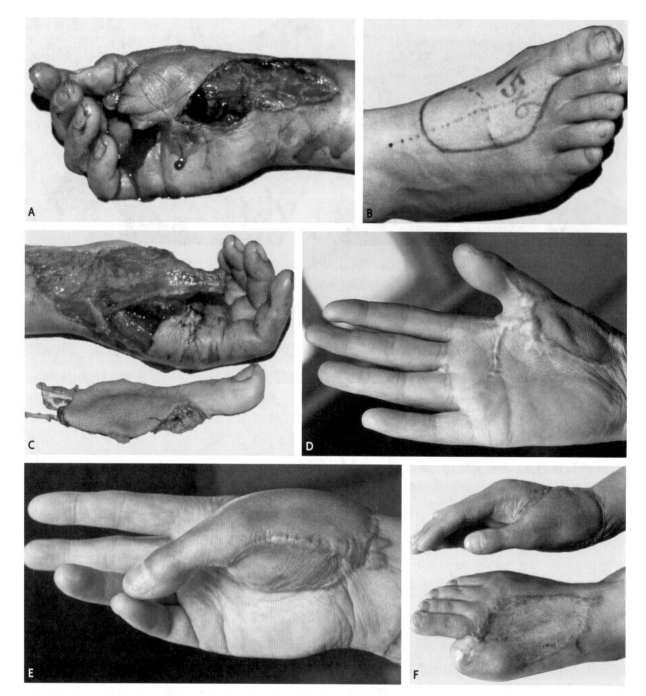

图 12-88　右手拇指及掌背部皮肤呈套状撕脱无再植条件，选同侧带足背皮瓣及远节趾骨的踇趾甲皮瓣移植再造
A. 当时伤情；B. 带足背皮瓣的踇趾甲皮瓣皮肤切口设计；C. 带远节趾骨的踇趾甲皮瓣移至受区；D、E. 再造术后 1 年随访见其外形与功能；F. 再造拇指与供足外形。

小结　　本例拇指皮肤及桡背侧、大鱼际部套状撕脱并挫伤，皮肤缺损面积较大，采用带足背皮瓣的踇趾甲皮瓣联合移植手术一期成功，并获得了较好的外形与功能。为了保证足背皮瓣与踇趾甲皮瓣的血供，切取掀起足背皮瓣时应注意保留足背动脉分向足背皮瓣的分支的完整性；本例第一跖背动脉为 Gilbert Ⅲ型，术中完整地切取了第一跖底动脉-足底深支-足背动脉的连续性，从而保证复合组织的血供；为了使再造拇指有良好的外形及指甲，切取带远节趾骨的踇趾甲皮瓣并咬除末节基底部膨大的骨嵴以缩小趾体，使再造拇指外形接近正常。

二、改良跗趾甲皮瓣移植拇指再造术

北京积水潭医院手外科潘勇卫及李玉成医师自 2001 年在上述传统跗趾甲皮瓣移植再造拇指的基础上进行了 3 处改良：①在足部的切口设计上进行了改进，该皮瓣保留跗趾趾甲，跗趾腓侧 2/3 皮肤（图 12-89A）及胫侧 1/3 皮肤（图 12-89B）组成，在跗趾跖侧负重区保留较宽的皮肤（图 12-89C、D）。为了保证跖底皮肤的良好血供及感觉，保留了跗趾胫侧趾底动脉及神经，以最大限度地减少手术对供趾功能的影响；②于跗趾远节趾骨粗隆的冠状水平斜形截骨（图 12-89E），避免甲下分离可能造成的甲床损伤，增加甲的稳定性，利于指甲的固定和生长；③跗趾甲皮瓣除携带跗趾腓侧血管神经蒂与受区拇主要动脉及拇指尺侧指神经缝合外，又携带跗趾胫侧趾背神经与受区拇指桡侧指神经或桡神经皮支缝合，利于两侧感觉的重建，提高了再造拇指感觉恢复的准确度（图 12-89F）。

改良跗趾甲皮瓣的优点：一是供区创面保留了跗趾趾底负重区皮肤及跗趾胫侧趾底动脉与神经，简化了传统跗趾甲皮瓣切取后跖侧创面的处理，保护了供趾行走及负重功能，避免了因皮片移植对供区创面的不良影响；二是缩小了再造拇指指体外形，保持了跗趾甲的稳定性和甲的正常生长，使再造拇指近似健侧拇指，且获得两侧感觉的恢复。

【典型病例】患者男性，19 岁。因裁纸机伤致左手拇指呈 I_2 度缺损 11 天要求再造入院（图 12-89G）。一般情况良好，行左侧改良跗趾甲皮瓣移植再造拇指术。按图 12-89C、D 皮肤切口设计切取跗趾甲皮瓣，术中见第一跖背动脉为 Gilbert III 型，于远节趾骨中段截骨，供区创面行皮片移植；按上述切取跗趾甲皮瓣移至受区行骨内固定并修整缝合部分皮肤，缝合跗趾甲皮瓣的腓侧趾底神经与拇指尺侧指神经、跗趾甲皮瓣的腓深神经与拇指桡神经皮支，吻合足背静脉-头静脉、第一跖背动脉-拇主要动脉重建血液循环，术后按常规治疗，跗趾甲皮瓣顺利成活。术后 10 个月随访见再造拇指外观良好，两点分辨觉尺侧为 5mm，桡侧为 7mm；捏力达健侧的 85%，握力达 90%；指间关节活动度为 75°，满意度为 95 分；供足行走不痛，步态正常，不影响跑跳，足满意度为 95 分（图 12-89H）。

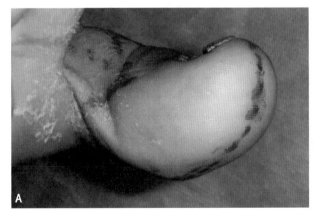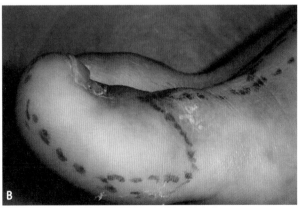

图 12-89　裁纸机伤致左手拇指末节缺损，用改良跗趾甲皮瓣移植再造拇指
A. 跗趾甲皮瓣胫背侧及腓侧皮肤切口设计；B. 保留跗趾胫侧 1/3 皮肤。

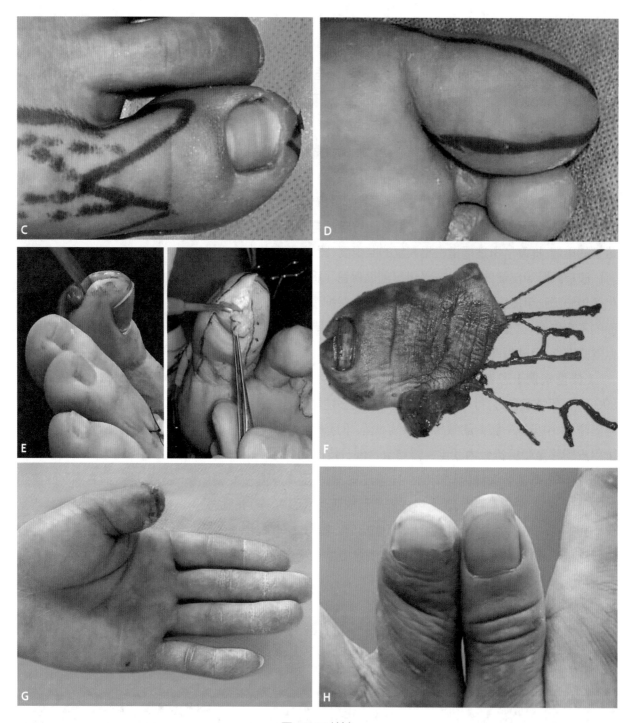

图 12-89（续）

C. 同侧𝐦趾甲皮瓣移植皮肤切口设计；D. 保留𝐦趾跖侧趾底血管神经皮肤；E. 𝐦趾远节趾骨粗隆水平截骨；F. 携带𝐦趾胫侧趾背神经及皮瓣动、静脉；G. 左手拇指I₂度缺损当时伤情；H. 术后10个月随访见再造拇指外形与功能及供足外形。

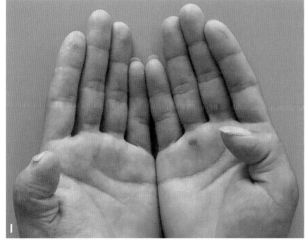

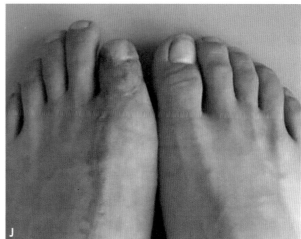

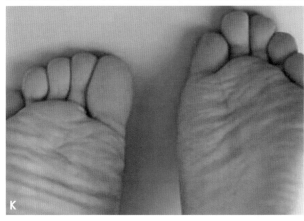

图 12-89（续）

I~K. 术后 10 个月随访见再造拇指外形与功能及供足外形。

小结　　北京积水潭医院手外科潘勇卫及李玉成医师等对 18 例拇指远端缺损选用改良踇趾甲皮瓣移植再造全部成活，术后获 8~26 个月随访，再造拇指外观良好，接近健侧拇指，指间关节保持良好的活动度，移动两点分辨觉尺侧为（5.6±1.4）mm，桡侧为（6.8±1.8）mm，捏力和握力达健侧的 60%~90%。改良踇趾甲皮瓣切取后对供足外观和功能无不良影响，没有明显疼痛，行走步态正常，不影响跑跳，再造拇指功能满意度平均为 86.2 分，外观满意度平均为 84.6 分，是拇指远端缺损值得施行的一种再造方法。（本病例资料由北京积水潭医院李玉成教授提供，特此致谢！）

三、踇趾甲皮瓣加第二趾肌腱骨架移植联合拇指再造术

拇指Ⅳ度缺损若选用踇趾甲皮瓣裹包第二趾骨关节及肌腱实施再造，可使再造拇指有良好外形及一定伸屈功能。

方法：按图 12-90 设计切口切开皮肤，按踇趾甲皮瓣常规掀起切取踇趾甲皮瓣，血管蒂内保留与第二趾肌腱骨架及肌腱相连的胫侧趾底动脉及神经。沿第二趾胫侧切口内，将第二趾腓侧趾底动脉及神经于第二趾剔骨皮瓣内，高位切断第二趾趾长伸、屈肌腱及第二趾胫侧趾底神经，根据再造指长度决定第二趾骨关节的离断部位；断蒂后移至受区，第二趾肌腱骨架与第一掌骨内固定，并修复指伸、屈肌腱使肌张力调节于休息位，修复相应趾-指神经并修复或重建拇对掌功能。踇趾甲皮瓣包裹第二趾肌腱骨架，缝合皮肤，修整外形使再造指处于旋前对掌位。血管蒂通过皮下隧道，与受区血管吻合重建血液循环。供趾腓侧创面用第二趾剔骨皮瓣覆盖，缝合皮肤，术毕（图 12-91、图 12-92）。

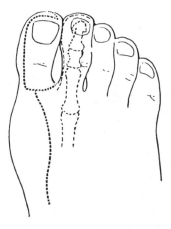

图 12-90　踇趾甲皮瓣包裹第二趾骨关节再造拇指皮肤切口设计

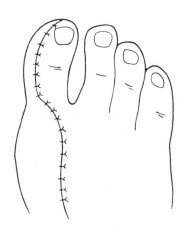

图 12-91　踇趾腓侧用第二趾剔骨皮瓣移位覆盖

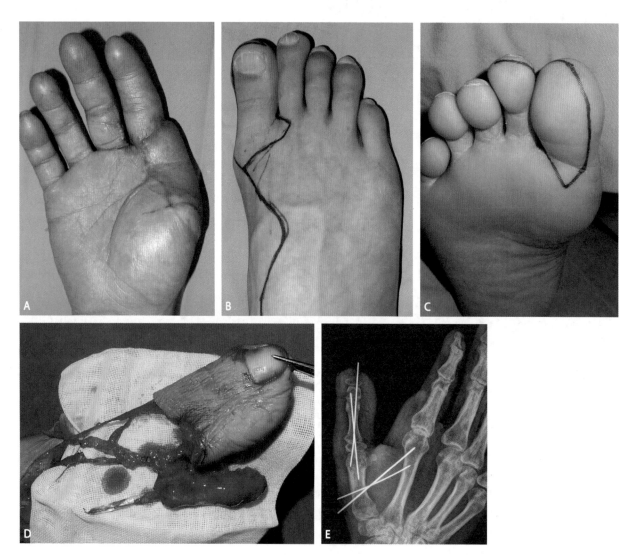

图 12-92　踇趾甲皮瓣加第二趾肌腱骨架移植联合再造拇指

A. 当时伤情；B、C. 供足皮肤切口设计；D. 踇趾甲皮瓣及第二趾骨关节肌腱已游离；E. 第二趾骨架内固定 X 线片。

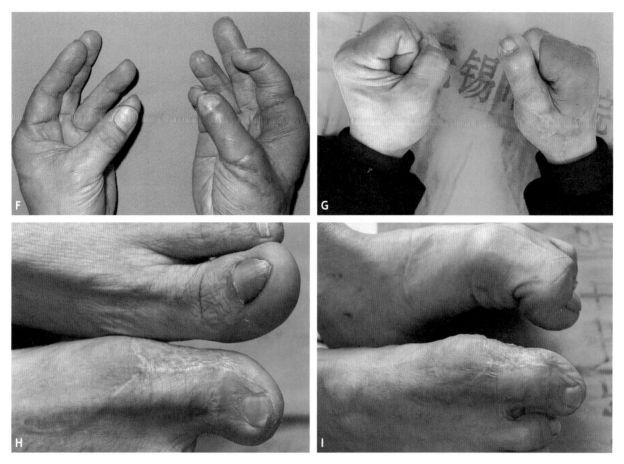

图 12-92（续）

F、G. 术后 1 年随访见外形与功能；H、I. 供足外形与功能。

小结

　　　　本手术是在传统𧿹趾甲皮瓣移植再造拇指基础上的一种改良，其目的是改髂骨移植为第二趾肌腱骨支架移植，借以恢复拇指伸屈功能。选用𧿹趾甲皮瓣包裹第二趾肌腱骨支架移植时，应保留第二趾胫侧趾底动脉与第二趾肌腱骨支架的连续性并携带修复第二趾胫侧趾底神经，以保证第二趾肌腱骨支架的血供并防止移植后并发沙尔科关节。（本病例资料由无锡市第九人民医院芮永军院长提供，特此致谢！）

四、第二趾甲皮瓣移植手指再造术

　　Khouri（1992）报道手指皮肤脱套者采用第二趾甲皮瓣移植成功的个案，侯瑞兴自 1998 年开始对 95 个手指皮肤套状撕脱选用不同形式的第二趾甲皮瓣移植修复与再造获得了全部成功，术后经 8 个月~5 年随访，再造指腹饱满，两点分辨觉为 5~8mm，各关节主、被动及伸、屈功能基本正常，优良率达 100%。第二趾甲皮瓣移植治疗手指皮肤撕脱伤具有一次手术完成、外形近似健侧、功能较佳的优点，是治疗 1~2 个手指皮肤撕脱伤较理想的手术方法。

　　第二趾甲皮瓣的应用解剖同第二趾，由于完整地切取第二趾甲皮瓣，所以残留的第二趾骨架也无保留意义。

（一）适应证

　　主要适用于示、中、环指单指或双指皮肤呈套状撕脱。皮肤撕脱部位可位于末节、中节及近节，骨与关节及指伸、屈肌腱结构正常；若伴单纯性骨折，经内固定也可列入适应证；多发性粉碎性骨折伴指伸、屈肌腱损伤者不宜选用本手术。

（二）手术方法

1. 手指中、末节皮肤套状撕脱的手指再造 根据伤者皮肤撕脱的部位及皮肤缺损长度（图 12-93A）于同侧第二趾设计相同长度的皮肤切口（图 12-93B），按第二趾切取手术步骤解剖游离趾背、跖背静脉及第一跖背或跖底动脉。于第二趾腓侧做侧方正中切口并向背侧延长至第二趾近端。锐性掀起第二趾甲皮瓣，使第二趾胫侧及腓侧趾底神经、趾背及跖背静脉、第二趾胫侧趾背、趾底动脉及第一跖背或跖底动脉均包含在趾甲皮瓣内，于远趾间关节离断，此时除近端动、静脉相连外，第二趾甲皮瓣已完全游离（图 12-93C）。移植再造：受区做好接受移植准备，将第二趾甲皮瓣断蒂移至受区（图 12-93D）。截除供区残留趾骨创面直接缝合。咬除第二趾远节趾骨基底部软骨面及粗隆与伤指指骨行克氏针内固定，第二趾甲皮瓣包裹受指指骨，缝合皮肤，初步形成指体外形，镜下缝合两侧趾-指神经，血管蒂通过皮下隧道与受区血管采用吻合趾-指血管方式重建趾甲皮瓣血液循环，再次调整趾甲皮瓣位置使外形满意后缝合所有皮肤（图 12-93E、F）。由于第二趾皮肤周径小于手指，所以皮瓣包裹手指指骨后尺侧仍会遗留条状创面，取中厚皮片移植加压包扎。

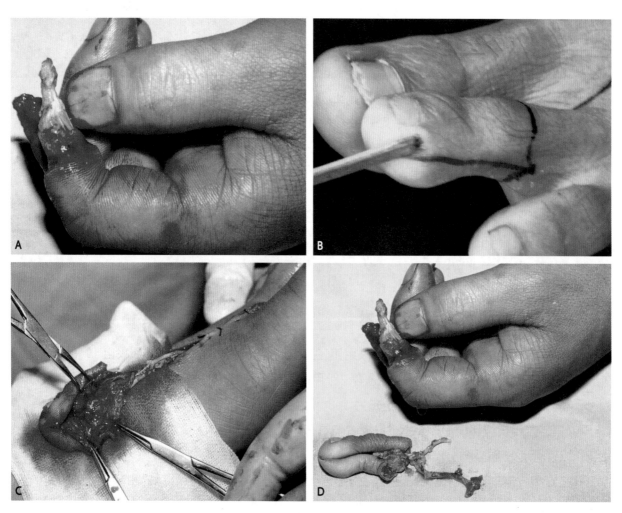

图 12-93 示指中末节皮肤套状撕脱，采用第二趾甲皮瓣移植再造

A. 当时伤情；B. 取同侧第二趾甲皮瓣皮肤切口设计；C. 第二趾甲皮瓣掀起；D. 第二趾甲皮瓣断蒂移至受区。

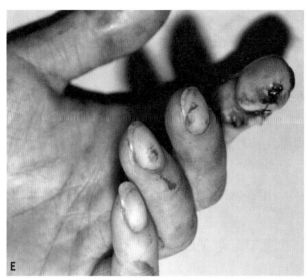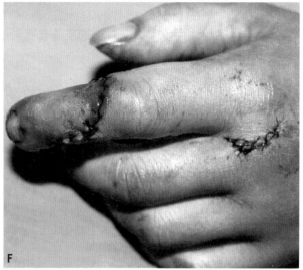

图 12-93（续）

E、F. 吻合趾-指血管重建血液循环,术毕。

2. 近节或指根部皮肤套状撕脱的手指再造　根据伤指皮肤撕脱部位及皮肤撕脱情况,若手指全长皮肤撕脱,于同侧第二趾设计带烧瓶样足背皮瓣的皮肤切口,跖侧设计较大的 V 形皮肤切口(图 12-94A、B),上述皮肤切口设计的目的是切取皮瓣后,足背两叶三角形皮瓣包裹指骨并与跖侧皮肤缝合形成近节手指外形。沿上述切口切开皮肤,同上述切取第二趾甲皮瓣相同手术步骤切取掀起带足背皮瓣的第二趾甲皮瓣移至受区,把带烧瓶样足背皮瓣裹包近节指骨与跖侧 V 形皮瓣缝合形成近节手指皮肤外形,镜下缝合两侧趾-指神经,血管蒂通过皮下隧道与受区血管吻合重建血液循环,再次调整趾甲皮瓣使外形满意后缝合所有创面皮肤,若仍遗留条状创面取中厚皮片移植加压包扎。

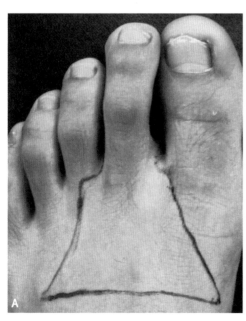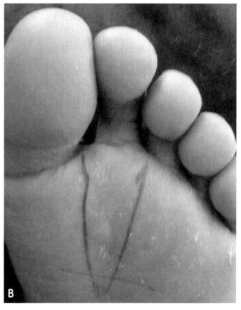

图 12-94　带烧瓶样足背皮瓣第二趾甲皮瓣

A. 背侧切口设计;B. 跖侧切口设计。

（三）手术注意事项

1. 本手术仅适用于单指或双指的皮肤套状撕脱的治疗，尤其适用于中、末节手指皮肤脱套的治疗，其外形、功能较优。

2. 单指皮肤套状撕脱损伤可取同足第二趾切取；双指皮肤套状撕脱损伤的桡侧指取同侧第二趾甲皮瓣，尺侧指取对侧第二趾甲皮瓣。

3. 第二趾周径小于正常手指，为防趾甲皮瓣皮缘缝合张力偏高致皮缘张力性坏死，可取中厚皮片移植。

4. 位于手指根部的皮肤撕脱伤，设计带烧瓶样足背皮瓣的第二趾甲皮瓣时应精心测量与设计，以使背侧及跖侧皮肤包裹指骨后不遗留创面为前提。

5. 为不损伤第二趾甲床，切取甲皮瓣时可保留第二趾远节趾骨，使远节趾骨与伤指远节指骨基底部内固定，既保留远指间关节功能又保留第二趾甲的完整性。

（四）典型病例

【典型病例1】患者男性，35岁，工人。因钢丝绳绞伤致左手示指皮肤撕脱，要求保留示指入院。检查：左手示指于近节中段以远皮肤套状撕脱，撕脱皮肤已毁损，残存指骨及指伸、屈肌腱结构完好，指间关节主、被动伸屈可（图12-95A、B）。征得患者同意，切取左侧第二趾甲皮瓣移植修复。手术分两组同时进行，左手按常规清创，解剖分离两侧神经血管束并显露头间静脉，量得示指皮肤缺损长度为5cm，按常规切取带远节趾骨的第二趾甲皮瓣。为确保第二趾甲皮瓣血供，除解剖第一跖背动脉外，同时也解剖分离第二跖背动脉于甲皮瓣内，咬除供趾残留趾骨创面直接缝合；第二趾甲皮瓣移至受指，咬除远节趾骨软骨面与示指远节指骨基底部克氏针纵贯内固定，跖背静脉通过皮下隧道与头间静脉吻合，修复两侧趾-指神经，第一、二跖背动脉分别与两侧指固有动脉吻合，缺血1.5小时重建血液循环，第二趾甲皮瓣顺利成活，术后经15个月随访外形功能满意（图12-95C、D）。

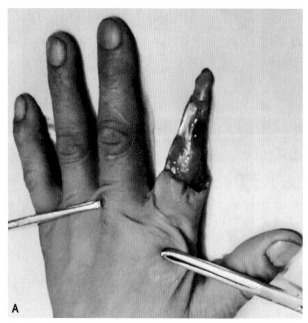
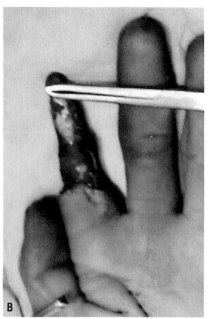

图12-95　左手示指近节中段以远皮肤套状撕脱，选同侧第二趾甲皮瓣移植再造

A、B. 当时伤情。

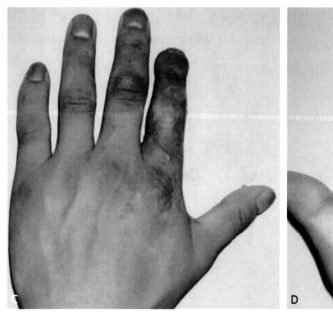
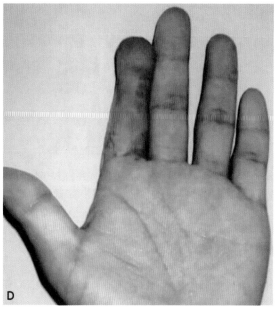

图 12-95（续）
C、D. 再造术后 15 个月随访见外形。

【典型病例 2】患者女性,22 岁,工人。因印刷机绞伤致右手示、中指皮肤撕脱要求保留示、中指入院。检查:右手示、中指于近节根部以远皮肤撕脱,撕脱皮肤挫灭,两指骨关节及指伸、屈肌腱结构完整(图 12-96A)。征得患者同意切取双足带烧瓶样足背皮瓣的第二趾甲皮瓣移植修复。手术由两个手术组同时进行。手部组:按常规清创,分别标记两指两侧神经血管束及背侧头静脉。足部组:根据示、中指残存指骨长度,于双侧第二趾设计带烧瓶样足背皮瓣的第二趾甲皮瓣移植(图 12-96B),切取双侧第二趾甲皮瓣,按上述方法固定趾-指骨,修复趾-指神经,移植于示指的第二趾甲皮瓣大隐静脉与头静脉、足背动脉与示指尺侧指固有动脉吻合;移植于中指的第二趾甲皮瓣大隐静脉与头间静脉、足背动脉与中指桡侧指动脉吻合,分别缺血 3 小时及 4.5 小时重建两足背皮瓣及趾甲瓣血液循环。术后 1 周开始被动活动练习,3 周行自主活动练习,术后经 4 年随访指甲生长良好,指腹饱满,两点分辨觉为 5~7mm,手指握拳正常(图 12-96C~F)。

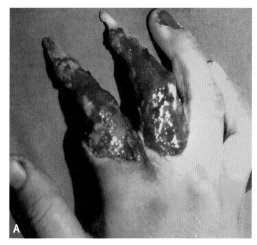
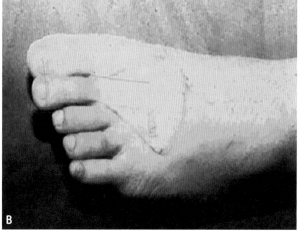

图 12-96　右手示、中指于指根部以远皮肤套状撕脱,选双侧带烧瓶样足背皮瓣的第二趾甲皮瓣移植修复再造
A. 当时伤情;B. 供区皮肤切口设计。

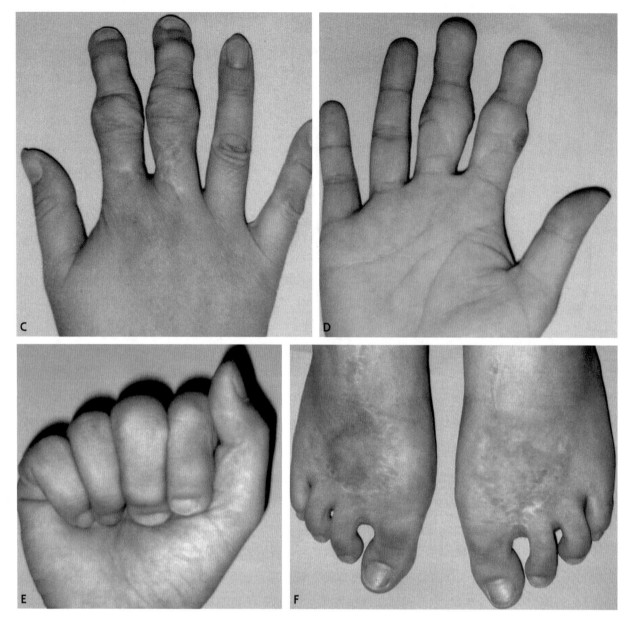

图 12-96(续)

C~F. 术后 4 年随访见再造指外形与功能及供足外形。

小结

　　本例示、中指于指根部皮肤套状撕脱,采用带烧瓶样足背皮瓣的第二趾甲皮瓣移植修复,除近指间关节皮肤略臃肿外,两指外形及功能正常,证明选用第二趾甲皮瓣移植治疗手指皮肤套状撕脱伤是一种较好的手术方法。(以上两个病例资料由侯瑞兴博士提供,特此致谢!)

五、瓦合再造术

　　苏州瑞华医院侯瑞兴博士在开展第二趾甲皮瓣移植治疗手指皮肤套状撕脱的基础上,巨积辉主任等为不减少供足趾数,采用同侧踇趾背侧趾甲皮瓣或第二趾背侧趾甲皮瓣加同侧或对侧第二趾胫侧皮瓣移植瓦合再造,治疗拇、手指末节皮肤套状撕脱伤或Ⅱ度拇、手指缺损收到良好的临床效果,现陈述如下。

（一）适应证

因外伤致拇、手指于远指间关节以远皮肤套状撕脱或Ⅱ度缺损，为不减少供足趾数，选用同侧跛趾背侧趾甲皮瓣或第二趾背侧趾甲皮瓣加对侧或同侧第二趾胫侧皮瓣移植施行瓦合再造。

（二）手术方法

1. 受区　常规清创，于残端找到拇指尺侧及示、中、环指桡侧固有神经断端，手指残端或中、近节背侧切口找到相应的指背静脉，侧方正中切口找到两侧指固有动脉；若拇、手指呈Ⅱ度缺损，取髂骨植骨功能位融合行克氏针内固定，受区准备暂告段落。

2. 供区　根据伤指掌背侧皮肤缺损范围，于同侧设计切取跛趾背侧趾甲皮瓣或第二趾背侧趾甲皮瓣及对侧或同侧第二趾胫侧皮瓣皮肤切口。按常规掀起切取以跛趾趾背或跖背静脉、跛趾腓侧趾背动脉为血管蒂的跛趾背侧趾甲皮瓣，以及以第二趾趾背及跖背静脉、第二趾胫侧趾背动脉为血管蒂的第二趾甲皮瓣；再切取同侧或对侧以第二趾趾背或跖背静脉、第二趾胫侧趾背或趾底动脉为血管蒂的第二趾胫侧皮瓣；也可切取以大隐静脉、足背动脉、第一跖背或跖底动脉为共同血管蒂的跛趾背侧趾甲皮瓣及第二趾胫侧皮瓣。第二趾胫侧创面取中厚皮片移植，第二趾背侧创面用跛趾腓侧血管蒂岛状皮瓣移位覆盖；跛趾背侧创面用同侧足背逆行岛状皮瓣移位或对侧第二趾胫侧皮瓣移植覆盖。

3. 移植再造　根据供区血管蒂情况断蒂后，两瓣瓦合缝合套入远节指骨或植骨条，调整并缝合皮肤，镜下修复趾-指神经，两血管蒂或共同血管蒂通过皮下隧道与受区血管吻合重建血液循环，再次修整缝合皮肤术毕。

（三）手术注意事项

1. 本手术仅适用于拇、手指于远指间关节以远皮肤套状撕脱或手指Ⅱ度缺损的再造。

2. 术前根据伤指掌背侧皮肤缺损面积，精确设计跛趾背侧趾甲皮瓣、第二趾背侧趾甲皮瓣及第二趾胫侧皮瓣皮肤切口。

3. 若取同侧跛趾背侧趾甲皮瓣及第二趾胫侧皮瓣移植，可切取以大隐静脉、足背动脉、第一跖背及跖底动脉为共同血管蒂的两瓣移植瓦合再造拇指；也可切取第二趾背侧趾甲皮瓣及对侧第二趾胫侧皮瓣移植瓦合再造手指。

4. 切取跛趾或第二趾背侧趾甲皮瓣均应携带背侧腓深神经皮支并与受区背侧相应神经缝合以利甲生长与外形；为防甲挛缩，切取甲皮瓣时宜携带远节趾骨粗隆一并移植，与受区行骨内固定，以利保持甲外形。

5. 本手术若采用两瓣的动脉及静脉均与受区两侧指固有动脉及两指背静脉吻合，要求术者有高超的小血管吻合技术方可实施，否则仍以切取同一血管蒂的跛趾甲皮瓣及第二趾胫侧皮瓣移植瓦合再造为妥。

6. 重视供区创面处理，跛趾甲皮瓣切取后创面宜采用足背逆行岛状皮瓣移位或对侧第二趾胫侧皮瓣移植覆盖。

（四）典型病例

【典型病例1】患者男性，27岁，工人。因挤压伤致右手示指末节皮肤呈套状撕脱，要求保留示指长度入院。采用同侧第二趾背侧趾甲皮瓣加对侧第二趾胫侧皮瓣瓦合再造，手术由一个手术组实施，采用吻合趾-指动、静脉重建血液循环获再造成功，术后经1.5年随访获得较满意的外形与功能，指腹有较浅皮纹，指腹两点分辨觉为8mm，供足行走无妨，患者已恢复工作（图12-97）。

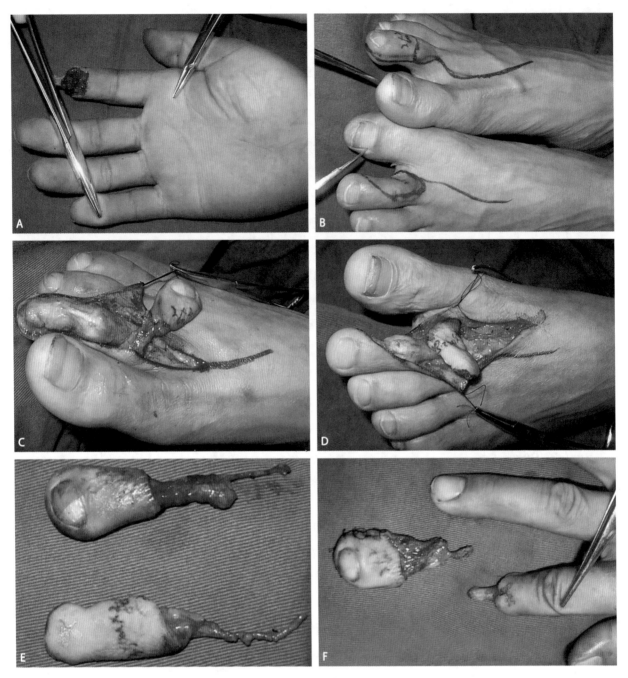

图 12-97　右手示指末节皮肤套状撕脱,采用第二趾背侧趾甲皮瓣加对侧第二趾胫侧皮瓣瓦合再造

A. 当时伤情;B. 同侧第二趾背侧趾甲皮瓣及对侧第二趾胫侧皮瓣皮肤切口设计;C. 第二趾背侧趾甲皮瓣已掀起;D. 对侧胫侧皮瓣已掀起;E. 两瓣已游离断蒂;F. 两瓣已缝合成形移至受区。

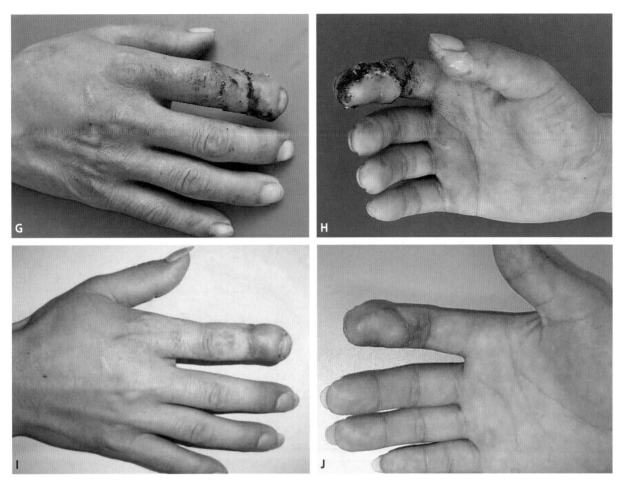

图 12-97（续）

G、H. 术后半个月随访见再造指外形；I、J. 术后 1.5 年随访见再造指外形。

【典型病例 2】患者女性，45 岁。因挤压伤致左手拇指末节呈皮肤套状撕脱要求保留长度入院。采用同侧踇趾背侧趾甲皮瓣及第二趾胫侧皮瓣瓦合再造，踇趾背侧趾甲皮瓣创面用对侧第二趾胫侧皮瓣移植覆盖，手术由一个手术组实施，采用吻合趾-指动、静脉方式重建血液循环获再造成功，术后经 18 个月随访获得较满意的外形与功能，指腹两点分辨觉为 8mm，供足行走正常（图 12-98）。

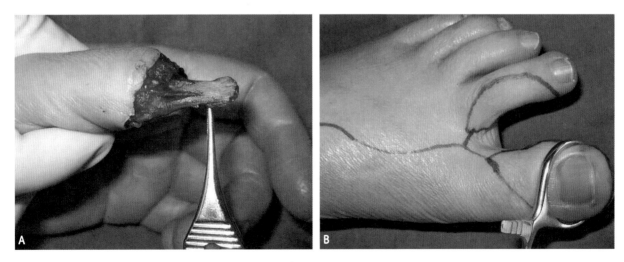

图 12-98　左手拇指末节皮肤套状撕脱，采用同侧踇趾背侧趾甲皮瓣及第二趾胫侧皮瓣瓦合再造

A. 当时伤情；B. 取同侧踇趾背侧趾甲皮瓣及第二趾胫侧皮瓣皮肤切口设计。

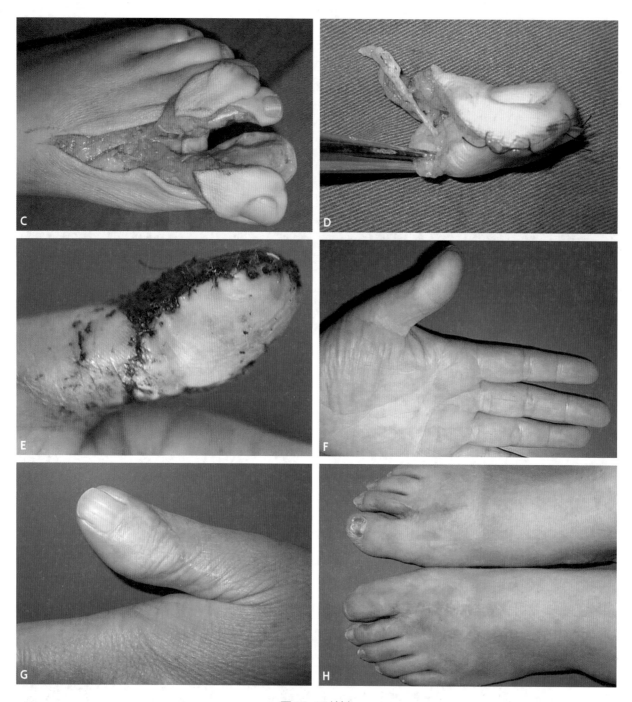

图 12-98（续）

C. 两瓣游离掀起；D. 断蒂后两瓣缝合；E. 重建血液循环成活术后半个月再造指外形；F、G. 术后 18 个月随访见再造拇指外形；H. 供足外形。

【典型病例 3】患者女性，10 岁。左手拇指外伤后骨外露 7 年要求再造入院。采用髂骨植骨，切取以大隐静脉、足背动脉、第一跖背及跖底动脉为共同血管蒂的同侧踇趾背侧趾甲皮瓣及第二趾胫侧皮瓣移植瓦合再造，手术由一个手术组实施，采用吻合头静脉-大隐静脉、足背动脉-桡动脉腕背支重建血液循环获得成功，术后经 3 年随访获得较满意的外形与功能，指腹两点分辨觉为 5mm，有较浅指纹，患者非常满意（图 12-99）。

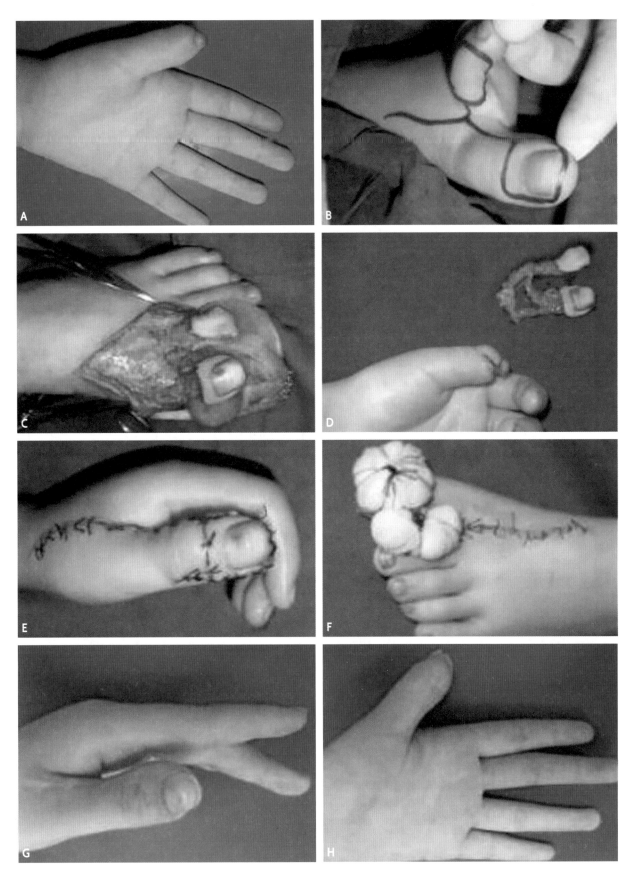

图 12-99　左手拇指末节部分缺损骨外露,采用同跗趾背侧趾甲皮瓣及第二趾胫侧皮瓣瓦合再造

A. 当时伤情;B. 供区皮肤切口设计;C. 两瓣游离掀起;D. 两瓣游离断蒂移至受区;E. 重建血液循环术毕;F. 供区皮片移植加压包扎;G、H. 术后 3 年随访见再造指外形。

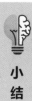
小结

　　以上 3 个病例资料由苏州瑞华医院侯瑞兴博士及巨积辉主任提供,特此致谢!他们施行瓦合再造 40 例,获全部成活。采用瓦合再造的优点是不减供足足趾数,符合患者心理,再造后外形较佳,指腹有较浅皮纹并恢复一定的本体感觉,达到再造要求,是一种可选用的再造方法。

第四节

跨趾移植拇指再造术

　　Cobbertt(1969)及 Buncke(1973)首先应用吻合血管的跨趾移植再造拇指,这一方法在西方国家较为流行。以后采用节段性跨趾复合组织移植,为拇指部分缺损者施行再造,获得满意的外形及功能。所以选用跨趾移植再造拇指是一种可选的术式,应根据伤情及患者的意愿选择再造方式。

一、应用解剖

　　跨趾的解剖结构与拇指类似,由两节趾骨构成,趾骨比拇指指骨粗大(见图 11-1)。第一跖骨头是足底重要的着力点,它由两个隆起籽骨相接的跖侧面构成;跨长伸肌及跨长屈肌为外在肌(见图 11-3);跨短伸肌、跨短屈肌、跨收肌及跨展肌为内在肌(见图 11-3~图 11-5)。跨趾两侧趾底神经来自胫后神经的足底内侧神经。跨趾的趾背浅静脉主要回流入大隐静脉,跨趾动脉有 3 个供血来源。

　　1. 足背动脉-足底深支-第一跖背动脉-跨趾腓侧趾背及趾底动脉(见图 11-6)。

　　2. 足背动脉-足底深支-第一跖底动脉-跨趾腓侧趾底动脉(见图 11-8)。

　　3. 足底内侧动脉-跨趾胫侧趾底动脉(见图 11-7)。

二、适应证

　　跨趾移植再造拇指仅适用于拇指Ⅲ度以内缺损。原则上不切取带跖趾关节的跨趾移植,否则将破坏供足着力点,影响行走功能。

　　跨趾移植以切取同侧跨趾为宜,需同时修复虎口皮肤缺损者以切取对侧为宜。

三、再造方法

　　再造方法有两种:全跨趾移植拇指再造及跨趾末节移植拇指再造。

(一)全跨趾移植拇指再造术

仅适应于拇指Ⅲ₂度缺损。

　　1. 受区　同拇指Ⅲ度缺损行第二趾移植再造的切口设计与手术步骤。

　　2. 供足　单纯趾跨移植再造拇指,选同侧跨趾。由于跨趾略长于拇指,于近节趾骨基底部做 V 形切口(图 12-100),使跨趾近端有充分皮肤覆盖,以包裹第一跖骨头;若同时修复虎口皮肤缺损者,选对侧跨趾,用胫侧 V 形皮瓣移植修复虎口皮肤缺损(图 12-101)。足背切口内显露跨长伸肌腱、趾背静脉、跖背静脉、大隐静脉、第一跖背动脉及足背动脉；跖侧切口内切取趾底神经及踇长屈肌腱。必要时于胫侧做延长切口，切取以足底内侧动脉为供血的血管蒂。

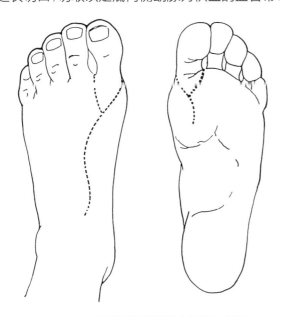

图 12-100　踇趾移植供区皮肤切口设计

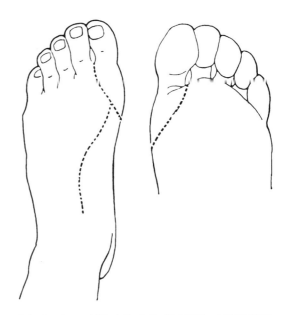

图 12-101　虎口皮肤挛缩或缺损选对侧胫侧带 V 形皮瓣的皮肤切口设计

3. 手术步骤　同第二趾和踇趾甲皮瓣移植的手术切取，在此不再重述，仅将切取踇趾的有关要点做一陈述。按图 12-100 或图 12-101 设计切开皮肤，解剖游离静脉、动脉、神经、肌腱。当第一跖背动脉游离至趾蹼时，应结扎切断分向第二趾胫侧的趾背及趾底动脉（图 12-102），切取以踇趾趾背静脉、跖背静脉、足背弓、大隐静脉，以及足背动脉、足底深支、第一跖背动脉、踇趾腓侧趾背及踇趾趾底动脉的解剖连续性为血管蒂的踇趾组织（图 12-103）；若第一跖背动脉属 Gilbert Ⅲ型，切取以足背动脉、足底深支、第一跖底动脉、踇趾腓侧趾底动脉为血管蒂的踇趾。一旦以上两动脉供血系统因解剖变异或手术误伤，可于胫侧做延长切口，解剖游离足底内侧动脉、踇趾胫侧趾底动脉这一供血系统，切取踇趾。手术同时切取踇趾腓侧及胫侧趾底神经。根据残端踇长伸、屈肌腱及残存长度，拇指两侧指固有神经及受区血管条件，决定供足血管、神经、肌腱的断蒂部位。当截断踇趾近节趾骨，切断踇长伸、屈肌腱及踇趾内在肌止点后，应注意保留踇趾跖侧两籽骨，以保护足底负重点。若踇长屈肌腱缺损较长，可于内踝下做切口切开分裂韧带，切断踇长屈肌腱一并移植（图 12-104）。

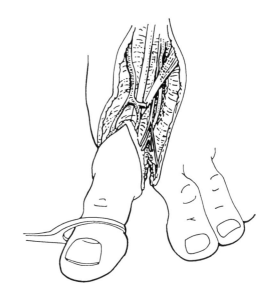

图 12-102　于趾蹼处切断结扎第二趾胫侧趾背及趾底动脉

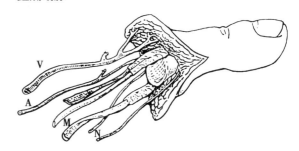

图 12-103　踇趾已离断

V：趾背及大隐静脉；A：第一跖背及足背动脉；M：踇长伸、屈肌腱；N：趾底神经。

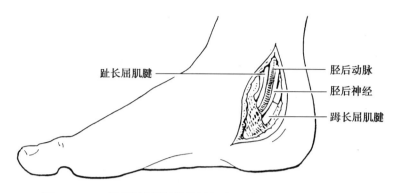

图 12-104　需用较长踇长屈肌腱时,于内踝后切开分离切取

4. 移植再造　受区准备与第二趾移植拇指再造相同(图 12-105)。选用踇趾移植截骨时,应根据拇指近节指骨残存的长短,来决定截取踇趾近节趾骨的平面,使再造拇指与健侧拇指等长。行骨内固定后,依次修复拇长伸、屈肌腱,两侧指神经,最后血管蒂通过皮下隧道与鼻烟窝血管吻合重建再造拇指的血液循环(图 12-106)。由于踇趾较粗大,与拇指皮缘缝合时应注意供、受趾-指皮肤周径的处理(图 12-107)。

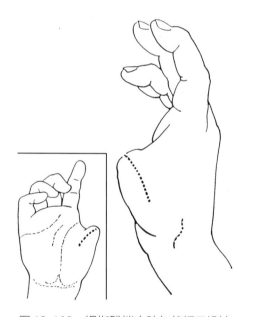

图 12-105　拇指残端皮肤矢状切口设计

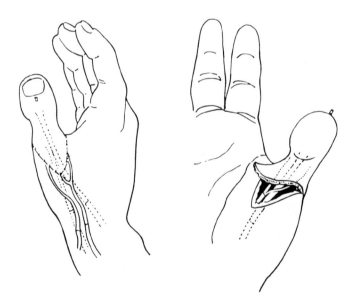

图 12-106　骨内固定后修复拇长伸、屈肌腱,趾-指神经,最后吻合血管重建血液循环

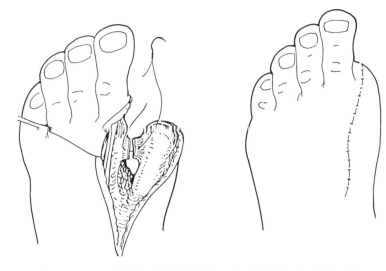

图 12-107 咬除第一跖骨头软骨面,修复跖横韧带,缝合皮肤

【典型病例】患者男性,12 岁,学生。左手拇指被绳索勒伤致皮肤呈套状撕脱,当地医院行原位缝合致拇指坏死 4 天后入院。检查:左手拇指于掌指关节处以远皮肤已发黑呈干性坏死(图 12-108A)。X 线片示:左手拇指近节指骨骨折,间隙较宽。入院当日在臂丛神经阻滞及脊椎麻醉下行扩创及左侧跗趾移植再造术。术前认为拇指远节指骨尚能利用,而设计带远节趾骨的跗趾甲皮瓣移植再造的皮肤切口,术中见拇指远端指骨已坏死,临时改为全跗趾移植再造(图 12-108B)。手术分两组同时进行,手部组对伤指行扩创,拇指于近节解脱,拇长伸、屈肌腱予以标记,于鼻烟窝部找到头静脉及桡动脉腕背支;足部组按术前设计于跗趾近节中段以远切取,分离趾背、跖背及大隐静脉,游离第一跖背动脉及足背动脉,高位切断趾底神经及跗长伸、屈肌腱,于跗趾近节中段截断趾骨,供趾创面直接缝合。跗趾移至受区经骨修整后克氏针交叉固定并缝合骨膜(图 12-108C),用 3-0 无创尼龙单线修复拇长伸、屈肌腱,使张力调节于休息位。镜下修复两侧指神经。大隐静脉及足背动脉通过皮下隧道与鼻烟窝头静脉及桡动脉腕背支吻合,缺血 2 小时重建血液循环。术后第 3 天发生动脉危象,探查术中见动脉吻合处无栓塞,而吻合口以远全段动脉呈顽固性痉挛,经外膜外组织对抗牵拉,罂粟碱局部热湿敷,动脉痉挛全部解除而恢复血供,再造拇指成活(图 12-108D)。

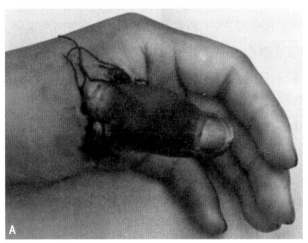
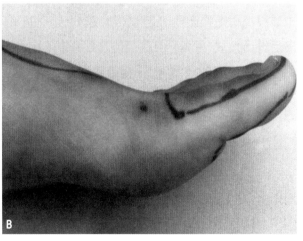

图 12-108 左手拇指被绳索勒伤致皮肤套状撕脱原位缝合坏死,要求再造
A. 当时伤情;B. 切取跗趾甲皮瓣移植再造原皮肤切口设计,术中见指骨坏死,肌腱干固,改为跗趾移植再造。

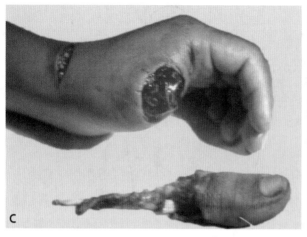
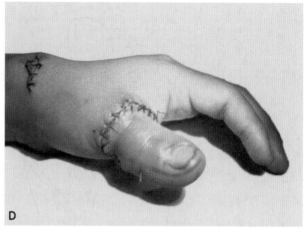

图 12-108(续)

C. 踇趾移至受区;D. 再造术毕外形。

小结 本例系左手拇指套状撕脱在外地医院行原位缝合坏死4天入院,行亚急症踇趾移植再造。术前根据X线片所见,打算行踇趾甲皮瓣移植,结果术中扩创中见远端指骨已坏死,患者系12岁男孩,采用踇趾移植后会造成一定程度的萎缩而改为全踇趾移植再造,再造术后拇指略较粗大。

(二) 踇趾末节移植拇指再造术

1. 适应证 适用于拇指I~III₁度缺损的再造。

2. 优点 再造后外形与拇指相似,保持拇指应有功能。

3. 手术方法 踇趾末节移植有两种方式重建血液循环,因此在切取踇趾末节时应根据血液循环重建方式决定皮肤切口设计:一种是以吻合趾-指动、静脉的方式重建血液循环;另一种是以吻合足背动脉及大隐静脉的方式重建血液循环。前者手术创伤小,手术简便,外形好。临床上多数选用前者重建血液循环施行再造。踇趾离断平面均位于趾间关节,咬除踇趾远节趾骨基底部膨大骨嵴,修细趾骨,切除部分跖侧皮下脂肪,无张力下缝合胫侧创缘,使踇趾趾体周径及趾腹缩小。若拇指呈I度缺损,趾-指骨做适当缩短后行内固定;若拇指呈II度缺损,在保留趾骨长度的前提下行趾-指骨功能位融合。所以踇趾末节移植再造均无须切取踇长伸、屈肌腱,从而简化手术操作及时间,依顺序修复神经,重建血液循环,最后缝合皮肤,术毕。凡采用吻合足背动脉、大隐静脉重建血液循环者要注意:因拇指近节周径有限,贯通皮下隧道时要宽畅,于镜下修剪带脂肪间质组织的血管蒂,避免因隧道内压增高导致血管危象发生。

手术方法及步骤详见本章第一节一、拇指I~II度缺损再造术。

4. 手术注意事项

(1) 选用踇趾末节移植再造,着重考虑再造后拇指外形,故不宜机械地将较大的踇趾移植于较小的拇指上,在保留胫侧舌状皮瓣的前提下,要咬除踇趾末节基底膨大的骨嵴,修细趾骨,切除跖侧部分脂肪组织,修整胫侧皮缘缝合,缩小踇趾趾体。

(2) 踇趾离断的最高平面为跖趾关节,咬除第一跖骨头的软骨面,并保留两籽骨的平面以保留踇趾负重点,用胫侧舌状皮瓣直接闭合创面,避免缝合点位于跖骨的负重面。

（3）凡采用吻合足背动脉、大隐静脉重建血液循环时，若出现皮下隧道过紧且无缓冲余地，于镜下小心修剪血管蒂周围脂肪间质组织，借以减少隧道内张力，避免术后循环障碍的发生。

【典型病例】患者男性，工人，32岁。因操作裁板机致右手拇指末节毁损2小时入院。检查：右手拇指于指间关节处离断，断面尚整齐，轻度污染（图12-109A）。当日于臂丛神经阻滞及脊椎麻醉下行清创及右跗趾末节移植再造，由一个手术组施行。先对拇指近端清创，找到指背静脉、两侧神经血管束予标记。右足跗趾保留胫侧舌状皮瓣后切取带趾背静脉、腓侧趾底动脉及趾底神经的跗趾末节（图12-109B），于趾间关节离断，血管、神经尽可能高位断蒂，供趾创面用胫侧舌状皮瓣覆盖直接缝合；咬除跗趾末节软骨面及膨大骨嵴，修小趾骨，切除跗趾跖侧部分脂肪组织，缝合胫侧皮缘，缩小趾体，跗趾与拇指近节指骨行功能位融合克氏针内固定，镜下缝合3条指背静脉、尺侧指神经及尺侧指动脉，缺血2小时重建血液循环。术后第3天发生血管危象，经探查见尺侧指动脉迂曲痉挛，行缩短重新吻合后获成活（图12-109C、D）。

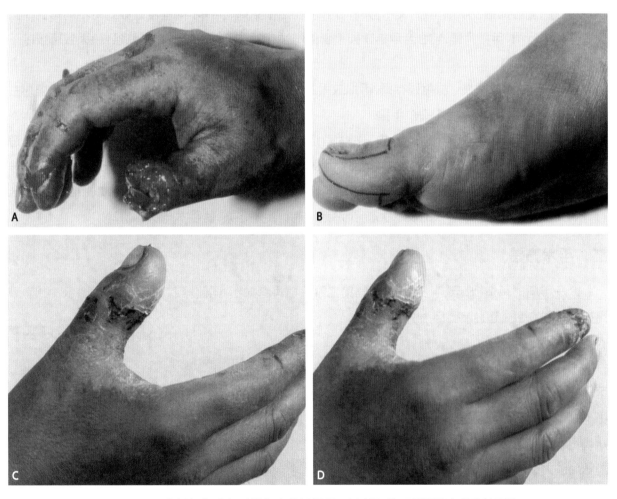

图12-109　裁板机伤致右手拇指末节毁损呈Ⅱ度缺损，选同侧跗趾末节移植再造
A.当时伤情；B.跗趾皮肤切口设计；C、D.出院时再造指外形。

小结　　本例选用跗趾末节移植，断蒂后修整跗趾末节基底的骨膨大，切除跖侧部分脂肪组织，缝合胫侧皮缘，缩小跗趾趾体，采用吻合趾-指动、静脉重建血液循环施行再造。再造后外形近似健侧拇指，是值得施行的拇指再造方法。

拇、手指大部缺损及全手指缺损的拇、手指再造术

拇、手指大部缺损及全手指缺失将丧失手功能的 95% 以上,虽可采用掌骨拇指化使伤手恢复有限的功能,但仍不能满足日常生活、工作及学习的需要。显微外科技术的发展与应用,使得采用足趾组织移植一期完成拇、手指再造成为现实,为全手指缺损的患者带来了福音。

一、适应证及手术方案

拇、手指大部缺损及手指全部缺损是拇、手指再造的绝对适应证。可选用双足第二趾;一足第二趾及另一足第二、三趾;一足踇趾甲皮瓣连同第二趾或另一足第二、三趾移植实施再造。为了合理选用足趾组织移植施行拇指及手指再造,又不影响供足功能,应根据拇、手指不同程度缺损选用不同形式足趾组织移植施行拇、手指再造,结合全手指缺损患者的伤情、残留指体长度、残端皮肤条件,大致可按以下设计方案选择再造。

1. 拇、手指大部缺损 根据残存拇、手指缺损的部位、程度与功能,结合患者要求,以再造拇指为主并根据残存指部位同时再造 1~2 个手指。

2. 手指全部缺损 以再造拇、示、中三指为首选。可选一足第二趾再造拇指,另一足第二、三趾再造手指;或选一足踇趾甲皮瓣移植再造拇指,另一足第二趾移植再造一手指;也可选用一足踇趾甲皮瓣移植再造拇指,另一足第二、三趾移植再造示、中指。以上仅是原则方案,因伤情不同,难以用统一方案施行,术者应根据患者要求、本人的技术状态,灵活选择制订手术方案,使手术一次成功。

二、手术方法

以一手同时再造拇、示、中三指,选对侧第二趾移植再造拇指,同侧第二、三趾移植再造示、中指,采用血管并联吻合重建血液循环为例。

(一) 受区准备

根据拇、手指不同缺损程度及残端皮肤条件,按上述拇、手指再造受区设计皮肤切口(图 12-110),以相同的手术步骤,分离松解残端指神经,指伸、屈肌腱,骨残端处理及受区血管准备。若再造拇指及 1~2 个手指,从供足切取带两个血管蒂的足趾组织移植,在受区准备两条以上知名动、静脉为动力血管。

(二) 供区准备

根据拇、手指缺损的再造方案,于对侧第二趾及同侧第二、三趾设计皮肤切口,按第二趾及第二、三趾手术切取步骤切取上述足趾组织并根据受区伤情携带必要的组织及足够长的血管神经蒂,断蒂后移至受区,创面直接缝合或皮片移植覆盖。

(三) 移植再造

根据循环重建不同方式有两种选择。

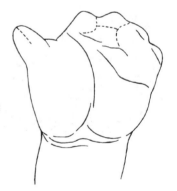

图 12-110 拇指及手指缺损残端皮肤切口设计

1. 供趾血管与受区血管直接吻合法   第二趾及第二、三趾断蒂后移植至受区,第二趾移于拇指,第二、三趾移于示、中指,与受指完成骨关节内固定,修复指伸、屈肌腱及对掌功能和蚓状肌功能重建,修复趾-指神经,第二趾足背动脉及大隐静脉通过皮下隧道与鼻烟窝头静脉、桡动脉腕背支吻合重建拇指血液循环;第二、三趾足背动脉及大隐静脉通过皮下隧道与掌浅弓或指总动脉及掌背浅静脉吻合重建血液循环。修整缝合皮肤术毕。如果受区血管条件较好,也可以采用吻合趾-指动、静脉重建血液循环方式切取移植。

2. 采用血管并联吻合法   第二趾断蒂后移至拇指,按拇指再造手术步骤完成骨、关节内固定,指伸、屈肌腱修复,对掌功能重建及指-趾神经修复,血管蒂通过皮下隧道引至鼻烟窝,修整缝合皮肤,做好拇指外形,暂不吻合血管;第二、三趾断蒂后移至手指,按手指再造手术步骤完成骨、关节内固定,修复指伸、屈肌腱及趾-指神经(图 12-111),大隐静脉通过皮下隧道引至鼻烟窝,与再造拇指的第二趾较粗的大隐静脉分支行端端吻合,再造拇指的第二趾大隐静脉与受区头静脉吻合以建立所有足趾组织的静脉回流;然后将第二、三趾的足背动脉与再造拇指的第二趾足底深支吻合,最后将再造拇指第二趾的足背动脉与鼻烟窝桡动脉腕背支吻合重建拇、手指血液循环(图 12-112)。

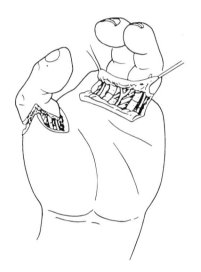

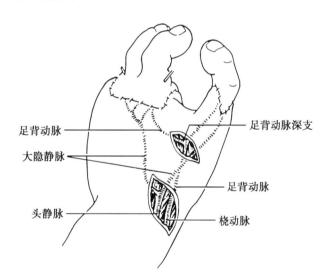

图 12-111   先修复指伸肌腱,后修复指屈肌腱,镜下修复两侧指神经

图 12-112   用血管并联吻合法重建血液循环

三、手术注意事项

拇、手指大部缺损及全手指缺损实施拇、手指再造手术设计必须根据伤手拇、手指缺损程度,残存指的部位及长度,患者的要求及受区血管条件;根据供足提供供趾的可能性,切取供趾后对供足血供及功能的影响;根据再造指的位置设置,血液循环重建及再造后预计功能恢复的可能性等,进行全面考虑。尤其是以功能恢复的可能性为重点,结合患者的要求设计并实施手术。术者应以职业的责任感向患者提出再造方案,应以求少而精、不求多而全为原则,以最小的牺牲获得最佳功能为目的来制订手术方案。

拇、手指大部缺损及全手指缺损的手术注意事项与拇、手指再造有相同点,也有其不同点。

1. 全手指缺损采用多个足趾组织移植再造的血液循环重建可根据手部应用解剖灵活选择供血动脉及静脉,提倡以吻合趾-指动、静脉重建血液循环的方式为首选,尽量减少对受区血液循环的影响和手术创伤。

2. 根据伤情及患者要求,合理制订手术方案,以重建并恢复功能为目的,拇、手指再造应以"求少而精,不求多而全"为原则。

3. 做好外形十分重要,术中将影响外形与功能的多余组织予以切除,认真做好外形,减轻患者多次手术的痛苦。

4. 合理选用手部弹性好、有正常神经支配的动力肌修复指伸、屈肌腱与功能重建,注意肌腱张力的调节。

5. 尽量选用原手指近端指神经修复,若造成指神经缺损,必要时也可采用邻指神经移位修复,避免神经移植修复。

6. 采用血管并联吻合重建血液循环的方法有一定风险,无把握时应选用血管直接缝合或采用吻合趾-指动、静脉重建血液循环。

四、典型病例

【典型病例1】患者男性,17岁,学生。因鞭炮炸伤致右手拇、示、中、环指缺损3年要求再造入院。检查:一般情况良好,右手拇指呈Ⅲ度、示指呈Ⅶ度、中指呈Ⅴ度、环指呈Ⅲ度缺损,家长要求再造指外形尽量美观。笔者选左侧第二趾移植再造拇指,右侧第二趾移植再造中指,右侧第三趾移植再造环指,采用吻合指-趾动、静脉重建血液循环方式实施再造,手术分两组同时进行。手部组:拇指残端掌背侧做V形皮肤切口,中、环指残端自掌向背侧做长三角形皮肤切口(图12-113A),切开皮肤向两侧掀起,残端分别找到残指神经瘤及指伸、屈肌腱并松解。拇指背侧找到掌背静脉,掌侧找到拇主要动脉;中、环指近节背侧找到指背静脉,两侧方正中切口找到各指固有动脉。足部组:左足第二趾跖背侧做V形皮肤切口,右足第二、三趾背侧做V形皮肤切口,跖侧做冠状皮肤切口(图12-113B),按常规切取左足两侧趾底神经,以跖背静脉及第一跖背动脉为血管蒂的第二趾,于跖趾关节离断;右足按设计切口切取第二、三趾的趾伸、屈肌腱、血管及神经,第二趾于近趾间关节、第三趾于跖趾关节离断,创面直接缝合。移植:左足第二趾近节趾骨适当缩短,趾-指骨克氏针内固定并缝合骨膜,修复拇长伸、屈肌腱,张力调节于休息位,缝合两趾-指神经,跖背静脉及第一跖背动脉与拇指掌背静脉及拇主要动脉吻合,缺血6小时重建血液循环;右足第三趾再造环指,第二趾再造中指,使环指长于中指,分别行钢丝十字交叉内固定并缝合骨膜,分别修复两指-趾神经及指伸、屈肌腱使张力调节于休息位,最后吻合两侧指-趾动、静脉,分别缺血9小时及10小时重建血液循环,清洗创面,调整缝合皮肤,术毕(图12-113C)。术后按常规治疗顺利成活。术后经9年随访诸掌指关节功能正常,拇指指间关节有45°,中、环指近指间关节有90°,远指间关节有20°伸屈活动范围,两点分辨觉为5~6mm,患者已参加工作,患者及其家长十分满意(图12-113D~G)。

小结 本患者14岁时被鞭炮炸伤,致右手拇指呈Ⅲ度、示指呈Ⅶ度、中指呈Ⅴ度、环指呈Ⅲ度缺损。示指呈Ⅶ度缺损不宜再造。家长要求再造指外形尽量美观。为此,笔者选左足第二趾移植再造拇指,右足第二趾移植再造中指,右足第三趾移植再造环指,使环指长于中指,采用吻合指-趾动、静脉重建血液循环方式实施再造获得成功,术后经9年随访,有了拇指,中指代示指,环指代中指,再造后呈现手的外形,诸掌指关节活动正常,拇指指间关节有45°、中、环指近指间关节有90°、远指间关节有20°伸屈范围,两点分辨觉为5~6mm。本例手术方案正确,手术操作精湛,再造指外形功能满意,是成功再造拇、手指的经典病例。

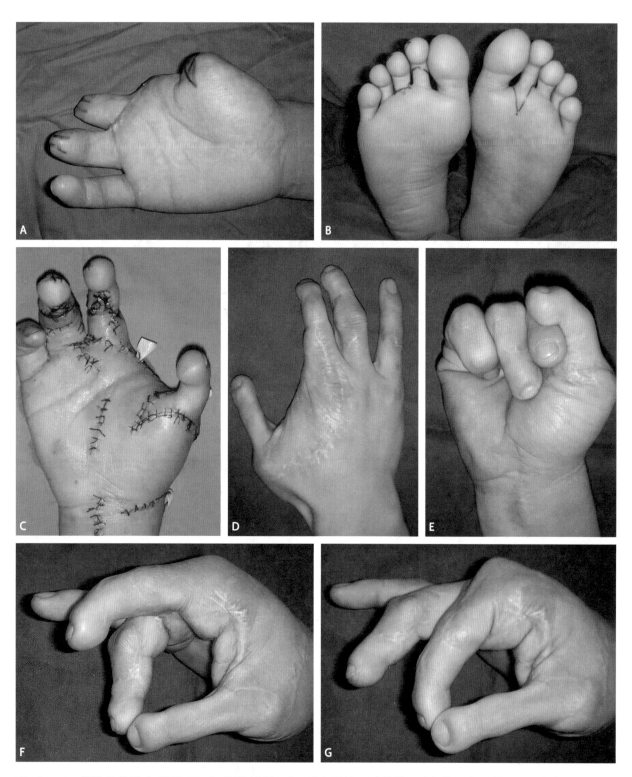

图 12-113 鞭炮炸伤致右手拇、示、中、环指缺损 3 年,选左足第二趾移植再造拇指及右足第二、三趾移植再造中、环指,采用吻合指-趾动、静脉重建血液循环实施再造

A. 伤情及皮肤切口设计;B. 供足趾皮肤切口设计;C. 再造术毕当时;D~G. 术后 9 年随访见再造指外形与功能。

【**典型病例 2**】患者女性,22 岁。因注塑机伤致右手拇、示、中、环指缺损 8 个月要求再造入院。检查: 右手拇指至环指间被皮瓣覆盖,拇指呈Ⅲ度缺损,示、中指呈Ⅶ度缺损,环指呈Ⅴ度缺损(图 12-114A)。根据 上述伤情结合患者要求,选同侧踇趾末节移植再造拇指,踇趾远节趾骨与拇指近节指骨行功能位融合并修 复尺侧指神经;选对侧第二趾移植再造环指,近节趾骨与环指残端行钢丝十字交叉内固定,修复指伸、屈 肌腱及两侧指神经,两再造指采用血管并联缝合法重建血液循环,再造两指顺利成活(图 12-114B、C)。

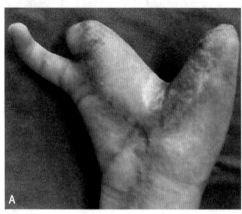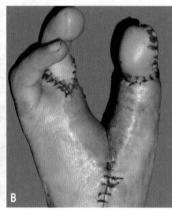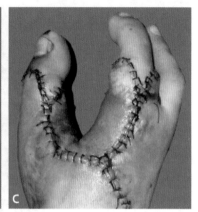

图 12-114　右手拇、示、中、环指缺损,选同侧踇趾末节移植再造拇指,对侧第二趾移植再造环指,采用血管并联吻 合法重建血液循环

A. 当时伤情;B、C. 手术结束所示再造指外形。

　　　　本例右手拇、示、中、环指大部缺损,仅残留小指完好,腹部皮瓣修复后,残手大致已形成需要 再造拇、手指的形态。笔者以 “求少而精,不求多而全” 为再造原则,采用上述再造方案实施再造 后外形与功能大多满意。

小结

【**典型病例 3**】患者女性,21 岁。因冲压伤致右手拇、示、中、环指缺损 1 年要求再造入院。检查: 右手拇指呈Ⅳ度缺损,示、中、环指呈Ⅴ度缺损,小指完整,虎口间皮肤呈瘢痕挛缩(图 12-115A)。根据上 述伤情,结合患者要求选同侧带舵样足背皮瓣及跖趾关节的第二趾移植再造拇指并修复虎口;选对侧第 二、三趾移植再造中、环指,采用血管并联缝合法重建血液循环,再造指顺利成活(图 12-115B~D)。

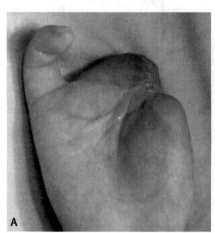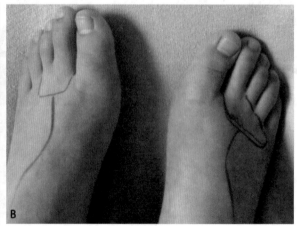

图 12-115　右手拇、示、中、环指缺损,选同侧第二趾移植再造拇指,对侧第二、三趾移植再造 中、环指,采用血管并联吻合法重建血液循环

A. 当时伤情;B. 双侧供区皮肤切口设计。

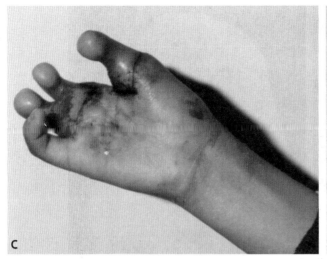
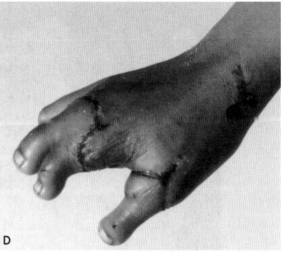

图 12-115（续）

C、D. 出院时外形。

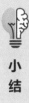

小结

本例拇指Ⅳ度缺损伴虎口挛缩，选用带舵样足背皮瓣及跖趾关节的第二趾移植再造拇指并修复虎口，无指蹼示、中、环指Ⅴ度缺损选对侧第二、三趾一并移植再造中、环指，使环指长于中指采用血管并联吻合法重建血液循环完成再造，基本形成右手外形与功能。

【**典型病例4**】患者男性，23岁。因冲压伤致左手第一~五指缺损，要求再造入院。检查：左手全手指缺损，拇指呈Ⅳ度缺损，第二~五指呈Ⅵ度缺损，残端被皮瓣覆盖（图12-116A）。选对侧第二趾移植再造拇指，选同侧带跖趾关节的第二趾移植再造中指。手术由两个手术组同时进行。拇指残端做矢状切口，第二~五指残端皮瓣做Ⅴ形切口（图12-116B）。按常规在受区行神经、肌腱、血管及骨骼准备；按常规切取双足第二趾，均于跖骨头下1.5cm处离断，各按再造手术步骤完成骨内固定并行跖板前移，再造拇指修复拇短展肌，再造中指重建蚓状肌功能，修复指伸、屈肌腱，使各指张力调节于休息位，修复趾-指神经，采用血管并联缝合重建血液循环，修整并缝合皮肤，再造指顺利成活，术后1年随访，再造指恢复了较满意的外形与功能（图12-116C、D）。

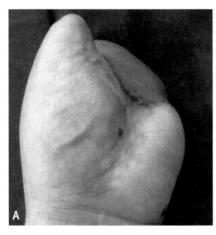
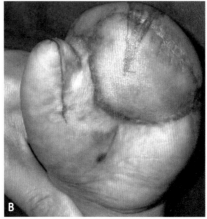

图 12-116　左手第一~五指缺损，选对侧第二趾移植再造拇指，同侧第二趾移植再造中指，采用血管并联吻合重建血液循环

A. 当时伤情；B. 受区残端皮肤切口设计。

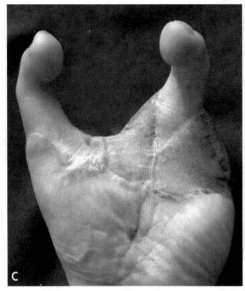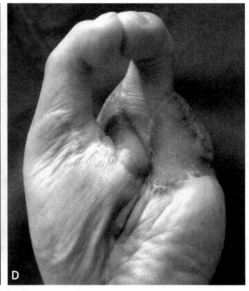

图 12-116（续）

C、D. 再造术后 1 年随访见外形与功能。

本例系左手全手指缺损，拇指呈Ⅳ度缺损，按常规选对侧带跖趾关节的第二趾移植再造并修复拇短展肌功能；第二~五指呈Ⅵ度缺损，不宜切取带跖趾关节的第二、三趾移植再造，故仅切取同侧带跖趾关节的第二趾移植再造中指并行蚓状肌功能重建，采用血管并联吻合重建血液循环。术后 1 年随访见再造指外形与功能满意，体现了少而精的再造原则，达到预期再造目的。

小结

【典型病例 5】患者男性，24 岁，工人。因压砸伤致右手五指完全缺损 1 年，要求再造入院。检查：右手拇指呈Ⅲ度缺损，残端与缺损的第二、三指并合在一起，第二~五指背侧为腹部皮瓣覆盖，手指Ⅴ度缺损（图 12-117A）。取同侧带舵样足背皮瓣的第二趾移植再造拇指并重建虎口，取对侧第二、三趾移植再造中、环指。右足按手术设计切取带舵样足背皮瓣的第二趾，于第二趾近节截骨，趾长伸、屈肌腱及两侧趾神经高位断蒂，足背动脉及大隐静脉高位断蒂，创面取中厚皮片移植褥式加压包扎；左足于第二、三趾背侧做矩形切口，解剖游离两趾的趾长、短伸肌腱及趾长、短屈肌腱，趾底神经，大隐静脉及足背动脉，均于跖趾关节处离断并高位断蒂，创面直接缝合（图 12-117B、C）；右手拇指残端做矢状切口，切除第二掌骨以扩大虎口，拇指残端找到拇长伸、屈肌腱及两侧指神经；第二~五指做冠状切口并切除部分多余皮瓣，显露第三、四指近节指骨残端，咬除部分硬化骨，残端找到指神经及指伸肌腱，指深屈肌腱广泛粘连直至松解达腕掌侧。在鼻烟窝切口内显露头静脉、桡动脉腕背支。带舵样足背皮瓣的右侧第二趾及左侧第二、三趾骨分别做修整后与拇指残端及第三、四指残端采用钢丝十字交叉内固定。分别修复指伸、屈肌腱，使张力调节于休息位。镜下先修复诸指指神经，把再造指两大隐静脉分别通过皮下隧道与鼻烟窝头静脉及手背浅静脉吻合，再造中、环指的足背动脉通过皮下隧道引至鼻烟窝，在背侧相应部位再做切口显露该动脉足底深支与再造拇指的足背动脉行端端吻合，最后再把第二、三趾足背动脉与鼻烟窝桡动脉腕背支行端端吻合，分别缺血 3.5 小时重建血液循环。术后顺利成活。经术后 9 年随访，再造指外形可，拇、手指能对捏持物，两点分辨觉为 6mm，恢复轻工作（图 12-117D~F）。

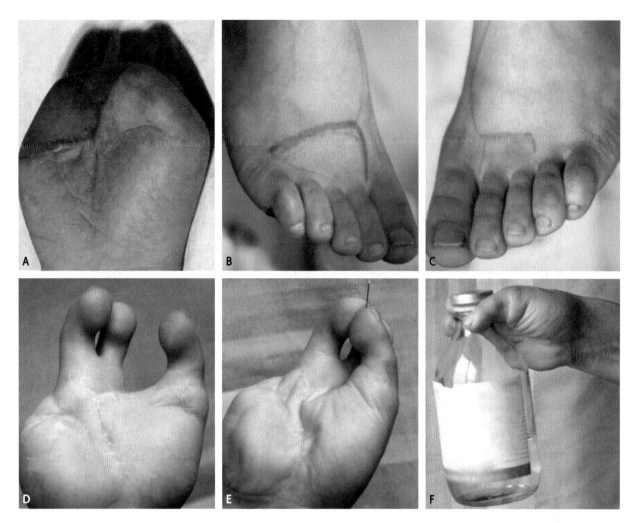

图 12-117　右手第一~五指缺损,选同侧带舵样足背皮瓣的第二趾移植再造拇指,选对侧第二、三趾移植再造中、环指,采用血管并联吻合法重建血液循环实施再造

A. 当时伤情;B、C. 双足供区皮肤切口设计;D~F. 术后 9 年随访见外形与功能。

小结　　本例系右手全手指缺损,是拇、手指再造的绝对适应证。拇指呈Ⅲ度缺损,中、环指呈Ⅴ度缺损,拇、手指经分离后造成较大面积虎口皮肤缺损,选右侧带舵样皮瓣的第二趾移植,既再造了拇指又重建了虎口,选左侧第二、三趾一并移植再造中、环指,手术设计比较合理,采用血管并联吻合的方法重建血液循环。经长期随访证明本手术达到预期再造目的。

【**典型病例 6**】患者女性,22 岁。因脱粒机伤致左手第一~五指毁损行腹部瓦合皮瓣修复术后 1 年要求再造入院。检查:一般情况良好,左手第一~五指均于掌骨段缺损腹部皮瓣修复术后。根据伤情笔者提出仅再造两指的手术方案,征得家属及患者同意,按常规切取双侧带跖趾关节的第二趾移植再造拇、环指,使两指处于对指位,掌-跖骨行钢丝十字交叉内固定并缝合骨膜,两指均行跖板前移,消除跖趾关节过伸畸形,修复趾伸、屈肌腱及指-趾神经,两再造指的大隐静脉分别与头静脉、贵要静脉吻合,两再造指的足背动脉分别与桡动脉及尺动脉吻合,分别缺血 5 小时及 6 小时重建血液循环,两再造指顺利成活,术后 16 个月随访见再造指获得满意的外形与功能(图 12-118)。本例也体现了"少而精"的再造原则。

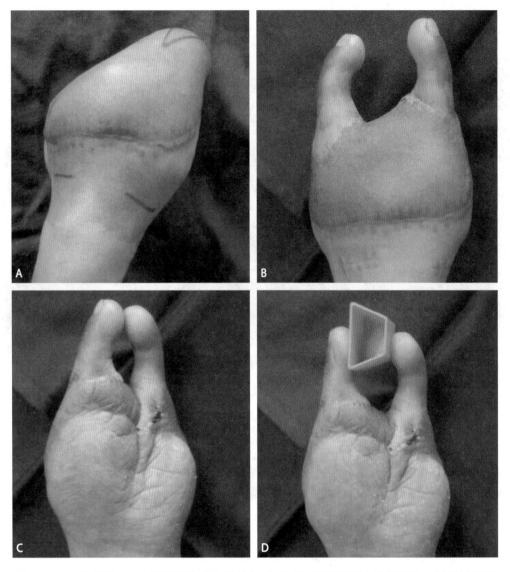

图 12-118　左手第一~五指毁损腹部皮瓣修复术后,选双足带跖趾关节的第二趾移植再造拇、环指

A. 当时伤情;B~D. 术后 16 个月随访见外形与功能。

　　【典型病例 7】患者女性,5 岁。2007 年右手因脱粒机伤致第一~五指缺损 1 年要求再造入院。检查:右手残端被移植皮片覆盖,拇指呈Ⅲ度、第二~五指呈Ⅴ度缺损(图 12-119A~C)。全身麻醉下选带舵样足背皮瓣的右侧第二趾移植再造拇指并重建虎口;选左侧第二、三趾移植再造中、环指。

　　供区:右足按手术设计切取带舵样足背皮瓣的第二趾,术中见第一跖背动脉属 Gilbert Ⅱ型,于跖趾关节离断,趾长伸、屈肌腱及两侧趾神经、足背动脉及大隐静脉高位断蒂,创面取中厚皮片移植褥式加压包扎;左足第二、三趾背侧做矩形皮肤切口,为消除第二、三趾颈部狭窄畸形,取鉧趾腓侧及第四趾胫侧带蒂梭形岛状皮瓣移位镶嵌,解剖游离两趾的趾长、短伸肌腱及趾长、短屈肌腱,趾底总神经,大隐静脉及足背动脉,第一跖背动脉属 Gilbert Ⅰ型,第二、三趾于跖趾关节处离断并高位断蒂,创面直接缝合(图 12-119D~J)。

　　受区:右手拇指残端做矢状切口,切除第二掌骨扩大虎口,于拇指残端找到拇长伸肌腱及指神经,拇长屈肌腱缺损,取示指指深屈肌腱移位代拇长屈肌腱;第二~五指残端做 X 形皮肤切口并切除部分瘢痕,显露第三、四指残端，咬除部分硬化骨，残端找到指伸、屈肌腱并松解恢复正常弹性，手掌内找到三条指总神经。鼻烟窝切口内显露出头静脉、桡动脉腕背支，手掌尺侧找到尺动脉，背侧找到贵要静脉。

移植再造：带舵样足背皮瓣的右侧第二趾及左侧第二、三趾骨分别做修整后与拇指残端及第三、四指残端行克氏针内固定，分别修复指伸、屈肌腱，使张力调节于休息位。右侧第二趾两趾底神经合并与第一指总神经缝合，第二、三趾两趾底神经与第二、三指总神经缝合，两大隐静脉分别通过皮下隧道与头静脉及贵要静脉吻合，右足第二趾足背动脉与鼻烟窝桡动脉腕背支吻合，左足第二、三趾的足背动脉与尺动脉吻合，再造指分别缺血 4~5 小时重建血液循环，修整缝合皮肤，手术历经 10 小时顺利结束。术后按常规治疗顺利成活。术后经 12 年随访患者已准备参加高考，再造的右手能完成该手应有的功能，两点分辨觉为 6~7mm，患者及家长非常满意（图 12-119K~O）。

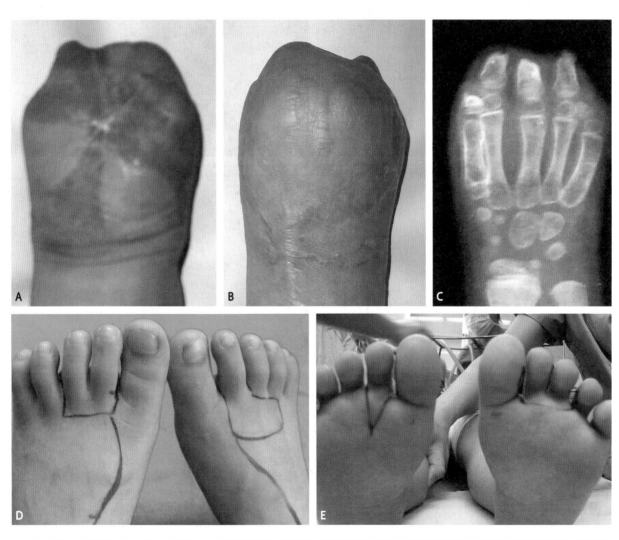

图 12-119　因脱粒机伤致右手第一~五指缺损要求再造，选同侧带舵样足背皮瓣的第二趾移植再造拇指，左侧第二、三趾移植再造中、环指

A~C. 当时伤情及 X 线片；D、E. 双供足皮肤切口设计。

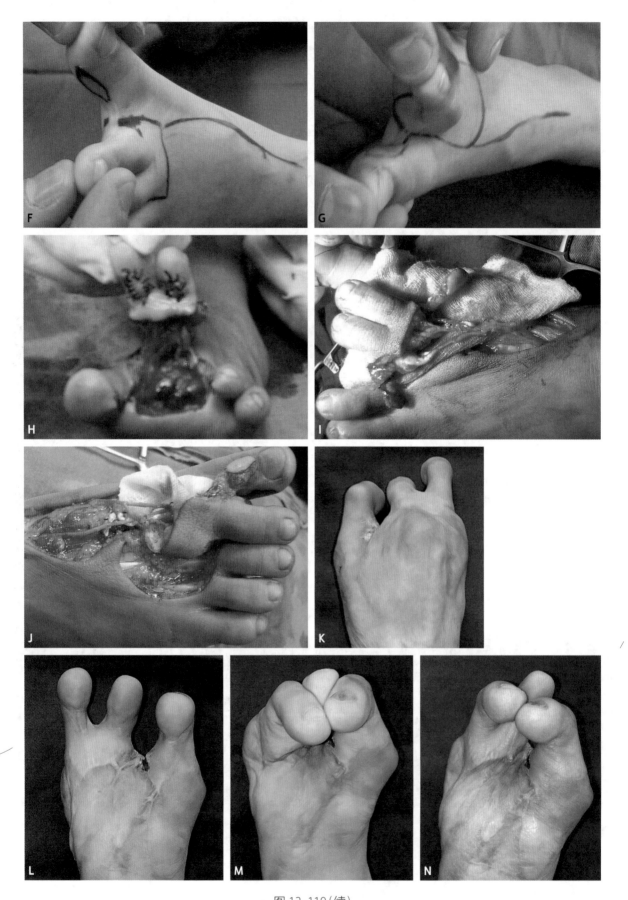

图 12-119（续）

F、G. 踇趾腓侧及第四趾胫侧梭形岛状皮瓣皮肤切口设计；H、I. 左第二、三趾断蒂前两梭形岛状皮瓣移位掀起并嵌入；J. 右足第二趾已掀起，断蒂前；K~N. 术后 12 年随访见外形。

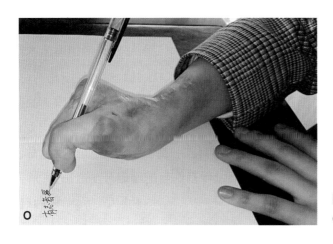

图 12-119(续)

O. 术后 12 年随访见其功能。

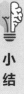
小结

　　本例系右手全手指缺损,拇指呈Ⅲ度缺损,第二~五指呈Ⅴ度缺损,残指被移植皮瓣包裹,是拇、手指再造的绝对适应证。经手术分离后造成较大面积的虎口及手掌背侧部分皮肤缺损,选用右侧带舵样足背皮瓣的第二趾移植再造拇指并重建虎口,取左侧带矩形皮瓣的第二、三趾移植再造中、环指,为消除两趾颈部狭窄畸形取蹈趾腓侧及第四趾胫侧带蒂梭形岛状皮瓣移位镶嵌,既覆盖了残端皮肤缺损,又改善第二、三趾颈部狭窄畸形;拇长屈肌腱缺损采用示指指深屈肌腱移位修复,手术设计与功能重建较合理。术后经 12 年随访证明手术达到预期再造目的。

 第六节

双侧拇、手指缺损再造术

　　因外伤致双侧拇指及手指或拇、手指同时缺损,是拇、手指再造的绝对适应证。双侧拇、手指再造的手术设计及手术操作,与单侧拇、手指再造无明显差别。唯双侧再造的指数多,每一足供趾数量有限,不宜切取过多足趾。为此,要求术者做精心设计,以充分利用供趾移植再造有功能的拇、手指又不影响供足功能为原则。另外,双侧拇、手指再造涉及手术人员多,每组的技术力量要合理搭配,保证再造手术成功。所以双侧拇、手指再造是医疗单位显微外科、手外科技术力量的综合体现。笔者单位自 1984 年以来,先后为 11 例双侧拇、手指缺损者选用足趾组织移植行双拇、手指再造计 26 指全部成功,使多期手术集中于一期完成。经 1~18 年随访,再造指功能、外形十分满意,笔者也十分欣慰。

一、双侧拇指缺损再造术

　　双侧拇指缺损再造术是再造的绝对适应证。根据拇指缺损的不同程度,采用不同的再造方法。

1. 双拇指I₂~Ⅱ度缺损,选双侧蹈趾末节移植,采用吻合趾-指动、静脉重建血液循环施行再造。

2. 双拇指Ⅲ度缺损,选双侧第二趾移植,采用吻合趾-指动、静脉重建血液循环施行再造。

3. 双拇指Ⅳ度缺损伴虎口皮肤缺损,选用带舵样足背皮瓣及跖趾关节的双侧第二趾移植再造。

4. 双拇指Ⅴ~Ⅵ度缺损,选用带菱形足背皮瓣及跖趾关节的双侧第二趾移植再造。

【典型病例】患者男性,23 岁,工人。1986 年双手拇指因冲压伤致缺损半年要求再造入院。检查: 双手拇指于近节基底以远缺损,残端皮肤柔软,拇短展肌功能正常。行双侧第二趾移植双拇指再造术。 手术分三组同时进行。由一个手术组在双手拇指残端做再造准备。分别做矢状切口,掀起皮肤找到两 侧指神经,拇长伸、屈肌腱断端,适当咬除部分拇指近节基底部硬化骨,分别于鼻烟窝部做横切口,找到 头静脉及桡动脉腕背支;两组分别切取双足第二趾,按常规切口见第一跖背动脉均属 Gilbert I 型,于跖 趾关节离断,游离足够长度的趾长伸、屈肌腱,趾底神经,大隐静脉及足背动脉高位断蒂,创面直接缝合; 左侧第二趾再造右手拇指,右侧第二趾再造左手拇指。第二趾近节趾骨基底与拇指近节基底指骨行钢 丝十字交叉固定并缝合骨膜,修复拇长伸、屈肌腱,镜下修复两侧指神经,大隐静脉及足背动脉分别通过 皮下隧道与鼻烟窝头静脉及桡动脉腕背支吻合,两趾分别缺血 2 小时重建血液循环。右手拇指通血后 1 小时发现指体苍白,经探查,见动脉吻合口栓塞,切除栓塞段重新吻合重建血液循环。两再造拇指顺利 成活,术后半年恢复工作。术后获 18 年随访,外形功能十分满意(图 12-120)。

小结　本例系双拇指Ⅲ₃度缺损,为笔者单位早期施行的双侧第二趾移植双拇指再造术,术后半年 恢复了正常工作,再造指完全适应工作、生活及学习的需要,经术后 18 年随访,再造双拇指明显 增粗,功能灵活,两点分辨觉达 4mm,患者十分满意,达到了再造目的。

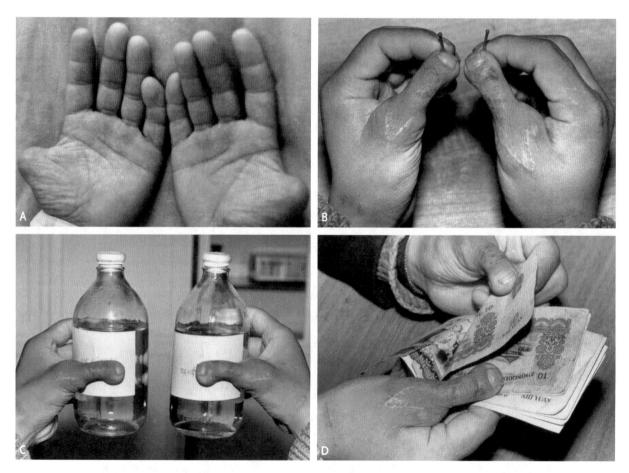

图 12-120　冲压伤致双手拇指缺损半年,选双侧第二趾移植再造拇指获 18 年随访
A. 当时伤情;B~D. 术后半年再造指外形与功能。

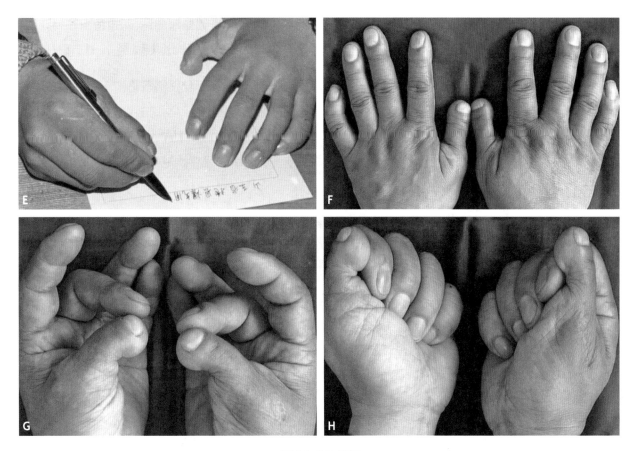

图 12-120（续）

E. 术后半年再造指功能；F~H. 术后 18 年再造指外形与功能。

二、双侧第二~五指V度以上缺损再造术

双侧第二~五指V度以上缺损再造术是手指再造的绝对适应证。应视手指缺损程度采用不同的再造方式。

1. 双侧第二~五指从近节中段以远缺损，仍保留指蹼者，可选双侧第二及第三趾于跖趾关节离断，再造示、中指或中、环指，采用吻合趾-指动、静脉重建血液循环的方法施行再造。

2. 双手指于近节基底部以远缺损，无指蹼者，可选双侧第二、三趾一并移植再造双示、中指或中、环指。

3. 双手于掌指关节或掌骨部缺损，可选双足带跖趾关节的第二趾移植各再造一指，不宜选用双侧带跖趾关节的第二、三趾一并移植再造，否则将破坏供足横弓，影响行走功能。

【典型病例】患者男性，19 岁，农民。1984 年因冻伤致双手示、中、环、小指 4 指截指要求再造入院。检查：双手示、中、环、小指呈Ⅶ度缺损，残端皮肤柔软，双拇指正常（图 12-121A）。取双足带跖趾关节的第二趾移植再造左手示指、右手中指。手术分三组同时进行。手部组：左手于第二掌骨残端做矢状切口，找出两侧指神经及指伸、屈肌腱，并将示指指浅屈肌腱分离以代再造指蚓状肌动力肌，于鼻烟窝切口找到头静脉及桡动脉腕背支；右手于第三掌骨远端按上述同样切口，解剖游离有关组织，为再造做准备。两足部组同时分别切取带跖趾关节的第二趾（图 12-121B），第一跖背动脉均为 Gilbert II型，于跖骨头下离断，双足创面直接缝合。左第二趾移于左手示指（图 12-121C），右第二趾移于右手中指（图 12-121D），钢丝十字交叉内固定并缝合骨膜，分别修复指伸、屈肌腱。分别将两指指浅屈肌腱缝于两再造指桡侧蚓状肌腱性止点，重建蚓状肌功能，缝合两侧指神经，大隐静脉及足背动脉分别通过皮下隧道于

鼻烟窝与头静脉及桡动脉腕背支吻合，两趾分别缺血 2 小时 20 分钟重建血液循环，两再造指顺利成活。术后经 1 年随访，自述两手功能可满足工作、生活及学习需要，家属及患者十分满意（图 12-121E～H）。

小结　本例系双手第二~五指Ⅶ度缺损，选用带跖趾关节的双侧第二趾移植各再造 1 指。如果采用双足带跖趾关节的第二、三趾一并移植再造，再造后或许手指的外形及功能可再好一些，但切取双侧带跖趾关节的第二、三趾后，足横弓遭破坏，将影响行走功能。故本例仅切取一个带跖趾关节的第二趾移植完成再造，对供足功能无影响。随访证明本例术后功能恢复良好，完全能适应农村体力劳动的需要，患者及家属十分满意。

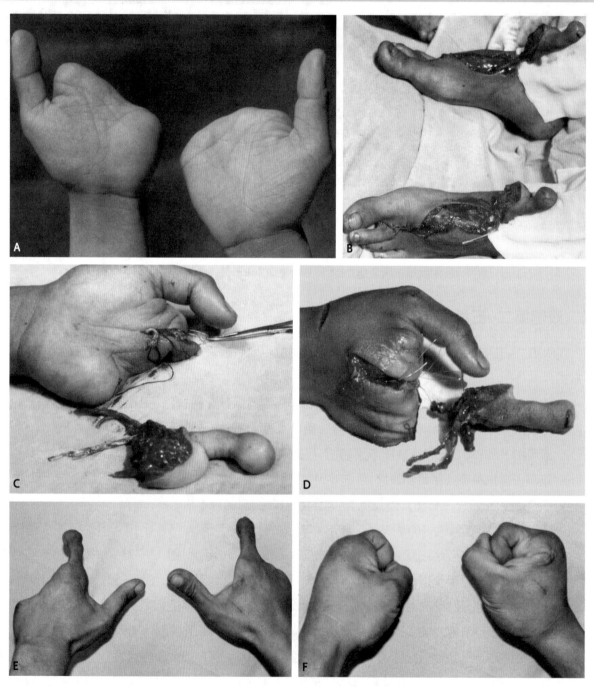

图 12-121　双手第二~五指Ⅶ度缺损，选双侧带跖趾关节的第二趾移植再造左手示指、右手中指
A. 当时伤情；B. 带跖趾关节的双侧第二趾移植断蒂前；C. 左侧第二趾移植再造左手示指；D. 右侧第二趾移植再造右手中指；E、F. 再造术后 1 年随访外形与功能。

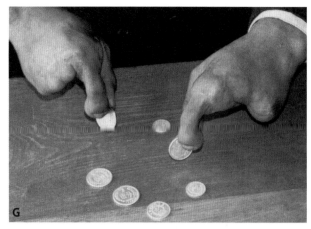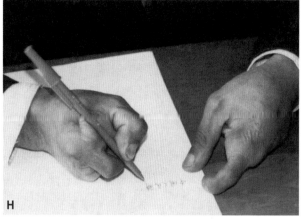

图 12-121（续）

G、H. 再造术后 1 年随访时功能。

三、双拇、手指部分缺损再造术

可根据拇、手指缺损程度、指数及患者要求、供足的条件选用吻合趾-指动、静脉的踇趾末节及第二或第三趾移植再造。

拇指Ⅲ度、手指Ⅴ度缺损，可选双侧踇趾末节移植再造拇指，双侧第二趾或第二、三趾移植再造示指或示、中指，采用吻合趾-指动、静脉重建血液循环的方法实施再造。

【典型病例】患者男性，27 岁。1990 年因雷管炸伤致双手拇、示指末节缺损 8 个月要求再造入院。检查：双手拇、示指呈Ⅱ度缺损，残端以瘢痕为主，伤指近端诸关节功能均正常。先期决定取双侧第二趾移植再造双拇指。手术分两组先后交替进行。手部组：于双拇指残端做冠状切口，掀起皮肤，找到两侧指神经瘤、指动脉，向近端分离达正常指动脉，指背找到两条静脉，松解指伸、屈肌腱，修整骨面。足部组：跖、背侧做冠状切口，于中节依次解剖游离趾背静脉、趾底神经及趾底动脉，趾伸、屈肌腱于高位断蒂，于近趾间关节离断趾体，供区创面直接缝合。移植：将双中节趾骨近端软骨面咬除修整，与近节指骨行克氏针纵向内固定，缝合骨膜，分别修复拇长伸、屈肌腱，吻合指背三条静脉，两侧指-趾神经，最后吻合两侧趾-指动脉，一次通血成功。双拇指分别缺血 4 小时重建血液循环，两再造指顺利成活。患者出院后感到双拇指再造手术痛苦不大，再造后外形功能满意，于术后半年又返回笔者单位要求再造双示指末节。笔者采用双侧第三趾移植再造双示指，手术仍由原班人员组成，按上述切口、部位顺序分别切取双侧第三趾移植再造双示指，各缺血 3 小时重建血液循环。第二次术后半年随访，见双手拇、示指比正常细小，但无萎缩，远指间关节有 10°~45° 伸屈范围，两点分辨觉为 5~6mm，患者自觉外形功能满意并恢复汽车驾驶工作（图 12-122）。

小结 本例系双手拇、示指Ⅱ度缺损，丧失每只手功能的近 30%，属再造适应证。本例先切取双侧第二趾移植，采用吻合趾-指动、静脉重建血液循环的方式再造双拇指，恢复了功能，患者感到手术创伤及痛苦不大，术后恢复顺利，外形功能满意，半年后要求再造双示指，笔者采用同样方法完成再造。术后经随访，双足虽切取了第二、三趾，但行走无妨，再造的双手拇、示指功能外形十分满意，并恢复了原工作，是一个成功的双手拇、手指再造个案。

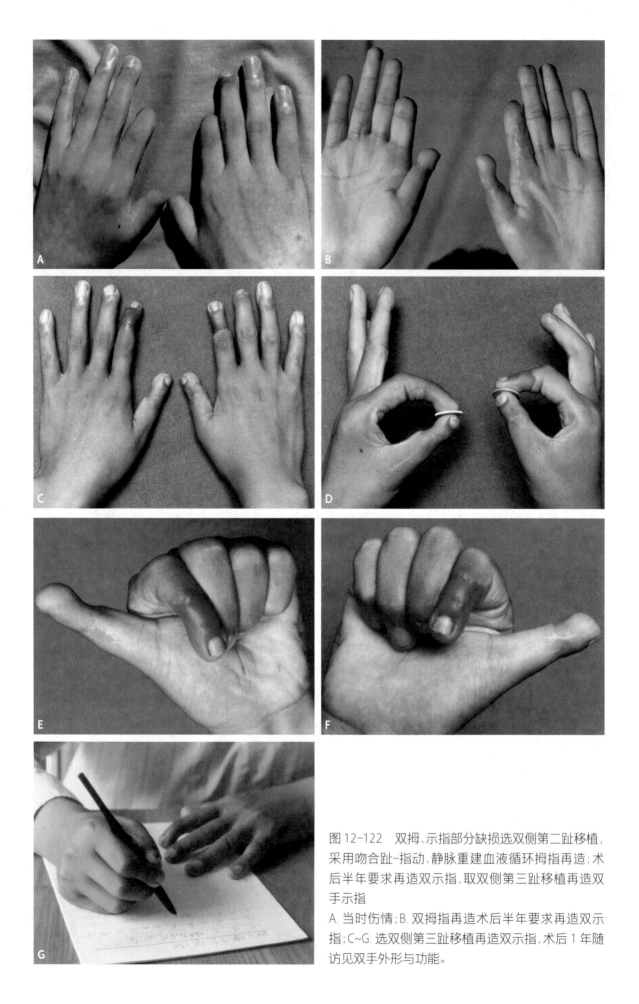

图 12-122　双拇、示指部分缺损选双侧第二趾移植，采用吻合趾-指动、静脉重建血液循环拇指再造；术后半年要求再造双示指，取双侧第三趾移植再造双手示指

A. 当时伤情；B. 双拇指再造术后半年要求再造双示指；C~G. 选双侧第三趾移植再造双示指，术后 1 年随访见双手外形与功能。

带足背皮瓣的第二趾移植拇、手指再造术

对于拇指V~VI度缺损伴虎口皮肤缺损者,杨东岳先期采用下腹部皮管形成重建虎口及拇指荸底部软组织床,再行第二趾移植再造拇指。1979 年张涤生采用带足背皮瓣的第二趾移植一期完成拇指再造,缩短了疗程,减轻了患者多次手术的痛苦和经济负担。笔者自 1979 年以来共施行 131 例采用带足背皮瓣的第二趾移植拇、手指再造,获得满意的外形和功能,并对足背皮瓣的设计进行了改进,以适应拇、手指不同程度缺损伴皮肤缺损的再造与修复。

一、适应证

1. 拇指IV度缺损伴虎口皮肤挛缩或缺损。

2. 拇指V~VI度缺损再造同时需重建虎口。

3. 手指VI度以上缺损伴背侧或侧方皮肤挛缩缺损者。

术者可根据虎口皮肤缺损程度及手背或侧方皮肤缺损形状和面积,设计不同形式带足背皮瓣的第二趾,第二、三趾或踇趾甲皮瓣移植再造。如果受区伴有其他皮肤缺损,在选用带不同形式足背皮瓣行拇、手指再造难以覆盖其他皮肤缺损的创面时,也可采用其他游离皮瓣移植一期完成复合组织移植的再造与修复。

二、带足背皮瓣的足趾组织移植的设计形式

1. 瓶样足背皮瓣 以第二跖骨为轴,自趾蹼处向两侧延伸达足背,轮廓近似瓶样(图 12-123A)。适用于拇指III度以上缺损伴第一掌骨桡背侧大面积皮肤缺损及虎口皮肤挛缩的拇指再造;适用于手指V度缺损伴大面积皮肤缺损的手指再造。

2. 舵样足背皮瓣 以第二跖骨为轴,向足背腓侧或胫侧设计一舵样皮瓣(图 12-123B)。适用于拇指IV度缺损伴虎口皮肤挛缩或大鱼际部皮肤缺损者。

3. 菱形足背皮瓣 以第二跖骨为轴,向两侧呈等边三角形展开,形成横向的菱形足背皮瓣(图 12-123C)。适用于拇指V~VI度缺损的再造。

4. 带足背皮瓣的踇趾甲皮瓣 拇指因皮肤套状撕脱伴虎口及第一掌骨桡背侧皮肤缺损,宜选用带不同形式足背皮瓣的踇趾甲皮瓣(图 12-123D)移植再造与修复。

5. 除上述四种设计形式外,还可根据拇、手指不同程度缺损伴邻近皮肤缺损设计带不同形状和面积的足背皮瓣,还可同时切取足内侧皮瓣及足外侧皮瓣一并移植再造与修复。

上述各种皮瓣的设计均切取以足背动脉及大隐静脉为血管蒂的足部组织,若另加吻合血管的游离皮瓣移植不列入本节内容。

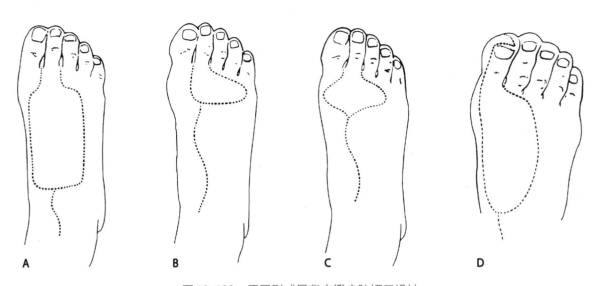

图 12-123　不同形式足背皮瓣皮肤切口设计
A. 瓶样足背皮瓣；B. 舵样足背皮瓣；C. 菱形足背皮瓣；D. 带足背皮瓣的踇趾甲皮瓣。

三、手术要点及方法

带足背皮瓣的足趾组织移植除施行拇、手指再造外，同时需修复拇、手指邻近的皮肤缺损。根据笔者的临床经验，基本按以下方案选择：①拇指Ⅳ度缺损伴虎口皮肤部分或大鱼际部皮肤缺损可选用偏腓侧或偏胫侧的带舵样足背皮瓣及跖趾关节的第二趾移植再造与修复；②拇指Ⅴ~Ⅵ度缺损选用带菱形足背皮瓣及跖趾关节的第二趾移植再造与修复。

上述两种皮瓣每一边长约 4cm，锐角为 45°~60°，钝角为 120°。皮瓣的形状和面积是以第一跖背及跖底动脉为主干的动脉供血范围而设计，所以上述两种称定型皮瓣；而瓶样及不同形状的足背皮瓣均属不定型皮瓣，这一皮瓣的面积与形状，因切除挛缩瘢痕形成的创面，或因创伤造成皮肤缺损的形状与面积而定。因此，带足背皮瓣的足趾组织移植拇、手指再造与修复手术可分为定型及不定型两类。

1. **定型皮瓣**　菱形及舵样足背皮瓣的切取。这类皮瓣的血供主要来自足背动脉、足底深支、第一跖背或跖底动脉，皮瓣不宜切取过大或过长，否则将造成边缘的供血障碍。带菱形足背皮瓣的第二趾移植受区与供区的手术操作在本章第一节四、拇指Ⅴ度缺损再造术中已做详述。舵样足背皮瓣的切取类同菱形足背皮瓣，皮瓣掀起时要注意保护皮瓣内的血管不受损伤，连同足趾一并掀起，移植后皮瓣向尺侧转移修复虎口或向桡侧转移修复拇指桡掌侧大鱼际皮肤缺损，均可获得有效面积的创面覆盖。

2. **不定型皮瓣**　瓶样及不同形状足背皮瓣的切取除同上述供血动脉外，应以足背动脉的皮支血供范围而设计。皮瓣的范围：近端可达踝关节，远端达趾蹼，两侧沿足背动脉为轴各旁开 4cm。在这一设计范围内，皮瓣血供是保证的，同切取足背皮瓣及第二趾或踇趾甲皮瓣相同的手术步骤游离掀起。手术要点：沿足背动脉走向为轴设计皮瓣。沿皮瓣两侧从深筋膜浅层掀起，保留趾长伸肌及踇长伸肌腱周组织，掀起足背皮瓣并向中间会师，自近端小心掀起足背动脉及伴行静脉，注意保护该动脉分向足背所有皮支。皮支一般集中于足背动脉进入足底深支前 2~3cm 的范围内。当足背动脉及伴行静脉连同足背皮瓣一并游离掀起达足底深支时，再以第一、二跖骨间隙为中心解剖游离切取第二趾或踇趾甲皮瓣，以后的足趾组织切取操作步骤均类同，在此不再重述。

四、再造与修复

带足背皮瓣的第二趾或姆趾甲皮瓣断蒂后移至受区,按拇、手指再造手术步骤修整跖掌骨并行内固定,修复指伸、屈肌腱及神经,必要时行对掌或蚓状肌的功能重建。足背动脉及大隐静脉分别与受区的知名动脉及静脉缝合,重建血液循环,创面清洗后调整皮瓣位置与创缘皮肤缝合,术毕。

五、供区创面处理

足背皮瓣切取后,均遗留不同面积的足背创面,可取整张中厚皮片移植覆盖。第二趾系列切取后,第三趾胫侧趾蹼皮缘与姆趾腓侧趾蹼皮缘靠拢行褥式缝合,第二跖骨残端修整锉平,用附近内在肌覆盖,在此间隙遗留较深的凹陷,若采用一般皮片移植加压包扎难以成活,应采用足背足底双向加压包扎,使皮片与凹陷间隙充分接触,以利皮片成活(见图12-37)。

六、典型病例

【典型病例1】患者女性,18岁,农民。1982年因脱粒机伤致右腕及第二~五指缺损5个月入院。检查:右前臂远端连同大鱼际部有异常活动完整的拇指,伸、屈指功能存在,腕掌部、第二~五掌骨及手指缺损(图12-124A)。X线片见:右第二~五掌指骨及腕骨缺损,拇指及第一掌骨与桡骨有较大间隙并成角。取带瓶样足背皮瓣及跖趾关节的右侧第二趾移植再造手指。手术分两组同时进行,根据再造指设置及皮肤缺损范围,设计第二趾趾体长12cm、以第二跖骨为中心的6.5cm×6.5cm瓶样足背皮瓣(图12-124B)。按足背皮瓣及第二趾切取掀起皮瓣及第二趾,分离大隐静脉及足背动脉,趾底神经及趾长伸、屈肌腱,第一跖背动脉属Gilbert Ⅱ型,第二跖骨中段截骨,此时除足背动脉及大隐静脉相连外其余组织均离断(图12-124C),第二趾及足背皮瓣血供正常。足背创面取中厚皮片移植,采用褥式加压包扎覆盖创面。沿前臂及拇指桡侧做切口,显露桡骨远端及第一掌骨近端,咬除两端硬化骨,扩大髓腔,使第一掌骨与桡骨相接并处于旋前位。取髂骨块分成两半,各做成有10°~15°倾斜角的骨栓,骨栓两头分别插入第一掌骨与桡骨髓腔外旋前位内固定;于前臂尺侧做杯形切口,向拇指尺侧掀起皮瓣,找到头静脉、尺动脉、尺神经及尺神经背侧支、掌长肌、尺侧腕屈肌及两指伸肌腱,咬除尺骨残端硬化骨,开通髓腔,将带瓶样足背皮瓣及跖趾关节的第二趾移至受区(图12-124D),第二跖骨做适当修整并扩大髓腔,取另一骨栓插入跖骨与尺骨髓腔使再造手指与拇指处于对指位后行内固定并缝合骨膜,修复指伸、屈肌腱并重建蚓状肌功能,调节肌腱张力使再造指处对指位。尺神经残端用刺激法测出感觉束后,将两趾底神经合并与尺神经残端感觉束做束膜缝合,大隐静脉及足背动脉分别与受区头静脉及尺动脉吻合,缺血2小时40分钟重建血液循环,再造指及皮瓣顺利成活。术后2个月两骨栓均折断,改用微型钢板螺丝钉获得理想的骨连接。术后10年随访,再造指色泽正常,指体无萎缩,两点分辨觉为6~7mm,两指对捏有力,伸展时两指间距离为8cm,能适应农村家务及田间劳动,患者已婚育,对再造指功能十分满意(图12-124E~G)。

小结 本例因脱粒机伤致右腕骨、第二~五掌指骨及示、中、环、小指缺损,是手指再造强烈的适应证。因尺侧半手指缺损,故采用带瓶样足背皮瓣的第二趾移植再造手指。第一掌骨与桡骨、第二跖骨与尺骨均用骨栓内固定,使两指处于对指位,再造指行蚓状肌功能重建并顺利成活。术后两个月两骨栓均折断,改微型钢板螺丝钉固定获骨性连接。术后10年随访,再造指色泽正常,指体无萎缩,两点分辨觉为6~7mm,手指对捏有力,两指伸展间距为8cm,达到预期再造目的。

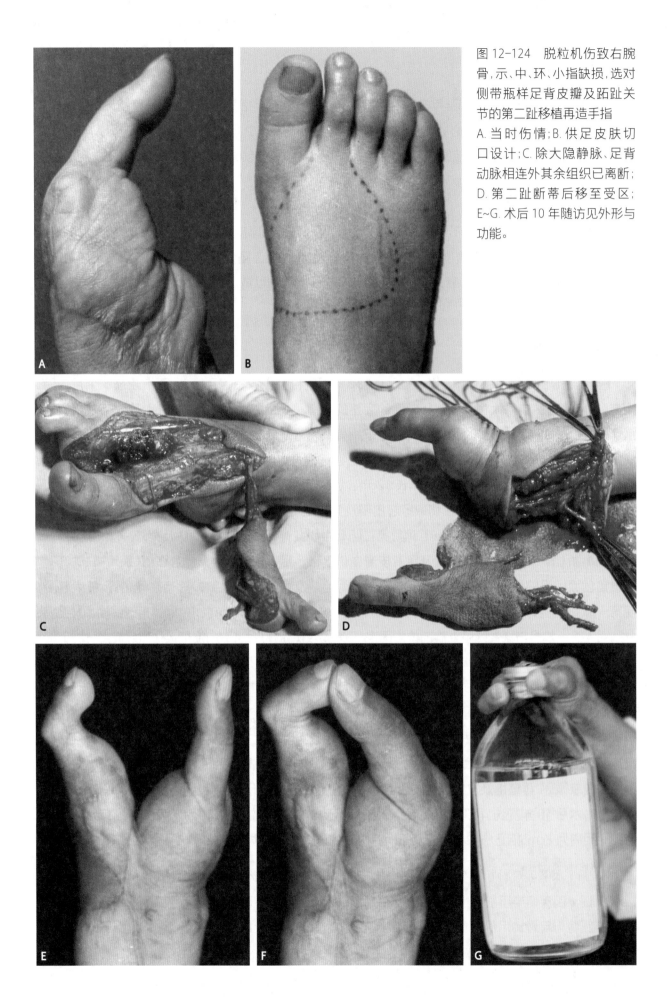

图 12-124 脱粒机伤致右腕骨,示、中、环、小指缺损,选对侧带瓶样足背皮瓣及跖趾关节的第二趾移植再造手指
A. 当时伤情;B. 供足皮肤切口设计;C. 除大隐静脉、足背动脉相连外其余组织已离断;D. 第二趾断蒂后移至受区;E~G. 术后 10 年随访见外形与功能。

　　第十二章　|　不同程度拇、手指缺损选用不同形式足趾组织移植拇、手指再造与修复

【典型病例 2】患者男性，27 岁。因碾压伤致右手斜形断掌，在他院再植失败解脱缝合术后造成拇、示、中指缺损 9 个月要求再造入院。检查：右手拇指呈 V$_3$ 度缺损，示、中指呈Ⅶ度缺损，残部用手掌皮肤覆盖缝合，环指指腹萎缩（图 12-125A）。根据伤情决定切取对侧带瓶样足背皮瓣及跖趾关节的第二趾移植再造拇指，供区做杯样皮肤切口（图 12-125B），掀起舌状皮瓣，第一掌骨残留约 1cm，拇长伸、屈肌腱及拇指两侧指神经缺损，保留拇短伸肌腱，解剖分离中指残端指深、浅屈肌腱，指伸肌腱及第一指总神经，以中指指深屈肌腱移位重建屈拇功能，中指指浅屈肌腱移位重建拇对掌功能，第一指总神经重建再造拇指感觉功能；供区按常规切取带足背皮瓣及跖趾关节的第二趾，于跖骨近 1/3 离断，足部创面取中厚皮片移植加压包扎。带足背皮瓣的第二趾移至受区（图 12-125C），行跖掌骨内固定，修复指伸、屈肌腱，跖板前移紧缩缝合固定并行拇对掌功能重建，以消除跖趾关节过伸畸形，修复趾-指神经，大隐静脉-头静脉、足背动脉-桡动脉吻合重建血液循环，皮瓣经调整重建虎口并覆盖手背及桡掌侧创面，桡掌侧尚留一小创面取中厚皮片移植，术后按常规治疗，再造指顺利成活。术后 2 年随访，恢复了拇指应有功能，患者十分满意（图 12-125D~F）。

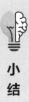

小结　本例是拇指V$_3$度缺损伴示、中指Ⅶ度缺损，环、小指尚有功能，选用带瓶样足背皮瓣及跖趾关节的第二趾移植再造拇指并重建与修复相关功能与皮肤缺损，达到预期再造目的。

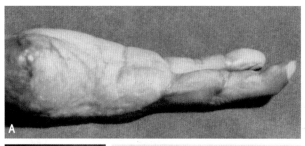

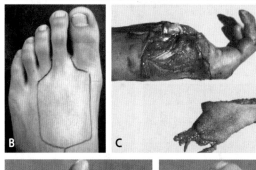

图 12-125　碾压伤致右手拇、示、中指缺损，选对侧带瓶样足背皮瓣及跖趾关节的第二趾移植再造拇指
A. 当时伤情；B. 杯样足背皮瓣及跖趾关节的第二趾移植皮肤切口设计；C. 第二趾移至受区；D~F. 术后 2 年随访见外形与功能。

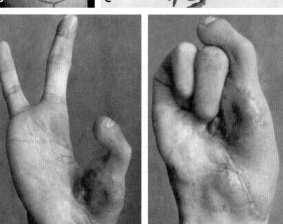

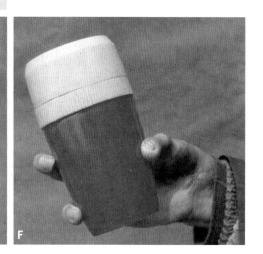

【**典型病例 3**】患者女性,21 岁,工人。因冲床伤致右手拇、示、中、环、小指缺损半年要求再造入院。检查:右手拇指于指间关节,示指于近指间关节,中、环指于近节基底部,小指于近节中段以远缺损,拇、示指残端为贴骨瘢痕,虎口皮肤中度挛缩,拇、示指掌指关节主动活动存在(图 12-126A)。选右侧带舵样足背皮瓣的第二趾移植再造拇指,左侧第二趾移植再造小指。左足按常规切取第二趾,右足按常规切取偏腓侧带舵样足背皮瓣的第二趾(图 12-126B)。两趾第一跖背动脉均属 Gilbert II型,均于跖趾关节离断,左足创面直接缝合,右足背创面用中厚皮片移植加压包扎;右手拇指残端做矢状切口,咬除近节指骨残端硬化骨,找出两侧指神经,分离松解拇长伸、屈肌腱;小指残端做矢状切口,找到两侧指神经、分离松解伸肌腱及指深屈肌腱,咬除残端硬化骨。移植再造:两趾断蒂,右侧第二趾移植于右手拇指,左侧第二趾移植于小指,趾-指骨均用钢丝十字交叉内固定,先后分别修复拇及小指伸、屈肌腱及指神经,偏腓侧带舵样足背皮瓣修复拇指虎口侧创面。两大隐静脉分别通过皮下隧道与鼻烟窝内头静脉、腕背静脉吻合,两足背动脉与桡动脉腕背支及尺动脉吻合,两趾分别缺血 4 小时 5 分钟及 4 小时 25 分钟重建血液循环。两再造指顺利成活。术后 4 个月切除右手示指贴骨瘢痕行锁骨下皮管修复以改善外形。术后 2 年患者寄来术后功能照片,称功能恢复满意,已婚育,达到预期再造目的(图 12-126C~E)。

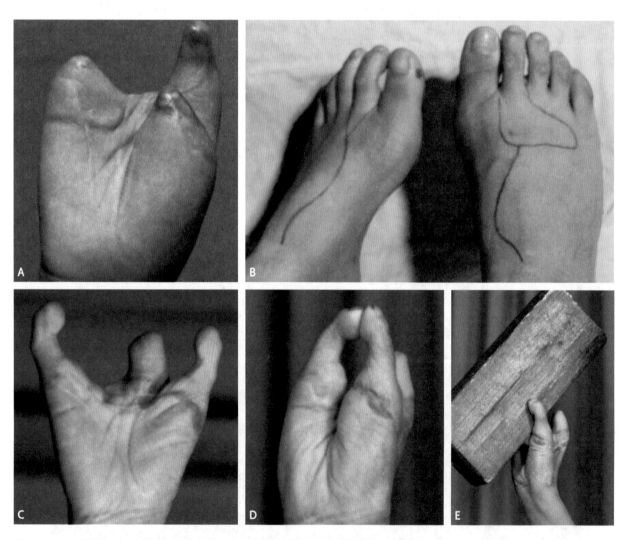

图 12-126　钢缆绞伤致第一~五指缺损,选同侧带舵样足背皮瓣的第二趾移植再造拇指,对侧第二趾移植再造小指
A. 当时伤情;B. 供足皮肤切口设计;C~E. 术后 2 年随访见外形与功能。

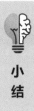

小结　本例系拇指Ⅱ度缺损，残端为贴骨瘢痕，小指Ⅴ度缺损伴示、中、环指不同程度缺损，丧失右手大部功能，具有强烈的再造适应证，设计同侧带舵样足背皮瓣的第二趾移植再造拇指并修复了虎口侧创面，选对侧第二趾移植再造小指，恢复了右手 60% 功能，达到了预期再造目的。

【典型病例 1】患者男性，21 岁，工人。因热压伤致左手拇、示、中指缺损 10 小月要求再造入院。检查：左手拇、示、中指均于掌指关节以远缺损，拇指残端呈贴骨瘢痕，虎口皮肤轻度挛缩，环指屈曲位挛缩畸形，掌指关节伸、屈功能正常，小指外形功能正常。手部组先切除环指掌侧挛缩瘢痕，保护鞘管，近指间关节行功能位融合，掌侧皮肤经改形并取全厚皮片移植加压包扎。第一掌骨残端做矢状切口，切除贴骨瘢痕，分离尺侧皮肤以扩大虎口，分离松解拇短展肌，切口内找到两侧指神经，拇长伸、屈肌缺损，将示指固有伸肌腱及环指指浅屈肌肌腱移位备用；选带舵样足背皮瓣及跖趾关节的右侧第二趾移植再造拇指，设计偏腓侧 4.0cm × 6.5cm 舵样足背皮瓣连同第二趾一并切取，第一跖背动脉属 Gilbert Ⅰ型，跖骨头下截骨，创面用中厚皮片移植；足趾移至受区，跖掌骨修整后用钢丝十字交叉内固定，缝合骨膜，使拇指处于旋前对掌位，行掌板前移，拇短展肌残端与第二趾腓侧腱止处缝合修复拇对掌功能，以消除跖趾关节过伸畸形，趾长伸肌腱与移位的示指固有伸肌腱修复伸拇功能，趾长屈肌腱与移位的环指指浅屈肌腱修复屈拇功能，使张力调节于休息位，舵样皮瓣覆盖桡掌侧创面，缝合趾-指神经，大隐静脉及足背动脉通过皮下隧道与腕部的头静脉及桡动脉吻合，再造指缺血 3 小时重建血液循环顺利成活。经术后 4 年随访，再造拇指有握捏功能，两点分辨觉为 5~6mm，已恢复工作（图 12-127）。

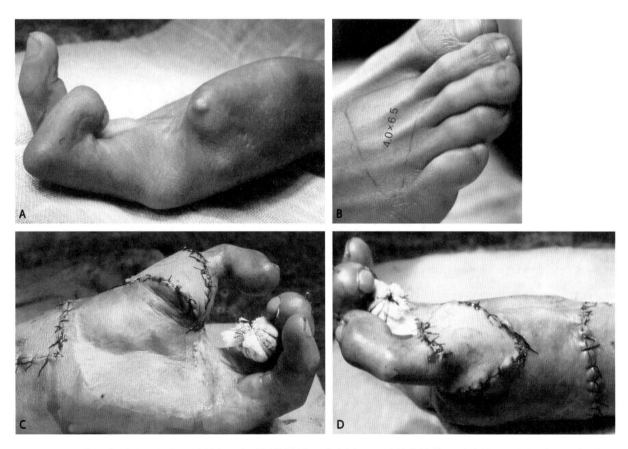

图 12-127　热压伤致左手拇指Ⅳ度缺损，选对侧带舵样足背皮瓣及跖趾关节的第二趾移植再造拇指术后 4 年随访
A. 当时伤情；B. 供区皮肤切口设计；C、D. 舵样足背皮瓣修复鱼际部创面。

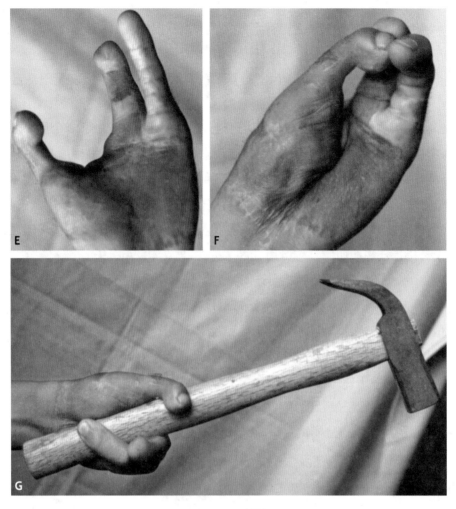

图 12-127（续）

E~G. 术后 4 年随访见外形与功能。

小结　　　本例系拇指Ⅳ度缺损伴示、中指缺损，丧失左手功能的 80%，具有强烈的再造适应证，设计带舵样足背皮瓣及跖趾关节的第二趾移植再造拇指并重建指伸、屈肌及对掌功能，修复拇指桡掌创面，环指指间关节行功能位融合，恢复了左手 60% 的功能，经过术后 4 年随访，再造拇指有握捏功能，两点分辨觉为 5~6mm，已恢复工作，达到了预期再造目的。

【**典型病例 5**】患者女性，24 岁。因冲压伤致右手拇、示、中、环指缺损要求再造拇指入院。检查：右手拇指呈V$_1$度缺损，残端腹部皮瓣修复，示、中、环指呈Ⅶ度缺损，小指完好（图 12-128A）。根据伤情及患者要求选对侧带菱形足背皮瓣及跖趾关节的第二趾移植再造拇指（图 12-128B），受区及供区均按常规准备与切取。完成第二趾移植再造拇指，患者出院时已显示再造拇指外形，术后 1 个月随诊已恢复一些功能（图 12-128C~F）。

小结　　　本例拇指V$_1$度缺损，残端做杯形皮肤切口，保留拇短展肌，选对侧带菱形足背皮瓣及跖趾关节的第二趾移植再造拇指并修复拇对掌功能。舌状皮瓣形成虎口皮肤，菱形两叶皮瓣修复桡背侧及桡掌侧创面，外形比较满意。

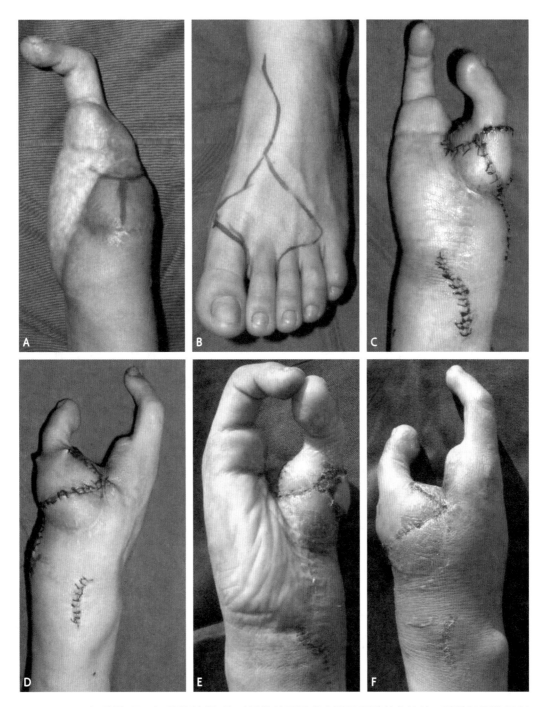

图 12-128 右手拇、示、中、环指缺损,选对侧带菱形足背皮瓣及跖趾关节的第二趾移植再造拇指
A. 当时伤情;B. 皮瓣切口设计;C、D. 再造术结束当时;E、F. 术后 1 个月随访见外形与功能。

【典型病例 6】患者男性,30 岁。因压盒机伤致左手拇、示、中指缺损,环指屈曲畸形要求再造手指入院。检查:左手拇指呈 V 度缺损,示、中指呈Ⅶ度缺损,环指近指间关节呈屈曲挛缩,末节呈钩甲畸形(图 12-129A、B)。根据伤情及患者要求,选右侧带菱形足背皮瓣及跖趾关节的第二趾移植再造拇指,选左侧带舵样足背皮瓣及跖趾关节的第二趾移植再造中指(图 12-129C)。由三个手术组同时施行。受区按切口设计切开皮肤掀起各舌状皮瓣,拇、中指做骨、神经、及伸、屈肌腱准备,拇指残端保留拇短展肌并予以松解备用,环指近指间关节行功能位融合,末节残修;双足供区按常规切取带菱形及舵样足背皮瓣及跖趾关节的双第二趾。供区创面取中厚皮片采用褥式加压包扎覆盖。右侧第二趾移于拇指,左侧第二趾移于中指,按常规操作顺序完成跖-掌骨固定并行跖板前移,拇短展肌缝于再造指桡掌侧腱止处以修复拇对掌功能,利用中指指浅屈肌腱为动力肌重建中指的蚓状肌功能。修复指伸、屈肌腱及两指指神经,菱形皮瓣两叶修复拇指桡背侧及桡掌侧创面,大隐静脉及足背动脉与头静脉及桡动脉吻合;舵样皮瓣修复中指桡侧创面,大隐静脉及足背动脉与掌背静脉及第二指总动脉吻合,两指分别缺血3小时及4.5小时重建血液循环,两再造指顺利成活(图12-129D~F)。

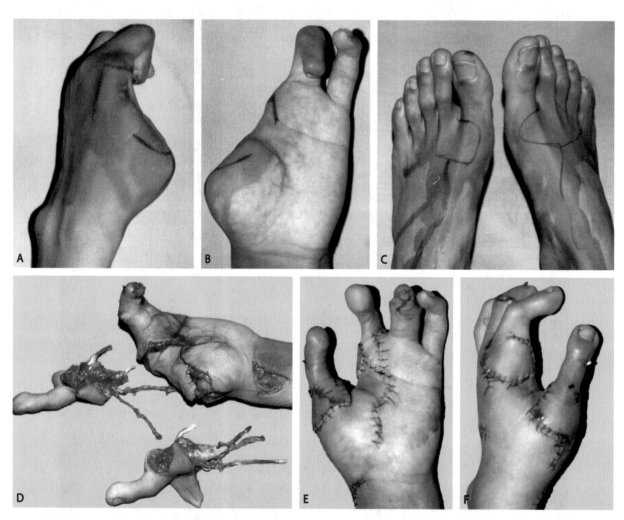

图 12-129　左手拇、示、中指缺损,选对侧带菱形足背皮瓣及跖趾关节的第二趾移植再造拇指,选同侧带舵样足背皮瓣及跖趾关节的第二趾移植再造中指
A、B. 当时伤情;C. 双足皮肤切口设计;D. 两足趾已游离移至受区;E、F. 再造术毕所示外形。

小结　本例选右足带菱形足背皮瓣及跖趾关节的第二趾移植再造拇指修复桡背侧及桡掌侧创面重建虎口,又选左足带舵样足背皮瓣及跖趾关节的第二趾移植再造中指修复桡侧创面。手术方案设计缜密,充分利用皮瓣有效面积修复创面并获得满意的外形,是一例难得的手术设计方案,是把两种类型皮瓣合理应用于同一患者的成功案例。

复合组织移植拇、手指再造与修复术

复合组织移植拇、手指再造复，是除了切取第二、三趾或踇趾甲皮瓣外，同时需切取远隔组织瓣移植一期完成再造与修复。尤其遇拇指Ⅳ度缺损伴虎口部分皮肤缺损病例，急症处理为了消灭创面皮肤直接缝合而导致第一、二掌骨紧贴在一起造成挛缩瘢痕。遇这类病例，术中将第一、二掌骨分离后造成虎口区皮肤缺损，难以采用带足背皮瓣的第二趾或踇趾甲皮瓣移植一期完成再造与修复，需要切取游离皮瓣一期完成拇指再造与虎口修复。

一、足趾切取的选择

一般选第二趾或第二、三趾移植再造拇指或手指，也可选用踇趾甲皮瓣再造拇指，并根据再造和修复的需要，在切取足趾的同时携带不同形式的足背皮瓣一并移植，但仍需切取另一游离皮瓣，移植修复虎口或覆盖手部其他部位深部组织外露创面。

二、游离皮瓣的选择

应根据再造与修复的需要，选择切取带足背皮瓣的足趾组织进行设计，或根据受区皮肤缺损面积选择不同血液循环重建方式而选择不同皮瓣。采用血管串联吻接重建血液循环者常选对侧前臂桡动脉皮瓣、尺动脉皮瓣及小腿内侧皮瓣；采用血管并联吻接重建血液循环者常选足外侧皮瓣、对侧第一趾蹼皮瓣及足底内侧皮瓣等。

三、手术方法

手术分三组同时进行。一组切取足趾，一组切取皮瓣，另一组在受区准备。现以拇指Ⅳ度缺损第一、二掌骨紧贴伴皮肤瘢痕挛缩（图12-130），采用第二趾移植再造拇指，足外侧皮瓣移植修复虎口皮肤，采用血管并联吻接重建血液循环为例陈述如下。

足趾的切取及受区的准备与前述手术操作步骤大同小异，在此不再重述。

1. 足外侧皮瓣的切取 根据受区创面大小剪取布样，在同侧外踝外下方，以腓动脉远端为血管蒂，依据布样设计皮瓣（图12-131）。沿外踝前上缘切开皮肤，找到腓动脉及其伴行静脉并游离，再沿皮瓣后缘切开皮肤，找到小隐静脉并游离，切断结扎以上血管与皮瓣无关的分支，然后沿皮瓣切口从深层逐渐掀起皮瓣，保护腓动脉远端进入皮瓣的皮支，切断结扎腓动脉与跟外侧动脉及跗外侧动脉的交通支（图12-132、图12-133），此时，除腓血管及小隐静脉相连外，其余组织均已离断。凡选用足外侧皮瓣移植除采用以腓动脉终末降支为血管蒂外，也可采用以跗外侧动脉为血管蒂的方法切取移植，但不宜切取以跟外侧动脉为蒂的皮瓣。创面用中厚皮片移植并加压包扎。

2. 再造与修复 第二趾血管断蒂后移至受指，经骨修整及内固定并缝合骨膜，修复指伸、屈肌腱及

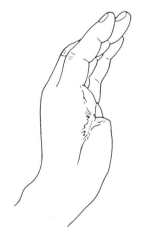

图12-130 拇指Ⅵ度缺损伴严重虎口皮肤瘢痕挛缩

指神经,理顺足背动脉及大隐静脉并通过皮下隧道引至鼻烟窝。将足外侧皮瓣移至虎口并与虎口创缘皮肤简单缝合几针以固定皮瓣,于镜下将腓动脉终末降支及小隐静脉分支与第二趾的足背动脉深支及大隐静脉分支做端端吻合,大隐静脉及足背动脉与鼻烟窝头静脉及桡动脉腕背支吻合重建再造指及皮瓣血液循环,最后调整皮瓣缝合皮肤,术毕(图 12-134)。

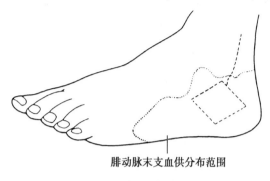

图 12-131 足外侧皮瓣切口设计

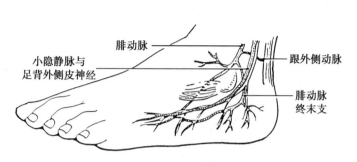

图 12-132 足外侧皮瓣应用解剖

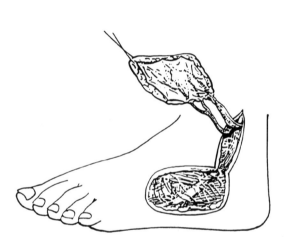

图 12-133 除腓动脉终末降支与小隐静脉相连外,皮瓣已掀起

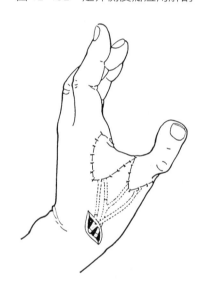

图 12-134 采用血管并联吻合重建血液循环

　　适应本手术的病例,第一及第二掌骨大部分紧贴在一起,经手术分离造成虎口部大面积皮肤缺损,难以采用带足背皮瓣的第二趾移植一期完成再造与修复,故另采用游离皮瓣移植完成再造并修复虎口。除采用血管并联吻合重建复合组织血液循环外,还可采用血管串联吻合或其他血管吻合方法重建复合组织血液循环。采用血管串联吻合重建血液循环者一般选用前臂桡动脉或尺动脉皮瓣及小腿内侧皮瓣为便。方法:按常规切取皮瓣,断蒂后移至虎口,并与虎口皮肤缝合几针以固定皮瓣。然后把皮瓣近端的动脉及静脉与受区动脉及静脉吻合以重建皮瓣的血液循环,然后把第二趾的足背动脉及大隐静脉与皮瓣远端的动脉与静脉吻合重建第二趾的血液循环(见图 11-52)。

四、手术注意事项

　　1. 第一及第二掌骨分离时,尽量不损伤拇收肌斜头,松解第一掌腕关节并使第一掌骨充分伸展,必要时在第一、二掌骨间用克氏针支撑以形成足够宽度的虎口,术后 3 周拔除。

　　第十二章 ｜ 不同程度拇、手指缺损选用不同形式足趾组织移植拇、手指再造与修复

2. 修复虎口的皮瓣可设计成正方形或菱形,皮瓣移植后在虎口处以对角线放置为合理,以达到充分利用皮瓣有效面积开大虎口的目的。

3. 若选游离皮瓣移植仍不能修复虎口及其他创面覆盖时,也可设计第二趾携带第一趾蹼及不同形式足背皮瓣一期移植再造与修复。

4. 造成手掌部皮肤瘢痕挛缩,可切取足底内侧皮瓣等移植,采用血管并联吻合法重建血液循环,以达一期完成再造与修复。

五、典型病例

【**典型病例1**】患者男性,12岁,学生。1983年因鞭炮炸伤致左手拇、示、环、小指缺损3个月要求再造入院。检查:左手拇指自近节基底以远缺损,残端留有干固痂皮,虎口皮肤呈瘢痕挛缩;中指末节呈槌状,远节指骨粗隆外露,主动伸屈受限;环指近节指骨外露已坏死,第四、五掌骨及示、小指缺损,手掌皮肤呈不规则瘢痕挛缩(图12-135A)。全身麻醉下行前臂皮瓣及第二趾移植修复虎口并再造拇指。手术分三组同时进行。右足按常规切取第二趾,第一跖背动脉属Gilbert I型(图12-135B),供区创面直接缝合。对拇指残端扩创,松解挛缩虎口,量取虎口皮肤缺损布样,切除中指末节外露远节指骨粗隆及环指近节外露指骨,行残端缝合。在拇指切口内找到两侧指神经,拇长伸、屈肌腱,咬除残端硬化骨;于右前臂沿桡动脉为血管轴线,按布样设计面积为5cm×6cm的皮瓣皮肤切口,按常规掀起以桡动脉及伴行静脉为蒂的前臂皮瓣,血管蒂长6cm,供区创面取中厚皮片移植覆盖(图12-135C)。第二趾移至受区,近节趾骨缩短与拇指近节基底部用钢丝十字交叉内固定并缝合骨膜,修复拇长伸、屈肌腱。因神经缺损较长,于足背切取腓深神经移植修复;前臂皮瓣断蒂后移至受区(图12-135D),调整位置先缝合几针将皮瓣固定,皮瓣的血管蒂通过皮下隧道引至鼻烟窝与桡动脉腕背支及伴行静脉吻合,皮瓣缺血90分钟重建血液循环。最后把第二趾的大隐静脉通过皮下隧道与鼻烟窝头静脉分支吻合,足背动脉与皮瓣远端的桡动脉吻合,第二趾缺血3.5小时重建血液循环(图12-135E)。移植的皮瓣及第二趾顺利成活。术后经7年随访,虎口开大满意,再造拇指发挥了应有功能,高中毕业后已参加工作(图12-135F~H)。

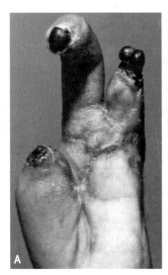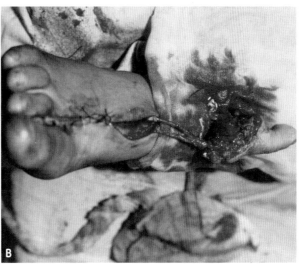

图12-135　左手拇、示、中、环、小指缺损,选对侧第二趾移植再造拇指,取对侧前臂皮瓣移植修复虎口,采用血管串联吻合法重建血液循环
A. 当时伤情;B. 取对侧第二趾移植再造拇指。

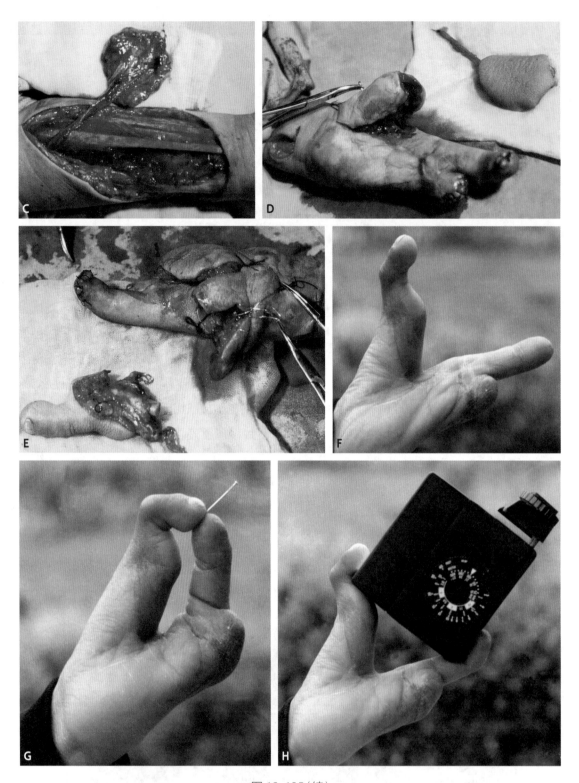

图 12-135 (续)

C. 取对侧前臂皮瓣修复虎口；D. 前臂皮瓣断蒂移至受区；E. 前臂皮瓣修复虎口重建血液循环，第二趾断蒂移至受区；F~H. 再造修复术后 7 年随访见外形与功能。

小结

本例系左手拇指Ⅲ度缺损伴虎口皮肤挛缩狭窄，难以采用带舵样或菱形足背皮瓣的第二趾移植再造拇指并修复虎口。本组采用前臂皮瓣串联第二趾，仅利用受区一条知名动脉提供两个组织血供，一期完成拇指再造及虎口修复。手术设计合理，随访证明达到了预期目的。

【**典型病例 2**】患者男性,28 岁。因和面机伤致右手拇指缺损 11 个月要求再造入院。检查:右手拇指呈Ⅳ度缺损,第一、二掌骨紧靠在一起致虎口皮肤瘢痕挛缩,拇指残端及桡掌侧均为贴骨瘢痕,示、中、环指完好,小指呈Ⅴ度缺损(图 12-136A)。取对侧带舵样足背皮瓣及跖趾关节的第二趾移植再造拇指,取同侧足外侧皮瓣移植修复虎口(图 12-136B)。手术分三组同时进行。受区按常规切除贴骨瘢痕分离第一、二掌骨间挛缩瘢痕,保留拇收肌斜头,使第一掌骨充分伸展,血管、神经、肌腱按常规显露准备。供区按常规切取以足背动脉及大隐静脉为蒂的带舵样足背皮瓣及跖趾关节的第二趾,切取以腓动脉终末降支及小隐静脉为蒂的足外侧皮瓣(图 12-136C),以上两游离组织移至受区,采用血管并联吻合重建血液循环:足外侧皮瓣的腓动脉终末降支及小隐静脉与足背动脉深支及头静脉分支在无血条件下吻合,带舵样足背皮瓣及跖趾关节的第二趾的足背动脉及大隐静脉与鼻烟窝的桡动脉腕背支及头静脉吻合,两组织缺血 4 小时 20 分钟重建血液循环完成拇指再造及虎口重建(图 12-136D、E)。

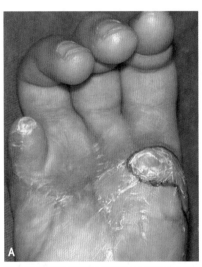
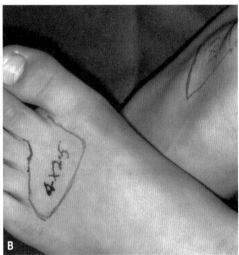
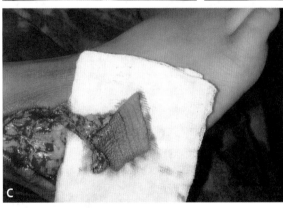
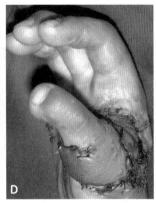
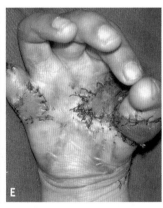

图 12-136　右手拇指缺损伴虎口皮肤瘢痕挛缩,取对侧带舵样足背皮瓣及跖趾关节的第二趾移植再造拇指,取同侧足外侧皮瓣修复虎口,采用血管并联吻合重建血液循环

A. 当时伤情;B. 两供区皮肤切口设计;C. 足外侧皮瓣除血管蒂相连外,其他组织已游离;D、E. 采用血管并联吻合重建血液循环术后半个月外形。

　　　　本例系拇指Ⅳ度缺损伴虎口皮肤严重瘢痕挛缩,拇指残端桡掌侧贴骨瘢痕。为一期完成再造与修复,本组选对侧带舵样足背皮瓣及跖趾关节的第二趾移植再造拇指并修复桡掌侧皮肤缺损,选同侧以腓动脉终末降支为蒂的足外侧皮瓣重建虎口,采用血管并联吻合重建血液循环,一期完成拇指再造与虎口创面修复。

小结

【**典型病例 3**】患者男性,25 岁。碾压伤致右手拇指缺损伴掌背侧及虎口皮肤瘢痕挛缩 8 个月要求再造入院。检查:右手拇指呈Ⅲ度缺损,残指为贴骨瘢痕,手背及虎口部皮肤均有严重瘢痕挛缩,示、中指因皮肤瘢痕挛缩而出现继发畸形(图 12-137A、B)。根据伤情,决定切取同侧带不规则足背皮瓣的踇趾甲皮瓣移植再造拇指并修复手背创面,切取对侧足外侧皮瓣修复虎口(图 12-137C)。手术分三组施行。先切除手背、虎口及拇指残部贴骨瘢痕,使拇指充分伸展,调整修复示、中指伸肌腱,使示、中指肌张力调节于休息位,量得手背皮肤缺损面积与形状布样(图 12-137D),于同侧足背按布样设计切取带足背皮瓣的踇趾甲皮瓣,常规切取以足背动脉、第一跖背动脉及大隐静脉为蒂带足背皮瓣的踇趾甲皮瓣(图 12-137E);根据虎口皮肤缺损形状于对侧足外侧切取 3cm × 3.5cm 以腓动脉终末降支及小隐静脉为蒂的足外侧皮瓣(图 12-137F)。两供区创面用中厚皮片移植加压包扎。两游离组织断蒂后移至受区(图 12-137G)。咬除踇趾末节膨大骨嵴,切除部分脂肪,使踇趾趾体修小。将足外侧皮瓣以对角线放置修复虎口并与踇趾甲皮瓣皮缘缝合固定数针,将该皮瓣腓动脉终末降支及小隐静脉在无血条件下与踇趾甲皮瓣的足背动脉深支及大隐静脉分支吻合,踇趾甲皮瓣套入近节拇指,远节趾骨与拇指近节指骨做功能位融合克氏针固定,形成拇指外形,修复拇指尺侧指神经,将足背皮瓣及足外侧皮瓣调整后修复手背及虎口创面,大隐静脉及足背动脉通过皮下隧道与前臂远端头静脉及桡动脉吻合,两组织分别缺血 4 小时重建血液循环,术后按常规治疗均顺利成活(图 12-137H、I)。

小结 本例因碾压伤致右手拇指Ⅲ度缺损残指呈贴骨瘢痕,手背及虎口皮肤呈严重瘢痕挛缩。经手术切开第一、二掌骨分离后造成较大面积的虎口及手背皮肤缺损,故选用带不规则足背皮瓣的踇趾甲皮瓣移植再造拇指并修复手背创面;选足外侧皮瓣移植重建虎口,采用血管并联吻合法重建血液循环,获得理想的拇指再造外形及创面修复。

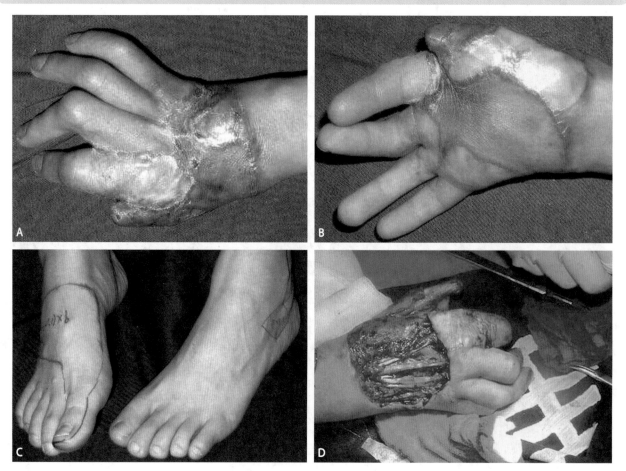

图 12-137　右手拇指缺损伴虎口、手背皮肤严重瘢痕挛缩,选同侧带足背皮瓣与踇趾甲皮瓣移植再造拇指,选对侧足外侧皮瓣移植修复虎口,采用血管联吻合法重建血液循环
A、B. 当时伤情;C. 双足皮肤切口设计;D. 受区瘢痕切除造成的创面。

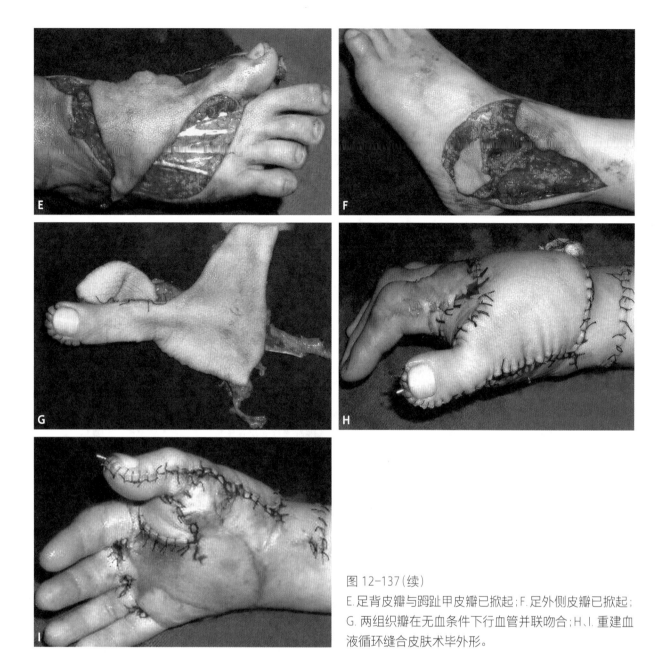

图 12-137（续）

E.足背皮瓣与踇趾甲皮瓣已掀起；F.足外侧皮瓣已掀起；
G.两组织瓣在无血条件下行血管并联吻合；H、I.重建血
液循环缝合皮肤术毕外形。

　　【典型病例4】患者男性,27岁。因脱粒机伤致右手拇、中、环、小指缺损及手部皮肤坏死2个月要求一次手术完成修复与再造入院。检查：右手残留旋转畸形无功能的示指,拇指呈Ⅲ度缺损,中、环、小指呈Ⅵ度缺损,残手掌背部近2/3为坏死皮肤干痂与不健康肉芽组织（图12-138A、B）,X线片见示指与第二掌骨成角畸形并假关节,第三、四、五掌残留3枚克氏针（图12-138C）。创面经细菌培养及术前积极准备,决定经严格彻底扩创,选用股前外侧皮瓣覆盖创面,取对侧带瓶样足背皮瓣的第二趾移植再造拇指并覆盖桡背侧创面。分三个手术组同时进行,先对伤手彻底扩创,切除无生机的坏死皮肤及肉芽组织,保留大鱼际部皮肤,拔除克氏针,将示指近节指骨修整移位与第三掌骨向尺背侧倾斜成15°克氏针交叉固定,调整指伸、屈肌腱,切除第四、五掌骨及部分第二掌骨,缩小手掌创面面积（图12-138D）。在前臂远端分别显露桡、尺动脉,头静脉及贵要静脉,创面经皮肤消毒液及3%过氧化氢液反复清洗,受区准备结束。根据手残部皮肤缺损面积与形状量取布样,于对侧设计8cm×5cm带瓶样足背皮瓣的第二趾（图12-138E）及同侧17cm×10cm股前外侧皮瓣（图12-138F）。按常规切取以足背动脉及大隐静脉为

蒂的带瓶样足背皮瓣的第二趾（图12-138G），切取以旋股外侧动脉降支及伴行静脉为蒂的股前外侧皮瓣（图12-138H），两供区创面用中厚皮片移植加压包扎。拇指近节指骨基底部与第二趾近节趾骨行钢丝十字交叉内固定，修复指伸、屈肌腱及神经，瓶样足背皮瓣覆盖手部桡背侧创面，调整股前外侧皮瓣后修复手部尺背侧创面并重建虎口。此时，手部创面全部用两块皮瓣覆盖。大隐静脉及足背动脉通过皮下隧道与头静脉及桡动脉吻合，旋股外侧动脉降支及伴行静脉与尺动脉及贵要静脉吻合，两块游离组织分别缺血3小时及4小时重建血液循环，术后按常规治疗两组织瓣及第二趾顺利成活，未发生感染。术后1年随访见两指伸展达4cm，两指能对捏持物，协助左手适应个人生活、学习的需要，患者十分满意（图12-138I~K）。

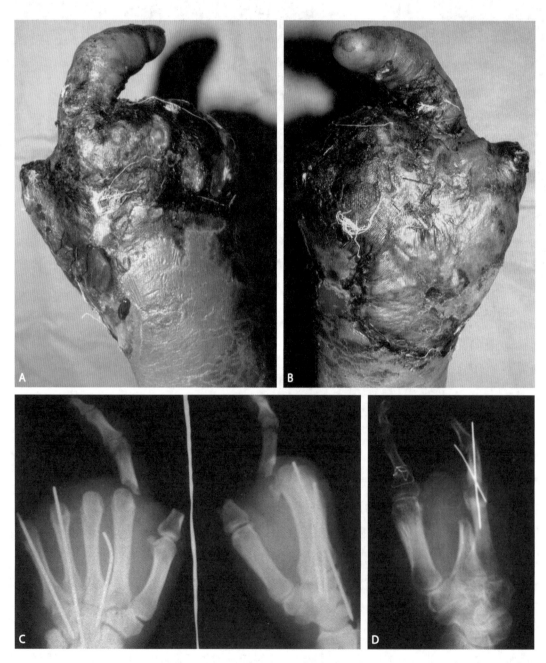

图12-138　右手部皮肤坏死感染伴拇、中、环、小指缺损，患者要求一次手术修复再造，取股前外侧皮瓣修复手部创面，取带瓶样足背皮瓣的第二趾移植再造拇指一期完成修复与再造
A、B. 当时伤情；C. 当时X线片所见；D. 术后X线片所见。

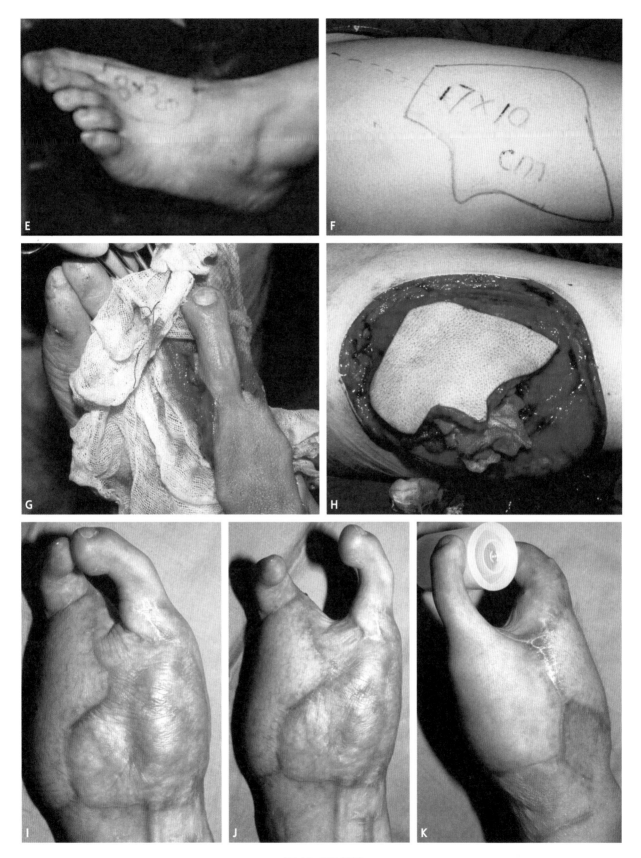

图 12-138（续）

E. 供足带瓶样足背皮瓣皮肤切口设计；F. 股前外侧皮瓣皮肤切口设计；G. 带瓶样足背皮瓣的第二趾已游离；H. 股前外侧皮瓣掀起；I~K. 术后 1 年随访见外形与功能。

本例是一例严重手外伤后残留一无功能示指,手部皮肤广泛坏死的感染创面,经扩创造成手部 2/3 皮肤缺损。患者的要求给笔者提出了挑战,笔者进行缜密的手术设计,为消灭创面并一期再造拇指,在严格扩创的基础上精心进行手术操作,将示指移位于第三掌骨固定并调整指伸、屈肌腱张力;切取 8cm×5cm 带瓶样足背皮瓣的第二趾再造拇指并重建虎口,使拇指与移位示指处于旋前对掌位;又切取 17cm×10cm 股前外侧皮瓣移植覆盖手部全部创面,一期获得再造与修复,术后未发生感染。术后随访证明,本例应属亚急症再造与修复,是一例大胆而缜密成功的手术范例,达到患者要求及预期目的。

第九节

急症及亚急症拇、手指再造术

自拇、手指缺损可择期选用第二趾移植再造以来,临床医师自然地会想到拇、手指遇外伤截断者,能否在急症手术的同时施行足趾移植拇、手指再造。1980 年笔者遇到 1 例因电刨伤致右手拇指于掌指关节部缺损急症患者,因右手拇指已被电刨刨碎,为了减轻患者多次手术痛苦和经济负担,尽早恢复功能,笔者单位立即组成手术组施行第二趾移植急诊拇指再造,并获得了成功,术后 3 个月患者恢复了工作,给笔者以极大启发;1984 年笔者报道 13 例 14 指急症拇、手指再造成功 13 指,术后均未发生感染;至 2004 年笔者单位先后施行急症拇、手指再造 264 例 267 指,成功率为 98.1%,经长期随访证明术后功能恢复优于择期再造。

一、适应证

拇指外伤性截指时是行急症足趾移植拇指再造,还是先行清创残端缝合,半年后再行择期再造,不同学者有不同的看法。有的认为无再植条件的拇指外伤性截指应先予以清创缝合,等待半年或更长一段时间,当患者感到拇指缺损的痛苦后予以再造显得更为合适;也有的认为急症再造易感染,风险大,手术人员难以及时组成,还是择期再造为妥;笔者对上述观点持不同意见。当拇指在近节基底部外伤性截指行清创缝合时,为使皮肤缝合无张力,术者常毫不思索地切除近节基底部并咬除部分掌骨头,骨缩短缝合皮肤。这一清创缝合术破坏了两个极其重要的解剖结构:一是破坏了原来完好的掌指关节;二是破坏了拇短展肌,拇短伸、屈肌及拇收肌等的附着,影响拇指对掌及内收等功能。如果在急症当时经严格清创,行第二趾移植再造拇指,不仅保留了原掌指关节,而且保留了上述肌肉正常附着的外在肌及内在肌功能,使再造手术简化,术后功能必将十分满意。所以,急症再造显然有其不可忽略的优点,一旦错过这一机会,任何择期再造手术都难以弥补。其理由如下。

1. 伤指断端皮肤正常,弹性好,残端皮肤可以获得充分利用,以利覆盖创面,即使有皮肤缺损也可采用带足背皮瓣的第二趾或𧿹趾甲皮瓣移植予以再造修复。

2. 指伸、屈肌腱为新鲜断端,近端肌肉弹性正常;而择期再造时伤指伸、屈肌腱均有回缩及粘连,手术时又必须予以松解而再次造成创伤;另一方面,由于伤指伸、屈肌长期失用而导致肌萎缩、肌力减退,影响术后功能。

3. 急症再造时残端保留较完好的神经,可在无张力下缝合并获早期感觉恢复;择期再造者常因残端神经瘤形成,术中切除指神经瘤,造成指神经回缩或缺损,会出现神经张力缝合或神经移植而影响功能。

4. 骨断端为新鲜骨折断面,利于骨内固定及正常骨连接;择期再造者骨残端均发生骨质疏松脱钙及硬化改变、关节挛缩或强直改变,影响骨愈合及功能练习。

5. 手术一期成功,减轻患者多次手术痛苦及经济负担,使患者未经残缺的痛苦而一期获再造与功能重建,功能恢复比择期再造为优。

所以新鲜创伤导致拇、手指外伤性截指或离断无再植条件,近端无多发性骨折,神经、肌腱无逆行撕脱,拇、手指缺损符合再造适应证范围,凡要求再造无足癣、无足部感染及其他器质性疾病者,均可于急症施行足趾组织移植拇、手指再造与修复。

二、手术方法

急症拇指再造:拇指Ⅱ～Ⅳ度缺损再造方式与择期再造类同;若同时伴有皮肤缺损,可选带足背皮瓣的第二趾或踇趾甲皮瓣移植再造,必要时切取游离皮瓣移植施行再造与修复。

急症手指再造:第二～五指于近节中段以远缺损,掌指关节完好者,可选一足第二、三趾一并移植再造示、中指或中、环指;也可选吻合趾-指动、静脉的双足第二趾移植再造示、中指或中、环指;若第二～五指掌指关节已破坏或缺损,可选双足带跖趾关节的第二趾移植再造示、中指;若第二～五指创伤缺损,尚保留完好的小指时,可把小指列于掌骨截骨移植于环指位;或先行示、中、环指残端缝合,术后根据小指功能代偿程度而定,暂不做急症再造;若造成 1～2 个手指因皮肤套状撕脱凡要求保留手指者,可选第二趾甲皮瓣或带足背皮瓣的第二趾甲皮瓣移植再造手指;急症遇第一～五指外伤性截指,应视患者全身情况及患者要求慎重选择,若施行急症再造与修复,可按本章第八节施行急症再造与修复;若技术无把握行创面皮肤覆盖,选择期再造与修复。

再造时机:在通常情况下,手指离断或毁损伤且无再植条件,争取在伤后 12 小时内施行急症再造为适;若创伤较轻且无明显感染,遇冬春季节,也可在伤后 24 小时内施行急症再造与修复。再造的时机选择也是人为的,目前已掌握了严格的清创或扩创术,并有可靠有效的抗生素,也可以打破以往常规,施行亚急症再造。笔者曾遇 1 例拇指皮肤套状撕脱女性青年患者,在外地医院行原位缝合后坏死,4 天后转来我院,应用抗生素 3 天后施行亚急症再造,经严格扩创术保留了可贵的掌指关节,施行带足背皮瓣的踇趾甲皮瓣移植获得成功(见第十二章第九节三、严格的清创与扩创中典型病例 4)。

三、严格的清创与扩创

急症或亚急症拇、手指再造与择期再造的最大区别在于对手部创面的处理。严格的清创与扩创术是急症或亚急症再造的一个重要手术步骤。只有经过严格而正规的清创及扩创,使创面变成一个新鲜、干净的外科切口,才能接受足趾组织及其他复合组织的移植完成再造与修复。清创或扩创术的原则如下。

1. 手术必须在充分麻醉及止血下进行。

2. 切除一切污染、挫灭、失活的组织。

3. 感染创面,先做细菌培养与药敏试验,经湿敷换药及引流,创面清洁后方可实施手术。

4. 严格的清创与扩创术,坏死皮肤宜在坏死缘以近 2mm 做皮肤切口,切除皮肤及坏死软组织;已干固的肌腱应予以切除,掌指关节完整者应予以保留。

5. 术前、术中及术后应用抗生素。

急症再造的足趾切取,供区创面处理,受区的准备,骨、肌腱、神经修复及循环重建,术后治疗及功能练习,完全同择期再造,在此不再重述。

四、典型病例

【典型病例1】患者男性,21岁,木工。1980年因电刨伤致右手拇指外伤性缺损3小时入院。检查:右手拇指于近节基底以远缺损,断面不整齐,轻度污染。于当日在臂丛神经阻滞及硬膜外阻滞下行右侧第二趾移植急症拇指再造术。右足第二趾按常规切口,解剖游离第二趾跖背静脉及大隐静脉,足背动脉及第一跖骨背动脉(Gilbert I型),趾长伸、屈肌腱及趾底神经于高位切断后,于跖趾关节处离断,创面直接缝合;受区按常规清创,保留掌指关节,在断面内找到两侧指神经,拇长伸、屈肌腱,鼻烟窝切口找到头静脉及桡动脉腕背支;第二趾断蒂,近节趾骨做修整后,钢丝十字交叉内固定并缝合骨膜。相继修复拇长伸、屈肌腱,镜下缝合两侧指神经。大隐静脉及足背动脉通过皮下隧道于鼻烟窝头静脉及桡动脉腕背支做端端吻合,再造指缺血2.5小时重建血液循环。术后按常规治疗,再造指顺利成活,术后3个月恢复木工作业。术后经一年随访,再造拇指略比正常第二趾粗大,指根部有轻度驼颈畸形,再造拇指伸屈范围正常,捏握有力,患者及其家属十分满意(图12-139)。

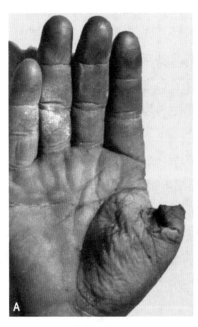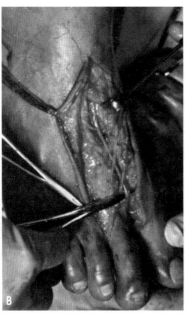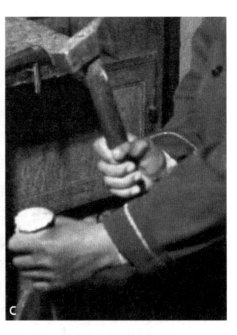

图12-139 电刨伤致右手拇指近节基底部以远缺损,急症施行第二趾移植拇指再造
A. 当时伤情;B. 第一跖背动脉为Gilbert I型;C. 术后1年继续木工工作。

> **小结** 本例系拇指外伤性Ⅲ₂度缺损,远端拇指已被刨成碎片。若行残端缝合必将切除掌指关节,从而破坏了第一掌指关节的重要解剖组织结构。为此本组实施急症再造并获得了满意的外形与功能,达到预期目的。笔者认为,凡外伤性拇指截指于近节基底部,掌指关节完整者,应提倡并动员患者施行急症拇指再造。

【典型病例2】患者女性,18岁,农民。1981年因冲床伤致右手拇指挫灭6小时入院。检查:右手拇指于近节基底以远完全挫灭,指骨呈粉碎性骨折,仅有少许挫灭的拇长伸肌腱相连,远端无血运

（图 12-140A）。于入院当日在臂丛神经阻滞及硬膜外阻滞下行左侧第二趾移植急症拇指再造术。右手
拇指于近节基底以远清除一切挫灭组织，找到拇长伸、屈肌腱及两侧指神经。创面经皮肤消毒液、3% 过
氧化氢溶液及生理盐水反复清洗，于鼻烟窝切口内找到头静脉、桡动脉腕背支；按常规切取左足第二趾，
于跖趾关节处离断，创面直接缝合。咬除近节趾骨基底部软骨面及部分骨干后，行钢丝十字交叉内固定
并缝合骨膜，修复拇长伸、屈肌腱，两侧指神经，大隐静脉及足背动脉通过皮下隧道与鼻烟窝头静脉及桡
动脉腕背支吻合，缺血 1 小时 50 分钟重建血液循环。拇指桡侧有小面积皮肤缺损取中厚皮片移植，术
后按常规治疗并指导患者行自主功能练习。术后获 10 年随访，功能恢复十分满意（图 12-140B~D）。

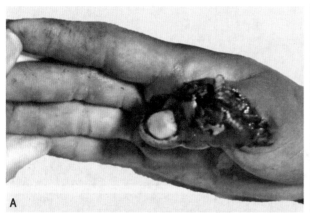
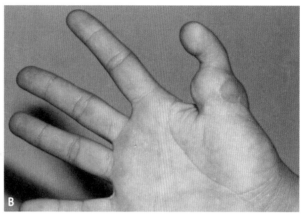
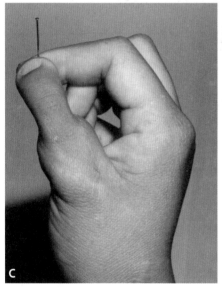
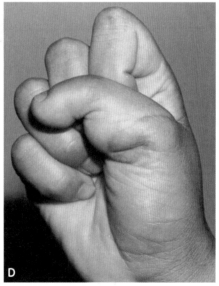

图 12-140　因冲压伤致右手
拇指近节基底部以远挫灭，急
症施行第二趾移植拇指再造
A. 当时伤情；B~D. 再造术后
10 年随访见外形与功能。

小结　　本例行第二趾移植急症拇指再造的早期病例，主要目的是保留掌指关节的重要解剖结构与
功能，术后功能十分满意，再造早期因缺乏经验残留了驼颈畸形为其不足。

【典型病例 3】患者男性，24 岁。1981 年因绞肉机伤致右手示、中、环、小指 4 指外伤性截指 1 小时
入院。检查：右手示、中、环、小指 4 指于近节中段以远缺损，断面不整齐且有猪肉沾污。在臂丛神经阻
滞及硬膜外阻滞下行双足第二趾移植急症示、中指再造术。双足第二趾按常规于跖趾关节处离断，供区
创面直接缝合；右手按常规清创，创面经皮肤消毒液、3% 过氧化氢溶液及生理盐水反复清洗，环、小指残

端缝合,示、中指断端找到指伸、屈肌腱及两侧指神经;两足趾移于伤手,骨断端用钢丝十字交叉内固定,分别修复指伸、屈肌腱,使张力调节于指休息位。镜下缝合 4 条指-趾神经,移植于示指的右侧第二趾大隐静脉与鼻烟窝部头静脉吻合,移植于中指的左侧第二趾大隐静脉与掌背静脉吻合,两足背动脉分别与鼻烟窝桡动脉腕背支远、近端吻合,分别缺血 2 小时及 3 小时重建两再造指血液循环,术后按常规治疗,两再造指顺利成活。术后经 1 年随访,能完全适应训练、生活、工作及学习需要(图 12-141)。

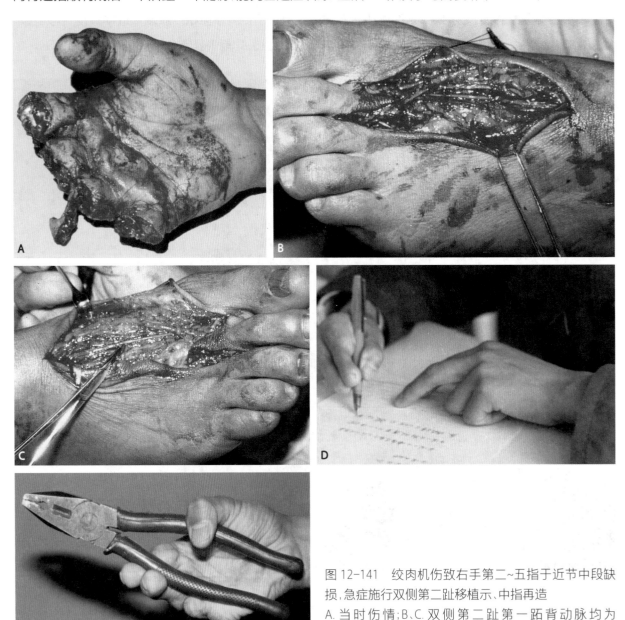

图 12-141 绞肉机伤致右手第二~五指于近节中段缺损,急症施行双侧第二趾移植示、中指再造
A. 当时伤情;B、C. 双侧第二趾第一跖背动脉均为 Gilbert I 型;D、E. 术后 1 年随访见外形与功能。

小结　　本例因绞肉机伤致右手示、中、环、小指 4 指缺损,急症行双足第二趾移植示、中指再造术。术中对右手做严格清创,术后未发生任何感染并一期愈合。由于近端保留完整的指蹼,所以分别切取双侧第二趾移植再造示、中指。1981 年是笔者单位实施手指再造初期,常规切取大隐静脉及足背动脉与受区知名血管吻合重建血液循环,为了不影响受区血液循环,采用桡动脉近、远两端吻合法提供两再造指足够动力血供;如今若遇到此类病例,则采用吻合趾-指动、静脉重建血液循环的方法完成再造以减小手术创伤。

【典型病例 4】患者女性,20 岁。因印刷机伤致左手拇指皮肤呈套状撕脱,在本地县医院行原位缝合伤后 4 天转来笔者单位。检查:左手拇指自第一掌骨远 1/3 桡背侧及拇指皮肤呈环形坏死,缝合处有脓性渗出,仅虎口处有 2cm 皮肤相连,第二~五指掌指关节背侧裂伤皮肤已缝合(图 12-142A),X 线片示第一掌骨远断端克氏针纵贯固定。经抗生素治疗及清洁换药,伤后 11 天在臂丛神经阻滞及脊椎麻醉下行扩创,选带不规则足背皮瓣的对侧𧿹趾末节移植拇指再造术。左手拇指经洗刷,消毒后切除坏死皮肤彻底扩创,拔除克氏针,见指伸、屈肌腱已干固,两侧指神经存在,拇短伸、屈肌及拇短展肌、拇内在肌附着正常,掌指关节有血供,近节指骨远端断面渗血。创面经苯扎溴铵溶液、3% 过氧化氢溶液及盐酸林可霉素溶液清洗、外敷,细菌培养;按左手拇指皮肤缺损面积及形状于右足设计带不规则足背皮瓣的𧿹趾甲皮瓣并按常规切取(图 12-142B、C),供区创面取中厚皮片移植加压包扎;第一掌骨骨断端改用不锈钢丝十字交叉内固定,咬除𧿹趾远节趾骨基底部膨大骨嵴与拇指近节指骨行功能位融合克氏针固定。修复拇指尺侧指神经,足背动脉及大隐静脉通过皮下隧道与鼻烟窝桡动脉腕背支及头静脉吻合,缺血 2 小时 30 分钟重建血液循环,调整缝合皮肤,术后按常规治疗再造指顺利成活。术中创面培养无细菌生长。术后经 1.5 年随访,再造拇指外形接近正常,甲生长正常,掌指关节活动正常,再造拇指具有捏及对掌功能,拇指尺侧两点分辨觉为 6mm,患者及其家属十分满意(图 12-142D)。

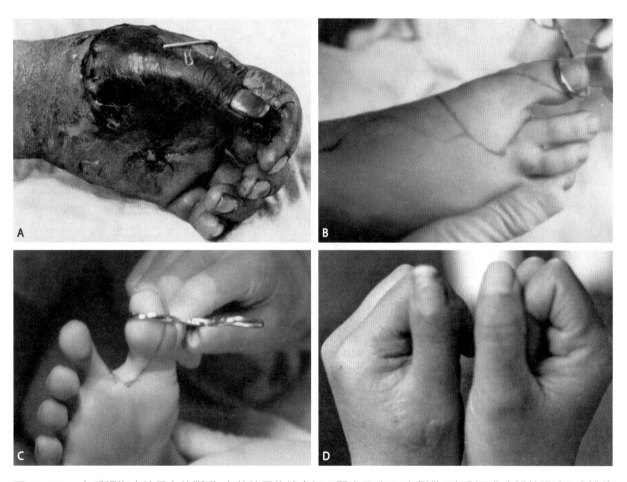

图 12-142 左手拇指皮肤呈套状撕脱,在他院原位缝合坏死要求再造,取右侧带不规则足背皮瓣的𧿹趾甲皮瓣移植施行亚急症再造

A. 当时伤情;B、C. 供足皮肤切口设计;D. 再造术后 1.5 年随访见外形。

本例属亚急症拇指再造。拇指大部分坏死，但第一掌指关节、近节指骨及附着的内在肌仍有血供，创面彻底扩创是亚急症再造的重要操作步骤；由于造成左手拇指及虎口部不同形状的皮肤缺损，故切取带不规则足背皮瓣及跗趾远节趾骨的跗趾移植再造与修复，获得满意的外形与功能。

【典型病例 5】患者女性，47 岁。因压面机伤致右手拇指坏死 14 天要求再造入院。检查：一般情况良好，右手拇指自掌指关节以远指体呈干性坏死，虎口及手背有大面积皮肤缺损区，第二~五指伸、屈指功能正常（图 12-143A）。根据患者要求结合伤情，选对侧切取 11.5cm×7.0cm 带瓶样足背皮瓣及跗趾关节的第二趾移植再造拇指并修复手背创面（图 12-143B）。右手经严格扩创，右手拇指于掌骨头下截指，分别找到两侧指神经，指伸、屈肌腱，量得手背有 11cm×7cm 皮肤缺损创面，经苯扎溴铵溶液、3% 过氧化氢及生理盐水反复清洗，外敷盐酸林可霉素溶液包扎准备术毕；供区按手术设计常规切取以足背动脉及大隐静脉为蒂的带瓶样足背皮瓣及跗趾关节的第二趾移至受区（图 12-143C），供区创面取中厚皮片移植加压包扎。按常规完成带跗趾关节的第二趾移植拇指再造手术步骤，足背皮瓣覆盖虎口、手背及桡掌侧创面。大隐静脉及足背动脉通过皮下隧道与前臂远端头静脉及桡动脉吻合，缺血 2.5 小时重建血液循环，术后按常规治疗顺利成活，术后 3 个月随访已恢复部分功能（图 12-143D）。

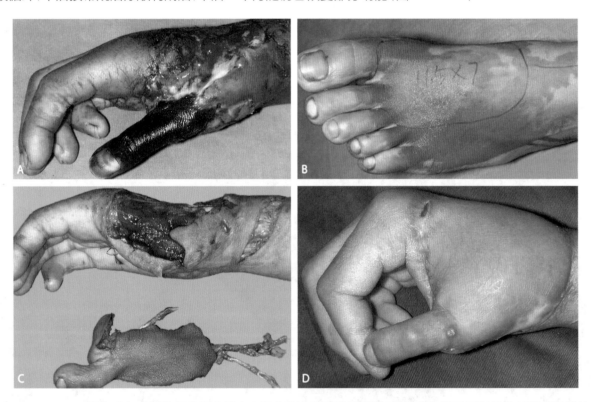

图 12-143　压面机伤致右手拇指坏死伴背侧大面积皮肤缺损，取对侧带瓶样足背皮瓣及跗趾关节的第二趾移植，亚急症再造与修复
A. 当时伤情；B. 供足皮肤切口设计；C. 带瓶样足背皮瓣的第二趾已断蒂移至受区；D. 术后 3 个月随访见外形与功能。

本例因拇指外伤后干性坏死伴手背大面积皮肤缺损，伤后半个月行亚急症再造。选带瓶样足背皮瓣及跗趾关节的第二趾移植再造并修复虎口及手背大面积皮肤缺损创面，经严格扩创术后未发生任何感染，获得预期的手术效果。

【**典型病例6**】患者男性,30 岁,工人。1987 年因汽锤砸伤致双手拇指挫灭 3 小时入院。检查:双拇指自掌指关节以远完全挫灭,有挫伤的指伸、屈肌腱相连,指体无血运(图 12-144A)。X 线片见右手第一掌骨中段以远呈粉碎性骨折,远节指骨缺损,左手拇指近节指骨远端以远呈粉碎性骨折。入院当日在双侧臂丛神经阻滞及硬膜外阻滞下,行双侧第二趾移植双拇指急症再造术。手部组对左、右手拇指先后进行清创,右手拇指于第一掌骨中段以远截指,左手拇指于近节中段以远截指,分别找出指神经、拇长短伸肌腱及拇长屈肌腱。右手于鼻烟窝部找出头静脉及桡动脉,左手于创面内找到指背静脉及拇主要动脉,双手准备结束;两个手术组切取双足带舵样足背皮瓣的第二趾,左侧第一跖背动脉属 Gilbert Ⅲ型,切取以第二跖背动脉、足背动脉为血管蒂,于跖骨中段截断,高位断蒂,足背创面取中厚皮片移植加压包扎;右足第一跖背动脉也属 Gilbert Ⅲ型,见第二跖背动脉较细,遂分离第二趾胫趾底动脉直达第一跖底动脉为血管蒂,于跖趾关节离断,创面用中厚皮片移植加压包扎。双侧第二趾分别断蒂,把右侧第二趾移植于左手拇指,趾-指骨用钢丝十字交叉内固定;左侧第二趾移植于右手拇指,跖掌骨克氏针内固定并跖板前移缝合固定,拇短展肌止点部缝于再造指桡掌侧蚓状肌腱止点处修复拇对掌功能;分别修复指伸、屈肌腱,使两再造指张力调节于休息位。分别缝合趾-指神经,左大隐静脉及足背动脉通过皮下隧道与右鼻烟窝处头静脉及桡动脉腕背支吻合;右第一跖底动脉与左手拇指主要动脉吻合,两跖背静脉与左手拇指两指背静脉吻合,分别缺血 3 小时重建血液循环。术后 83 小时左手拇指发生动脉危象,经解痉处理无效决定手术探查,担架车推往手术室途中左手拇指恢复了血液循环而返回病房,术后第 4、5、6 天发生多次动脉危象,均经解痉治疗局部保温而解除,两再造指全部成活。术后经 5 年随访,两再造拇指外形可,均恢复捏握功能及对掌功能,出汗,两点分辨觉为 7~8mm,恢复工作(图 12-144B~D)。

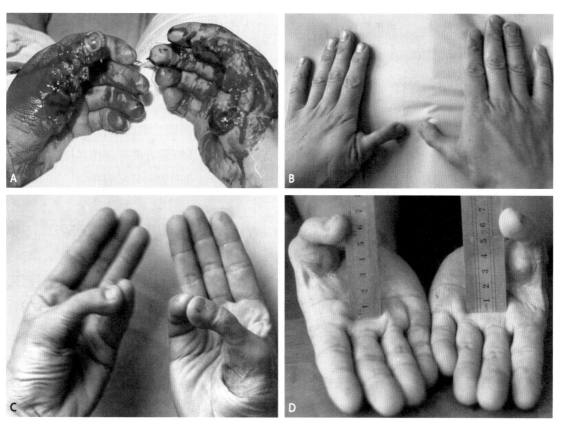

图 12-144　汽锤砸伤致双拇指挫灭,取双足带舵样足背皮瓣的第二趾移植急症再造双拇指
A. 当时伤情;B~D. 再造术后 5 年随访见双拇指外形与功能。

五、利用废弃足趾急症拇、手指再造

上述均系外伤性截指因丧失再植条件,为减轻患者多次手术痛苦和经济负担,尽早恢复功能,在急症时组织手术人员施行足趾组织移植拇、手指再造。但创伤是多种多样的,没有固定模式,因而也有不同的处理原则与方法。笔者在临床工作中曾遇 2 例特殊创伤患者,启发了笔者的灵感,在急症时利用自体废弃足趾移植施行拇、手指再造获得了成功。

(一)适应证商榷

因外伤造成拇、手指毁损伤同时又造成小腿毁损伤,小腿丧失再植条件,而踝部以下足是完好时,在患者全身情况允许时为减轻患者多次手术痛苦和经济负担,尽早恢复功能,在急症截肢的同时,可利用废弃足趾组织移植施行拇、手指再造,是一种时不再来的机遇——利用废弃足趾组织移植施行再造与修复最理想的手术时机。手术医师应打破顾虑,利用所掌握的解剖知识,充分发挥灵感,大胆设计,精心操作,可获得理想的再造与修复。

(二)手术要点及注意事项

1. 本类患者到达医院时均有不同程度的休克,经抗休克治疗,待患者全身情况好转后行常规截肢,保留离体足部相关正常组织。

2. 手部经严格清创,根据伤情制订再造与修复方案。

3. 根据拇、手指及皮肤缺损情况,在离体的足部设计相应的足趾组织及皮瓣,按常规切取。

4. 由于供足离体,组织完全是苍白的,给术者解剖游离带来了困难。为此可将足部较粗的深、浅静脉结扎,取 50ml 防凝全血注入胫前动脉,使足部出现血管走向,便于解剖分离并保持其连续性。

5. 根据手部其他组织缺损情况再切取必要的肌腱、骨骼、神经及血管为移植备用。

(三)典型病例

【典型病例 1】患者男性,24 岁。因修理铁道设施被行驶的火车撞击致右第二~五指毁损,右小腿毁损离断 2 小时入他院。检查:患者轻度休克。右手示、中、环、小指 4 指于掌骨头斜形截指,拇指完好,创面污染较重;右小腿于中下 1/3 呈完全离断,两断端胫、腓骨粉碎性骨折,皮肤脱套,上、下两端肌肉肌腱均挫灭,离体的右足完好(图 12-145A)。他院决定行截肢及截指术,患者家属强烈要求请笔者会诊,根据伤情,笔者提出利用废足的第二、三趾移植急症再造手指的方案,该院及家属欣然同意。由笔者带领一手术组实施手术。手部经严格清创,根据残端情况决定切取带跖趾关节的第二、三趾一并移植再造示、中指(图 12-145B);将示、中指相应的组织做解剖游离准备,显露尺动脉及掌背浅静脉;按手术设计切开足背皮肤,由于足部呈苍白色,难以辨认皮下及深部血管,为此将足部较粗的深、浅静脉结扎,取 50ml 防凝全血注入胫前动脉,有了红白对照后顺利完成解剖游离;第二、三趾移至受区,按手指再造常规程序完成骨、肌腱、神经连续性重建,为消除两跖趾关节过伸畸形,将两跖板前移固定,利用

残指一条指浅屈肌腱一劈为二,作为动力肌重建蚓状肌功能。大隐静脉与掌背皮下静脉,足背动脉与尺动脉吻合,缺血 6 小时重建血液循环(图 12-145C)。术后按常规治疗,顺利成活,经术后 1 年随访,再造示、中与拇指具有对指及捏握功能,两点分辨觉为 8mm,能提 20kg 重物、驾驶摩托车,恢复了轻工作(图 12-145D~F)。

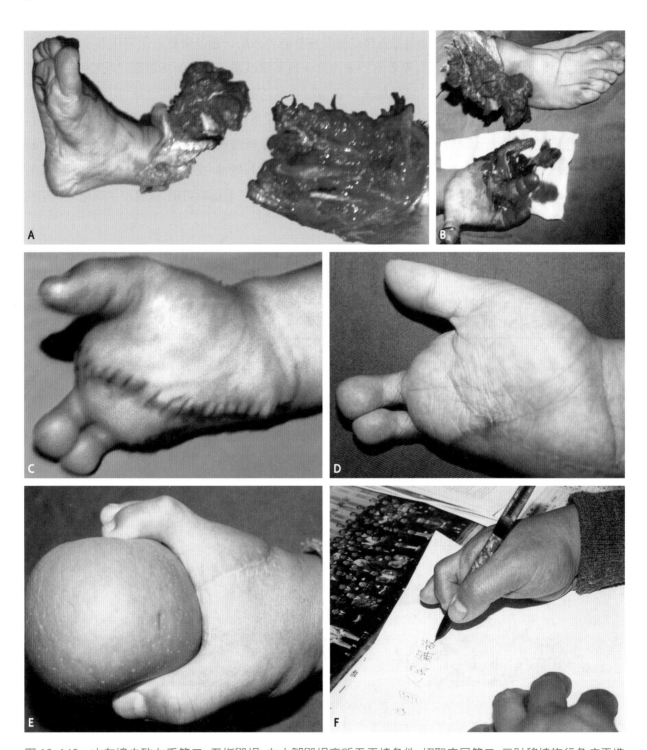

图 12-145 火车撞击致右手第二~五指毁损,左小腿毁损离断无再植条件,切取废足第二、三趾移植施行急症再造左手示、中指
A. 右小腿毁损离断当时伤情;B. 右手第二~五指毁损,取废足第二、三趾移植皮肤切口设计;C. 手术结束外形;D~F. 术后 1 年随访见外形与功能。

【典型病例 2】患者男性，26 岁。因操作不慎，左侧肢体连同人体被卷入传送带，致左手拇指及左小腿完全离断 2 小时入院。检查：患者休克，左手拇指及大鱼际部软组织于第一掌骨部离断，指体已挫灭；左小腿中段呈毁损性离断，近断端肢体皮肤碾伤脱套，软组织挫灭，远断端肢体皮肤脱套挫灭严重，胫、腓骨下端呈粉碎性骨折，丧失再植条件（图 12-146A）。决定取废弃足带菱形足背皮瓣的第二趾移植再造左手拇指。经抗休克治疗，患者一般情况改善后行截肢术，左手拇指按常规清创，找到拇长、短伸肌腱及拇长屈肌腱，神经断端标记，鼻烟窝显露桡动脉及头静脉。术前计划以带菱形足背皮瓣及跖趾关节的第二趾移植再造拇指，经创清后，笔者感到采用这一方案难以覆盖左手拇指创面，故改用带胫侧皮肤的踇趾移植再造（图 12-146B）。结扎相关静脉，取 50ml 防凝全血灌入胫前动脉，切取以足背动脉及大隐静脉为蒂的带胫侧皮肤及跖趾关节的全踇趾组织移至受区（图 12-146C），按再造顺序重建骨、肌腱、神经的连续性，拇短展肌与踇短展肌腱止部缝合以修复拇对掌功能，足背动脉及大隐静脉分别与桡动脉及头静脉吻合，缺血 5 小时重建血液循环，再造指顺利成活（图 12-146D）。术后 2 年随访，左手拇指外形较大，有 30° 伸屈活动，两点分辨觉 6~8mm，与第二~五指能对指，恢复左手拇指大部功能（图 12-146E、F）。

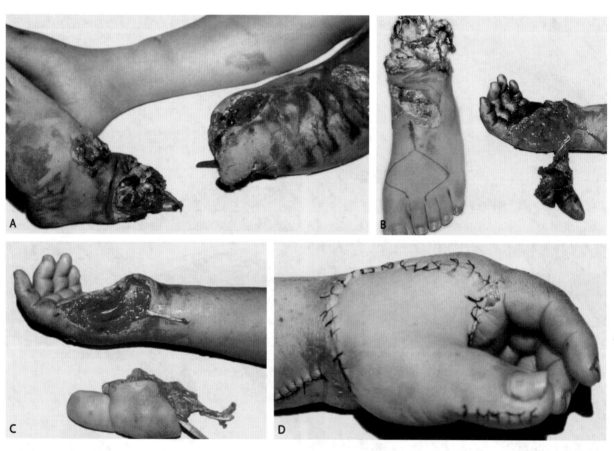

图 12-146　左手卷入传送带致左手拇指毁损，左小腿毁损性离断无条件再植，取左踇趾移植施行急症再造拇指
A. 左小腿毁损伤情；B. 左手拇指毁损，原计划切取带菱形足背皮瓣的第二趾移植再造拇指，因难以覆盖创面而改切取踇趾加胫背侧皮瓣移植再造与修复；C. 踇趾已切取移至受区；D. 急症再造结束当时外形。

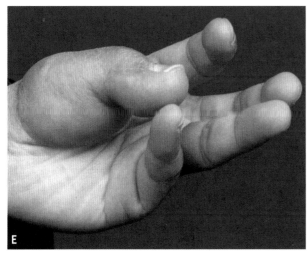
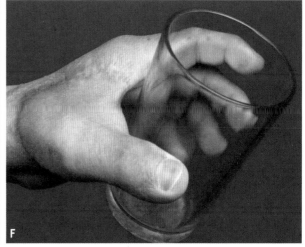

图 12-146（续）

E、F. 术后 2 年随访见外形与功能。

小结

　　以上两例属特殊创伤，患者一侧下肢毁损性离断无再植条件本应截肢遗弃，同时又造成拇、手指毁损离断，笔者出现灵感，把本应遗弃的废足切取足趾组织移植，达到"废物利用"，一期完成拇、手指再造与修复。这里要引起注意：足部离体后肢体苍白，难以正确区别血管进行解剖分离，故术中采用防凝全血注入胫前动脉以形成血管的对比，获顺利解剖分离，是一种有启发性的措施。

第十节

手缺损再造术

一、概况

　　1917 年 Hermann Krukenberg 对外伤性截肢致手缺损者，将桡、尺分离至前臂中下 1/3，利用前臂残存指伸、屈肌分隔形成分叉，利用指伸、屈肌形成挟持动作恢复部分简单手功能，称 Krukenberg 前臂分叉术（图 12-147）；1979 年于仲嘉在趾-手移植的基础上，利用不锈钢两叉及三叉人造掌骨插入桡骨残端，分别将两足第二趾或一足第二趾及另一足第二、三趾插入人造掌骨，修复指伸、屈肌腱及指神经并重建血液循环再造手，获得成功（图 12-148）；1981 年陈中伟则切取带较长跖骨的两侧第二趾，把两跖骨移植在桡骨远端两侧的再造手也获得成功（图 12-149）。再造手指有感觉，患者能以龙虾钳状手指持物，其功能远比 Krukenberg 前臂分叉术或佩戴假手为优。以后于仲嘉又利用踇趾甲皮瓣加髂骨植骨再造拇指并携带第二趾或第二、三趾一并移植再造两个或三个手指，再造手的手指随桡骨旋转而同步旋转。1985 年 Vilkki 在桡骨中段凿去部分骨干将第二趾移植于其上，利用第二趾与残存尺骨对捏，获有益的挟持功能（grip reconstruction）。

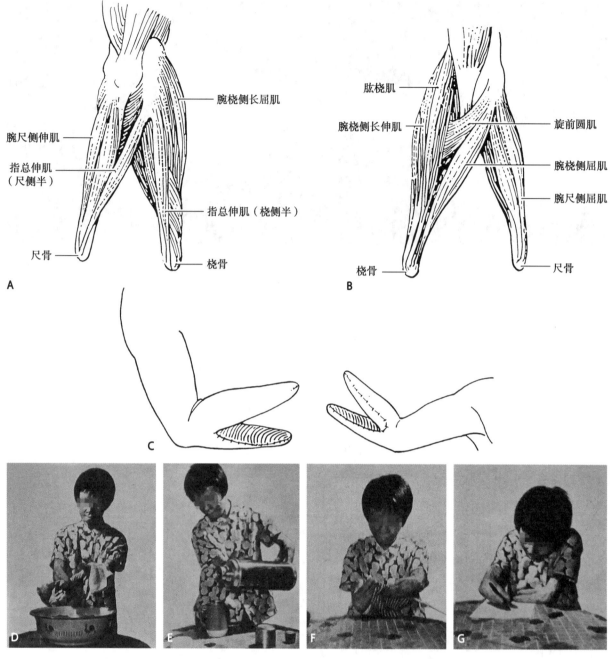

图 12-147　Kruckenberg 前臂分叉术

A. 前臂背侧各肌群之分叉；B. 前臂掌侧各肌群之分叉；C. 前臂分叉术后外形；D~G. 前臂分叉术病例。

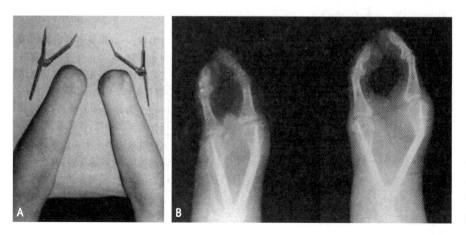

图 12-148　于仲嘉采用人工掌骨为支架再造手

A. 患者伤情及两叉人工掌骨；B. 人工掌骨植入术后 X 线片。

　　　　第十二章　┃　不同程度拇、手指缺损选用不同形式足趾组织移植拇、手指再造与修复

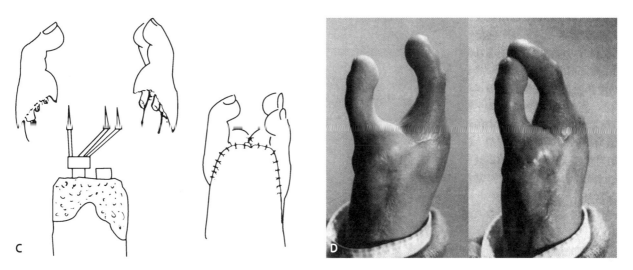

图 12-148（续）

C. 三叉不锈钢人工掌骨；D. 两叉人工掌骨术后外形与功能。

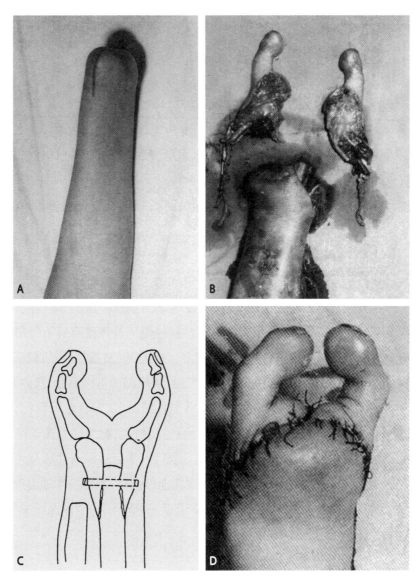

图 12-149　陈中伟采用第二跖骨为支架再造手

A. 患者伤情；B. 双侧第二趾移至受区；C. 两跖骨固定于桡骨两侧；D. 术后外形。

1984 年笔者在创用前臂残端断指异位再植重建部分手功能（详见第十六章）的手术中，把异位再植于前臂残端的一指植于桡骨，另一指或两指植于尺骨并形成 20°～30° 的倾斜夹角，修复手指全部功能并重建血液循环，使两指或三指具有伸屈及捏握功能，手指随桡骨旋转而旋转并能准确对指，获得了较好的再造临床效果。为此笔者对全手缺损者也采用把移植的双侧第二趾一趾植于桡骨，另一趾植于尺骨，使再造手具有伸屈、捏握及旋转功能。

二、适应证

因外伤致前臂远端截肢致手缺损，残端保留指伸、屈肌及正中或尺神经要求再造者。

术前必须告诉患者，再造术后在前臂远端形成分叉的龙虾钳状手指外形，具有伸屈、捏握及旋转的手指基本功能，其功能比假肢好。

前臂中、上端手缺损不宜选用本手术方法。

三、手术要点及注意事项

1. 前臂残端做矢状切口，创面内找到再造相关指的指伸、屈肌腱、神经及桡、尺动脉并松解恢复正常弹性。

2. 按常规切取以足背动脉或第一跖背（底）动脉、大隐静脉或趾背静脉为血管蒂于跖骨或趾关节离断的双侧第二趾或踇趾甲皮瓣。

3. 移植于桡、尺骨残端的两指应形成 20°～30° 的分离角，以增加手指捏握力。

4. 趾长伸、屈肌腱宜与前臂残端有正常弹性的同名肌腱缝合，张力调节于休息位。

5. 趾底神经与残端正中或尺神经行相应位准确缝合。

6. 足背动脉及大隐静脉与前臂残端的桡、尺动脉及头静脉、贵要静脉吻合重建再造指血液循环。

7. 术后及时指导患者行功能练习及必要的康复治疗。

四、典型病例

【典型病例 1】患者男性，15 岁，学生。1996 年因鞭炮炸伤致右手缺失 3 月要求再造入院。检查：一般情况好，右前臂远端手缺失，残端留有瘢痕。在臂丛神经阻滞及脊椎麻醉下行右手再造术，手术分三组同时进行。右前臂创面内分别找到并松解桡、尺动脉，正中神经及指伸、屈肌腱备用；按常规切取以足背动脉及大隐静脉为血管蒂的双足带跖趾关节的第二趾，供区创面直接缝合；双侧第二趾断蒂后移至受区，两跖骨断端做相应骨处理后，形成向桡背侧及尺背侧各倾斜 10°，与桡、尺骨行克氏针交叉内固定使两指形成 20°～30° 的分离夹角，修复指伸、屈肌腱并用残端掌长肌腱为动力重建两指蚓状肌功能，使肌腱张力调节于休息位，四条趾底神经与正中神经相应端缝合，最后双足背动脉及大隐静脉与残端桡、尺动脉及头、贵要静脉吻合，分别缺血 4 小时及 6 小时重建血液循环，术后按常规治疗，两再造指顺利成活。术后 23 年随访，两指伸、屈有力并能旋转，两点分辨觉为 6~8mm，可驾驶摩托车从事外卖配送工作（图 12-150），患者对再造手功能满意。

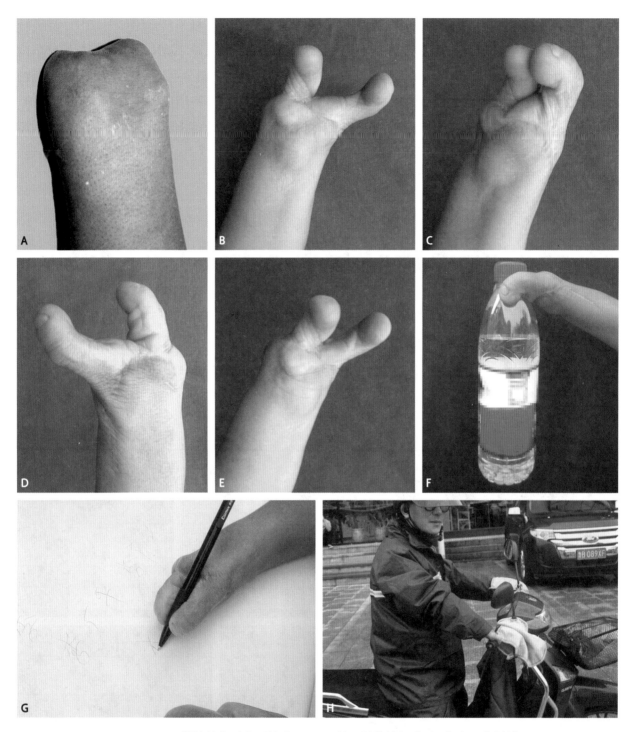

图 12-150　鞭炮炸伤致右手缺失,取双足第二趾移植再造手,术后 23 年随访

A. 当时伤情;B~H. 术后 23 年随访时再造手功能。B. 伸指功能;C. 屈指功能;D. 旋前功能;E. 旋后功能;F. 持物;G. 写字;H. 驾驶摩托车。

【典型病例 2】患儿男性,8 岁。因火药炸伤致左手残留拇、小指,右手缺失 5 年要求再造于 1998 年入院。在臂丛神经阻滞及硬膜外阻滞下行双侧第二趾移植右手再造术。手术分三组同时进行。受区:残端做矢状切口(图 12-151A),掀起皮瓣,分别解剖指伸、屈肌腱、尺、桡动脉及头静脉,正中神经、尺神经,正中及尺神经均缺损较长,故切取 3cm 尺神经移植加长正中神经;供区:两手术组按常规分别切取带跖趾关节的双侧第二趾(图 12-151B),供区创面直接闭合;移植:将桡骨的桡背侧、尺骨的尺背侧及双侧第二跖骨跖侧均做成台阶状,右侧第二趾移植于桡骨,左侧第二趾移植于尺骨(图 12-151C),克氏针横贯固定,两跖板前移与骨膜紧缩缝合消除跖趾关节过伸畸形,修复指伸、屈肌腱并重建两指蚓状肌功能,桡侧趾两趾底神经及尺侧趾侧趾底神经与移植的正中神经缝合,血管分别与受区动、静脉吻合,两趾分别缺血 4 小时及 5 小时重建血液循环,术后按常规治疗顺利成活(图 12-151D)。经术后 6~21 年随访,桡侧指总主动活动度(总主动活动度,TAM)为 60°,尺侧指 TAM 为 65°,伸指时两指间距为 6cm,两指能重叠对捏,旋前旋后达 170°,两点分辨觉达 4mm,具有捏握功能,能托 7.2kg、提 3.6kg 哑铃,生活自理,大学毕业后经商,患者及其家属十分满意(图 12-151E~N)。

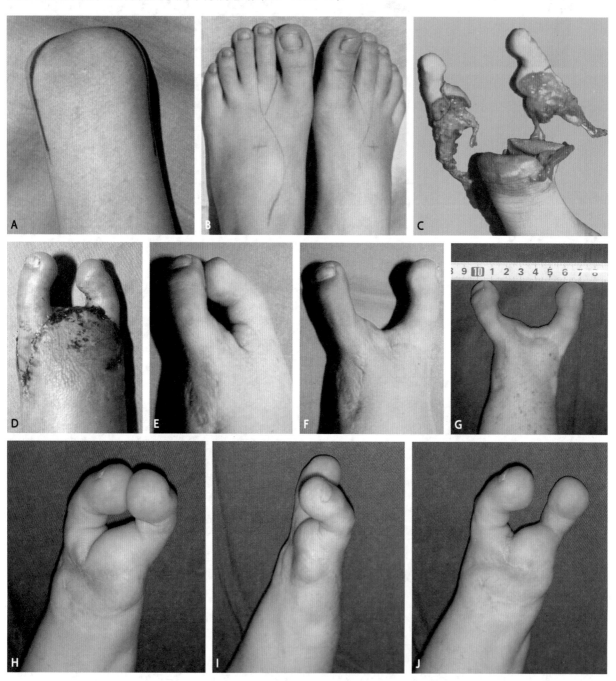

图 12-151　因炸伤致右手缺失,取双足带跖趾关节的第二趾移植再造手,获 21 年随访
A. 术前伤情及皮肤切口设计;B. 取双足带跖趾关节的第二趾移植再造手的皮肤切口设计;C. 双侧第二趾已离断移至受区;D. 再造术后 3 周外形;E、F. 术后 6 年随访见外形与功能;G. 术后 21 年随访见两指伸展间距;H. 对指功能;I、J. 旋前、旋后功能。

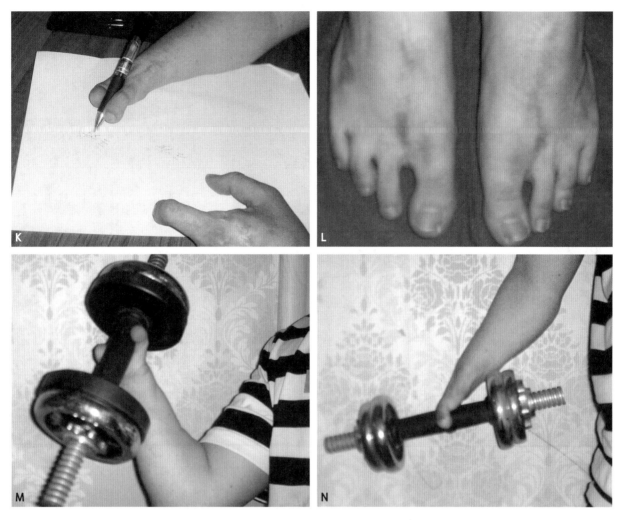

图 12-151（续）

K. 写字；L. 双足外形；M. 托 7.2kg 哑铃；N. 提 3.6kg 哑铃。

小结

上述两例均是患儿家长从外地前来笔者单位要求再造，均切取双足带跖趾关节的第二趾移植再造，重建骨支架，修复指伸、屈肌腱并重建蚓状肌功能，修复神经重建血液循环获得成功，术后经 21~23 年随访获得满意的外形与功能，达到再造要求与目的，尤其是病例 2，两指两点分辨觉 4mm，手指出汗，指纹明显。两例患者都达到生活自理，找到了工作，21~23 年后笔者赴他们家中随访时感到十分欣慰。

【典型病例 3】患者男性，32 岁，工人。因双手压砸伤致双手缺失要求再造于 1999 年入院。检查：一般情况良好，双手于桡、尺骨远端以远缺失（图 12-152A），患者从外地来笔者单位，要求一次手术再造成功，本组决定切取双足跗趾末节连同第二趾一并移植再造双侧手指，由 4 个手术组同时施行。按图 12-152B、C 设计，分别切取双侧跗趾末节连同第二趾一并移植（图 12-152D、E），断蒂后移至受区（图 12-152F、G），分别按各手术步骤完成骨内固定，修复指伸、屈肌腱及神经，大隐静脉及足背动脉分别与前臂残端头静脉及桡、尺动脉吻合，双手分别缺血 2.5 小时重建血液循环，再造双手顺利成活（图 12-152H~J）。然患者术后 12 天夜间趁医护人员不备拿走病历离开医院不告而别，失去联系。本例虽无法获得随访，预计将能恢复双手捏持功能。

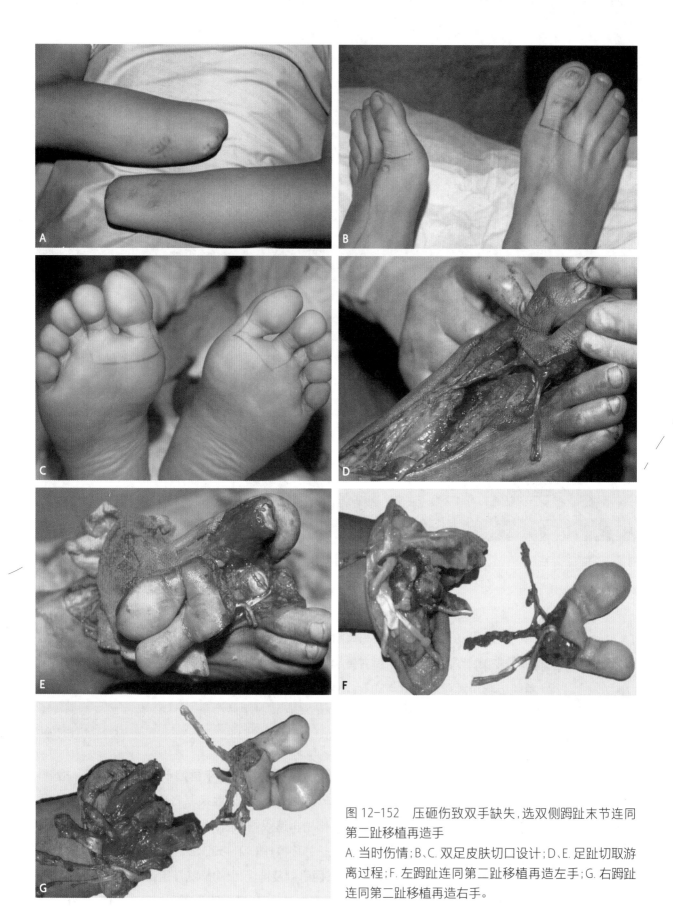

图 12-152　压砸伤致双手缺失,选双侧踇趾末节连同第二趾移植再造手

A. 当时伤情;B、C. 双足皮肤切口设计;D、E. 足趾切取游离过程;F. 左踇趾连同第二趾移植再造左手;G. 右踇趾连同第二趾移植再造右手。

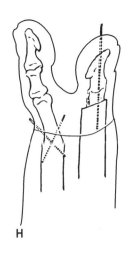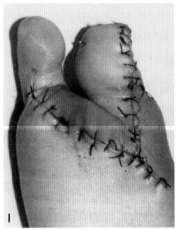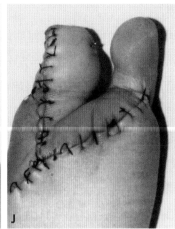

图 12-152（续）
H. 骨架形成示意；
I、J. 再造术毕外形。

手指部分缺损的修饰性修复与重建

因外伤造成手指末节侧方、背侧、掌侧或指体某一部分复合组织缺损、钩甲畸形及虎口皮肤严重瘢痕挛缩等，若采用截指、残端修整及简单的外科治疗，必将造成手指部分缺损而影响外形与功能；若采用传统的邻指皮瓣、交臂皮瓣及腹部带蒂皮瓣，或采用血管神经蒂岛状皮瓣修复，虽保留了指体长度并维持一定的外形与功能，但修复后缺乏组织相同性与外形，既无指甲也无指纹，感觉恢复仍不令人满意。随着笔者单位实施手与拇、手指再造技术的应用和提高，不仅能对拇、手指Ⅰ度缺损者选用足趾组织移植施行再造获得了满意的外形与功能，而且对拇、手指末节半侧、掌侧、背侧缺损及手指任何部位的复合组织缺损、钩甲畸形、虎口皮肤严重瘢痕挛缩等，选用足趾相应部分的侧方半趾甲皮瓣、背侧趾甲皮瓣、趾腹皮瓣、足趾部分复合组织、带穹的趾腹皮瓣及超长趾蹼皮瓣移植进行修饰性修复与重建，保持了原手指的外形与长度，重建了指甲，保留了指纹，恢复了良好的感觉、外形与功能，达到了"以假乱真"的效果，获得了理想精细的专科修复。笔者将其命名为"手指部分缺损的修饰性修复与重建"。

一、概念与适应证

手指部分缺损的修饰性修复与重建系手指外伤后造成手指末节侧方、背侧、掌侧（指腹）、手指任何部位的复合组织缺损及钩甲畸形、虎口皮肤严重瘢痕挛缩等，选用足趾相应部分组织移植，采用吻合趾-指动、静脉重建血液循环的方式进行修复与重建，达到精细的专科修复。手指外伤性截指所造成的不同程度缺损及先天性阙如，凡选用完整的足趾组织移植施行再造与修复不列入本题范围。所以，因外伤造成拇、手指末节背侧、掌侧、侧方或手指任何部位的复合组织缺损及钩甲畸形、虎口皮肤瘢痕挛缩等，愿选用足趾相应部分的组织移植进行修复与重建，全身情况允许，无器质性疾病者适应本手术。

二、缺损类型与修复方案

（一）拇、手指末节半侧缺损

1. **拇指末节半侧缺损** 因电刨、冲压或铣床伤所致，以急症创伤多见，也可遇到择期修复者，常伴指甲及远节指骨部分缺损。

（1）修复方案：拇指尺半侧缺损选同侧跗趾腓侧部分趾甲皮瓣移植修复；拇指桡半侧缺损，选对侧跗趾腓侧部分趾甲皮瓣移植修复。造成拇指指甲部分缺损，可携带跗趾腓侧部分趾甲一并移植修复；若造成远节指骨大部分缺损，也可携带部分远节趾骨移植修复。

（2）修复方法：伤指经严格清创或切除陈旧贴骨瘢痕并形成良好皮缘、甲缘及必要的骨处理，以形成外科切口样创面。沿创面近侧缘尺侧做侧方正中或斜切口显露拇主要动脉及较粗的指背静脉，标记该侧指固有神经，量取拇指半侧缺损范围形状；拇指桡半侧缺损选对侧跗趾偏腓侧部分趾甲皮瓣移植；拇指尺半侧缺损选同侧跗趾腓侧部分趾甲皮瓣移植。根据拇指半侧缺损范围及形状于相应侧跗趾腓侧设计半侧趾甲皮瓣切口，切取以跗趾腓侧趾背、趾底动脉、第一跖背（底）动脉、腓侧趾底神经及跗趾趾背静脉为血管神经蒂，并根据拇指末节半侧指甲及指骨缺损情况决定是否携带跗趾腓侧趾甲及部分远节趾骨。若拇指远节指骨纵形缺损<1/3，不必携带趾骨；若拇指远节指骨纵形缺损>1/2，可携跗趾末节偏腓侧部分趾骨一并切取移植，供区创面取真皮下带血管网皮片移植加压包扎；跗趾腓侧半趾甲皮瓣断蒂后移至受区，行骨内固定，对准甲裂缝合指-趾甲，修整缝合皮肤尽量使两皮纹对齐，于镜下缝合趾-指神经，血管蒂通过皮下隧道与指背静脉及拇主要动脉吻合重建血液循环，修整缝合皮肤术毕。

（3）典型病例

【典型病例1】患者男性，26岁，工人。因电刨伤致右手拇指尺侧末节部分缺损2小时入院。检查：一般情况良好，右手拇指末节尺半侧缺损，桡半侧结构血供正常（图12-153A、B）。征得患者同意切取同侧跗趾腓侧半趾甲皮瓣移植。右手拇指经清创量得尺半侧缺损的范围及形状，于同侧跗趾腓侧设计半侧趾甲皮瓣（图12-153C、D），切取以跗趾腓侧趾背、趾底及第一跖背动脉、腓侧趾底神经及趾背静脉为血管神经蒂并携带部分远节趾骨的跗趾半侧趾甲皮瓣（图12-153E），断蒂后移至受区（图12-153F），供区创面取全厚皮片移植加压包扎。末节跗趾指骨克氏针内固定，缝合趾-指皮肤及趾-指甲，镜下缝合趾-指神经及指背静脉，第一跖背动脉与拇指尺侧指动脉吻合，缺血90分钟重建血液循环（图12-153G）。术后按常规治疗，顺利成活，经术后3年随访，右手拇指外形可，甲缝合处有嵴，指纹存在，尺侧指出汗，两点分辨觉为4mm，已恢复原工作（图12-153H）。

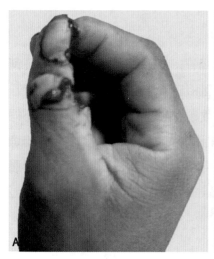
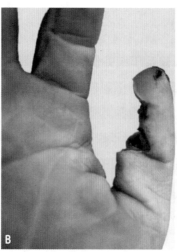
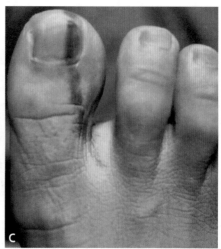

图12-153　电刨伤致右手拇指末节尺半侧缺损，选同侧跗趾腓侧半趾甲皮瓣移植修复
A、B.当时伤情；C.切取同侧跗趾腓侧半趾甲皮瓣移植皮肤切口设计。

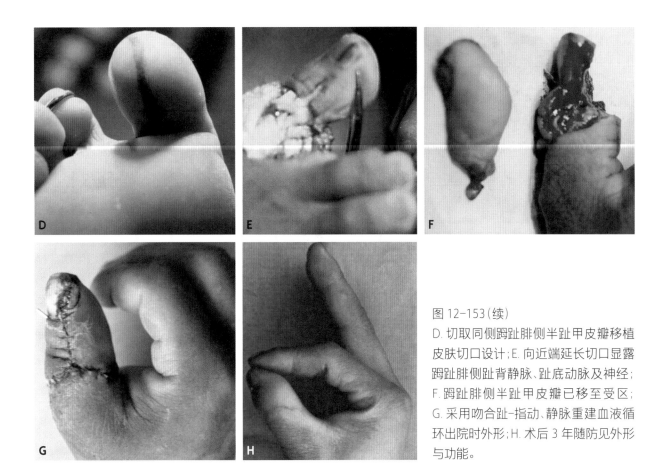

图 12-153（续）

D. 切取同侧踇趾腓侧半趾甲皮瓣移植皮肤切口设计；E. 向近端延长切口显露踇趾腓侧趾背静脉、趾底动脉及神经；F. 踇趾腓侧半趾甲皮瓣已移至受区；G. 采用吻合趾-指动、静脉重建血液循环出院时外形；H. 术后 3 年随防见外形与功能。

【典型病例 2】患者男性，27 岁，工人。因外伤致右手拇指末节桡侧部分缺损伴示、中、环、小指缺损1 年要求再造入院。检查：一般情况可，右手拇指末节桡半侧缺损，示指于近节远端，中、环、小指于近节中段缺损（图 12-154A）。患者要求再造拇、中、环指。决定切取对侧踇趾腓侧半趾甲皮瓣移植修复拇桡半侧缺损，切取同侧第二、三趾移植再造中、环指（图 12-154B）。受区：切除右手拇指桡侧贴骨瘢痕，修整创面，量得桡半侧缺损范围及形状，拇指近节背侧切口显露指背静脉，拇指尺掌侧切口显露尺侧指动脉；中、环指残端做 X 形皮肤切口，掀起皮肤并找到两指指神经及指伸、屈肌腱，掌侧及背侧找到尺动脉及头间静脉；供区：于左踇腓侧设计半趾甲皮瓣，按常规切取以第一跖背动脉、趾底神经、趾背静脉为血管神经蒂的半趾甲皮瓣移至受区（图 12-154C），供区创面取全厚皮片移植加压包扎；按皮肤切口设计切取以右足背动脉及大隐静脉为血管蒂的第二、三趾（图 12-154D），供区创面直接缝合。移植：半趾甲皮瓣移至拇指桡半侧缺损区，对准指纹缝合皮肤及指甲，缝合指-趾神经，吻合指-趾静脉，第一跖背动脉与拇指尺侧指动脉吻合，半趾甲皮瓣缺血 105 分钟重建血液循环；右侧第二、三趾移至受区按常规完成骨架重建并修复指伸、屈肌腱，修复趾-指神经，吻合大隐静脉-头间静脉、足背动脉-尺动脉，缺血 3 小时重建血液循环，移植的半趾甲皮瓣及第二、三趾顺利成活，术后经 2 年随访，右手拇指饱满，外形好，桡半侧出汗，两点分辨觉为 4~5mm，能与再造的中、环指对捏，恢复右手基本功能，从事务农劳动，患者十分满意（图 12-154E）。

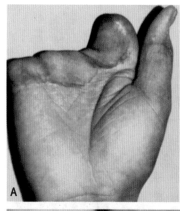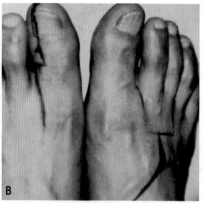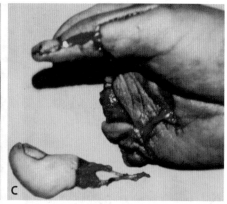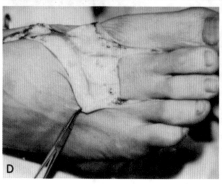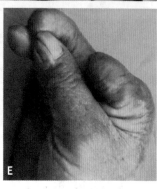

图 12-154 右手拇指末节桡半侧缺损伴第二~五指缺损,选对侧踇趾腓侧半趾甲皮瓣移植修复拇指桡半侧缺损,选同侧第二、三趾移植再造中、环指
A.当时伤情;B.双足皮肤切口设计;C.左踇趾半侧趾甲皮瓣移至受区;D.右第二、三趾切取术中;E.术后 2 年随访见外形与功能。

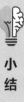

小结 上述两例系拇指末节尺半侧及桡半侧缺损各选同侧及对侧踇趾半侧趾甲皮瓣移植,采用吻合趾-指动、静脉重建血液循环,完成修饰性修复与重建,病例 2 同时又再造了中、环指,术后经 3 年及 2 年随访,均获得较满意的外形与功能,患者已恢复工作,达到预期修复与再造目的。

2. 手指末节半侧缺损 因电刨、冲压及铣床伤,断指再植术后造成半侧坏死所致。

(1)修复方案:手指桡半侧缺损选用同侧第二趾胫侧部分趾甲皮瓣移植修复;手指尺半侧缺损选对侧第二趾胫侧部分趾甲皮瓣移植修复。

(2)修复方法:伤指经严格清创及扩创,切除污染、挫灭及坏死组织,保留桡侧或尺侧正常组织结构,于近节指背及掌侧做斜形切口显露指神经、指背静脉及一侧指固有动脉,量取手指半侧缺损的范围及形状;根据手指半侧缺损形状范围于相应第二趾胫侧设计切取半侧趾甲皮瓣,供区创面取全厚皮片移植加压包扎或剔除远节趾骨直接缝合。第二趾半侧趾甲皮瓣移至受区,与受指甲襞对齐缝合趾-指甲及皮肤,镜下缝合趾-指神经、静脉及动脉重建血液循环,术后按常规治疗。

(3)典型病例

【典型病例 1】 患者男性,21 岁。右手示指因电刨伤致桡半侧缺损 3 小时入院。检查:一般情况好,右手示指桡半侧自中节中段以远呈斜形缺损,尺半侧结构及血供正常(图 12-155A),征得患者同意,取同侧第二趾胫侧半趾甲皮瓣移植。示指按常规清创,保留尺侧仅残留指甲,创缘近端找到桡侧指神经、指背静脉及尺侧指固有动脉;量取示指桡半侧缺损形状及范围,于同侧设计切取带第二趾趾甲及远节趾骨的大半侧趾甲皮瓣(图 12-155B),切取以第一跖背动脉、第二趾胫侧趾底神经及指背静脉为血管神经蒂的第二趾胫侧趾甲皮瓣,供区创面剔除趾骨直接缝合;半趾甲皮瓣移至受区,缝合趾甲皮瓣及皮肤,镜下缝合趾-指神经、静脉及动脉,缺血 80 分钟重建血液循环,术后按常规治疗,顺利成活。术后经 1 年随访外形与功能基本正常,两点分辨觉为 5mm,患者十分满意(图 12-155C~E)。

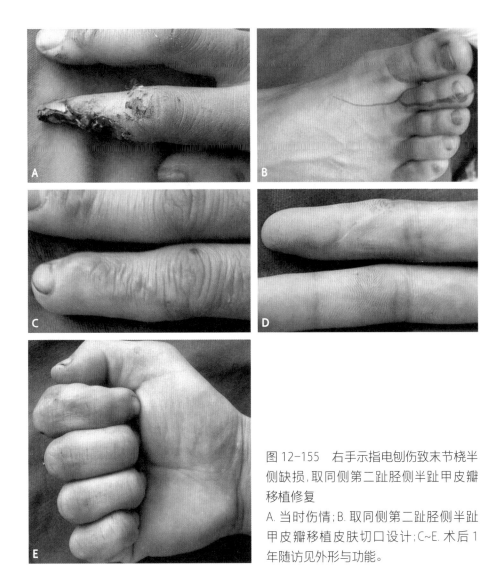

图 12-155　右手示指电刨伤致末节桡半侧缺损,取同侧第二趾胫侧半趾甲皮瓣移植修复

A. 当时伤情;B. 取同侧第二趾胫侧半趾甲皮瓣移植皮肤切口设计;C~E. 术后 1 年随访见外形与功能。

【典型病例 2】患者女性,23 岁。左手环指因铣床伤致末节尺半侧缺损 2 小时入院。检查:一般情况良好,左手环指末节尺侧及大部指腹缺损(图 12-156A),患者要求保留手指长度,遂决定切取对侧第二趾胫侧半趾甲皮瓣及大部分趾腹移植修复(图 12-156B)。手术方法同上,仅切取较多的第二趾趾腹一并移植。供区创面直接缝合,半趾甲皮瓣移植按病例 1 方法修复,顺利成活(图 12-156C)。患者系外地打工者出院后失访。

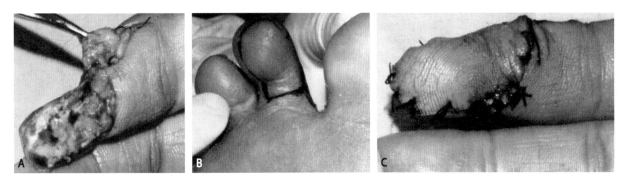

图 12-156　铣床伤致左手环指末节尺半侧缺损,选对侧第二趾胫侧半趾甲皮瓣及趾腹皮瓣移植修复
A. 当时伤情;B. 第二趾胫侧半趾甲皮瓣及趾腹皮瓣皮肤切口设计;C. 采用吻合趾-指动、静脉重建血液循环完成修复。

上述两例均系手指末节半侧缺损,虽可选用指动脉岛状皮瓣或交臂皮瓣修复,但仍遗留部分甲缺损,指腹无指纹,感觉及外形较差。笔者单位选用第二趾半侧趾甲皮瓣移植,采用吻合趾-指动、静脉重建血液循环获得较理想的专科修复,随访证明患者对外形与功能十分满意,是一种可选用的修复方法。

(二)拇、手指末节背侧缺损

因电刨伤及铣床伤或因热压伤及灼伤致拇、手指末节背侧缺损,指腹完整,血供正常。若行残端缝合十分可惜,用其他皮瓣修复无指甲,若选用趾甲皮瓣移植是两全其美的好方法。

1. 拇指末节背侧缺损 选用同侧踇趾背侧趾甲皮瓣移植修复。

修复方法:伤指经严格清创,若末节背侧指骨部分缺损,指间节完整,保留该关节的完整性;若指间关节已开放,拇长伸肌腱缺损者,行指间关节融合。拇指近节指背显露指背静脉及皮神经,尺掌侧显露尺侧指动脉或拇主要动脉,量取拇指末节背侧缺损的形状与范围;于同侧踇趾背设计背侧趾甲皮瓣皮肤切口。注意:为保证背侧趾甲皮瓣血供,设计时应于踇趾腓侧甲下多携带一些皮瓣组织。沿设计切口切开背侧皮肤,切取踇趾背及跖背静脉,趾背侧腓深神经背侧支,沿踇趾腓侧趾背动脉逆行分离达第一跖背动脉,背侧趾甲皮瓣从踇长伸肌腱以浅掀起,必要时携带部分远节趾骨或全部远节趾骨,供区创面取全厚皮片移植加压包扎。若连同远节趾骨一并切取造成骨缺损者,跖侧皮肤修薄覆盖创面直接缝合。背侧趾甲皮瓣移至受区,必要时行趾-指骨内固定,缝合部分趾-指皮肤,腓深神经背侧支与拇指背皮神经缝合,趾背静脉及第一跖背动脉与拇指近节指背静脉及尺侧指动脉或拇主要动脉吻合重建血液循环。

【典型病例】患者男性,21 岁。因铣床伤致右手拇指末节背侧指甲及皮肤缺损 2 小时入院。检查:一般情况良好,右手拇指自指间关节以远背侧皮肤及指甲缺损,指间关节开放,远节指骨大部保留,拇长伸肌腱缺损,指腹完整血供正常(图 12-157A)。决定切取同侧踇趾背侧趾甲皮瓣移植修复。右手拇指按常规清创,指间关节功能位融合固定。量取拇指背侧皮肤缺损的形状及范围,于同侧踇趾背设计背侧趾甲皮瓣皮肤切口(图 12-157B),并使踇趾腓侧甲下多携带一些皮瓣组织。沿设计切口切开皮肤,切取踇趾背及跖背静脉的连续性,分离切取背侧腓深神经背侧支,沿踇趾腓侧趾背动脉逆行分离达第一跖背动脉,按常规掀起,根据受区血管、神经长度断蒂,供区创面取全厚皮片移植加压包扎。趾甲皮瓣移至受区修整并缝合大部分皮肤,拇指指背皮神经与腓深神经背侧支行束膜缝合,跖背静脉及第一跖背动脉与受区静脉及动脉吻合,趾甲皮瓣缺血 1 小时重建血液循环,术后按常规治疗趾甲皮瓣顺利成活(图 12-157C、D)。

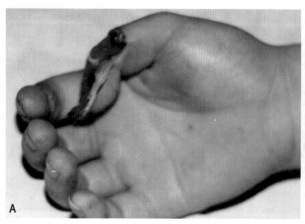
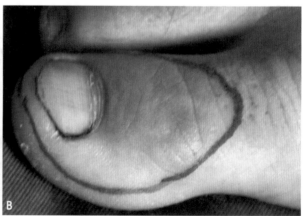

图 12-157　铣床伤致右手拇指末节背侧缺损,选同侧踇趾末节背侧趾甲皮瓣移植修复
A. 当时伤情;B. 同侧踇趾末节背侧趾甲皮瓣皮肤切口设计。

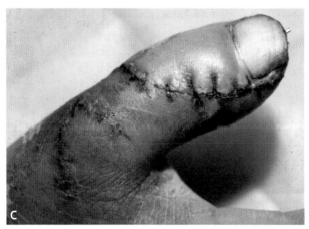
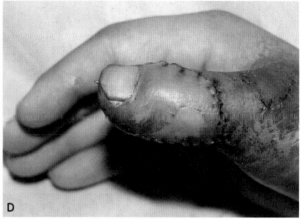

图 12-157（续）

C、D. 采用吻合趾-指动、静脉重建血液循环修复，出院时外形。

2. 手指末节背侧缺损 选用同侧或对侧第二趾背侧趾甲皮瓣移植修复。

（1）修复方法：手指创面的清创及受区准备与拇指末节背侧缺损类同，在此不再重述。根据手指末节背侧指甲及皮肤缺损范围、形状于对侧或同侧设计第二趾背侧趾甲皮瓣皮肤切口。为保证趾甲皮瓣血供，设计趾甲皮瓣时应使第二趾胫侧多携带一些皮瓣组织。第二趾背侧趾甲皮瓣的切取与踇趾背侧趾甲皮瓣切取类同，并切取第二趾背侧腓深神经背侧支。断蒂移至受区，吻合指背神经、静脉、动脉，重建背侧趾甲皮瓣血液循环，术后按常规治疗。

（2）典型病例

【典型病例 1】患者女性，17 岁。因电灼伤致左手示指末节背侧皮肤坏死半个月入院。检查：一般情况良好，左手示指末节甲已灼焦，指腹血供感觉正常（图 12-158A），要求修复有指甲的手指。决定切取同侧第二趾背侧趾甲皮瓣移植修复。经常规扩创，切除左手示指末节背侧坏死皮肤及指甲（图 12-158B），远节指骨仍有血供，远指间关节及指伸肌腱结构正常，示指近节指背侧显露较粗的指背静脉、指背神经，尺掌侧显露指动脉。于同侧第二趾背侧设计趾甲皮瓣并使第二趾胫侧甲下多切取部分皮肤（图 12-158C），按常规切取趾甲皮瓣及第二趾背侧腓深神经背侧支（图 12-158D），供区创面取全厚皮片移植加压包扎。趾甲皮瓣移植受区（图 12-158E），按相同修复方法缝合皮肤，修复神经、静脉及动脉，第二趾甲皮瓣缺血 90 分钟重建血液循环，术后按常规治疗顺利成活（图 12-158F）。

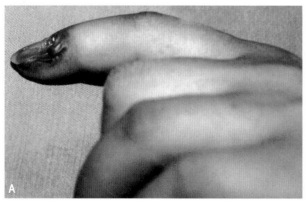
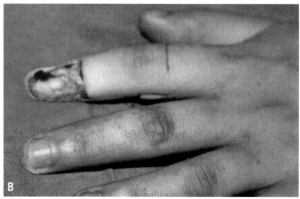

图 12-158 电灼伤致左手示指末节背侧坏死，选同侧第二趾背侧趾甲皮瓣移植修复

A. 当时伤情；B. 扩创后创面。

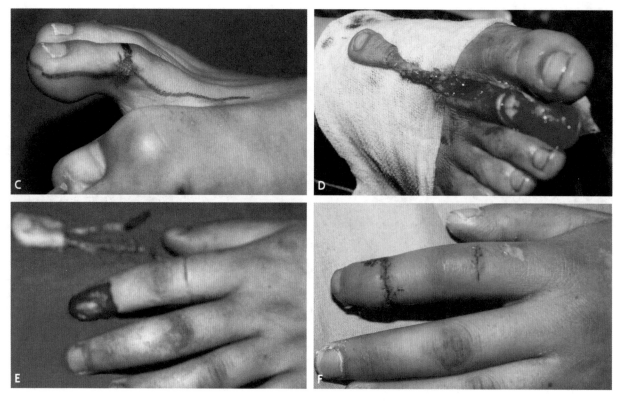

图 12-158（续）

C. 取同侧第二趾背侧趾甲皮瓣移植皮肤切口设计；D. 第二趾背侧趾甲皮瓣掀起；E. 第二趾背侧趾甲皮瓣移至受区；F. 出院时外形。

【典型病例 2】患者男性，22 岁。因铣床伤致右手示指末节背侧缺损 1.5 小时入院。检查：右手示指指背自中节中段以远指背皮肤连同指甲缺损，指伸肌腱外露（图 12-159A），远指间关节主、被动伸屈可。征得患者同意切取对侧第二趾背侧趾甲皮瓣移植修复。由一个手术组实施，创面常规清创，近节背侧切口找到头间静脉及指神经背侧支，尺侧显露指固有动脉；左足设计并切取第二趾背侧趾甲皮瓣（图 12-159B），供区创面取中厚皮片移植加压包扎，将第二趾背侧趾甲皮瓣移至受区修整缝合（图 12-159C），第二趾腓深神经背侧支与指神经背侧支缝合，第二趾跖背静脉与头间静脉吻合，第二趾胫侧趾背、跖背动脉与示指尺侧指动脉吻合，缺血 1.5 小时重建血液循环（图 12-159D）。术后按常规治疗，趾甲皮瓣顺利成活。

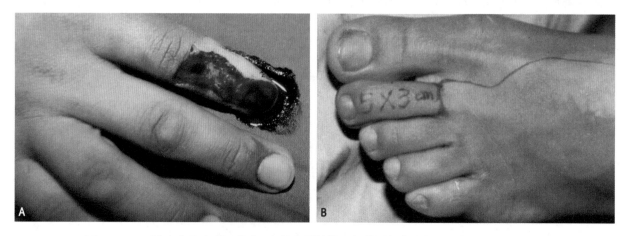

图 12-159　铣床伤致右手示指中、末节背侧缺损，选对侧第二趾背侧趾甲皮瓣移植修复

A. 当时伤情；B. 对侧第二趾背侧趾甲皮瓣移植皮肤切口设计。

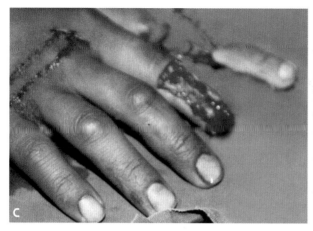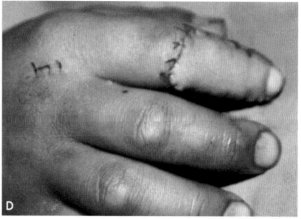

图 12-159（续）

C. 第二趾背侧趾甲皮瓣移至受区；D. 修复术毕外形。

小结

以上两例均系示指中、末节背侧缺损，选用第二趾背侧趾甲皮瓣移植，采用吻合趾-指动、静脉重建血液循环并修复了腓深神经背侧支，获得精细的专科修复。患者系外地打工者而失访，预计外形与功能会比传统方法好。

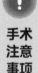

手术注意事项

1. 为了保证移植的背侧趾甲皮瓣的血供，切取𧿹趾或第二趾背侧趾甲皮瓣时应有意识地多携带切取𧿹趾腓侧或第二趾胫侧甲下皮肤。

2. 为了使移植的趾甲正常生长，在切除𧿹趾或第二趾背侧趾甲皮瓣时，应同时切取腓深神经背侧支与受区指背神经行束膜缝合。

3. 背侧指伸肌腱与关节完整者，或造成骨、关节开放性损伤及肌腱缺损行指间关节融合，选用𧿹趾或第二趾背侧趾甲皮瓣移植修复；若造成远节指骨部分或全部缺损而指腹完整者，可切取携带远节趾骨的𧿹趾或第二趾背侧趾甲皮瓣移植修复。

（三）拇、手指指腹缺损的修复

因挤压、电刨及灼伤等可导致指腹缺损或因挫伤挫灭致坏死，形成贴骨瘢痕，明显影响手的外形及指腹的感觉功能。拇、手指指腹缺损虽可采用邻指皮瓣、示指背侧岛状皮瓣及指动脉逆行岛状皮瓣等修复，且手术风险小，但修复后的指腹萎瘪，无指纹，无感觉。本组曾遇一例女患者，因右手拇指腹缺损在他院采用交臂皮瓣修复，术后总感不舒服、持物不稳、经常皲裂、无感觉，不能完成工作，明显影响生活质量，5 年后专程来笔者单位要求以更先进的方法进行修复，笔者选用𧿹趾趾腹皮瓣移植修复，术后基本恢复原拇指外形，有指纹，恢复拇指原有感觉，两点分辨觉为 5mm，患者十分满意，术后 3 个月恢复工作（图 12-160）。

采用吻合趾-指血管的趾腹皮瓣移植修复，手术虽有一定风险，但修复后指腹饱满，两点分辨觉可达 4~6mm，为拇指实体感，出汗，有指纹，外形感觉恢复满意，而对供足外形及功能基本无妨。笔者单位先后共施行 47 例 48 侧，成功 46 例 47 侧，成功率为 98%，是一种可选用专科修复方法。

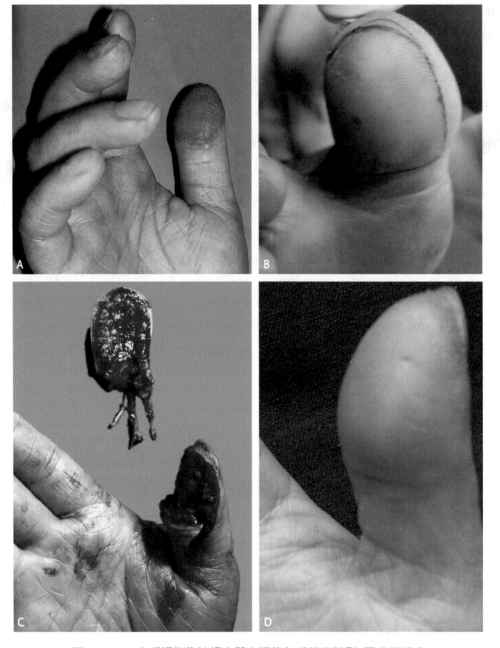

图 12-160　右手拇指腹缺损交臂皮瓣修复后经常皲裂,要求再手术
A. 要求再次手术前外形;B. 跆趾趾腹皮瓣切口设计;C. 趾腹皮瓣移至受区;D. 术后 1 年随访见外形。

1. 修复方案

(1)拇指指腹缺损:选同侧跆趾偏腓侧趾腹皮瓣移植,采用吻合趾-指动、静脉重建血液循环的方式修复。

(2)手指指腹缺损:选用同侧或对侧第二趾趾腹皮瓣或跆趾腓侧趾腹皮瓣移植,采用吻合趾-指动、静脉重建血液循环的方式修复。

2. 修复方法

(1)拇指指腹缺损的修复

1)受区:急症病例对伤指创面彻底清创(图 12-161),切除被污染及挫灭组织。择期病例,切除贴骨瘢痕或干性坏死组织,分离皮缘,拇指指腹近侧缘仔细寻找2条较粗的皮下静脉,也可于拇指近节桡背侧做斜切口显露指背静脉。注意:对受区静脉要有两手准备,可在掌侧寻找,如果掌侧无可靠的可吻合静脉,可在背侧寻找可吻合的指背静脉;创缘尺侧向近端做延长切口,分离出正常的拇指尺侧神经、尺侧指固有动脉或拇主要动脉(图12-162),量取指腹缺损布样。

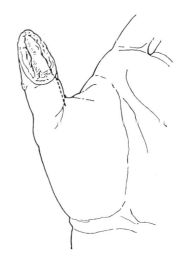

图12-161　拇指指腹缺损清创后

2）供区:于同侧蹬趾偏腓侧按布样设计皮瓣,使布样近端尺侧位于皮瓣近端腓侧,将蹬趾腓侧趾底动脉、神经包含在皮瓣内(图12-163),切开皮肤,先在跖侧近缘切口内小心寻找并分离跖侧皮下静脉,并向近端分离达足够长度以保持静脉连续性及网状结构。若跖侧未能找到合适的静脉,则沿该皮瓣近缘向腓背侧做延长切口,小心分离皮瓣内细小静脉向腓背侧汇集形成的静脉,上述操作可以在肉眼下完成,也可在放大镜下操作完成。皮瓣的静脉切取是本手术成败的关键操作,必须十分小心,防止损伤。待静脉分离后沿皮瓣近缘腓侧切口分离蹬趾腓侧趾底神经、趾底动脉及其相延续的第一跖背(底)动脉达足够长度,随后沿切口掀起皮瓣,此时除皮瓣的血管、神经蒂相连外其余组织均已离断,开放止血带,血管蒂敷以罂粟碱,待皮瓣恢复血供后断蒂(图12-164),供区创面取全厚皮片移植加压包扎。

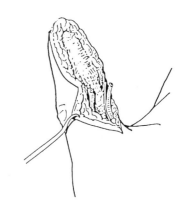

图12-162　显露指神经、指动脉

3）移植修复:趾腹皮瓣移至受区,根据血管、神经蒂位置,调整皮瓣位置,用3-0缝线与受区皮缘缝合并注意指纹对齐。于镜下先修复尺侧指神经,吻合指-趾静脉及动脉,重建趾腹皮瓣血液循环,缝合皮肤,术毕(图12-165)。

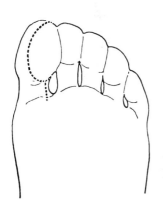

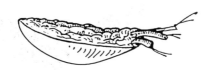

图12-163　蹬趾偏腓侧
趾腹皮瓣皮肤切口设计

图12-164　趾腹皮瓣已游离

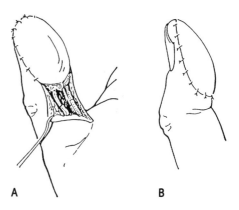

图12-165　趾腹皮瓣移植后血管神经修复及外形
A.修复静脉、神经、动脉重建血液循环;
B.趾腹皮瓣修复术毕。

第十一节　│　手指部分缺损的修饰性修复与重建　　　　　　　　　　　463

4）典型病例

【典型病例1】 患儿女性,4 岁。1993 年因电灼伤致左手拇指指腹坏死 1 个月入院。检查:一般情况好,发育正常,左手拇指指腹中部偏尺侧有 1.8cm × 2.2cm 凹陷干痂覆盖,尺侧远端达甲缘(图 12-166A),掌指关节自主活动存在,指间关节自主活动消失而被动伸屈正常,远端皮肤血运可但感觉丧失。行左跨趾趾腹皮瓣移植修复。由一个手术组施行,先对拇指扩创,切除干痂及不健康皮缘,见拇长屈肌腱缺损,指间关节囊完好(图 12-166B),因系幼儿放弃指间关节融合,扩创后测得皮肤缺损面积为 1.8cm × 2.4cm,沿尺侧神经血管束向近端延长切口,找到尺侧指神经及动脉,于近节中段桡背侧找到两条指背静脉;手术组移至供足,于左跨趾偏腓侧设计 1.8cm × 2.4cm 趾腹皮瓣(图 12-166C),腓侧找到跨趾腓侧趾底动脉及趾底神经,并向近端做适当游离,镜下小心寻找与趾腹皮瓣相连的距侧静脉,并向近端游离达胫背侧与趾背静脉相延续(图 12-166D),掀起皮瓣并断蒂(图 12-166E),创面用全厚皮片移植。皮瓣移至受区(图 12-166F),先简单缝合数针固定,皮瓣的静脉通过皮下隧道与拇指桡背侧外径为 0.3mm 的皮下静脉吻合,腓侧趾底神经与拇指尺侧指神经缝合,跨趾腓侧趾底动脉与拇指尺侧指动脉吻合,皮瓣缺血 90 分钟重建血液循环,缝合皮肤,皮瓣顺利成活(图 12-166G)。术后经 1 年随访外形可,两点分辨觉为 5mm,拇指使用正常,家长十分满意(图 12-166H)。

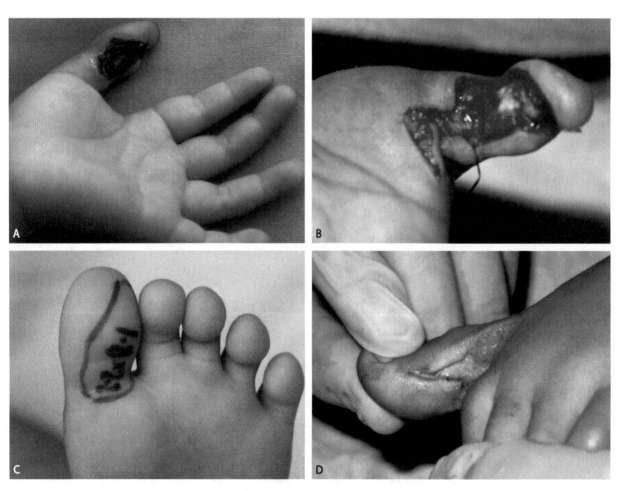

图 12-166　电灼伤致左手拇指指腹坏死,取同侧跨趾偏腓侧趾腹皮瓣移植修复
A. 当时伤情;B. 扩创后创面;C. 皮瓣切口设计;D. 手术切取过程。

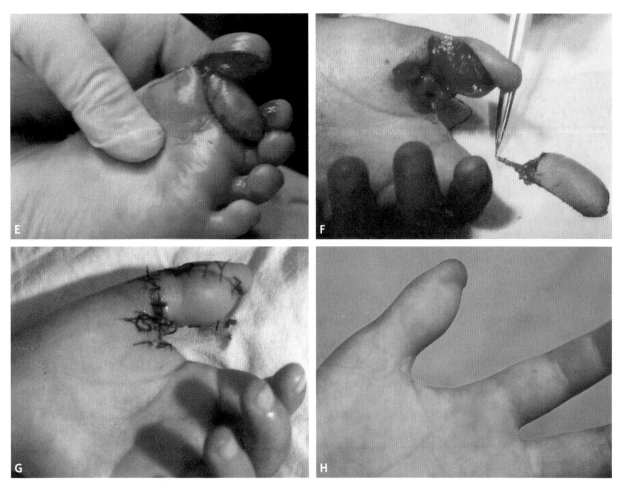

图 12-166（续）

E、F. 手术切取过程；G. 吻合趾-指动、静脉重建血液循环术毕当时；H. 术后 1 年随访见外形。

小结 本例系 4 岁幼儿拇指指腹缺损，虽可选用示指背侧岛状皮瓣或邻指皮瓣移植覆盖创面，但修复后外形及感觉功能差。采用吻合趾-指动、静脉及神经的微型踇趾趾腹皮瓣移植获得较理想的修复。这是笔者施行趾腹皮瓣移植修复年龄最幼的病例。本例手术的难度在于寻找切取踇侧皮下静脉与趾背静脉相延续的静脉网的连续性，建立静脉回流而保证皮瓣成活。

【典型病例 2】患者男性，20 岁，工人。1990 年右手拇指被压盖机压伤致拇指指腹缺损 4 小时入院。检查：右手拇指腹皮肤完全缺损，拇长屈肌腱止点部外露，指间关节主动伸屈存在，指背皮肤指甲完好（图 12-167A）。当日行右踇趾趾腹皮瓣移植修复。手术由一个手术组实施。先对拇指清创，于掌侧找到 3 条皮下静脉，尺侧指神经被抽出，桡侧指神经存在。尺侧指动脉搏动正常。按指腹缺损面积与外形于右踇趾腓侧设计皮瓣。先切开皮瓣近侧缘，找到 3 条静脉并向近端游离。于腓侧找到踇趾腓侧趾底动脉及趾底神经并掀起皮瓣。断蒂后供区用全厚皮片移植加压包扎。皮瓣移于受区先缝合固定数针（图 12-167B），镜下吻合两条外径为 0.6~0.7mm 的掌侧静脉，踇趾腓侧趾底神经与拇指桡侧指神经做交叉缝合，踇趾腓侧趾底动脉与拇指尺侧指动脉吻合，皮瓣缺血 2.5 小时重建血液循环，皮瓣成活（图 12-167C）。术后经 3 年随访，右手拇指腹饱满，外形近似左手拇指，有指纹，出汗，两点分辨觉为 5mm，已恢复原工作（图 12-167D、E）。

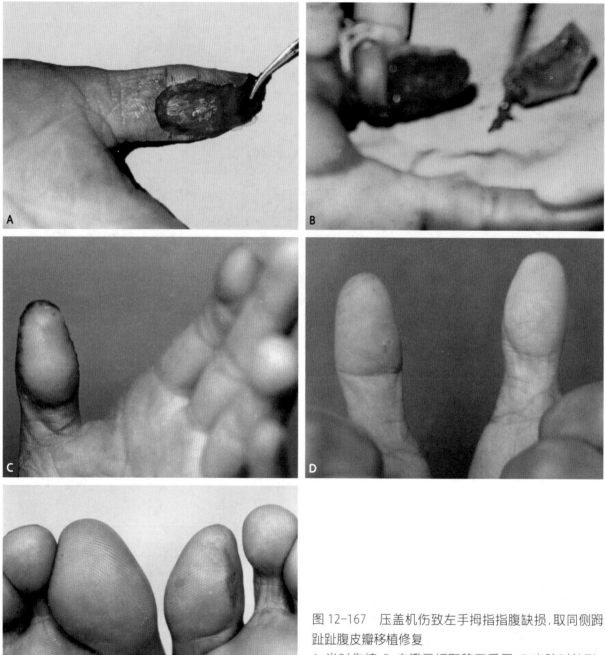

图 12-167　压盖机伤致左手拇指指腹缺损,取同侧𬐚趾趾腹皮瓣移植修复

A. 当时伤情;B. 皮瓣已切取移至受区;C. 出院时外形;D. 术后 3 年随访见患侧与健侧外形对比;E. 供区与健侧外形对比。

（2）手指指腹缺损的修复

1）受区:创面的准备基本同拇指指腹缺损。示指指腹缺损,指背静脉可选偏桡侧,而动脉应选尺侧指固有动脉;环指静脉偏尺侧,动脉选桡侧;中指动、静脉选择无特殊。

2）供区:根据指腹缺损指别,可选用𬐚趾腓侧趾腹皮瓣,也可选用第二趾趾腹皮瓣。受区血管的位置决定切取皮瓣趾别。𬐚趾趾腹皮瓣切取方法同上。第二趾趾腹皮瓣切取也类同𬐚趾趾腹皮瓣,仅因血管蒂位置的不同而改变切取方位,指腹皮瓣面积较小,皮瓣掀起时更应注意静脉的切取以确保移植成功。

3）移植修复:类同𬐚趾趾腹皮瓣移植,不再重述。

【典型病例】患者男性,25 岁。因挤压伤致右手中、环指指腹坏死 5 天入院。检查:右手中、环指指腹均已挫灭基本坏死(图 12-168A),取双姆偏腓侧趾腹皮瓣移植修复。手术分两组同时进行。手部组:切除中、环指坏死指腹,经严格扩创,于中、环指中节指背分别显露指背静脉、中节近端桡侧显露指固有动脉及指神经(图 12-168B)。根据手指指腹缺损面积与形状于双姆趾偏腓侧设计趾腹皮瓣(图 12-168C),按常规切取供区创面取全厚皮片移植。将右姆趾皮瓣移于右手中指,左姆趾皮瓣移干右手环指(图 12-168D),分别缝合指-趾神经,动、静脉,两皮瓣分别缺血 1.5 小时重建血液循环,术后按常规治疗,皮瓣顺利成活。术后经 1~3 年随访,两指腹皮瓣外形佳,有指纹,出汗,两点分辨觉为 5~6mm,已恢复工作(图 12-168E~H)。

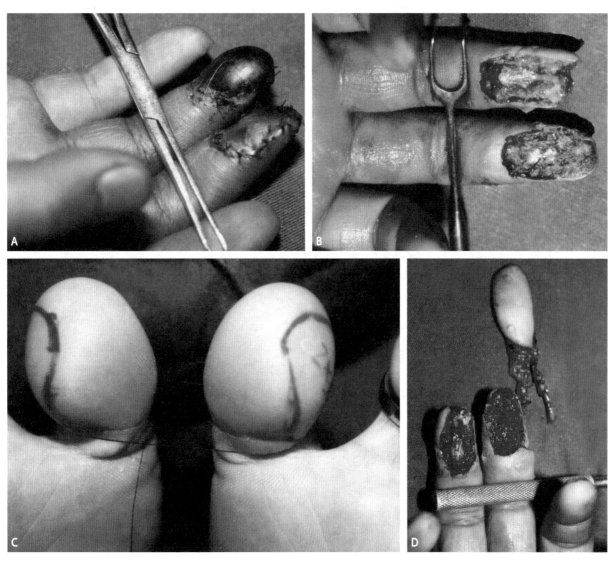

图 12-168　挤压伤致右手中、环指腹坏死,取双姆趾偏腓侧趾腹皮瓣移植修复
A. 当时伤情;B. 经扩创后创面;C. 双姆趾偏腓侧趾腹皮瓣皮肤切口设计;D. 一侧趾腹皮瓣断蒂移至受区。

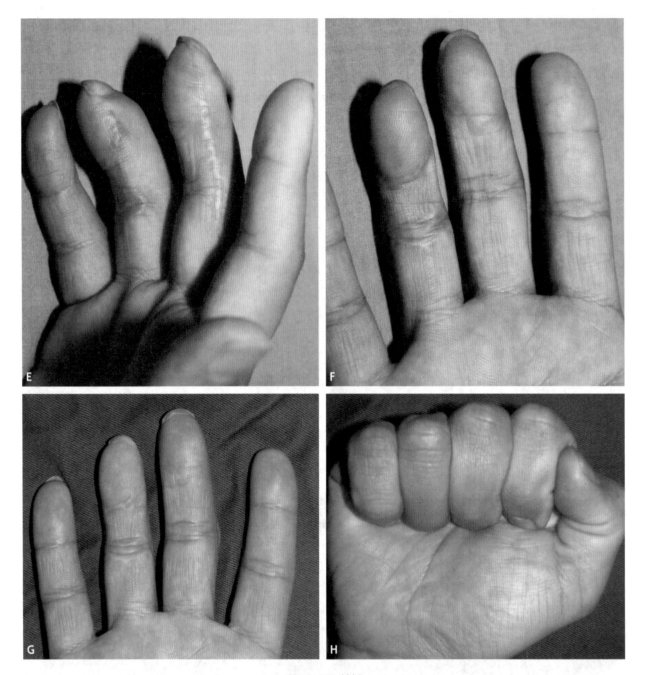

图 12-168（续）

E、F. 术后 1 年随访见外形；G、H. 术后 3 年随访见外形与功能。

手术注意事项

1. 本手术采用吻合趾-指动、静脉重建血液循环修复拇、手指指腹缺损，要求术者精心设计，认真操作。手术有一定风险，要求术者有可靠的小血管吻合技术方可实施。

2. 择期修复者，由于指腹近端动脉均已退缩，应向近端做延长切口，显露正常的动脉便于镜下吻合。

3. 趾腹皮瓣移植修复的关键在于对供区静脉的切取，无论是切取跖侧静脉还是跖侧与背侧相延续的静脉，为保证静脉的延续性，宜在放大镜下切取为利，以切取趾腹跖侧与趾背相延续的静脉蒂为上策，便于在指背进行吻合。

4. 本手术的优点在于能恢复正常指腹外形及感觉并使指腹有指纹，达到"以假乱真"的效果。

（四）钩甲畸形的治疗

因外伤造成指腹及远节指骨部分缺损,甲床及指甲完整,初期未获正确处理,残端形成皮肤瘢痕挛缩导致指甲呈钩状畸形。

1. 钩甲畸形分度

钩甲畸形与指腹及远节指骨缺损程度有关。缺损越多,钩甲畸形越明显。为了获得较理想的治疗方案,笔者对钩甲畸形提出了分度。

（1）轻度钩甲畸形:造成远节指骨粗隆及指腹远端 1/3 缺损,指甲呈小于等于 45° 的钩状畸形(图 12-169)。因畸形不明显,功能影响不大,要求治疗者可根据不同伤情选择不同的手术方法。

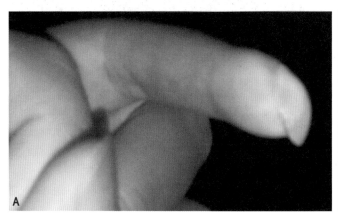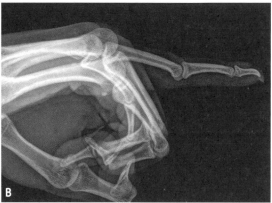

图 12-169　轻度钩甲畸形
A. 轻度钩甲畸形外形;B. 轻度钩甲畸形 X 线片。

（2）中度钩甲畸形:造成远节趾骨及指腹远 1/2 缺损,指甲呈 60°~90° 的钩状畸形(图 12-170),明显影响手的外形与功能,可选用植骨及带穹的趾腹皮瓣移植修复或带远节趾骨及带穹的趾腹皮瓣移植修复。

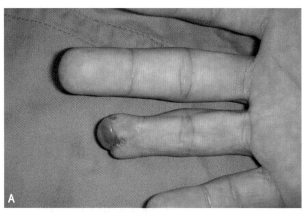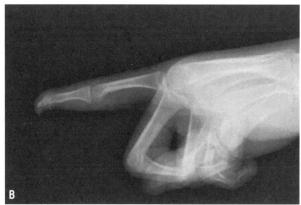

图 12-170　中度钩甲畸形
A. 中度钩甲畸形外形;B. 中度钩甲畸形 X 线片。

（3）重度钩甲畸形:造成远节趾骨及指腹远端 2/3 缺损,指甲呈 90° 以上的钩状畸形或倒钩畸形(图 12-171),明显影响手的外形与功能,可选用带远节趾骨及穹的趾腹皮瓣移植修复。

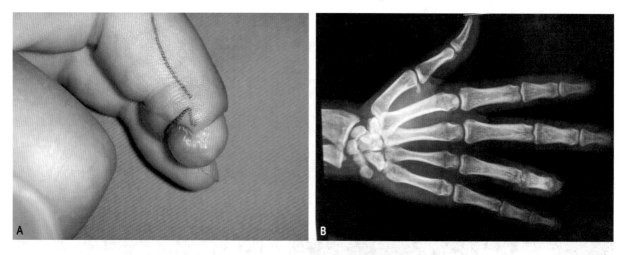

图 12-171 重度钩甲畸形

A. 重度钩甲畸形外形；B. 重度钩甲畸形 X 线片。

2. 手术方法

（1）轻度钩甲畸形：指腹缺损明显，采用趾腹皮瓣移植修复（图 12-172），手术操作同趾腹皮瓣移植，在此不再重述。

（2）中度及重度钩甲畸：中度及重度钩甲畸明显影响手指外形及功能，可选用植骨及带穹的趾腹皮瓣或带远节趾骨及带穹的趾腹皮瓣移植修复，因手术方法类同，故一并陈述如下。

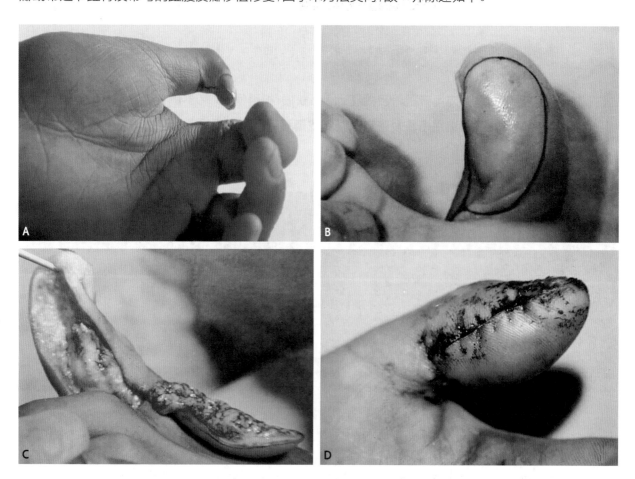

图 12-172 轻度钩甲畸形，指腹缺损明显采用趾腹皮瓣移植修复

A. 右手拇指轻度钩甲畸形，指腹缺损明显；B. 带穹的姆趾趾腹皮瓣皮肤切口设计；C. 趾腹皮瓣掀起；D. 出院时外形。

第十二章 ｜ 不同程度拇、手指缺损选用不同形式足趾组织移植拇、手指再造与修复

拔除畸形指甲,展平甲床,切除挛缩瘢痕,咬除部分末节硬化骨,量取指腹缺损面积及指骨缺损长度(图12-173A),根据畸形指别设计带穹的踇趾或第二趾趾腹皮瓣,取髂骨条移植,用0.8~1.0mm克氏针正中水平刺入趾腹皮瓣的穹端(图12-173B),逆行纵向贯穿髂骨条并钻入远节指骨近端或贯穿DIP,用力挤压达密切接触(图12-173C),修整皮缘,对准指纹,用5-0整形外科缝线缝合皮肤、神经及甲床,吻合指-趾血管重建血液循环与感觉,术毕用塑料甲壳或多层凡士林纱布覆盖甲床。

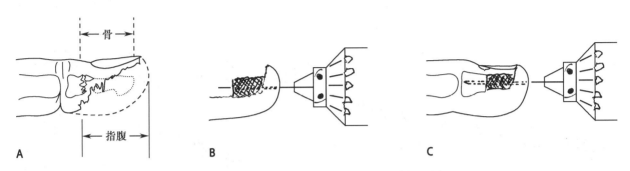

图12-173　选用植骨及带穹的趾腹皮瓣移植修复
A. 指骨及指肤缺损伤情;B. 钻入带穹的趾腹皮瓣与植骨;C. 修复固定术毕。

3. 典型病例

【典型病例1】患者男性,22岁。因电刨伤致右手环指呈中度钩甲畸形2年要求矫治入院(图12-174A、B)。行植骨及带穹的趾腹皮瓣移植修复,由一个手术组实施。先拔除指甲,掀起并展平甲床,咬除残端硬化骨,切除贴骨瘢痕达正常指腹缘,量取骨及指腹缺损长度及面积,中节指背显露指背静脉,侧方正中切口显露指固有动脉及神经;设计切取同侧带穹的第二趾趾腹皮瓣及踇趾腓侧相同面积血管蒂岛状皮瓣皮肤切口(图12-174C),按常规切取第二趾带穹趾腹皮瓣并高位断蒂,常规切取掀起踇趾腓侧带血管蒂岛状皮瓣移位覆盖第二趾趾腹创面(图12-174D),踇趾腓侧创面取皮片移植加压包扎;带穹的趾腹皮瓣移至受区,切取髂骨条用直径1mm克氏针正中钻入带穹的趾腹皮瓣端及髂骨并与远节指骨拧紧固定。修整缝合甲床及指腹皮缘,镜下缝合趾-指神经,吻合趾-静脉及指动脉,皮瓣缺血90分钟重建血液循环,术后按常规治疗皮瓣顺利成活(图12-174E~G)。术后经18个月随访,恢复环指指腹与指甲外形,有指纹,两点分辨觉为5mm,患者十分满意,恢复正常训练工作(图12-174H)。

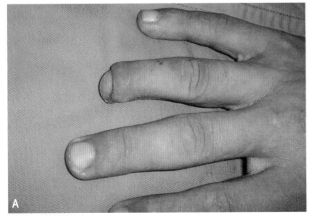
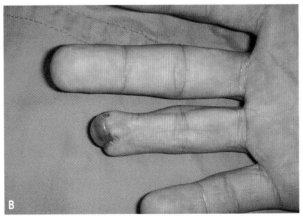

图12-174　右手环指中度钩甲畸形,采用植骨及带穹的趾腹皮瓣移植修复
A、B. 环指中度钩甲畸形。

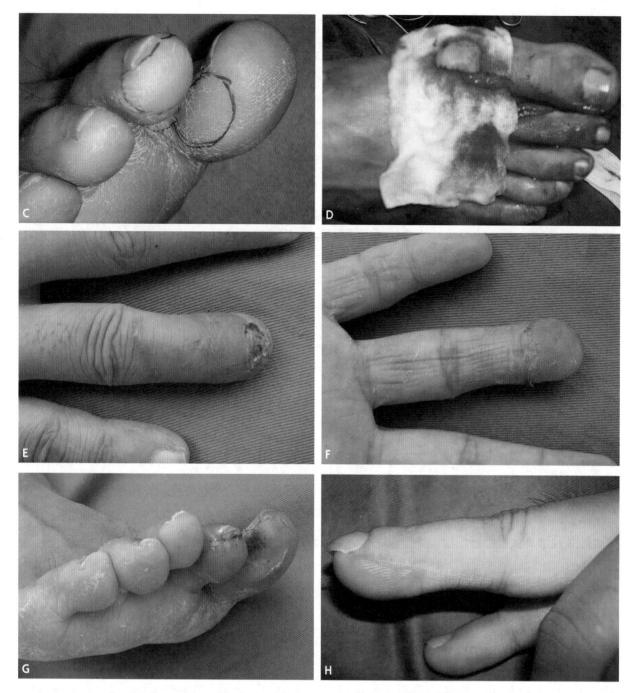

图 12-174（续）

C. 切取带穹的第二趾趾腹皮瓣及𧿹趾腓侧岛状皮瓣皮肤切口设计；D. 两皮瓣掀起；E、F. 术后 1 个月手指外形；G. 供区外形；H. 术后 18 个月手指外形。

【典型病例 2】患者男性，25 岁。因挤压伤致左手环指钩甲畸形 5 年要求矫治入院。患者系左手环指重度钩甲畸形，手术方法及经过同例 1。术后经 1 年随访，恢复环指指腹与指甲外形，两点分辨觉为 6mm，患者十分满意，已恢复工作（图 12-175A~H）。

小结　以上病例均采用植骨及带穹的趾腹皮瓣移植修复，获得较好临床效果，患者十分满意。术后 1 年 X 线片检查发现移植的髂骨有少许吸收及短缩现象（图 12-175I~J）。为防止出现骨短缩，笔者改用带远节趾骨及带穹的趾腹皮瓣移植修复而克服了上述不足，收到较好的临床效果（图 12-176）。

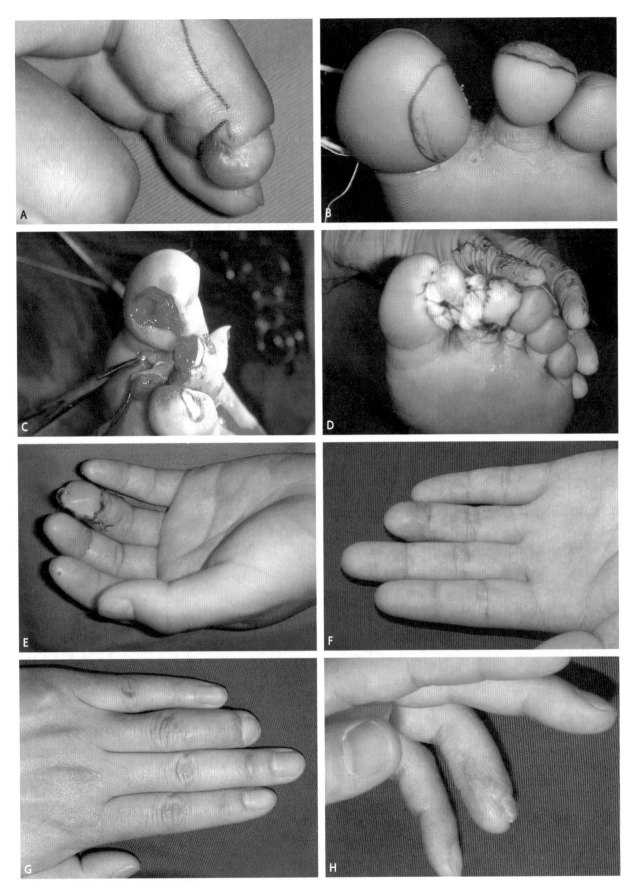

图 12-175　左手环指重度钩甲畸形,采用植骨及带穹的趾腹皮瓣移植修复

A. 左手环指重度钩甲畸形;B. 带穹的第二趾趾腹皮瓣及踇趾腓侧岛状皮瓣切口设计;C. 两皮瓣掀起;D. 踇趾岛状皮瓣修复第二趾趾腹创面,踇趾创面皮片移植;E. 术毕当时外形;F~H. 术后 1 年外形。

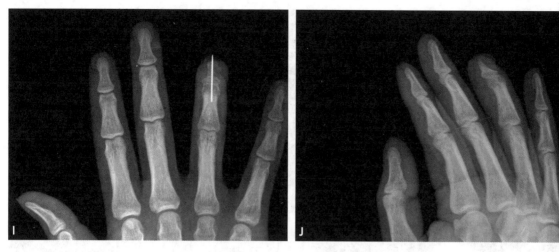

图 12-175（续）

I. 髂骨移植术后当时 X 线片；J. 髂骨移植术后 1 年骨短缩 X 线片。

【典型病例 3】患者男性，19 岁。因挤压伤致左手示指中度钩甲畸形要求矫治入院。手术方法及经过基本同上，切取带远节趾骨及带穹的趾腹皮瓣移植修复，术后经 1 年随访，恢复示指指腹与指甲外形，两点分辨觉为 5mm，经 X 线片检查未见骨吸收及短缩改变（图 12-176）。

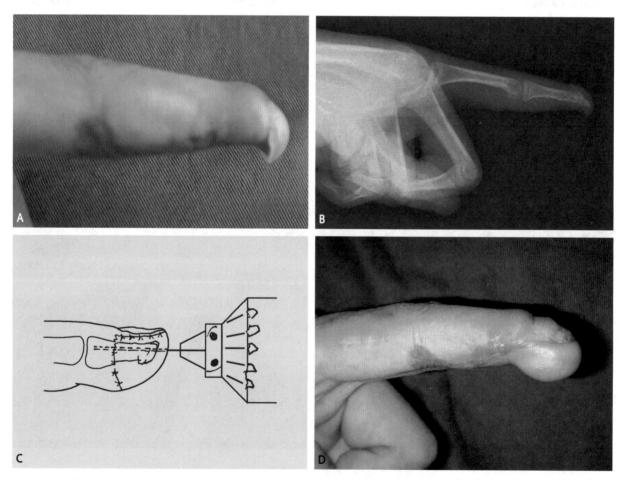

图 12-176　左手示指中度钩甲畸形，切取带穹的趾腹皮瓣与远节趾骨移植修复

A、B. 左手示指中度钩甲畸形；C. 带穹的趾腹皮瓣与远节趾骨移植修复示意；D. 术后 1 年随访见外形与功能。

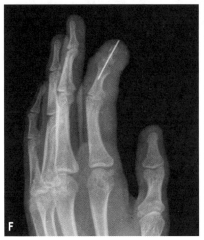

图 12-176(续)

E. 术后 1 年随访见外形与功能;F~H. 术后 1 年 X 线片未见骨吸收短缩。

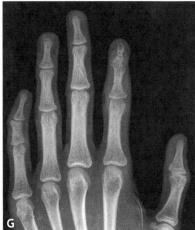

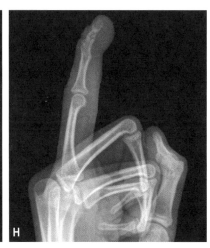

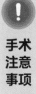

小结　根据笔者有限的治疗钩甲畸形的临床效果看,采用植骨及带穹的趾腹皮瓣移植或切取带远节趾骨及带穹的趾腹皮瓣移植修复治疗手指钩甲畸形可获得较好的临床效果,选用前者移植骨有部分吸收短缩改变,而后者无吸收短缩改变,供读者选择应用。

手术注意事项

1. 对中度及重度钩甲畸形可采用髂骨植骨及带穹的第二趾趾腹皮瓣移植治疗,术后虽会出现骨吸收现象,但外形及功能基本达到治疗目的,是一种可选用的方法;采用带远节趾骨及带穹的第二趾趾腹皮瓣移植治疗甲畸形术后不会发生骨吸收现象,若供足第二趾较短,可切取带全远节趾骨及较长趾腹皮瓣移植,有牺牲供足第二趾的缺陷,术前须告知患者慎重抉择。

2. 重视供区创面的处理。切取带穹的趾腹皮瓣后,供区采用带血管蒂的跨趾腓侧岛状皮瓣移位覆盖,跨趾腓侧创面用皮片移植覆盖,获得较理想的供区创面处理。

3. 本手术有一定风险,术者应严格掌握适应证,缜密手术设计,精心手术操作,在熟练掌握微小血管吻合技术的前提下方可实施。

(五) 拇、手指复合组织缺损修复与重建

因冲压、铣床及灼伤致拇指或手指某一部位复合组织缺损而远端指体完整且有血供或无血供,为保留该指体的外形、长度及功能,可选用足趾相应部位复合组织移植进行桥接移植修复。

1. 手术方法

受区:根据伤情行常规清创及扩创术,量取手指复合组织结构缺损的范围及长度,并向近端及远端桡侧或尺侧做延长切口,根据需要显露远、近端指固有动脉、神经及指背静脉,对指伸、屈肌腱及两骨断端做相应清、扩创处理,确认远端指体是否有血供。

供区:根据复合组织缺损部位,于相应足趾设计切取复合组织移植的皮肤切口。切开皮肤,保留并分离该节段足趾的远、近端静脉及神经、动脉,切取携带的骨与关节,趾伸、屈肌腱及皮肤,先阻断远端上述组织结构,观察该复合组织块血供,若血供正常,尽高位离断近端上述组织结构。供区创面根据切取后组织存留情况而定,若切取均为部分软组织,创面取皮片移植加压包扎;若切取较短带骨、关节及趾伸、屈肌腱的复合节段组织,远端仍有血供(尚保留一侧神经血管束者),可将远端与近端短缩做骨内固定,缝合皮肤;若切取复合组织较长,远端残留较少,且无血供或无保留意义,行残端缝合。

移植修复:复合组织移至受区,调整血管蒂位置后行骨内固定,修复指伸、屈肌腱,缝合部分皮肤,镜下修复神经、静脉及动脉,重建血液循环,缝合皮肤,制动,术毕。

2. 典型病例

【典型病例1】患者男性,20岁,工人。因铣床伤致右手环指中、末节背侧缺损2小时入院。检查:右手环指自近指间关节至远指间关节背侧皮肤、中节指骨、指伸肌腱与两侧腱束缺损,远指间关节完好;指屈肌腱、掌侧皮肤及两侧神经血管束正常(图12-177A)。决定切取同侧第二趾背侧皮肤、趾伸肌腱及趾间关节的复合组织移植修复。手术由一个手术组实施,环指按常规清创,解剖标记指背静脉、桡侧指固有动脉及指神经背侧支,量取环指指背皮肤缺损范围及指骨缺损长度。于同侧第二趾设计趾背复合组织移植皮肤切口(图12-177B、C),切开皮肤先解剖分离该复合组织的趾背静脉,第二胫侧趾背、趾底及第一跖背动脉,胫侧趾底神经,切取带趾长伸肌腱及关节的中、近节趾骨,松止血带,见第二趾复合组织血供正常,断蒂后移至受区,供区创面残修缝合;咬除近节指骨远端,将带关节趾骨嵌植于近节指骨及中节指骨间,克氏针纵贯内固定,修复中央肌腱及侧束,缝合趾-指背静脉、趾底神经-指神经背侧支,吻合第一跖背动脉-环指桡侧指动脉,复合组织缺血2小时重建血液循环,术后按常规治疗,复合组织顺利成活(图12-177D)。

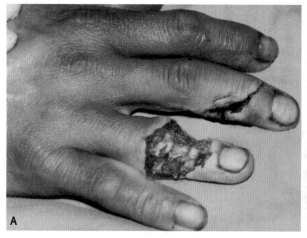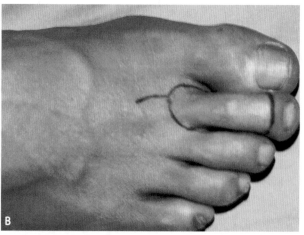

图12-177 铣床伤致右手环指背侧皮肤伸肌腱及骨关节缺损,取同侧第二趾复合组织移植修复
A. 当时伤情;B. 同侧第二趾复合组织移植背侧皮肤切口设计。

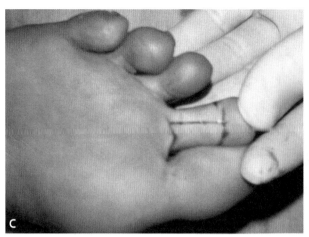
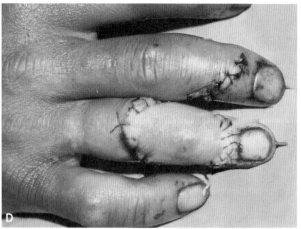

图 12-177(续)

C. 跖侧皮肤切口设计;D. 吻合趾-指动、静脉重建血液循环术毕外形。

【典型病例 2】患者女性,18 岁,工人。因挤压伤致右手示指指背皮肤缺损 3 天入院。检查:右手示指近节中段至远指间关节背侧皮肤缺损,创面中度污染,桡背侧尚残留一块坏死皮肤,中央腱缺损,近指间关节开放骨折并有脓性分泌物,示指呈屈曲状(图 12-178A)。征得患者同意取对侧第二趾复合组织移植修复。示指经严格扩创,切除污染组织,切除近指间关节,保留两侧腱束,创面经抗生素湿敷包扎;足部按复合组织设计切口(图 12-178B),切开皮肤解剖分离趾背、跖背静脉及大隐静脉,第二趾胫侧指背、第一跖背动脉及足背动脉,胫侧趾底神经及趾长伸肌腱,近节趾骨中段至远端趾间离断,松止血带,见复合组织血供正常断蒂,供区创面直接缝合;将复合组织移至受区,两骨断端用钢丝十字交叉内固定(图 12-178C),修复中央腱,趾底神经与指神经背侧支行束膜缝合,大隐静脉及足背动脉通过皮下隧道引至鼻烟窝与头静脉及桡动脉腕背支缝合,缺血 2 小时重建血液循环,术后按常规治疗,移植复合组织顺利成活,术后 6 个月随访已达骨性连接,并恢复近指间关节伸屈功能(图 12-178D~F)。

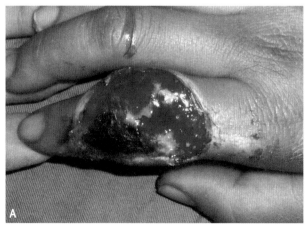
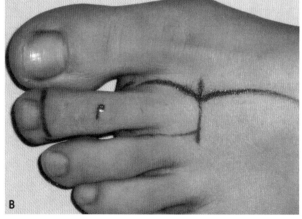

图 12-178 挤压伤致示指 PIP 背侧皮肤、指伸肌腱缺损并感染,取第二趾复合组织移植修复
A. 当时伤情;B. 取对侧第二趾复合组织移植皮肤切口设计。

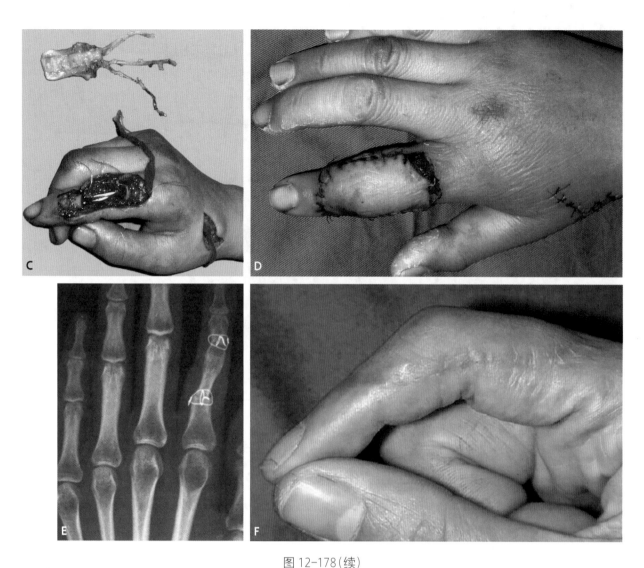

图 12-178（续）

C. 复合组织移至受区，受区两端已做好钢丝十字交叉内固定准备；D. 术后半个月外形；E. 术后半年 X 线片示钢丝十字交叉内固定情况；F. 术后半年的外形与功能。

【典型病例 3】患者男性，19 岁，工人。因冲床伤致右手环指近节桡侧复合组织块离断 3 小时入院。检查：右手环指近中节指体组织缺损，仅指深屈肌腱及尺侧皮肤神经血管束相连，远端血供正常（图 12-179A）。离断组织块皮肤已剥脱损伤无再植条件。取同侧第二趾复合组织移植修复，由一个手术组实施。按常规对右手环指清创，标记两断端桡侧神经，于近节指背显露头间静脉，于掌横纹切口显露第二指总动脉。根据环指皮肤、肌腱骨缺损范围于同侧第二趾设计复合组织皮肤切口（图 12-179B），切开皮肤，解剖分离第二趾趾背及跖背静脉，第二趾胫侧趾背、趾底及第一跖背动脉，胫侧趾底神经，于第二趾近节基底部离断趾体，松开止血带见该复合组织血供正常而断蒂（图 12-179C），供区创面直接缝合。将第二趾复合组织移至受区，骨修整后两断端趾-指间克氏针纵贯内固定，缝合骨膜，修复中央腱及侧腱束，修复桥接桡侧指-趾-指神经，修整并缝合皮肤，血管蒂通过皮下隧道，与头间静脉及第二指总动脉吻合，缺血 2 小时重建血液循环（图 12-179D）。术后按常规治疗，复合组织顺利成活（图 12-179E、F）。

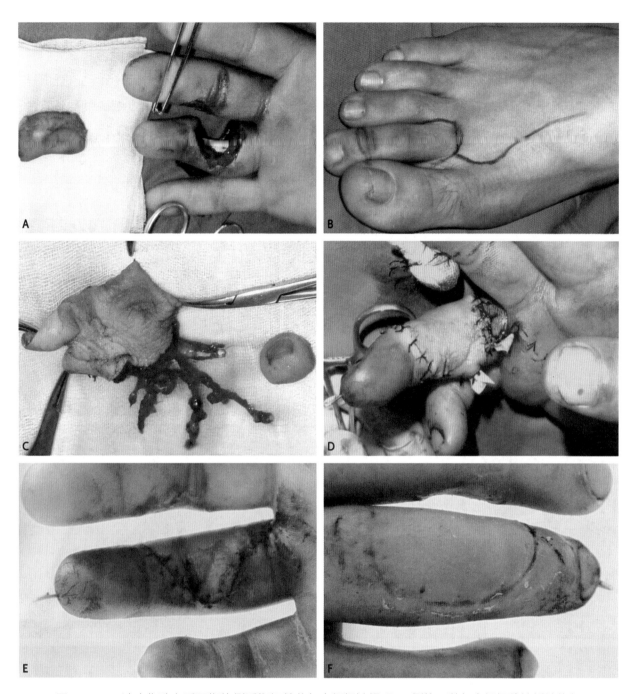

图 12-179　冲床伤致右手环指桡侧近指间关节复合组织缺损,取同侧第二趾复合组织移植桥接修复
A. 当时伤情,离断组织块无再植条件;B. 取同侧第二趾复合组织移植皮肤切口设计;C. 复合组织游离,趾端遗弃;
D. 采用吻合趾-指血管、神经桥接术毕;E、F. 出院时外形。

　　【典型病例 4】患者男性,17 岁,工人。因冲压伤致左手中指中、近节缺损 1.5 小时入院。检查:左手中指自近节远端至中节远端指体组织大部缺损,桡侧有 5mm 皮肤相连,远端指体无血供,离体组织已挫灭(图 12-180A)。征得患者同意,取对侧第二趾复合组织移植桥接修复。按常规对左手中指清创,保留桡侧宽 5mm 皮蒂,分别标记中指近、远两断端静脉及头间静脉、两侧神经血管束及第二指总动脉、指深屈肌腱及指伸肌腱,近节指骨断端及中节指骨远端做常规骨修整,量取指体组织缺损长度,中指创面用抗生素湿敷包扎;根据受区情况,于对侧第二趾中、近节设计复合组织移植桥接(图 12-180B),按常规切取对侧第二趾,供区创面直接缝合。在无血条件下切取相应长度的趾体节段组织,于近节指骨中段及中节指骨远端截骨,完整保留该段骨与关节,趾伸、屈肌腱及两侧神经血管束;趾骨做修整后将复合组织嵌植于中指指体缺损区(图 12-180C),指-趾骨行克氏针纵向固定,缝合骨膜,桥接修复中央腱、侧束及指深屈肌腱,在无血条件下,第二趾节段组织远端两条趾背静脉与中指末节两条指背静脉吻合,远端两侧趾底动脉与中指末节两指固有动脉吻合桥接缝合两侧指-趾神经,第二趾近端跖背静脉与中指近端头间静脉吻合,第一跖背动脉与第二指总动脉吻合,第二趾腓侧趾底动脉与中指近端桡侧指固有动脉吻合,缺血 3 小时重建血液循环(图 12-180D~F)。调整缝合皮肤,术后按常规治疗,第二趾节段组织顺利成活,术后经 1 年随访恢复左手外形,中指 PIP 有 30° 伸屈活动范围,两点分辨觉为 6mm(图 12-180G、H)。

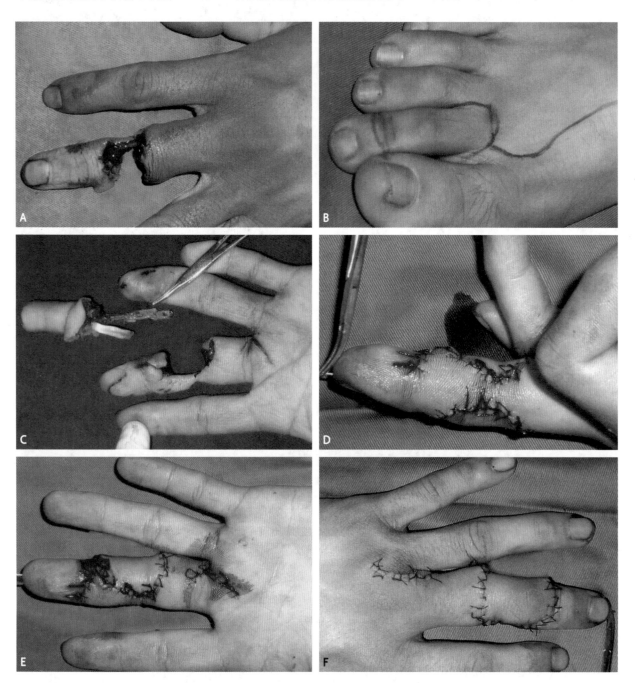

图 12-180　冲压伤致左手中指近指间关节缺损,桡侧有少许皮肤相连,远端无血供,取右侧第二趾复合组织节段桥接移植修复

A. 当时伤情;B. 对侧第二趾复合组织移植皮肤切口设计;C. 第二趾节段组织移至受区;D~F. 采用吻合趾-指血管、神经重建血液循环术毕当时外形。

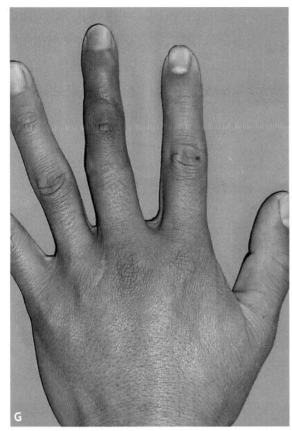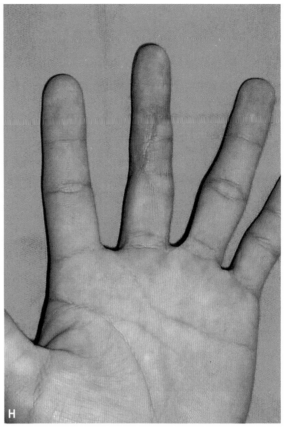

图 12-180（续）

G、H. 术后 1 年外形。

> 以上 4 例系手指中间节段复合组织缺损，为了保持手指长度、外形及功能，选用第二趾节段复合组织移植桥接，行骨、关节、肌腱连续性重建，以及神经、血管桥接移植重建血液循环与感觉，手术设计严密、精细，均获得成功，是任何其他传统方法不能相比的精细的专科修复，牺牲第二趾也是值得的。
>
> **小结**

（六）手指环形皮肤缺损及虎口皮肤严重瘢痕挛缩的修复

因外伤或灼伤致拇、手指环形皮肤缺损并深部组织外露，虎口严重皮肤瘢痕痉挛，经扩创及瘢痕切除若采用传统方修复，造成皮瓣臃肿而影响外形与功能。笔者设计跗趾 C 形旗帜皮瓣及超长趾蹼皮瓣桥接移植获得较好的临床效果，愿与读者共享。

1. **手指环形皮肤缺损的修复**　采用跗趾腓侧 C 形皮瓣移植桥接修复。

【**典型病例 1**】患者女性，20 岁。1995 年因操作丙纶丝带左手拇指被绞勒伤 12 小时而入院。检查：患者一般情况良好，左手拇指于近节远端皮肤软组织呈一环形凹陷勒痕并灼伤，宽 15mm，深约 4mm（图 12-181A），远端指体淡紫，毛细血管回充盈缓慢，侧方切开缓慢渗出暗色血液，指腹感觉减退，拇指仍有自主伸屈活动。遂决定施行同侧跗趾腓侧 C 形旗帜皮瓣移植桥接。左手拇指勒伤皮肤做环形扩大切除，保留深部指伸、屈肌腱及两侧指神经，造成宽 2cm 环形皮肤缺损，解剖游离出拇指尺侧远、近端指动脉及背侧两条静脉，远端指体呈苍白色（图 12-181B、C）；于同侧跗趾设计宽为 2.5cm、长为 6cm 的腓侧 C 形皮瓣皮肤切口，保留跗趾胫侧宽约 1.5cm 皮肤及跗趾胫侧趾底动脉与神经（图 12-181D、E）。以跗趾腓侧趾底动脉及趾背静脉（远、近端）为轴，掀起跗趾 C 形皮瓣并断蒂（图 12-181F），供区创面取全厚皮片移植加压包扎;皮瓣移至受区,蹈趾腓侧趾底动脉位于拇指尺侧指动脉位,C形皮瓣环形包绕拇指皮肤缺损区并缝合皮肤,皮瓣背侧远、近两条静脉与受区远、近两端静脉吻合,蹈趾腓侧趾底动脉与受区拇指尺侧远、近端指动脉吻合,远端拇指缺血 17 小时、C 形皮瓣缺血 3 小时重建血液循环(图 12-181G),术后按断指再植常规治疗,远端拇指及皮瓣顺利成活。术后经 1 年随访左手拇指伸屈及感觉功能正常,两点分辨觉 4mm,恢复正常工作(图 12-181H、I)。术后 24 年再次随访拇指指间关节伸屈活动度为 45°,两点分辨觉仍为 4mm,患者非常满意(图 12-181J~M)。

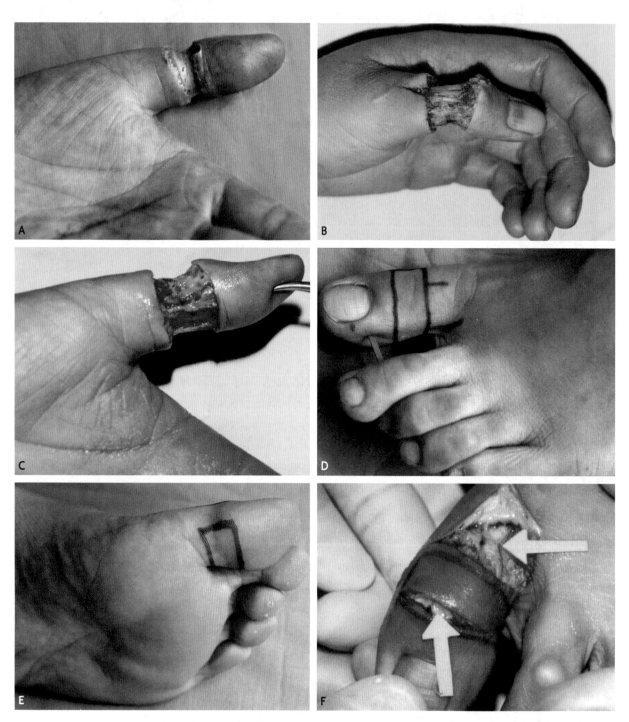

图 12-181 丙纶丝带勒伤致左手拇指节段皮肤缺损,选用蹈趾腓侧 C 形皮瓣移植桥接修复

A. 当时伤情;B、C. 切除了灼伤皮肤造成的环形皮肤缺损,远端无血供;D、E. 蹈趾腓侧 C 形皮瓣移植皮肤切口设计;F. 皮瓣切取过程。

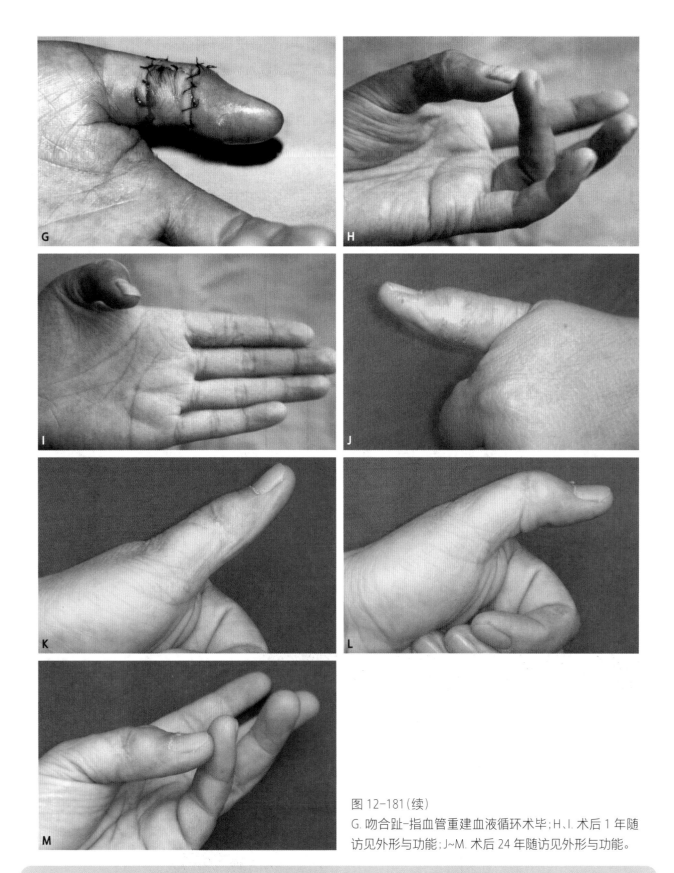

图 12-181（续）

G. 吻合趾-指血管重建血液循环术毕；H、I. 术后 1 年随
访见外形与功能；J~M. 术后 24 年随访见外形与功能。

小结　　本例系拇指因丙纶丝带勒伤致环形皮肤灼伤，经清创造成 2.5cm × 6.0cm 环形皮肤缺损，远端指体无血供，由于指伸、屈肌腱完好，保留两侧指神经，选用同侧𬂟趾腓侧 C 形旗帜皮瓣移植桥接，既修复了拇指皮肤缺损，又重建了远端指体血供，获得理想的外形与功能，获术后 24 年随访证明是一例成功的专科修复。

【**典型病例 2**】患者女性，21 岁。因电灼伤致左手示、中、环指皮肤干性坏死 14 天入院。检查：示指末节背侧指甲干性坏死，中、环指于近指间关节以远至末节皮肤呈环形干性坏死，背侧多于掌侧，远端指体血供感觉正常。征得患者同意，决定切取双踇趾 C 形复合组织瓣移植修复。按常规扩创，切除左手全部干性坏死皮肤及指伸肌腱，保留骨、关节及两侧神经血管束，量取中、环指环形皮肤缺损布样，显露中、环指指背静脉及指固有动脉，创面用抗生素纱布湿敷包扎；于右踇趾按中指、左踇趾按环指皮肤缺损布样设计皮肤切口，并分别切取以踇趾趾背及跖背静脉，踇趾腓侧趾底及第一跖背动脉，踇趾腓侧趾底神经为血管蒂的带踇短伸肌腱的 C 形蝶状皮瓣。供区创面取全厚皮片移植加压包扎；示指背侧创面取中厚皮片移植加压包扎，两皮瓣移至相应指，踇短伸肌腱与各指远、近端指伸肌腱桥接缝合，指神经背侧支与踇趾腓侧趾底神经缝合，动、静脉通过皮下隧道与中、环指指背静脉及一侧指固有动脉桥接吻合，分别缺血 2 小时及 4 小时重建血液循环，调整并修整皮肤缝合术毕，术后按常规治疗两复合组织瓣顺利成活。术后半年随访，两指均恢复伸、屈及握拳功能，供足外形及功能无妨，患者非常满意并恢复原工作（图 12-182）。

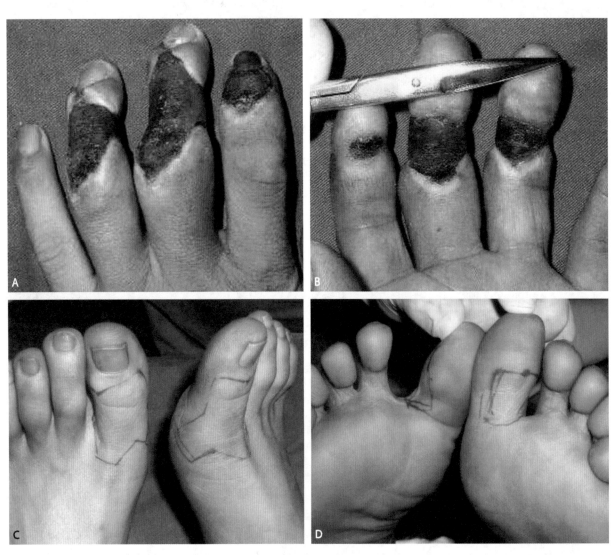

图 12-182　电灼伤致左手示、中环指皮肤呈环形干性坏死，取双踇趾 C 形复合皮瓣移植桥接修复
A、B. 当时伤情；C、D. 双踇趾 C 形复合组织蝶状皮瓣皮肤切口设计。

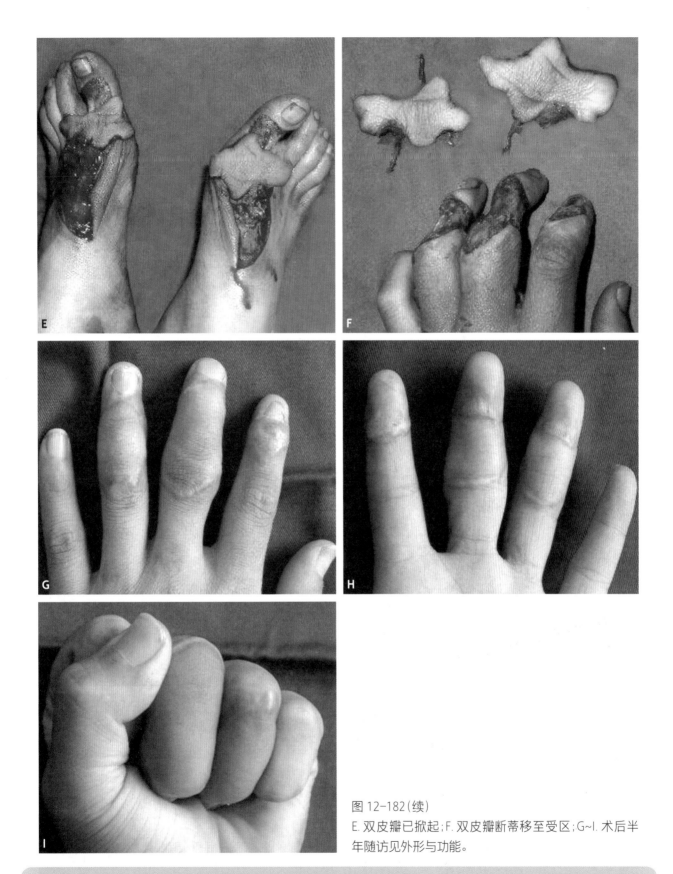

图 12-182(续)

E. 双皮瓣已掀起;F. 双皮瓣断蒂移至受区;G~I. 术后半年随访见外形与功能。

小结　本例因电灼伤致左手示、中、环指呈环形皮肤干性坏死,经扩创造成示、中、环指环形皮肤创面及伸肌腱缺损,采用切取双侧跨趾 C 形蝶状皮瓣并携带跨短伸肌腱移植桥接修复中、环指,手术设计十分合理,术后半年随访外形与功能十分满意,达到了精细的专科修复目的,手术者们十分欣慰。

2. 虎口皮肤严重瘢痕挛缩的修复　采用超长趾腹皮瓣移植修复。

【典型病例 1】患者男性，24 岁，农民。电击伤致左手拇、示指及虎口皮肤挛缩 6 个月要求矫治于 2003 年入院。检查：患者一般情况可，左前臂中、下端被皮瓣覆盖，桡掌侧及桡背侧为凹陷瘢痕，残端拇、示指及虎口皮肤呈严重瘢痕挛缩屈曲畸形无功能（图 12-183A）。笔者提出选用超长第一趾蹼皮瓣移植重建虎口，但要牺牲第二趾的手术方案，经患者同意后实施。手术由一个手术组实施。先切除前臂桡掌侧及桡背侧挛缩凹陷瘢痕，游离皮缘修整缝合皮肤；切除左虎口及手指皮肤挛缩瘢痕，充分松解开大虎口，切除第四、五残存掌骨及第三掌骨头，把带掌指关的示指移至第三掌骨行钢丝十字交叉内固定，拇、示指远指间关节行功能位融合，见正中及尺神经缺损，切取 15cm 尺神经移植桥接于正中及拇、示指指固有神经间，拇长屈肌及示指指深屈肌腱缺损，取两条长 15cm 的趾长伸肌腱移植修复，鼻烟窝找到头静脉及桡动脉腕背支，量取虎口皮肤缺损范围的布样；左足按虎口及手指皮肤缺损形状设计超长趾腹皮瓣皮肤切口（图 12-183B），沿设计切口掀起切取以大隐静脉及足背动脉为血管蒂及相关神经的超长第一趾蹼皮瓣，剔除第二趾趾骨后的皮肤覆盖踇趾腓侧创面；以大隐静脉及足背动脉为血管蒂的超长第一趾蹼皮瓣移至受区，调整缝合皮肤重建虎口，修复移植的正中-趾神经，大隐静脉及足背动脉通过皮下隧道与鼻烟窝头静脉及桡动脉腕背支吻合，皮瓣缺血 1.5 小时重建血液循环，术后按常规治疗皮瓣顺利成活（图 12-183C~F）。术后 16 年笔者专程前往农村随访，村干部说，患者术后半年能驾驶大型拖拉机，以后又购买大货车跑运输，说明患者的左手术后功能恢复良好，但 6 年前因醉驾致车祸身亡。

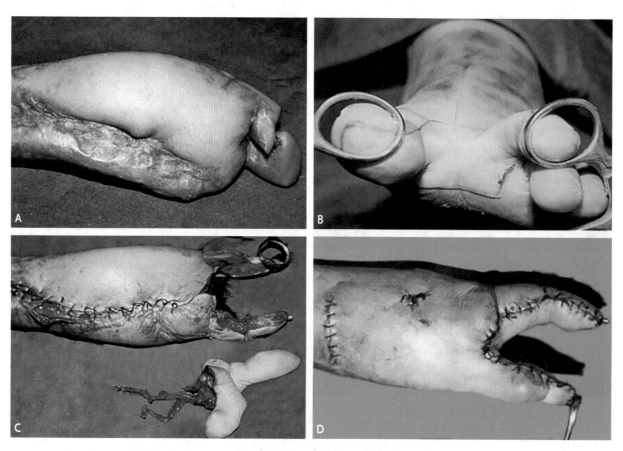

图 12-183　电击伤致左手虎口皮肤严重瘢痕挛缩，取左足超长第一趾蹼皮瓣移植修复
A. 当时伤情；B. 左足超长第一趾蹼皮瓣皮肤切口设计；C. 前臂皮瓣经修整，带掌指关节的示指移至第三掌骨内固定，开大虎口，趾蹼皮瓣移至受区；D. 第一趾蹼皮瓣移植修复虎口并重建血液循环术毕。

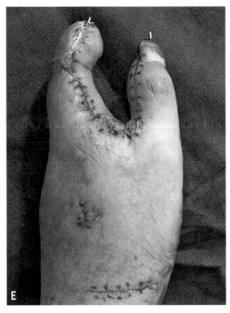
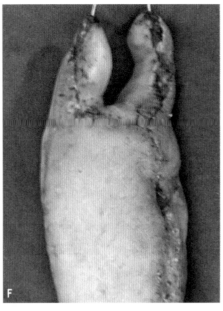

图 12-183（续）

E、F. 出院时外形。

【典型病例 2】患者男性，4 岁。因"烫伤致右手拇、示指及虎口皮肤挛缩 8 个月"要求矫治入院（图 12-184A、B）。笔者提出选用超长第一趾蹼皮瓣重建虎口，但要牺牲第二趾的手术方案，经患者家属同意后实施。切除右手虎口及手指皮肤挛缩瘢痕，充分松解开大虎口，量取虎口皮肤缺损范围的布样，于供足按虎口及手指皮肤缺损形状布样设计跨越第 2 趾趾端达腓侧超长趾腹皮瓣（图 12-184C、D），按常规切取以大隐静脉及足背动脉为血管蒂及相关神经的超长第一趾蹼皮瓣，剔除第二趾趾骨后的皮肤覆盖踇趾腓侧创面，大隐静脉及足背动脉在受区通过皮下隧道与鼻烟窝头静脉及桡动脉腕背支吻合并修复神经，皮瓣缺血 2 小时重建血液循环，术后按常规治疗皮瓣顺利成活。术后 1 年（图 12-184E~G）及 15 年（图 12-184H~L）随访见外形与功能均满意。

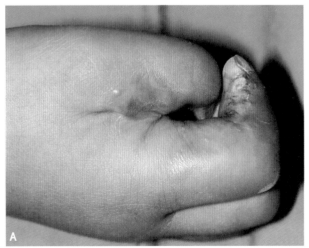
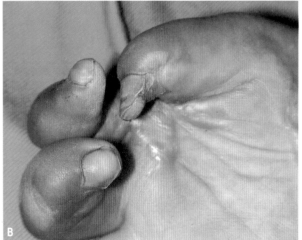

图 12-184　4 岁男孩，烫伤致右手虎口皮肤严重瘢痕挛缩，选用跨越第二趾趾端达腓侧的超长第一趾蹼皮瓣移植修复

A、B. 当时伤情。

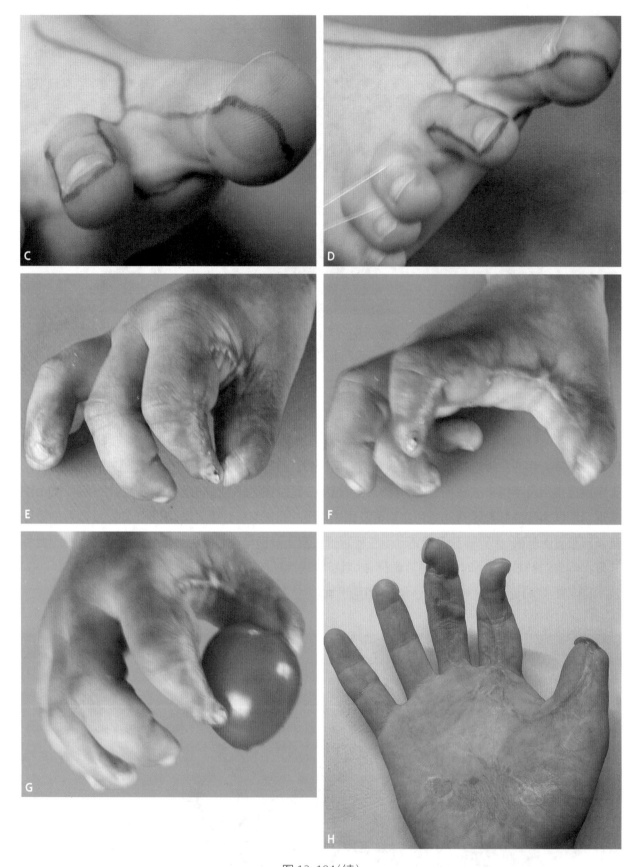

图 12-184(续)

C、D. 跨越趾端达第二趾腓侧的超长第一趾蹼皮瓣皮肤切口设计;E~G. 术后1年外形与功能;H. 术后15年供足外形。

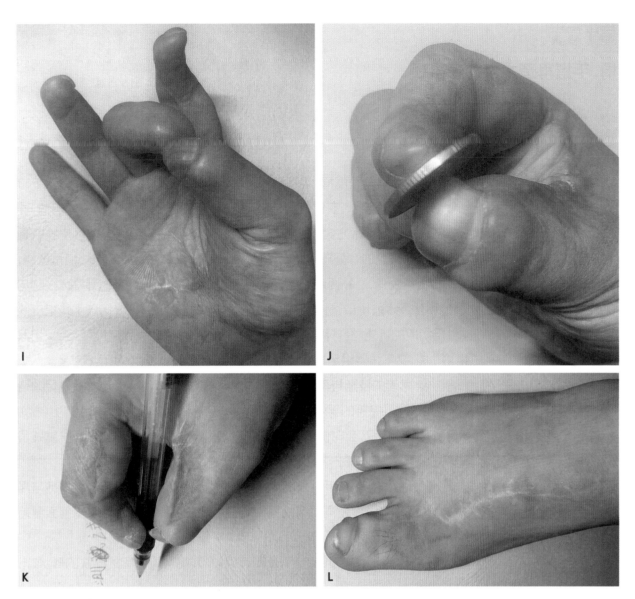

图 12-184（续）

I~K. 术后 15 年手外形及其功能；L. 术后 15 年供足外形。

小结

　　上述 2 例均系虎口皮肤严重瘢痕挛缩，若采用传统方法修复不仅疗程长，外形及功能也不会如意。笔者采用超长第一趾蹼皮瓣移植修复，尤其是病例 2 采用跨越趾端达第二趾腓侧的超长第一趾蹼皮瓣移植修复，是超前的手术设计并获得成功，术后经 15 年随访证明达到了预期手术目的。以上 2 例选用超长第一趾蹼皮瓣移植修复，牺牲第二趾也是值得的。

第十二节

拇、手指再造术中注意事项

一、切口设计

笔者自 1979 年以来为 1 765 余例不同程度拇、手指缺损,选用不同形式足趾组织移植再造 2 153 余指,在临床实践中体会到要做好每一例手术,获得满意的外形与功能,手术医师应根据患者伤情、要求、手术设计原则及术者技能制订完善的手术方案,对供、受区皮肤切口精心设计,使供、受区皮肤获得合理有效的利用,做到物尽其用,获得理想的修复与重建。"拆东墙,补西墙" 是对足趾组织移植再造拇、手指最好的比喻,但 "拆东墙" 要拆得合理, "补西墙" 要补得准确。术前的切口设计是医师临床经验与实际病例相结合的完美构思的体现。术前切口设计不是凭空的机械地画线,而必须根据伤手残指皮肤条件、创面情况、足趾外形、供足切取的可能,经仔细测量才能在足部做出精确的设计,使足趾组织切取移植后获得满意的外形效果与功能,又不妨碍供足功能,在此提出以下切口设计要领,供读者参考。

1. 术前应根据伤情、患者要求、术者的技能与再造原则,足趾外形,供足切取的可能及术后对足功能的影响等,征得患者及其家属同意后制订完善的手术方案。

2. 根据受区皮肤条件,骨与关节的情况,当时伤情及处理经过,静脉、动脉、神经及对伸、屈肌腱残留的估计,以尽量选用带足部皮肤的足趾组织移植一期覆盖创面为原则。

3. 对择期再造病例要精确测量需要再造拇、手指长度及足趾长度与外形,了解残端皮肤的质地与局部瘢痕组织切除所造成的皮肤缺损,估算趾体游离时可能携带有血供的皮肤面积及趾体两侧创面覆盖的可能性,在供、受区精确设计皮肤切口。

4. 急症病例,根据伤情,清创后残端皮肤缺损的范围、面积、形状及残端可能保留的皮肤的形状、方向,选择相应的足趾及相邻的皮瓣进行合理设计。

5. 选用跚趾末节或跚趾甲皮瓣移植者,应根据残存拇指指骨长度及皮肤缺损情况在同侧跚趾保留足够宽度的胫侧舌状皮瓣后设计切口。必要时携带趾蹼部分皮肤及不同面积和形状的足背皮瓣,借以一期覆盖创面。

6. 拇、手指皮肤套状撕脱选用跚趾甲皮瓣或第二趾甲皮瓣移植再造者,根据皮肤撕脱范围、长度及健侧同名指的指体周径,计算足背皮瓣的形状、宽度、长度及足趾邻近可同时切取的包裹指体并覆盖创面的皮肤,进行精心切口设计。

7. 亚急症拇、手指再造者,对坏死皮肤软组织做彻底扩创后,根据残存皮肤、形状、面积及再造指位置在同侧或对侧设计皮肤切口。

8. 先天性拇、手指阙如者,应充分利用畸形指原有皮肤的长度与面积,尽量减少对供足组织的切取。

9. 受区造成大面积皮肤缺损者,应根据皮肤缺损范围、形状及再造指别,在同侧或对侧设计带不同形状足背皮瓣的第二趾或跚趾甲皮瓣移植,若上述皮瓣仍不足以覆盖创面,应设计较薄的相应游离皮瓣移植,并充分利用跚侧 V 形皮瓣的有效面积达到覆盖创面的目的。

10. 拇、手指部分缺损者,根据缺损部位、形状于同侧或对侧足趾相应部位设计皮肤切口,必要时携带复合组织,达到一期修复与重建的目的。

二、防止跖趾关节过伸畸形

人类为了适应行走,形成足的三点一平面的重要解剖结构。其中前足的第一跖骨头至第五跖骨头是人类行走与跑跳时维持平衡的着力点,足趾为了适应上述功能自然地形成第二~五跖趾关节略过伸现象;人类的手为了适应劳动、操作,第一~五掌指关节呈屈曲状。这是人类进化所造成的现象。选用第二趾移植再造拇、手指,为患者带来了福音。然而在不少临床资料中,带跖趾关节移植再造术后患者存在不同程度的跖趾关节过伸畸形现象。1979 年笔者施行第一例带足背皮瓣及跖趾关节的第二趾移植拇指再造,就存在跖趾关节过伸畸形(图 12-185),从而引起了笔者的重视。造成跖趾关节过伸畸形的原因有两个:一是跖趾关节存在自然过伸现象;二是在手术中,破坏了足内在肌的附着从而加重了跖趾关节过伸畸形的发生。所以怎样防止跖趾关节过伸畸形是拇、手指再造术中一个值得引起重视的技术问题。

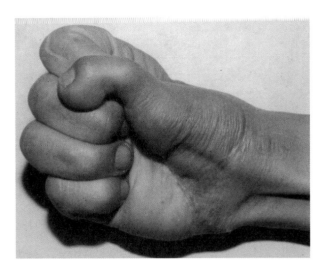

图 12-185 跖趾关节过伸畸形

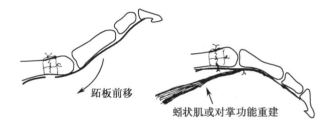

图 12-186 跖板前移缝合固定并行对掌功能或蚓状肌功能重建

1. **跖板前移固定** 带跖趾关节的第二趾移植行内固定后,将跖板与跖掌骨内固定材料或掌骨骨膜及韧性组织做 8 字缝合固定,使跖板向近端迁移以消除跖趾关节过伸畸形(图 12-186),这是改变跖趾关节过伸畸形的关键性操作,这一操作宜在骨内固定后实施。

2. **对掌或蚓状肌功能重建** 带跖趾关节的第二趾移植再造拇指或手指,均系拇指Ⅳ度、手指Ⅵ度以上缺损。拇指保留拇短展肌者,可将拇短展肌部分腱性组织与移植的第二趾近节基底部桡掌侧内在肌腱性组织缝合修复拇对掌功能;若拇短展肌缺损,可选相应协同肌移位重建拇对掌功能;带跖趾关节的第二趾(第三趾)移植再造手指者均系手指Ⅵ度以上缺损,除跖板前移外,可选用协同肌移位调节张力后与第二(第三)趾桡侧蚓状肌腱性组织缝合重建蚓状肌功能,消除跖趾关节过伸畸形(图 12-186)。

术者只要重视跖板前移固定及对掌功能或蚓状肌功能重建操作,就可以达到消除跖趾关节过伸畸形的目的。

三、克服驼颈畸形

拇、手指外伤性缺损或先天性阙如,指体残端一般呈圆柱形,无论采用冠状切口还是矢状切口,若不注意受指或供趾切口的设计,移植后常常在趾-指皮肤缝合部出现驼颈畸形(图 12-187),术后给患者带来心理影响。在供、受指的切口设计时只要术者略作一些改动就可以获得较满意的外形效果。

1. **受指残端设计 V 形皮肤切除切口** 受指残端若选用矢状皮肤切口,缝合皮肤时往往造成驼颈畸形。为此,在设计切口时在受指残端掌背侧做一 V 形皮肤切口,就可避免畸形出现(图 12-188);若选用

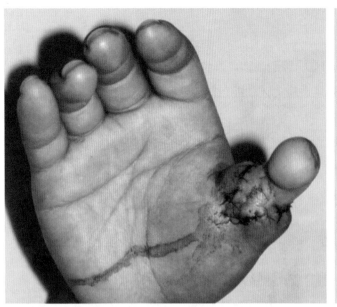
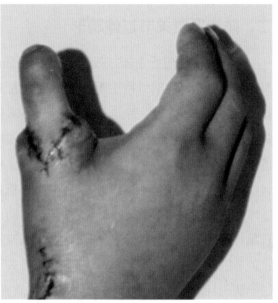

图 12-187　驼颈畸形

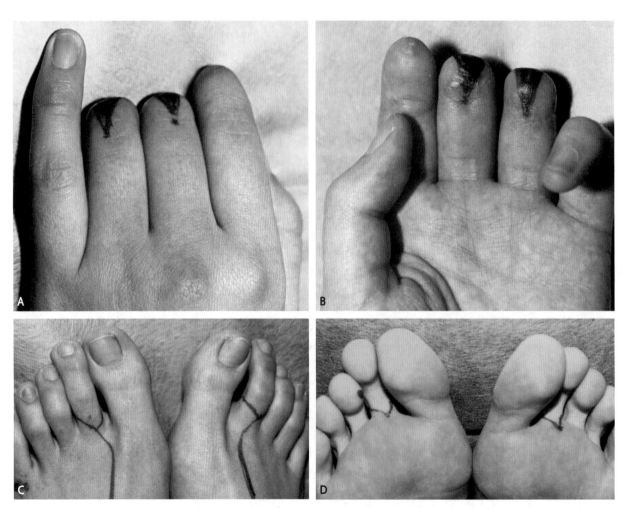

图 12-188　合理设计皮肤切口，使趾-指皮肤缝合为一体，消除臃肿，防止驼颈畸形

A、B. 受指残端掌背侧 V 形皮肤切口设计；C、D. 供趾跖背侧 V 形皮肤切口设计。

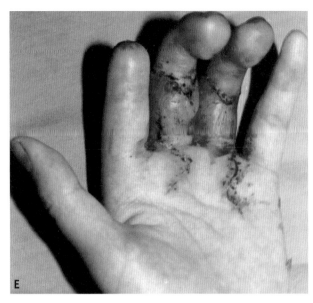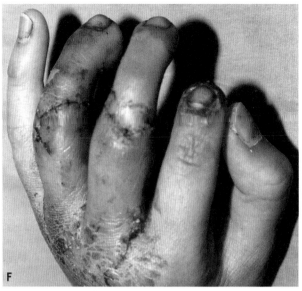

图 12-188（续）

E、F. 受区皮肤经充分松解修整,使趾-指皮肤缝合为一体,粗细相融。

冠状切口,为防止驼颈畸形,可在冠状横轴线上自桡侧至尺侧设计一菱形皮肤切除切口。V 形或菱形皮肤切除后应向两侧做充分皮下分离恢复皮肤弹性。

2. 供趾跖背侧设计合适的 V 形皮肤切口　部分著作或学术交流资料中,常出现供足跖背侧设计过大过长 V 形皮瓣,移植后又不注意皮肤修整是形成驼颈畸形的又一因素。为此在设计足趾皮肤切口时应根据受区切口设计,在跖背侧设计合理的 V 形皮肤切口,移植后使供趾 V 形皮肤恰好嵌入于受指 V 形皮肤缺损区;若采用冠状切口,根据再造指残端菱形皮肤切除形成的创面,足趾设计冠状皮肤切口时注意横径宽度,移植后恰好嵌入于受指皮肤缺损区,从而避免了驼颈畸形。

除注意以上切口设计及操作外,在修整外形过程中,也应根据供、受区皮肤情况做相应的调整,切除多余的皮肤及皮下组织,注意皮肤缝合技巧,使趾-指皮肤相融连接为一体,避免出现臃肿。

四、防止踇趾或踇趾甲皮瓣移植后指体过于粗大

笔者随机选取青岛地区正常成人男女各 50 名,进行拇指指间关节及踇趾趾间关节处的指、趾体周径的测量,男性踇趾周径比拇指周径平均长 17mm,女性平均长 14mm。其主要原因是踇趾趾骨粗大及踇趾末节基底部有一膨大隆起的骨嵴所致;拇指末节基底部虽也有骨嵴隆起,但隆起较少。基于踇趾与拇指上述解剖结构差异,笔者在选用踇趾末节或踇趾甲皮瓣移植再造拇指术中采取了以下措施,获得较满意的外形效果。

1. 踇趾胫侧舌状皮瓣应根据性别设计,男性身高高大者,胫侧舌状皮瓣在趾间关节处保留 16~18mm 宽度,身高中等偏小者保留 15~17mm;女性身高高大者胫侧舌状皮瓣在趾间关节处保留 13~15mm 宽度,身高中等偏小者保留 12~14mm。延伸的舌状皮瓣尖端应越过趾端中线(图 12-189)。

2. 咬除踇趾末节膨大的骨嵴修细趾骨。踇趾间关节离断后,咬除末节基底部膨大隆起的骨嵴(图 12-190),使趾骨周径接近远节趾骨中段为宜。

3. 小心修剪踇趾趾腹侧皮下脂肪,减少脂肪厚度。踇趾末节经上述修整能在无张力下缝合胫侧皮肤,若出现多余皮肤时用锐刀做适度切除,使踇趾体积缩小近似拇指。

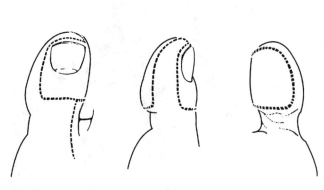

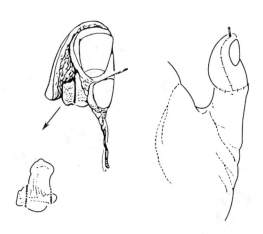

图 12-189 跛趾末节胫侧舌状皮瓣根据患者性别及身高进行合理设计

图 12-190 咬除跛趾末节膨大的骨嵴,修细趾骨,剪除部分跖侧脂肪,使趾体缩小

五、防止再造指成角及旋转畸形

1. 成角畸形 两骨断端不平整或骨断端平面出现倾斜,行内固定后导致成角畸形。为了避免成角畸形,在内固定前术者应对两断端仔细检查,断面必须与指骨纵轴垂直。若有倾斜应予以锉平纠正,一旦已完成内固定,发现有轻度成角畸形时,可采用手法将趾-指骨摆正,在断端间隙填植少许海绵骨或在内固定情况下予以手法矫正,必要时再另行克氏针固定,防止畸形再次发生;若有明显成角畸形,应拆除内固定,处理两骨断面后重新内固定。

2. 旋转畸形 旋转畸形发生率高于成角畸形,有多种原因。采用克氏针纵贯内固定者旋转畸形发生率高于其他内固定,拇指再造旋转畸形发生率高于手指再造。采用克氏针纵向固定不可避免地会发生旋转倾向,所以拇、手指再造内固定应尽量避免采用单枚斜向克氏针,克氏针交叉或钢丝十字内固定以防止旋转畸形;拇指旋转畸形往往是在内固定时足趾旋前不充分而致。为此,术者可把自己的手与患者当时体位的手做对照,确定最佳旋前位后行内固定;若内固定后仍出现拇、手指旋转畸形,应拆除内固定纠正后重新内固定。

上述两种畸形在术中一旦发现,无论手术进展到什么程度,均应停止操作,及时纠正重新固定。否则这一畸形的形成是永久性的。所以再造手术过程中,术者一定要仔细对照再造指的位置,判断是否有成角及旋转畸形,确认无误后行内固定并缝合骨膜,再完成后续手术操作。

六、防止再造指过长及趾间关节前移

1. 再造指过长 正常拇指长度是当拇指内收时拇指指端位于示指近节中段。凡选用第二趾移植再造拇指者,由于第二趾较细,虽按上述位置标定,总感觉再造指较长,这是视觉的误差;第二趾较长的患者,术者应重视趾体长度进行处理,而不能按常规切口切取移植,否则会造成再造拇指过长的现象。为了避免过长现象发生,在做骨内固定前,试将第二趾骨断端与拇指骨端接触试测再造指长度,若趾体较长,应根据两骨端情况决定缩短掌指骨或跖趾骨。尤其是带跖趾关节的第二趾移植,常以缩短掌骨来弥补。在通常情况下为便于骨内固定,凡带跖趾关节移植再造拇指,最远截骨平面应位于跖骨头下,但由于第二趾较长,这一限定截骨平面仍显较长时,以缩短第一掌骨为原则。

2. 趾间关节前移 好发于第二趾较长的手指Ⅳ度以内缺损的再造。第二趾再造术后若出现趾间关节前移会影响手指捏握功能。第二趾移植再造手指者,术后趾间关节主动伸屈功能一般要逊于正常第二趾伸屈功能。再造后如果出现趾间关节前移,则该再造指难以与拇指完成对捏,更不能与其他手指同步完成握的功能。当然对于单一中指或环指Ⅳ~Ⅴ度缺损,而邻近指又属正常长度时,为了弥补外形,使再造指略长或等长于健侧指,发生趾间关节前移是无奈的事。凡第二~五指同一平面的Ⅴ度缺损,选用双侧第二趾移植再造,第二趾较长者决不能以健侧等长手指为标准进行设计,而应以再造指能否与拇指完成对指、捏握为目的而设计,使再造指近端指间(趾间)关节置于健侧指或邻指同一平面或略短于该平面为宜(图 12-191)。否则将造成再造指过长难以与拇指完成对捏,更谈不上握,而失去了再造意义。

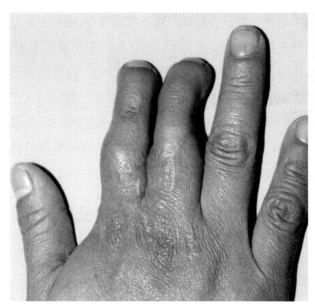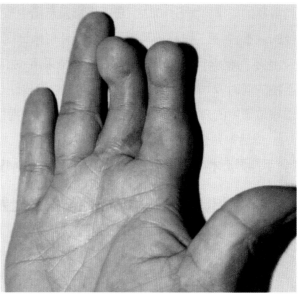

图 12-191　为防止趾间关节前移,应使移植第二趾的趾间关节位于邻指指间关节水平

七、注意功能重建及肌腱张力调节

从广义讲,拇、手指再造功能重建包含骨、关节的固定,指伸、屈肌腱的修复及内在肌功能重建;从狭义讲,仅局限于内在肌功能重建。术者应根据拇、手指不同缺损程度,受区皮肤、骨、关节、神经、肌腱、血管条件,根据患者的要求以及供足切取的可能性,再根据术中情况制订较完整的手术方案。怎样利用受区动力肌修复伸、屈指功能及内在肌功能重建是专科医师不能忽视的专业问题。

1. 拇指Ⅳ度以上缺损均选用带足背皮瓣及跖趾关节的第二趾移植再造,若受区仍保留一定长度的拇短展肌,经松解后仅修复拇对掌功能;若拇短展肌缺损,可取同名肌或协同肌移位重建对掌功能;拇指Ⅵ度缺损,已丧失掌大关节,再造指与大多角骨、手舟骨或第二掌骨行骨性对掌位固定,可省略拇对掌功能重建的操作。

2. 手指Ⅵ度以上缺损均选用带跖趾关节的第二趾移植再造,除常规修复指伸、屈肌腱外,从掌侧选一条弹性较好的动力肌调节张力后与再造指蚓状肌腱性部缝合重建蚓状肌功能。这一操作不可疏忽和遗漏。功能重建时移位肌腱缝在哪一侧,术者要灵活掌握,以缝合后有张力、有利于手的捏握并使手指屈曲的延长线对准手舟骨结节为前提。以上操作的同时,还应重视跖板前移的手术操作。

第二趾移植手指再造一期外形修饰

选用足趾移植拇、手指再造已经历了 50 余年的历史并获得了不断发展与提高。手指缺损大部分选用第二、三趾移植再造,由于第二、三趾趾端及趾腹部膨隆外形各异而中节中段又较狭窄,若机械地施行再造,术后手指外形仍像足趾,部分患者甚至不敢伸出手来,也因此有部分患者放弃了再造要求。为了使再造的第二趾外形近似手指,不造成患者的心理障碍,发挥再造指应有的功能,笔者选取青岛地区平均身高的成年男女各 100 名,进行示指及示指中节远端与第二趾趾腹及第二趾狭窄段周径、横径及前后径的测量,为第二趾移植手指再造一期外形修饰提供参考数据(表 12-1)。自 2007 年以来笔者对 41 例 57 指不同程度手指缺损选用第二趾移植采用"去肥补瘦"一期外形修饰的原则,进行第二趾移植再造手指的同时,对第二趾趾端、趾腹一期做梭形皮肤切除,对中节中段狭窄段采用带血管蒂的邻趾岛状皮瓣移位镶嵌的方法进行外形修饰,采用吻合趾-指血管重建血液循环的方式施行再造,成活 56 指,失败 1 指,成活率为 98.2%,术后经 6 个月至 9 年随访,按国际手外科学会联合会及中华医学会手外科学分会拇、手指再造术后标准评定,优为 60.6%,良为 39.4%,优良率为 100%。

一、示指指腹及示指中节远段与第二趾趾腹及第二趾中节中段周径、横径及前后径测量

表 12-1　示指指腹及示指中节远段与第二趾趾腹及第二趾中节中段周径、横径及前后径测量平均值

单位:mm

性别	趾型	示指						第二趾					
		指腹			中节远段			趾腹			中节中段		
		周径	纵径	横径	周径	纵径	横径	周径	纵径	横径	周径	纵径	横径
男	Ⅰ	53.40	14.70	17.20	54.00	15.30	17.60	58.80	18.24	17.00	50.80	15.20	14.20
男	Ⅱ	51.00	14.20	16.30	52.00	14.70	16.60	56.30	17.20	16.00	51.00	15.20	14.50
男	Ⅲ	53.20	14.40	17.30	54.30	15.10	17.70	59.20	19.00	18.10	51.20	15.60	14.10
男	Ⅳ	57.00	17.10	18.30	57.50	16.40	18.50	61.00	19.35	16.35	53.00	16.05	14.50
总平均		53.65	15.10	17.27	54.45	15.38	17.60	59.50	18.45	16.86	51.50	15.51	14.33
女	Ⅰ	48.30	13.10	15.10	49.70	13.50	15.80	54.00	16.50	15.40	47.80	14.10	13.70
女	Ⅱ	47.10	12.80	14.90	48.60	13.30	15.60	52.40	15.90	14.80	47.70	13.90	13.10
女	Ⅲ	49.40	13.20	15.80	50.90	14.10	16.40	55.30	17.00	16.10	48.20	13.90	13.50
女	Ⅳ	49.50	13.50	15.10	50.10	13.40	15.90	55.80	17.20	14.90	51.80	14.90	14.10
总平均		48.58	13.15	15.23	49.83	13.58	15.93	54.38	16.65	15.30	48.88	14.20	13.60

注:第二趾最狭窄部位相当于示指中节远端。

从表中可见:①第二趾趾腹周径比示指指腹周径男性平均长 6.15mm,女性平均长 5.80mm。②第二趾趾腹纵径比示指指腹纵径男性平均长 3.35mm,女性平均长 3.50mm。③第二趾趾腹横径比示指指腹横径男性平均短 0.41mm,女性平均长 0.07mm。④第二趾中节中段周径比示指中节远端周径男性平

均短 2.95mm,女性平均短 0.95mm。⑤第二趾中节中段纵径比示指中节远端纵径男性平均长 0.13mm,女性平均短 0.62mm。⑥第二趾中节中段横径比示指中节远端横径男性平均短 3.27mm,女性平均短 2.33mm。

上述①、②、④、⑥项数据相差有统计学意义,术中可根据患者测量数据差进行"去肥补瘦"手术设计;而③、⑤项数据相差无统计学意义,术中可以忽略。

二、"去肥补瘦"一期手术修饰原则与方法

(一)趾腹、趾端"去肥"修饰原则与方法

对于第二趾趾腹正中,男性须切除宽 5~6mm、长 14~16mm,女性须切除宽 4~5mm、长 13~15mm;趾端两侧男性各切除宽 4~5mm、长 10~13mm,女性各切除宽 3~4mm、长 9~12mm 的梭形皮肤软组织,边切、边修、边缝,直至形成近似指腹的外形(图 12-192)。

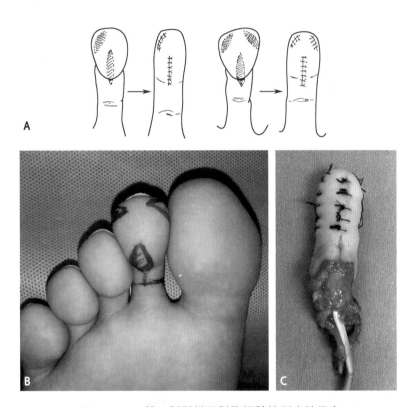

图 12-192 第二趾趾端及趾腹切除梭形皮肤示意
A. 第二趾趾端及趾腹切除梭形皮肤线条示意;B、C. 手术修饰实例。

【典型病例 1】患者男性,17 岁,学生。2012 年因外伤致右手示、中、环指Ⅴ度缺损半年要求再造入院,行双侧第二趾移植,术中切除第四掌指关节,按常规移植再造示、中指,因小指粗细近似第二趾,故仅对第二趾趾腹及趾端两侧切除梭形皮肤修饰处理,按常规实施再造,采用吻合趾-指动、静脉重建血液循环,术后顺利成活。术后经 4 年随访,中、环指掌指关节及近指间关节伸屈各达 85°及 40°,远指间关节各达 30°,两点分辨觉为 6mm,指腹有指纹且出汗,按国际手外科学会联合会及中华医学会手外科学分会对拇、手指再造术后标准评定,总分得 92 分。家属及患者对外形及功能非常满意,高中毕业已参加工作(图 12-193)。

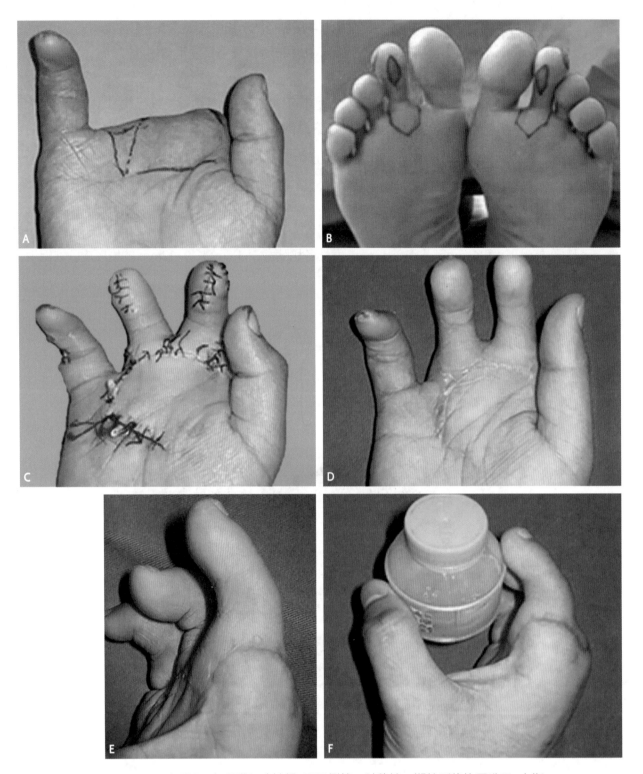

图 12-193 右手示、中、环指Ⅴ度缺损,取双侧第二趾移植一期外形修饰再造示、中指

A. 术前伤情及受区皮肤切口设计;B. 双供趾皮肤切口设计;C. 术毕当时外形;D~F. 术后 4 年随访见外形与功能。

【典型病例 2】患者男性,25 岁,职员。2013 年因外伤致右手中指呈Ⅱ度、环指呈Ⅲ度缺损要求再造,在臂丛神经阻滞及脊椎麻醉下取双侧第二趾移植再造中、环指,术中仅对第二趾趾腹及趾端两侧切除梭形皮肤进行去肥修饰处理,按常规移植再造,采用吻合趾-指动、静脉重建血液循环,术后顺利成活。术后经 3 年随访,中、环指掌指关节、近指间关节及远指间关节伸屈活动度几乎正常,两点分辨觉为 5mm,总分获 84 分,患者对再造指外形及功能非常满意,术后恢复原工作(图 12-194)。

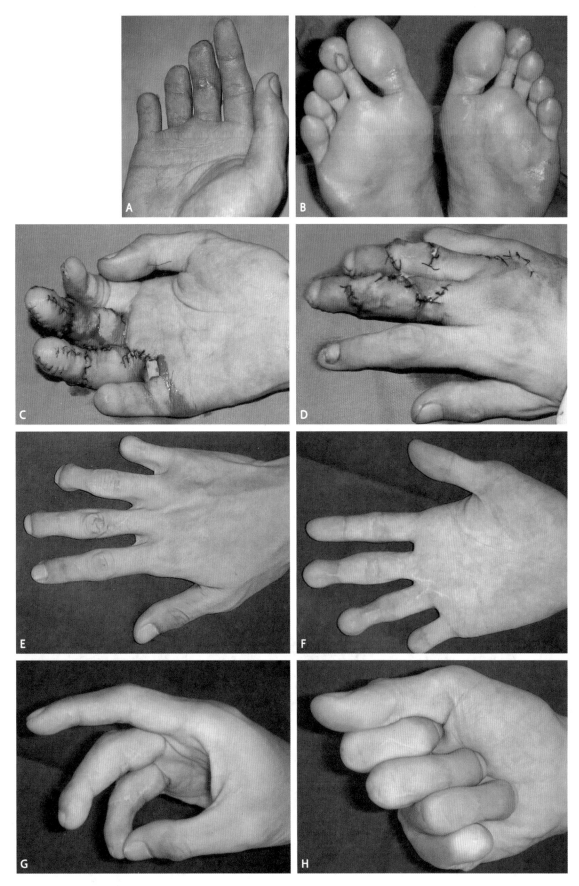

图 12-194 　右手中指Ⅱ度、环指Ⅲ度缺损,取双侧第二趾移植行一期外形修饰再造

A. 当时伤情;B. 双足第二趾趾腹、趾端切除梭形皮肤切口设计;C、D. 吻合趾-指动、静脉重建血液循环术毕外形;E~H. 术后 3 年随访见外形与功能。

(二)第二趾狭窄段"补瘦"修饰原则与方法

第二趾中节中段周径比示指中节远端周径男性平均短 2.95mm,女性平均短 0.95mm;第二趾中节中段横径比示指中节远端横径男性平均短 3.27mm,女性平均短 2.33mm。为了使第二趾移植后该狭窄

段类同相应指,男性需增长 6.22mm 周径,女性需增长 3.28mm 周径。所以术中应设法予以增粗扩容,从而提出修饰原则与方法。由于再造时机及部位不同,有不同的扩容"补瘦"处理方法。

1. 手指Ⅱ~Ⅲ度缺损急症及择期再造"补瘦" 急症再造"补瘦"是利用残端掌侧多余皮肤修成上述底宽的等腰三角形皮瓣镶嵌;择期再造"补瘦"是残端掌侧跨过指端向背侧设计男性底宽为 6.5mm,女性底宽为 4.5mm,向背侧延伸的等腰三角形皮瓣镶嵌(图 12-195)。

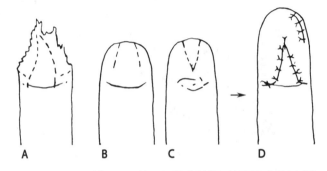

图 12-195 手指Ⅱ~Ⅲ度不同程度缺损,等腰三角形皮瓣镶嵌"补瘦"
A. 急症再造利用残端掌侧多余皮肤修成三形皮瓣;
B、C. 择期再造利用残端掌侧跨过指端向背侧延伸的三角形皮瓣;D. 第二趾移植后三角形皮瓣镶嵌效果。

【典型病例 1】患者女性,27 岁。因冲压伤致右手中指残端缝合术后(Ⅱ度缺损)5 天要求再造入院。在臂丛神经阻滞及脊椎麻醉下取同侧第二趾移植再造中指。拆除缝线,掌侧残端保留一三角形皮瓣;第二趾趾端一侧切除梭形皮肤,跖侧正中皮缘做一长 6mm 的纵向切口,三角形皮瓣镶嵌增宽狭窄段修饰,采用吻合趾-指动、静脉重建血液循环顺利成活(图 12-196)。

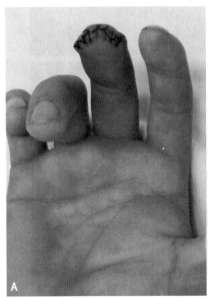
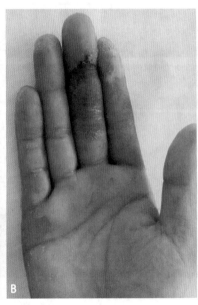
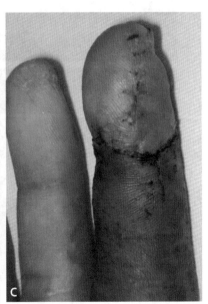

图 12-196 右手中指残端缝合术后Ⅱ度缺损,掌侧设计三角形皮瓣镶嵌
A. 当时伤情;B、C. 再造术后 1 个月外形。

【**典型病例 2**】患儿女性,7 岁。因挤压伤致右手示指Ⅲ度缺损,中指桡侧指腹部分缺损要求再造修复。取右足第二趾移植,示指残端掌侧跨过指端向背侧设计延续的三角形皮瓣镶嵌修复第二趾颈部狭窄段再造示指;取右踇趾腓侧 6mm×12mm 微型皮瓣移植修复中指桡侧指腹部分缺损,采用吻合趾-指动、静脉重建血液循环,术后按常规治疗顺利成活。术后经 6 年随访,示指 PIP 功能正常,DIP 有 30° 伸屈活动度,指腹两点分辨觉为 4mm 并出汗,总分获 94 分,家长及患儿本人非常满意(图 12-197)。

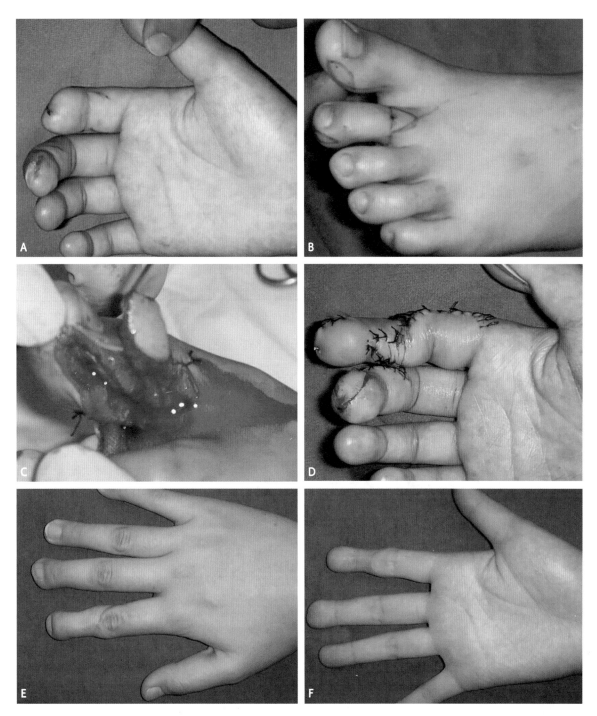

图 12-197　右手示指Ⅲ度缺损取右足第二趾移植再造示指,中指桡侧部分指腹缺损取踇趾腓侧 6mm×12mm 微型皮瓣移植修复一期外形修饰再造

A. 当时伤情及受区皮肤切口设计;B. 供趾皮肤切口设计;C. 踇趾腓侧微型皮瓣掀起;D. 术毕当时外形;E、F. 术后 6 年随访见外形。

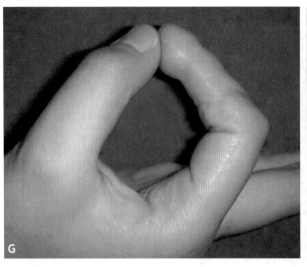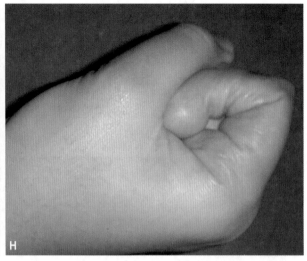

图 12-197（续）

G、H. 术后 6 年随访见功能。

2. 手指Ⅲ度以上缺损再造"补瘦"原则与方法　根据不同的缺损程度及手术时机采用不同的"补瘦"扩容方法。除第二趾趾端侧方及趾腹按前述方法切除棱形皮肤"去肥"外，还应在第二趾颈部狭窄段"补瘦"扩容，男性需增长 6.22mm 周径，女性需增长 3.28mm 周径，所以再造第二趾中节中段时男性需要宽 6~8mm、长 15~17mm，女性需要宽 3~5mm、长 13~15mm 的棱形皮肤填充扩容。于踇趾腓侧或第三趾胫侧设计切取带血管蒂上述面积的棱形岛状皮瓣移位。第二趾狭窄部正中做长 10~16mm 的纵向皮肤切口，向两侧分离，中段横置一宽度短于健侧相应指横径 3mm 的"└──┘"形克氏针撑开固定（图 12-198），人为造成第二趾狭窄段皮肤缺损，然后把踇趾腓侧或第三趾胫侧带血管蒂的棱形岛状皮瓣嵌入第二趾皮肤缺损区精细缝合一期完成外形修饰，以后按第二趾移植手指再造程序，采用吻合趾-指动、静脉重建血液循环实施再造，横置克氏针术后 3 周取出。

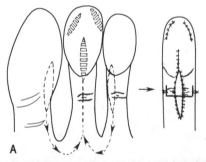

图 12-198　踇趾腓侧或第三趾胫侧切取棱形岛状皮瓣移位镶嵌

A. 踇趾腓侧或第三趾胫侧带血管蒂棱形岛状皮瓣镶嵌示意；B. "└──┘"形克氏针横置撑开病例 X 线片；C. "└──┘"形克氏针横置撑开第二趾颈部狭窄段扩容手术实例。

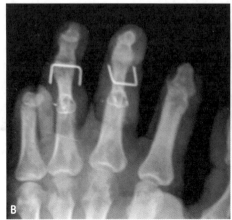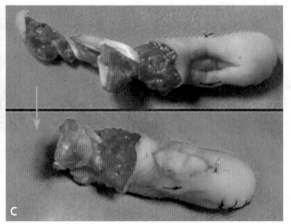

【**典型病例 1**】患者男性,26 岁。2007 年因外伤致右手示指Ⅲ度缺损半年要求再造。这是笔者第一次实施外形修饰再造的病例,趾腹正中末行梭形皮肤切除,趾端腓侧切除梭形皮肤,第三趾胫侧切取宽 5mm、长 15mm 的带血管蒂梭形岛状皮瓣移位镶嵌扩容,按常规施行第二趾移植再造,采用吻合趾-指动、静脉重建血液循环,术后按常规治疗顺利成活。术后经 9 年随访,示指 TAM 为 180°,得 20 分,ADL 得 20 分,两点分辨觉为 5mm,从事原工作,患者对再造指外形及功能非常满意,总分为 94 分(图 12-199)。

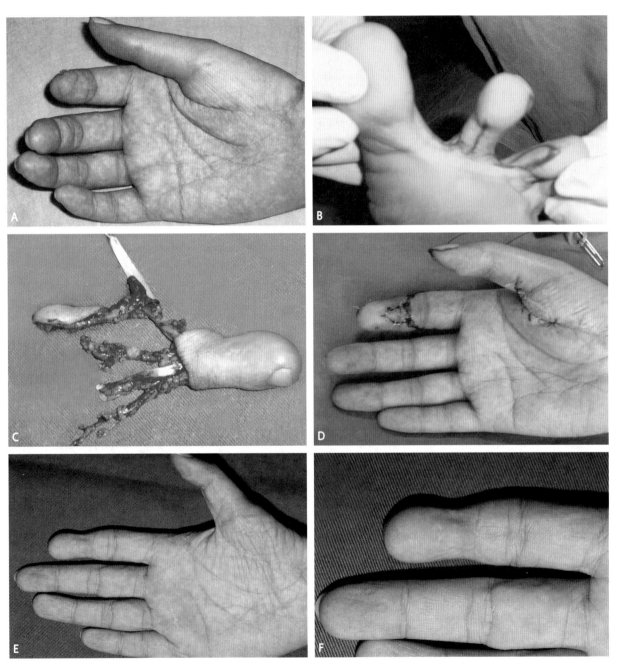

图 12-199 右手示指Ⅲ度缺损,取左侧第二趾移植"去肥""补瘦"一期外形修饰再造

A. 当时伤情;B. 供趾皮肤切口设计;C. 第二趾与第三趾胫侧血管蒂梭形岛状皮瓣已游离;D. 术后 21 天外形;E、F. 术后 9 年随访见外形。

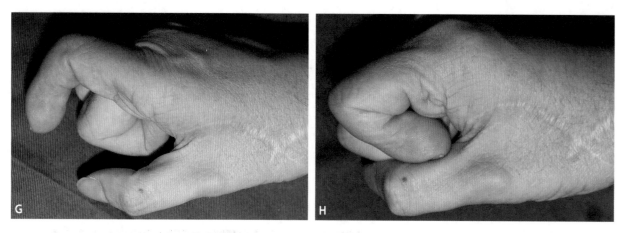

图 12-199（续）

G、H. 术后 9 年随访见功能。

【典型病例 2】患者男性，22 岁。因外伤致左手示、中指V度缺损，2010 年行双侧第二趾移植再造。因双侧第二趾趾腹膨大不明显，趾腹正中未行梭形皮肤切除，仅对腓侧趾端做梭形皮肤切除，于双跗趾腓侧切取带血管神经蒂的梭形岛状皮瓣移位镶嵌扩容，按常规施行第二趾移植再造，采用吻合趾-指动、静脉重建血液循环，术后按常规治疗顺利成活，经术后 2 年随访对再造指外形及功能满意，总分得 74 分（图 12-200）。

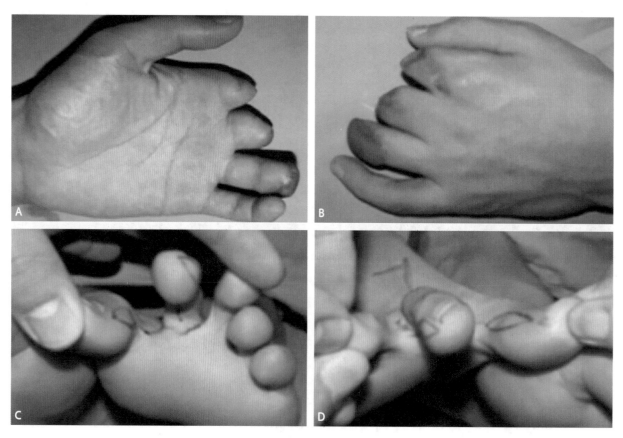

图 12-200　左手示、中指V度缺损，取双侧第二趾移植"去肥""补瘦"一期外形修饰再造

A、B. 当时伤情；C、D. 取双侧第二趾与跗趾腓侧血管蒂梭形岛状皮瓣皮肤切口设计。

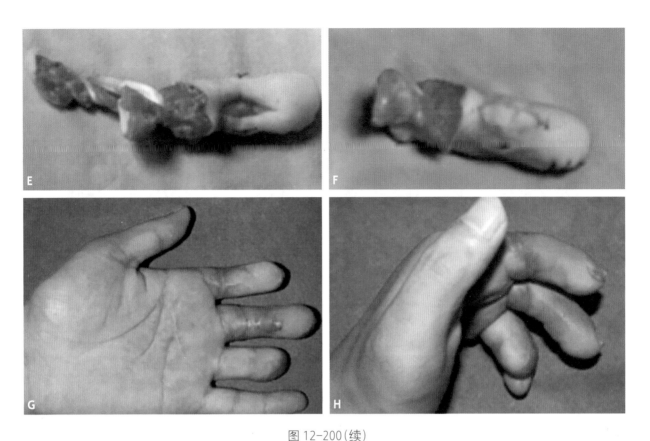

图 12-200（续）

E、F. 第二趾狭窄段克氏针横置撑开,跗趾腓侧梭形血管蒂岛状皮瓣嵌入扩容皮内缝合;G、H. 术后 2 年随访外形。

若第二趾中节中段周径及纵径与示指中节中段周径及纵径之和相差≤3mm,可切取第二趾近端一侧或两侧与第二趾相连的脂肪筋膜蒂逆行填充扩容（图 12-201)。

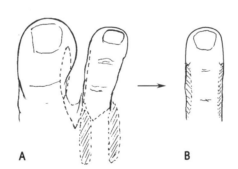

图 12-201　第二趾近端背侧切取脂肪
筋膜蒂组织逆行填充扩容
A. 切取第二趾两侧脂肪筋膜蒂;B. 脂肪
筋膜蒂逆行填充扩容。

【典型病例】患者女性,31 岁。因外伤致右手示指呈Ⅴ度缺损要求再造入院。因第二趾狭窄段周径及横径之和与健侧示指周径及横径之和相差≤3mm,采用切取与第二趾近端两侧相连的脂肪筋膜蒂逆行填充扩容,按常规移植再造,术后经 1 年随访外形功能比较满意,总分得 65 分（图 12-202)。

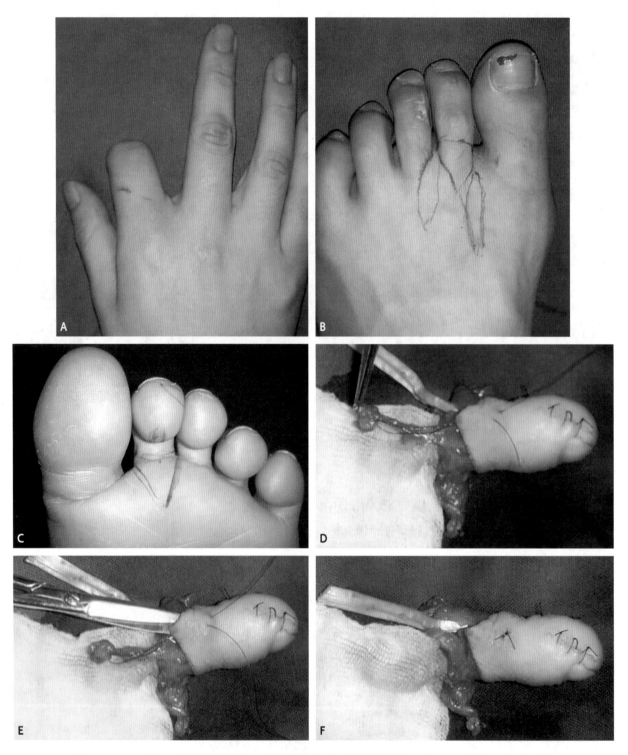

图 12-202　示指Ⅴ度缺损,采用第二趾近端两脂肪筋膜蒂逆行填充扩容,一期外形修饰再造

A. 当时伤情;B. 第二趾两侧脂肪筋膜蒂皮肤切口设计;C. 第二趾切除梭形皮肤切口设计;D~F. 脂肪筋膜蒂逆行填充操作过程。

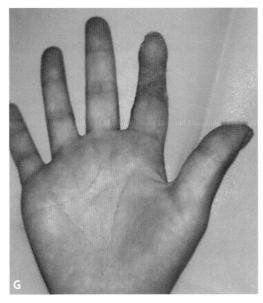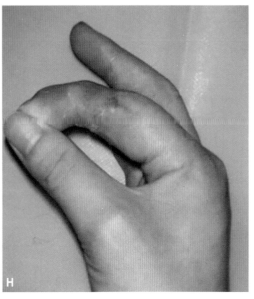

图 12-202（续）

G、H. 术后 1 年随访见外形与功能。

手术操作注意事项

1. 本手术以改善外形为主要目的，所以供、受区切口设计应十分讲究。手指Ⅲ度缺损择期再造供、受区（残端）宜做冠状切口（图 12-203）；Ⅳ度以上缺损供趾跖背侧做小 V 形皮肤切口，受指残端掌背侧各做一窄 V 形皮肤切除切口（图 12-204），以趾-指皮肤缝合连接粗细相融为原则。

2. "去肥"应灵活掌握切除皮肤的面积及范围，边切、边缝、边修，有时甚至还需再切除 0.5~1.0mm 皮肤，尤其第二趾趾端两侧梭形皮肤切除缝合后往往在近端会出现鳗鱼头颈样外形，此时应拆除缝线，在近端切口处再做 V 字形皮缘切除，缝合后外形才获改善。术者要像艺术家一样精心修饰，以缝合后趾腹外形近似手指外形为原则。

3. 再造指长度与指别选择：中、环指单指或双指缺损而相邻指均正常，再造指以补其长度为原则；示、中、环指缺损而小指正常，再造以少而精为原则，仅再造中、环指，再造的环指应略长于中、小指；示、中、环、小指均为有指蹼的Ⅴ度缺损，仅再造示、中指或中、环指，再造指不宜过长（图 12-205），桡侧指应略短于尺侧指。

4. 第三趾狭窄段扩容仅适用于手指Ⅲ度以上缺损而相邻指较粗者。遇第二~四指缺损而小指较细或第二~五指缺损无相邻指对比，第二趾狭窄段不必扩容处理，仅做趾腹、趾端梭形皮肤切除修饰即可（图 12-205）。

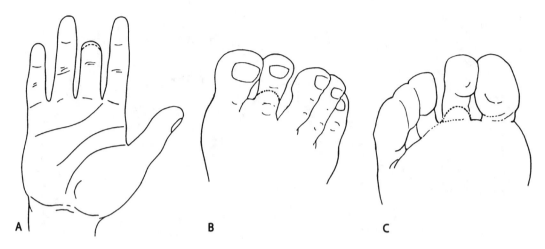

图 12-203　受区残端及供趾皮肤切口示意

A. 受区残端皮肤冠状切口；B、C. 第二趾皮肤冠状切口。

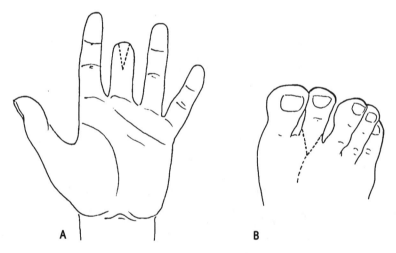

图 12-204　受区残端及供趾皮肤切口示意

A. 受区残端掌背侧做 V 形皮肤切除；B. 供趾做 V 形皮肤切口。

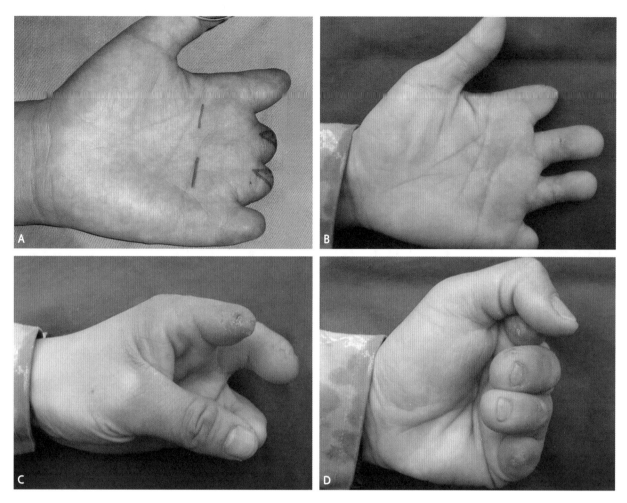

图 12-205　左手第二~五指Ⅴ度缺损,一期外形修饰再造中、环指,再造指不宜过长

A. 当时伤情及掌背侧切除三角形皮肤切口设计;B~D. 术后 7 年随访见外形与功能。

小结

　　对不同类型第二趾趾腹及趾端两侧的"去肥"修饰原则与方法经随访证实应予以肯定;对狭窄部"补瘦"扩容的修饰原则与方法也应认可。扩容的方法有待进一步改进。其原因有三:①从踇趾腓侧或第三趾胫侧切取带血管蒂的梭形岛状皮瓣移位嵌入扩容实为皮肤面积非为体积,而狭窄段须填充的应是体积;②第二趾狭窄段实际并无皮肤缺,采用横置克氏针撑开,造成人为皮肤缺损;③带血管蒂梭形岛状皮瓣面积小,移位后近期外观较好,随着时间延长,小皮瓣会发生萎缩,为此应略扩大梭形岛状皮瓣的宽度,转位时防止血管蒂扭转或卡压,保证皮缘外翻缝合。

　　第二趾移植手指再造一期外形修饰的手术原则与方法操作相对简单,术后外形接近手指,是一种可施行的方法。

（程国良）

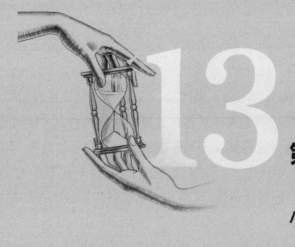

13

第十三章

小儿拇、手指缺损再造术

手先天性畸形是常见病，其中先天性拇、手指阙如，发育不全及短指畸形发生率约占各类手畸形的4%；而小儿外伤性拇、手指缺损也屡见不鲜。造成小儿外伤性缺损的主要原因是生活中意外，如刀伤、鞭炮炸伤、挤伤等。

儿童处于生长发育阶段。小儿拇、手指缺损或阙如不仅对小儿手的功能和心理产生较大影响，而且还会给家长带来较大的心理压力。因此小儿拇、手指缺损或阙如，家长要求再造修复与重建的愿望十分强烈。随着显微外科的发展和进步，不仅成人选用足趾组织移植施行拇、手指再造获得成功，而且对小儿不同程度的拇、手指缺损或阙如选用足趾组织移植也获得了成功。笔者单位1983—2002年先后对68例小儿不同程度的拇、手指缺损或阙如选用足趾组织移植再造83指，成功82指，成功率为98.8%，为小儿拇、手指缺损或阙如的再造积累了经验。

第一节

适应证及手术时机

小儿拇、手指外伤性缺损或先天性阙如的分度与成人相同，其不同程度的缺损或阙如所造成的功能损害也与成人相同，因此小儿拇、手指缺损或阙如再造的适应证及禁忌证也与成人相同（详见第十章）。基于小儿的特点，在选择适应证与制订手术方案却不同于成人。尤其对于幼儿拇、手指末节基底以远的I度缺损，伤后小儿经长期使用及代偿适应，对手的功能影响较小，暂不宜再造；幼、小儿施行末节再造毕竟有较大的手术风险，若家长强烈要求再造，可待儿童生长发育到较大年龄时施行再造为宜。

小儿处于生长发育阶段，组织创伤愈合的速度比成人快，愈合过程比成人短，且小儿有较强的塑形和代偿能力；小儿好动为其特性，如小儿骨折的外固定要比成人牢固，但一旦解除制动，患儿可毫无顾忌地使用伤肢，功能恢复比成人优。笔者对26例45指小儿断指再植术后进行9~15年长期随访研究证明，小儿断指再植术后功能比成人优。同样对44例57指小儿拇、手指再造术后经2~19年长期随访研究也证明小儿功能恢复比成人优。基于上述的研究结果与规律，对小儿断指再植的适应证相对比成人要宽一些，同样对小儿拇、手指缺损或阙如的再造适应证也应更积极一些。Foncher等认为，对先天性拇、手指阙如或发育不良应尽早施行手术，随着儿童大脑的发育及动手能力的增强，使二者不断地进行"整合"，促进彼此的发育与成熟，再造指能尽快融入日常生活中。

足趾组织移植拇、手指再造是有风险的手术，尤其对小儿拇、手指缺损或阙如的再造，在选择适应证时应特别重视手术时机及年龄的选择。小儿手指、足趾小，血管细，组织细嫩，即使在放大镜下进行解剖分离也不是没有困难的，而且小儿同样会存在血管解剖变异，先天性拇、手指阙如同时伴有其他组织结构的畸形、变异，比常规手术有更大的困难与风险。年龄过幼施行再造的风险会增加，所以对小儿拇、手指再造时机的选择应慎重。根据笔者对68例83指小儿拇、手指缺损或阙如选用足趾组织移植拇、手指再造的统计，其平均年龄为8.4岁，其中24例学龄前小儿拇、手指再造的平均年龄为4.8岁。为此，小儿选用足趾组织移植拇、手指再造的最早年龄为4~5岁为宜，术后经过1~2年功能练习及适应使用，为小儿按时上学创造了条件。小儿外伤性拇、手指缺损可发生于任何年龄段,对学龄前儿童选用足趾组织移植再造也不宜太晚,由于儿童代偿适应能力强,拇、手指外伤性缺损后,使手处于非正常的使用状态,若延迟再造,一旦代偿适应,即使施行再造也难以改变使用习惯,将影响再造指的功能。

第二节

小儿拇、手指再造手术方案及设计原则

小儿拇、手指缺损或阙如选用足趾组织移植施行再造的适应证与成人相同,拇、手指再造方案与手术设计原则也相同(详见第十一章第二节及第四节)。基于小儿骨与关节的解剖特点,在制订手术方案及骨架形成时不同于成人。

1. 成人拇指Ⅱ度缺损选用踇趾末节移植行关节融合术,而小儿相同程度的缺损不宜采用关节融合术,可选用踇趾末节移植行关节成形或带远端趾间关节的第二趾移植再造。

2. 小儿跖-掌骨或趾-指骨内固定宜选择骨干中段,不宜选择在干骺端或髁部。

3. 学龄前小儿骨干细,以选用0.8mm克氏针纵贯内固定为宜,术后3~4周拔除克氏针,尽早功能练习。6岁以上儿童宜选用钢丝十字交叉内固定。

4. 不宜超关节移植,防止移植趾体过度增长。选用带跖趾关节的第二趾移植再造拇指时,跖趾关节平面应低于正常第一掌指关节,使第二趾趾端位于示指近节中段,不宜超越该平面;选用第二趾移植再造手指时,第二趾关节数与骨骺数应与健侧同名指相同,不能超越关节数及骨骺数。

5. 先天性拇、手指阙如或短指畸形,实施再造设计手术切口时应充分利用畸形指或悬浮指有感觉的剔骨皮瓣覆盖创面或重建感觉,尽量减少对供足皮肤的切取。

6. 先天性拇、手指阙如或短指畸形,手术设计时应根据其他残存指长度、外形、功能及家长要求综合考虑,不宜机械地套用成人手术设计原则。但肌腱、神经修复及手内在肌功能重建原则不能改变。

小儿拇、手指外伤性缺损或先天性阙如施行拇、手指再造是一永久性成形手术,要求术者慎重选择适应证,缜密设计,精心手术操作,认真地重塑再造指外形。

第三节

术中及术后注意事项

小儿足趾组织移植拇、手指再造是一项较复杂而精细的修复与重建手外科、显微外科手术,为了获得良好的功能与外形,除严格掌握手术适应证,在拇、手指再造手术方案和手术设计原则的基础上,术者应重视再造术中的各项操作与术后处理。小儿拇、手指再造涉及多种组织,如骨与关节、肌腱、神经、血

管及皮肤的修复与功能重建,术者在重视无创操作技术、认真细致地解剖手部受区与足部供区、清楚辨认各类组织结构的前提下,对每类组织的修复与功能重建都要求准确、精细,尽可能做到严丝合缝。同时应重视术后的观察、护理与功能康复。

一、术中注意事项

1. **受区准备与供区处理** 受区的手术切口设计与成人拇、手指再造基本相同,由于小儿手部组织结构细小,术中应小心解剖分离神经、血管、肌腱,避免误伤。在准确标记以上组织的同时,对各类组织的情况要做到心中有数,便于进行修复与重建;解剖足部供区前应根据手部皮肤条件与切口设计情况,合理设计足部切口并决定是否切取带足背皮瓣的足趾组织。小儿足部皮肤软组织柔软,弹性大,解剖与分离并不困难,因血管、神经、肌腱细小,必要时在放大镜下进行解剖。根据手部受区缺损程度尽可能切取足够长度的血管、神经及肌腱组织,切勿因人为因素造成切取长度不够,影响再造指的成活与功能。在切取足趾组织后,应认真处理供区骨骼与皮肤,尽量减少对足部功能的影响。

2. **骨支架固定** 小儿拇、手指再造术中骨内固定方式多采用钢丝十字交叉或克氏针内固定。采用钢丝十字交叉内固定,有利于屈伸肌腱张力的调节及术后功能的练习,术后即使不取出钢丝也不会影响骨骼的生长发育。由于小儿指(趾)骨细小,骨骼处于发育期,无论采用何种内固定方式,其原则是不损伤骨骺及不贯穿关节,同时尽量做到固定牢靠,以利术后早期进行功能练习。笔者对小儿拇、手指再造术后进行长期随访,发现再造拇指时采用钢丝十字交叉内固定的 TAM 平均为 90°(55°~160°),采用克氏针内固定 TAM 平均为 58.5°(0°~115°);再造手指时采用钢丝十字交叉内固定的 TAM 平均为 125.6°(85°~195°),采用克氏针内固定 TAM 平均为 99.7°(45°~175°),表明采用钢丝十字交叉内固定优于克氏针内固定。

3. **肌腱修复** 小儿拇、手指再造术中肌腱的修复应选用 5-0 尼龙单线进行缝合,顺序是先修复指伸肌腱后修复指屈肌腱。由于足趾有屈曲位畸形与欠伸倾向,在修复伸肌腱时张力可稍大些。拇指Ⅳ度以上缺损行带跖趾关节的第二足趾移植再造时应修复拇伸短肌、拇短展肌或对掌功能重建。

4. **神经修复** 神经修复的质量将直接影响再造指的功能与外形,术者应像重视吻合血管一样重视修复每一条神经,避免张力下缝合。笔者对小儿拇、手指再造术后进行长期随访,按照英国医学研究会评定标准(1954),感觉恢复均在 S_{+3} 以上,多数为 S_4,两点分辨觉为 3~8mm,平均 4.61mm,明显优于成人拇、手指再造的感觉功能恢复。

5. **血液循环重建** 小儿手指、足趾小、血管细,学龄前小儿施行再造,宜采用跖背(底)动脉-指总动脉或足背动脉-桡(尺)动脉端端吻合重建血液循环,若采用吻合指-趾动脉重建血液循环的方式有较大手术风险。7 岁以上的儿童可按成人相同吻合方法重建血液循环。

6. **创面修复** 小儿外伤性拇、手指缺损选用足趾组织移植再造供、受区切口设计同成人;因先天性拇、手指阙如或短指畸形施行再造出现皮肤缺损时,术者应充分利用残手或残指的皮肤修复创面,以减少对供足的损害。

7. 重视再造指外形的修复 切取第二足趾移植再造拇、手指常见有指屈曲畸形、欠伸畸形及驼颈畸形等。为了克服上述缺陷，在缝合肌腱时应使伸肌腱张力稍大于屈肌腱张力，防止掌侧皮肤缝合过紧，并注意术后包扎技巧；为了消除驼颈畸形，关键在于供、受区的皮肤切口设计，对圆钝手指残端，掌、背侧设计 V 形皮肤切口；供区 V 形皮肤切口不宜过大、过长，切取后使之合适地嵌入受指 V 形皮肤缺损区，使皮肤延顺相融。

二、术后管理及注意事项

1. 小儿拇、手指再造术后应有家长陪护，以配合治疗及护理。

2. 为防止血管危象发生，可根据年龄、体重，持续应用冬眠药物 3~5 天，待小儿适应后，可逐渐减量或改用其他镇静药。

3. 小儿再造术后治疗同成人，并根据年龄、体重准确计算用药，给予高能量饮食，减少术后粪便形成。

4. 小儿术后常因哭闹易发血管危象，除持续冬眠治疗外，护士应及时巡视，密切观察、记录指体血液循环变化情况，一旦发现异常应及时报告医师。

5. 凡采用克氏针固定者于术后 3~4 周拔除，避免接触过热或过冷物体，防止烫伤或冻伤，在保护再造指前提下，鼓励患儿练习使用伤手，选择合适的玩具进行功能练习及玩耍，对年龄较大的儿童，要积极鼓励其使用伤手，以尽早恢复功能。

三、典型病例

【典型病例 1】 患儿女性，8 岁，学生。1984 年右手拇指被三角皮带轮挤伤 3 小时入院。检查：发育良好，右手拇指于掌指关节以远皮肤呈完全套状撕脱并有广泛挫伤，仅有拇长屈肌腱相连，大鱼际肌于虎口处挤出形成"肉酱"（图 13-1A）。X 线片见右手拇指近节近 1/3 处呈完全性骨折。于当日在臂丛神经阻滞及连续硬膜外阻滞下行清创、左侧第二趾移植再造拇指。手术分两组同时进行，右手按常规清创，切除一切挫灭及污染组织，创面经 1‰苯扎溴铵溶液及 3% 过氧化氢溶液浸洗及外用生理盐水清洗，于鼻烟窝显露头静脉、桡动脉腕背支；左足按常规切取第二趾，术中见足背动脉及第一跖背动脉阙如，遂显露第二趾胫侧趾底动脉、趾总动脉，切断跖骨头横深韧带，找到相续的第一跖底动脉，切断跛收肌及跛短屈肌，沿跛外侧籽骨分离第一跖底动脉直达第一跖骨下 1/3，见第一跖底动脉属 C2 型，于跖趾关节离断使第二趾充分外翻，在充分暴露下见到第一跖底动脉、足底内侧动脉及跛趾胫侧趾底动脉的相互关系后，切断结扎足底内侧动脉及跛趾胫侧趾底动脉，使第一跖骨底动脉从足底游离并逆行直达足底弓处断蒂，供区创面直接缝合。咬除第二趾近节基底行趾-指骨钢丝十字交叉内固定，修复拇长伸、屈肌腱及指神经。因第一跖底动脉较短，难与鼻烟窝桡动脉直接吻合，切取 1.5cm 大隐静脉倒转后与第一跖底动脉吻合，最后把大隐静脉及血管移植的第一跖底动脉通过皮下隧道与鼻烟窝的头静脉及桡动脉吻合，缺血 2 小时重建血液循环，术后按常规治疗，再造指顺利成活。术后经 9 年随访，再造拇指有轻度驼颈畸形，自称对外形及功能十分满意，功能评定属优（图 13-1B~E）。

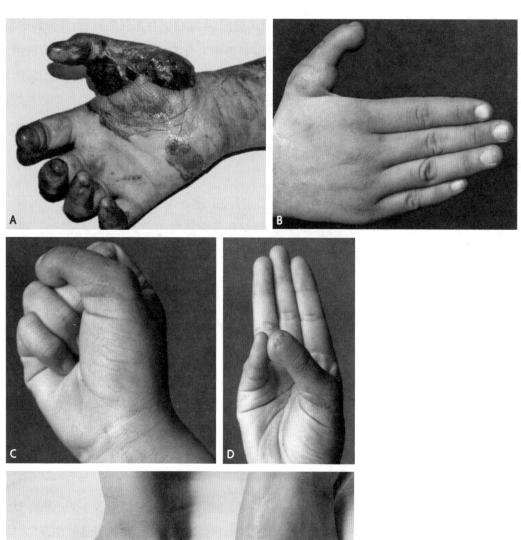

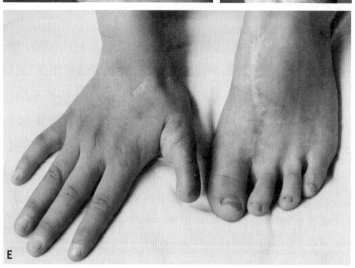

图 13-1 8 岁女孩,三角皮带轮伤致右手拇指皮肤套状撕脱无再植条件,第二趾移植急症拇指再造

A. 术前伤情;B~D. 术后 9 年随访见外形与功能;E. 再造拇指与供区足趾比较。

【典型病例 2】患儿男性,1.5 岁。右手拇指外伤后用皮筋止血致坏死要求再造入院。检查:右手拇指于近节远 1/3 处有一皮筋环形勒痕,该勒痕以远拇指呈干性坏死(图 13-2A)。于全身麻醉下行左第二趾移植拇指再造术。由一个手术组实施。先对伤手指做扩创,于近节中段截指,按常规分离标记两侧指神经,拇长伸、屈肌腱,于鼻烟窝显露头静脉及桡动脉腕背支;左足按常规设计并切取左第二趾(图 13-2B),于跖趾关节离断,供区创面直接缝合,第二趾移至受区经骨缩短行趾-指骨钢丝十字交叉内固定,修复拇长伸、屈肌腱及两侧指神经,大隐静脉及足背动脉通过皮下隧道引至鼻烟窝与头静脉及桡动脉腕背支吻合,第二趾缺血 1.5 小时重建血液循环,术后给予常规药物及冬眠治疗,再造指顺利成活。术后半年随访,外形与功能满意(图 13-2C、D)。

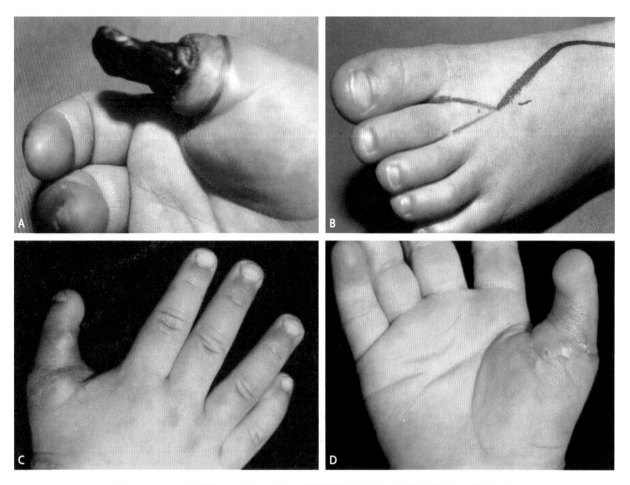

图 13-2　1.5 岁男孩,皮筋止血致右手拇指坏死,第二趾移植亚急症拇指再造
A. 术前伤情及皮肤切口;B. 对侧第二趾移植皮肤切口设计;C、D. 术后半年外形。

小结　　本例系 1.5 岁幼儿因生活中意外皮筋止血不当致拇指干性坏死,家长十分着急,应予以再造。本例按拇指Ⅲ度缺损再造方案实施第二趾移植亚急症拇指再造,是本组年龄最幼的一例,获得满意的外形与功能,家长十分满意。

　　【典型病例 3】患儿男性,8 岁,学生。1987 年因三角皮带轮伤致左手拇指完全离断,在他院行原位缝合坏死 7 天要求再造入院。检查:一般情况良好,左手拇指自掌指关节以远由粗线缝合的指体发黑呈干性坏死,虎口侧皮肤约有 1/2 坏死、缺损(图 13-3A),入院后经抗生素治疗 3 天在全身麻醉下取左侧带舵样足背皮瓣及跖趾关节的第二趾移植拇指再造,手术由两个手术组同时进行。左手拇指按常规扩创,切除坏死拇指,于残端分别找到两侧指神经,拇长、短伸肌腱,拇长屈肌腱及拇短展肌,于掌骨头下 1.5cm 截骨,鼻烟窝切口显露头静脉及桡动脉腕背支,创面经 1‰苯扎溴铵溶液、3% 过氧化氢溶液及生理盐水浸洗和清洗;于左侧设计带舵样足背皮瓣及跖趾关节的第二趾移植皮肤切口(图 13-3B),按常规切取带舵样足背皮瓣及跖趾关节的第二趾(图 13-3C),供区跖侧创面直接缝合,背侧创面取全厚皮片移植加压包扎;带舵样皮瓣的第二趾移至受区,按常规行骨内固定并修复指伸、屈肌腱使张力调节于休息位,修复趾-指神经,舵样皮瓣修复虎口,大隐静脉及足背动脉通过皮下隧道引至鼻烟窝与头静脉及桡动脉腕背支吻合,第二趾缺血 2 小时重建血液循环,术后按常规治疗顺利成活(图 13-3D)。患者出院后失访。

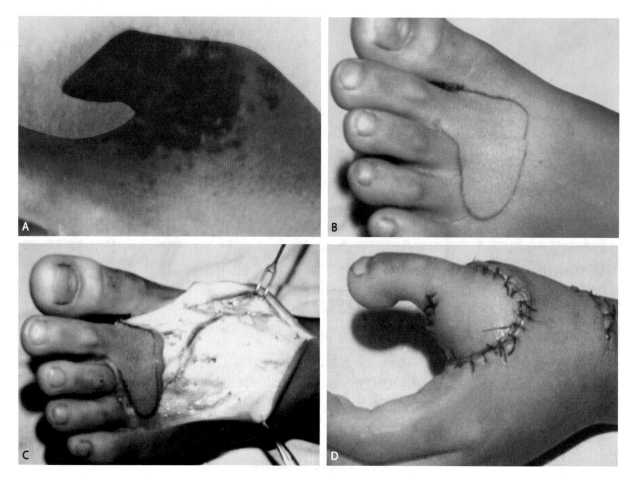

图 13-3　8 岁男孩,右手拇指离断原位缝合坏死,行第二足趾带舵样足背皮瓣移植亚急症再造
A. 术前伤情;B. 供足皮肤切口设计;C. 手术切取过程;D. 再造拇指与修复虎口术毕外形。

小结　　　本例小儿拇指于掌指关节离断在他院原位缝合坏死并造成虎口部分皮肤坏死要求再造入院,是笔者单位早期施行的小儿亚急症再造病例,选用左侧带舵样足背皮瓣及跖趾关节的第二趾移植再造拇指并修复虎口,手术设计合理,使再造后的拇指外形及虎口形成十分理想。

【典型病例 4】患儿男性,7 岁。1990 年因电灼伤致双手拇指缺损及双手示、中、环、小指功能障碍 3 年入院。检查:发育正常。双手拇指于第一掌骨基底部以远缺损,残端有少量皮肤瘢痕挛缩;左手示指轻度屈曲挛缩且桡偏,中、环、小指伸屈功能正常;右手示、中、环指掌指关节略过伸,近指间关节呈屈曲挛缩,主、被动伸屈受限,小指功能正常(图 13-4A)。在氯胺酮基础麻醉及双臂丛神经阻滞与连续硬膜外阻滞下行带菱形足背皮瓣及跖趾关节的双侧第二趾移植拇指再造。手术分三个手术组同时进行,一组负责双手受区的准备,于第二掌骨近 1/3 处桡侧做杯形切口,切开皮肤,掀起皮瓣,分别显露并松解指神经,拇长伸、屈肌腱残端,修整第一掌骨基底部残端;左前臂做 S 形切口,显露膨大正中神经并予以松解,于环指掌指关节掌侧做切口,切断环指指浅屈肌腱于前臂切口抽出,通过大鱼际皮下隧道于拇指切口处引出,以备做对掌功能重建之动力肌;右前臂掌侧做 S 形切口,正中神经于腕上缺损 4cm,尺神经于腕上缺损 5cm,诸指屈肌腱均粘连呈束状瘢痕连接,拇长屈肌腱缺损 4cm,旋前方肌呈瘢痕挛缩,切除瘢痕恢复右前臂旋转功能,松解肌腱、神经。近断端切取一段尺神经移植修复正中神经。Z 字形延长诸指指深屈肌腱,调节张力后缝合使诸指处于休息位,而指间关节仍处于屈曲挛缩,无法伸直。切取踇长伸肌腱移植修复踇长屈肌腱及延长掌长肌肌腱为对掌功能重建之动力肌。于鼻烟窝显露头静脉及桡动脉腕背支。此时双手准备结束。分别切取双足带菱形足背皮瓣及跖趾关节的第二足趾(图13-4B),见第一跖骨背动脉均属Gilbert II型,按常规切取趾伸、屈肌腱,两侧趾底神经,高位切断足背动脉及大隐静脉,供区创面取中厚皮片移植并褥式加压包扎。双侧第二趾交叉移植于对侧踇指,克氏针斜向骨内固定,分别修复踇长伸、踇短伸、踇长屈肌腱,行跖板前移以消除跖趾关节过伸畸形。左侧环指指浅屈肌腱与右侧第二趾桡掌侧腱性组织缝合以重建踇对掌功能;右侧将延长的掌长肌移位重建踇对掌功能。分别修复踇指两侧指神经。足背动脉及大隐静脉分别通过皮下隧道与鼻烟窝桡动脉腕背支及头静脉吻合,分别缺血3小时重建双血液循环(图13-4C、D)。调整皮肤将菱形足背皮瓣两叶覆盖桡背侧及桡掌侧创面,术中输血200ml,双上肢均予以制动,术后按常规治疗顺利成活。术后1个月拔除克氏针行主、被动功能练习。术后经2年随访,双手恢复捏握功能,再造指两点分辨觉为8mm,能用手吃饭、穿衣、写字,能及时完成作业,家长对再造指外形及功能很满意(图13-4E~H)。

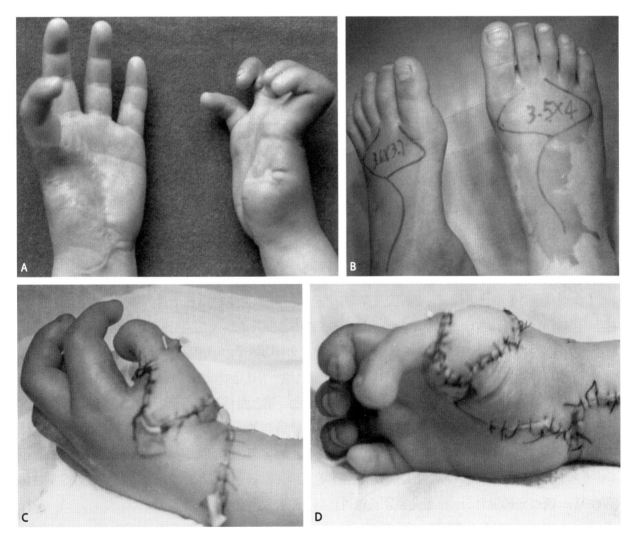

图13-4　7岁男孩,电击伤致双踇指Ⅴ度缺损伴右手示、中、环、小指及左手示指屈曲挛缩畸形。选双侧带菱形足背皮瓣及跖趾关节的第二趾移植再造踇指

A. 术前伤情;B. 双足皮肤切口设计;C. 再造术毕左手踇指外形;D. 再造术毕右手踇指外形。

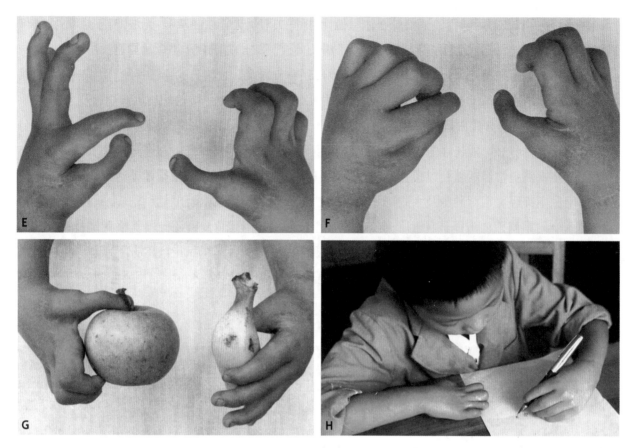

图 13-4（续）

E~H. 术后 2 年随访见外形与功能。

小结

　　本例系小儿双拇指Ⅴ度缺损，又因电灼伤致双手有不同程度的指屈肌腱、正中神经及尺神经损伤，术中均做了松解、延长、移植、调整与功能重建，完成双侧拇指再造。术后 2 年随访的功能恢复已达到预期再造目的。

　　【典型病例 5】患者男性，10 岁。因三角带挤伤致右手示、中指缺损 5 个月入院。检查：发育正常，右手示指近节指骨近端以远缺损，中指甲根以远缺损，残端皮肤柔软。在全身麻醉下行左足第二趾移植右手示指再造术。右手示指残端做矢状切口，于残端内分别找出两侧指固有神经及指伸肌腱，于手背做横向切口显露头间静脉，于掌横纹切口显露深屈肌腱及第一指总动脉；按常规切取左侧第二趾，第一跖背动脉属 Gilbert Ⅰ型。于跖趾关节离断，供区创面直缝合。第二趾移至右手示指，钢丝十字交叉内固定，分别修复伸、屈肌腱，镜下缝合指-趾神经，第二趾跖背静脉与头间静脉、第一跖背动脉与第一指总动脉吻合，缺血 2.5 小时重建血液循环，术后按常规治疗，再造右手示指顺利成活。术后经 5 年随访，右手示指恢复捏握功能，再造示指 TAM 为 120°，示指博伊斯距离（Boyce distance）为 3cm，右手握力恢复达健侧的 95%，两点分辨觉为 5mm，患儿及家长对再造指外形与功能十分满意（图 13-5）。

小结

　　本例系小儿右手示指Ⅴ度缺损、中指Ⅰ度缺损，家长强烈要求再造右手示指。按常规切取第二趾移植，采用吻合指-趾动、静脉的方式重建血液循环，完成再造。术后经 5 年随访，外形及功能十分满意。

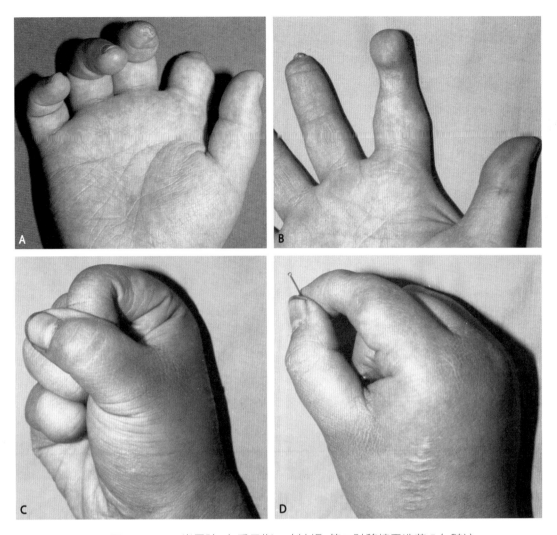

图 13-5　10 岁男孩,右手示指 V 度缺损,第二趾移植再造获 5 年随访
A. 术前伤情;B~D. 术后 5 年外形与功能。

【**典型病例 6**】患儿男性,3.5 岁。2000 年因压面机伤致右手示、中指缺损,环指畸形 9 个月入院。检查:发育正常。右手示指自中节基底以远缺损,中指自近节中段以远缺损,残端皮肤柔软。环指远指间关节旋后屈曲畸形及皮肤瘢痕挛缩。全身麻醉下行双足第二趾移植再造右手示、中指,环指远指间关节成形术。手术分三组同时进行,一组负责手部受区准备,将环指掌侧皮肤 Z 字改形,伸直环指,远指间关节行成形术。示、中指残端做 V 形皮肤切除切口,于残端内分别找出两侧指固有神经及指伸肌腱,手背中段横切口内找出两条掌背静脉,掌横纹切口找出并松解示、中指指深屈肌腱及第一、二指总动脉;按常规切取双足第二趾移植,左足第一跖背动脉属 Gilbert Ⅱ型,右足属 Gilbert Ⅲ型,切取趾伸、屈肌腱、趾神经,左侧第二趾近端趾间关节处于第一跖背动脉断蒂,右足第二趾跖趾关节处离断于第一跖底动脉,供区创面直接闭合;左侧第二趾移植于右手示指,右侧第二趾移植于右手中指,单枚斜行克氏针内固定,分别修复指伸、屈肌腱,镜下缝合指-趾神经,吻合静脉,左足第一跖背动脉与第一指总动脉吻合,右足第一跖底动脉与第二指总动脉吻合,分别缺血 2.5 小时及 3 小时重建血液循环,术后按常规治疗,两再造指顺利成活。术后 5 年随访,右手恢复捏握功能,示指指间关节 TAM 为 175°,中指 TAM 为 140°,指 Boyce 距为 1.5cm,中指为 2cm,两点分辨觉达 3mm,能用再造手指吃饭、写字、玩玩具,家长十分满意(图 13-6)。

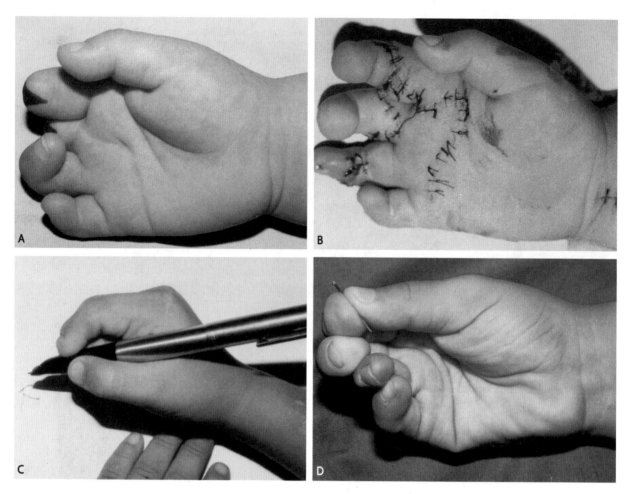

图 13-6 3.5 岁男孩右手示指Ⅲ度、中指Ⅴ度缺损，取双侧第二趾移植再造
A. 术前伤情，残端三角形皮肤切除切口设计；B. 手术结束当时外形；C、D. 术后 5 年随访见外形与功能。

小结　　本例系幼儿右手示、中指缺损，家长要求再造心切，虽然患儿未达手术年龄，笔者还是满足了家长的要求，行双侧第二趾移植再造示、中指，术后经 5 年随访，证明外形及功能达到了预期再造目的，家长十分满意。术中一侧第一跖背动脉属 Gilbert Ⅱ型，另一侧属 Gilbert Ⅲ型，均于第一跖背动脉及第一跖底动脉断蒂，均采用吻合指-趾动、静脉重建血液循环完成再造。

【典型病例 7】患儿男性，4.5 岁。因压面机伤致右手拇指缺损 3 年要求再造入院。检查：右手拇指于近节指骨基底以远缺损，掌指关节完好，掌背侧皮片移植瘢痕（图 13-7A、B）。全身麻醉下行左侧第二趾移植拇指再造术。由一个手术组实施。拇指残端做矢状切口，按常规分离两侧指神经，拇长伸、屈肌腱，于鼻烟窝显露头静脉及桡动脉腕背支；按常规切取左侧第二趾（图 13-7C），于跖趾关节离断，供区创面直接缝合；第二趾移至受区经骨缩短行趾-指骨钢丝十字交叉内固定，修复拇长伸、屈肌腱及两侧指神经，大隐静脉及足背动脉通过皮下隧道引至鼻烟窝与头静脉及桡动脉腕背支吻合，缺血 2 小时重建血液循环，术后按常规及冬眠治疗，再造指顺利成活。术后 1 年随访，外形与功能满意（图 13-7D、E）。

小结　　本例系 4.5 岁小儿，右手拇指因压面机伤再植失败 3 年要求再造，按拇指Ⅲ度缺损再造方案实施第二趾移植获得满意的外形与功能，家长十分满意。

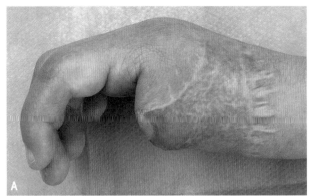

图 13-7　4.5 岁男孩,右手拇指Ⅲ度缺损,左侧第二趾移植再造

A、B. 当时伤情;C. 左侧第二趾皮肤切口设计;D、E. 术后1 年随访见外形与功能。

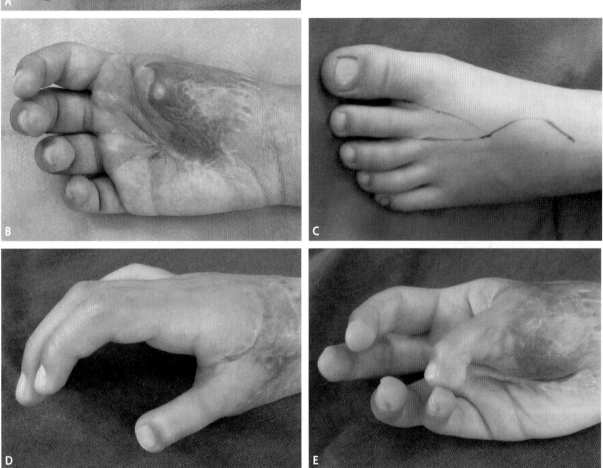

【**典型病例 8**】患儿女性,4 岁。1986 年因先天性左手阙如要求再造手指入院。检查:发育正常。左手自掌中部以远阙如,尚保留第一掌骨,似有虎口,残端皮肤柔软,腕关节功能正常。X 线片见掌骨及腕骨发育正常。在臂丛神经阻滞及连续硬膜外阻滞下行双足第二趾移植再造手指。手术分两组同时进行。对双足按常规切取带跖趾关节的第二趾,术中见第一跖背动脉均属 Gilbert Ⅲ型。将足背动脉由近向足底深支分离直达跖骨间隙,于第一趾蹼做切口,找到第二趾胫侧趾底动脉,逆行分离达趾总动脉,切断结扎到跗趾的分支,切断跖骨头横韧带,找到与趾底动脉延续的第一跖底动脉,切断跗收肌及跗短屈肌,沿第一跖底动脉分离直达第一跖骨下 1/3 跖侧,切断结扎跗趾胫侧趾底动脉及足底内侧动脉,沿第一跖骨底动脉向近端逆行分离,使远近两端会师,最后把足背动脉、足底深支及第一跖底动脉游离出来。相继分离两侧趾底神经,趾长伸、屈肌腱均于高位切断,双足第二趾于跖骨中段截断,创面直接

缝合;左手残端行冠状切口,显露并咬除第一及第三掌骨远端,找到拇长伸、屈肌腱,指深屈肌腱及指总伸肌腱,但未找到正中神经,经扩大切口找到发育及位置异常的尺神经及一条桡神经皮支;两足趾断蒂将左侧第二趾移植于拇指位,右侧第二趾移植于中指位,使两指处于对指位,克氏针内固定,分别修复两指之指伸、屈肌腱,因缺乏动力肌故未行两指蚓状肌功能重建,仅行跖板前延。桡神经皮支与移植于拇指的两侧趾神经缝合,尺神经与移植于中指的两侧指神经缝合。再造中指的大隐静脉与再造拇指大隐静脉一分支吻合,然后通过皮下隧道把拇指的大隐静脉与头静脉吻合,最后两足背动脉分别与桡动脉及尺动脉吻合,双足趾缺血 3.5 小时重建血液循环。术后按常规治疗。术后 30 小时再造拇指发生动脉危象即手术探查,见桡动脉与足背动脉呈顽固性痉挛,拆除血管缝线未见栓塞又重新吻合,遂扩大切口对全段痉挛的动脉外敷罂粟碱并逐段行外膜外组织对抗牵拉、液压扩张及管腔内灌注罂粟碱、湿热敷等措施,终于使顽固性痉血管痉挛解除,再造拇指重新恢复血供而成活。术后 6 年随访,两再造指外形发育正常,中指略尺偏,掌指关节有过伸畸形,每指均能单独伸屈,伸指时两指间距为 4cm,对指时能完全捏合,持物稳定,两点分辨觉为 7~8mm,能协助右手操作,适应生活、学习之需要,家长十分满意(图 13-8)。

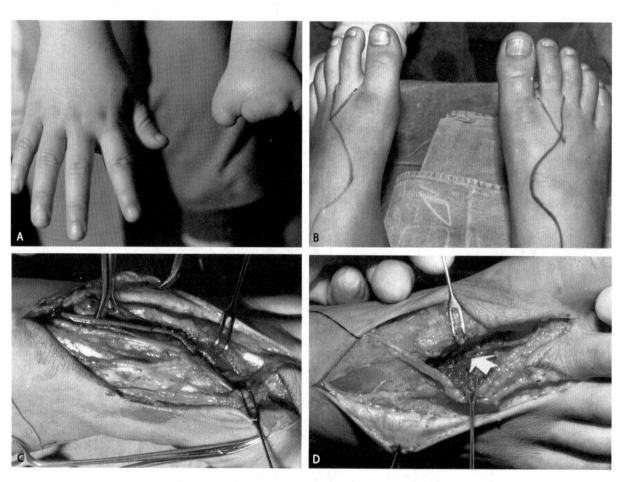

图 13-8　4 岁女孩,先天性左手缺如,取双侧第二趾移植再造两手指,获 6 年随访
A. 术前双手对照;B. 双侧第二趾皮肤切口设计;C、D. 第一跖背动脉均属 Gilbert Ⅲ型。

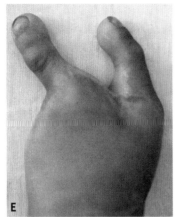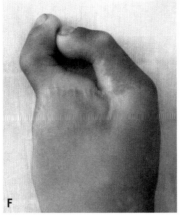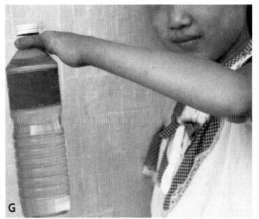

图 13-8（续）

E~G. 术后 6 年随访见外形与功能。

小结

　　本例系先天性左手指全部阙如,由于右手完全正常,笔者为患儿左手再造两个手指,以协助右手完成双手的应有功能。术中见双足第一跖背动脉均属 Gilbert Ⅲ型,又是 4 岁幼儿,给手术增加了难度。笔者掌握了解剖游离第一跖底动脉的操作技巧,顺利地切取以足背动脉、足底深支、第一跖底动脉为供血的双侧第二趾;在解剖手部时发现正中神经阙如,尺神经异位变细,扰乱了感觉功能重建计划,只得以桡神经皮支与再造拇指指神经缝合,尺神经与再造中指指神经缝合;因缺乏动力肌故未行蚓状肌功能重建,仅行跖板前延;又因先天性畸形术中难以测定重建指伸、屈肌肌力是否达 M5,所以术后难以把握功能恢复程度。术后 30 小时再造拇指发生顽固性动脉痉挛,采用外膜外组织剥离、对抗牵拉、逐段液压扩张、动脉管腔内灌注罂粟碱及局部湿热敷的综合措施,终于解除动脉顽固性痉挛而重新恢复血供。术后按常规及冬眠治疗顺利成活。术后 6 年随访,中指略尺偏,掌指关节略过伸,伸展时两指间距为 4cm,两指对捏有力,持物稳定,两点分辨觉为 7~8mm,达到预期再造目的。此例告诫我们,凡先天性手指阙如者,同时可伴有其他组织结构阙如,术前应有充分预计,术中有应变措施方能顺利完成再造与修复,同时告诉患者家长功能恢复程度的可能性。

第四节

44 例小儿拇、手指再造术后长期随访研究

　　足趾组织移植拇、手指再造是目前治疗拇、手指缺损最常用、最有效的方法,笔者单位 1979—2007 年共再造拇、手指 1 765 例 2 153 指,成活率达 98.6%。其中 1983—2002 年小儿拇、手指再造 68 例 83 指,成活 82 指,成活率 98.8%。为了解和评价小儿足趾组织移植拇、手指再造的疗效和术后变化特点,笔者对 68 例 83 指小儿拇、手指再造病例进行了 2~19 年随访研究,并根据功能评定标准进行客观的评价。

一、资料与方法

（一）一般资料

1983—2002 年，对 68 例小儿拇、手指缺损施行足趾组织移植再造拇、手指 83 指，成活 82 指，成活率 98.8%，其中男 59 例，女 9 例，年龄 2~12 岁，平均 8.4 岁，其中 24 例为学龄前小儿，平均年龄为 4.8 岁。在上述病例中获得 2~19 年随访者 44 例 57 指，随访率为 64.7%，其中男 40 例，女 4 例，随访年龄最小 6 岁，最大 30 岁，平均为 13.5 岁；其中再造拇指 34 指，再造手指 23 指；先天性阙如 5 例，鞭炮炸伤 18 例，雷管炸伤 3 例，机器挤压伤 13 例，电击伤 3 例，车祸和玻璃割伤各 1 例。其中 12 例已就业工作，6 例已结婚。

（二）随访方法

为了统一随访检查标准，通知患者返院或到患者住地家中由专人进行检查、记录，并进行 X 线片检查。根据国际手外科学会联合会 Nakamura & Tamai 综合功能判断标准及中华医学会手外科学分会《拇、手指再造功能评定试用标准》中推荐的检测项目进行检查、记录与评价。

1. **运动功能**　指间关节活动度（TAM）；对指情况；手指屈曲指尖－掌心距（Boyce 距）；再造拇指外展、内收距；握力与捏力恢复情况。

2. **感觉功能**　按照英国医学研究会评定标准（1954），检测再造指指腹两点分辨觉。

3. **再造指生长发育情况比较**　再造指长度及其与健侧指比较；X 线片观察骨骼发育情况；再造指血液循环情况比较；再造指外形缺陷。

4. **手使用情况**　分别按国际手外科学会联合会 Nakamura & Tamai 综合功能判断标准推荐的 20 项日常生活活动，以及中华医学会手外科学分会《拇、手指再造功能评定试用标准》推荐的 6 项综合功能项目进行检测。

5. **足部供区情况**　足趾切取后对供足血液循环、行走、步态及体育运动进行检查，并与成人比较。

6. **患者满意程度**　按照非常满意、较满意、满意、不太满意、不满意五个等级询问患者术后满意程度。

7. **功能评定**　分别按国际手外科学会联合会 Nakamura & Tamai 综合功能判断标准及中华医学会手外科学分会《拇、手指再造功能评定试用标准》进行评定。

二、结果

（一）运动功能

1. 再造指关节活动度（TAM）　拇指 TAM 平均为 71.3°（0~160°）。11 指采用钢丝十字交叉内固定 TAM 平均为 90°（55°~160°）；23 指采用克氏针内固定 TAM 平均为 58.5°（0°~115°）。手指 TAM 平均为 109.6°（45°~195°）。8 指采用钢丝十字交叉内固定的 TAM 平均为 125.6°（85°~195°）；15 指采用克氏针内固定 TAM 平均为 99.7°（45°~175°）。表明采用钢丝十字交叉内固定优于克氏针内固定。

2. 对指情况　拇指再造的 34 指中除 2 指不能与小指对指外，其余 32 指均可与小指对指。

3. 再造 23 手指的 Boyce 距平均为 2.53cm（1~4.5cm），其中 21 指能与拇指对指，1 例先天性拇、手指全部缺损行示、中指再造，患儿因其拇指未再造，长度较短，再造手指不能与其对指。

4. 再造拇指外展、内收距离

（1）再造拇指外展距掌：<3cm 2 例，3.1~4.0cm 3 例，4.1~5.0cm 7 例，>5cm 21 例。

（2）再造拇指内收距掌：<3cm 1 例，2.1~3cm 4 例，1.1~2cm 9 例，0.1~1cm 6 例，0cm 13 例。

5. 握力与捏力　恢复情况使用上海衡器厂产 TCS-A33 型传感器型握力检测仪与捏力检测仪测量，将患手治疗值与健侧进行比较，算出百分比。1 例双侧拇指再造与同年龄段患者平均值进行比较（表 13-1）。

表 13-1　小儿拇、手指再造后握力与捏力恢复情况（患侧/健侧）

组别	例数	握力/%	捏力/%	侧捏力/%
单纯拇指缺损	15	84.35	76.48	64.13
单纯手指缺损	9	78.81	74.93	61.00
拇指与手指缺损	13	57.53	73.56	58.76
拇、手指全部缺损	7	31.20	29.60	

（二）感觉功能

按照英国医学研究会评定标准英国医学研究会评定标准（1954），感觉恢复达 S_{3+} 4 指，S_4 53 指；两点分辨觉为 3~8mm，平均 4.16mm。明显优于成人。

（三）再造指生长与骨骼发育情况

1. **长度**　再造拇指 33 例 34 指中，除 1 例双侧拇指再造未统计在内外，10 指再造拇指长于健侧，2 指等长于健侧，20 指短于健侧，再造拇指平均长度比健侧短 4.4mm。23 指再造手指中除 1 例前臂残端再造 2 指未统计在内外，其余 21 指均短于健侧手指，平均短 17.4mm。

2. **再造指外形缺陷**　主要是屈曲畸形与欠伸，再造 57 指中，远指间关节欠伸 29 指，欠伸度 5°~60°，平均为 17.9°，近指间关节欠伸 41 指，欠伸度 5°~50°，平均为 21.3°。

3. **骨骼发育情况**　本组随访 X 线片表明，骨发育正常，无成角与畸形，骨骺无早闭现象，再造指骨骺发育基本与足趾同步，骨骼宽度与长度的增长速度亦与足趾无差异。本组采用钢丝十字交叉内固定 18 指中，TAM 明显优于克氏针内固定，并显示钢丝十字交叉内固定 2~19 年，未影响骨干直径与长度的发育。

4. **再造指血液循环情况**　除 14 指再造指有畏寒外，43 指再造均无畏寒现象，占再造指的 75.4%；采用皮温仪测定再造指皮温并与健侧健康指皮温比较表明无明显差异。说明再造指血液循环建立理想。

（四）手的使用情况

根据国际手外科学会联合会综合功能判断标准推荐的 20 项日常生活活动检测（满分 20 分），本组 44 例 45 侧手，获得 20 分 18 例（占 40.9%），获得 18~19 分 12 例（27.3%），获得 10~17 分 7 例（15.9%），获得 6~10 分 5 例（11.4%），获得 5 分以下 2 例（4.5%）。按照中华医学会手外科学分会拇、手指再造功能评定试用标准推荐的 6 项综合功能检测（满分 3 分），获得 3 分 30 例（68.2%），获得 2.5 分 4 例（9.1%），获得 1.5~2 分 6 例（13.6%），获得 1 分以下 4 例（9.1%）。说明小儿拇、手指再造术后适应快，再造指能较好地与健指协同发挥功能。

（五）足部供区情况

本组仅 1 例选用踇趾甲皮瓣移植再造拇指，其余均选用第二趾移植再造。其中切取双侧第二趾 13 例，切取一侧 30 例。随访表明足无变形，无循环障碍，无静息痛及行走痛，步态正常。行走、跑跳、负重等均无障碍。术后所有病例对足部功能均表示满意。说明小儿足趾组织切取术后代偿、修复能力强，恢复快，明显优于成人。

（六）患者满意程度

满意程度分为 5 个等级,其中非常满意 22 例,较满意 11 例,满意 6 例,不太满意 5 例,无不满意者。满意率达 88.6%。

（七）功能评定

按照国际手外科学会联合会 Nakamura & Tamai 综合功能治疗标准,优 30 例,良 10 例,可 1 例;按中华医学会手外科学分会《拇、手指再造功能评定标准》,优 32 例,良 8 例,可 4 例,两个标准的优良率均为 90.9%。

三、讨论

1. **随访意义**　本组对 68 例小儿拇、手指缺损或阙如选用足趾组织移植再造共计 83 指,成活 82 指,成活率 98.8%。对其中 44 例 57 指进行 2~19 年随访,随访率 64.7%,其中随访 5 年以上者 26 例,占随访病例的 59%。随访年龄最大 30 岁,其中 12 例已就业工作,6 例已结婚,骨骺已闭者 10 例。本组的随访病例反映了小儿拇、手指再造术后的变化规律及疗效,也反映了小儿拇、手指再造术的临床意义与价值。

2. **发病率及预防**　小儿拇、手指缺损在临床并不少见,约占笔者单位全部拇、手指再造病例的 7.8%,本组小儿拇、手指缺损的原因多为外伤性,其比例高达 91.2%（62/68）,先天性仅占 8.8%（6/68）。本组随访 44 例中,外伤性缺损 39 例,其中鞭炮与雷管炸伤 21 例,占 53.8%,机器挤压伤 13 例,占 33.3%,二者共计为 87.1%。因此,应提倡增强对儿童的保护意识,提醒儿童避免各种危险因素和远离危险场所,尽可能减少外伤性拇、手指缺损的发生率。虽然本组先天性拇、手指阙如比例较低,但从门诊就诊病例看,小儿先天性拇、手指阙如或发育不良的病例有逐渐增加的趋势,应引起对小儿先天性拇、手指阙如治疗的重视。

3. **再造年龄的选择**　儿童处于生长发育阶段,拇、手指缺损或阙如将会对其生理和心理发育产生不良影响。Foucher 等认为对先天性拇、手指阙如或发育不良尽早施行手术,使再造指能尽快融入日常生活活动中。本组采用足趾组织移植拇、手指再造的年龄为 2~12 岁,平均 8.4 岁。其中 24 例学龄前小儿拇、手指再造的平均年龄为 4.8 岁。小儿拇、手指缺损可发生在任何年龄段,从本组提示,学龄前小儿拇、手指再造最佳年龄为 4~5 岁。若年龄过小,足趾组织小,解剖与手术难度大,手术风险大,功能重建相对较困难,且术后患儿不能配合治疗与功能练习,故不宜过早手术再造。尤其是小儿先天性拇、手指阙如,常伴有血管、神经及肌腱的阙如。本组选择上述年龄施行再造利于术中组织结构的辨认与功能重建,也利于术后功能康复的训练。

4. **再造指骨骼发育特点**　本组再造指生长与骨骼发育情况表明,再造拇、手指的平均长度虽短于健侧。但从 X 线片测量,再造指骨骼发育基本与足趾发育同步,其长度的增长亦与足趾增长无差异。其原因主要为足趾的长度及骨骺与手指长度及骨骺不同,生长发育后的骨长度与趾骨长度相同,而不能达正常手指骨骺生长发育后的骨长度。本组 34 侧再造拇指长度与健侧相差较少的原因可能由于第二趾移植再造拇指后有三节趾骨,从而弥补了足趾骨骺生长发育后骨长度不足的缺陷。

5. **血液循环恢复特点**　本组无论采用足背动脉-桡（尺）动脉吻合,还是指-趾动、静脉吻合重建血液循环,术后长期随访采用皮温仪测定再造指与健康指皮温比较均无明显差异,表明小儿拇、手指再造术后循环及侧支循环建立十分丰富。尽管有 14 例再造指有轻度畏寒,均与循环重建无关,可能与神经修复有关。但所有病例在室外寒冷季节中均能自如使用患手,无须特殊的保温措施,可发挥正常功能。

6. **小儿拇、手指再造术后功能恢复特点**　本组随访按照国际手外科学会联合会 Nakamura & Tamai

综合功能判断标准与中华医学会手外科学分会《拇、手指再造功能评定试用标准》，优良率为 90.9%，与潘达德（1998）对成人 105 例拇、手指再造术后 0.5~15 年随访的优良率（81.5%）相比，小儿拇、手指再造术后功能恢复的优良率高于成人。其功能恢复有以下特点：①对指功能好。本组 34 指拇指再造术后有 32 指能与小指相对，强力握指与精细夹捏功能恢复较好。②感觉功能好。本组随访的 44 例 57 指的感觉恢复均达到 S_{3+} 以上，其中 53 指达到 S_4，两点分辨觉平均为 4~6.1mm，明显优于成人。③20 而日常生活活动检测评分比较，完成或基本完成手部日常生活活动的病例占 66.7%。④供足无任何并发症，明显优于成人。

7. 造成外形缺陷的原因 本组病例随访中发现，小儿拇、手指再造术后仍存在外形缺陷，表现为再造指指间关节欠伸，其中近指间关节屈曲位畸形与欠伸比远指间关节明显。其原因为：①人体在生长发育过程中足趾适应直立行走与站立平衡而自然形成趾间关节屈曲畸形；②趾长屈肌肌力大于趾长伸肌，趾伸、屈肌腱修复时难以纠正，造成再造指屈、伸力量的不平衡；③足趾的跖侧皮肤适应屈曲而自然挛缩，而背侧皮肤松弛的自然现象难以改变。

（侯书健）

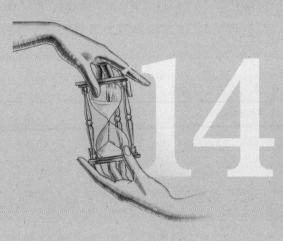

14

第十四章

拇、手指再造术后血管
危象的原因分析与防治

随着足趾组织移植拇、手指再造的方法与技术的不断发展与提高,虽然许多学者报道了很高的手术成功率,但仍有失败病例的存在。拇、手指再造术后的血管危象发生率仍较高,血管危象的发生与处置转归是影响手术成功率的重要因素。笔者统计了中国人民解放军第 401 医院(现中国人民解放军海军第 971 医院)1979 年 10 月—2002 年 2 月 868 例 1 099 指拇、手指再造,发生血管危象 164 例 202 指,发生率高达 18.38%,经处置后,成功 150 例 188 指,失败 14 例 14 指,处理血管危象成功率为 93.07%,从而使拇、手指再造的手术成功率达 98.73%,表明血管危象的及时、正确处置对提高拇、手指再造成功率具有重要意义。

一、类型

临床血管危象可分为动脉危象和静脉危象,根据病理可分为血管痉挛和血管栓塞。临床常见的血管危象包括动脉痉挛、动脉栓塞、静脉痉挛、静脉栓塞及动静脉均栓塞五种类型,笔者统计了解放军第 401 医院 1979 年 10 月—2002 年 2 月 164 例 202 指血管危象,其中,动脉栓塞 85 例,占 51.8%;动脉痉挛 52 例,占 31.7%;静脉栓塞 6 例,占 3.7%;静脉痉挛 14 例,占 8.5%;动静脉均栓塞 7 例,占 4.3%。血管危象既可发生在术中,也可发生在术后,以后者居多,但不同类型血管危象的发生时间有差异(表 14-1、表 14-2)。

表 14-1　术中、术后发生血管危象例数　　　　　　　　　　单位:例

血管危象	发生时间		合计
	术中	术后	
动脉栓塞	9	76	85
动脉痉挛	3	49	52
静脉痉挛	3	11	14
静脉栓塞	2	4	6
动、静脉栓塞	0	7	7
合计	17	147	164

表 14-2　术后血管危象发生时间与例数　　　　　　　　　　单位:例

血管危象	发生时间						合计
	12 小时内	24 小时内	48 小时内	72 小时内	96 小时内	96 小时以上	
动脉栓塞	30	19	15	8	4	0	76
动脉痉挛	8	4	12	13	5	7	49
静脉痉挛	4	7	0	0	0	0	11
静脉栓塞	1	2	0	1	0	0	4
动静脉栓塞	0	3	4	0	0	0	7
合计	43	35	31	22	9	7	147

二、原因分析

诱发血管危象的原因较多,每一例血管危象的诱因既可能是单一因素,也可能有多个因素同时存

在,笔者统计的164例拇、手指再造血管危象,明确记录危象诱发原因的有85例(表14-3),常见原因有:机械物理因素,如血管蒂卡压、迂曲、血肿压迫;睡眠不佳与精神紧张;足部血管变异;术中操作不慎导致血管损伤、血管的吻合质量不佳、痉挛或扭转;探查不及时等。

表 14-3　造成血管危象原因分类　　　　　　　　　　　　　　　　　　　　　单位:例

血管危象	诱发原因											合计
	皮下卡压	皮肤缝合紧或植皮	血管蒂迂曲或扭转	血肿	睡眠不良	术中损伤血管	足背动脉变异	探查太晚	情绪低落	血管口径不同	术中血管错吻	
动脉栓塞	5	0	6	2	3	3	3	4	0	0	1	27
动脉痉挛	5	7	0	6	12	0	0	0	1	0	0	31
静脉痉挛	7	4	3	0	0	0	0	0	0	0	0	14
静脉栓塞	3	0	0	0	2	0	0	0	0	1	0	6
动静脉栓塞	2	4	0	1	0	0	0	0	0	0	0	7
合计	22	15	9	9	15	5	3	4	1	1	1	85

1. **机械物理因素**　是诱发血管危象的最常见因素,占血管危象诱因的64.7%。具体表现为皮下血管蒂卡压,皮肤缝合张力较大或行皮片移植压迫,血管蒂过长迂曲及血肿压迫等。以上因素均可造成血流动力学改变而诱发血管危象,尤其是静脉血管管壁薄,血流速度慢,轻微的卡压就可引起回流障碍导致静脉危象。

2. **睡眠与精神状态**　以往对患者术后睡眠不良与精神紧张诱发血管危象的重视不够。近年来,笔者观察到术后动脉顽固性痉挛探查后,危象缓解较慢,而且极易复发,在排除众多诱因后,经统计许多患者存在术后精神紧张和睡眠不良,仅给予一般的催眠药物均不能使其放松和入睡,易继发动脉顽固性痉挛,在给予复方冬眠合剂使患者获得良好睡眠后,顽固性动脉痉挛获得缓解。从临床病例分析中可以看到,血管危象探查术会引起患者及其家属的紧张心情,害怕手术失败的心理使其难以入睡,交感神经异常兴奋,血中儿茶酚胺的浓度增高,引起小血管平滑肌收缩,从而造成恶性循环。本组病例统计中因精神紧张失眠导致危象发生占17.6%。

3. **足部血管变异**　足趾组织移植再造拇、手指最常应用的供血动脉为足背动脉、足底深支、第一跖背动脉系统。足背动脉的变异表现为血管纤细或阙如,文献报道发生率为4.0%~6.7%,当采用传统鼻烟窝处吻合血管的拇、手指再造时,若遇到足背动脉纤细或阙如,因血管长度不够,足趾的供血动脉难以与桡动脉直接吻合,常需行静脉移植桥接,增加了术后发生血管危象的风险。

根据血管起始与走行,第一跖背动脉分为3型,其中,吉尔伯特(Gilbert)Ⅲ型在正常人群中出现率仅为7.9%。笔者曾统计了118例血管危象病例,GilbertⅢ型33例,占28%,明显高于正常人群中的比例。对于第一跖背动脉为GilbertⅢ型的患者,笔者一般采用足背动脉-足底深支-第一跖底动脉-趾底动脉系统为供血动脉,该供血系统的解剖较困难,术中可能会过度牵拉血管,甚至导致损伤,因而诱发血管危象。

4. 术中损伤血管 术者在足趾组织游离解剖过程中对血管保护不够,操作粗暴,过度牵拉血管,血管钳钳夹损伤,甚至误伤血管;个别助手对足部解剖不熟悉,血管变异不认识而造成损伤。本组 164 例血管危象中有 5 例为足趾组织解剖过程中损伤血管,其中 3 例在足趾解剖过程中即发现第一跖背动脉在靠近足趾处被切断;1 例为足背动脉与第一跖背动脉移行处在足趾组织解剖过程中可能过度牵拉造成血管内膜损伤;另 1 例为静脉危象,术后 26 小时探查时发现在靠近足趾处结扎了主要静脉回流血管,均系术者因素。

5. 探查不及时 拇、手指再造血管危象好发于术后 1~3 天,高发于术后 12 小时内,为此,术后 24 小时内要求护士每小时观察一次血液循环情况,并及时记录。术后一旦出现危象,应立即报告医师及时处理,若经保守治疗仍无改善应立即手术探查。切不可盲目相信自己的血管吻合技术,或抱有侥幸心理等待危象自行缓解,甚至不负责任地故意拖延,最终错失早期探查的良机。本组 164 例拇、手指再造血管危象,其中 4 例为探查不及时。1 例在动脉危象发生后 16 小时、3 例在动脉危象发生后 24 小时后才进行探查。在探查中,均发现动脉吻合口栓塞。其原因可能是危象发生早期,在应用扩张血管药物更换敷料及保暖后,再造指血运稍有改善,但血管仍处于痉挛甚至部分栓塞状态,医师盲目认为危象解除,随着时间的延长,最终进展为动脉栓塞。

6. 血管的吻合质量不佳 小血管吻合技术水平是影响血管通畅率的重要因素。临床常见有血管吻合时针距、边距不对称,血管壁内翻缝合,血管外膜外组织剥离不彻底随缝线带入管腔诱发血栓形成;血管张力下缝合或扭曲缝合,缝针粗糙损伤血管内膜,血管清创不彻底等;偶尔也有吻合血管时疏忽大意所致。

7. 血管吻合方法的选择 笔者统计的 868 例拇、手指再造病例中,采用传统吻合法 562 例,发生血管危象 96 例,发生率为 17.08%;采用指-趾动静脉吻合法 306 例,发生血管危象 68 例,发生率为 22.22%。采用指-趾动静脉吻合重建血液循环,血管危象发生率高的原因:一是血管口径细,吻合难度大;二是较细的血管通过手指掌侧皮下隧道所形成的纤维间隔造成卡压。但是采用指-趾动静脉吻合重建血液循环有其不可否认的优点,只要慎重处理,仔细缝合,仍是临床常用的重建血液循环的血管吻合方法。

8. 足趾组织移植的类型 足趾组织移植拇、手指再造常选用蹬趾、第二趾及第二、三趾等,本组选用蹬甲皮瓣或蹬趾末节移植 92 例,发生血管危象 23 例,发生率为 25%,其他足趾组织瓣移植 776 例,发生血管危象 141 例,发生率为 18.17%。选用蹬趾组织移植的血管危象发生率高的原因可能是蹬甲皮瓣在解剖、游离过程中损伤部分循环,手术创伤大,术后因创伤反应出现组织肿胀而导致缝合皮肤处张力增高,造成血液循环障碍。因此,无论选用蹬甲皮瓣还是蹬趾末节移植,一定要注意防止皮肤缝合张力过高。

9. 小儿拇、手指再造血管危象发生率高于成人 小儿足趾组织结构细小,血管细嫩,解剖分离难度大,血管损伤及血管吻合栓塞概率高,加上小儿术后不能配合治疗,常因哭闹易发血管危象。所以,小儿拇、手指再造血管危象发生率较高。笔者统计的 868 例拇、手指再造病例中,小儿占 68 例,发生血管危象 16 例,发生率为 23.53%;成人病例 800 例,发生血管危象 148 例,发生率为 18.5%,充分反映了这一事实。

10. 吸烟因素 术前患者有吸烟史,术后未能严格禁烟,或有吸烟者来探视患者,可能导致血管危象。笔者在陈述断指再植术后发生血管危象的内容中已反映了这一临床现象,应引起重视。

三、处置方式

拇、手指再造术中及术后一旦发生血管危象,均应及时处理。本组 164 例血管危象中,术中发生 17 例,术中经及时处理而解除;术后发生 147 例,其中 8 例动脉痉挛经解痉、镇痛及镇静,并及时更换敷料,痉挛解除而成活,其余 139 例均行手术探查。探查一次者 99 例,2 次者 35 例,3 次者 5 例,平均探查 1.39 次(表 14-4)。本组对 164 例 202 指血管危象分别采用不同方法进行了处置(表 14-5),成功 150 例 188 指,失败 14 例 14 指,处置成功率为 93.07%。表 14-4 充分体现了一旦发生血管危象应及时手术探查,一次不成,就探查二次、三次、四次。如果探查不及时,处理不当,其后果难以设想。

术中及术后血管危象处理详见第十一章第九节。

表 14-4　血管危象探查次数　　　　　　　　　　　　　　　　　　　单位:例

血管危象	探查次数			合计
	1 次	2 次	3 次	
动脉栓塞	45	28	3	76
动脉痉挛	35	5	1	41
静脉痉挛	11	0	0	11
静脉栓塞	3	1	0	4
动静脉栓塞	5	1	1	7
合计	99	35	5	139

表 14-5　血管危象探查术中处置方法　　　　　　　　　　　　　　　单位:例

血管危象	处置方法										合计
	静脉移植	重新吻合	解痉处理	重新吻合解痉	解痉解除卡压	重新吻合解痉植皮	解痉植皮	近端血管转位重吻	腹部皮管修复	未探	
动脉栓塞	42	33	0	5	0	0	0	5	0	0	85
动脉痉挛	1	0	27	5	11	0	0	0	0	8	52
静脉痉挛	0	0	0	6	0	3	4	0	0	0	13
静脉栓塞	4	1	0	0	0	0	0	1	0	0	6
动静脉栓塞	3	3	0	0	0	0	0	1	1	0	8
合计	50	37	27	16	11	3	4	7	1	8	164

四、探查术后的处置

患者经过长时间手术,术后发生血管危象又经手术探查,导致精神紧张、睡眠欠佳,甚至烦躁、悲观;儿童因害怕常哭闹不安。为了预防因心理、精神因素及睡眠欠佳等导致血管危象再次发生,除术后使用镇痛泵外,应及时足剂量静脉应用冬眠合剂,使患者充分入睡,持续应用 3~5 天后再酌情处理。本组临床实践证明,采用适量冬眠合剂是预防术后血管危象的一项有效措施。

五、预防

1. 术前详细询问病史，了解患者的精神状态、睡眠情况及吸烟史。认真解答患者提出的问题，消除其各种顾虑，对吸烟者应嘱咐其戒烟，积极配合治疗。

2. 解剖、游离足趾过程中应小心、仔细、轻柔，防止损伤血管，尤其有血管变异时，术者应沉着冷静，小心解剖，顺藤摸瓜，采取各种应对措施切取足趾组织，并灵活采取各种措施重建血液循环。

3. 精确无误地缝合每一条血管。术前术者应挑选合适的显微手术器械与缝线；对两血管断端认真清创，剥离吻合口附近外膜外组织，避免吻合时带入管腔内；保证针距、边距对称，垂直进、出针及血管内膜外翻或平整对合；避免血管张力下吻合及血管蒂过长迂曲或扭转，防止动、静脉错误吻接。

4. 术前合理设计供、受区切口，必要时切取足部皮瓣覆盖创面；贯通皮下隧道操作应轻柔，防止隧道内出血，隧道要走直径、宽敞；血管蒂通过处要有良好的皮肤覆盖创基；皮肤缝合无张力，保证皮缘外翻，防止皮缘卡压血管。

5. 足趾解剖过程中，不宜带过多皮下组织，尤其血管蒂周围应尽可能少带组织，近趾体处若血管蒂周围组织过多，应在手术显微镜下做清理，避免足趾与受区皮肤缝合时张力太大；解剖游离踇甲皮瓣时防止损伤皮瓣血管蒂，避免皮肤张力下缝合，在末节踇趾移植时，不宜修剪过度，应适可而止。

6. 病房应光线充足，空气新鲜，清洁、安静，室温恒定，给患者以良好的休息环境；对精神紧张、心理负担较重及小儿患者应及时适量应用冬眠合剂；病区禁烟，患者戒烟。

（程国良）

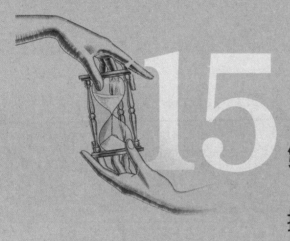

15

第十五章

拇、手指再造
术后功能评价

拇、手指再造的患者伤情复杂,从一指缺失到多指及部分手掌的缺失,并常伴有瘢痕挛缩、肌肉纤维化、肌腱粘连、关节僵硬等情况,采用不同方式的再造与修复,手术的要求和目的也不尽相同。所以,再造后功能评定国内国际均缺乏统一而完整的标准。

对于拇、手指缺损,西欧、保加利亚、印度、日本、澳大利亚及美国等国家为了处理工伤及解决医学法律问题,都有自己评定残疾的标准。在意大利,对于拇指末节缺失,其病废(功能损失)标准左为 8%,右为 10%;拇指掌指关节平面缺失左为 16%,右为 20%;而拇指从掌骨处缺失则左为 22%,右为 27%;在印度,分别为 20%、30% 及 40%;在保加利亚,非主使手计为 15%、30% 与 40%,而主使手计为 20%、35% 与 45%。

对于已再造的拇指,有不同的计算方法。在印度,示指拇指化手术后,示指缺失的失能为 14%,就计为 14% 功能丧失;在德国,趾手移植再造拇指的计算方法如下:拇指掌指关节平面缺失失能计 20%,踇趾移植再造拇指的失能计 10%,而踇趾丧失计为 5% 功能丧失,所以两者相加永久性功能损害为 15%;以第二趾移植再造拇指者,丧失第二趾失能计 2%,所以永久性功能损害为 12%;意大利 Landi 提出:拇指末节缺失计 15%,掌指关节处缺失计 28%,掌腕关节处缺失计 35%,节段性拇指缺失按缺失的长短依比例计算。

拇指关节强直:指间关节强直于伸展位失能计 9%,屈曲位计 11%。掌指关节强直:半屈位计 9%,不能正常伸直或屈曲位强直计 11%。掌腕关节强直:16%。

如因肌腱、神经损伤丧失主动屈伸而被动伸屈正常者,在上述评价基础上加 10%~15.8%。

感觉丧失:指腹部分计 8%;尺侧部分计 6%;桡侧部分计 3%。

如果做再造手术,上述评价方法对再造拇指的评定要注意长度、活动度、感觉与握力。表 15-1 中的百分率用于不同再造术后。

表 15-1 不同再造术术后功能评定

1. 骨皮管成形术
   新拇指 + 供区(髂骨嵴:0;管状皮管:美容损失;神经感觉岛状皮瓣取自环、中指尺侧部分:2%)

2. 手指拇指化
   示指:新拇指 +14%
   中指:新拇指 +12%
   环指:新拇指 +8%
   残指转移:新拇指 + 残指的残存值

3. 前臂骨皮瓣(Biemer)　新拇指 +7%

4. 髂腹股沟皮瓣　髂骨复合骨皮瓣:新拇指 +0(或加美容学损失)

5. 环指转移血管祥供血(Loda)　新拇指 +3%

6. 第二趾移植　新拇指 +3%;如跖骨一并移植则新拇指 +5%

7. 两只足趾移植　新拇指 +6%

8. 腕部离断
   移植两足趾再造(中国法):新拇指 +6%
   足趾移植到前臂侧方(Vilkki):新拇指 +6%

9. 踇甲皮瓣包绕法
   踇甲皮瓣(Morrison):新拇指 +0~3%
   踇甲皮瓣带远节部分趾骨(Morrison 改良法):新拇指 +3%~5%

10. 两趾卷拼法(Foucher)　第二趾的趾骨 + 肌腱 + 踇甲皮瓣新拇指 +5%

我国中华医学会骨科学会手外科学组于 1989 年 12 月在广州召开手功能评定标准专题讨论会,参照美国 Swanson 发表的 *Evaluation of impairment of hand function* [J Hand Surg Am, 1983, 8 (5 Pt 2): 709–722],结合我国国情修改了手功能评定标准,1990 年发表于《手外科杂志》及《中华外科杂志》。然而,再造的拇、手指是替代物,其关节活动度难以与原手指相比,所以需要相应评定方法。Luchetti、De Lucaa、Alfarano 对于不同的拇指再造方法的临床结果以随访常规检查进行对比。Poppen、Norris、Buncke 亦以一系列检查方法对一组以踇趾显微移植再造拇指的病例做了详尽的感觉与功能的检查和评定。他们认为成功的拇指再造有以下要求:适当的长度、良好的位置、完全的实体感觉及适当的运动。所以评价从两个方面进行,一是解剖学评价,如关节活动、力量、感觉及美容学评价;二是功能评价,综合性的手功能运动包括挟捏、握持及非握持的日常生活活动。

根据再造 50 个拇、手指以上医院的报道,再造成功率为 83.3%~100.0%。趾手移植的感觉恢复,绝大多数能达到 S3 以上,即触、痛、温觉存在,实体感觉随时间的延长 95% 的病例能重新恢复。几位作者经过平均 21~54 个月的随访,两点分辨觉距离在 10mm 以下者分别为 50%(Frykman)、75%(Lister)、80.7%(Yoshimura)及 90.2%(复旦大学附属华山医院)。

移植趾术后总活动幅度(total active motion, TAM)各家报道大体如下:Frykman 的再造拇指 TAM 为 106°;Yoshimura 再造拇指与再造手指的 TAM 分别为 69° 及 164°。在华山医院(1985)的随访病例中,再造手指在屈曲时指尖掌横纹距能达到 2.5cm 以内者有 93.8%。单纯拇指缺失的病例,凡鱼际肌尚存在者,全部能对指,握力亦能达到正常侧的 75%;鱼际肌缺乏者,亦能进行对指,握力只有健侧的 9%,侧捏与指腹相捏的力量在鱼际肌存在的情况下,可分别达到健侧的 62% 与 63%(Frykman)。

对于日常生活操作(activity of daily living, ADL)的测试内容各家不同,也可根据不同国家民族、不同生活习惯及文化背景加以变化。无论哪种再造均有利于握持功能的进行,有利于自身工作及日常生活操作。

趾手移植的病例,术后供足可能出现功能障碍。华山医院早期病例在第 2 趾移植后曾有跖痛症发生,后来改进手术方法,跖痛症大为减少。在 160 例随访中,术后 2 年供足功能障碍的发生率为 5%,而 5 年后下降为 1.25%。5% 的病例长胼胝,1.25% 的病例有走路影响。Frykman 的病例有走路易疲乏及夜间隐痛的现象。

Dijkstra(1982)通过随访检查,对比趾手移植术、手指拇指化手术及骨皮管成形术三组病例,认为三种手术各有其适应证,功能改进都不错,他强调手术设计原则应为以最小的牺牲争取最大可能的功能恢复。先天性拇阙如或发育不全适应做示指拇化;需要有五个手指的患者,如音乐家,则应该作足趾移植;而多指损伤患者,可利用残指移植到拇指的方法从而加长拇指。

1992 年 Morrison 将各种拇指再造术可能获得的功能列表(表 15-2)加以比较得出,尽管各种方法都有自己的特定适应证,但是首选为踇甲皮瓣再造,因其再造拇指外观好、功能好,足趾数不减少,唯一缺点是再造拇指的指间关节不能活动。对比之下,Foucher 的两趾并卷法和魏福全的足趾修剪法更胜一筹,可是供足要缺失一个足趾。国内多数作者,包括华山医院手外科、北京积水潭医院、无锡手外科医院(现无锡市第九人民医院)、中国人民解放军第一五三中心医院手外科及作者所在的中国人民解放军第四〇一医院手外科中心,均把第二足趾移植列为首选,因为踇趾对于负重及行走时步态有较重要的作用。我国人民对于再造拇指的外形要求不如国外高。各国各民族的历史背景、生活哲学、风俗习惯及经济文化水平不同,对功能等各方面要求与着重点也不同,很难产生一个共同的、统一的、全

表 15-2　各种拇指再造术的评价比较（Morrison）

方法	美观	指甲	指间关节	指腹稳定	感觉	骨吸收	剩足趾	足功能影响
包绕法（踇甲皮瓣）	非常好	非常好	无	非常好	平均 7~15mm	轻微	5	愈合缓慢，影响轻微
两趾并卷法（Foucher）	好	好	+	好	平均 7~15mm	无	4	很小
修裁足趾（魏福全）	非常好	好	+	非常好	平均 7~15mm	无	4	很小
整趾移植								
踇趾	太大	大	+	非常好	平均 7~15mm	无	4	很小
第二趾	太小	小	两关节	好	平均 7~15mm	无	4	轻微
中国骨皮（Biemer、Stock）	差	无	无	差	差	明显	5	无
血管羁绊法（Loda）	差	小	无	好	好	明显	5	无

面的拇、手指再造的功能评价标准。因此，不必强求横向比较的共同标准，可以采用一个相对统一的评价方法进行患者自我术前、术后对比，以及同等伤情同样手术间的相互对比。随访标准中以日常生活操作能力与感觉灵敏度为重点，TAM 等解剖学检查作为次要的参考，因为供趾的 TAM 本来就比手指差。

2000 年 3 月中华医学会手外科学分会在无锡召开全国上肢功能评定标准专题讨论会，会上确定，要制定一个简便、实用、适合我国国情的拇、手指再造术后功能评定试用标准，在应用中不断补充修改、不断完善，采取的方法既应有我国特点，也应尽量与国际接轨（表 15-3）。

表 15-3　中华医学会手外科学分会拇、手指再造功能评定试用标准

一、功能活动度（6 分）
　　1. 再造拇指或手指对捏功能（3 分）
　　　　能相互触及或相距 <1cm　　　　　　　　　　　　　　　　　　3 分
　　　　相距 1~2cm　　　　　　　　　　　　　　　　　　　　　　　2 分
　　　　相距≤3cm　　　　　　　　　　　　　　　　　　　　　　　　1 分
　　　　相距 >3cm　　　　　　　　　　　　　　　　　　　　　　　　0 分
　　2. 再造拇对掌功能（3 分）
　　　　拇对掌距掌≥5cm 活动到≤2cm　　　　　　　　　　　　　　　3 分
　　　　拇对掌距掌≥5cm 活动到≤3cm　　　　　　　　　　　　　　　2 分
　　　　拇对掌距掌≥5cm 活动到≤4cm　　　　　　　　　　　　　　　1 分
　　　　拇对掌距掌 >5cm，无活动　　　　　　　　　　　　　　　　　0 分
　　3. 再造第二~五手指屈曲功能（3 分）
　　　　屈曲指端距掌纹≤3cm　　　　　　　　　　　　　　　　　　　3 分
　　　　屈曲指端距掌纹 <4cm　　　　　　　　　　　　　　　　　　　2 分
　　　　屈曲指端距掌纹 <5cm　　　　　　　　　　　　　　　　　　　1 分
　　　　屈曲指端距掌纹 >5cm 或不能屈曲　　　　　　　　　　　　　0 分
　　再造拇或手指的对捏功能为必测项目，再造拇对掌功能、再造指屈曲功能为参考项目，评分只取其中一项高分计算。运动功能总分以 6 分计算

二、再造指力量（3 分）

检测捏力或握力，取其中一项高分计算

再造手为非优势手

  > 健手的 60%　　　　　　　　　　　　　　　　　3 分

  > 健手的 40%　　　　　　　　　　　　　　　　　2 分

  > 健手的 20%　　　　　　　　　　　　　　　　　1 分

  < 健手的 20%　　　　　　　　　　　　　　　　　0 分

再造指为优势手，占健手的百分比相应增加 10%

三、感觉测定（指腹 3 分）

  $\geq S_3$，两点分辨觉 5~7mm　　　　　　　　　　　　　3 分

  S_3　　　　　　　　　　　　　　　　　　　　　　2 分

  S_2　　　　　　　　　　　　　　　　　　　　　　1 分

  S_1　　　　　　　　　　　　　　　　　　　　　　0 分

四、手使用情况（3 分）

 1. 工作能力（3 分）

  恢复原工作或生活自理　　　　　　　　　　　　　3 分

  轻工作，生活自理　　　　　　　　　　　　　　　2 分

  部分生活自理　　　　　　　　　　　　　　　　　1 分

  大部分生活不能自理或无功能　　　　　　　　　　0 分

 2. 综合功能检测（3 分）

  用 6 项功能检测，每项得 0.5 分：①拣分币或针；②写字或捻线；③系带子或纽扣；④用锤子或切菜刀具；⑤拧螺

  丝或瓶盖；⑥持碗或杯子

  手使用情况，从工作能力和综合功能两项检测中取高分的一项记录评定

综合评价：以上四项评定相加

 优：13~15 分；良：9~12 分；可：5~8 分；差：≤4 分

（潘达德）

16

第十六章

急症手再造术——前臂
残端断指异位再植术重建
部分手功能

手术设想的由来

在处理手外伤的日常工作中,有时能遇到前臂下 1/3 腕掌部组织严重挫灭甚至缺损,仅剩有虎口或指蹼相连的拇、示指或其他 3 个以上指体尚完整的患者,既无再植条件,也无修复的可能,外科医师以惋惜的心情,按传统予以截肢处理。患者丧失手,晚期可以通过佩戴义肢来弥补以获得极为有限的功能。若采用前臂分叉术,依靠桡骨旋转及指伸、屈肌形成一定的夹持动作以满足患者某些生活需要,可获得有限的功能(见图 12-147)。然而,假肢和前臂分叉术并不能满足患者日常学习、工作,甚至基本生活的需要,患者承受极大的痛苦,这是正常人难以理解的。随着显微外科技术的应用和发展,1979—1981 年上海市第六人民医院于仲嘉(见图 12-148)、陈中伟(见图 12-149)先后应用人造掌骨或切取多个足趾移植到前臂残端,为单手或双手全缺的患者重建部分手功能。这种手术重建部分手的功能取决于患者足趾的长度及前臂残端肌肉动力的条件及再造技巧等因素。当然,在足部切取多个足趾将不可避免地影响供足的行走功能。而这类手术技术难度大,只有技术力量强的单位方能施行。

前臂分叉术或切取多个足趾移植到前臂残端重建部分手功能,适用于择期病例做补偿或重建性手术,患者均需经过两次以上较大手术的痛苦来获得有限的手功能。为此笔者设想:当遇前臂下 1/3 腕掌部组织挫灭或缺损,留有完好的虎口或指蹼相连的拇、示指及其他 3 个以上手指者,能否在急症时利用本应废弃的断指,应用显微外科技术,分别移植在前臂残端,再造 2~3 个手指来重建部分手功能。1980 年 1 月笔者首先将此设想应用于临床并获得了成功。患者是一名 17 岁的女工,因夜间操作切海带机造成前臂下 1/3 腕掌部组织挫灭并缺损,仅剩有指蹼相连的示、中、环、小指是完好的(见本章第六节典型病例 2)。急症手再造时,剔除了中、小指,保留示、环指,把示指植在桡骨上,环指植在尺骨上,修复了两指的指伸、屈肌腱,应用显微外科技术修复了神经,重建了两指的血液循环,术后经肌腱松解获得了有一定功能的"手"(见本章第六节典型病例 2)。之后,笔者又施行了 61 例 125 指前臂残端断指异位再植,除 1 例 1 指因感染失败外均获得了成功,使这一手术方式更趋完善。这一手术方式再造的"手",具有正常手指外形,有虎口及指蹼,手指能伸能屈,伸展时两指间距为 6~9cm,屈曲时两指能对捏,移植于桡骨的手指能旋转,具有手的捏握功能,能捏细小物件,也能握大的物体,恢复了触、痛、温觉,两点分辨觉为 5~7mm,使患者生活能自理,并恢复了轻度工作能力,减轻了社会负担。前臂残端断指异位再植为重建部分手功能开拓了一种新的手术方法。

适应证

因外伤造成前臂下 1/3 至腕掌部组织挫灭或缺损,近端尺、桡骨无多发骨折,前臂软组织无严重挫伤,血管、神经、肌肉无撕脱伤;远端有虎口或指蹼相连较完好的拇、示指或其他两个以上指体,要求保留手指,急症时可施行断指异位再植于前臂远端重建部分手功能术,又称急症手再造术。

急症手再造术不同于断指或断肢再植术。它既是一种再植手术,又是一种手功能重建手术。在选择适应证时应全面考虑并慎重选择。严格按手术设计原则施行手术,不能为了开展这一手术而忽视患者的全身情况,应抱着对患者负责的态度,为恢复术后功能进行缜密的设计,精心操作。因此,在选择适应证时应注意以下几个问题。

1. **全身情况** 患者全身情况允许并能接受长时间手术。这类患者损伤部位大同小异,但伤情并非一样,尤其是有复合伤的患者,可能伴有其他组织和器官的损伤或创伤性休克,为此应及时采取有效措施,积极处理危及生命的其他外伤,在全身情况改善后,才考虑是否施行重建手术。笔者曾遇到 1 名 20 岁男性农民,因工作不慎跌倒在压瓦机上,胸背部及腕部被 10cm 宽的齿轮轧伤,未经任何处理急送来我院。患者表现烦躁及呼吸困难,经检查,除腕掌部有严重挫灭伤外,见胸背部有大面积皮肤挫裂伤,两侧多发性肋骨骨折,致开放性气胸并创伤性休克。入院后,给予输血、抗休克、封闭气胸、取中厚皮片移植覆盖胸背部创面,待全身状况稳定后才决定施行断指异位再植重建部分手功能而获成功。由于这类外伤大部分发生于青壮年,患者具有较强的修复能力,所以是适应手术的最佳对象;如果是伴有器质性疾病或老年患者,要根据伤情慎重选择。

2. **伤肢条件** 为了使再造的手指能成活并获得良好的功能,对伤肢及断指应做仔细检查并认真选择。

（1）近端肢体的离断平面:手指伸屈肌群在前臂近 1/3 处为肌肉组织,也是神经运动支进入肌肉的部位,该部位的肌肉难以与手指的肌腱进行直接缝合;前臂中 1/3 为肌肉与肌腱交界处,该处肌肉收缩范围虽较大,但腱性组织较少,也难以与手指的肌腱直接缝合;前臂下 1/3 大部分是腱性组织,能与远端指体的肌腱直接缝合而达到正常腱性连接。因此,为了使移植于前臂的手指能发挥正常有力的伸屈功能,肢体近端的损伤平面选择应以位于前臂下 1/3 或中下 1/3 为宜。

（2）前臂软组织无严重挫伤:尺、桡骨无多发骨折,血管神经无撕脱伤。凡造成尺、桡骨多发骨折的暴力,不仅对前臂皮肤、肌肉组织可造成严重的挫伤,而且对前臂的血管和神经也可造成直接和间接损伤,就难以重建血液循环和恢复感觉、运动功能。对于血管、神经、肌腱从近端抽出的撕脱伤病例,经清创后必将造成大段血管神经缺损,若采用血管、神经移植的方法来修复,会增加手术难度及失败的概率。所以只有在血管、神经损伤不重,部分肌肉肌腱尚可利用,预计清创后可直接缝合并能恢复一定功能者,才酌情施行再造。

3. **指体条件**

（1）指体无明显挫伤及多发骨折:如果指体有严重挫伤,伴有指骨骨折及肌腱损伤,即使移植成活,因骨与关节及肌腱损伤造成的关节僵直、肌腱粘连,成活手指的功能也是极其有限的。因此,手指组织结构不完整者不应选择异位再植。

（2）指体的数目:拇指宜保留掌指关节,若第一掌指关节已损伤,而关节以远拇指组织结构完整者也可施行再造;其他手指须有两个以上关节,远端组织结构完整的指体可选用再造。

（3）有虎口或指蹼相连:具有正常的虎口或指蹼,不仅保持了手指间组织结构的连续性,而且有利于循环的建立及皮肤缓冲,利于再造手旋转,充分发挥捏握功能。所以,具有虎口或指蹼相连是手再造成功的一个标志;若无虎口或指蹼相连而有两个以上完整手指,根据伤情可重建虎口者,也应列为适应证。

（4）时限：本手术与断指再植一样，在急症时施行手术。通常情况下，指体离断后争取在 24 小时内重建血液循环，成活指体的外形和功能无明显影响，如果指体经冷藏，缺血时间还可延长。急症手再造实际是一种抢时间、抢手指的手术，一旦丧失机会，时不再来。

（5）向患者及其家属解释再造的利弊关系：术前必须向患者、家属及陪伴人员详细介绍手术的设计与再造方法，并说明术后不甚美观的外形及有限功能；当然也应把佩戴假肢及其他功能重建替代手术的不足予以说明，供他们慎重选择，以获得患者及其家属的合作与配合。

伤情是复杂的，适应证选择是人为的。手外科工作者应做到想患者所想、急患者所急，敢于克服种种困难，利用并创造各种条件，利用本应遗弃的手指千方百计地为患者重获一个良好功能的手而尽最大努力。

第三节

手术设计原则

为了使术者充分利用不同伤情的手指条件，便于提出较合理的手术设计方案，使再造重建后获得最佳的功能效果，笔者根据临床经验提出以下手术设计原则。

一、手再造手指骨架重建

为了使移植的手指能牢固地连接于桡、尺骨上，以符合手的基本功能和手的一定外形，在桡骨上只能移植 1 个手指，而在尺骨上则可移植 1~2 个手指。所以，在前臂残端最多只能移植 3 个手指。一般而论，凡损伤右手者，有条件时可以再造 2~3 个手指；损伤左手者，以再造 2 个手指为妥。另外，近端仅只有桡、尺两条动脉，若移植更多的手指，也难以提供血供。为了充分利用残存手指重建功能，有以下 3 种设计方案供选择。

1. 再造指

（1）一手五指完好，且有虎口及指蹼相连，大部分掌骨及掌背侧皮肤已挫灭或缺损，经彻底清创后，切除环、小指，缝合尺侧皮肤，把拇指移植在桡骨上，示、中指移植在尺骨两侧（图 16-1A）。

（2）拇、示、中或拇、中、环三指完好，且有虎口相连，其他指被损，经清创及创面修整，把拇指移植在桡骨上，示、中指或中、环指移植在尺骨两侧（图 16-1B）。

（3）有指蹼相连的示、中、环、小指完好，拇指被损，清创后，剔除中指，指根部皮肤缝合形成虎口，把示指移植于桡骨上，环、小指移植于尺骨两侧（图 16-1C）。

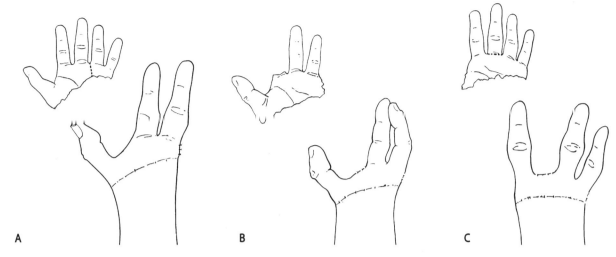

图 16-1 手再造手指外形重建三指设计方案

A. 虎口及指蹼相连，5 指完好，切除环、小指，拇指植于桡骨，示、中指植于尺骨两侧，再造三指；B. 有虎口及指蹼相连，拇、中、环指或拇、示、中指三指完好，拇指植于桡骨，中、环指植于尺骨两侧，再造三指；C. 拇指毁损，有指蹼相连的示、中、环、小指完整，剔除中指，示指植于桡骨，环、小指植于尺骨两侧，再造三指

2. 再造两指

（1）拇、示指或拇、中指完好且有虎口相连，其他指被损，清创后把拇指移植于桡骨，示指或中指移植于尺骨（图 16-2A）。

（2）有指蹼相连的示、中、环、小指完好，拇指被损，如果不选用三指再造，则切除小指，剔除中指，将指根部皮肤缝合形成虎口，把示指植于桡骨，环指植于尺骨（图 16-2B）。

（3）拇、示指被损，中、环、小指完好，且有指蹼相连，经清创剔除环指，指根皮肤缝合形成虎口，把中指植于桡骨，小指植于尺骨（图 16-2C）。

（4）有指蹼相连的两个手指完好，其他指被损，则可以在指蹼处切开，分为两个单指，一指植于桡骨，另一指植于尺骨，其两指由前臂残端两个三角皮瓣转位形成虎口（图 16-2D）。

（5）五个手指均离断，且互不相连，其中有两个手指结构完整，指根部有较多的皮肤及软组织相连，经清创指根部皮肤缝合后能形成有一定宽度的虎口或由前臂残端两个三角皮瓣转位形成虎口，可将一指植于桡骨，另一指植于尺骨（图 16-2E）。

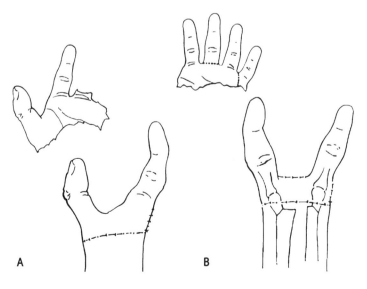

图 16-2 手再造手指外形重建二指设计方案

A. 拇、示指或拇、中指完好，其他指毁损，拇指植于桡骨，另一指植于尺骨，再造两指；B. 有指蹼相连的示、中、环、小指完好，剔除中指，切除小指，示指植于桡骨，环指植于尺骨，再造两指。

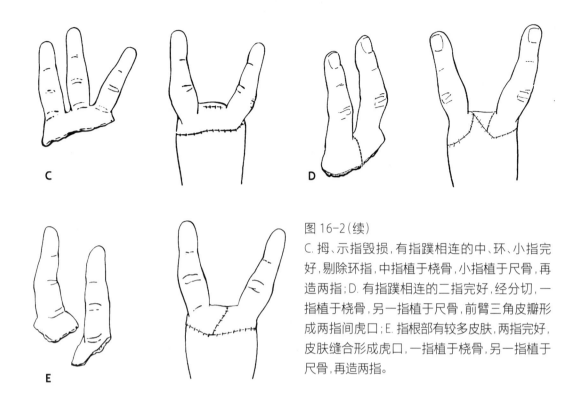

C. 拇、示指毁损，有指蹼相连的中、环、小指完好，剔除环指，中指植于桡骨，小指植于尺骨，再造两指；D. 有指蹼相连的二指完好，经分切，一指植于桡骨，另一指植于尺骨，前臂三角皮瓣形成两指间虎口；E. 指根部有较多皮肤，两指完好，皮肤缝合形成虎口，一指植于桡骨，另一指植于尺骨，再造两指。

3. 双手同时损伤 若双手同时损伤，其中一只手全部挫灭毁损，而另一只手有虎口及指蹼相连的五个手指完好时，则可根据两侧前臂残端伤情而定。若前臂远端两侧均可接受再造，可以将这一手以示、中指指蹼为界分切两部分，注意保留拇主要动脉，第一指指总动脉及示指尺侧指神经保留于拇、示指侧，第二、三指指总动脉及神经保留于中、环、小指侧。这样使拇、示指及中、环、小指均有两条以上的动脉，保证指体供血。再造左手者，手指经分切后，把拇指植于同侧桡骨，示指植于尺骨；另一侧将环指剔除，指根部皮肤缝合形成虎口，小指植于右侧桡骨，中指植于尺骨，这样使一只残手演变成为两只"手"，充分利用残手重建两侧手功能（图 16-3）。如果仍有一侧部分手指完好时，则应根据不同伤情按以上设计方案以重建右侧手指功能为首选。由于手外伤伤情千变万化，伤后均不具备以上条件，仅残留有一个完好的手指时，为了减少足趾的移植数，在征得患者同意后也可将该指移植于残端桡骨，急症或二期切取第二趾移植于尺骨再造一个手指以重建部分手功能。

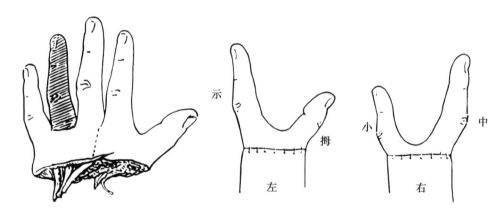

图 16-3　双手同时损伤时手再造手指外形重建方案
右手毁损、左手完好，于示、中指间分切两半，把拇指植于桡骨，示指植于尺骨；剔除环指皮肤缝合形成虎口，把小指植于对侧桡骨，中指植于对侧尺骨各再造两指

二、再造手的手指必须处于良好的对指位和分离角

为了使移植的两个或三个手指具有对指、捏握功能,必须使移植的两指或三指处于良好的对指位。如果将移植的手指平行排列在一个平面上,则这一"手"只有钩屈功能,无对指及捏握功能,因此不应列入本手功能重建范围。为此,在于术骨架形成内固定前,必须将两个或三个于指均做相对旋转,使两相对指冠状面的延长线相交成 90°~120°,再与尺桡骨行内固定(图 16-4),利用前臂旋前动作使移植于桡骨上的手指与移植于尺骨上的手指达到正向的对指以利再造指捏握功能。如果将两指指腹置于 180° 的位置固定,则呈钳样手指,不仅外形不美观,也不利于插裤袋。

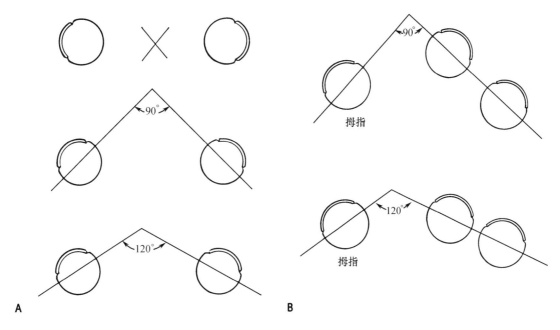

图 16-4　为充分利用桡骨旋转功能,术中形成骨架时,将桡侧指及尺侧指冠状面延长线相交成 90°~120°,内固定
A. 再造两指;B. 再造三指。

内固定时除了使两指或三指处于良好的对指位,还应使相对两指或三指间保持 20°~30° 的分离角。如果移植于桡、尺骨上的两个或三个手指均平行固定于桡、尺骨的纵轴线上,则相对指间距仅为尺、桡骨之间距,手指伸展受限,只能拿外径小于 3cm 的物件,不能充分发挥再造手应有的功能。为增进功能以便于拿较大的物件,在骨架形成内固定时应使两指近节指骨(或第一掌骨)向桡骨的桡背侧及尺骨的尺背侧纵向倾斜 10°~15°,两倾斜角相加为 20°~30°(图 16-5)。这样,当手指伸展时,手指间距明显增大,可以拿外径为 7~8cm 大的物件并使手指对捏有力,持物稳定。

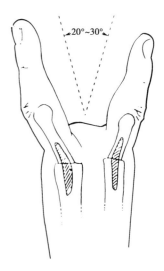

图 16-5　移植的两指或三指间保持 20°~30° 分离角

三、再造手必须保留原有虎口或"虎口"形成

保留原有的虎口不仅外形较好,而且还保留了虎口的血液循环,若一侧出现供血障碍,通过侧支循环有利于对侧指血供的建立。无论是原

有的虎口还是新形成的虎口,与前臂残端皮肤缝合后自然也形成了手掌。

除原有的虎口外,尚有 3 种重建虎口的方法。

1. 有指蹼相连的 3~4 个手指时,可剔除中间 1 个手指,将指根部皮肤缝合形成虎口(见图 16-1C、图 16-2B、C)。

2. 两个互不相连的断指,其指根部有较多的皮肤时,将指根部皮肤经修整缝合形成虎口(见图 16-8)。

3. 仅有 1 个指蹼相连的两个手指时,可以从指蹼处切开分为两个单指,分别把这两指移植于尺、桡骨,利用前臂残端两个三角皮瓣提升形成虎口(见图 16-2D)。

四、每指必须保留两个活动关节

选用拇指移植时,若掌指关节挫灭,仅能保留指间关节时,为了增长拇指长度,近端桡骨截骨时使桡骨略长于尺骨 2~3cm,修复拇长伸、屈肌腱;移植其他手指时可切除掌指关节,修复中央腱与侧束及指深屈肌腱。

保留拇指掌指关节者,移植后为了保持拇指掌指关节的稳定性,除修复拇长伸、屈肌腱外,同时应修复拇短伸、屈肌腱;保留其他手指带掌指关节移植时,除修复指伸肌腱及指深、浅屈肌腱外,还需重建蚓状肌功能,避免出现掌指关节过伸畸形与不稳定。重建蚓状肌的动力肌可选用前臂残端相应的伸、屈肌腱代替之。

以上设计原则不是一成不变的,术者应根据患者的不同伤情与条件,参考上述设计原则及方案,精心设计,灵活采取相应措施实施手术,以期获得有良好功能的"手"。

⌛ 第四节

再造方法

急症手再造是一种复杂的手再造手术,应组成两个手术组尽快实施手术。先由主刀手术组对离体的断手按术前制订的方案进行清创;另一手术组做前臂残端清创。若手术人员有限,也可由一个手术组完成。

一、清创术

有关清创的程序、方法、要求,同断肢(指)再植一样,在此不再详述。基于外伤的特殊性及重建手术的新概念,对远、近两端清创提出以下要求。

1. 远端清创 远端指体,应根据伤情、手术设计原则及术前制订的手术方案做有计划、有目的的清创。根据再造手指的不同数量、伤情和指别,决定保留还是切除掌指关节,切除无用的手指及保留皮肤软组织的多少,均应有明确的手术方案,除保留的血管、神经、肌腱及骨与关节外,其余组织均彻底清除。由于手背静脉呈网状交通,清创时应保护手背静脉网状结构的完整性及长度,以便与前臂浅静脉做直接吻合;远端的动脉损伤部位与外伤平面有关,桡动脉延续的掌深弓、第一掌背动脉、拇主要动脉及尺动脉延续的掌浅弓及第二、三指总动脉等均应保留,以供吻合血管时选择。如果离断平面偏低,则应保留指总动脉及指固有动脉。所有血管、神经在清创时暂不做过多切除,待血管、神经吻接时,根据再造需要做进一步清创。本类外伤肌腱污染较严重,清创时应首先切除挫灭失活部分,保留腱性完整的肌腱及腱周组织。手掌部所有内在肌均应一一切除。凡保留掌指关节的拇指,应保留拇长伸、屈肌腱及拇短伸肌腱;保留指间关节者可切除拇短伸、屈肌腱;其他手指凡保留掌指关节者,应保留指深、浅屈肌腱、中央腱及两侧腱束(图 16-6、图 16-7)。

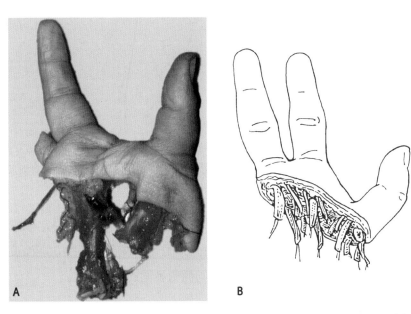

图 16-6 保留有虎口相连的拇、示指或拇、示、中指,再造两指或三指的远端清创后示意
A. 保留有虎口相连的拇、示指再造两指病例;B. 保留有虎口相连的拇、示、中指再造三指清创后示意。

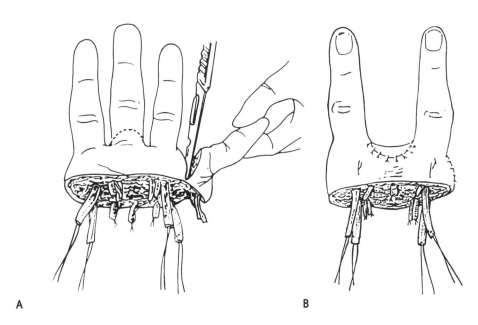

图 16-7 有指蹼相连的四指完好再造两指示意
A. 有指蹼相连的四指完好,经清创,剔除中指,切除小指;B. 中指指根部皮肤缝合形成"虎口"。

2. 近端清创 首先找出桡动脉、尺动脉、头静脉、贵要静脉及前臂浅静脉、正中神经、尺神经并予以标记，然后按常规由浅入深、由外到里逐层清创，小心保护上述血管、神经，并根据需要移植手指的位置和数目决定保留近端的指伸、屈肌腱（图 16-8、图 16-9）。不选用作为动力肌的肌腱可以切除，以减轻局部臃肿。由于尺、桡骨离断平面不同，截骨平面应根据伤情及手术设计方案而定，清创时仅行常规清创，使骨断面略短于皮肤平面 2~3cm，以便有足够的皮肤覆盖及虎口成形。

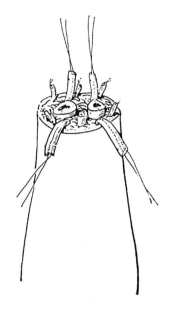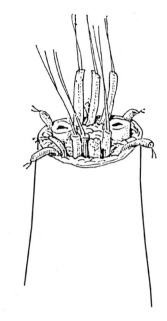

图 16-8　再造两指前臂残端创面清创及相关组织标记

图 16-9　再造三指前臂残端创面清创及相关组织标记

二、骨架形成

为了重建一个有良好功能的手，骨架形成是极其重要的手术操作，它将决定移植手指的外形与功能。不同于断肢及断指再植的骨骼固定，骨架形成时必须为今后发挥最好的功能而设置最佳位置。除遵循手术设计原则外，在骨架形成中根据再造指数不同而有不同的形成方式。

（一）再造两指骨架形成

1. 选用拇指的第一掌骨或近节指骨及其他手指的近节指骨基底部或带掌指关节的掌骨远端并确定长度后，掌指骨断端均修整形成向背侧成 5°~8° 的倾斜角（图 16-10）；桡、尺骨断端也修整成向桡背侧及尺背侧成 5°~8° 的倾斜角（图 16-11）；若桡、尺骨断端不在同一平面，可将较长一侧行骨缩短取齐；若拇指掌指关节损伤，在处理桡骨断端时可使桡骨略长于尺骨 2~3cm，使拇指近节与桡骨固定后可保持两移植指相等长度。

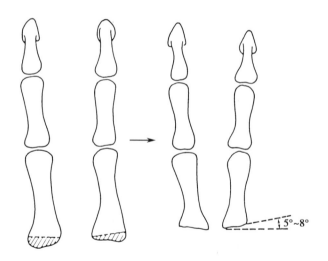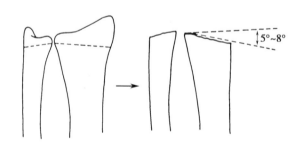

图 16-10　两近节指骨基底部咬除修整形成向背倾斜 5°~8° 斜面

图 16-11　桡、尺骨远端咬除部分骨质形成向桡背侧或尺背侧倾斜 5°~8° 斜面

2. 交叉克氏针内固定

（1）先固定尺骨上的手指：咬除缩短远端尺骨及示指近端软骨面，试将示指指骨断面与尺骨断面接触形成向尺背侧倾斜10°~15°，并使纵轴线居中，确认无误后行交叉克氏针固定（图16-12A）。

（2）后固定桡骨上的手指：咬除桡骨远端及拇指近节近端软骨面，试将拇指指骨断面与桡骨断面接触形成向桡背侧倾斜10°~15°，并使纵轴线居中，水直捏住接触的两骨端，并使拇可被动旋前，确认能形成对指后行克氏针交叉内固定（图16-12B）。

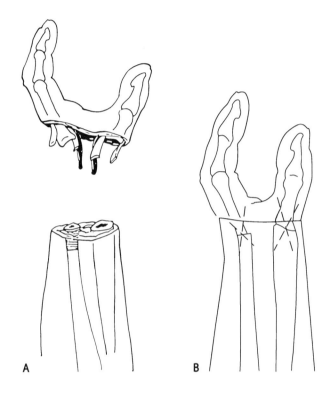

图16-12 交叉克氏针内固定
A.咬除缩短远端尺骨及示指近端软骨面，并形成倾斜面；
B.咬除桡骨远端及拇指近节近端软骨面，并形成倾斜面。

3. 骨栓内固定 笔者先期行急症手再造术时均选用骨栓内固定，理由：废物利用，取材方便。

方法：掌指骨及桡、尺骨骨断端处理同上，对髓腔较细的掌指骨髓腔予适当扩大。

骨栓制作：取废弃的桡骨远端或近节指骨，利用骨的自然弧度设计裁剪骨栓，将骨块或指骨修剪成10°~15°弧度，根据远近两髓腔的大小做成大小不同两头尖的骨栓（图16-13），使每一端骨栓能紧密插入两端髓腔内。骨栓内固定与克氏针内固定操作相似，应先固定尺骨，后固定桡骨，使两指冠状面延长线相交成90°~120°，以桡骨旋前时两指能达理想的对指为原则。

骨栓内固定技巧：将骨栓的凹面朝桡背侧或尺背侧徒手插入掌指骨髓腔用力插入固定；先把尺侧指连同骨栓徒手插入尺骨髓腔使其固定，之后术者左手紧握再造手指，用术者右手拳头轻轻锤击左手使骨栓紧密插入固定（图16-14）。然后再将桡侧指按上述两个操作要领与要求相同方法插入固定，最后使两指形成20°~30°分离角，两指冠状面延长线相交于90°~120°位即可。凡利用骨栓内固定者，为防术后松动或折断，拆线后用短臂石膏固定6~8周并使两远指间关节外露（见本章第六节典型病例1），以利自主功能练习并预防肌腱粘连。

除选用交叉克氏针或骨栓内固定外，也可选用其他内固定材料或两者混合方法进行固定，恪守骨架形成的原则，以利于术后功能练习。

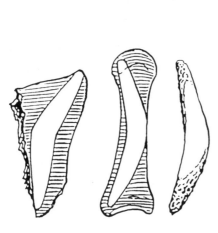

图 16-13　不同形状的骨块做成两头
尖、有 10°~15° 弧度的骨栓

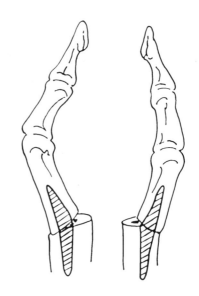

图 16-14　两指有 20°~30° 分离
角的骨栓内固定

（二）再造三指骨架形成

再造三指时的骨架形成与再造两指不同,顺序仍是先固定尺骨指后固定桡骨指。

1. 为了使固定于尺骨两侧的手指向尺背侧倾斜 10°~15°,当拇指旋前形成对指位,尺骨截骨应做成略短于桡骨 1.5~2.0cm 垂直面平行的半圆骨柱架(图 16-15),厚 1cm 以便行内固定。

2. 移植于尺骨两侧的两个手指近节指骨或掌骨两相对面修整成粗糙平面以便与尺骨骨柱两侧紧密接触,行内固定时把两指平行地夹在尺骨骨柱上,并使两个手指向背侧倾斜 10°~15°,以两枚克氏针横贯内固定(图 16-16、图 16-17)。

3. 移植于桡骨的拇指或其他手指,将其掌骨或近节指骨基底部掌侧骨皮质咬除 1/3~1/2,仅保留背侧 1/2~2/3 骨皮质板,且有 5°~8° 纵形斜面。根据已固定于尺骨两侧两个手指的位置与倾斜角来设计固定于桡骨手指的位置。桡骨远端桡掌侧修整成 5°~8° 纵形斜面,将掌骨或近节指骨纵形斜面与桡骨纵形斜面形成向桡背侧倾斜 10°~15°,并使该指与固定于尺骨的两指冠状面延长线相交成 90°~120°,行克氏针内固定(图 16-18),当桡骨被动旋前时使再造指处于对指位。

4. 除上述内固定方法外,还可用摆锯将掌、指骨及桡、尺骨裁切成不同斜面,固定后使再造指处于良好的对指位并形成 20°~30° 分离角,使再造指两冠状面延长线相交成 90°~120° 即可(图 16-19)。

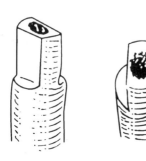

图 16-15　尺骨远端修整成由
桡侧向尺背侧斜向的骨柱架

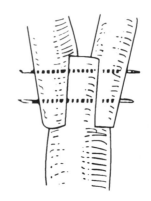

图 16-16　两指嵌植于尺骨两侧并向尺背
侧倾斜 10°~15°,用克氏针横贯内固定

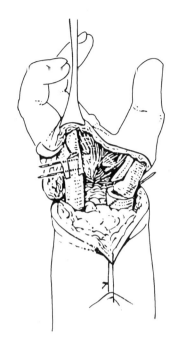

图 16-17　完成再造两指骨架形成

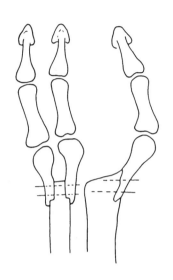

图 16-18　将第一掌骨或近节指骨基底部咬除 1/3,保留背侧 2/3 骨皮质,与桡骨固定

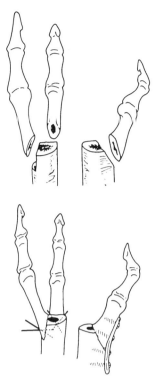

图 16-19　用摆锯将掌、指骨及尺、桡骨裁成不同斜面使两/三再造指形成 20°~30° 分离角

三、肌腱修复

急症手再造时在前臂残端仅移植 2~3 个手指,因此,近端有 2~3 对伸、屈指动力肌已足够修复。清创时在前臂残端保留了较多的伸、屈肌腱,为了使移植的手指有较好的伸屈功能,在前臂残端选择有神经支配且有腱性组织的正常同名指肌腱为动力肌,先修复伸肌后修复屈肌,并需注意以下几点。

1. 移植拇指并保留掌指关节者,除修复拇长伸、屈肌腱外,同时应修复拇短伸、屈肌腱,以保持掌指关节的稳定性;未保留掌指关节者拇短伸、屈肌不必修复。

2. 移植其他手指凡切除掌指关节者,除修复指总伸肌外,应同时修复两侧腱束,掌侧仅修复指深屈肌腱;保留掌指关节者,除修复上述指伸、屈肌腱外,应同时修复指浅屈肌腱并行蚓状肌功能重建(图 16-20),以保持掌指关节的稳定性,防止掌指关节过伸畸形。

3. 能接受指移植的前臂最高平面为中下 1/3 交界处,在该平面以下前臂肌肉大部分均有腱性组织便于与远端肌腱直接缝合,利于肌腱愈合及功能恢复。

4. 前臂残端的伸、屈肌较多,因外伤造成解剖关系紊乱,选择近端动力肌时,可选择与移植手指肌腱方向一致、弹性好、肌力强且有较多腱性组织的同名肌肌腱缝合,肌腱张力调节于休息位(图 16-21、图 16-22)。

5. 所有肌腱避免在同一平面缝合以防粘连。这里特别要注意:凡再造 3 个手指者,由于 3 个手指均改变了原来手指的正常解剖位置和方向,无腕关节,取而代之的是新形成有角度的骨架,修复肌腱时因手指位置改变而使肌腱力线也发生了改变,减低了肌力的传导且易发生肌腱粘连。因此,在选择缝合肌腱时应注意尽量使肌腱力线走向一致。

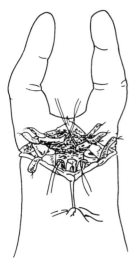 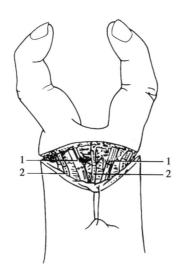 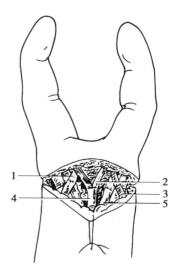

图 16-20 骨架形成后，
合理调整远、近两端血
管、神经、肌腱后缝合

图 16-21 已修复的背侧观
1-指伸肌腱；2-静脉已缝合。

图 16-22 已修复的掌侧观
1-指总或指固有动脉；2-远端
指神经；3-近端动脉；4-正中
神经；5-近端屈肌腱已缝合。

四、神经修复

急症手再造时指神经应一期修复。这类外伤所造成的神经损伤，均能在手术显微镜下清楚地区别两端神经损伤的界线，便于切除损伤部分，保留正常神经，且仅修复感觉神经，因此一期修复是可能的也是必要的。

前臂残端正中神经与尺神经都是混合神经，尺神经以运动神经纤维较多，感觉神经纤维较少；而正中神经则以感觉神经纤维为主，所以在近端应首选以恢复感觉为主的正中神经。尺神经很少被选用，只有当正中神经遭到严重损伤或缺损时，方选择用尺神经修复。

远端的神经根据伤情及损伤部位，大致有以下 3 种情况。

1. 神经损伤于掌心或掌心附近。这区域内一般为指总神经或正中神经远端，清创后一般均能保留远端健康的指总神经或正中神经，可与近端正中神经做直接吻合，感觉恢复较佳。

2. 神经损伤于掌指关节水平，可根据保留手指的指别，指神经与近端正中神经做相应缝合（见图16-23）。如果造成指神经缺损，则可利用其他废指切取指神经移植（图16-24）。在前臂残端再造 3 个手指时，其中必有一指为原来拇指或其他指代替拇指，为了恢复原来拇指的感觉，该 3 指指神经应由桡侧向尺侧排列与近端正中神经做相应的缝合，以达到恢复诸指感觉的目的。

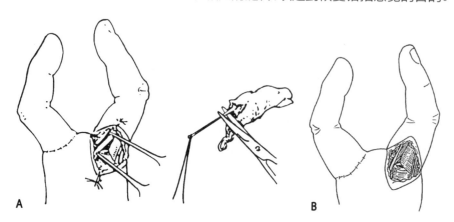

图 16-23 指神经缺损利用
A. 切取废弃指神经；B. 移植。

3. 清创时若仍保存有损伤相连的正中神经时,仅做简单清创保留该正中神经的连续性,当骨架形成后将该神经盘曲于创面内。

五、血液循环的重建

急症手再造术的最后操作步骤是重建再造指的血液循环,这是决定手术成败的关键。为此,在吻接血管前,首先要了解患者的全身情况。若创伤较重,出血较多,入院时患者均有不同程度的休克。所以在术前、术中必须补充足够的血容量,纠正休克,使术中血压恢复正常。

造成前臂下 1/3 及腕掌部组织挫灭或缺损的致伤原因,大部分是钝性压轧致伤,血管的损伤范围较广,在肉眼清创时对损伤的血管仅做一般清创。修复血管时,应在手术显微镜下做详细的检查,并对损伤的血管进行彻底清创,直至血管壁恢复正常弹性,内膜光滑完整,管腔内无任何纤维素及血块附着为止。一般两端骨骼经清创缩短,指体与前臂形成骨架后,大部分血管均可在无张力下行端端吻合。

1. **静脉修复**　有虎口及指蹼相连的指体,该部位的静脉大致为头静脉的起始部及头间静脉部分,这些静脉直径较粗;前臂近端又有较粗的头静脉、贵要静脉及其他前臂皮下浅静脉均利于镜下吻合。为保证术后静脉回流通畅,一般每指以吻合两条静脉为宜。如果远端静脉网较好,且汇集于 1 条口径较粗的大静脉时,则每指仅吻合 1 条静脉也可,以使吻接的静脉能充分保证血液回流为原则(见图 16-21)。

2. **动脉修复**　近端的桡动脉、尺动脉均存在,必要时也可利用骨间掌侧动脉。由于血管损伤平面大致与皮肤一致,血管经清创后一般均保留足够长度与动力。远端动脉的条件则根据不同伤情而变化,术者应根据血管条件灵活搭配选用,保证每一手指有足够的动脉供血。按照手术设计原则及手部动脉的解剖分布,植于桡、尺骨的手指动脉血供大致可按表 16-1 来选择搭配。

表 16-1　远、近端血管吻接搭配

近端血管	远端血管
桡动脉	掌深弓
	拇主要动脉
	第一指总动脉
	指固有动脉
尺动脉	掌浅弓
	第一、二、三指总动脉
	指固有动脉
头静脉	头静脉及头间静脉
贵要静脉	掌背静脉
前臂浅静脉	指背静脉

（1）移植于桡骨的手指有拇、示、中三指可代替，根据这类外伤的部位可能保留掌深弓、拇主要动脉、第一指总动脉或指固有动脉4种，若保留掌深弓，桡动脉与掌深弓端端吻合；若掌深弓已破坏，近端桡动脉可与远端拇主要动脉、第一指总动脉及指固有动脉吻合，以重建移植于桡骨手指的血液循环。

（2）移植于尺骨的一指或两指可由第二~五指代替。因此，近端的尺动脉可与远端的掌浅弓、第一~三指总动脉及各指的指固有动脉做吻合，重建移植于尺骨手指的血液循环。

近端的桡动脉、尺动脉直径较粗，为2~3mm；远端的指总动脉及拇主要动脉直径为1.3~1.5mm，两血管做端端吻合时，将直径较细的血管做适当机械扩张吻合并不困难。如果远端为指固有动脉，与近端桡、尺动脉吻合时，因直径差别较大，可将远端较细的血管劈为鱼嘴状与近端较粗的血管做四定点水平褥式加中间间断缝合修复（见图3-32）。动脉修复后若发生动脉危象，应及时检查是否因清创不彻底或血管损伤导致吻合口栓塞，应及时探查重新修复，造成血管缺损应切取正常静脉行移植桥接修复。

六、创面修复

急症手再造的创面修复一般无多大困难，因为远、近两端皮肤较为富余，均能在无张力下缝合（图16-24）。创面修复中要注意以下几点。

1. 远、近两端凡有挫伤及多余的皮肤应予切除，以使皮肤能在无张力下缝合为原则。

2. 残留创面尽量利用局部皮肤转移覆盖，无深部组织外露处可行皮片移植覆盖。

3. 带有指蹼相连的两指经分切移植，或两单指指根部皮肤缺损者可将前臂残端掌背形成三角形皮瓣提升交叉缝合形成虎口（见图16-2D）。

术毕伤肢清洗后置引流包扎石膏托制动，拆线后改为管形石膏制动。

七、术后管理

术后管理与断指再植相同。若发生血管危象，应及时手术探查，切除栓塞段重新吻合；若造成血管缺损，应采用血管移植重新修复。伤口拆线后，凡采用骨栓内固定者，手指中节连同前臂行管形石膏固定，使远指间关节外露（图16-25）术后第1周开始行自主伸、屈功能练习，术后3周行主、被动伸、屈功

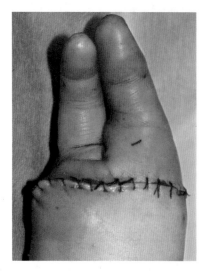
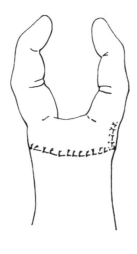

图16-24 重建血液循环再造两指

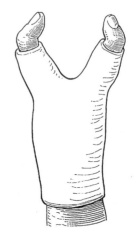

图16-25 骨栓内固定拆线后以管形石膏固定使DIP外露以利功能练习

能练习。基于这类外伤的特点及骨架形成的特殊性,制动时间较长,部分病例术后可能发生肌腱粘连,应适时行肌腱松解,及时指导并鼓励患者进行功能练习及康复治疗,以获得较理想的功能。

第五节

影响功能的几个因素

1. **感染** 这类损伤所造成的组织挫灭损伤及污染较重,所以清创术是决定手术能否顺利进行及术后功能能否获得理想恢复的一个重要环节。但是,术后感染也很难避免。1986 年,笔者曾遇到 1 例撕脱伤于伤后 16 小时行再造,术中清创较彻底,缝合皮肤时张力较大,术后 1 周出现肌腱、骨外露,面积渐渐扩大,虽远端指体仍有血供,但终因肌腱及骨感染,局部脓液较多,已无保留价值而解脱。另 1 例压瓦机致伤,行骨栓内固定并修复肌腱、神经和静脉后,在吻合动脉过程中,因患者躁动,致骨栓折断,临时改用克氏针内固定。术后两个月摄片见示指与尺骨连接处有破坏吸收,经病灶清除植骨愈合。

2. **移植手指的数目及骨架形成** 根据笔者有限的病例体会,移植于前臂尺、桡骨上的两个手指,不论采用骨栓内固定,还是采用克氏针交叉内固定,骨架形成后肌腱力线传导较顺畅,术后发生肌腱粘连较少,即使发生粘连,行肌腱松解后,功能恢复亦较理想;而移植 3 个手指者,由于骨架形成较复杂,固定于尺骨两侧的两个手指局部骨架膨大,修复肌腱时由于指体位置改变造成肌腱力线传导方向的改变,肌腱粘连发生率增加,而影响功能。从本组 61 例随访效果看,再造两指功能比再造 3 指为优。

3. **肌腱粘连** 以上种种原因,加之手术带来的创伤及术后制动等,均可造成不同程度的肌腱粘连。虽然可用肌腱松解术来改善功能,但由于骨与肌腱等的正常解剖关系发生改变将影响肌腱松解的效果。笔者遇 1 例术后曾行 3 次肌腱松解又发生粘连,最后采用硅胶薄膜衬垫隔置,防止再粘连获得较满意的效果(图 16-26)。

4. **功能练习** 重建术后或肌腱松解术后患者若能积极刻苦地配合功能练习,可获得较理想的功能,这是常识。实践证明,笔者在再造的第 4、5、7 例(共 61 例)及后续不少病例术中注意了上述因素,术后积极指导患者功能练习及康复治疗,均未发生肌腱粘连而获得较理想的功能。术后部分患者看到前臂移植两个或 3 个手指外形不十分美观,因而不积极配合锻炼,功能恢复较差。为此,术者应及时随访,积极指导并鼓励患者做有目的的功能锻炼,选择时机做肌腱松解及物理治疗,必将获得有一定功能的新"手"。

典型病例

【典型病例1】患者女性,17岁。1980年因工作不慎,左手连同左前臂被卷入切海带机连切数刀,停机卸除机器取出伤手,放净海带池内积水捞出断指急送某医院,该院认为无法再植而准备截肢,患者拒绝截肢要求再植,于伤后5小时送入笔者所在医院。体格检查:全身情况良好,左前臂下1/3处被截断,断面尚整齐,桡动脉、尺动脉已被结扎,皮肤回缩,前臂深层肌腱残端外露,上臂下段及前臂软组织有广泛挫伤,尤以前臂背侧为重,由近端向远端挤压时有被轧烂的肉酱样肌肉和脂肪组织从断端挤出。拇指已挫灭,与拇指相连的拇长屈肌从前臂肌肉肌腱交界处抽出。有指蹼相连的示、中、环、小指4指于掌骨头水平切断,指体均完好,除示指伸、屈肌腱从前臂肌肉肌腱交界处抽出外,其余3指的伸、屈肌腱均于掌骨相同平面切断,附有一块已挫灭游离的掌侧皮肤。桡、尺骨远端、腕骨、大部掌骨及手背皮肤均缺损(图16-26A、B)。

清创:手术分两组进行。断指组:常规清创,于镜下将动脉、静脉、神经均一一标记,然后按常规由外及里、由浅入深层层清创,剔除中指,于指根部缝合皮肤形成一个较宽的虎口,切除小指,缝合创面。切除示指与环指掌指关节,解剖分离出第一、二指总动脉、头间静脉及指神经等,用1‰苯扎溴铵溶液浸洗,3%过氧化氢溶液及外用生理盐水反复清洗后置冰箱内备用;近端组:于臂丛神经阻滞麻醉下,使用气性止血带,常规清创,近端桡动脉、尺动脉、正中神经及前臂静脉均一一标记,用线锯截断桡、尺骨各3cm,在前臂残端各选择两条肌力强、弹性好、且有腱性组织的指伸、屈肌腱并予以标记,其余肌腱予以切除,创面用1‰苯扎溴铵溶液、3%过氧化氢溶液及灭菌生理盐水清洗后,前臂残端已具备再造条件。

再造:取截除的桡骨劈成两块骨板,根据桡、尺骨及示、环指近节指骨髓腔的大小做成两头粗细不同有10°弧形的两枚骨栓,分别把两骨栓插入示指及环指近节指骨髓腔内,使骨栓凹面朝向指背插紧固定,然后把带有骨栓的环指调正位置后插入尺骨髓腔内,再把带有骨栓的示指使其与环指处于良好的对指位后插入桡骨髓腔内,同时使两指骨基底与尺、桡骨断端紧密接触防止旋转(图16-26C),缝合骨膜。示指与环指的指伸肌腱分别与前臂两条弹性较好的指伸肌腱缝合;切除两指的指浅屈肌腱,指深屈肌腱与前臂弹性较好的指屈肌腱缝合,调节张力于休息位。示指的两条头间静脉分别与前臂头静脉的分支吻合,第一指总动脉与桡动脉端端吻合,示指缺血15小时重建血液循环;环指的两条头间静脉及中指的一条指背皮下静脉分别与前臂尺侧3条浅静脉相吻合,第二指总动脉与尺动脉端端吻合,环指缺血18小时重建血液循环。示指桡侧指神经、第一、第二指总神经及环指尺侧指神经,由桡侧至尺侧排列与近端正中神经做外膜缝合,最后缝合皮肤。手术历时12小时。术后按断指再植常规治疗,移植两指顺利存活,拆线后用管形石膏固定6周,摄X线片显示已达骨性连接,随即开始功能练习。术后5个月行第1次肌腱松解术,环指的指深屈肌腱经一次松解恢复,示指的指伸肌腱经3次松解均又粘连,最后应用硅胶薄膜衬垫成功地防止了粘连。经理疗及功能练习恢复了两指的伸屈功能。术后40年随访,两近指间关节略过伸,伸张时两指间距为8cm,示指主动屈曲90°,环指主动屈曲100°,两指对合时能重叠3.6cm,前臂能旋前60°,旋后45°,两指的触、痛、温觉均恢复,两点分辨觉为5~6mm,并诉示、环指均为原来手指且具有实体感觉。再造手能拿细小物件如缝针,最大可持直径8cm的物件,与右手配合能完成洗脸、拧毛巾、洗衣服、叠床单、织毛线衣等日常生活活动,生活完全自理,恢复了轻工作。

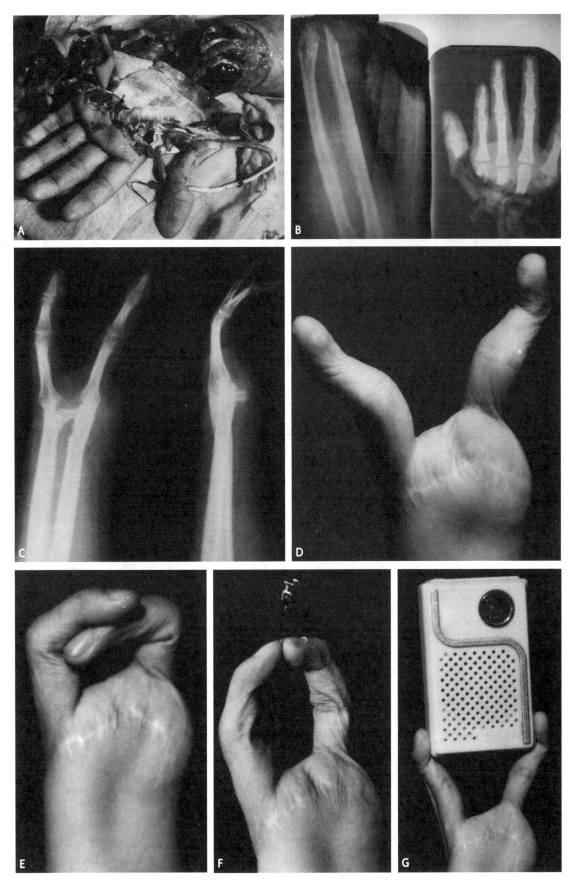

图 16-26 切海带机连切数刀致前臂远端及腕、掌部毁损,有指蹼相连的示、中、环、小指完好,急症手再造两指,获 40 年随访

A.当时伤情;B.当时 X 线片;C.术后 3 年 X 线片;D.术后 3 年两指伸指功能;E~G.术后 3 年两指外形与功能。

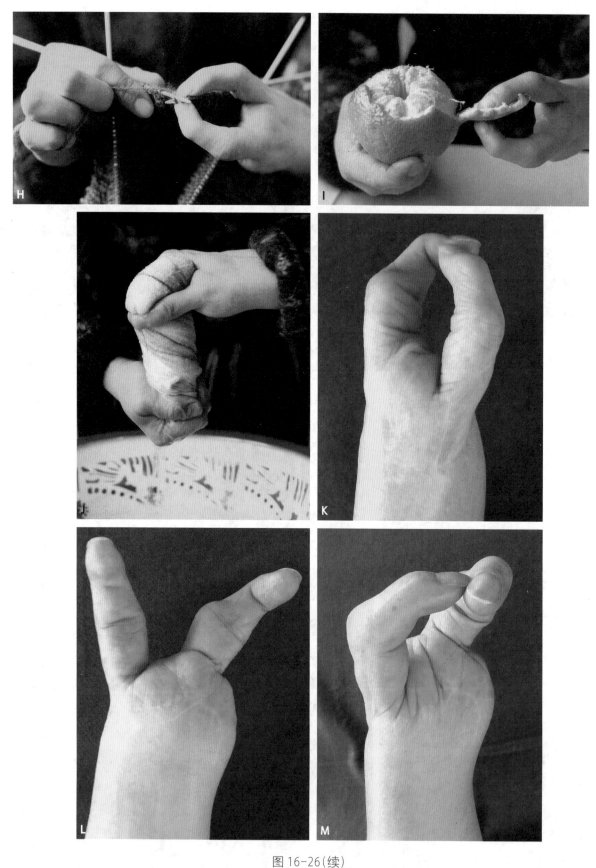

图 16-26（续）

H～J. 术后 12 年随访所见两指外形与功能；K. 术后 40 年随访两指旋前对指功能；L. 术后
40 年随访旋后分指功能；M. 术后 40 年随访旋后对指功能。

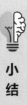

小结

本例是笔者 1980 年实施的第 1 例手术病例，患者入院经检查后，笔者突发灵感，设想切除小指、剔除中指、缝合形成虎口，把示指植于桡骨，环指植于尺骨，急症手再造的手术方案立即按上述设想实施。术中除上述设计外，还取中指中节指骨嵌植于桡、尺骨间，以防桡、尺骨间靠近，术后再造指顺利成活但前臂无旋转功能并发生指伸、屈肌腱粘连。行第 1 次肌腱松解时把嵌植于桡、尺骨间的指骨截断后恢复了旋转功能。示指的指伸肌腱虽经 3 次松解仍告粘连，经查阅文献，笔者专程赴上海橡胶制品研究所购买了硅胶薄膜，采用硅胶薄膜阻隔术防止了肌腱再粘连从而恢复了指伸屈功能，经术后 12 年至 40 年随访获得较满意的功能，达到预期再造目的；但是，因缺乏经验未修复两指的侧腱束而致 PIP 过伸 DIP 屈曲畸形为本例的不足。这是一次首创性手术，积累了经验教训，为以后实施本类手术提供了方法和经验。

【**典型病例 2**】患者男性，20 岁。1982 年因工作不慎跌倒在压瓦机上，胸背部及右腕部被 10cm 宽的齿轮轧伤，上臂缠止血带于伤后 2 小时入院。体格检查：患者表情痛苦，诉口渴，血压 120/80mmHgh，脉搏 140 次/min，呼吸困难，左侧呼吸音减低，胸背部自右上至左下有 10 余条斜形皮肤挫裂伤及软组织缺损，尤以左侧第 8、9 肋腋后线损伤为重，部分肋间肌外翻，总面积为 12cm × 40cm，创面均有黑色机油及泥沙污染且有渗出。右前臂下 1/3，腕部及手掌尺侧大部，以及中、环、小指 3 指均被齿轮轧成节段状毁损，仅有虎口相连无血运的拇、示指较完整（图 16-27A、B）。X 线片示左侧第 6~9 肋、右侧第 7~9 肋骨折，左侧肋膈角变钝。入院后即行抗休克治疗。患者全身情况好转后在全身麻醉下先对胸背部清创，当清除左侧第 8 肋断端血块及碎肌肉时出现开放性气胸。切除第 8 肋断端部分肋骨，缝合胸膜做闭式引流。缝合胸背部裂伤皮肤，植皮覆盖创面。患者全身情况稳定后，决定行急症手再造术。于前臂远端将伤手解脱，于前臂下 1/4 处保留近端桡动脉、尺动脉、正中神经、头静脉及前臂其他浅静脉，保留弹性好、肌力强，且有较多腱性组织的指伸、屈肌腱各两条，断面的其余软组织均予清除，截除尺、桡骨各 4cm；远断端经清创，切除中、环、小指 3 指，尺侧皮肤缝合，有虎口相连的拇、示指按常规予以清创，保留头静脉、两条头间静脉、掌深弓、第一指总动脉、正中神经、拇指及示指的指伸、屈肌腱，保留第一掌骨远 1/3，切除第二掌指关节。再造：取截除的远端尺骨为植骨材料，做成两条有 10°弧形两头大小不等的骨栓，分别插入第一掌骨及示指近节指骨髓腔内，然后把示指植于尺骨，拇指植于桡骨，使两指处于对指位缝合骨膜，修复拇长、短伸、屈肌腱及示指伸、屈肌腱。修复所有标记的上述静脉。远端的正中神经及桡神经浅支与近端的正中神经及桡神经浅支缝合。远端的掌深弓与近端的桡动脉吻合，远端的第一指总动脉与近端尺动脉吻合。拇、示指分别缺血 19 小时及 24 小时重建血液循环。在吻合动脉过程中患者躁动，示指与尺骨间骨栓被折断，改用克氏针内固定。术后按断指再植常规治疗及全身支持治疗。患者恢复良好，移植的拇、示指均成活。摄 X 线片显示示指与尺骨间有骨质吸收，随即行病灶清除。术后 8 个月及 1 年行植骨内固定及肌腱松解。术后经 2 年随访，拇指掌指关节有 30°、指间关节有 60°的自主伸屈活动范围，示指近指间关节有 40°的自主伸屈活动范围，两指伸展间距为 9cm，能重叠对指，前臂有 80°旋转活动，两指的触、痛、温觉均恢复，两点分辨觉为 5~7mm，恢复了轻工作（图 16-27C、D）。

小结

本例是笔者实施的第 2 例手术病例，入院时患者有开放性气胸及创伤性休克，经积极抗休克治疗、及时处理胸背部创面并行胸腔闭式引流，患者全身情况稳定后行急症手再造。这是一例抢时间、抢手指的争夺战，术中采用骨栓内固定，因患者躁动被折断又发生感染而行病灶清除，为本例之不足。经植骨内固定及肌腱松解后恢复部分手功能，术后获 2 年随访达到预期再造目的。

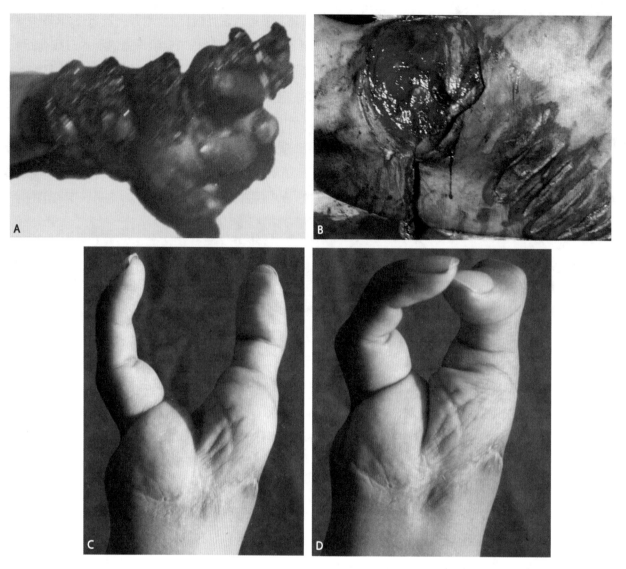

图 16-27　压瓦机齿轮轧伤致右前臂远端,腕掌部及中、环、小指毁损,仅拇、示指完好,急症手再造两指,获 2 年随访
A. 术前伤情;B. 伴多发性肋骨骨折、开放性气胸、创伤性休克;C、D. 术后 2 年随访示再造手外形与功能。

【典型病例 3】患者男性,28 岁。1982 年左腕部被直径为 12cm 的冲头冲伤,致左前臂远端及腕掌部挫灭伤后 6 小时入院。体格检查:左前臂远端腕掌部组织挫灭,桡骨远端缺损 8cm,尺骨外露,腕骨、掌骨均呈开放性粉碎性骨折并脱位,部分挫灭的皮肤及肌腱仍与远端相连,有虎口和指蹼相连的 5 个手指完好无血供(图 16-28A~C)。手术经过:在臂丛神经阻滞麻醉下辨认各肌腱后将伤手截断分两组同时清创。将拇主要动脉,第一、二指总动脉,头静脉、正中神经均予标记,保留有虎口及指蹼相连的拇、示、中指 3 指及其指伸、屈肌腱,保留第一掌骨远 1/2,切除第二、三掌指关节及环、小指,切除掌部所有与再造无关的组织及内在肌;在前臂残端找到桡动脉、尺动脉、正中神经、头静脉、贵要静脉,以及术前标记保留的伸、屈肌腱,其余的组织均予切除。桡骨残端清创修整,尺骨截除 6.5cm,使尺骨残端略长于桡骨 2cm,并将尺骨远端修整成尺背侧朝向的半圆柱形骨柱,将示、中指近节指骨基底部两相对面骨皮质咬成粗糙面,将示、中指平行地夹在尺骨两侧并向尺背侧倾斜,两枚克氏针横贯内固定。桡骨远端的桡掌侧凿成向内倾斜 10° 的骨斜面,咬除第一掌骨掌侧 1/2 骨板嵌入桡骨远端桡掌侧之斜面,两枚克氏针斜向贯穿固定(图 16-28D),使三指处于良好的对指位,并保持 20°~30° 分离角,拇、示、中三指的伸、屈肌腱均一一修复。两端的头静脉及贵要静脉予以吻合。两端正中神经行外膜缝合。近端的桡动脉与远端的拇主要动脉吻合，术后不久发生吻合口栓塞，切除栓塞段，远端已达拇指固有动脉分叉处，取拇指桡侧指动脉长约 2cm，移植桥接于桡动脉与拇指尺侧指固有动脉之间，重建拇指血液循环，此时示指也恢复了部分血供。尺动脉与第一指总动脉行端端吻合，术后不久吻合口也发生栓塞，切除栓塞段造成血管缺损，将尺动脉与第二指总动脉吻合重建示、中指血液循环，二指总缺血时间为 21 小时。术后按断指再植常规治疗，三指全部成活。术后 7 个月行肌腱松解术，在示、中指伸、屈肌腱粘连处用硅胶薄膜隔置，防止粘连。经术后 1.5 年随访，拇指掌指关节和指间关节已恢复了自主伸屈功能，拇指伸张时与示、中指间距为 5cm，三指对指相距 2cm，前臂有 20° 旋转活动，两点分辨觉为 6~7mm，伤后 1 年恢复了轻工作（图 16-28E、F ）。

> **小结**　本例远端拇、示、中、环、小指 5 指完好，是本组第 1 例再造 3 个手指病例，术中按再造 3 个手指的方案实施，术后也进行了一次手术松解，终因骨架原因及肌腱力线改变导致术后功能恢复不理想，术后患者也很少使用再造手指，是本组再造功能恢复较差的病例。

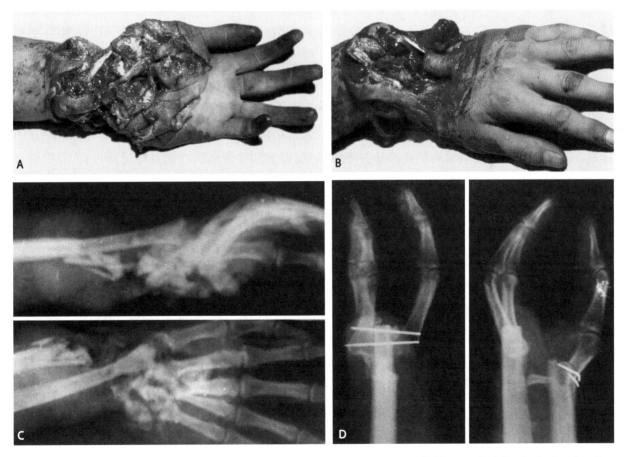

图 16-28　左腕冲压伤致前臂下 1/3 及腕掌部组织挫灭，有虎口及指蹼相连的第一~五指完好，急症手再造 3 指
A、B. 当时伤情；C. 当时 X 线片；D. 再造 3 指术后 2 个月 X 线片。

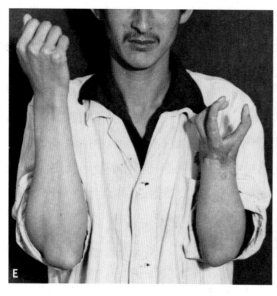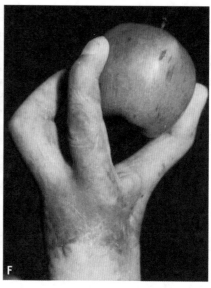

图 16-28（续）

E、F. 术后 1.5 年随访示再造手外形与功能。

【典型病例 4】患者女性,34 岁。因冲床伤致右前臂下 1/3 及腕掌部组织毁损 2 小时入院。体格检查:患者有轻度休克,右前臂下 1/3 至腕掌部组织均被挫灭毁损,第一~五指有挫灭组织相连,远端拇、示、中、环、小指结构完好无血供(图 16-29A)。根据伤情,征得患者及单位同意决定急诊施行 3 个手指的再造术。先将已挫灭组织相连的伤手分离,切除有明显挫灭的组织,两端按常规清创。远端切除环、小指,保留拇指掌指关节,切除示、中指掌指关节及近端挫灭组织,仅保留掌深弓,保留第一、二指总动脉及相应神经,以及拇、示、中三指的指伸、屈肌腱,背侧找到相关静脉予以标记;近端找到正中神经、桡动脉、尺动脉及前臂背侧浅静脉并予以标记,按解剖位置分别找到并标记拇长伸、屈肌腱及示、中指伸、屈肌腱,切除其他无用组织,截除桡、尺骨远端,并使尺骨略长于桡骨 1.5cm,将尺骨断端修成椭圆形骨柱,于桡骨桡掌侧凿成粗糙面。移植再造:将示、中指近节指骨两相对面咬成粗糙面,置尺骨骨柱两侧并向尺背侧倾斜 10°~15° 用两枚克氏针横贯固定。将拇指第一掌骨尺掌侧修成 10°~15° 倾斜面,使之与固定在尺骨的两指冠状面延长线相交成 90°~120°,与桡骨断端桡掌侧粗糙面用克氏针固定,使桡骨能被动旋前并与示、中指处于对指位,缝合两处骨膜,按常规修复指伸、屈肌腱,并修复拇短伸、屈肌腱,以前臂两指浅屈肌腱为动力肌重建示、中指两蚓状肌功能。将 3 指的指神经与正中神经缝合,修复背侧 3 条静脉、掌深弓与桡动脉,第一指总动脉与尺动脉吻合,缺血 12 小时重建血液循环。术后按断指再植常规治疗,再造指顺利成活。术后 16 年随访,再造指外形可,指腹饱满,两点分辨觉为 6~8mm,3 指伸展距为 8cm,能写字、持物、洗衣物,生活自理并恢复轻工作,患者十分满意(图 16-29B~D)。

 小结 　　本例伤情与病例 3 类同,再造 3 个手指。术中注意了骨架形成的位置设置,除修复指伸、屈肌腱外,还修复了拇短伸、屈肌腱,重建示、中指蚓状肌功能,术后积极鼓励患者功能练习,未行肌腱松解及其他手术,术后 16 年随访再造手,能完成写字、洗衣物及多项日常生活动作,获得较满意的外形与功能。

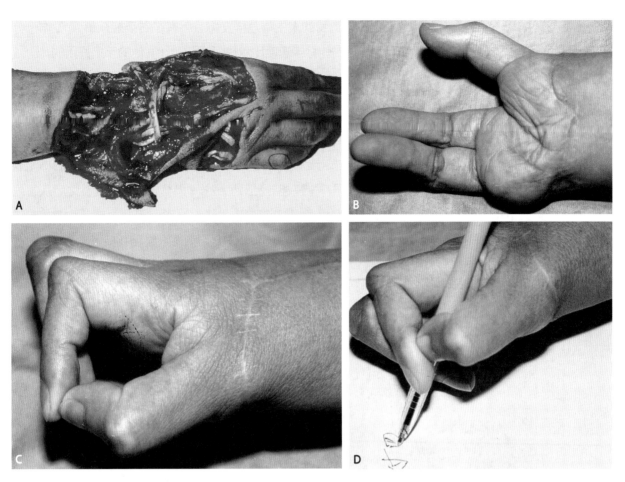

图 16-29　冲压伤致右前臂远端至掌指关节挫灭毁损,急症手再造 3 指,6 年随访
A. 当时伤情;B~D. 术后 16 年随访示再造手外形与功能。

　　【典型病例 5】患儿男性,2 岁 10 个月。1996 年因电动铡草机伤致右前臂远端至腕掌部组织呈多发离断 3 小时入院。体格检查:患儿有轻度休克,右手自腕部以远呈两段离断,断面尚整齐,轻度污染。远端有两个组织块,腕掌部组织块掌侧皮肤挫灭分离,有指蹼相连的示、中、环、小指 4 指尚完好,指深屈肌腱于Ⅱ区断裂,指浅屈肌腱尚存,外露肌腱已干固(图 16-30A),征得家属同意施行急症手再造术。经清创见拇、示、小指指背静脉、拇主要动脉及第一指总动脉均严重损伤,难以重建三指血液循环,而与中、环指相连的第二、三指总动脉未损伤,为此决定将中、环指间分切成两指,各指均保留一条指总动脉及相应静脉与神经,切除掌指关节及示、小指,中、环指于Ⅱ区做斜切口,切断两指浅屈肌腱止点后与指深屈肌腱缝合重建两指指深屈肌功能,两指根掌侧皮肤旋转缝合形成虎口(图 16-30B),按再造两个手指手术的设计原则与方案及手术步骤将中指植于桡骨,环指植于尺骨完成骨架形成,修复两指伸肌腱与侧束及指深屈肌腱,缝合两指静脉,4 条指神经与相应正中神经缝合,两指总动脉分别与桡、尺动脉吻合,分别缺血 11 小时及 11 小时 40 分钟重建血液循环(图 16-30C)。术后按断指再植常规治疗并实施冬眠疗法,再造指顺利成活。术后 3 年随访,两指伸展间距为 4cm,手指能旋前对指,拿直径 4cm 以内物件(图 16-30D~F)。术后 18 年患者赴北京从事 IT 工作,生活自理。术后 23 年(2019 年)笔者经多方联系到患者,他愿返医院随访,见右手指能提 4~5kg 重物,两指能伸能合,夹持有力,两点分辨觉 4~5mm,再造指呈旋前畸形,操作电脑键盘动作灵活快速(图 16-30G~J)。笔者问他:"术后 3 年随访时没有出现这样的畸形而且能对指,现在变成这样是怎么回事?"患者回忆说:"自 8 岁后再植于桡骨的手指渐渐旋转而不能理想对指,只有夹持功能,但不影响生活与工作……如果没有这两个手指不知道我的人生将怎样安排……有了右手能从事 IT 工作十分庆幸，我和我爸爸妈妈十分感谢您！"其女友说："他打字速度比我快，我跟不上他，他的手挺好用的。"

小结 　　本例是笔者施行再造年龄最小的病例。由于拇、示、小指指背静脉、拇主要动脉及第一指总动脉均严重损伤，难以重建 3 指血液循环，而与中、环指相连的第二、三指总动脉未损伤，为此把中、环指间分切成两指，各指均保留一条指总动脉及相应静脉与神经，切除掌指关节及示、小指，中、环两指根部皮肤旋转缝合形成虎口，按手术设计原则及操作程序完成两指再造。术后小儿能不断使用伤指玩游戏机，渐渐对操作键钮产生兴趣，经培训 16 岁时能熟练操作键盘，之后从事信息技术工作。术后 23 年返医院随访发现再造指旋前畸形，X 线片发现上尺桡关节及肱桡关节陈旧性脱位，笔者再次追问其父亲，才了解外伤当时伤手曾被电动铡草机过度扭转而未在意，到医院后因急于治疗伤手，对肘部未行详细查体及 X 线片检查，术后 3 年随访时再造手外形与功能尚可，随年龄增长骨关节继发畸形而丧失矫治机会为本例之教训与遗憾。

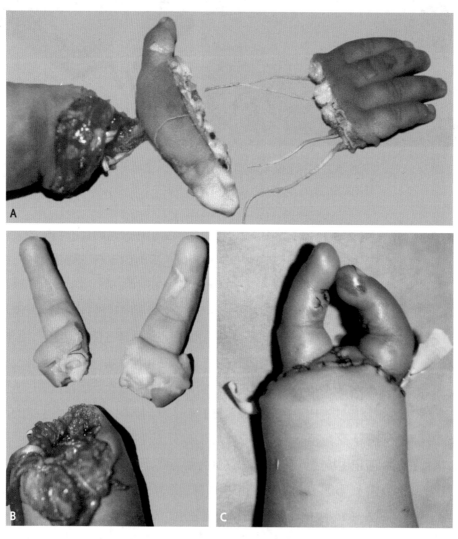

图 16-30　2 岁 10 个月男孩，铡草机伤致右前臂远端，掌指关节以远分段离断挫灭，指蹼相连的示、中、环、小指 4 指挫伤，急症手再造两指，术后获 3~23 年随访
A. 当时伤情；B. 中、环指分切成两指；C. 术毕当时外形。

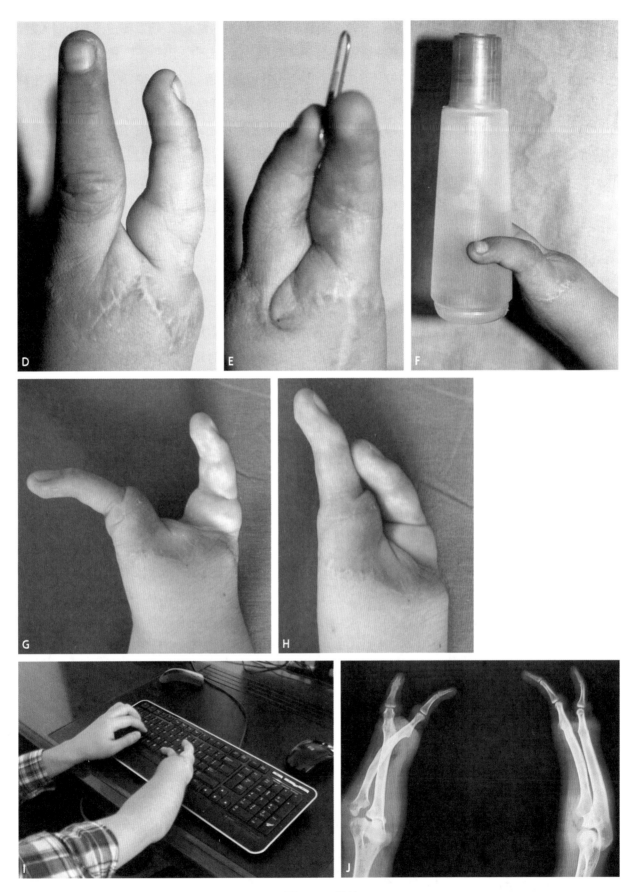

图 16-30（续）

D~F. 术后 3 年随访示再造手外形与功能；G~I. 术后 23 年随访示再造手外形与功能；J. 随访发现桡骨指明显旋前畸形，X 线片见上尺桡关节及肱桡关节陈旧性脱位。

【典型病例 6】患者男性,22 岁,农民。1984 年因压瓦机伤致右前臂远端、腕掌部毁损 8 小时入院。体格检查:右前臂远端、腕掌部皮肤脱套并挫灭,右手拇指缺损,大鱼际部软组织挫灭,桡骨和尺骨远端、腕骨及掌骨均呈粉碎性开放性骨折脱位,示、中、环、小指完好但无血运(图 16-31A、B)。入院后即在臂丛神经阻滞麻醉下行急症手再造术。先行清创,切除前臂远端、腕掌部挫灭毁损皮肤,指伸、屈肌腱及骨骼,见有挫伤正中神经相连(图 16-31C),切除全部远端掌骨,剔除中指。切除小指,中指指根皮肤缝合形成虎口。咬除示、环指近节指骨基底部并扩大髓腔。于两指背找到指背静脉,找到示指桡侧指固有动脉及第一~三指总动脉与示、环指伸、屈肌腱;近端经清创找到桡、尺动脉及背侧皮下浅静脉,选掌、背侧各两条弹性较好的指伸、屈肌腱,其他多余肌腱予以切除,保留正中神经。切除桡、尺骨残端约 5cm。剔除中指近节指骨,剥离骨膜后利用指骨弧度修锉形成有 10°弧形的两骨栓,分别插入示、环指近节指骨基底部髓腔内,使两骨栓凹面分别朝向桡背侧及尺背侧,把带骨栓的示、环指分别插入于桡、尺骨残端髓腔内,使两指冠状面延长线相交成 120°,缝合骨膜,分别修复指伸肌腱及指深屈肌使两指处于休息位,环指尺侧指神经与近端尺神经的背侧支缝合,将相连的正中神经盘屈于创面内,选近端一动力肌一劈为二分别修复两指蚓状肌。吻合两指静脉,第一指总动脉断端修成鱼嘴状与桡动脉行四定点褥式加间断缝合,第二指总动脉与尺动脉做直接吻合。示、环指分别缺血 20 小时及 21 小时重建血液循环。术后按断指再植常规治疗,两再造指顺利成活(图 16-31D)。拆线后手指中节至前臂短臂管形石膏固定,两指远指间关节外露行自主功能练习。术后 8 周拆除石膏,积极鼓励患者功能练习。术后 4 年随访,两再造指外形好,指腹饱满,手指能旋前旋后,两指能完全对捏,伸展后间距为 8cm,能拿直径 8cm 大的物件,继续农务,能推独轮车,能提 10kg 水桶,两指夹持有力,能写字,手指指腹有汗,两点分辨觉为 5mm(图 16-31E~J)。术后 35 年随访见两指粗壮,均具以上功能,能提 20kg 水桶,能从事所有农务劳动,自诉右手十分好用,治疗效果非常满意(图 16-31K~N)。

> **小结** 本例按常规设计原则施行再造。正中神经虽有挫伤,但连续性存在,环指尺侧指神经与近端尺神经背侧支缝合,故而再造指感觉恢复较佳,指腹饱满无萎缩现象,两点分辨觉为 5mm。本例患者术后早期开始功能练习,拆除石膏后加大练习力度,未行肌腱松解及相关手术,功能恢复十分理想。患者自诉能完成各种农活,没有因为仅有两个手指而限制他从事劳动。术后 35 年笔者专程赴山东随访,患者已 57 岁,开着电动车为笔者带路,两再造手指粗壮灵活有力,两点分辨觉为 5mm,有汗,两指能轻松提起 20kg 水桶,笔者和随同人员均感到十分高兴和欣慰。

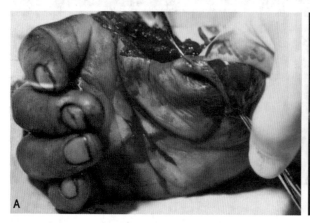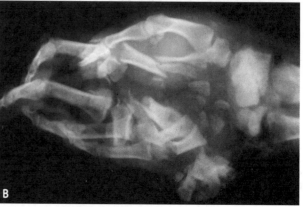

图 16-31 压瓦机伤致右前臂远端腕掌部组织挫灭,有挫伤皮肤及正中神经相连,急症手再造术后获 4~35 年随访
A. 当时伤情,皮肤脱套挫灭;B. 当时 X 线片。

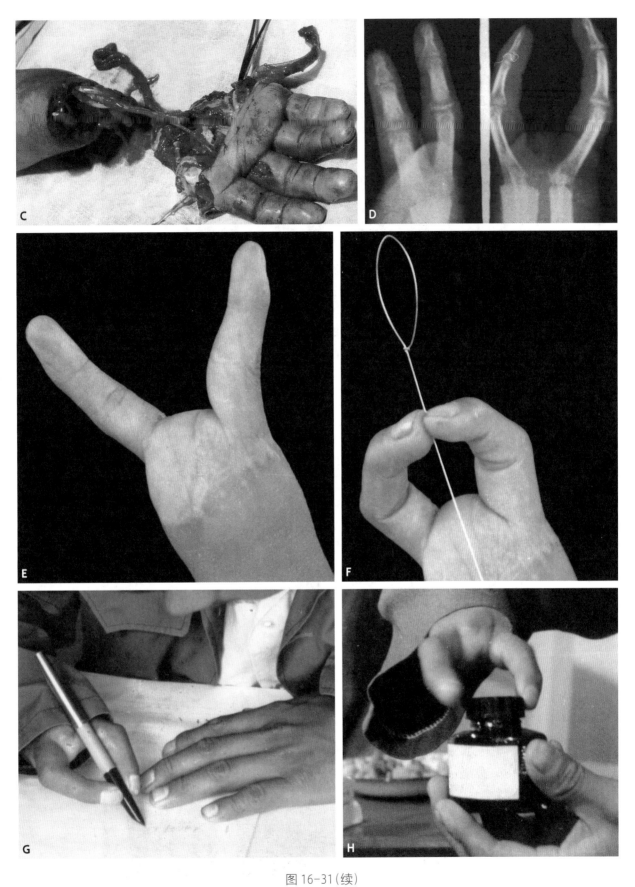

图 16-31（续）

C. 经清创仅有挫伤正中神经相连；D. 术后 3 个月 X 线片示骨栓内固定骨架形成情况；E~H. 术后 4 年随访示再造手
外形与功能。

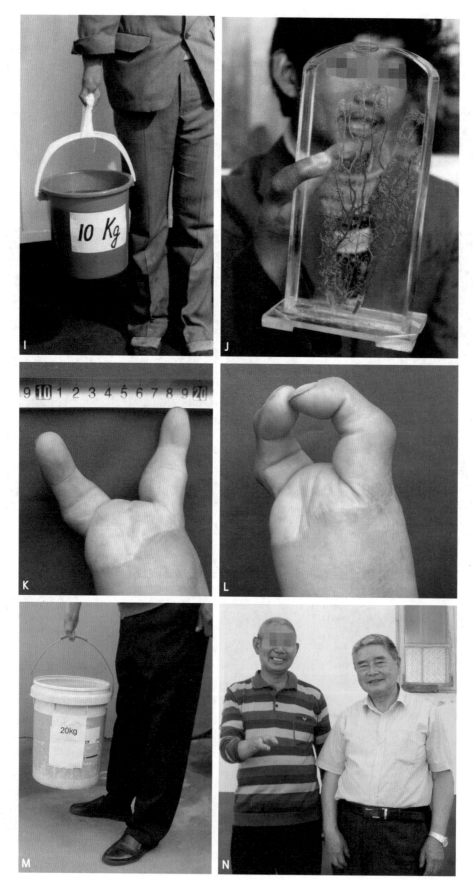

图 16-31(续)

I. 提 10kg 水桶；J. 能夹持 2kg 解剖标本；K. 35 年随访见两指粗壮及伸展间距；L. 两指对捏；M. 提 20kg 水桶；N. 高兴地与术者合影。

【典型病例 7】患者男性,29 岁,农民。1996 年因冲压伤致右前臂远端完全离断 2 小时入院。体格检查:患者一般情况可,轻度休克,右前臂远端创面新鲜,桡、尺动脉搏动存在,软组织略回缩;腕部缺失,仅带来有虎口及指蹼相连的第一~五指,虎口皮肤有挫伤,大鱼际肌挫灭并在虎口部呈肉花样挤出,示、中、环掌指关节背侧皮肤均有挫伤,远端指体完整(图 16-32A),患者及家属强烈要求保指。根据伤情决定在臂丛神经阻滞麻醉下行急症手再造术。由一个手术组实施,先对远端行清创切除拇、小指,剔除中指指根部皮肤缝合形成虎口,保留有掌指关节的示、环指(图 16-32B、C),掌侧找到指屈肌腱与指总动脉及神经,背侧找到头间静脉及指伸肌腱;近端清创并截除部分桡、尺骨远端,找到并标记桡、尺动脉及正中神经,各相关指伸、屈肌腱、头静脉、贵要静脉及前臂远端浅静脉。再造:将有指蹼相连的示、环指移至受区,相同平面的第二及第四掌骨各咬成向桡背侧及尺背侧成 10°~15° 倾斜角,桡、尺骨断面也咬成向桡背侧及尺背侧成 10°~15° 倾斜角,示指植于桡骨,环指植于尺骨,两指冠状面延长线相交成 120° 两掌骨与桡、尺骨行交叉克氏针固定并缝合骨膜,行掌板前移缝合固定,修复示、环指伸肌腱使两指处于伸直状,于掌侧修复示、环指指深、浅屈肌腱,将近端中指指浅屈肌腱一劈为二为动力肌重建两指蚓状肌功能,使两指肌张力调节于休息位。示、环指相关神经与近端正中神经行外束膜缝合,三条头间静脉与前臂头静脉、贵要静脉及浅静脉吻合,第一及第二指总动脉与桡动脉及尺动脉吻合,两指缺血 10 小时重建血液循环。术后按断指再植常规治疗及功能康复。术后 1.5 年随访,两指伸展达 7cm,屈曲时两指能重合 6cm,能对指,有 170° 旋转功能,两点分辨觉为 6~7mm,能持曲别针也能拿直径 7cm 以内的任何物件(图 16-32D~I)。术后 23 年随访,患者在汽车修配店工作,植于桡骨的示指掌指关节略过伸,能轻松提起 4kg 油桶,两点分辨觉仍为 6~7mm,患者对再造手功能很满意(图 16-32J~M)。

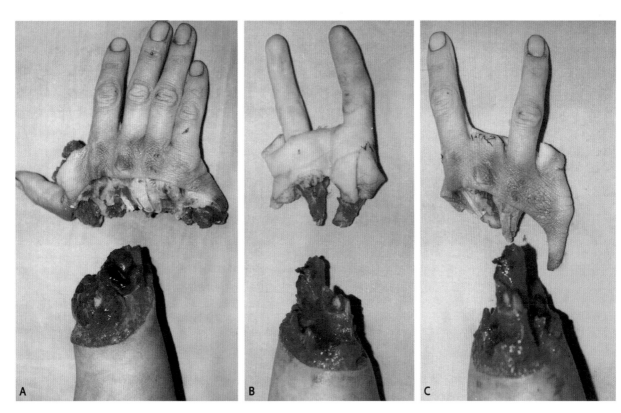

图 16-32 冲压伤致右前臂远端及腕掌部挫灭缺失,有挫伤皮肤相连第一~五指,急症手再造两指,术后获 1.5~23 年随访

A. 当时伤情;B、C. 经清创切除中、小指,保留带掌指关节的示、环指。

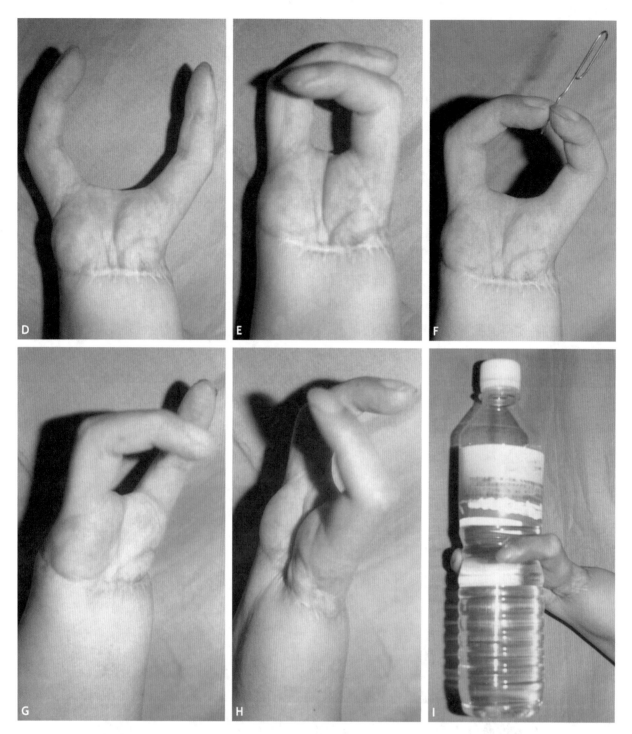

图 16-32(续)

D~F. 术后 1.5 年随访示再造手外形与功能;G、H. 旋前与旋后功能;I. 持物功能。

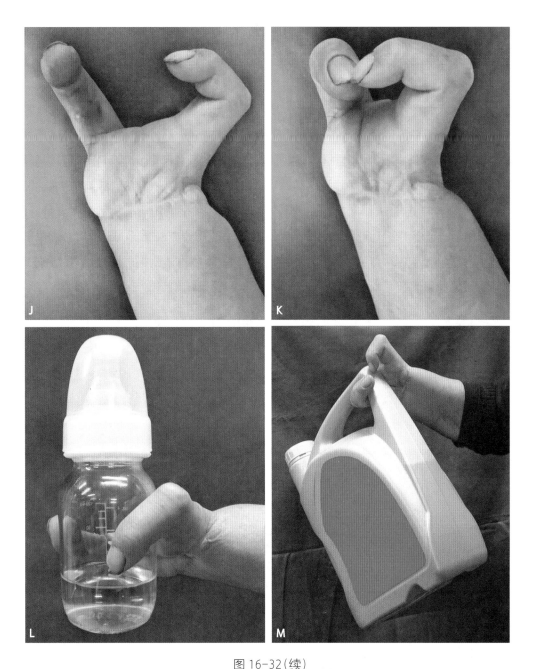

图 16-32（续）

J、K. 术后 23 年随访示再造手粗壮,植于桡骨的示指掌指关节略过伸,能伸展与对指;L. 持物;M. 提 4kg 油桶。

小结　本例患者适应证强烈,由笔者等按设计方案实施异位再植,既保留了掌指关节,又修复了指浅屈肌腱并重建两指蚓状肌功能。术后 1.5 年随访见再造手外形与功能十分满意。术后 23 年随访发现植于桡骨的示指掌指关节过伸,可能是在工作中损伤了重建的蚓状肌导致。患者说:"伤得这样重能治成这样很满意,这一手很有用。"达到了预期再造目的。

【典型病例 8】患者男性,28 岁,工人。因电灼伤致左前臂与手大面积皮肤及组织坏死,远端循环障碍 8 天,要求保肢,于 1997 年入院。体格检查:患者全身情况尚可,左肘前有 6cm × 6cm 皮肤Ⅲ度灼伤,前臂中段以远至手掌大面积皮肤及深部组织坏死,左手拇指循环障碍,示、中、环、小指 4 指尚有毛细血管回充盈现象,前臂远端背侧尚有 2cm 皮肤相连,两侧均呈Ⅲ度灼伤,原计划经抗生素治疗及创面培养后再施行手术(图 16-33A、B)。入院后 3 天发现示、中、环、小指 4 指循环发生障碍,难以保存,决定在全身麻醉下行亚急症手再造术。于前臂下 1/3 处截肢，近端经扩创解剖分离出有神经支配及一定弹性的指伸、屈肌及前臂背侧静脉、正中神经、尺动脉，桡动脉全段栓塞不能利用；远端切除示指，保留中、小指，剔除环指，指根皮肤缝合形成虎口（图 16-33C），保留掌浅弓、掌背静脉及相应指总神经；扩创后造成前臂远端掌侧较大面积皮肤缺损，取对侧小腿内侧 5cm×11cm 皮瓣移植修复（图 16-33D），小腿内侧皮瓣胫后动脉及伴行静脉与尺动脉及伴行静脉吻合，皮瓣缺血 2 小时重建皮瓣血液循环；按前述再造两指的手术设计原则及骨架形成手术步骤完成骨内固定，修复指伸、屈肌腱及蚓状肌，取 4 条 2cm 废弃指神经移植桥接两指与近端正中神经相应缝合，中指背侧两条静脉与前臂近端浅静脉吻合，第一指总动脉与桡动脉间缺损 2cm，取小隐静脉移植桥接，中指缺血 6 小时重建血液循环；小指背侧头间静脉与前臂远端贵要静脉吻合，第三指总动脉与小腿内侧皮瓣远端胫后动脉吻合，小指缺血 10 小时重建血液循环；调整缝合皮肤，肘前皮肤缺损区取中厚皮片移植加压包扎，术后按断指再植常规治疗，皮瓣及再造两指顺利成活（图 16-33E、F）。

> **小结**　本例是因电灼伤造成严重前臂掌背侧大面积皮肤及组织坏死缺损的特殊患者，来笔者医院的主要目的是保肢，笔者也为此做了准备，入院后的观察过程中发现因血管栓塞延伸，伤手将失活，为了抢回手指提前行亚急症两指再造。患者伤情重，伤肢条件极差，笔者做了较周密的手术设计并取对侧小腿内侧皮瓣移植桥接修复手掌侧皮肤缺损，并提供了再造指血供，是罕见的手术设计，两再造指及皮瓣均顺利成活，是一例抢时间、抢手指修复与重建特殊的再造个案。遗憾的是再造手成活 1 年后患者拒绝随访，失去联系。

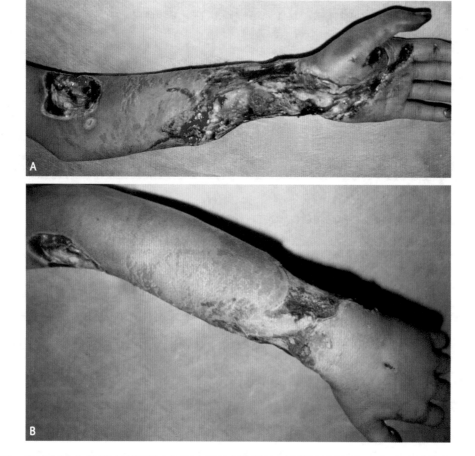

图 16-33　电灼伤致左前臂及手掌部大面积皮肤软组织坏死，远端循环障碍，亚急症皮瓣移植手再造两指
A、B. 当时伤情。

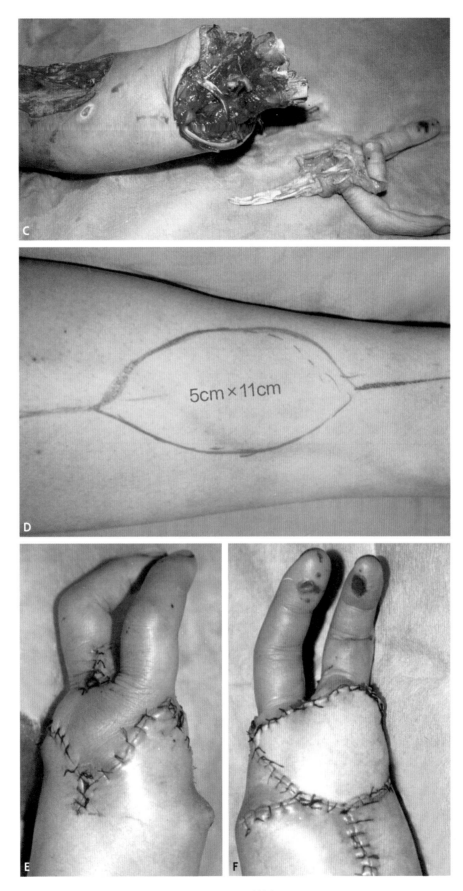

图 16-33(续)

C. 经截肢扩创造成前臂软组织缺损,切除示指,剔除环指,形成虎口,保留中、小指;

D. 取右小腿内侧皮瓣移植皮肤切口设计;E、F. 皮瓣移植及再造两指术毕外形。

评 价

急症手再造术是在断指再植及足趾组织移植急症拇、手指再造的基础上发展起来的一种新手术,其主要出发点是:急症时利用本应废弃的废指,移植在前臂尺、桡骨残端,经过周密的手术设计,将一指植于桡骨,另一指或两指植于尺骨,修复指伸、屈肌腱并重建蚓状肌功能,应用显微外科技术修复神经,重建血液循环,使患者获得有部分功能的新"手",为重建部分手功能开拓一种新的手术途径和方法。优点如下。

1. 急症时利用本应遗弃的废指一次手术完成再造及功能重建,避免患者伤后手缺损的痛苦或晚期行前臂分叉术及足趾移植再造痛苦大的手术。

2. 再造手具有正常手指外形,有虎口,移植于桡骨上的手指能旋转,手指伸张间距为 8cm,能对指且两指能重合,能持针缝小物件,也能拿外径 8cm 以内的物件,具有旋转及捏握功能,比前臂分叉术及足趾移植再造手的外形和功能好。

衡量这种手术成功与否,不在于手术者的设计是否完美无缺或手术做得是否利索漂亮,而在于术后功能恢复如何,这是衡量手术是否成功的实际客观指标。因此,在设计施行急症手再造术时,应紧紧围绕重建功能这一出发点,术前、术中周密设计,精心手术操作,灵活调整方案,为患者再造出有用的手指。笔者单位自 1980 年至 2007 年共实施再造 61 例 125 指(再造两指 58 例,再造三指 3 例),术后积极指导患者进行功能练习及必要的辅助治疗,以达到最好的功能效果,否则就失去了再造手术的意义。本组术后随访时间最短 1.5 年,最长 40 年,尤其是病例 1、病例 4、病例 5、病例 6、病例 7 的随访结果均说明达到了预期再造目的。由此说明术者只要严格掌握适应证,按手术设计原则与方案精心手术操作,从功能出发灵活调整方案,术后积极指导患者进行功能练习,一定能为患者成功再造出有用的"手"。

根据再造后随访的功能比较,笔者认为再造两指比再造三指功能为优。

随着显微外科技术的不断发展和提高,再造外科将被推进到一个新的时代。笔者相信,无论是足趾移植重建部分手功能的"再造手",还是利用废弃断指异位再植于前臂残端重建部分手功能的"急症手再造",随着时间的推移和经验的积累,其外形和功能必将获得新的改进和提高。

(程国良)

参考文献

[1] 北京积水潭医院创伤骨科手术组. 介绍几种手指残端拇化的手术方法. 中华医学杂志，1978，7:386.

[2] 伯纳 McC 奥伯莱恩. 显微血管再造外科. 北京积水潭医院创伤骨科显微外科组，译. 北京：人民卫生出版社，1980.

[3] 张涤生. 整复外科学. 上海：上海科学技术出版社，1979.

[4] 张涤生，王炜，吴晋宝. 应用第二足趾足背皮瓣（包括二者合并）修复手部缺损. 上海医学，1979，2(5):282.

[5] 张涤生. 显微修复外科学. 北京：人民卫生出版社，1985.

[6] 张成友，褚大由. 手指末节完全离断原位缝合 49 例观察. 中华外科杂志，1980，18:264.

[7] 张高孟，顾玉东，张丽银，等. 手指全长缺损的长指再造. 手外科杂志，1992，8(4):241.

[8] 张良. 手静脉的显微解剖. 青岛医学院学报，1982，32:29.

[9] 张朝佑. 人体解剖学（上）. 3 版. 北京：人民卫生出版社，1977.

[10] 张子清，涂清华，杨延军，等. 邻指指固有动脉移位在末节断指再植中应用. 中华外科杂志，2002，3:158.

[11] 张子清，杨延军，马立峰，等. 十指与双前臂同时离断再植成功一例及文献复习. 中华显微外科杂志，2016，39(4):348.

[12] 陈中伟，钱允庆，鲍约瑟，等. 前臂创伤性完全截肢的再植（一例成功报告）. 中华外科杂志，1963，49:615.

[13] 陈中伟，钱允庆，鲍约瑟，等. 断肢再植. 中华医学杂志，1978，58:4.

[14] 陈中伟，王琰. 跗趾皮肤指甲瓣在再造拇指中的应用. 中华外科杂志，1982，32:707.

[15] 陈中伟，王琰. 足趾移植“再造手”. 中华外科杂志，1981，19:1.

[16] 陈中伟，杨东岳，张涤生，等. 显微外科. 2 版. 上海：上海科学技术出版社，1985.

[17] 陈子华，钟世镇，刘牧之，等. 足外侧皮瓣的应用解剖. 临床应用解剖学杂志，1984，2(3):166.

[18] 程国良，潘达德，曲智勇，等. 89 例 121 个断指再植的体会. 中华外科杂志，1981，19(1):10.

[19] 程国良，潘达德，曲智勇，等. 末节断指再植. 中华骨科杂志，1982，2(3):130.

[20] 程国良，潘达德，徐培冲. 幼儿断指再植（附一手四指离断二例报告）. 中华医学杂志，1982，62(5):303.

[21] 程国良，潘达德，曲智勇，等. 拇指旋转撕脱性离断的再植（附 12 例报告）. 中华外科杂志，1982，20(12):712.

[22] 程国良，潘达德，林彬，等. 急症拇手指再造. 解放军医学杂志，1984，9(1):30.

[23] 程国良，潘达德，曲智勇. 前臂残端断指异位再植重建部分手功能. 中华外科杂志，1984，22(4):195.

[24] 程国良，潘达德，杨志贤，等. 小儿断指再植. 中华外科杂志，1984，22(9):540.

[25] 程国良，潘达德，方光荣，等. 九指再植全部成活一例报告. 中华外科杂志，1984，22(11):681.

[26] 程国良，潘达德，杨志贤，等. 远侧指间关节附近的断指再植. 显微医学杂志，1985，8(2):67.

[27] 程国良,潘达德,杨志贤,等. 再植双侧断指与断腕的体会. 中华显微外科杂志,1986,9(2):84.

[28] 程国良,潘达德. 34 个断指再植失败的原因分析. 中华外科杂志,1986,24(5):260.

[29] 程国良,潘达德,杨志贤,等. 第二足趾拇指手指化的几个技术问题. 中华外科杂志,1987,25(5):272.

[30] 程国良,潘达德,杨志贤,等. 足背动脉阙如型患者的足趾移植再造拇指与手指六例报告. 中华外科杂志,1989,27(4):196.

[31] 程国良,潘达德,杨志贤,等. 吻合血管带足背皮瓣的足趾移植再造拇指. 中华显微外科杂志,1989,12(1):24.

[32] 程国良,潘达德,曲智勇,等. 断指再植十年回顾. 中华显微外科杂志,1989,25(4):193.

[33] 程国良,潘达德,杨志贤,等. 足趾组织移植拇手指再造 208 例分析. 中华创伤杂志,1991,7(1):20.

[34] 程国良. 第二足趾移植拇手指再造术后家庭简易功能训练法. 手外科杂志,1989,2:95.

[35] 程国良,孙绍绵,陈玉香,等. 周围神经张力缝合对神经再生影响的实验研究. 中华显微外科杂志,1992,15(3):168.

[36] 程国良,方光荣,林彬,等. 吻合趾-指动静脉的拇手指再造与修复. 中华外科杂志,1994,32(2):79.

[37] 程国良,张宁埠,林宗礼,等. 不同口径血管吻合通畅率与愈合过程的光镜及扫描电镜观察. 中华显微外科杂志,1993,16(4):275.

[38] 程国良,方光荣,潘达德,等. 不同程度拇手指缺损采用不同形式的足趾组织移植再造与修复. 中华手外科杂志,1995,11(4):200.

[39] 程国良,张宁埠,潘达德,等. 45 个小儿断指再植长期随访报告. 中华外科杂志,1996,34(4):205.

[40] 程国良,方光荣. 拇指节段缺损跗趾腓侧半月形皮瓣桥接再植术. 中华显微外科杂志,1999,22(2):98.

[41] 程国良,方光荣,侯书健,等. 双第二趾节段桥接移植再造手指一例. 中华手外科杂志,1999,15(2):71.

[42] 程国良,杨志贤,曲智勇,等. 拇指末节半侧缺损的重建. 中华手外科杂志,1999,15(2):73.

[43] 程国良,方光荣,侯书健,等. 拇手指部分缺损的修饰性修复与重建. 中华医学杂志,2005,38:2667.

[44] 程国良,侯书健,方光荣,等. 跗趾系列皮瓣. 中华手外科杂志,2006,5:297.

[45] 程国良. 植骨及带弯的第二趾趾腹皮瓣移植治疗钩甲畸形. 中华手外科杂志,2015,5:322.

[46] 程国良,刘亚平,陈艳清,等. 第二趾移植手指造一期外形修饰临床研究与应用. 中华外科杂志,2017,4:277.

[47] 屠开元. 离断肢体再植的动物实验. 中华外科杂志,1963,10:1.

[48] 邓小明. 现代麻醉学. 4 版. 北京:人民卫生出版社,2014.

[49] 米勒. 米勒麻醉学. 邓小明,曾因明,译. 7 版. 北京:北京大学医学出版社,2011.

[50] 唐举玉,李康华,刘俊,等. 复杂断臂异位寄养回植一例. 中华手外科杂志,2007,23(5):285.

[51] 范启申,王成琪,周建国,等. 足趾移植再造手指 464 例. 中华显微外科杂志,1997,20(3):186.

[52] 冯友贤. 血管外科学. 上海:上海科学技术出版社,1980.

[53] 高士濂. 实用解剖图谱. 上海:上海科学技术出版社,1980.

[54] 高学书,高建华,刘麒,等. 小动脉端侧吻合的实验研究与临床应用. 中华外科杂志,1983,21

（2）:113.

[55] 高伟阳.复杂断指的远位寄生及二期再植二例.中华显微外科杂志,1996,19（4）:313.

[56] 顾玉东,吴敏明,郑忆柳,等.游离足趾再造拇指和手指 200 例报告.显微医学,1985,8:2.

[57] 顾玉东.拇指及手指再造的进展.中华显微外科杂志,1986,9（3）:173.

[58] 顾玉东,吴敏明,李鸿儒,等.游离足趾移植术中的血循环危象及其处理.中华外科杂志,1986,
24:257.

[59] 顾玉东.足趾移植的回顾与展望.中华显微外科杂志,2000,23（1）:10.

[60] 葛竞,陆裕朴,诸晓朝,等.十指再植全部成活.中华骨科杂志,1986,6:401.

[61] 黄硕麟,侯春明,严才楼,等.用踇甲皮瓣和冷冻异体骨关节肌腱再造拇手指 132 例.中华显微外
科杂志,1986,9（1）:5.

[62] 侯书健,程国良,王振军,等.44 例小儿拇手指再造长期随访结果.中华手外科杂志,2004,20
（4）:195.

[63] 侯瑞兴,冯连根,王海文,等.第二指甲皮瓣修复手指中末节皮肤撕脱伤.中华手外科杂志,1999,
15（2）:240.

[64] 杭燕南.当代麻醉手册.上海:上海世界图书出版社,2011.

[65] 巨积辉,李雷,吴建龙,等.足部瓦合皮瓣联合植骨再造不同程度拇指缺损.中华显微外科杂志,
2016,39（1）:33.

[66] 李贵存.手功能评定标准专题讨论会纪要.中华外科杂志,1990,28（8）:476.

[67] 李贵存.手功能评定标准专题讨论会纪要(续).中华外科杂志,1990,28（9）:566.

[68] 李坤德,赵东升,王坛涛,等.单手五指完全离断七节再植成功一例报告.中华显微外科杂志,
1992,15（4）:239.

[69] 李玉成,潘勇卫,栗鹏程,等.改良法踇甲皮瓣移拇指远端缺损再造术.中华手外科杂志,2008,24
（2）:82.

[70] ADMIR H.外周神经阻滞与超神介入解剖.李泉,译.2 版.北京:北京大学医学出版社,2014.

[71] 刘毅,王允彦.手指多段离断再植三例报告.手外科杂志,1989,4:220.

[72] 苗开盖,魏明,张丰利,等.断指易位携带二期再造手一例.手外科杂志,1992,4:244.

[73] 雷彦文,李亮,张敬良,等.新生儿小指末节完全离断再植成功一例.中华显微外科杂志,2014,37
（1）:101.

[74] 吕文涛,巨积辉,刘跃飞,等.踇甲皮瓣联合第二趾胫侧皮瓣加髂骨植骨修复拇指末节缺损.中华
手外科杂志,2013,29（4）:220.

[75] 潘达德,程国良,曲智勇,等.从 135 例功能随访评价断指再植的效果.中华显微外科杂志,1989,
12:148.

[76] 潘达德.我国断指再植近五年进展.中华显微外科杂志,1990,13:177.

[77] 潘达德,顾玉东,侍德,等.中华医学会手外科学会上肢部分功能评定试用标准.中华手外科杂志,
2000,16（3）:130.

[78] 潘达德,杨志贤,汤海萍,等.足趾组织移植拇手指再造 105 例 126 指功能随访观.中华骨科杂志,
1998,18（2）:108.

[79] 潘勇卫,田文,田光磊,等.改良游离踇甲皮瓣移植再造拇指.中华手外科杂志,2005,21（2）:79.

[80] BRENDAN T F.区域麻醉并发症.钱燕宁,译.北京:人民卫生出版社,2010.

[81] 谢昌平,赵东升,张文,等.双手十离断再植指成功三例.中华显微外科杂志,1992,4:195.

[82] 谢昌平,侯建玺,谢书强,等. 单手多平渔 17 节段离断再植成功一例. 中华显微外科杂志,2009,
32（3）,244.

[83] 孙雪良. 应用静脉动脉化皮瓣一期修复断指的血管缺损与皮肤缺损. 中华显微外科杂志,1989,
12:28.

[84] 孙博,原林,陈子华,等. 第二足趾第二套血供系统的探讨. 临床应用解剖学杂志,1984,3（2）:
129.

[85] 田万成,范启申,王成琪,等. 逆行法断指再植的临床研究与应用. 手外科杂志,1987,4:34.

[86] 田万成,卢全中,王成琪,等. 指尖断指再植. 中华显微外科杂志,1991,14（1）:23.

[87] 田万成,瞿仕亭,曲明,等. 一指三段离断再植成功. 中华显微外科杂志,1992,15（1）:58.

[88] 王东,唐向东,唐树伍,等. 小静脉微型皮瓣修复血管与皮肤缺损. 中华显微外科杂志,1992,4:
195.

[89] 王澍寰. 手外科学. 2 版. 北京:人民卫生出版社,1999.

[90] 王澍寰. 手部创伤的修复. 北京:北京出版社,1997.

[91] 王澍寰. 手外科手术图谱. 杭州:浙江科技出版社,2002.

[92] 王成琪,范启申,蔡锦方,等. 小儿断指再植. 中华骨科杂志,1983,3（6）:349.

[93] 王成琪,王剑利,王增涛,等. 小型组织块再植或移植的几个技术问题探讨. 中华显微外科杂志,
1997,20（1）:2.

[94] 王志先. 肢体再植的动物实验. 山东医刊,1960,3:36.

[95] 汪良能. 整形外科学. 北京:人民卫生出版社,1989.

[96] 吴晋宝,秦月琴,程心恒,等. 第一趾背动脉的分布和吻合. 临床应用解剖学杂志,1984,2:6.

[97] 徐达传,钟世镇,高崇敬,等. 第一跖底动脉的外科解剖. 临床解剖学杂志,1986,4:65.

[98] 徐达传. 手功能修复重建外科解剖学. 北京:人民卫生出版社,1996.

[99] 杨东岳,顾玉东,吴敏明,等. 第二趾与分离移植再造拇指 40 例报告. 中华外科杂志,1977,1:13.

[100] 杨克非,宋建湘,龚良丹. 离断上肢移位再植一例报告. 中华外科杂志,1981,1:765.

[101] 杨志明. 修复重建外科学. 北京:人民卫生出版社,2001.

[102] 尹大庆. 中国手外科事业的创始人王澍寰院士. 中华骨科杂志,2001（12）:2.

[103] 于仲嘉,王琰. 手缺损再造一例. 中华医学杂志,1979,59:593.

[104] 于仲嘉. 四肢显微血管外科学. 上海:上海科技出版社,1995.

[105] 章伟文,陈宏,王晓峰,等. 530 例末节断指再植的临床研究. 中华手外科杂志,1999（2）:101.

[106] 曾宪政,区伯平,马树枚,等. 断指再植与功能随访. 中华显微外科杂志,1986,9:13.

[107] 钟世镇,徐达传,丁自海. 显微外科临床解剖学. 济南:山东科技出版社,2000.

[108] 钟世镇. 选择周围神经缝合方式的解剖学依据. 临床解剖学杂志,1986,1:3.

[109] FINUCANE B T. 区域麻醉并发症. 钱燕宁,译. 北京:人民卫生出版社,2010.

[110] BUNCKE H J,SCHULTZ W P. Experimental digital amputation and replantation. Plastic and
Reconstructive Surgery,1965,36:62-70.

[111] BUNCKE JR H J,BUNCKE C M,SCHULZ W P et al. Immediate Nicoladoni procedure in the Rhesus
monkey,or hallux to hand transplantation,utilizing microminiature anastomosis. British
Journal of Plastic Surgery,1966,19（4）:332-337.

[112] Replantation surgery surgery in China. Report of the American Replantation Mission to China.

Plastic and Reconstructive Surgery,1973,52(5):476-489.

[113] CHEN Z W,YU H L. Current procedures in China on replantation of severed limbs and digits. Clinical Orthopaedics and Related Researches,1987,215:15.

[114] CHENG G L,PAN D D. Replantation of distally amputated finger segment Chinese Medical. Journal in English,1982,10:711.

[115] CHENG G L,PAN D D,QU Z Y,et al.,Replantation of avulsively amputated thumb or degloved finger. Chinese Medical Journal,1984,4:239.

[116] CHENG G L,PAN D D,YANG Z X,et al. Digital replantation in children. Annals of Plastic Surgery, 1985,15(4):325.

[117] CHENG G L,PAN D D,QU Z Y. Transplantation of severed digits to forearm stump for restoration of partial hand function. Annals of Plastic Surgery,1985,15(4):356.

[118] CHENG G L,PAN D D,YANG Z X,et al. Replantation of digits amputated at or about distal phalangeal joint. Annals of Plastic Surgery,1985,15(6):465.

[119] CHENG G L,PAN D D,QU Z Y,et al. Replantation of avulsively amputated thumb:a report of 15 cases. Annals of Plastic Surgery,1985,15(6):474.

[120] CHENG G L,PAN D D,ZHANG N P,et al.. Digital Replantation in children:A long-term follow-up. Study J Hand Surg,1998,4:635.

[121] CHENG G L,FANG G R,HOU S J,et al. Aesthtic reconstruction of thumb or figer partial defect with trimmed toe-falp transfer. Microsurgery,2007,2:74.

[122] COBBET JR. Free digital transfer:report of a case of a great toe to replace an amputated thumb. Journal of Bone and Joint Surgery,1969:518.

[123] FURNAS DW,ACHAUER B M. Microsurgical transfer of the great toe to the radius to provide prehension after partial avulsion of the hand. Journal of Hand Surgery,1983,8:453.

[124] DIJKSTR A R,BOS K E. Functional results of thumb reconstruction. Hand,1982,14:120.

[125] FANELLI G,GASATI A,GARANCINI P,et al. Nerve stimulator and multiple injection technique for upper and lower limb blockade:failure rate,patient acceptance and neurologic complication. J Anaesth Analg,1999,88:847.

[126] FOUCHER G,MERLE M,MANEAUD M,et al. Microsurgical free partial toe transfer in hand reconstruction:report of 12 cases. Plastic and Reconstructive Surgery,1980,65:627.

[127] FOUCHER G. Toe to hand transfer in congenital malformation. Journal of Orthopaedic Surgical Techniques,1993,8:207.

[128] FRYKMAN G K,O'BRIEN B,MC C. Functional evaluation of the hand and foot after one stage toe to hand transfer. Journal of Hand Surgery,1986,11:9.

[129] GEISER T,LANG D,NEUBURGER M,et al.,Perivascular brachial plexus block. Ultrasound versus nerve stimulator,Anaesthesist,2011,60(7):617-624.

[130] GU Y D,WU M M,ZHENG Y L,et al. Free toe transfer for thumb and finger:reconstruction on 200 cases. Chinese Medical Journal,1986,99:628.

[131] JONES J M,SCHENCK R R,CHESNEY R B,et al. Digital replantation and amputation:comparison of function. Journal of Hand Surgery,1982,7:183.

[132] JU J H,HOU R X. One-stage cosmetic finger reconstruction using a second toe island flap containing terminal branches of the toe artery. Orthop Traumatol Surg Res,2015,101(3): 345-351.

[133] KHOUR R K. Salvage in a case of ring avulsion inury with an immediate second toe wrap arownd hlap. J hand Surg (Am), 1992, 17 (4): 714.

[134] KLEIN S M, GREENGRASS R A, STADE S M, et al. A comparason of 0.5% bupivacaine, 0.5% ropivacaine and 0.75% ropivacaine forinterscalene brachial plexus block. J Anesth Analg, 1998, 87: 1316.

[135] KRONE S C, CHAO V W, REGAN J, et al. Analgesic effects of low dose ropivacaine for interscalene brachial plexus block for outpatient shoulder surgery a does finding study. Reg Anesth Pain Med, 2001, 26 (5): 439.

[136] KRYLOV V S, MILANOV N O, BOROVIKOV A M, et al. Functional reconstruction of both hands by free transfer of combined second and third toes from both feet. Plastic and Reconstructive Surgery, 1985, 75 (4): 584.

[137] LAMBS D W, HOOPER G, KUCZYSKI K A. Practice of Hand Sugary. 2nd ed. Oxford: Blackwell Scientific Publication, 1989.

[138] LANDI A. Reconstruction of the thumb London. Chapman and Hall Medical, 1989.

[139] LISTER G D, KALISMAN M, SAIT M T. Reconstruction of hand with free microvascular toe to hand transfer: experience with 54 toe transfer. Plastic and Reconstructive Surgery, 1983, 71: 373.

[140] LUCHETTI R, et al. Thumb reconstruction: comparison between different techniques in Landi (ed) Reconstruction of The Thumb. London: Chapman and Hall Medical, 1989.

[141] MANN R A. Surgery of the foot. 5th ed. St. Louis CV Mosby Co, 1986.

[142] MARHOFER P, SITZWOHL C, GREHER M, et al. Ultrasound guidance for infraclavicular brachial plexus anaesthesia in children. Anaesthesia, 2004, 59 (7): 642-646.

[143] MAY JR J W, TOTH B A, GARDNER M. Digital replantation distal to the proximal interphalangeal joint. Journal of Hand Surgery, 1982, 7: 160.

[144] MICHONE J, MERLE M, BOUCHON Y, et al. Functional comparison between pollicization and toe to hand transfer for thumb reconstruction. Journal of Reconstructive Microsurgery, 1984, 1: 103.

[145] MONTELEONE M, DE LUCAS S. Medicolegal implications of thumb amputation and reconstruction: a world wide review in Landi, A (edit) Reconstruction of the Thumb London. Chapman and Hall Medical, 1989.

[146] MORRISON W A, O'BRIEN B M, MACLEOD A M. Thumb reconstruction using a free neurovascular wrap around flap from the big toe. Journal of Hand Surgery, 1980, 5: 576.

[147] MORRISON W A. A Thumb reconstruction: a review and philosophy of management. Journal of Hand Surgery, 1992, 17B: 383.

[148] MCC O'BrieN B, FRANKLIN J D, MORRISON W A, et al. Replantation and revascularization in children. Hand, 1980, 12 (1): 12-24.

[149] O'BRIEN B, BRENNEN M D, MACLEOD A M, et al. Microvascular free toe transfer. Clinics in Plastic Surgery, 1987, 5: 223.

[150] PERCIVAL N J, SYKES P J, CHANDRAPRAKASAM T. et al. A method of assessment of pollicization. J Hand Surg Br, 1991, 16 (2): 141-143.

[151] PHO R W H. Microsurgical technique in orthopaedics. London: Butterworth Co, 1988.

[152] POPPEN N K, NORRIS T R, BUNCKE JR H J. Evaluation of sensibility and function with microsurgical free tissue transfer of the great toe to the hand for thumb reconstruction. Journal of Hand Surgery, 1983, 8 (5 Pt 1): 516-531.

[153] POPPEN B A, TURNBALL T J. Functional assessment after pollicization. Journal of Hand Surgery, 1986, 11 (3): 399.

[154] RATLIFF R J, MCGROUTHER D A. Free toe flap transfer in thumb reconstruction. Journal of Hand Surgery, 1991, 16 (5): 165-168.

[155] ROBINS R H S. Injuries and infections of the hand. London : Edwards Arnold Ltd, 1961.

[156] SINNOTT C J, COGSWELL L P, JOHNSON A, et al. On the mechanism by which epinephrine potentiates lidocaine's peripheral nerve block. Anesthesiology, 2003, 98 (1): 181-188.

[157] SPINNER M. Kaplan's functional and surgical anatomy of the hand. 3rd ed. London : JB Lippincott Company, 1984.

[158] SPOKEVICTUS S, VITKUS K. Reconstruction of the distal phalanx of the finger by free toe to hand transfer. Journal of Hand Surgery, 1991, 16 (2): 169-174.

[159] TAMAII S. Twenty years experience of limb replantation : review of 293 upper extremity replants. Journal of Hand Surgery, 1982, 7 (6): 549-556.

[160] TAMAII S. Report of subcommittee on replantation : scoring for evaluation after hand and digital replantation. Journal of Hand Surgery, 1983, 5 (2): 730.

[161] THOMPSON G E. Functional anatomy of the brachial plexus sheaths. Anethesiology, 1983, 59 : 117.

[162] UPTON J, MUTIMER K. A modification of the great toe transfer for thumb reconstruction. Plastic and Reconstructive Surgery, 1988, 82 : 535-538.

[163] WANG W. Key to successful second toe to hand transfer : a review of 30 cases. Journal of Hand Surgery, 1983, 8 (6): 902-906.

[164] WEI F C, CHUANG C C, CHEN H C, et al. Ten digit replantation. Plastic and Reconstructive Surgery, 1984, 74 (6): 826-832.

[165] YAMANO Y. Replantation of fingertip amputation. Japanese Plastic and Reconstructive Surgery, 1987, 30 : 8.

[166] YOSHIMURA M. Toe to hand transfer plastic and reconstructive. Surgery, 1980, 66 (1): 74-84.